U0214098

环骨盆创伤经典手术解析

主编　樊仕才　唐毓金

科学出版社
北京

内 容 简 介

本书以骨盆、髋臼骨折病例解析的形式，介绍了简单骨折、复杂骨折、陈旧性骨折的临床决策分析、手术入路、手术技巧、围术期管理、手术体会、微创治疗的手术技巧及适应证、开放手术的方法等。详细阐述了术者的临床思维方法、手术方案设计、手术经验分享，并对临床常见的失败病例、疑难病例进行了分析和讨论。病例资料翔实，并配有大量的手术图片、手术示意图、解剖操作，可为广大中青年骨科医生提供临床参考。

图书在版编目（CIP）数据

环骨盆创伤经典手术解析 / 樊仕才，唐毓金主编 . -- 北京：科学出版社，2020.10
ISBN 978-7-03-065978-1

Ⅰ . ①环… Ⅱ . ①樊… ②唐… Ⅲ . ①骨盆－外科手术 Ⅳ . ① R681.6

中国版本图书馆 CIP 数据核字（2020）第 164587 号

责任编辑：李 玫 / 责任校对：张 娟
责任印制：赵 博 / 封面设计：龙 岩

科 学 出 版 社 出版
北京东黄城根北街 16 号
邮政编码：100717
http://www.sciencep.com

北京画中画印刷有限公司印刷

科学出版社发行 各地新华书店经销

*

2020 年 10 月第 一 版 开本：889 × 1194 1/16
2020 年 10 月第一次印刷 印张：21 1/2
字数：660 000

定价：290.00 元

（如有印装质量问题，我社负责调换）

主编简介

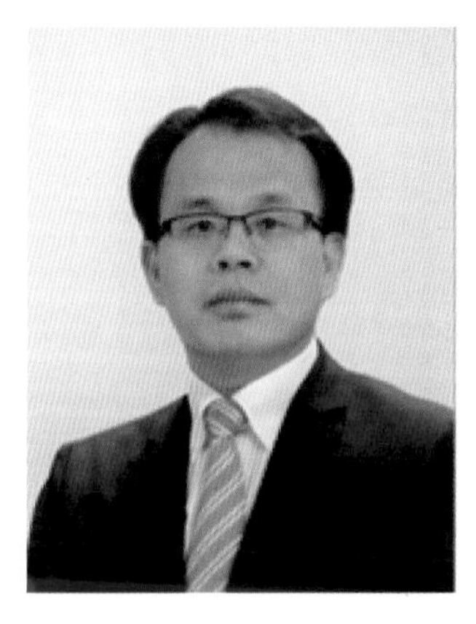

樊仕才　主任医师，博士研究生导师，博士后合作导师。

南方医科大学第三附属医院、广东省骨科医院创伤骨科主任、环骨盆创伤外科主任。广东省骨科研究院创伤救治中心主任。

广东省医师协会创伤骨科医师分会主任委员、广东省医学会创伤骨科分会副主任委员、国际创伤与矫形学会（SICOT）中国委员会广东省分会副主任委员兼秘书长、301 环骨盆微创救治联盟骨外科学专家理事会执行副主席、广东省医学会骨科学分会第十届委员会创伤学组副组长、广东省生物医学工程学会粤港澳骨科学分会副主任委员、SICOT 中国部广东省数字骨科学分会常委、SICOT 中国部创伤骨科分会常委、白求恩公益基金会老年髋部骨折专业委员会委员、《中华创伤杂志》编委、《中华骨与关节外科杂志》编委、《中国临床解剖学杂志》编委、《创伤外科杂志》编委。《中华骨科杂志》《中华创伤骨科杂志》审稿专家，《羊城晚报》岭南名医智库特邀专家、2019 实力中青年医生。

1994 年毕业于第一军医大学临床医疗专业，2001 年研究生毕业于第一军医大学临床解剖专业，师从钟世镇院士、金大地教授、朱青安教授。从事骨科临床与科研、教学工作 20 余年，曾在美国哈佛医学院做访问学者，对疑难、复杂、陈旧的骨盆髋臼骨折的微创治疗有较深入研究。率先开展经腹直肌外侧入路（LRA）治疗骨盆、髋臼骨折，直接后方入路（DPA）治疗髋臼后壁（后柱）骨折，金属 3D 打印个性化髋臼接骨板技术治疗复杂髋臼骨折，真正实现骨盆、髋臼骨折治疗的微创化、精准化、个性化。带领团队连续七年组织举办华南区创伤骨科高峰论坛暨骨盆、髋臼骨折治疗进展学习班，参加培训的 6000 余名学员遍布全国多个省、市、自治区；多次参与国内外创伤骨科领域重大会议并发言。

主持国家自然科学基金、省重大科技计划项目等多项，参编《脊柱椎间关节成形术》《数字骨科学》等专著。在核心期刊发表学术论文 60 余篇，其中 SCI 收录 10 余篇，获国家专利 8 项，科技成果奖 1 项；培养研究生 10 多名，多人获国家级优秀研究生。

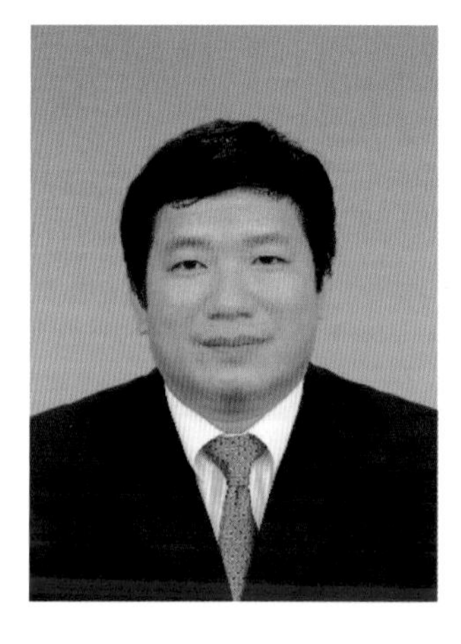

唐毓金　主任医师，二级教授、博士研究生导师。

右江民族医学院附属医院骨科中心主任。

中国研究型医院学会骨科创新与转化专业委员会关节外科学组骨关节炎工作委员会副主任委员、中国研究型医院学会关节外科专业委员会常委、中国研究型医院学会脊柱外科专业委员会常委、中国医师协会广西骨科学分会副主任委员、中国医师协会广西脊柱外科分会副主任委员、广西中西医结合学会外科学分会副主任委员、广西医师协会副会长、广西创伤医学会副主任委员、广西医院协会急救中心（站）管理委员会副主任委员、广西医院协会医疗质量管理专业委员会副主任委员、广西医学会骨科学会常务委员、百色医学会骨科分会主任委员，《右江医学》主编。获 2018、2019 年“全国优秀医院院长”、2019 年“全国白求恩式好医生”、2019 年“广西高校卓越学者”、2016 年“广西优秀共产党员”、2016 年“国家卫生计生委改善医疗服务优秀管理者”、2014 年“广西五一劳动奖章”、2013 年“全国医德标兵”、2011 年“广西优秀科技管理工作者”、2011 年“广西医药卫生系统科技工作先进个人”。

1990 年毕业于右江民族医学院临床医学专业，2003 年硕士毕业于广西医科大学骨科学专业，2016 年博士毕业于暨南大学外科学专业，曾到美国哈佛医学院进修学习。从事外科学教学、科研及医院管理工作 30 多年，擅长寰枢椎不稳定及腰腿痛、颈椎病、脊柱脊髓损伤、脊柱畸形等诊断和各种手术治疗，如上颈椎相关手术技术、脊柱肿瘤全脊椎切除技术、脊柱畸形截骨矫形技术、椎间孔镜等微创技术；复杂关节翻修手术、成人 DDH 人工髋关节置换术、膝关节置换及单髁置换术、复杂膝关节多发韧带损伤微创重建手术技术、髋臼周围截骨术（PAO）、髋臼周围旋转截骨（RAO）。复杂骨盆髋臼骨折微创手术技术、四肢多发骨折创伤微创技术、断指断肢再植、巨大创面皮瓣修复、儿童先天性髋关节发育不良骨盆截骨矫形等一系列高难度手术，均达到了国内先进水平。

主持国家自然科学基金 3 项，其他省部级课题 8 项，主编教材 2 部、专著 3 部，发表学术论文 100 余篇，其中 SCI 收录论文 30 余篇，中文核心期刊 70 余篇。培养博士生 5 人，硕士研究生 38 人。

编著者名单

主　　编　樊仕才　唐毓金

副 主 编　麦奇光　肖杏玲　刘　佳　廖坚文　杨成亮　吕　刚

编 著 者　（按姓氏笔画排列）

王　华（南方医科大学第三附属医院）
王雪莲（南方医科大学第三附属医院）
叶书熙（赣州市人民医院）
吕　刚（新疆医科大学附属中医医院）
刘　佳（右江民族医学院附属医院）
刘　涵（中山大学附属第五医院）
刘源城（梅州市人民医院）
麦奇光（南方医科大学第三附属医院）
李　达（中国人民解放军联勤保障部队第一九〇医院）
李　涛（南方医科大学第三附属医院）
李继华（南方医科大学第三附属医院）
杨　诚（南方医科大学第三附属医院）
杨成亮（右江民族医学院附属医院）
杨晓东（广州市花都区人民医院）
肖杏玲（南方医科大学第三附属医院）
谷　城（广州市花都区人民医院）
汪灿彬（佛山市第一人民医院）
陈家辉（江门市中心医院）
陈煜辉（南方医科大学第三附属医院）
邵晏清（惠州市第一人民医院）
林学智（珠海市人民医院）
夏　广（中南大学湘雅三医院）
唐毓金（右江民族医学院附属医院）
黄　海（南方医科大学第三附属医院）
黄复铭（佛山市第一人民医院）
温湘源（韶关市第一人民医院）
廖坚文（南方医科大学第三附属医院）
熊　然（陆军军医大学附属西南医院）
樊仕才（南方医科大学第三附属医院）

主编助理　高渝媛

手绘配图　刘　涵

前言

近20年来，在前辈们的带领下，我国骨盆、髋臼骨折的治疗水平取得了长足进步，尤其在髋臼骨折的精准治疗、骨盆骨折的微创治疗等方面取得了举世瞩目的成就。我们团队虽然在国内开展骨盆、髋臼骨折手术较晚，但在金大地教授的指导下，在钟世镇院士临床解剖研究团队的大力支持下，近年来在骨盆、髋臼骨折的微创、精准治疗方面做了大量工作，积累了大量的临床病例资料和丰富的手术经验。特别是在骨盆、髋臼骨折手术入路的解剖研究与改进、数字骨科结合3D打印技术的应用、金属3D打印个性化髋臼钢板应用、一体化髋臼翼形钢板的设计应用等领域拓宽了视野，在某些领域甚至颠覆了以往的治疗理念。

本书内容涵盖了骨盆、髋臼骨折大部分常见类型病种和罕见病例。病例从简单到复杂，有新鲜骨折手术复位，也有陈旧性骨折截骨矫形，每个病例均有临床决策分析、手术方法、围术期管理、手术体会等内容，详述了术者的临床思维过程、手术方案设计、临床手术实施、手术经验分享等；书中病例资料翔实，并配有大量的手术图片、手术示意图、解剖操作图等，使读者如亲临手术场景中。

本书收录的所有临床病例均为我们团队近10年的临床手术案例（教训分享病例除外）。在此书稿成册见刊之时，我们由衷感谢所有手术患者为我们带来了丰富的病例素材，是你们的奉献成就了医学的发展与进步，你们的付出成就了医生的成长、成就了后来患者的精准救治。谨记"病人的最大利益是医生唯一需要考虑的利益"，我们将团队的治疗经验整理成册展现给广大骨科医生，以期骨科同仁们能有所借鉴，从中获得经验或吸取教训，提高骨盆、髋臼骨折整体治疗水平，造福更多患者。

非常感谢金大地教授、蔡道章教授对创伤骨科团队的谆谆教诲，感谢张英泽院士、唐佩福院长、余斌教授、王钢教授等对南方医科大学第三附属医院创伤骨科团队的大力支持，感谢国内骨科同道提供转诊、会诊病例的支持。感谢"呼盆唤友"群友对部分病例的指导，感谢团队在临床手术及全书编写过程中的辛勤付出，特别是高渝媛、刘涵等在本书的成文、资料收集与整理、插图绘制中所做的大量工作。

本书侧重于临床工作的创新，书中部分理念、临床手术操作都是团队自己的经验和创新成果，在临床应用的时间不长，还有待于时间的检验。本书难免存在不足之处，敬请各位专家、同道不吝批评指正。

樊仕才

2020年5月

目 录

第 1 章　髋臼骨折手术入路

随着临床医生对髋臼骨折认识的不断深入，髋臼骨折的分型、手术方式、入路选择、复位质量及手术疗效等在不断发生变化，其中手术入路的选择对髋臼骨折的手术操作、复位质量、固定效果等至关重要，直接影响手术效果。合适的手术入路不仅显露方便，能达到较理想的复位质量和固定效果，而且在缩短手术时间、减少术中出血、减少手术创伤及避免手术并发症等方面均有较大优势。除了患者的自身因素，髋臼骨折的手术治疗效果取决于骨折复位质量、固定效果及手术创伤大小等，这些与手术入路的正确选择密切相关。目前可供选择的手术入路大致分为前方入路和后方入路，前方入路包括传统的髂腹股沟入路(ilioinguinal approach)、Stoppa 入路、腹直肌外侧入路等；后方入路有 Kocher-Langenbeck 入路（简称 K-L 入路）、直接后方入路（direct posterior approach, DPA）。

第一节　髂腹股沟入路

髂腹股沟入路是由 Letournel 等提出，较早被用于髋臼骨折治疗的前方手术入路，也是迄今最为经典的手术入路之一。

一、适应证

适用于各种髋臼前方骨折：①前壁骨折；②前柱骨折；③横形骨折；④部分前方伴后半横形骨折；⑤双柱骨折。

二、显露

可以显露从骶髂关节前方、整个前柱到耻骨联合，包括方形区上部和耻骨上下支。主要通过显露 3 个“手术窗”进行手术操作。

（一）第一窗

第一窗又称外侧窗，位于髂骨与髂腰肌之间，可以显露髂嵴、整个髂骨翼内表面、骶髂关节和弓状线上缘（图 1-1A）。

（二）第二窗

第二窗又称中间窗，是髂腹股沟入路中重要的“手术窗”，位于髂腰肌与髂血管之间，可以显露髋关节的内侧面，包括弓状缘、髋臼前壁、方形区上半部、耻骨上支及闭孔上缘（图 1-1B）。

（三）第三窗

第三窗又称内侧窗，位于髂血管与精索或子宫圆韧带之间，可显露耻骨上支、耻骨联合、闭孔及 Retzius 耻骨后间隙（图 1-1C）。

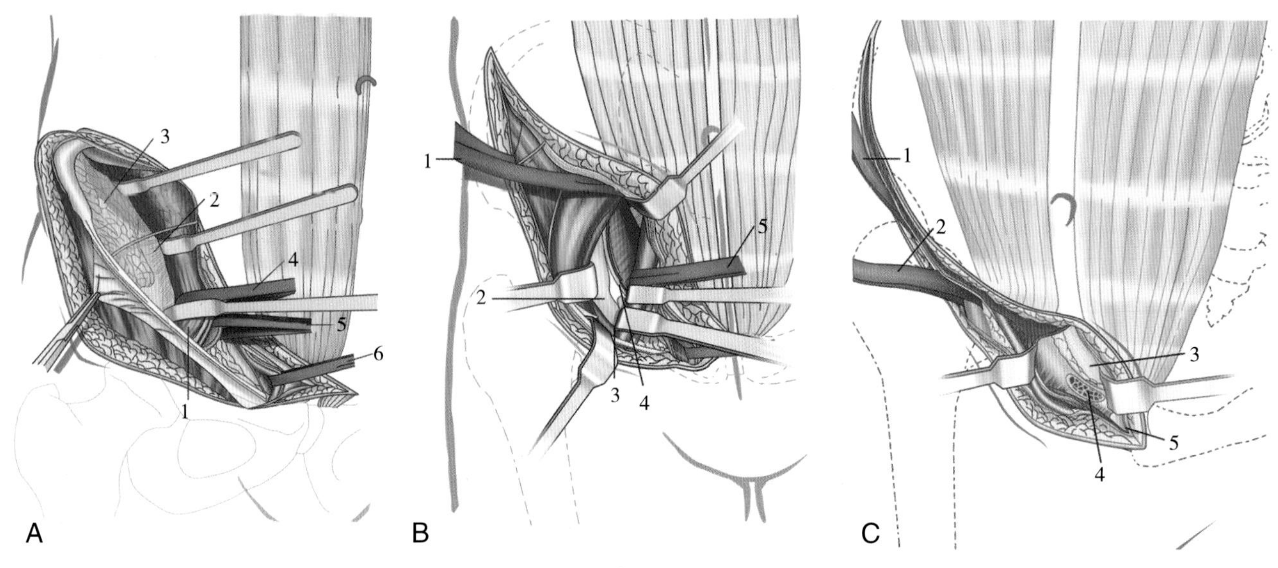

图 1–1　**髂腹股沟入路**

A. 第一窗，又称外侧窗。1. 髂腰肌；2. 骶髂关节；3. 内侧髂窝；4. 穿过髂腰肌和股神经的引流管；5. 穿过股血管的引流管；6. 穿过精索的引流管；B. 第二窗，又称中间窗。1. 穿过髂腰肌、股神经、股外侧皮神经的引流管；2. 骨盆缘；3. 剥离至髂耻隆突的髂耻筋膜；4. 闭孔动脉及神经；5. 穿过股血管的引流管；C. 第三窗，又称内侧窗。1. 穿过髂腰肌、股神经、股外侧皮神经的引流管；2. 穿过股血管的引流管；3. 膀胱及 Retzius 间隙；4. 耻骨结节及腹直肌的断端；5. 耻骨联合

三、手术体位

患者仰卧于可透视的手术台上，泡沫乳胶垫保护所有可能受压的体表骨性隆起。若需更清晰地显露方形区，可在对侧臀下稍垫高。如果与后路联合应采用漂浮体位以方便患者取仰卧、侧卧或者俯卧位。

四、手术方法

手术切口自髂嵴中后 1/3 交界处，沿髂嵴前 2/3 至髂前上棘（简称 ASIS），随后沿腹股沟韧带划过，止于耻骨联合上方 2cm 处，首先显露切口近端，沿切口切开腹肌和髂肌在髂嵴上的止点，紧贴髂骨表面，骨膜下剥离髂肌，显露内侧髂窝。此处剥离较容易，但剥离时如滋养血管大量出血应首选骨蜡止血。向后可显露骶髂关节前方，向下可显露真骨盆上缘，纱布垫填塞后转向下方切口。在 ASIS 下方 3cm 稍内侧游离股外侧皮神经，切开腹外斜肌腱膜达腹股沟管外环上方 1cm，牵开腱膜下叶并翻开以显露腹股沟韧带、腹内斜肌、联合腱、腹股沟管，仔细辨别精索或子宫圆韧带及邻近的髂腹股沟神经后钝性游离，用 8 号红色导尿管圈记精索或子宫圆韧带。沿纤维方向切开腹股沟韧带，注意不要损伤腹股沟韧带下方的股外侧皮神经、股神经和髂外血管，松解腹内斜肌和腹横肌在腹股沟韧带上的共同起点后进入腰大肌鞘。在精索内侧切开腹内斜肌和腹横肌联合肌腱，视情况切断距离止点 1cm 的腹直肌，显露耻骨结节至耻骨联合，显露 Retzius 耻骨后间隙，注意防止医源性损伤膀胱。合并骨盆环的前环损伤需松解对侧腹直肌，以便跨耻骨联合放置钢板。

在腹股沟韧带下方有两个腔隙，被髂耻筋膜分隔开，髂耻筋膜起于腹股沟韧带，止于髂耻隆起。髂耻筋膜的外侧腔隙为肌腔隙，包裹髂腰肌及其表面的股神经和股外侧皮神经，内侧腔隙为血管腔隙，髂外血管、淋巴管及股鞘位于其中。小心将髂外血管及淋巴管从髂耻筋膜上分离并向内侧牵开，再将筋膜从髂腰肌上剥离，然后向内剪开髂耻筋膜至髂耻隆起。沿骨盆缘向外侧剥离髂腰肌，用 8 号红色导尿管将髂腰肌和股神经一起圈记向外侧牵开。继续沿真骨盆缘向内侧分离，用湿纱布裹于指尖或用纱布做一剥离子（花生米大小），将髂外血管束与周围软组织钝性分离，上下游离出一段血管束以便术中牵拉，不要过多地剥离血管束周围组织，保留少量血管束周围软组织可起保护、缓冲作用。注意从髂外动静脉主干发出的分支血管，如供应腹直肌的腹壁下血管，尤其是位于耻骨后方的闭孔血管与腹壁下血管、髂外血管之间的交通

支，该交通支变异性较大，可能是动脉型或静脉型，有一根或数根，操作时稍有疏忽可能损伤血管引起大出血，又称为“死亡冠”。术中找到可能存在的“死亡冠”后予以准确结扎，然后用 8 号红色导尿管圈记髂外血管束，防止误伤并便于牵拉。使用 S 形拉钩牵拉血管的过程中动作要轻柔，切勿切割血管，尽可能降低血管损伤的风险，减少手术操作对血管内膜损伤，减少术后水肿、淋巴漏的发生及髂血管血栓的形成。术中应保持患侧下肢屈髋屈膝体位。

至此，髂腹股沟入路的全部显露已基本完成，通过显露外侧窗、中间窗和内侧窗 3 个“手术窗”显露、复位和固定不同部位的骨折。

五、优、缺点及风险

（一）优点

1. 髂腹股沟入路可以很好地显露骨盆和髋臼的前方和内侧，髋臼前壁、前柱显露充分。
2. 当合并后柱骨折时可经钢板使用螺钉固定后柱及方形区。
3. 创伤相对较小不需要剥离髂骨外侧肌群，因而髋外展活动正常有利于术后快速康复。
4. 由于髂腰肌与骨盆只是疏松连接，因此术后异位骨化率低。
5. 不需要切开关节囊，有利于保护股骨头血供。
6. 髂骨显露充分，对处理合并髂骨翼的髋臼骨折更为简单方便。

（二）缺点和风险

1. 髂腹股沟入路是一个关节外入路，不能直视关节面，只能通过骨折的间接复位来重建关节面。
2. 髂腹股沟入路通过的解剖区域较为复杂，对于操作不熟练的骨科医生有损伤髂外血管和股神经等重要结构的风险，学习曲线较长。
3. 需要解剖腹股沟管，术后有发生腹股沟斜疝的风险，有腹股沟疝气病史的患者不宜采用此入路。
4. 股外侧皮神经损伤率较高。
5. 髂腹股沟入路主要通过螺钉来固定后柱，对术中透视及手术技术要求较高，对低位后柱的固定不可靠。

第二节　改良 Stoppa 入路

Stoppa 入路最早用于骨外科疝气修补，由法国医师 Stoppa 提出并以其名字命名。改良的 Stoppa 入路用于治疗髋臼骨折由 Hirvensalo 首先报道，经过 Cole 和 Bolhlfnel 完善后发展为一种新的骨科手术入路。用于骨盆内、腹膜外的手术入路代替髂腹股沟入路治疗骨盆骨折。

一、适应证

适用于各种髋臼前方骨折：①髋臼前壁骨折；②髋臼前柱骨折；③部分横形骨折；④部分前方伴后半横形骨折；⑤双柱骨折（联合髂窝入路）。

二、显露

可以显露从耻骨联合、整个前柱、前壁到骶髂关节下方，对闭孔环、方形区及髋臼后柱内侧显露更为直接、方便（图 1-2）。其最大的特点是单一切口可以显露双侧髋臼结构。

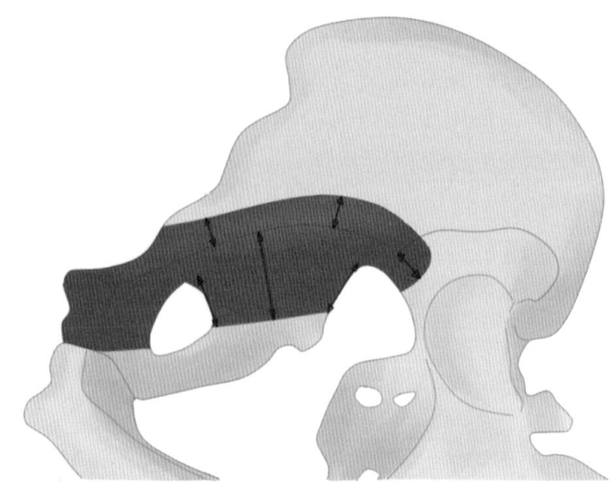

图 1-2　改良 Stoppa 入路显露范围

三、手术体位

患者仰卧于可透视的手术台上，泡沫乳胶垫保护所有可能受压的体表骨性隆起。为了保证手术中肌肉的松弛度，最好采用全身麻醉气管插管。屈曲患侧髋关节，患肢单独消毒包扎以便术中进行牵拉、推顶操作，主刀医师站于患髋对侧。

四、手术方法

改良 Stoppa 入路皮肤切口可采用横行或纵行，前者于耻骨联合上方 2cm 处与腹横纹平行，后者为脐下、耻骨联合上方纵后切口；皮肤切开后分离皮下组织，切开腹直肌前筋膜，沿腹白线劈开腹直肌，结扎腹壁下动脉，在耻骨联合上方切开腹横筋膜，保留腹直肌于耻骨体前方的止点，但需松解腹直肌于耻骨体、耻骨结节和耻骨上支前下方的止点；松解至耻骨结节外侧时将 Hohmann 拉钩置入耻骨上支上方将腹壁牵开远离视野，继续向外沿耻骨上支和耻骨基底分离骨膜和髂耻筋膜，在此过程中可使用窄 S 形拉钩牵开髂外血管加以保护。显露出骨盆入口缘，牵开后可显露真性骨盆、耻骨联合、耻骨上支以及方形区，在耻骨上支的上后方常规探查，距耻骨联合约 6cm 处可发现死亡冠，该血管跨越耻骨上支，距离耻骨联合上边缘的距离平均为（53.70±4.00）mm。死亡冠走行很短，如果妨碍显露可予以结扎。沿骨盆内壁分离并牵开闭孔内肌，可显露方形区，进一步向后剥离显露坐骨支的盆内缘，注意保护闭孔神经血管束，在骶髂关节附近保护髂腰部血管。

沿骨盆缘切开骨膜和髂耻筋膜后于骨膜下剥离髂腰肌，将 S 形拉钩置于髂腰肌下并将其抬起，显露前柱和内侧髂窝，同时注意保护髂外血管；沿骨盆缘向后分离至骶髂关节前方，显露整个骨盆缘；显露内侧髂窝和骨盆缘后向下分离方形区和后柱，闭孔神经血管束位于闭孔肌内面的脂肪中，可用弹性拉钩向下牵拉加以保护。后柱和方形区骨折的手术在闭孔神经血管束的上方和下方进行，故应游离闭孔神经血管束；向外牵拉股骨头，使内移的后柱方形区向外移位，以减少闭孔神经血管束的张力。

五、优、缺点及风险

（一）优点

改良 Stoppa 入路属于骨盆前入路，通过腹膜外间隙操作，因术中无须显露重要血管、神经组织，对于软组织的干预和创伤相对较小，属于真骨盆内手术入路，可直接显露骨折断端，并可同时完成双侧髋臼和骨盆的固定。改良 Stoppa 入路具有创伤小、分离少、显露充分等优点，手术时主刀医师站在患髋对侧，能够在直视下对耻骨上支、髋臼内壁、方形区乃至骶髂关节进行复位和固定，手术视野开阔，操作相对简单。

（二）缺点和风险

改良 Stoppa 入路不能直视后方结构，不适于髋臼后壁骨折、坐骨棘以下的后柱骨折，以及向后移位为主的髋臼横形或 T 形骨折、坐骨支撑部粉碎的髋臼骨折和受伤时间超过 3 周的陈旧性髋臼骨折。有膀胱损伤或手术史者因局部瘢痕组织粘连而使手术分离难度增加，且易导致医源性损伤和术后感染，应避免使用 Stoppa 入路。Stoppa 入路在显露高位髋臼时可造成血管牵拉伤，出现血管损伤后不利于血管修复，因此术中应避免对髂外血管的过度牵拉。

第三节　腹直肌外侧入路

腹直肌外侧入路（lateral-rectus approach，LRA）是近年来应用较多的经腹膜外显露的前方手术新入路，2010 年由樊仕才首次用于临床治疗陈旧性骨盆骨折合并腰骶干神经损伤，之后尝试经此入路行复位内固定治疗髋臼骨折，获得了良好的前期疗效，且不断得到完善，大部分患者均获得了满意的手术疗效。

一、适应证

适用于各种髋臼前方骨折。Letournel-Judet 分型：①前壁骨折；②前柱骨折；③横形骨折；④前方伴后半横形骨折；⑤ 部分后柱骨折；⑥双柱骨折；⑦部分 T 形骨折。

侯志勇三柱分型：A1、B1、C1、A2.1、B2.1、B2.2 及 A3 型骨折（图 1-3）。

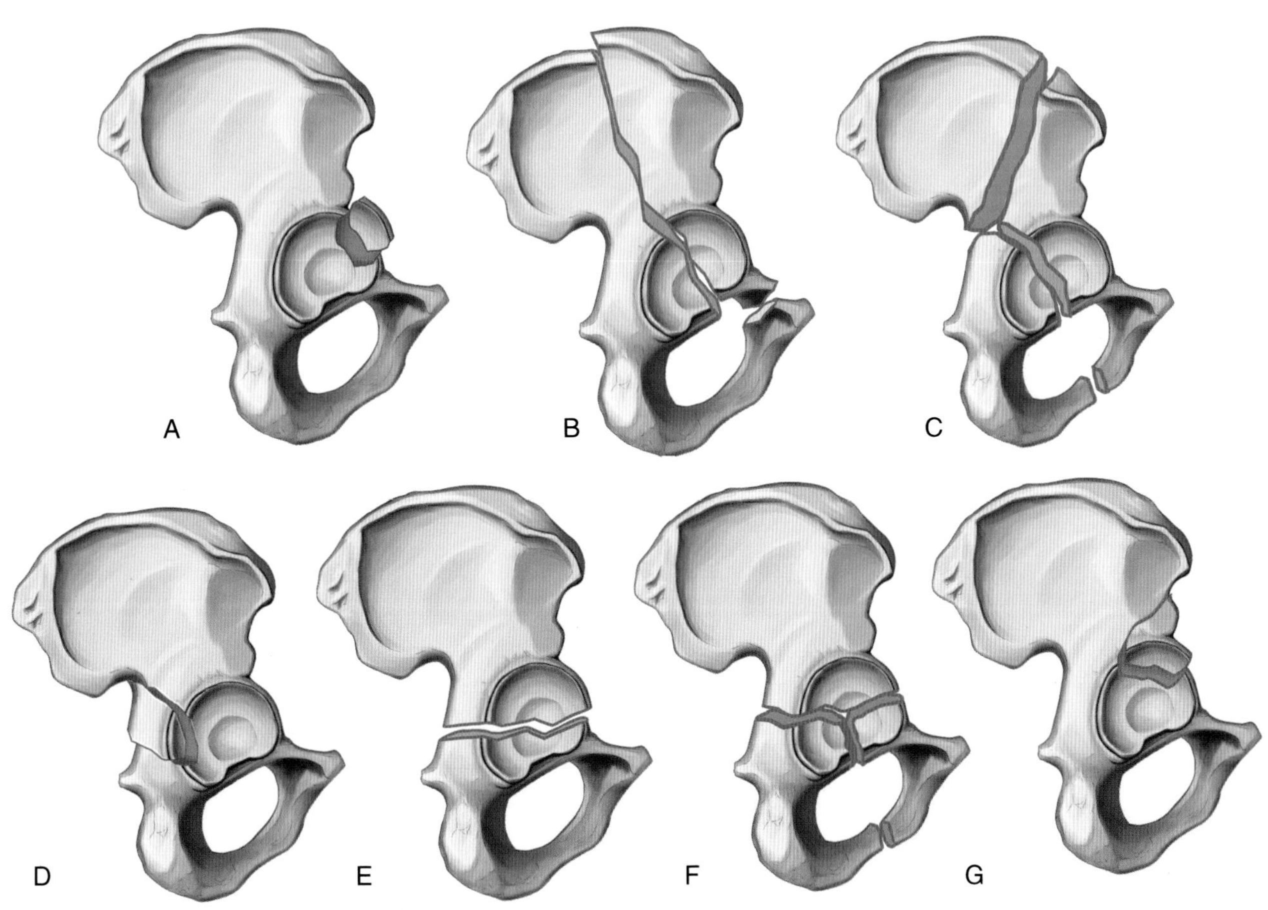

图 1-3　**侯志勇三柱分型**

A.A1 型；B.B1 型；C.C1 型；D.A2.1 型；E.B2.1 型；F.B2.2 型；G.A3 型

二、显露

显露骶前正中、骶髂关节、整个髋臼内侧面、耻骨支到耻骨联合，包括方形区和髋臼后柱内侧面（图1-4）。主要通过四个“手术窗”进行手术显露和操作。

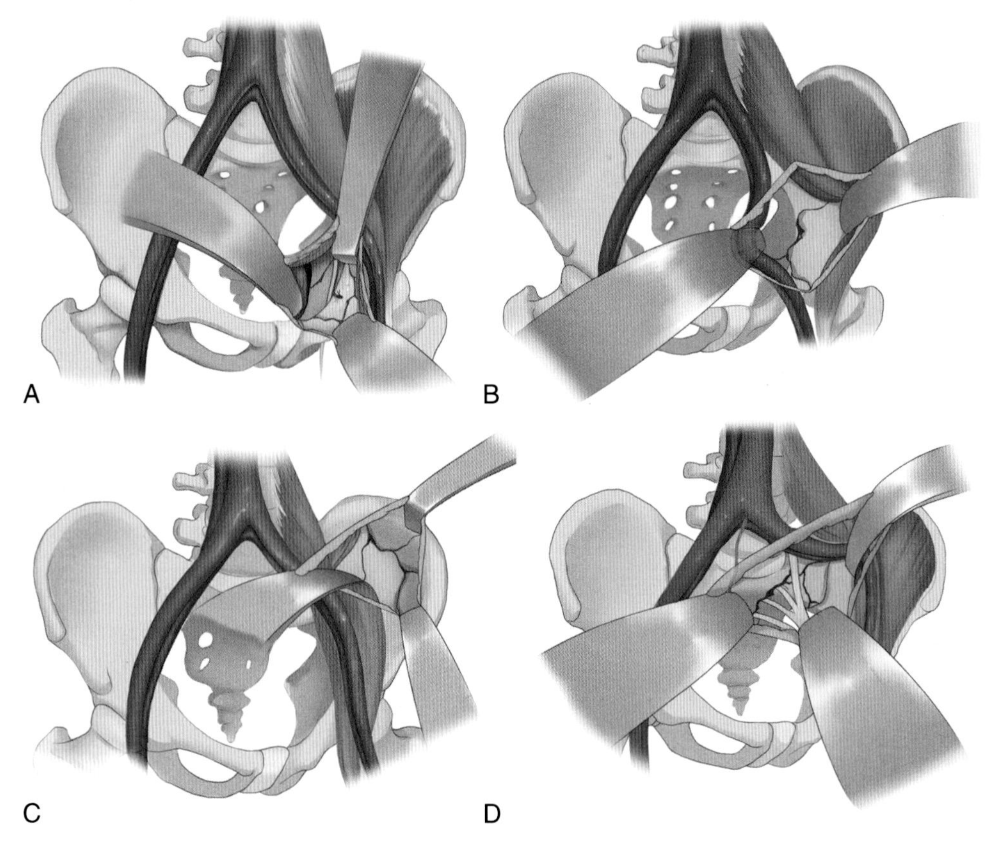

图 1–4　**腹直肌外侧入路显露范围**

A. 内侧窗；B. 中间窗；C. 外侧窗；D. 骶前窗

（一）第一窗

第一窗又称内侧窗，位于耻骨联合与髂血管束、精索或子宫圆韧带之间，可显露耻骨上下支、耻骨联合、Retzius 耻骨后间隙、闭孔、死亡冠及前壁、前柱、方形区和闭孔神经血管等，相当于改良 Stoppa 入路的显露范围。

（二）第二窗

第二窗又称中间窗，位于髂腰肌与髂血管、精索束之间，可显露骶髂关节前方、腰骶干神经、闭孔神经、髂窝、后柱、整个髋臼内侧面。主要进行髋臼后柱、方形区骨折及骶髂关节周围骨折脱位、腰骶丛神经探查等。

（三）第三窗

第三窗又称外侧窗，位于髂骨翼与髂肌之间，将皮肤及腹壁肌肉牵向外侧，沿髂缘内侧切断髂肌止点并向内侧剥离，显露整个髂骨翼内侧面，可进行髂骨翼骨折复位、固定。

（四）骶前窗

显露中间窗后将髂血管牵拉向外侧，沿腹膜后、髂外血管束内侧疏松结缔组织间隙进行分离，可见在髂总血管表面的输尿管，将其拉向外侧直接显露至骶前正中，找到 L_5/S_1 椎间盘和骶岬，骶正中血管可牵拉向对侧；沿前纵韧带表面向外侧谨慎分离，可显露骶 1、骶 2 孔；在此处可通过与中间窗相通，联动进行骶骨 Denis Ⅱ 区骨折的复位。此窗口可显露 S_1、S_2 神经根的骶前孔、骶 1 椎体，可进行骶 1 椎体骨折脱位的复位与固定、S_1 神经孔减压等。

三、手术体位

患者仰卧于可透视的手术台上，泡沫乳胶垫保护所有可能受压的体表骨性隆起。如果与后路联合应采用漂浮体位，以方便患者取仰卧、侧卧或俯卧。为了保证手术中肌肉的松弛度，最好采用全身麻醉气管插管。屈曲患侧髋关节以松弛髂腰肌及髂外血管；患肢单独消毒包扎以便术中进行下肢牵拉、骨折辅助复位操作，主刀医师站于患髋对侧。

四、手术方法

（一）手术切口及显露

1. *麻醉及体位*　全身麻醉、平卧位，常规术区消毒，患侧下肢消毒至膝关节以远并包扎供术中牵引用，手术区域尤其是会阴部周围用贴膜封闭，避免因手术切口与会阴相通而污染手术切口。

2. *皮肤切口*　以患侧腹壁的髂前上棘、脐及耻骨联合三点为连线，取脐与髂前上棘连线的外 1/3 处为切口的顶点，以腹股沟韧带内 1/3 处为切口下方止点，两点间连线为手术皮肤切口，长度为 6 ～ 10cm（图 1-5）。如果患者为年轻女性，或有美容诉求可选择腹壁比基尼切口（图 1-6）。沿体表标志切开皮肤及皮下浅筋膜的 Camper 筋膜，骨膜剥离子钝性分离 Camper 筋膜脂肪组织，于深筋膜表面略做潜行分离，显露腹外斜肌腱膜、腹直肌前鞘及其外侧腹股沟深环等。自腹股沟深环内侧约 1cm 处斜向外上做斜形切开，切开腹外斜肌腱膜、腹外斜肌、腹内斜肌及腹横肌后到达腹横筋膜，纵向切开腹横筋膜进入腹膜外间隙；切口内侧是腹直肌外缘和腹壁下血管及部分腹壁肌肉，外侧是腹壁肌肉，下方是腹股沟韧带，腹膜表面有腹壁下血管、精索（子宫圆韧带），穿过腹膜进入盆腔，在分离过程中避免损伤腹壁下血管（必要时可结扎），不要分离精索避免损伤腹膜（腹直肌旁入路因游离精索而腹膜损伤率较高）。腹膜破裂可直接缝合，注意避免伤及肠管；切口下方避免离腹股沟深环太近，切开腹股沟深环后缝合时如果缝合过紧可能引起精索静脉曲张，缝合过松则腹股沟疝的发生概率明显增加。

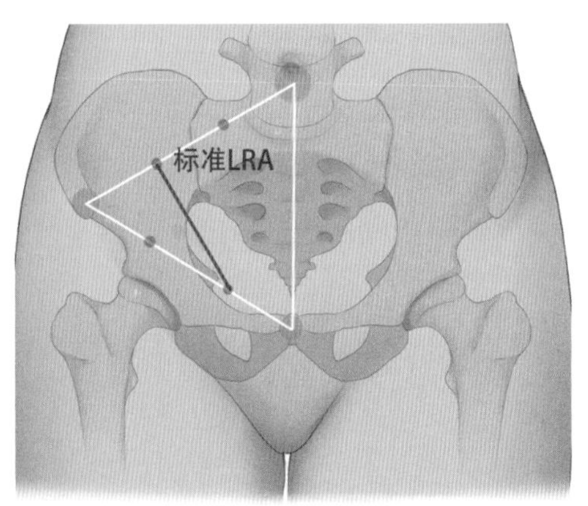

图 1-5　**腹直肌外侧入路切口体表位置**

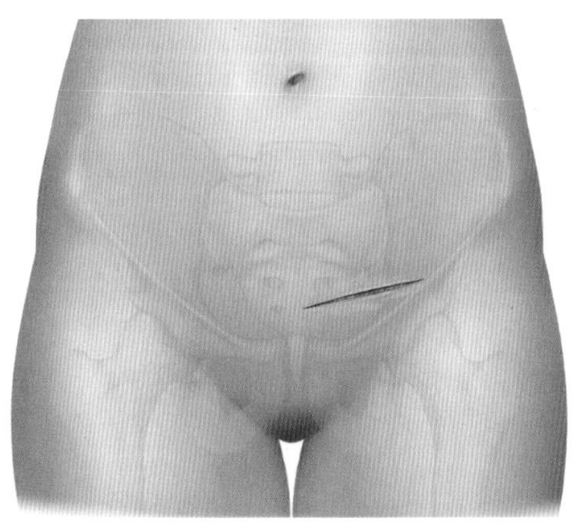

图 1-6　**腹壁比基尼切口**

3. *深层显露*　腹直肌外侧入路主要是经腹膜后通过内侧窗、中间窗、外侧窗及骶前窗进行骨折的显露和复位、固定。

（1）内侧窗：相当于改良 Stoppa 入路的显露（图 1-7），自切口远端耻骨结节沿耻骨支的内侧缘用拇指潜行分离至髂耻隆起处，将腹膜用 S 形拉钩牵向内侧，外侧腹壁肌肉、精索及髂外血管牵向外侧显露内侧窗。可见髂外血管（或腹壁下血管）与闭孔血管的吻合支——死亡冠（存在率约为 65%，多为静脉），死亡冠经闭孔紧贴耻骨上支横跨向上连接髂外血管（或腹壁下血管），其全程均在手术视野中，可直接结扎处理。沿耻骨上支表面切开髂耻筋膜、耻骨梳韧带至髂耻隆突行骨膜下剥离，可显露整个耻骨支、耻骨结节、耻骨联合、闭孔环、髋臼前壁、前柱及方形区等，显露方形区时注意保护闭孔神经血管；以此为骨性标记，在真骨盆环内侧缘置入钢板，螺钉可在此处偏向内下方置入，跨 2 个钉孔向髋臼外上方置入螺钉，两螺钉呈“八”字形，可确保螺钉不会置入髋臼内。内侧窗显露完成后纱布填塞压迫止血，进行中间窗的显露。

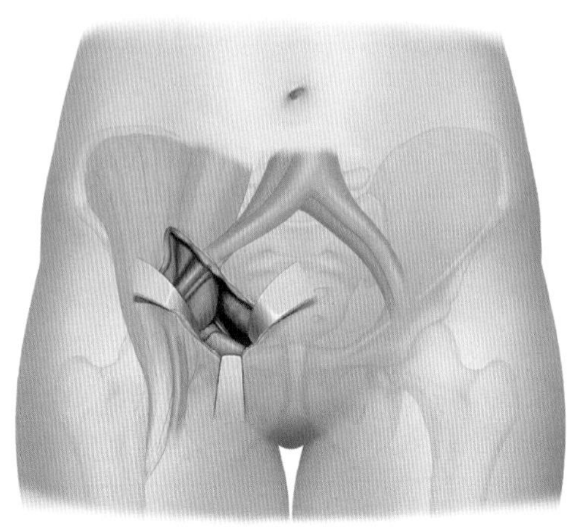

图 1–7 **腹直肌外侧入路内侧窗**

（2）中间窗：在切口上半部分，将腹壁肌肉牵向外侧，腹膜及腹腔内肠管向内侧钝性游离找到髂腰肌，髂腰肌内侧为髂外血管束，沿髂腰肌与髂外血管束间的软组织间隙进行钝性分离，用 S 形拉钩将髂外血管牵向内侧并加以保护，可显露骶髂关节至髂耻隆突间的真骨盆缘——弓状线，沿弓状线用电刀切开髂腰肌筋膜，将髂腰肌牵向外侧，沿骨膜下分别向外剥离，可显露髋臼的前柱、骶髂关节周围、髋臼顶及坐骨大孔上方区域。在骶髂关节向外侧剥离时在外下方见一滋养孔，如果出血可用骨蜡封闭或螺钉拧入止血。在骶髂关节向骶骨剥离时注意保护闭孔神经、腰骶干神经，同时沿坐骨大孔后缘方形区的表面经骨膜下进行剥离，至坐骨棘水平可显露坐骨棘、坐骨小切迹、整个后柱及方形区。在髂耻隆突的内下方中间窗与内侧窗相通，中间为精索、髂外血管束及周围软组织。腹直肌外侧入路不分离髂外动、静脉及精索，相反整个血管束、精索及周围软组织成束能更好地保护血管，术中牵拉造成的损伤概率明显减少。通过将血管束、腹膜拉向内侧，髂腰肌拉向外侧，髋臼的前壁、后柱、方形区及骶髂关节周围均清晰显露，可在正视下对进行骨折复位、钢板螺钉固定，也方便后柱拉力螺钉、髂坐钢板的置入（图 1-8）。中间窗显露充分后纱布填塞压迫止血，进行外侧窗的显露。

（3）外侧窗：将皮肤切口向外上方牵拉显露髂骨翼，沿髂骨翼内侧缘髂肌止点切断髂肌，骨膜下向内下方剥离，显露髂骨翼及髂窝后可显露整个髂骨翼内侧面，通过外侧窗进行骨折的复位，用钢板或通道螺钉固定（图 1-9）。

（4）骶前窗。

（二）骨折复位固定

新鲜的髋臼骨折在显露过程中借助下肢和（或）股骨大粗隆牵引的同时骨折基本复位，因此骨折的显露过程同时也是骨折的复位过程。髂腹股沟入路是从外侧向内显露，不能直视髋臼内侧区域，复位顺序一般先复位髂骨翼，再依次进行关节周围复位，最终实现“农村包围城市”。腹直肌外侧入路能直视髋臼的内侧面，其复位顺序是先中心区域，即坐骨大孔上方的关键骨块（keystone），短钢板固定或克氏针临时固定后再以此为解剖标志进行前柱、前壁复位，恢复骨盆环和髋臼的轮廓及解剖框架，然后复位后柱、方形区，从而达到“城市向农村发展”的手术效果。腹直肌外侧入路的体表投影正对应髋臼上方，方便臼顶压缩的处理，术中可向上翻开前壁骨块，辅助下肢牵引，骨刀撬起压缩的关节面骨块，按照头臼匹配原理进行植骨、恢复关节面的解剖结构，再盖回前壁骨块，用钢板或螺钉固定。由于腹直肌外侧入路是直视下复位髋臼骨折，解剖复位率相对较高。根据骨折形态，髋臼前柱固定可选择钢板、通道螺钉等，固定方形区的钢板可放置在真骨盆缘、方形区表面或骨盆弓状缘上方，髋臼后柱可选择后柱钢板、后柱螺钉、髂坐钢板等固定。透视见骨折复位、固定满意后冲洗术区，彻底止血；检查无活动性出血后放置引流管，全层缝合腹壁肌肉层，缝合皮下组织、皮肤。

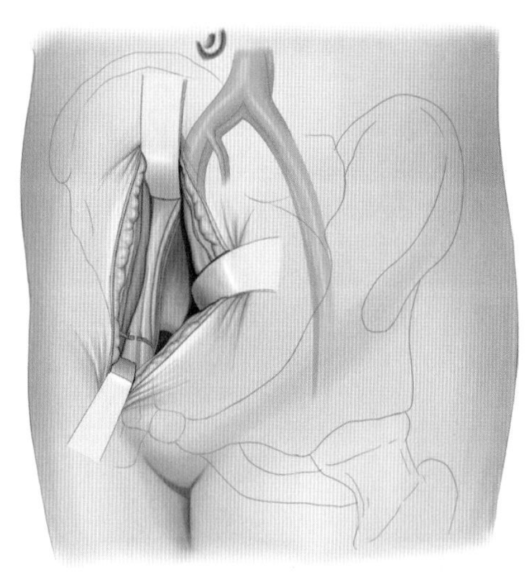

图 1–8　**腹直肌外侧入路中间窗**

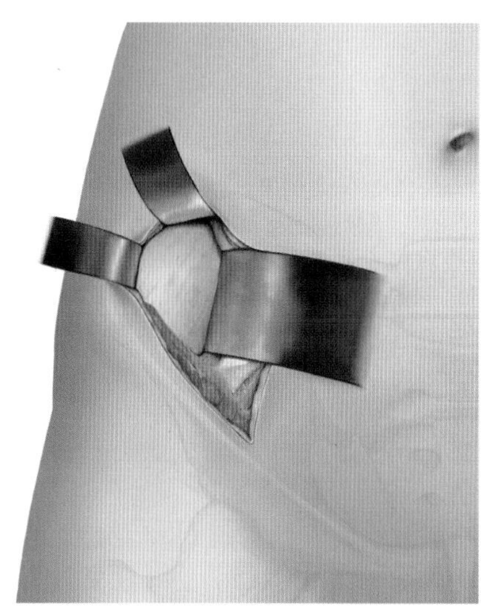

图 1–9　**腹直肌外侧入路外侧窗**

五、优、缺点及风险

（一）优点

1. 腹直肌外侧入路能直视下显露半骨盆和髋臼的前方及内侧，对髋臼前壁、前柱、后柱及髂骨翼均显露充分。

2. 切口为纵向，与髂外血管、股神经走行方向一致，术中不分离髂外血管束及精索，对髂血管牵拉损伤小，血管损伤及术后深静脉血栓发生率明显降低。

3. 手术切口相对微创，仅切开腹壁肌肉，显露及缝合均较快，手术时间大大缩短。

4. 深部显露均为从肌间隙进入，损伤小、术中出血少、术后恢复快。

5. 直视下复位骨折，大多数能达到解剖复位，尤其对髋臼顶的压缩骨折能直视下进行撬拨复位、充分植骨，内固定钢板可放置在真骨盆缘或髋臼上方。

6. 髂骨显露充分，对处理合并髂骨翼的髋臼骨折较为简单方便。

7. 对后柱、方形区显露充分，可直视下打入后柱拉力螺钉或髂坐钢板固定后柱。

8. 学习掌握相对容易，有普外科基础者更容易掌握。

（二）缺点和风险

1. 腹直肌外侧入路是腹膜外入路，腹膜较薄，分离时容易弄破腹膜，有腹腔手术史者腹膜粘连更容易损伤，发现损伤后应及时缝合修复。

2. 腹直肌外侧入路远端靠近腹股沟深环，损伤深环后缝合的松紧较难把握，有腹股沟疝或精索静脉曲张发生的可能。

3. 有损伤髂外血管、闭孔神经等风险。

4. 切口较小，手术操作部位较深，术野只有术者才能看清楚不便于示教，对手术者及助手均要求配合熟练。

5. 有同侧腹部手术史者慎用。

第四节　K-L 入路

早在 20 世纪 50 年代，Judet 和 Lagrange 共同对 Kocher（1907 年）和 Langenbeck（1874 年）的髋关节入路进行改良，提出了 Kocher-Langenbeck 入路（简称 K-L 入路）。之后有学者在 K-L 入路基础上进行改良，其中包括改良 Gibson 入路、经大转子截骨入路及二腹肌截骨入路（又称 Ganz 入路）等。

一、适应证

适用于各种髋臼后方骨折：①后壁骨折（A1 型）；②后柱骨折（A2 型）；③后柱伴后壁骨折（A2.3 型）；④横形伴后壁骨折（B1.2 型）；⑤以后柱移位为主的 T 形骨折（B2 型）；⑥手术过程中需探查坐骨神经。

二、显露范围

可显露包括整个坐骨至大切迹部分的后柱，直视整个髋臼后壁。通过坐骨大切迹和小切迹可用手指触到前方方形区和前柱，间接显露前方方形区和骨盆缘（图 1-10）。还可显露包括坐骨神经、臀上神经血管束在内的重要血管神经。在牵引下或经后壁骨折部位行髋关节的手术脱位，即可直视髋关节面复位，并清理关节腔内异物。

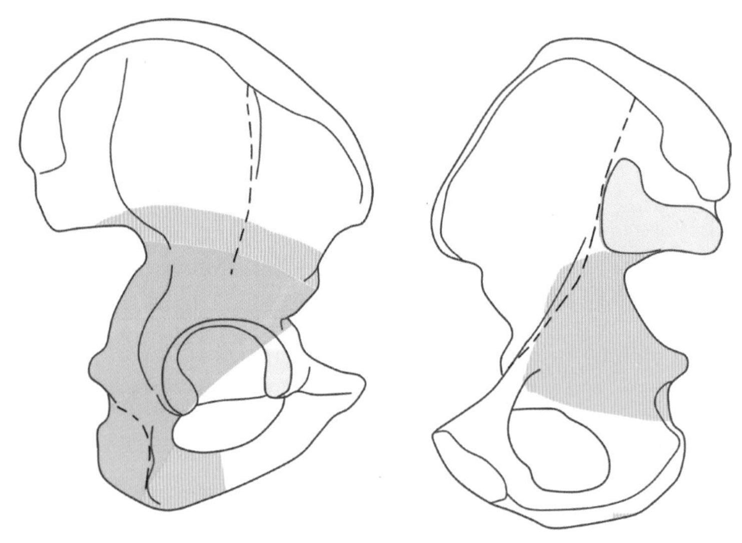

图 1-10　**K-L 入路显露范围**

黄色区域：触觉通路；绿色区域：视觉通路

三、手术体位

根据骨折的类型采用不同的手术体位。侧卧位和俯卧位均可用于后壁骨折（A1 型）或单纯后柱骨折（A2 型），但对于全身麻醉手术患者侧卧位更便于麻醉师术中的麻醉管理和气道维护。对于横形或 T 形骨折，一般建议采用俯卧位，研究表明，侧卧位时下肢重量会加重远侧骨折端移位而导致手术效果不佳，采用俯卧位则可避免这个问题，两者的手术时间、手术出血量和围术期并发症无明显统计学差异。在整个手术过程中始终保持伸髋屈膝体位（图 1-11），可以减少医源性坐骨神经损伤的风险。

四、手术方法

切口起自髂后上棘，弧形向下经过大转子顶点，再沿股骨干垂直向远端延长 8cm，止点在臀大肌止点远端（图 1-12），视骨折情况延长或缩短切口长度。沿切口切开大转子上方髂胫束，直至切开臀大肌筋膜并沿肌纤维方向将臀大肌钝性分离成两束，注意保护支配臀大肌前上部的臀下神经。切断臀大肌股骨止点以减轻肌腱张力，更利于显露。注意识别坐骨神经，发生梨状肌撕脱时有可能导致坐骨神经医源性损伤。一旦确认坐骨神经，应小心解剖至坐骨神经穿出骨盆的大切迹处。

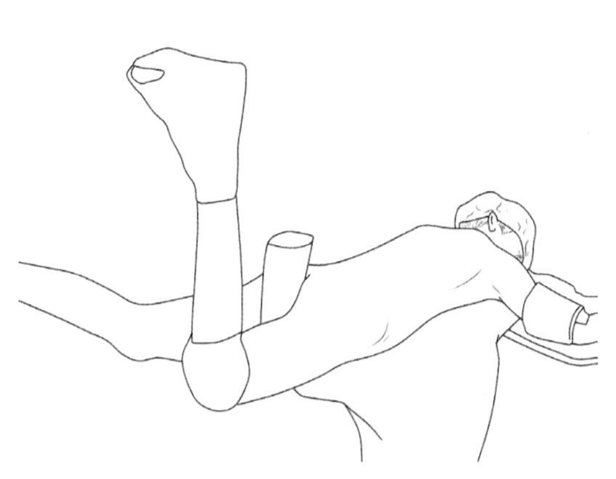

图 1-11　**手术体位**

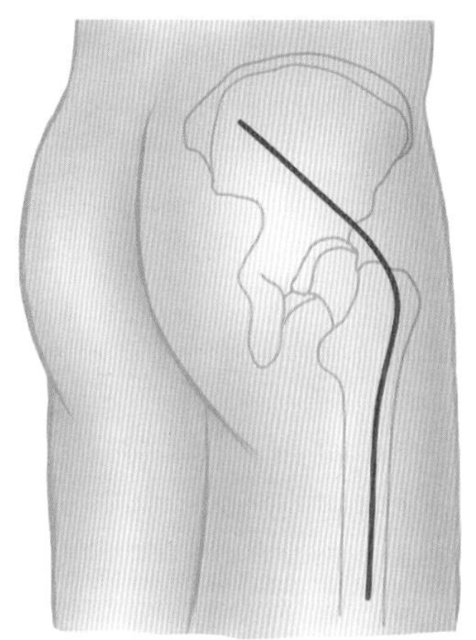

图 1-12　**K-L 入路切口体表位置**

内旋患肢使外旋肌群（上、下孖肌和闭孔内肌）拉紧，于大转子后方将外旋肌群止点切断（保留 5mm 以便缝合），并将内侧端缝线标记向内侧翻转进一步保护坐骨神经（图 1-13）。避免解剖股方肌，因此区域有为股骨头供血的旋股内侧动脉升支。继续在短外旋肌的深层和关节囊之间进行钝性剥离，显露闭孔内肌滑液囊和髋臼后柱（图 1-14）。小心放置钝头弧形 Hohmann 拉钩于坐骨结节内侧，向内侧牵开臀大肌、短外旋肌群和坐骨神经。如果骨折累及髋臼承重区可切断臀中肌止点的后 1/3，以扩大显露范围，根据骨折形态进行骨折的复位和固定。

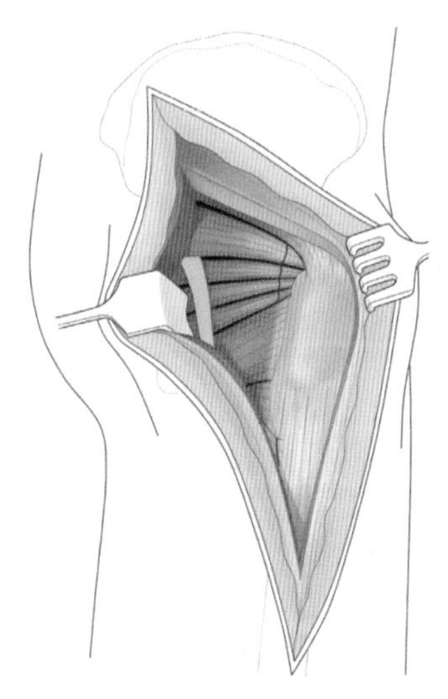

图 1-13　**坐骨神经的显露及保护**

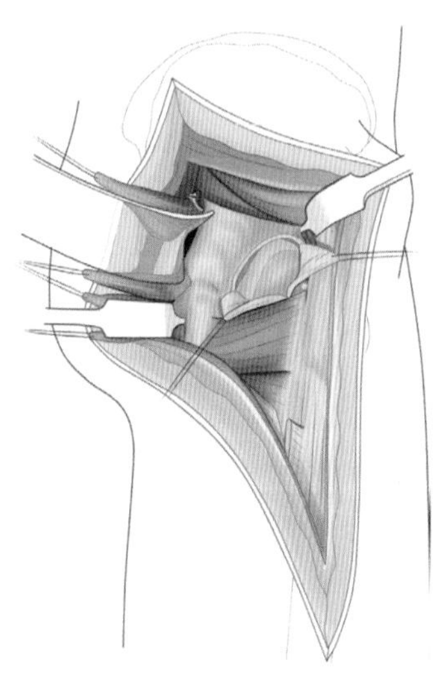

图 1-14　**髋臼后柱的显露**

五、优、缺点及风险

（一）优点

解剖相对简单，髋关节重建、单极头或全髋关节置换术用的就是 K-L 入路，只是名字不同而已，大多骨科医生对此入路较为熟悉。K-L 入路切开的肌肉较少，手术创伤较小，出血较少，能对后柱及后壁获得充分满意的显露。

（二）缺点和风险

1. 术中需要显露臀上、下血管神经束及坐骨神经等重要组织，稍不慎易引起神经血管损伤。
2. 手术从后路进入，术后可影响患者髋关节外展功能，不利于术后康复。
3. 后路手术易发生异位骨化，发生率为 18% ～ 90%，常沿臀小肌分布。
4. 术中操作不当易损伤旋股内侧动脉而导致股骨头缺血性坏死。
5. 术中切开阔筋膜张肌，术后可能引起大转子弹响及不适。

第五节　直接后方入路

直接后方入路（direct posterior approach, DPA）是樊仕才团队针对目前治疗髋臼后部骨折经典后方术式存在的不足，结合人体臀部解剖学特点及临床治疗经验而提出的，于 2016 年 1 月开始应用于临床并获得良好的前期疗效，正不断得到完善并逐渐推广。

一、适应证

适用于大部分髋臼后方骨折（以下是 Judet 髋臼分型及侯志勇三柱分型）：①髋臼后壁骨折（A1 型）；②髋臼后柱骨折（A2 型）；③髋臼后柱伴后壁骨折（A2.3 型）；④横形伴后壁骨折（B2.3 型）；⑤部分累及后壁的 T 形骨折（B2.3 型）；⑥后壁骨折合并髋关节后脱位；⑦后壁骨折合并坐骨神经损伤；⑧坐骨大孔周围骨折波及臀上神经血管者。

二、显露范围

DPA 可以直接显露整个髋臼后壁、部分髋关节囊及大部分髋臼后柱（坐骨大孔上缘至坐骨棘，图 1-15）。

三、手术体位

全身麻醉气管插管，患者俯卧于可透视手术床，双下肢取伸髋屈膝位以避免坐骨神经的过度牵拉，同时确保 C 形臂 X 线机能顺利拍摄患者骨盆的前后位及患侧 Judet 斜位。常规术区消毒，患侧下肢消毒至膝关节以远并包裹以备术中牵引用。

四、手术方法

患者消毒、铺巾后以髂后上棘及股骨大转子顶点后缘为皮肤切口标志点，沿髂后上棘与股骨大转子顶点后缘连线的中点向股骨大转子后缘做一直切口，长 8 ～ 10cm（图 1-16）。逐层分离皮下组织至臀大肌筋膜，切开臀大肌筋膜后沿肌纤维走向钝性分离臀大肌并两侧牵开，保持臀大肌近端及远端附着点的完整性，臀中肌、梨状肌及二者间隙于术区可见（图 1-17A）；沿臀中肌后缘与梨状肌上缘间隙进入，向前上牵拉臀中肌可见紧贴坐骨大切迹沿臀小肌表面、臀中肌深层向后上走行的臀上神经血管束（图 1-17B）。在不离断外展肌群及外旋肌群的情况下将臀中肌牵向前上，梨状肌及其他外旋肌群牵向后下，并沿骨膜下剥离，可清楚显露整个髋臼后壁、部分关节囊及大部分髋臼后柱（坐骨大孔上缘至坐骨棘）（图 1-17C）。此时，可直视下对髋臼后壁、后柱骨折进行复位、固定。①髋臼后壁骨折：可沿骨膜下进行剥离，显露整个后壁骨块后沿骨折线方向将骨块向大转子方向掀开（图 1-18A），清理髋臼内血肿等内容物，合并髋臼顶的关节面压缩骨折直视下进行撬拨复位、植骨并临时固定（图 1-18B）。②复位后壁骨块：沿髋臼盂唇边缘放置预弯好的髋臼弧形重建板固定（图 1-18C）。③后柱骨折或后柱合并后壁骨折：复位后柱后再按上述方法复位后壁，选择适合的钢板进行固定。④髋臼横形伴后壁骨折：先复位横行部分，可以借助 Schanz 钉置入坐骨结节辅助坐骨支复位，并通过骨盆复位钳钳夹复位前柱、后柱骨折，手指触摸评估骨折复位满意后垂直于骨折线置入拉力螺钉［视情况可置入逆行后柱拉力螺钉和（或）顺行前柱拉力螺钉］，再按上述方法复位后壁，选择适合的钢板进行固定。⑤髋臼 T 形伴后壁骨折：先复位固定后柱，以此为基准复位前柱置入拉力螺钉维持复位，再按上述方法复位后壁，选择适合的钢板进行固定。活动髋关节检查骨折固定牢靠、无关节摩擦感，C 形臂 X 线机透视验证骨折复位及钢板、螺钉位置满意后，冲洗伤口，检查无活动出血后放置引流管，缝合臀大肌筋膜层、皮下组织、皮肤，术毕。

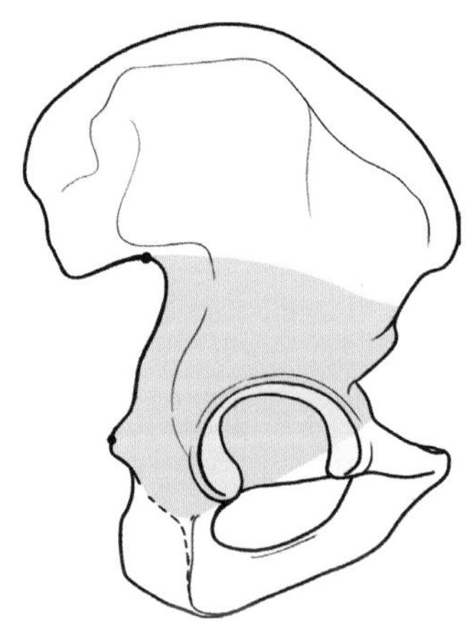

图 1–15　**直接后方入路显露范围**

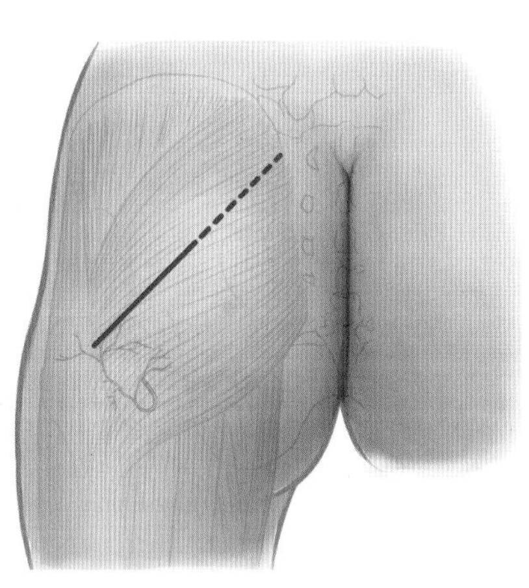

图 1–16　**手术切口**

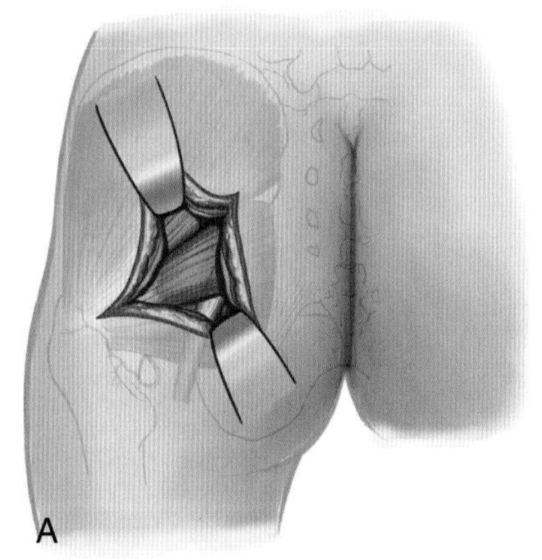

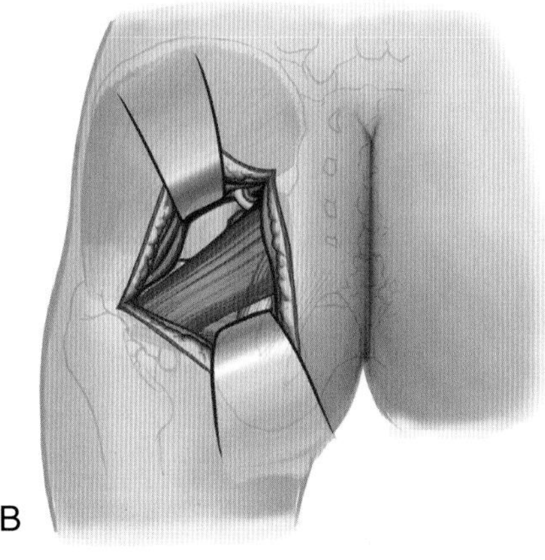

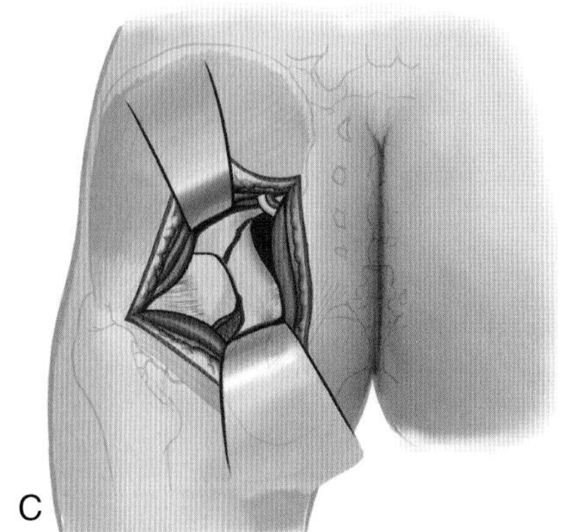

图 1–17　**手术切口显露**

A. 显露臀中肌及梨状肌；B. 向前上牵拉臀中肌，可显露臀上神经血管束；C. 将梨状肌及其他旋后肌群牵向后下，可清楚显露整个髋臼后壁、部分关节囊及大部分髋臼后柱

五、优、缺点及风险

（一）优点

直接后方入路是基于髋臼后壁的解剖结构、后壁后柱的骨折特点，在 K-L 入路的基础上演化而来的。

1. 切口较 K-L 入路缩小近一半，且从肌肉间隙进入不离断肌肉，创伤小、术中出血少、手术时间缩短。
2. 因不切断臀中肌，术后跛行的概率明显降低。

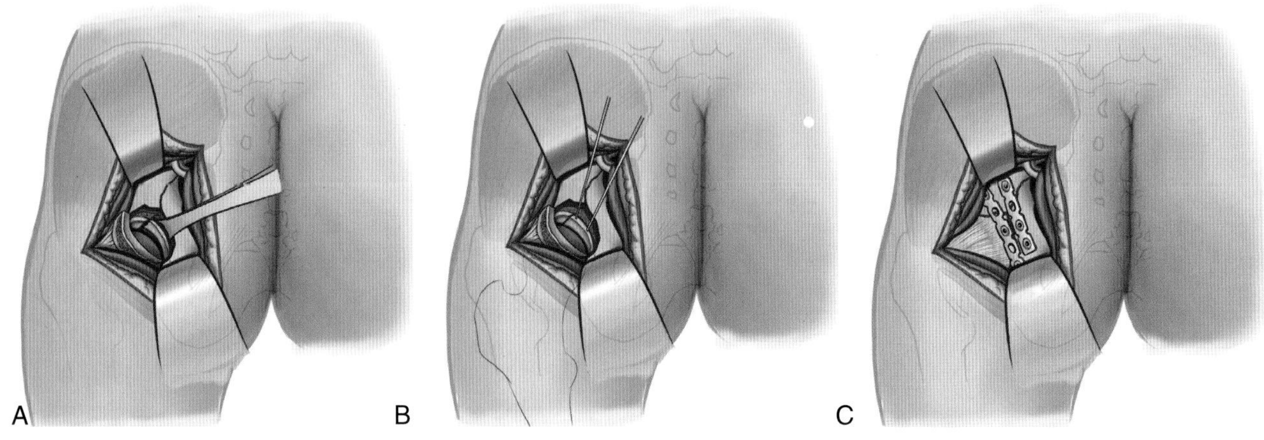

图 1-18　**髋臼后壁骨折复位固定**

A. 沿骨折线方向将骨块向大转子方向掀开；B. 清理髋臼内容物，撬拨复位、植骨并临时固定；C. 沿髋臼盂唇边缘放置预弯好的髋臼弧形重建板固定

3. 不离断外展肌、外旋肌群能使术后保留较好的外旋外展肌力，同时也能很好地保护旋股内侧动脉，降低了缺血性股骨头坏死的概率。

4. 避免外旋肌群的离断及臀中肌、臀小肌的大面积剥离，明显减少了对周围软组织及肌肉的创伤，降低了异位骨化的发生率。

5. 术中将梨状肌连同坐骨神经一起牵向内下方，不显露或不直接接触坐骨神经，坐骨神经医源性损伤明显减少。

6. 从后壁骨折处向大转子翻转骨折块，清理关节腔内碎骨片、凝血块并进行骨折复位，不切断与髋臼后壁骨块连接的髋关节囊，避免了后壁骨块成为游离骨块而出现的骨质吸收、内固定失效等，有效地保护了髋关节的稳定性。

（二）缺点和风险

1. 手术切口小意味着有限的手术视野，加大了手术的操作难度，这要求术者应十分熟悉臀部的解剖结构及 DPA 入路，在熟练操作经典 K-L 入路的基础上才能开展 DPA。

2. 切口小，肥胖患者显露困难，坐骨结节显露有难度。

3. 臀上神经血管损伤：因术区显露坐骨大孔上方，术中操作剥离过界或操作粗鲁可能伤及臀上血管和臀上神经。

4. 坐骨神经损伤：DPA 显露后柱、后壁时不显露坐骨神经，沿后柱边缘骨膜下剥离至坐骨结节，如果不熟悉坐骨神经的走行，在分离过程中可能伤及坐骨神经。

5. 异位骨化：DPA 虽然不直接切断肌肉，但对部分外旋肌群的止点进行骨膜下剥离、髋关节后脱位时肌肉的原始损伤，有异位骨化发生的可能。

6. 后壁骨折复位欠缺：由于 DPA 直视下的术区相对较小，对髋臼后壁的粉碎性骨折尤其是靠近髋臼顶的粉碎性骨块复位可能不满意，要求术前一定要认真阅读 CT 片，仔细操作，避免术中有多个骨块复位时有遗漏，必要时可延长切口或辅助其他切口进行复位固定。

第 2 章　简单分型髋臼骨折手术病例

第一节　前壁骨折

前壁骨折属于简单骨折，骨折块可以是一个，也可以是多个，有时合并髋臼缘关节面压缩、嵌压，多伴有股骨头前脱位。单独的髋臼前壁骨折非常少见，通常伴有髋关节前脱位，根据 Letournel 和 Judet 的统计结果，髋臼前壁骨折占所有髋臼骨折的 2%。髋臼前壁骨折多见于老年人，为低能量损伤，骨折部位常有骨质疏松，骨折常伴有压缩性骨折和骨软骨游离块。如果髋臼前壁骨折的骨折块较大，移位比较严重且伴有股骨头前脱位，说明髋关节不稳定，需要手术治疗。如果头臼不匹配、关节内有游离骨块时也需要手术治疗。本病例采用前方入路完成前壁骨折复位固定，可供临床骨科医生借鉴。

【病例】

患者男性，57 岁，以“车祸致伤左侧盆部后疼痛、左髋关节活动受限 6 小时”急诊入院。

患者 6 小时前不慎被汽车撞伤左髋部，当时感到左侧盆部疼痛、左髋关节活动受限，急诊入院。入院查体：左髋部皮肤完整，无红肿、出血，左髋关节屈曲、外旋畸形，髋关节活动明显受限，左下肢无短缩，左足趾血供、感觉正常，活动好。行骨盆 CT 扫描及三维重建示左侧髋臼前壁骨折，左髂骨骨折（图 2-1）。诊断为左髋臼前壁骨折、左骨盆新月形骨折，收入院。

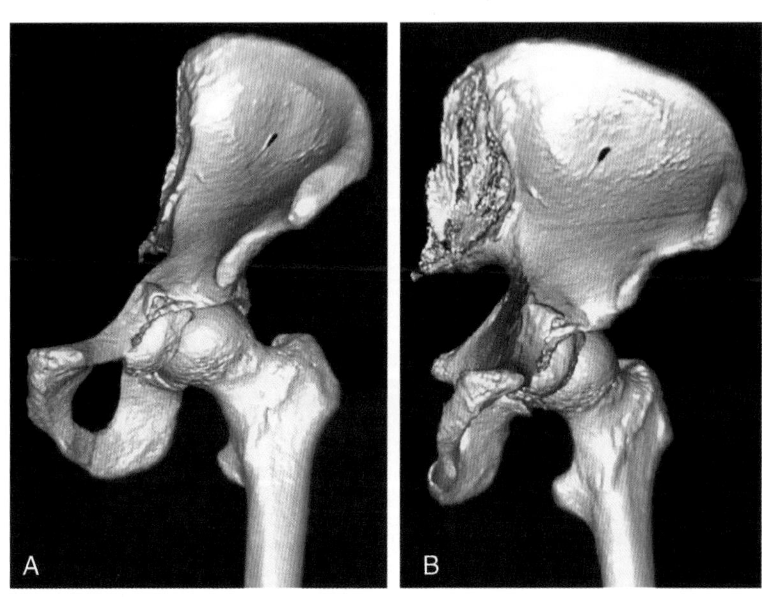

图 2-1　**术前 CT 三维重建**

A. 左侧髋臼前壁骨折；B. 左髂骨骨折

骨盆 CT 检查：左侧髋臼前壁骨折，左髂骨骨折，移位不明显。

术前诊断：①左髋臼骨折（Judet-Letournel 分型：前壁骨折；三柱分型：A1.1 型）；②骨盆骨折（新月形 Day Ⅱ型）。

【临床决策分析】

（一）临床决策依据

本病例具有以下特点：①髋臼前缘线断裂；②髋臼前壁多个粉碎骨块；③前壁骨折线延伸至髂前上棘上方；④股骨头有前脱位倾向；⑤左侧髂骨骨折，累及骶髂关节。

根据 Judet-Letournel 分型，本例属于髋臼前壁骨折，骨折损伤机制为股骨头向内上方直接撞击髋臼前上部，骨折移位方向位于前侧。能量进一步释放导致髂骨骨折，骨折块为髋臼前负重区，可能引起股骨头前脱位，有手术指征。Letournel 和 Judet 指出髂腹股沟入路对粉碎性髋臼前壁骨折的显露和复位较为困难，且由于有腹股沟韧带的限制，通过髂腹股沟入路无法显露髋关节前方。改良 Stoppa 入路虽然对内侧壁的显露具有明显优势，还可显露前壁骨折，但无法处理髋关节内的碎骨块及关节面压缩骨折，有损伤神经和血管束的风险。腹直肌外侧入路能较好地显露前壁，并在直视下复位、固定，故选择腹直肌外侧入路。

（二）手术方法

患者诊断明确，伤后 1 周病情稳定，满足手术条件。

1. *麻醉及体位*　全身麻醉气管插管，平卧位消毒患侧髋及腹盆部，铺单并用手术膜封闭手术区（备左后方骶髂螺钉进钉区域）。

2. *取左侧 LRA 显露*　沿脐与髂前上棘连线外 1/3 点至耻骨结节外侧（腹直肌止点外侧）为皮肤切口（约 5cm），依次切开皮肤、皮下组织，并在腹外斜肌腱膜外做少许潜行分离，全层切开腹壁肌肉达腹膜外。

3. *骨折显露*　在腹膜外通过 LRA 内侧窗进行显露，显露耻骨结节至髂耻隆突，结扎处理死亡冠血管，显露髋臼前壁、前柱。

4. *骨折复位与固定*　直视下复位前壁骨折块后用已塑形的小钢板（旧款跟骨钢板改良）将骨块连同前柱一起固定，活动髋关节见骨折块稳定，缝合伤口。骨盆新月形骨折行闭合 S_1 骶髂螺钉固定。

（三）手术风险评估与防范

1. 显露内侧窗及移位的前壁骨块时，应避免损伤髂外血管和闭孔血管。
2. 前壁骨块必须解剖复位，否则影响前方关节稳定性。
3. 前方小钢板固定螺钉方向、长度要精准，避免打入关节腔。

（四）术后情况

术后病情稳定，无发热，第 2 天拔除腹部引流管，开始进流质饮食；复查骨盆正位 X 线（图 2-2）及 CT 三维重建均示骨折脱位复位满意，内固定位置良好，无临床并发症发生。

（五）术后随访

术后 5 周复查见骨折复位维持良好，无骨折复位丢失及内固定松动发生，开始下床行走。术后 3 个月返院复查，行走步态正常，X 线片示骨折愈合（图 2-3），髋臼形态结构正常，无骨折复位丢失。术后 1 年复查，行走及正常体力劳动正常，X 线片示骨折线消失，内固定无松动。

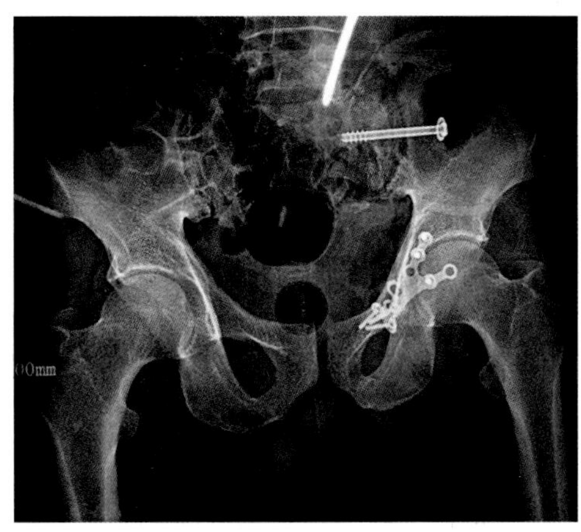

图 2-2　**术后复查骨盆正位 X 线**

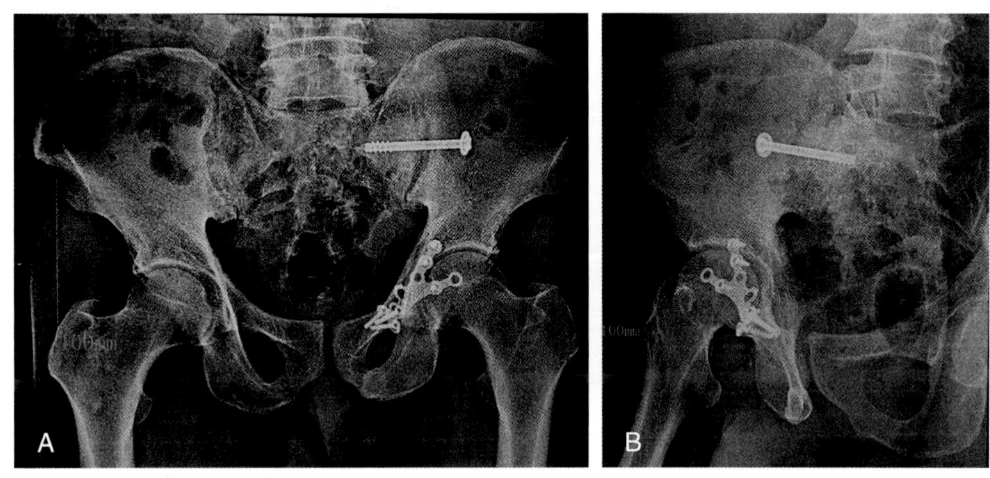

图 2-3　**术后 3 个月复查**

A. 骨盆正位；B. 髂骨斜位，骨折脱位已愈合

【经验与体会】

（一）髋臼前壁骨折手术入路选择

髋臼前壁解剖位置特殊，上方为髂腹股沟韧带，浅层有髂外血管束和股神经，解剖操作相对复杂。现有的手术入路中，髂腹股沟入路由于有腹股沟韧带的限制，无法显露前方髋关节及髋臼前壁的粉碎性骨折块。改良 Stoppa 入路对内侧壁的显露具有明显优势，也可以显露前壁骨折，但无法对其进行固定。Smith-Peterson 入路治疗髋臼前壁骨折损伤较大，显露有限，且钢板放置困难。腹直肌外侧入路的内侧窗能较好地显露前柱、前壁及髂耻隆突，并能对前壁骨折块进行有效固定，是前壁骨折复位固定手术入路之一。

（二）髋臼前壁骨折固定

单纯髋臼前壁骨折多发生于老年患者，且髋臼前壁骨质为松质骨，发生骨折后多为粉碎性骨折，且骨质较薄且脆，前壁与髋关节前关节囊相连，发生移位及塌陷后复位、固定较为困难，临床大多选择非手术治疗。前壁骨折影响关节前方稳定性、关节内有碎骨块及关节面塌陷，手术指征明确。因骨折块小而薄，螺钉很容易进入关节腔，尽量选择微型钢板固定，螺钉方向和长度的选择一定要谨慎，确保不进入关节腔。

第二节　前柱骨折

髋臼前柱骨折占髋臼骨折的 3% ～ 5%，很少合并髋关节前脱位，常伴有前壁骨折，或是前柱 + 后半横形骨折。

【病例】

患者男性，54岁，“高处坠落致右侧髋部疼痛、活动受限4天”由外院转入。

患者自诉4天前从2米高人字梯上摔下，右髋部及头部着地，当时即感右髋部肿胀、疼痛明显，右髋关节因疼痛不敢活动。入院体查：右髋部皮肤完整，无红肿、出血，右髋关节外展、外旋时疼痛明显加剧，右下肢无短缩，右足趾血供、感觉正常，活动好。行骨盆正位X线、骨盆CT扫描及三维重建示右侧髋臼前柱骨折（图2-4）。诊断为右髋臼前柱骨折，收入院。

术前诊断：右髋臼骨折（Judet-Letournel分型：前柱骨折；三柱分型：A1.2型）。

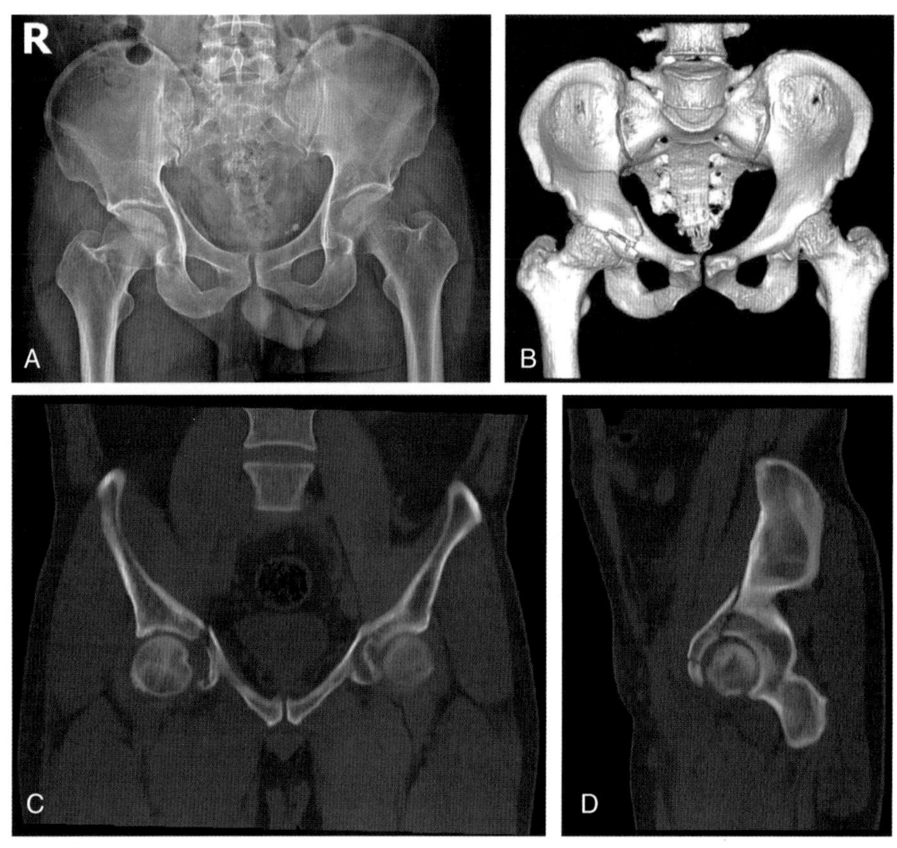

图2-4 **术前影像学检查**

A.骨盆正位X线片；B.CT三维重建；C.CT冠状面；D.CT矢状面

【临床决策分析】

（一）临床决策依据

本病例有以下特点：①髋臼髂耻线断裂，闭孔环完整；②髋臼低位骨折线；③伴有前壁部分骨折。

根据Judet-Letournel分型，本例属于髋臼前柱骨折，髋臼前柱从髂嵴延伸至髋臼前部再到耻骨上支与耻骨联合，其中任何部分都可能骨折。当暴力直接传达到股骨大转子、股骨头外旋时，髋臼前部受累导致前柱的骨折。根据骨折类型需要显露从髂嵴到耻骨联合的髋骨内侧部分，包括内侧髂窝、骨盆边缘、耻骨上支以及部分方形区。本例采用LRA完成前柱骨折复位固定，可供临床骨科医生借鉴。

（二）手术方法

患者诊断明确，病情稳定，满足手术条件。

1. 麻醉及体位　全身麻醉气管插管，平卧位消毒患侧髋、腹部，铺单。

2. 右侧 LRA 显露　沿脐与髂前上棘连线外 1/3 点至耻骨结节外侧（腹直肌止点外侧）为皮肤切口（约 5cm），依次切开皮肤、皮下组织，并在腹外斜肌腱膜外做少许潜行分离，全层切开腹壁肌肉达腹膜外。

3. 骨折显露　在腹膜外通过 LRA 内侧窗进行显露，内侧窗显露耻骨结节至髂耻隆突，结扎处理死亡冠血管，显露髋臼前壁、前柱。

4. 骨折复位与固定　术中向骶髂关节方向潜行分离，见一纵行骨折线平行骶髂关节与横行骨折线交错，骨折端无明显移位，给予横行置入钢板 1 块，分别钻孔、测深，置入螺钉数枚。C 形臂 X 线机透视位置满意。

（三）手术风险评估与防范

1. 显露内侧窗及移位的前柱骨块时，应避免损伤髂外血管和闭孔血管。

2. 累及关节面的前柱骨块必须解剖复位，否则导致创伤性关节炎的发生。

3. 前方钢板固定螺钉方向、长度要精准，避免打入关节腔。

（四）术后情况

术后病情稳定，无发热，复查骨盆正位、闭孔斜位、髂骨斜位 X 线（图 2-5）均示骨折复位满意，内固定位置良好，无临床并发症发生。

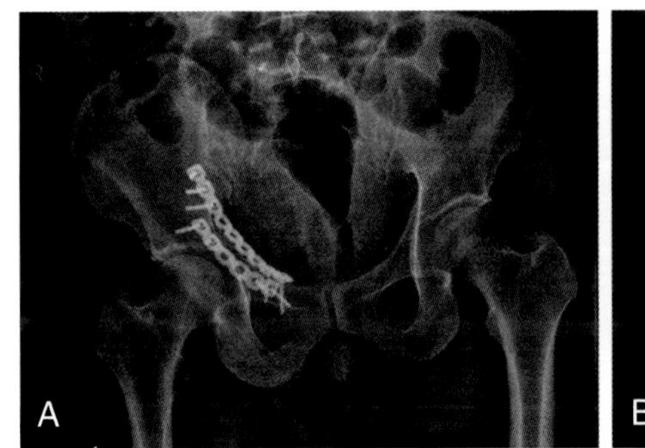

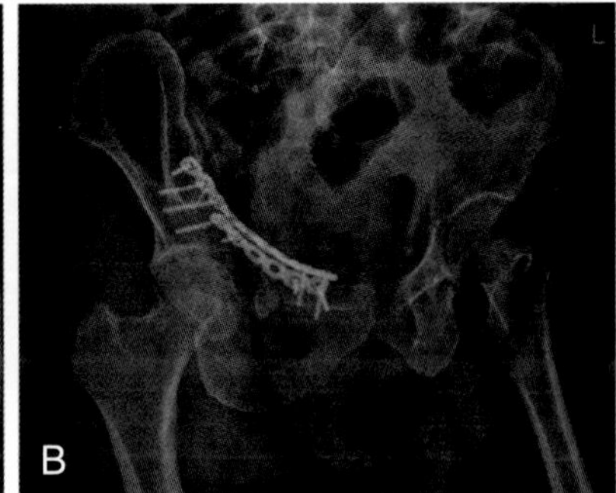

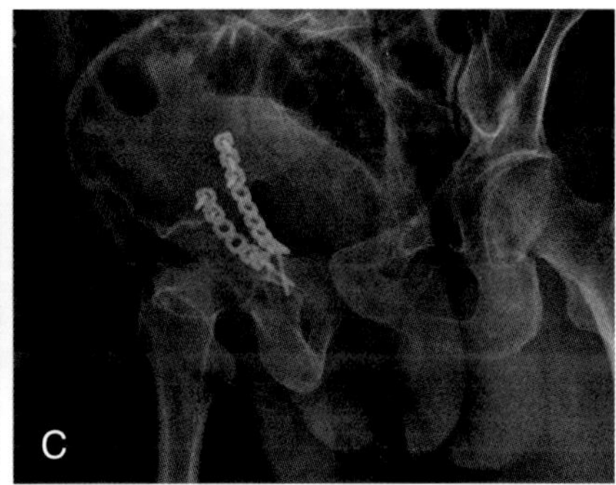

图 2-5　术后 X 线复查

A. 骨盆正位；B. 闭孔斜位；C. 髂骨斜位

（五）术后随访

术后 1 个月复查见骨折复位维持良好，骨折基本愈合，开始下床行走。术后 6 个月返院复查见骨折已经愈合，行走步态正常，髋臼形态结构正常，无骨折复位丢失（图 2-6）。术后 1 年复查，行走及体力劳动正常，X 线片示骨折线消失，内固定无松动。

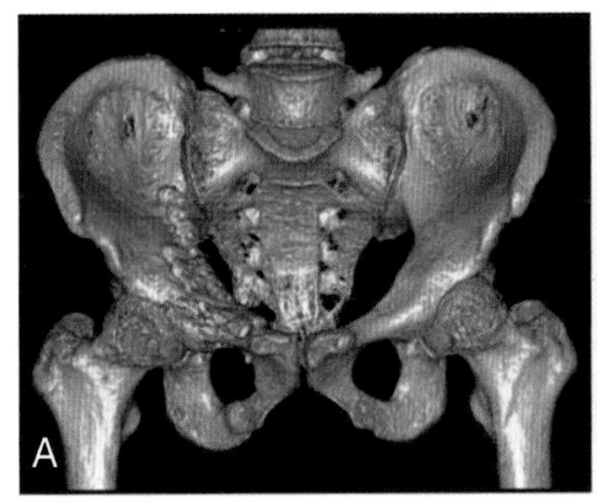

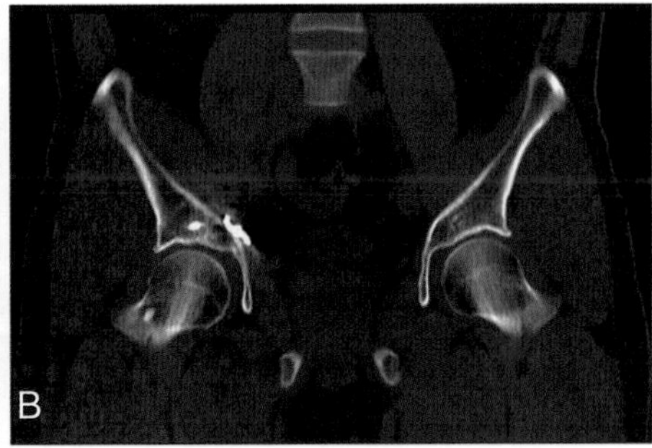

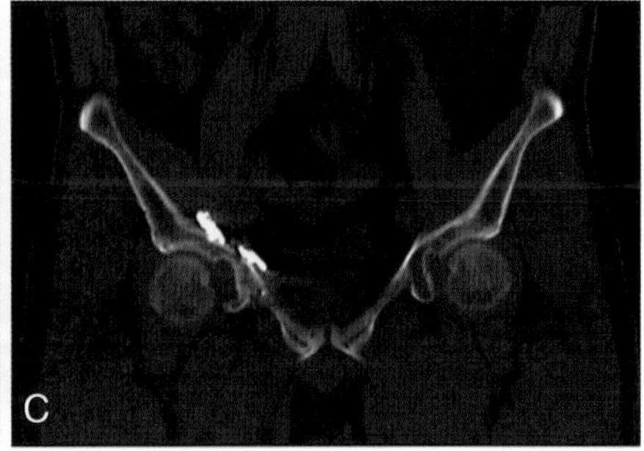

图 2-6　术后 6 个月复查

A.CT 三维重建；B、C. CT 冠状面

【经验与体会】

（一）髋臼前柱骨折手术入路选择

髋臼前柱从髂嵴延伸至髋臼前部再到耻骨上支与耻骨联合，其中任何部分都可能骨折，根据骨折类型需要显露从髂嵴到耻骨联合的髋骨内侧部分，包括内侧髂窝、骨盆边缘、耻骨上支及部分方形区。前方入路如腹直肌外侧入路、改良 Stoppa 入路、高位髂腹股沟入路等均能有效地显露前柱骨折。高位前柱合并方形区骨折复位固定，需对方形区进行充分显露，可使用骨盆前入路（改良 Stoppa 入路或腹直肌外入路）联合髂腹股沟入路的外侧切口（第 1 切口）进行显露。

（二）髋臼前柱骨折固定方式

常用的固定方式是螺钉 + 前柱钢板技术，前柱重建或锁定钢板沿骨盆界线放置是髋臼前柱及耻骨支骨折最常见的固定方式。放置方法比较符合生物力学原理，固定牢靠，置入前需要对钢板进行预弯塑形。对于移位不明显或牵引复位的前柱骨折，也可通过前柱顺行或逆行通道螺钉固定。

第三节　后壁骨折

后壁骨折是最常见的髋臼骨折类型，在 Letournel 髋臼骨折分型中虽然划归简单骨折，却是手术失败率最高的一型骨折。后壁骨折是独立的骨折类型，常合并后柱、横形骨折等复合形式。后壁骨折合并髋关节后脱位可高达 85% 以上，患肢的临床表现为特征性的短缩、内收、内旋畸形，甚至可在臀部触及脱出的股骨头。后壁骨折合并坐骨神经损伤可达 18% ～ 22%，发生髋关节后脱位后若患者一般条件允许，应在全身麻醉下尝试闭合复位，如复位不成功可考虑切开复位，避免长时间股骨头处于脱位状态，增加股骨头坏死率。

【病例】

患者男性，70 岁，“外伤致右髋部疼痛、活动受限 4 天”由外院转入。

患者 4 天前坐摩托车时不慎被小货车撞倒，当即感右髋部剧烈疼痛。急诊入当地医院。行骨盆 X 线示右髋臼粉碎性骨折伴髋关节后脱位（图 2-7）。急诊下行髋关节脱位复位 + 右侧胫骨结节牵引术，术后转入我院，行骨盆 CT 示右髋关节后脱位，右髋臼粉碎性骨折（图 2-8）。诊断为右髋臼后壁骨折伴髋关节后脱位，收住院。

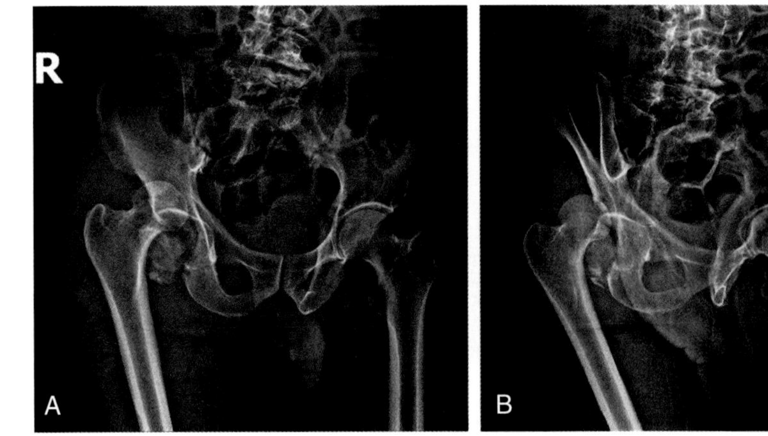

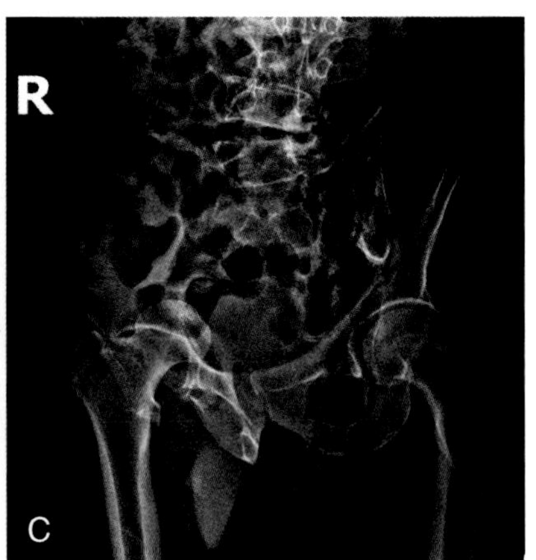

图 2-7　**术前 X 线检查**

A. 骨盆正位；B. 闭孔斜位；C. 髂骨斜位

术前诊断：①右侧髋臼后壁骨折（Judet-Letournel 分型：后壁骨折；三柱分型：A2.1 型）；②右侧髋关节后脱位。

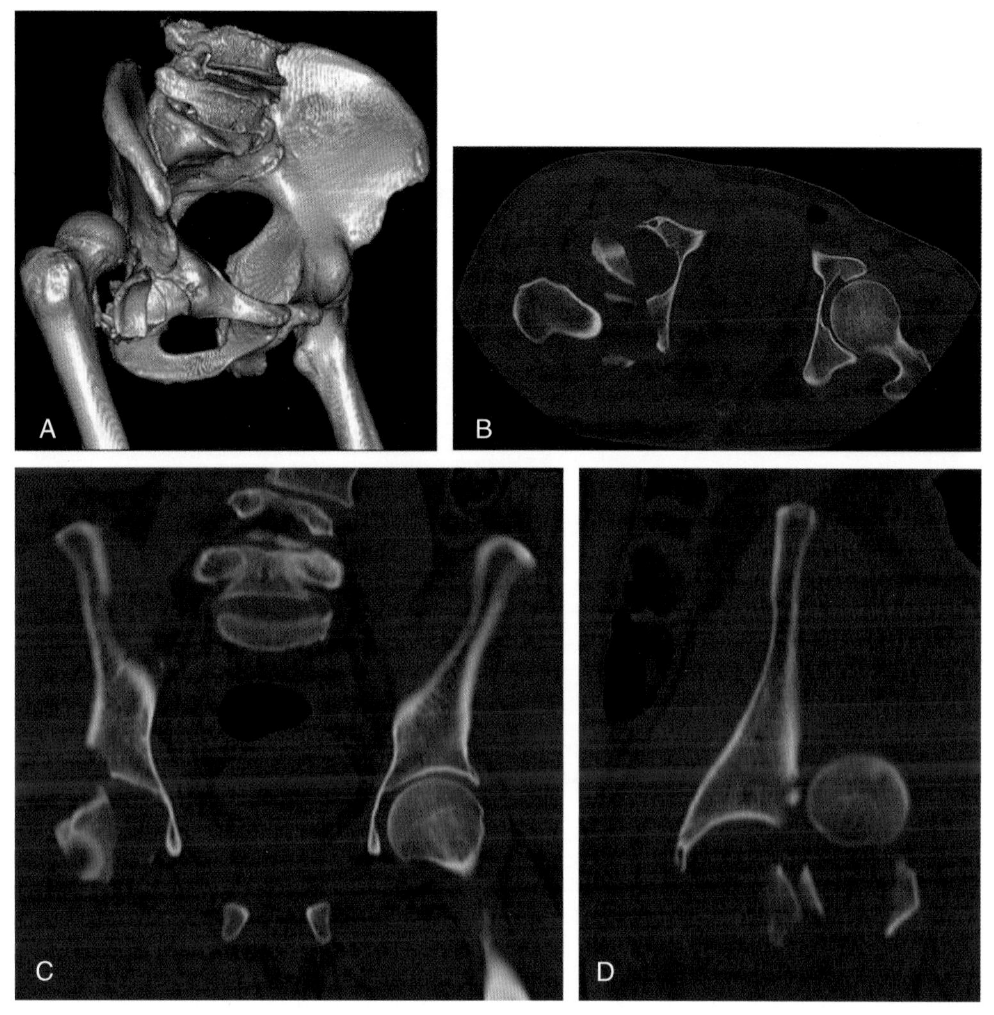

图 2-8　**术前 CT 检查**

A.CT 三维重建；B. 横断位；C. 冠状位；D. 矢状位

【临床决策分析】

（一）临床决策依据

本病例有以下特点：①髋臼后壁多个粉碎性骨折块，游离骨折块向后方移位明显；②后柱完整，股骨头向后方脱出；③无坐骨神经损伤表现。

根据 Judet-Letournel 分型，本例属于髋臼后壁骨折，由车祸和坠落伤引起，身体处于屈髋、屈膝状态，直接暴力经股骨头传导与髋臼撞击，导致后壁的骨性结构破坏。远期随访结果表明，后壁骨折的长期随访结果并不满意，其预后较其他类型髋臼骨折差。经典的 K-L 入路手术切口一般长 15 ～ 20 cm，需切断部分外旋肌群、部分臀中肌止点及髋关节囊进行显露，K-L 入路可引起周围软组织的广泛性损伤，不仅增加了手术时间、术中出血量，还增加了手术并发症的发生。本例采用 DPA，经臀中肌 - 梨状肌间隙进入并显露髋臼后壁，保留外旋肌群，不显露或不直接接触坐骨神经，减少了医源性损伤。骨折复位后用预弯的重建钢板固定取得较好疗效，供临床参考。

（二）手术方法

患者诊断明确，伤后第 12 天，病情稳定，手术指征明确。

1. *麻醉及体位* 全身麻醉气管插管，俯卧位消毒双侧臀部及右下肢，铺无菌巾单。

2. *取右侧 DPA 切口* 沿股骨大转子顶点后缘与髂后上棘连线中点向股骨大转子做一直切口，长约 10cm，全层切开皮肤、皮下组织及臀肌筋膜。

3. *骨折显露* 纵行劈开臀大肌，沿臀中肌 - 梨状肌间隙进入，显露髋臼后部，注意保护臀上神经血管束及坐骨神经。

4. *骨折复位与固定* 将后壁骨折块向大转子方向撬起见股骨头后脱位，部分髋臼后壁骨块向外上移位，清理髋臼内血肿及游离骨块，牵引右下肢，复位股骨头，克氏针临时固定后壁骨折块，C 形臂 X 线机透视位置满意，选用合适髋臼后壁钢板沿髋臼盂唇边缘放置，依次钻孔、测深、置入螺钉固定。

（三）手术风险评估与防范

1. 髋关节后方解剖结构相对复杂，若对臀上神经血管束、坐骨神经、外旋肌群及其表面的旋股内侧动脉的走行与分布不熟悉，术中可能引起医源性血管、神经损伤，导致术后髋关节功能障碍。

2. 应避免切开附着于髋臼后壁的盂唇、关节囊及周围软组织，以保护骨折块血供，减少术后出现骨质吸收，降低内固定失效风险。

3. 显露坐骨大切迹时应识别并保护从坐骨大切迹顶点穿出的臀上神经血管束，显露后柱时应从坐骨大切迹向坐骨棘显露，避免过度牵拉坐骨神经。

4. 术中彻底清除关节腔内游离骨块，后方重建钢板固定时螺钉方向、长度要精准，避免打入关节腔。

（四）术后情况

术后病情稳定，无发热，第 2 天拔除臀部引流管，开始进流质饮食。复查骨盆正位、闭孔斜位、髂骨斜位 X 线（图 2-9）均示骨折复位满意，内固定位置良好。术后 2 周伤口愈合良好，拆线。无并发症。

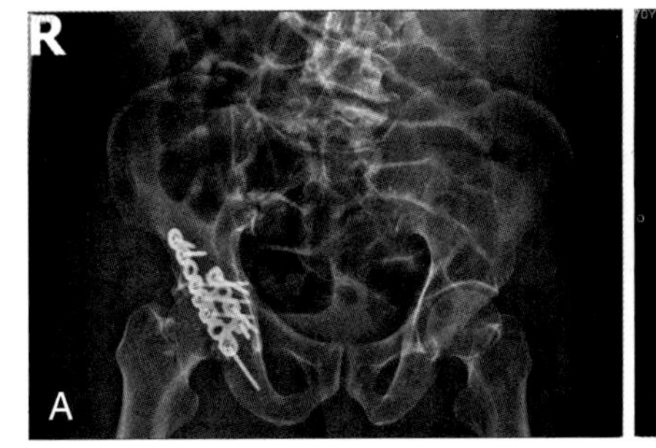

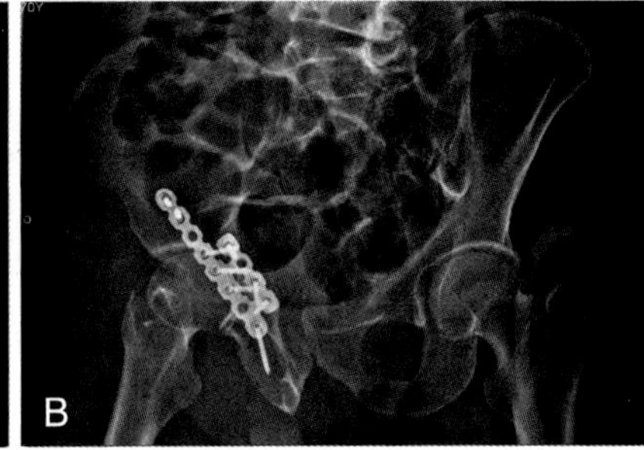

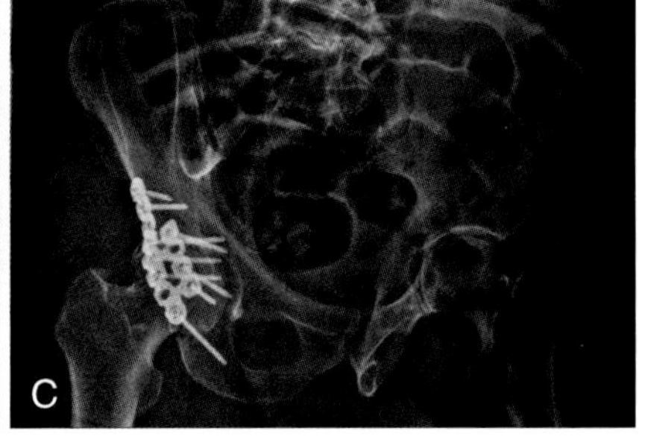

图 2–9 **术后复查**

A. 骨盆正位 X 线片；B. 髂骨斜位；C. 闭孔斜位

（五）术后随访

术后 2 个月复查见骨折复位维持良好，骨折基本愈合，开始下床行走。术后 6 个月返院复查见骨折已经愈合，行走步态正常，髋臼形态结构正常，无骨折复位丢失。术后 1 年复查，行走及体力劳动正常，X 线片示骨折线消失，内固定无松动、断裂，无股骨头坏死及创伤性髋关节炎表现。

【经验与体会】

（一）髋臼后壁骨折手术入路选择

目前，治疗髋臼后壁骨折常用的手术入路主要有经典 K-L 入路、改良 Gibson 入路及大转子翻转截骨术等。K-L 入路是治疗髋臼后壁骨折的金标准，但存在切口长、创伤大、出血多、易出现血管和神经损伤的缺点，同时术后坐骨神经损伤、股骨头缺血性坏死、异位骨化、术后髋部外展肌乏力等并发症发生率高。樊仕才团队针对目前经典术式存在的不足结合臀部解剖结构特点，设计直接后方入路治疗髋臼后部骨折，经臀中肌 - 梨状肌间隙进入，不离断臀中肌、外旋肌群直接显露整个髋臼后壁、部分髋关节囊及大部分髋臼后柱。手术切口较小，创伤、术中出血及手术时间均明显减少，且不涉及旋股内侧动脉走行区域，避免直接显露或接触坐骨神经，减少了并发症的发生。

（二）髋臼后壁骨折固定方式

常用的固定方式是螺钉 + 后壁重建钢板，拉力螺钉固定大骨折块，重建钢板预弯，折弯的程度略小于后壁的弧度，紧贴髋臼后壁放置，固定后可对后柱提供一定的压力，拉力螺钉与钢板置于骨折不同平面可实现双平面固定，增加固定强度。用 1/3 管型钢板制作弹性钩状钢板固定较小或靠近边缘后壁骨折块，联合重建钢板进行加压固定。

第四节　后柱骨折

后柱骨折非常少见，占髋臼骨折的 3% ～ 5%，常伴有髋关节后脱位、后壁骨折，典型后柱骨折的骨折线由闭孔延伸至坐骨大切迹，但偶尔有骨折线仅局限于坐骨区域。骨折块通常后移、内移和内旋，伴随后柱和坐骨结节的旋转。后柱骨折块因受骶结节韧带和骶棘韧带的牵拉常发生内旋，股骨头推顶后柱骨折块像转门一样使后柱后移、内移，移位的骨折块或手术有损伤臀上血管和神经的危险，需高度警惕，术前进行计算机断层血管造影检查（CTA），明确血管情况。当后柱骨折后顶弧角小于 70° 时髋关节不稳定，应手术治疗。手术入路常选择经典的 K-L 入路，部分后柱骨折也可通过前方入路进行复位固定。本病例采用 LRA 完成后柱骨折的复位固定，可供临床骨科医生借鉴。

【病例】

患者男性，43 岁。车祸致右髋部疼痛、活动受限 3 小时入院。行骨盆 X 线（图 2-10）及 CT 检查（图 2-11）示：右髋臼后柱骨折，右耻骨下支骨折。

术前诊断：右髋臼骨折（Judet-Letournel 分型：后柱骨折；三柱分型：A2.1 型）。

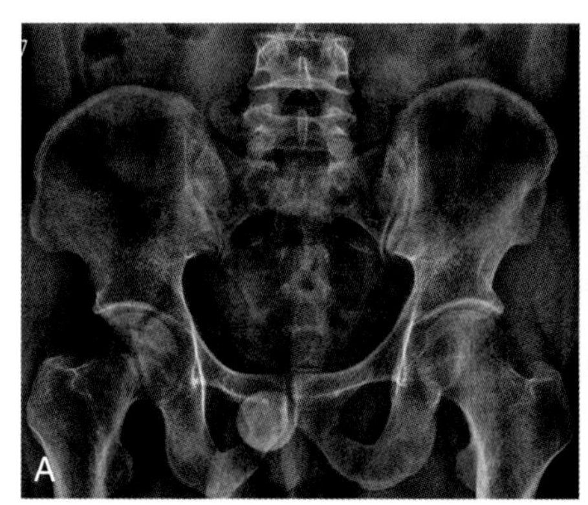

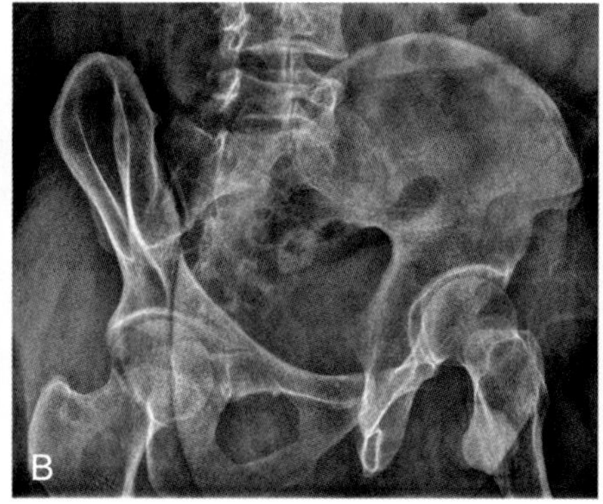

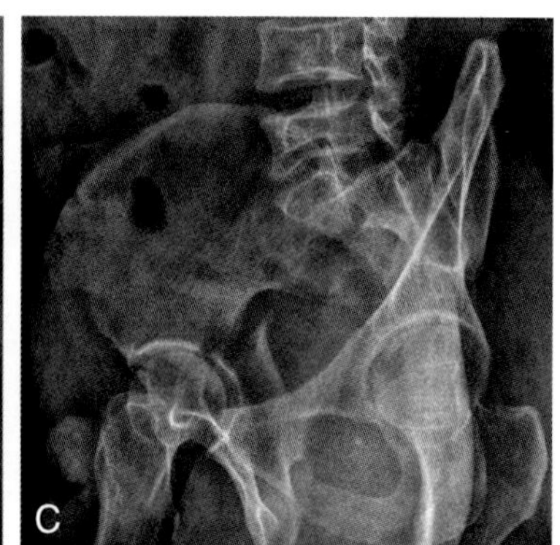

图 2-10　**术前 X 线片**

A. 骨盆正位；B. 闭孔斜位；C. 髂骨斜位

【临床决策分析】

（一）临床决策依据

本病例有以下特点：①髋臼髂坐线断裂，髂耻线完整；②后柱向后、向内移位，并轻度旋转；③骨折线延伸至坐骨大孔下方；④股骨头有后脱位倾向；⑤右耻骨下支骨折。

根据 Judet-Letournel 分型，本例属于单纯髋臼后柱骨折，损伤机制为股骨头向后上方直接撞击髋臼后部，主要骨折移位方向位于内侧并伴后柱的外旋。后柱骨折目前首选手术入路为后方 K-L 入路。但后方入路创伤相对较大，本例后柱骨折线延伸至坐骨大孔下方，后方入路除常见的并发症，还有伤及臀上血管、神经的风险。本例通过 LRA 显露后柱，直视下解剖复位后用 2 枚 7.3mm 后柱螺钉固定，复位及固定效果好，供临床参考。

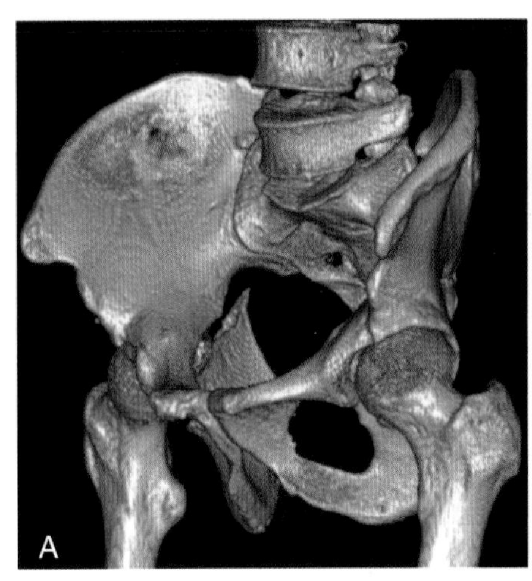

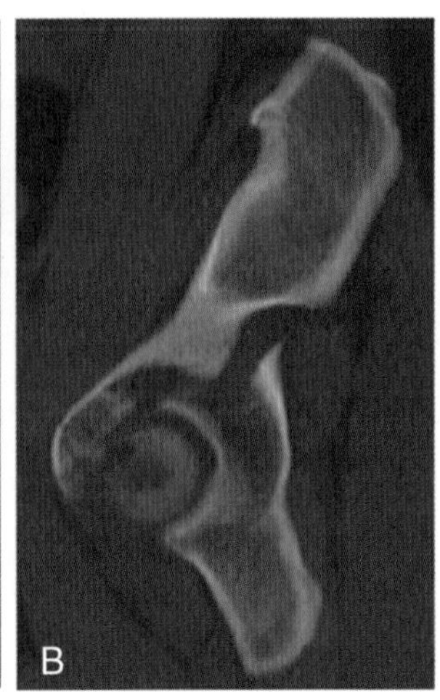

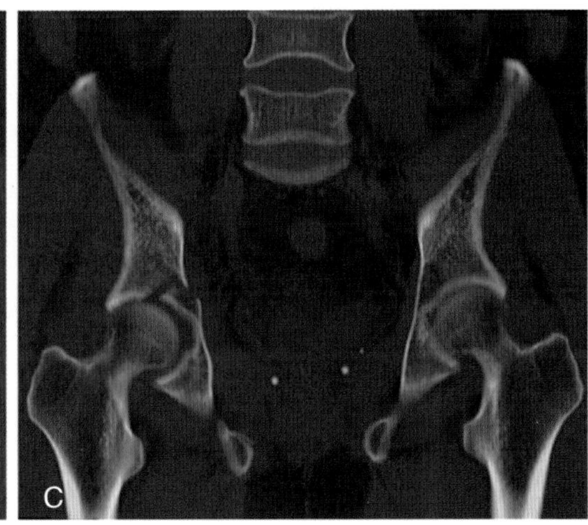

图 2-11 **术前 CT 检查**

A. CT 三维重建；B. 矢状面；C. 冠状面

（二）手术方法

患者诊断明确，伤后 1 周，病情稳定，满足手术条件。

1. *麻醉及体位* 全身麻醉气管插管，平卧位消毒，并将患侧下肢消毒至膝关节以远，包扎后供术中牵引下肢用；术者站在健侧操作。

2. *取右侧 LRA 显露* 沿脐与髂前上棘连线外 1/3 点至耻骨结节外侧（腹直肌止点外侧）为皮肤切口（约 8cm），依次切开皮肤、皮下组织，并在腹外斜肌腱膜外做少许潜行分离，全层切开腹壁肌肉达腹膜外。

3. *骨折显露* 在腹膜外通过 LRA 中间窗进行显露；显露坐骨大孔后沿后柱内侧缘骨膜下剥离至坐骨棘，显露髋臼后柱内侧面。

4. *骨折复位与固定* 直视下复位后柱，用骨钩挂在坐骨小切迹上向内、向上提拉，纠正后柱的分离、旋转移位，直视下骨折解剖复位后置入 2 根后柱螺钉导针，透视下导针位置满意后经导针置入 2 枚 80mm×7.3mm 空心钉加压固定，活动髋关节见骨折块稳定，缝合伤口。

（三）手术风险评估与防范

1. 显露中间窗时分离髂外血管与髂腰肌间的间隙，操作轻柔，应避免损伤髂外血管。

2. 显露骶髂关节下方的坐骨大孔时注意骶前静脉丛的出血。

3. 直视下置入后柱螺钉导针时方向指向坐骨小切迹或坐骨棘，导针尾尽量斜向上、向外，透视下导针位置满意后再置入合适长度螺钉，避免螺钉过长自后面穿出伤及坐骨神经。

（四）术后情况

术后病情稳定，无发热及其他不适，第 2 天拔除腹部引流管，开始进流质饮食；复查骨盆正位、闭孔斜位、髂骨斜位 X 线（图 2-12）及 CT 三维重建（图 2-13）均示后柱骨折脱位解剖复位，后柱螺钉位置良好，无并发症发生。

（五）术后随访

术后 1 个月复查见骨折复位维持良好，骨折基本愈合，开始下床行走。术后 6 个月返院复查见骨折已经愈合，行走步态正常，髋臼形态结构正常，无骨折复位丢失。术后 1 年复查，行走及正常体力劳动正常，X 线片示骨折线消失，内固定无松动、断裂。

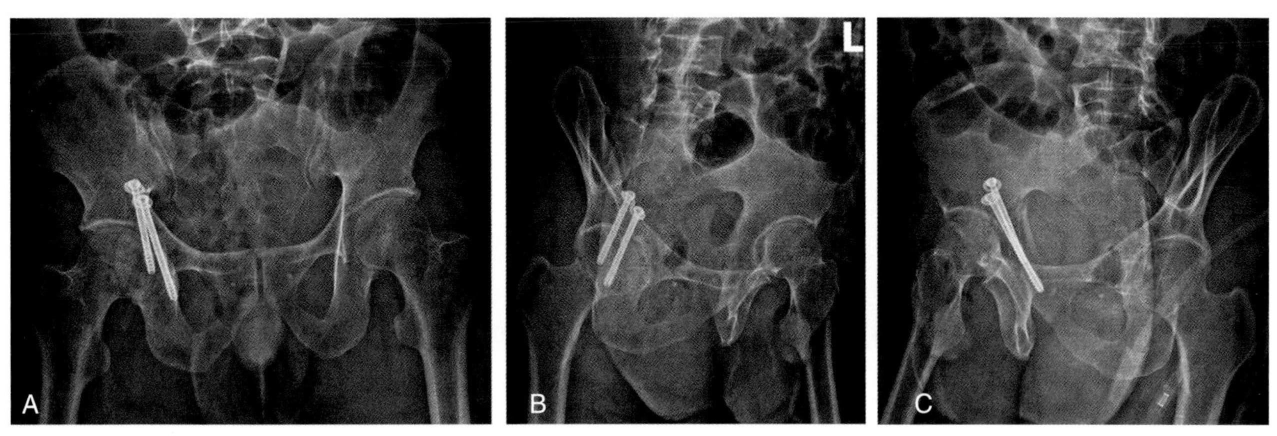

图 2–12　**术后 X 线复查**

A. 骨盆正位；B. 闭孔斜位；C. 髂骨斜位

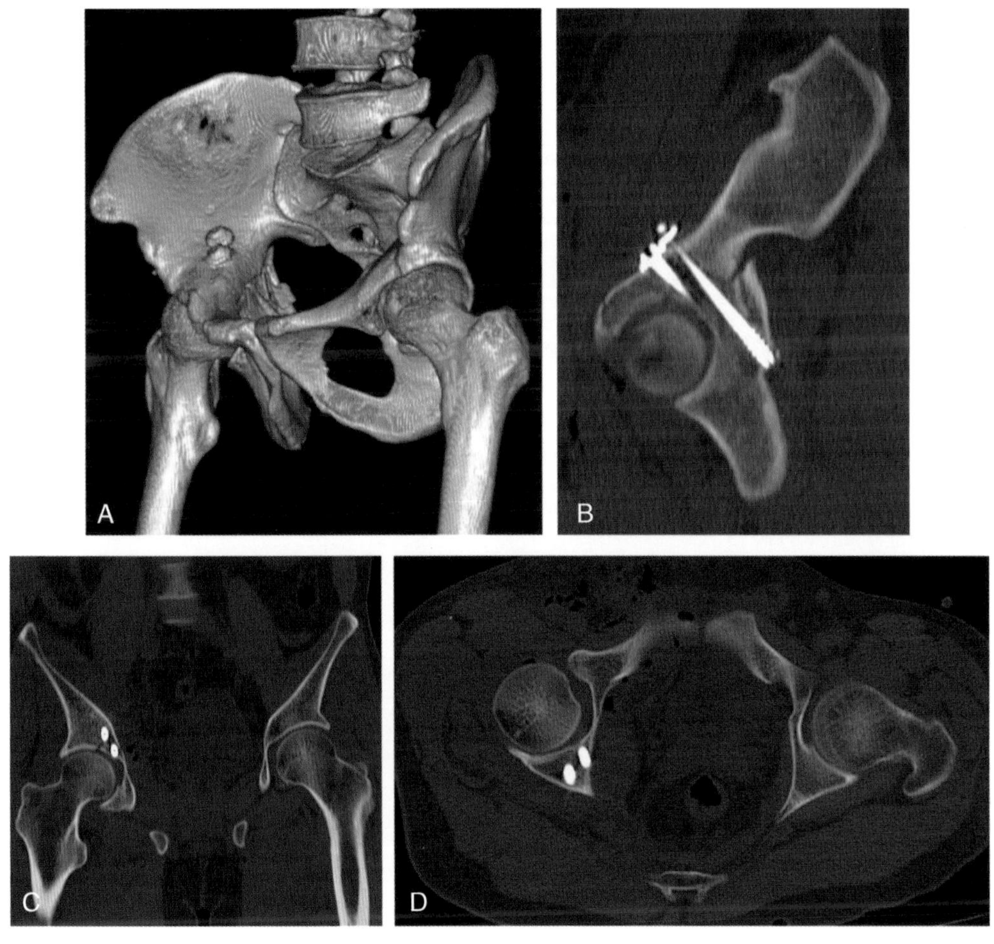

图 2–13　**术后 CT 三维重建复查**

A. CT 三维重建；B. 矢状面；C. 冠状面；D. 横断面

【经验与体会】

（一）髋臼后柱骨折手术入路选择

髋臼后柱骨折从字面上看是髋臼后部骨折的一部分，手术入路理应选择后方入路，事实上髋臼后柱有外侧面和内侧面。外侧面自然是通过后路进行显露，后方的 K-L 入路、DPA 均是合适的选择；但从盆内显露后柱的内侧面同样能对后柱进行复位、固定，盆内可选择的入路有髂腹股沟入路、腹直肌外侧入路等。前方入路和后方入路各有优缺点：后方入路广泛剥离肌肉附着点，异位骨化发生率高，同时还有其他后入路的并发症。必须强调，后柱骨折线偏上靠近坐骨大孔时后路显露容易伤及臀上血管和神经，可有致命风险。盆内入路显露后柱位置较深，因此术者要有丰富的盆内入路显露经验，后柱内侧面相对光滑，通过腹直肌外侧入路或腹直肌旁入路（pararectus approach，PRA）骨膜下剥离后柱后能直视下对骨折进行复位固定，并有效纠正后柱的旋转和分离，解剖复位率高，并发症相对少。

（二）髋臼后柱骨折固定方式

因手术入路不同，故后柱骨折常用的固定方式也不同。后方入路一般选择后柱钢板固定，前方入路可选择后柱螺钉或后柱钢板（包括髂坐钢板），单纯后柱骨折复位后用后柱螺钉固定相对于后柱钢板固定更稳固，直径 7.3mm 后柱螺钉固定后柱相当于四肢长骨的髓内钉固定，对骨折端不仅有加压作用，还能同时纠正后柱的旋转、分离移位。对于后柱移位不明显或已经复位的后柱骨折，也可以选择俯卧位下后柱逆行螺钉固定。

第五节　横形骨折

横形骨折约占髋臼骨折的 7.5%，骨折线经髋臼将一侧半骨盆一分为二，髋臼的双柱都断裂。横形骨折通常由高能量的剪切暴力引起，股骨头在髋臼内可以是很小的移位，也可以是完全的中心性脱位，骨折块移位的程度与骨折预后有明显的相关性。横形骨折虽然在 Judet-Letournel 分型中划归简单骨折，但手术并不简单，由于髋臼下半部分存在旋转移位，单一入路较难对其进行良好复位，常需要前后联合入路才能达到满意的复位和固定。

【病例】

患者男性，57 岁。车祸致左下肢疼痛、畸形伴活动受限 2 小时入院。行骨盆 X 线（图 2-14）及 CT（图 2-15）检查示：左髋臼髂耻线、髂坐线不连续，闭孔环完整，前后柱向内轻度移位，后壁可见骨折线，但未见明显移位，股骨头向中心脱位。

术前诊断：左髋臼骨折（Judet-Letournel 分型：横形骨折；三柱分型：B2.3 型）。

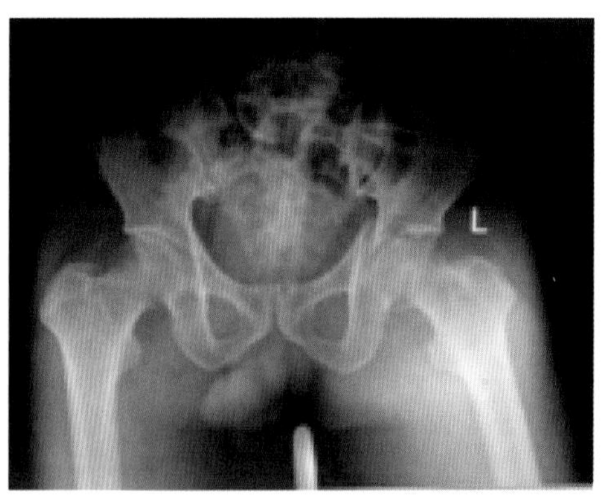

图 2-14　**术前 X 线片**

【临床决策分析】

（一）临床决策依据

本病例有以下特点：①髋臼髂耻线、髂坐线断裂，闭孔环完整；②前后柱向内轻度移位；③股骨头向中心脱位；④后壁似乎可见骨折线，但未见明显移位。

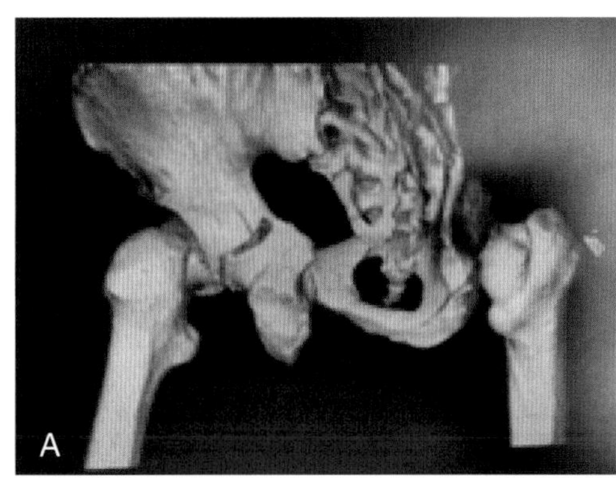
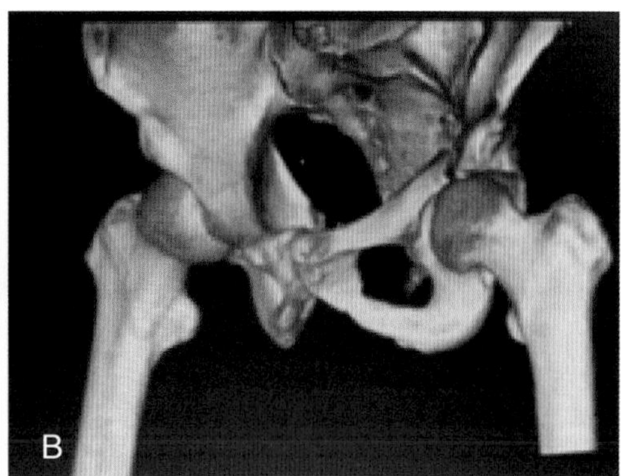

图 2-15　**术前 CT**

A. 后面；B. 前面

根据 Judet-Letournel 分型，本例属于髋臼横形骨折，手术入路的选择取决于横形骨折线的高度和其倾斜度、前后柱移位程度和旋转程度、股骨头脱位方向。高位横形骨折由于骨折线经过臼顶，单一入路往往很难复位，可经联合入路或扩展入路进行手术。远离臼顶的横形骨折手术入路取决于前后柱移位的程度，若前柱移位大应选择前方入路（包括髂腹股沟入路、腹直肌外侧入路、改良 Stoppa 入路），相反的情况下则选用后方入路，如 K-L 入路、DPA。本病例由于前后柱移位较小，股骨头中心性脱位，结合下肢牵引采用闭合复位螺钉固定，可供临床骨科医生借鉴。

（二）手术方法

患者诊断明确，病情稳定，满足手术条件。

1. 麻醉及体位　全身麻醉气管插管，平卧位消毒，并将患侧下肢消毒至小腿远端，包扎后供术中牵引下肢用；术者站在健侧操作。

2. 骨折复位与固定　牵引患者下肢，进行骨折复位，透视下见髋臼轮廓恢复正常，髂耻线、髂坐线恢复完整后，取左侧耻骨结节外下方约 1.0cm 切口，探及耻骨结节，经其外下方沿耻骨支方向打入前柱螺钉导针，透视见导针位置满意后测量导针长度，置入相应长度直径为 7.3cm 的空心钉固定前柱；C 形臂 X 线机监视下在髋臼后上方定位顺行螺钉进针点，在透视下向坐骨结节方向置入顺行后柱螺钉导针，透视下确认导针位置理想，不在关节腔内、未从后方穿出，沿导针方向置入合适直径及长度的后柱螺钉固定后柱，沿导针方向置入合适直径及长度的后柱螺钉；透视下提示骨折复位良好，螺钉位置良好（图 2-16），缝合伤口。

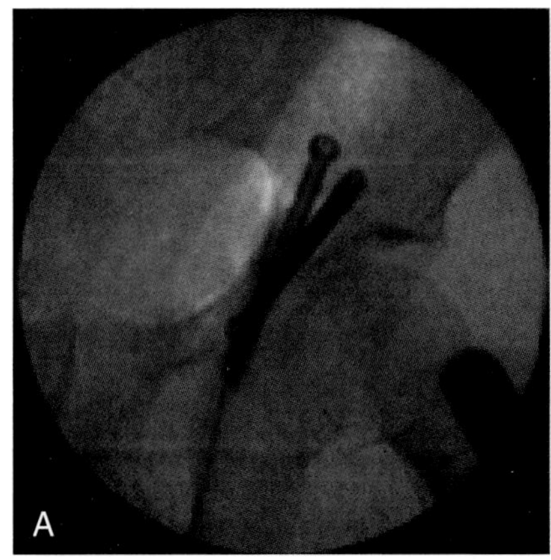
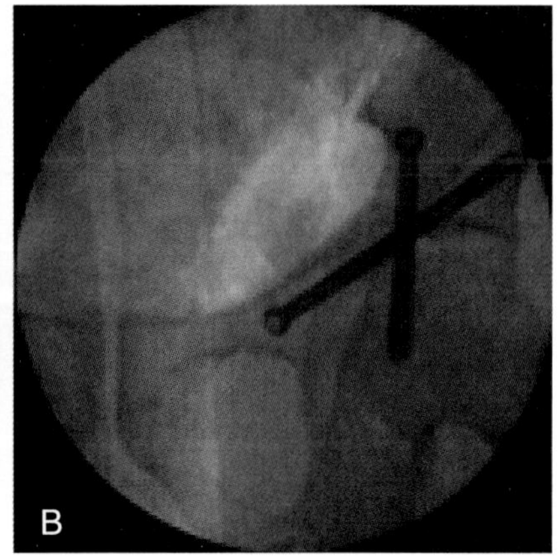

图 2-16　**沿导针方向置入空心拉力螺钉**

A. 髂骨斜位；B. 骨盆正位

（三）手术风险评估与防范

闭合置入螺钉时，应行多方向透视，确保导针未进入关节腔内，透视下导针位置满意后再置入合适长度的螺钉，避免螺钉过长自后面穿出伤及周围的神经及血管。

（四）术后情况

术后病情稳定，无发热及其他不适，无并发症。

（五）术后随访

术后 1 个月复查见骨折复位维持良好，骨折基本愈合，开始下床行走。术后 6 个月返院复查见骨折已经愈合，行走步态正常，髋臼形态结构正常，无骨折复位丢失。术后 1 年复查，行走及正常体力劳动正常，X 线片示骨折线消失，内固定无松动，无股骨头坏死及创伤性髋关节炎表现。

第 3 章　复杂分型髋臼骨折手术病例

第一节　T 形骨折

髋臼 T 形骨折是在髋臼横形骨折的基础上，髋臼下半部分被垂直骨折线分离，整个髋臼分裂为上部、下前部和下后部三部分，是严重的髋臼创伤。髋臼 T 形骨折分为以下亚型：① B2.1: 臼顶下型；② B2.2：臼顶旁型；③ B2.3：臼顶型；④ T 形 + 后壁骨折。一般来说，B2.1 型髋臼骨折可非手术治疗，B2.2 型、B2.3 型和 T 形 + 后壁骨折多手术治疗。T 形骨折的发生机制是髋关节屈曲状态下股骨头撞击髋臼下半部分，造成髋臼横形骨折，能量的进一步释放形成 T 形或 Y 形骨折，在少数病例中为合并坐骨不同水平的骨折。与单纯的横断骨折不同，T 形骨折的前后柱移位方向不同。髋臼 T 形骨折虽然并不常见，但手术难度较大，需要慎重选择手术入路及内固定方式。

【病例】

患者男性，49 岁，因“外伤致左盆腹部疼痛、髋关节活动受限 3 小时余”入院。

患者 3 小时前不慎被铲车压伤，致左髋部疼痛伴活动障碍，急诊入院。入院查体：左髋关节周围软组织稍肿胀，无皮肤发红、出血，无明显畸形，左侧髋关节活动障碍，骨盆分离及挤压试验 (+), 左足各趾活动、感觉、血供尚可。行骨盆 X 线（图 3-1）及 CT 三维重建（图 3-2）示左侧髋臼粉碎性骨折，右侧骶骨骨折。诊断为左髋臼骨折、右骶骨骨折，收入院。

术前诊断：①左髋臼骨折（Judet-Letournel 分型：T 形骨折；三柱分型：B2.2 型）；②右侧骶骨骨折（Denis I 型）。

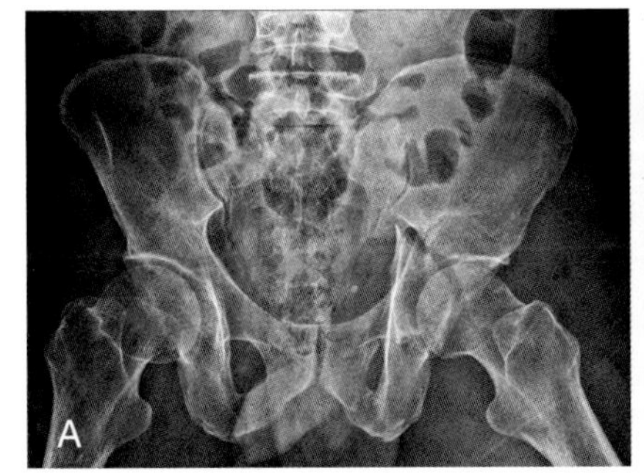

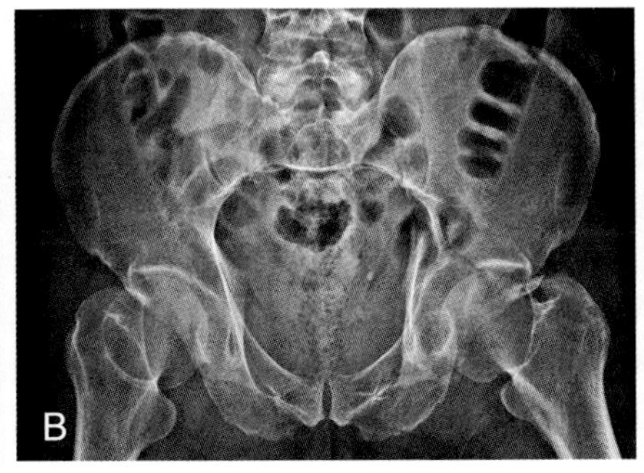

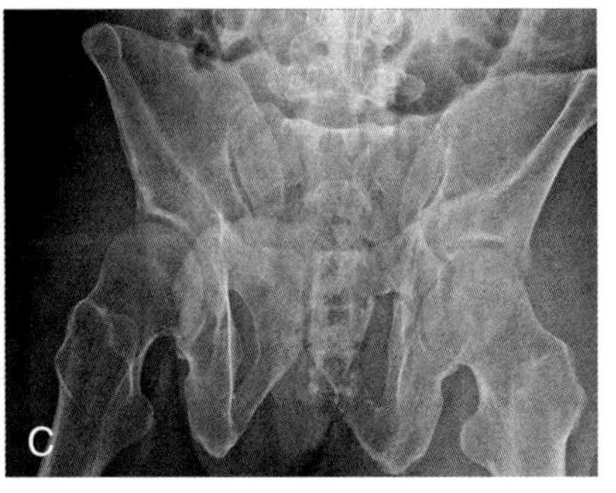

图 3–1　术前 X 线片

A. 骨盆正位；B. 骨盆入口位；C. 骨盆出口位

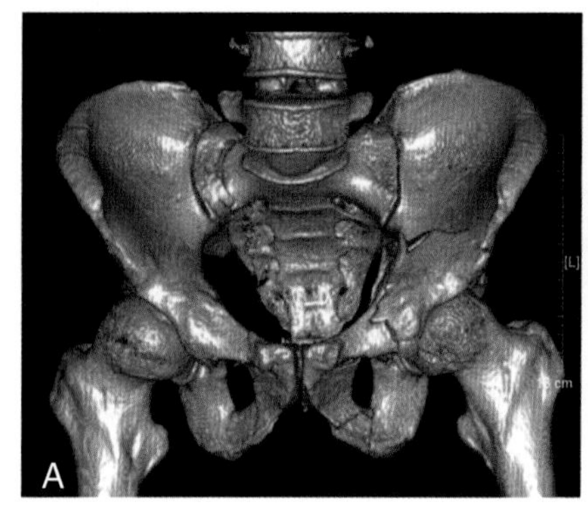

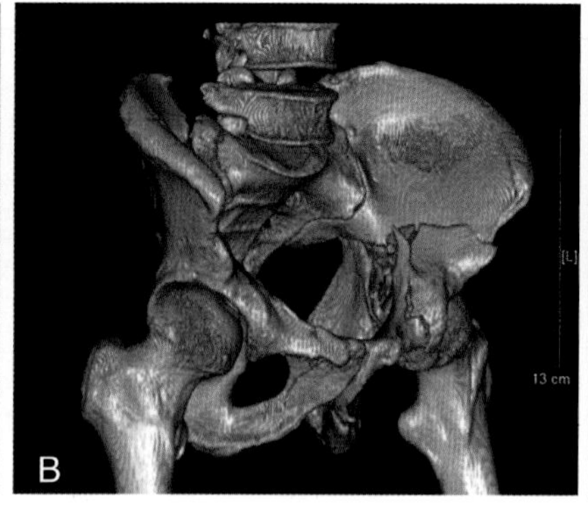

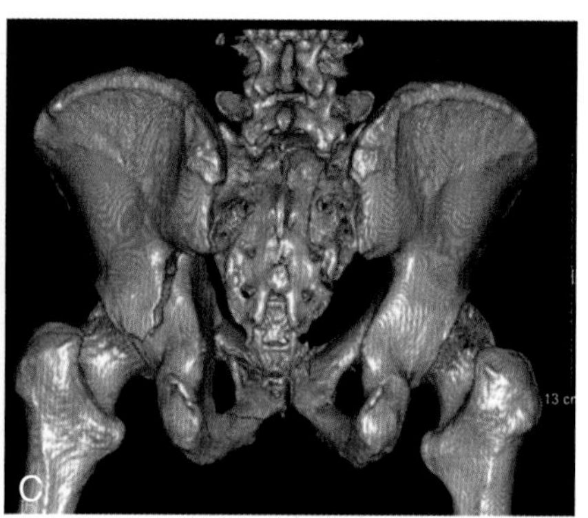

图 3-2 **术前 CT 三维重建**

A. 正面；B. 侧面；C. 后面

【临床决策分析】

（一）临床决策依据

本病例有以下特点：①髋臼髂耻线、髂坐线均断裂；②闭孔环断裂；③髋臼后壁完整；④髋臼后柱轻度外旋，股骨头中心性移位趋势；⑤右侧骶骨骨折无明显移位。

根据 Judet-Letournel 分型，本例属于髋臼 T 形骨折。T 形骨折多为高能量损伤，骨折损伤机制为髋关节处于中立位或外展位时受到侧方暴力，多合并股骨头中心性移位，有明显的手术指征。大部分 T 形骨折的后柱移位明显，K-L 入路是 T 形骨折中最常用的入路，可直视下完成后柱的复位与固定，前柱往往使用拉力螺钉固定，部分 T 形骨折可采用前后联合入路或扩大髂股入路，能够直视下完成前后柱的复位与固定。本例采取单一前方腹直肌外侧入路，直视下复位前柱、钢板固定，使用枪式复位钳、骨钩等提拉复位后柱，空心拉力螺钉固定，取得了良好的疗效。

（二）手术方法

患者诊断明确，伤后 2 周，病情稳定，满足手术条件。

1. *麻醉及体位*　全身麻醉气管插管，平卧位消毒下腹部及双下肢，铺单并用手术膜封闭手术区。

2. *右侧骶骨骨折*　经皮骶髂螺钉置入。

3. *取左侧腹直肌外侧入路显露*　沿脐与髂前上棘连线外 1/3 点至耻骨结节外侧（腹直肌止点外侧）为皮肤切口（约 8cm），依次切开皮肤、皮下组织，并在腹外斜肌腱膜外做少许潜行分离，全层切开腹壁肌肉达腹膜外。

4. *骨折显露*　中间窗显露髋臼后柱内侧及方形区，见方形区呈粉碎性骨折并向内侧移位；内侧窗显露耻骨结节至髂耻隆突，结扎处理死亡冠。

5. *骨折复位与固定*　直视下复位髋臼后柱及方形区骨折块，左下肢持续牵引行股骨头复位，见骨折复位满意，髋臼翼形钢板固定。C 形臂 X 线机透视见骨折复位及内固定位置满意。

（三）手术风险评估与防范

1. 显露内侧窗时应避免损伤死亡冠，并进行可靠结扎。
2. 髋臼后柱、方形区显露及复位过程中注意保护闭孔神经。
3. 翼形钢板固定时螺钉方向、长度要精准，避免打入关节腔。

（四）术后情况

术后病情稳定，无发热，第 2 天拔除腹部引流管，开始进流质饮食；复查骨盆入口位、出口位、正位、闭孔斜位、髂骨斜位 X 线（图 3-3）及 CT 三维重建（图 3-4）均示骨折脱位复位满意，内固定位置良好，无并发症。

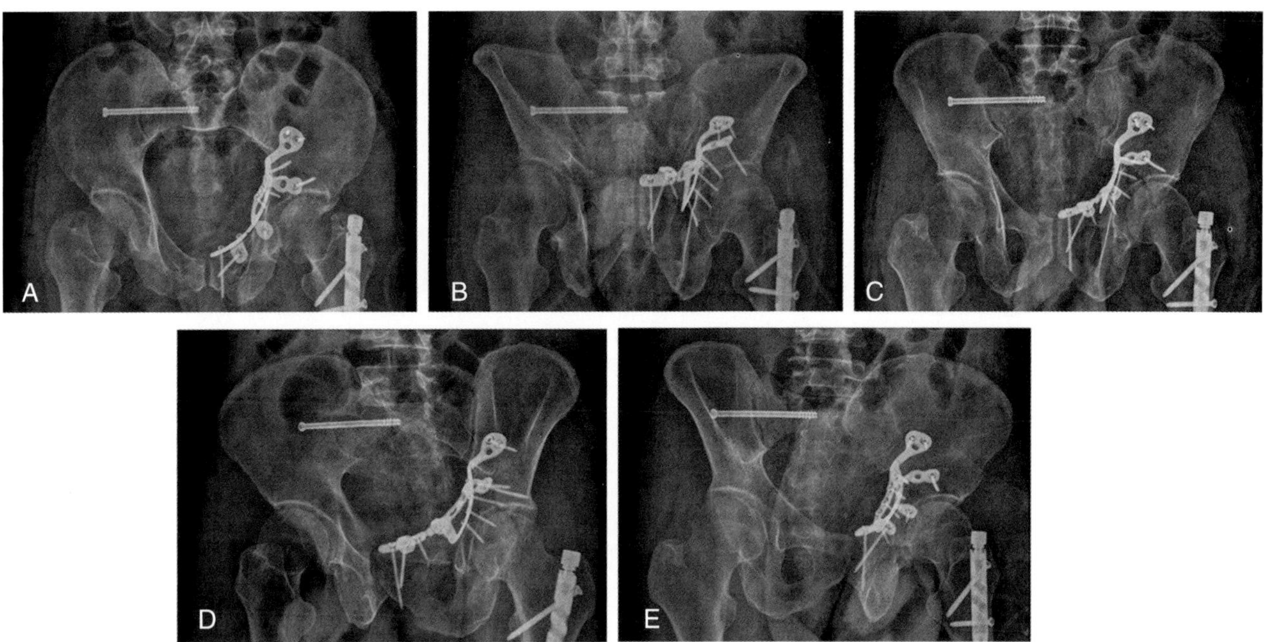

图 3–3　**术后复查 X 线**

A. 骨盆入口位；B. 骨盆出口位；C. 骨盆正位；D. 闭孔斜位；E. 髂骨斜位

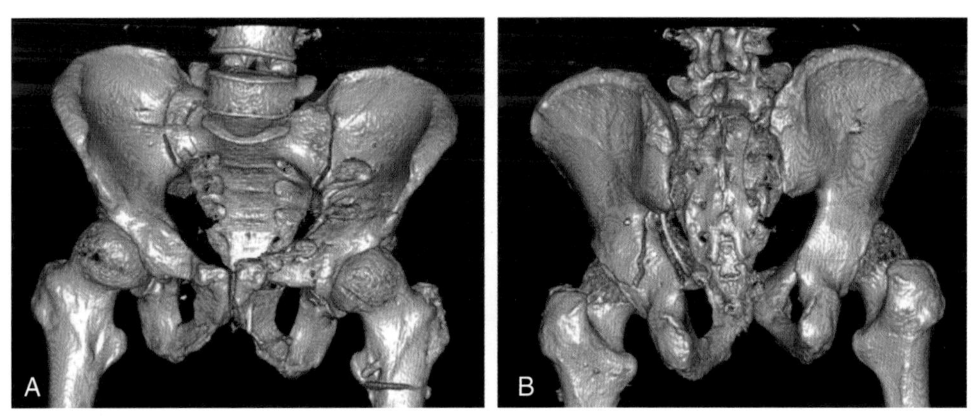

图 3–4　**术后复查 CT**

A. 正面；B. 后面

（五）术后随访

术后 1 周（图 3-5）复查见骨折复位维持良好，无骨折复位丢失及内固定松动发生，开始扶拐不负重下床行走。术后 3 个月复查见骨折已经愈合，行走步态正常，复查 X 线示骨折愈合，髋臼形态结构正常，无骨折复位丢失。随访中。

【经验与体会】

（一）髋臼 T 形骨折手术入路选择

选择手术入路时应考虑以下因素：前柱和后柱骨折的水平、经臼顶型、近臼顶型或臼顶以下型。柱移位是否累及后壁，后壁骨折的形态是否伴有边缘压缩。为减小手术创伤尽量采用单一前方或后方入路。大多数骨折后柱移位较为明显，因此多采用 K-L 入路。前方入路中腹直肌外侧入路能充分显露髋臼前柱、方形区、后柱内侧面坐骨棘水平，前柱骨折可以直视下复位，后柱可使用骨钩等提拉完成复位。如果前后柱均移位明显，可使用前后联合入路或扩展的髂股入路，但手术创伤大、并发症发生率高。高龄患者可用 K-L 入路加大粗隆截骨，术中或应用外科脱位技术。

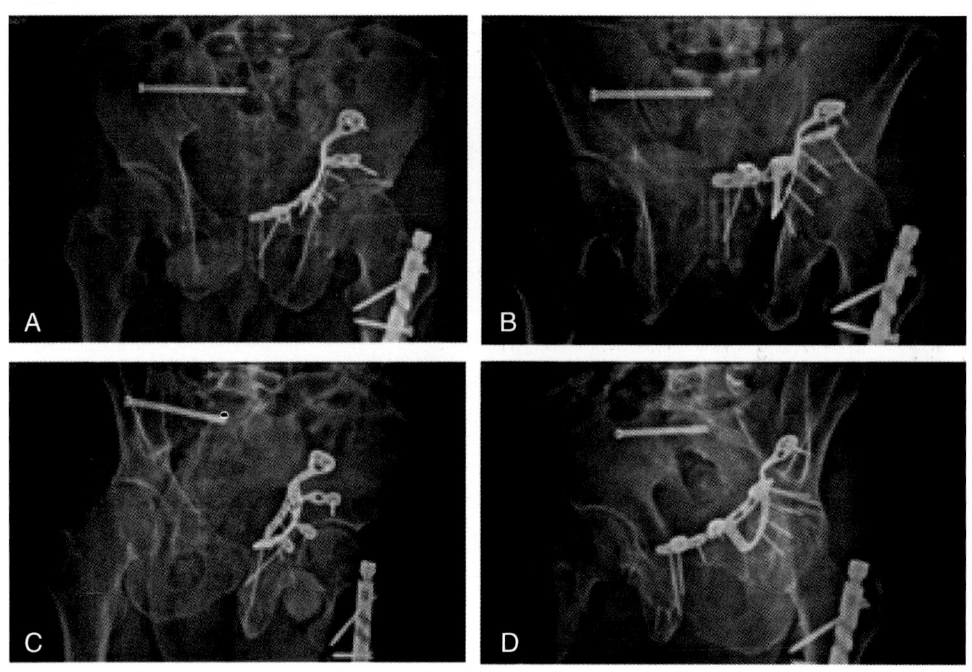

图 3–5 **术后 1 周复查 X 线**

A. 骨盆正位；B. 出口位；C. 髂骨斜位；D. 闭孔斜位

（二）髋臼 T 形骨折复位、固定

1. *后柱的复位与固定* 大部分的 T 形骨折从复位后柱开始。K-L 入路复位后柱时可将带手柄的 Schanz 针置入坐骨，控制后柱的旋转等移位。使用直视关节、手触方形区表面及术中透视共同评估复位的质量。如果有后壁骨折，下一步是复位前柱，通过翻开后壁骨折直视关节内来确认复位，最后一步是处理后壁骨折。如果后柱骨折平面的角度允许，可通过拉力螺钉进行初步固定。重建钢板固定，钢板沿后柱放置，远端固定在坐骨、近端置于髋臼上方区域。钢板的塑形是此操作步骤的关键。

2. *前柱的复位与固定* 对于前柱为臼顶以下型或关节无继发损伤的病例，前柱可不予以固定。如不采用 K-L 入路则外科脱位很难显露前柱，完成复位后前柱通常使用拉力螺钉固定，螺钉由后向前进行固定。在前后联合或单一前方入路中，重建钢板可置于髂耻线上固定前柱。

第二节 后柱伴后壁骨折

后柱伴后壁骨折比较少见，是由两个单一骨折叠加形成的，因造成损伤的暴力大小和方向的不同，后壁和后柱呈现不同形态学特点，后壁可能是单一的骨折块，也可能是粉碎性骨折块，后柱骨折线往往向近端延伸至坐骨大切迹。后柱伴后壁骨折可合并髋关节后脱位，此时后壁的移位通常较大。后柱伴后壁骨折可在 X 线片上发现髂坐线和后缘线断裂，而髂耻线和前缘线是完整的。在闭孔斜位片上可发现后壁骨块与软组织相连。

【病例】

患者女性，52 岁，因“交通伤致右侧腹盆部疼痛、右髋关节活动受限 2 小时”入院。入院查体：右髋关节周围软组织无明显肿胀，无皮肤红肿、出血，无明显畸形，右侧髋关节活动障碍，骨盆分离及挤压试验 (±), 右足各趾活动、感觉、血供尚可。行骨盆 X 线（图 3-6）及 CT 三维重建（图 3-7）示右侧髋臼后柱、后壁、方形区粉碎性骨折。诊断：右髋臼骨折，收入院。

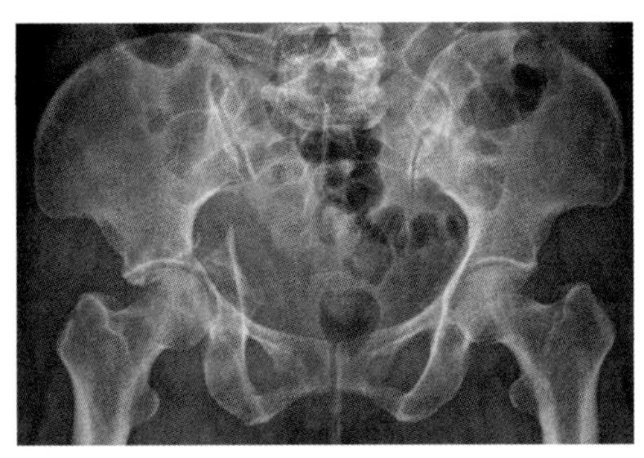

图 3-6　**术前 X 线片**

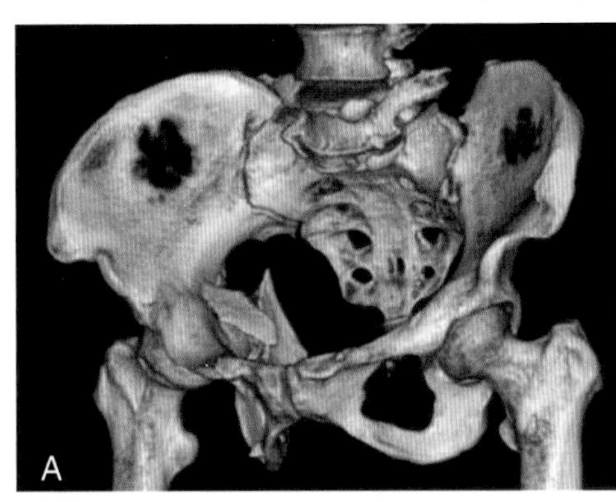

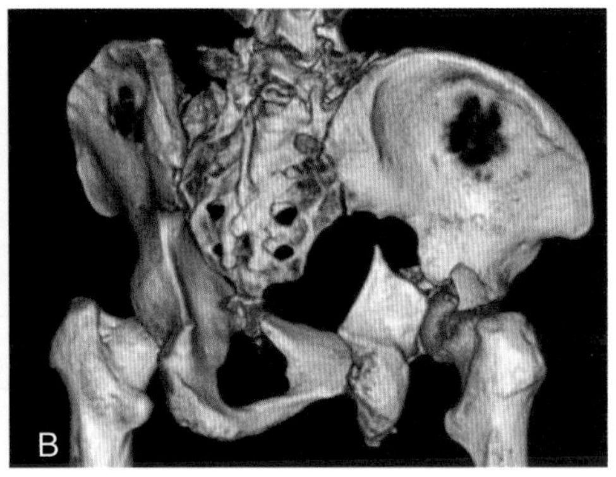

图 3-7　**术前 CT 三维重建**

A. 前面；B. 后面

术前诊断：右髋臼骨折（Judet-Letournel 分型：后柱伴后壁骨折；三柱分型 A2.3 型）。

【临床决策分析】

（一）临床决策依据

本病例有以下特点：①髋臼髂耻线完整、髂坐线断裂；②方形区有骨折并移位；③髋臼后壁骨折；④髋臼后柱轻度外旋，股骨头后脱位趋势；⑤右骶髂关节及耻骨联合完整。

根据 Judet-Letournel 分型，本例属于髋臼后柱伴后壁骨折，多为高能量损伤，损伤机制为髋关节处于屈曲位或外展位时受到侧方暴力，多合并股骨头后方移位，有明显的手术指征。大部分后柱伴后壁骨折的后柱移位明显，因此 K-L 入路是后柱伴后壁骨折中最常用的入路，可直视下完成后柱、后壁的复位与固定，但本例合并方形区骨折分离，后方入路较难进行直接复位、固定。本例用单一后方 DPA，直视下复位后柱、逆行后柱螺钉固定，使用骨钩经坐骨大孔钩拉复位方形区骨折进行复位，再对后壁复位后予以钢板固定，取得了良好的疗效。

（二）手术方法

患者诊断明确，伤后 1 周，病情稳定，满足手术条件。

1. 麻醉及体位：全身麻醉气管插管，俯卧位消毒、铺单并用手术膜封闭手术区，右下肢消毒后包扎，供术中牵引复位用。

2. 先行右侧 DPA 显露（图 3-8），沿股骨大转子与髂后上棘连线中点至股骨大转子顶点为皮肤切口（约 8cm），依次切开皮肤、皮下组织，纵向分离臀大肌。于外旋肌群与臀中肌间隙进入显露骨面。

3. 骨折显露：于外旋肌群与臀中肌间隙进入，先找到坐骨大孔，在坐骨大孔顶点找到臀上血管、神经，并加以保护；再沿坐骨大孔向内下方沿后柱骨膜下剥离至坐骨棘。再剥离至远方关节囊，显露整个髋臼后柱、后壁。

4. 骨折复位与固定：直视下复位髋臼后柱，通过坐骨大孔向前面方形区触摸方形区骨块，用骨钩钩住方形区骨折块并复位，用克氏针予以临时固定（图 3-9），再经坐骨结节置入逆行后柱螺钉导针，置入相应后柱螺钉；最后复位后壁骨折块，行钢板固定；C 形臂 X 线机透视见骨折复位及内固定位置满意（图 3-10）。冲洗伤口后放置引流管，关闭术口。术中出血 200ml，手术时间 55 分钟。

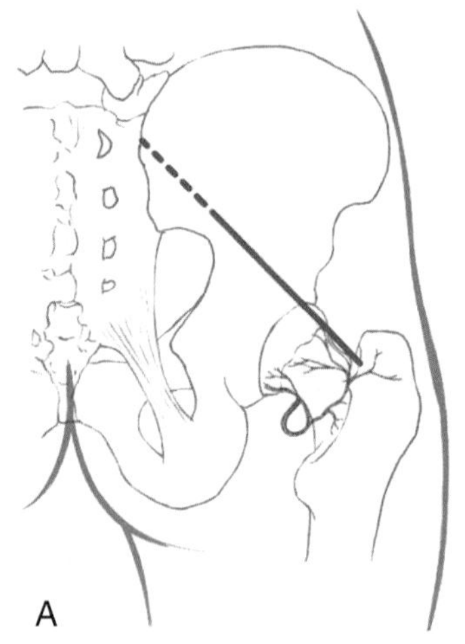

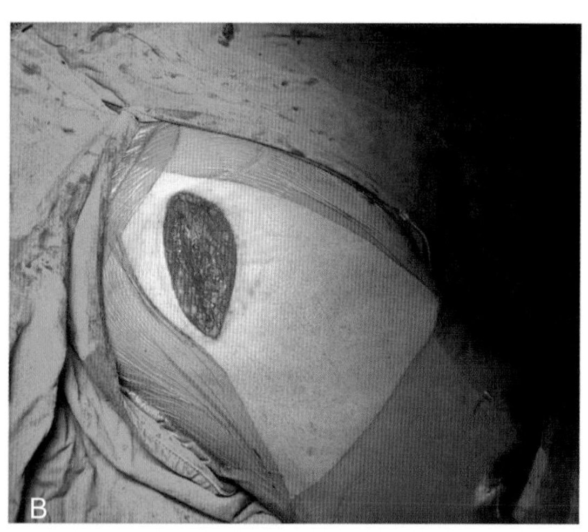

图 3-8　右侧直接后方入路显露

A. 切口示意图；B. 实际切口

（三）手术风险评估与防范

1. 显露坐骨大孔时应避免损伤臀上血管、神经。

2. 逆行后柱螺钉导针置入过程中要通过骨折断端，导针经过骨折断端时最理想的位置是两层皮质最中间，可保证螺钉不进入关节腔和穿出盆腔内。

3. 后壁复位钢板固定时螺钉方向、长度要精准，避免打入关节腔。

（四）术后情况

术后病情稳定，无发热，第 2 天拔除引流管；复查骨盆正位、闭孔斜位、髂骨斜位 X 线（图 3-11）及 CT 三维重建（图 3-12）均示骨折脱位复位满意，内固定位置良好，无并发症。

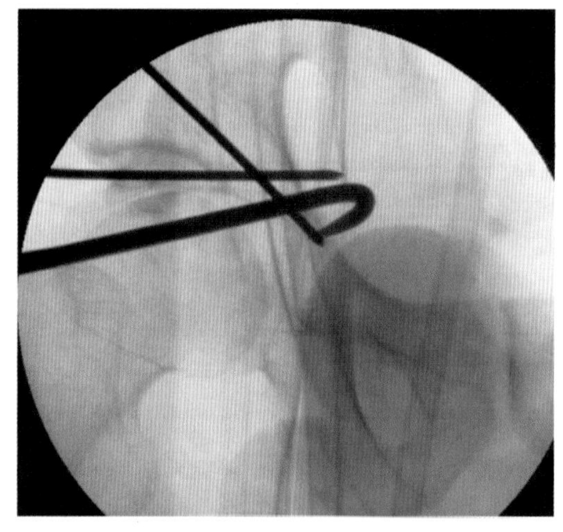

图 3-9　方形区骨折块复位

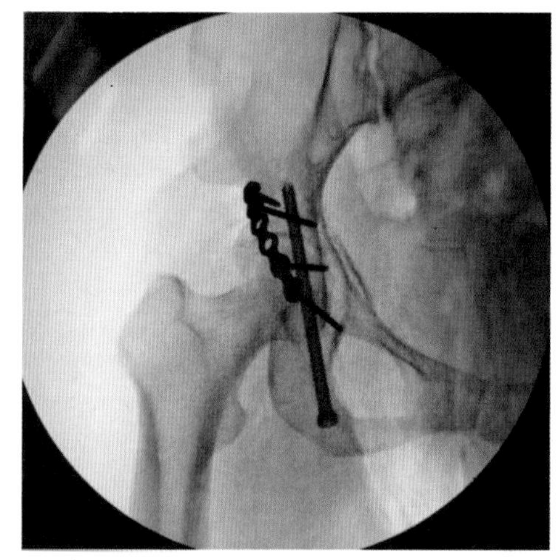

图 3-10　术中透视

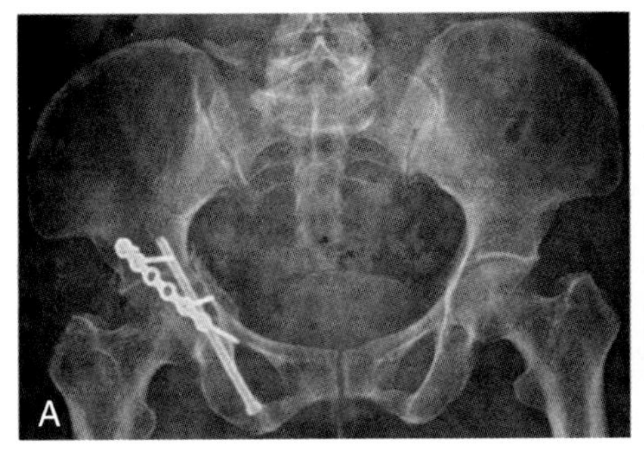

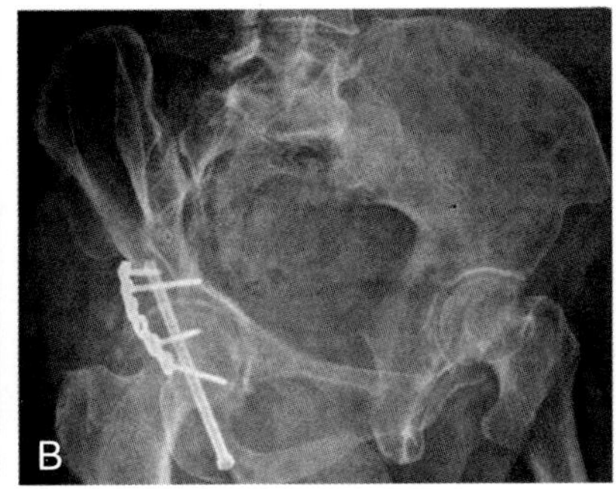

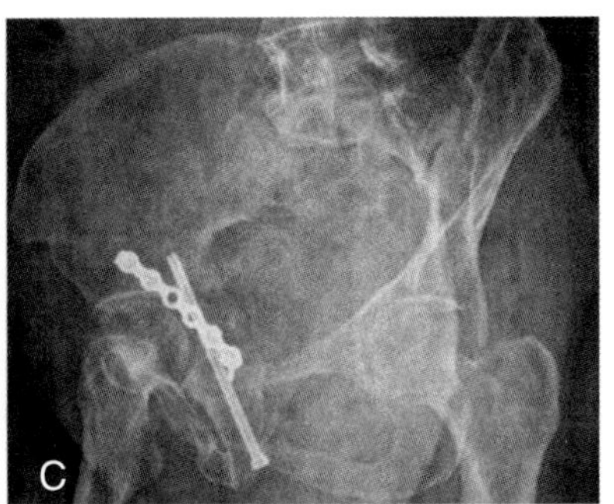

图 3-11　**术后复查 X 线**

A. 骨盆正位；B. 闭孔斜位；C. 髂骨斜位

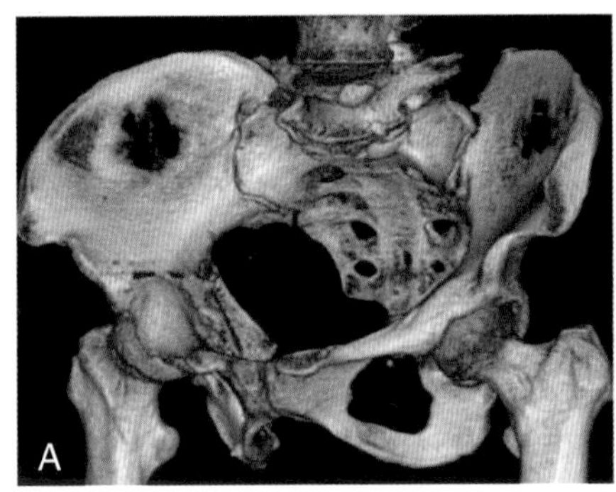

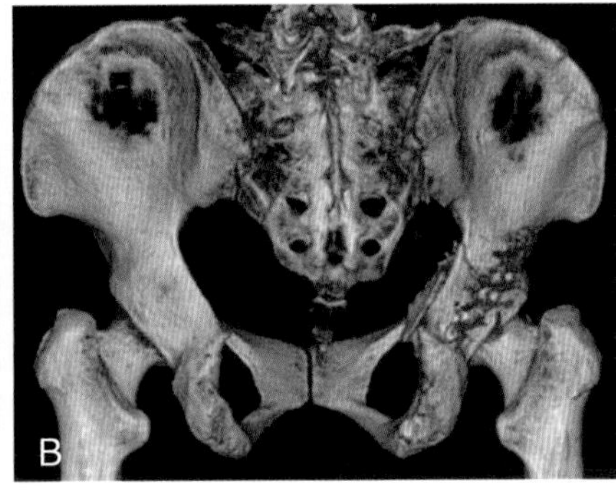

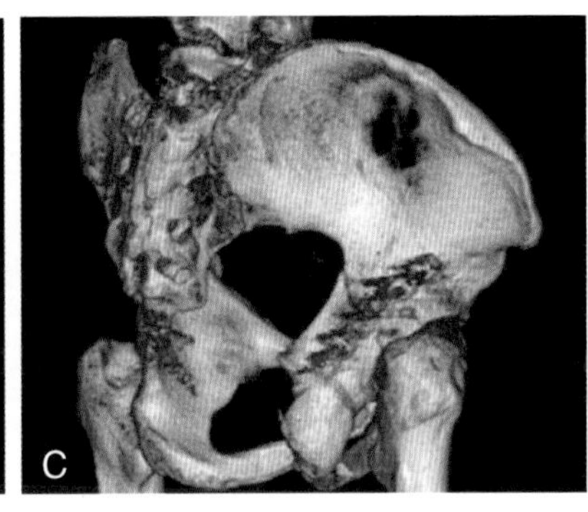

图 3-12　**术后复查骨盆 CT 三维重建**

A. 前面；B. 后面；C. 侧面

（五）术后随访

术后 5 周复查见骨折复位维持良好，无骨折复位丢失及内固定松动发生，开始下床行走。术后 6 个月返院复查，行走步态正常，X 线片示骨折愈合（图 3-13），髋臼形态结构正常，无骨折复位丢失，无创伤性关节炎及股骨头坏死表现。

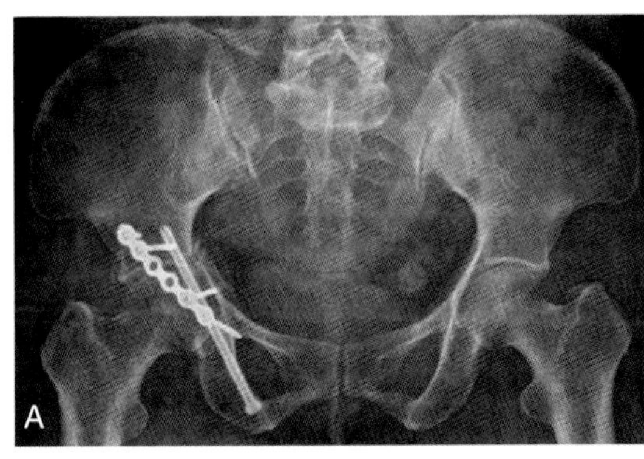

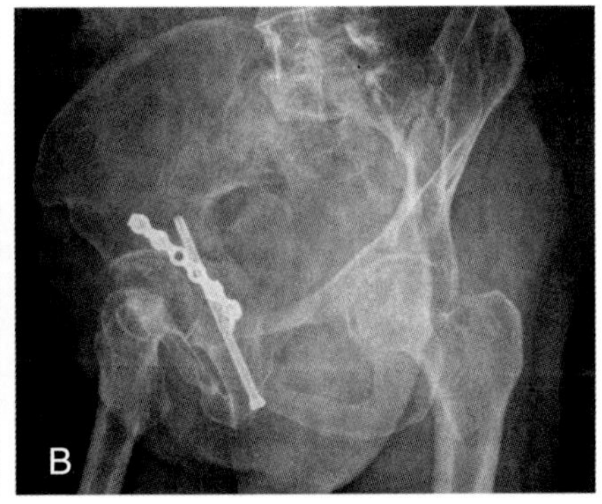

图 3-13　**术后 6 个月复查 X 线**

A. 骨盆正位；B. 髂骨斜位

【经验与体会】

(一) 髋臼后柱伴后壁骨骨折手术入路选择

骨折涉及髋臼后壁，前方入路无法显露后壁骨折块，手术入路大多数选择 K-L 入路显露髋臼后柱及后壁，如果后壁骨折累及髋臼顶，可行大转子翻转截骨。但是 K-L 入路存在手术切口长、损伤大、术后并发症发生率高等缺点。DPA 能够显露髋臼后方大部分结构，对外旋肌群的损伤小，术中沿坐骨大孔向前方用手指触摸可判断后柱的复位情况，可髋臼窝直视下判断后柱复位情况。

（二）髋臼后柱伴后壁骨折复位、固定

髋臼后柱伴后壁骨折的复位顺序很重要，应先复位后柱骨折，可直视下复位，也可术中沿坐骨人孔用手指触及方形区判断复位情况，沿后柱后缘放置 1 块短重建钢板固定后柱，或经后柱逆行通道螺钉固定后柱；后柱复位固定满意后进行后壁复位，若关节面有压缩需进行植骨治疗，用钢板固定后壁骨折，用穿过这块钢板的螺钉维持后柱骨折块的旋转复位。如后壁骨折块小可用弹性钢板代替单独的后壁钢板，如后壁骨折块较大尽量使用 2 枚拉力螺钉进行加压固定再加上钢板固定。

第三节　横形伴后壁骨折

横形伴后壁骨折是横形骨折中最常见的，根据受伤机制的不同可表现为向内侧移位、向后侧移位、伴髋关节后脱位。髋臼横形伴后壁骨折对髋关节稳定性破坏较大，即使没有移位也有明确的手术指征。对于合并股骨头后脱位者，常要求急诊复位以减少股骨头坏死率。髋臼横形伴后壁骨折一般选择后方手术入路，K-L 入路是经典入路，如果后方入路不能对前柱进行有效的复位固定，则选择联合入路。髋臼横形伴后壁骨折的复位顺序：①单一后方入路：先复位柱再复位壁；②联合入路：建议先前方入路复位前柱再后方入路复位后柱、后壁。单一后方入路骨折的固定方式是前柱可选择顺行前柱螺钉、拉力螺钉等固定，后柱可选择逆行后柱螺钉、后柱钢板固定，后壁选择重建钢板固定，如果骨折块太小可辅助弹簧板固定。

本节介绍单一后方 DPA 显露，前柱拉力螺钉加后柱后壁解剖钢板固定和前、后柱通道螺钉加后柱后壁解剖钢板固定，供大家参照。

【病例】

患者男性，42 岁，车祸致右髋部疼痛、活动受限 3 天由外院转入。

患者受伤后急送当地医院救治，病情稳定后转我院。入院查体：生命体征平稳，右下肢无短缩，右髋部无明显畸形，髋关节活动不能，骨盆挤压、分离试验（+），右小腿、足背感觉麻木，右足、踝背伸不能，下肢轴向叩击痛（+）。骨盆正位、闭孔斜位、髂骨斜位 X 线片示右髋臼髂耻线、髂坐线不连续，后壁可见游离骨块（图 3-14）；骨盆 CT 三维重建示右髋臼骨折（图 3-15）。

术前诊断：①右髋臼骨折（Judet-Letournel 分型：横形伴后壁骨折；三柱分型：B2.3 型）；②右坐骨神经损伤。

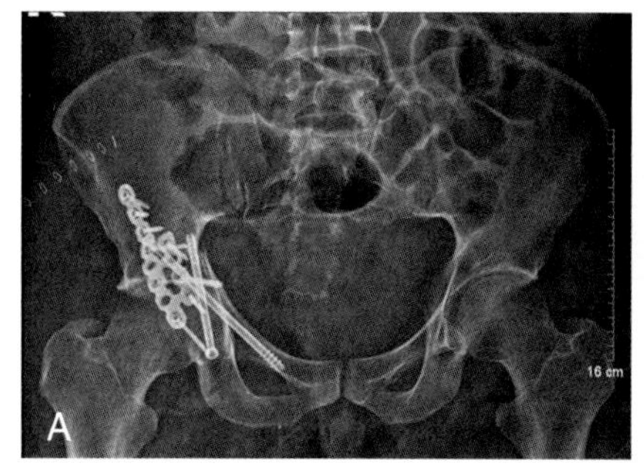

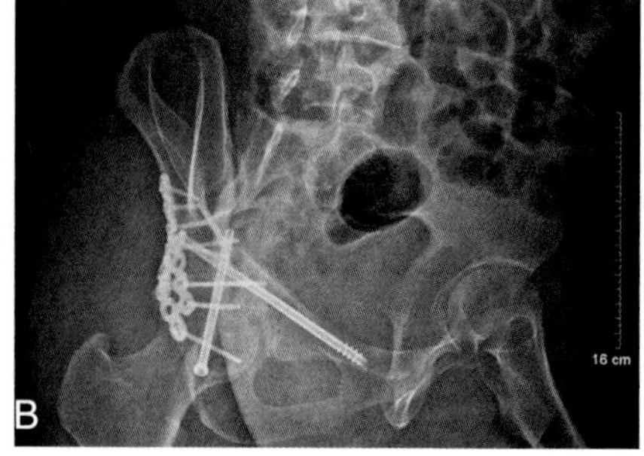

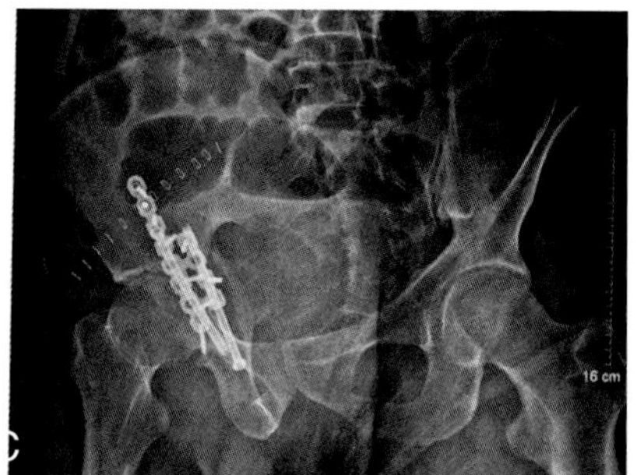

图 3–14　**术前 X 线片**

A. 骨盆正位；B. 闭孔斜位；C. 髂骨斜位

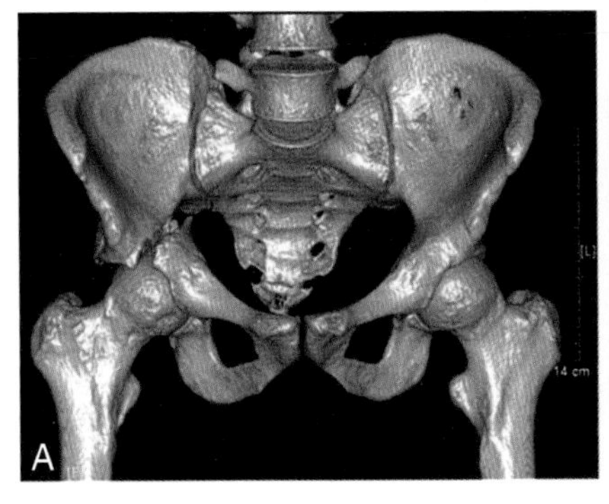

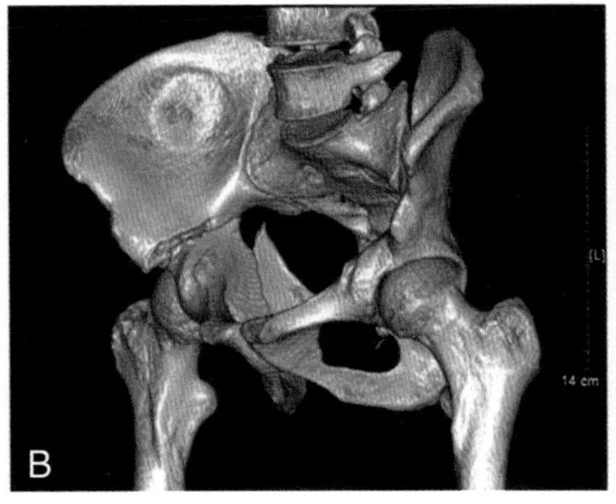

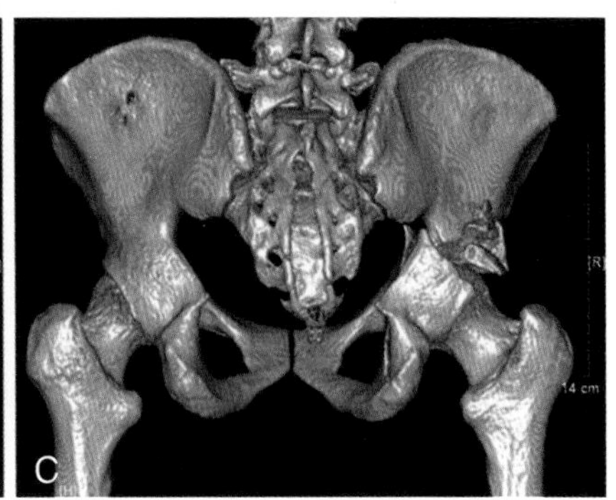

图 3-15　**术前 CT 检查**

A. 正面；B. 内面；C. 后面

【临床决策分析】

（一）临床决策依据

本病例有以下特点：①骨盆 X 线及 CT 显示右髋臼髂耻线、髂坐线、髋臼后缘线不完整；②前后柱、后壁骨折移位明显；③髋关节后脱位趋势；④坐骨神经完全损伤表现。髋臼横形伴后壁骨折诊断明确，手术指征明显。

髋臼横形伴后壁骨折常用手术入路有前后联合入路或单纯后方 K-L 入路。前后联合入路对骨折复位相对容易，但由于有两个手术切口、前后手术体位，因而手术创伤相对较大，手术时间长、出血多，术后并发症多等。有经验的术者可选择单一后方 K-L 入路进行骨折的复位，后柱 + 后壁钢板固定。本例患者于伤后 1 周进行手术，手术选择后方 DPA，对前后柱分别选择通道螺钉固定，后壁选择后壁解剖钢板固定，利用较小的创伤获得较好的手术疗效。

（二）手术风险评估与防范

1. 显露坐骨大孔顶点时操作谨慎，应避免损伤此处走行的臀上血管、神经。

2. 向远端坐骨结节剥离时一定要注意保护坐骨神经。

3. 复位前柱用骨钩向外牵拉时骨钩伸入过程中应避免损伤盆腔内组织，可用手指进行触摸，判断骨折复位情况。

4. 前后柱螺钉导针置入过程要规范操作，避免导针打入关节腔或进入盆腔。

5. 后柱后壁钢板固定时螺钉进钉要把握好方向，避免螺钉进入关节腔。

（三）手术方法

1. 麻醉与体位　全身麻醉气管插管、俯卧位，右下肢消毒后包扎供术中牵引用。

2. 显露

（1）后侧 DPA，取股骨大转子顶点与髂后上棘连线的外 1/2 为手术切口，切开皮肤、皮下组织达深筋膜层。

（2）切开臀大肌筋膜并劈开臀大肌，找到臀中肌与梨状肌间的间隙，沿二者间隙向内牵拉臀中肌，向外牵拉梨状肌，找到坐骨大孔的顶点。

（3）沿梨状肌表面找到坐骨神经，检查神经无断裂后行神经松解，并加以保护。

（4）沿坐骨大孔外缘骨膜下向坐骨棘、髋臼后缘剥离，显露整个髋臼后柱、后壁骨折线，并将后壁骨块向远端翻转并牵拉，注意保留与后壁骨块相连的盂唇及关节囊，显露髋臼窝。

3. 骨折复位固定

（1）直视髋臼窝状态下复位前柱，移位明显的前柱可通过下肢牵拉、结合骨钩从坐骨大孔伸向前方钩住前柱进行复位，顺行置入前柱通道螺钉导针。

（2）复位后柱：触摸到坐骨结节，在其内上方 1cm 处进导针，逆行置入后柱通道螺钉导针，直视下见导针通过骨折线，不进入髋臼窝内及盆腔，将导针置入近端。

（3）透视见前后柱螺钉导针位置理想后分别置入合适长度的前后柱通道螺钉（7.3mm 空心钉），并对骨折端进行适当加压。

（4）清理髋臼关节腔后将后壁骨块复位，放置后壁解剖钢板固定，透视骨折复位、固定满意后，冲洗并关闭伤口，放置引流管。

（四）术后情况

术后病情稳定，无发热，第 2 天拔除引流管，开始进流质饮食；复查骨盆正位、闭孔斜位、髂骨斜位 X 线（图 3-16）及 CT 三维重建（图 3-17）均示骨折脱位复位满意，内固定位置良好，无并发症。

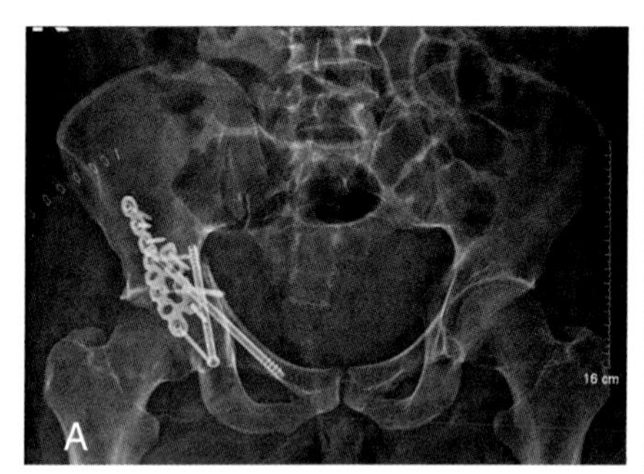

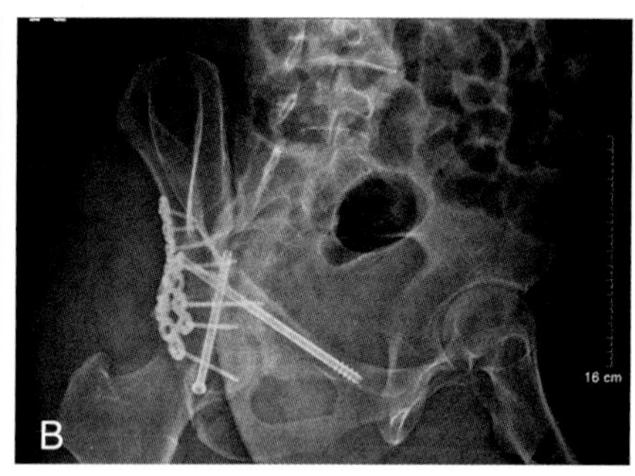

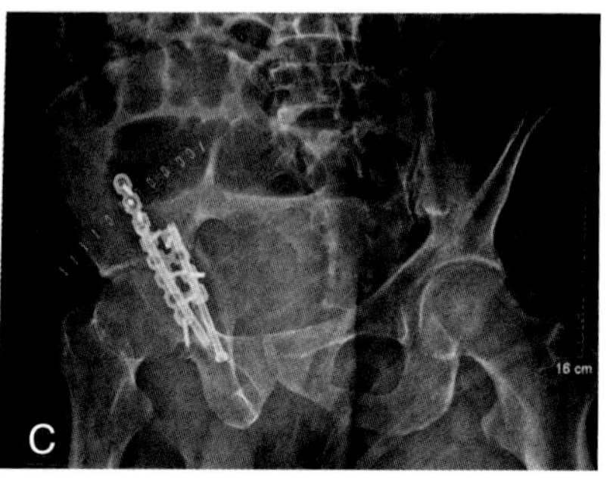

图 3-16　**术后复查 X 线**

A. 骨盆正位；B. 闭孔斜位；C. 髂骨斜位

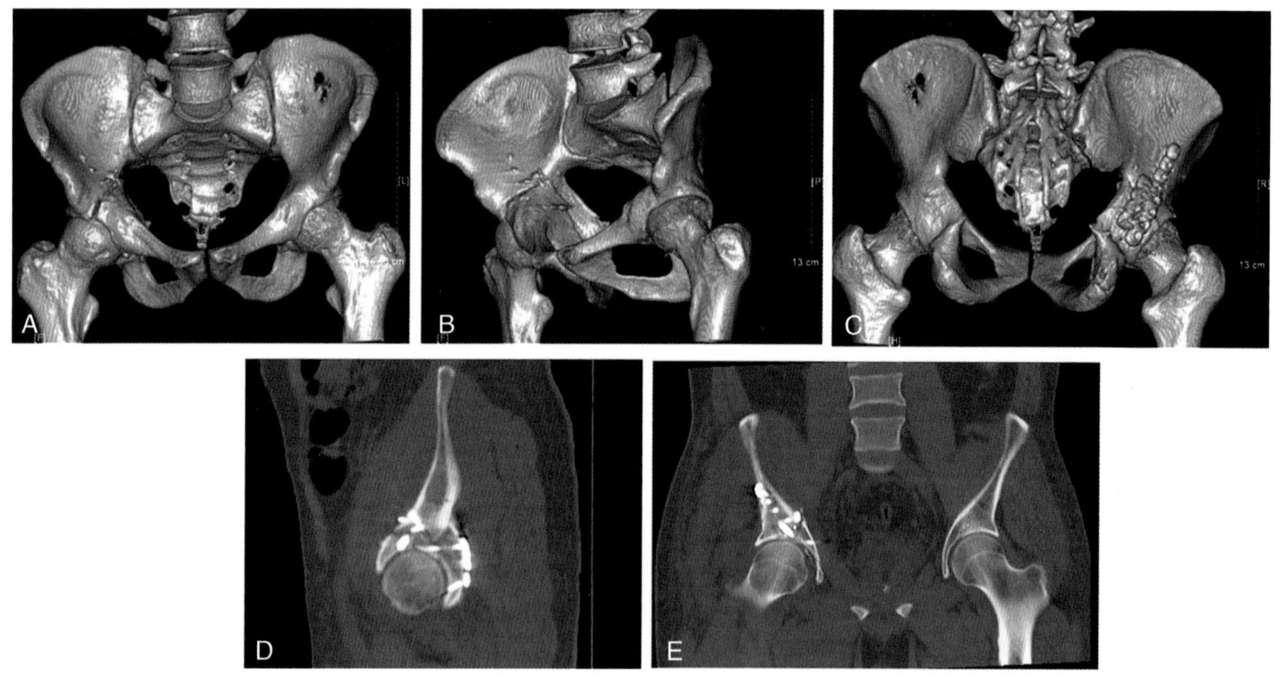

图 3-17　**术后复查 CT**

A ～ C.CT 三维重建；D. 矢状位；E. 冠状位

（五）术后随访

术后 3 天患者右足感觉恢复，术后 4 周复查见骨折复位维持良好，无骨折复位丢失及内固定松动发生，坐骨神经损伤症状完全恢复，术后第 8 周开始扶拐不负重下床行走。术后第 3 个月返院复查，行走步态基本正常，X 线片示骨折愈合（图 3-18），髋臼形态结构正常，无骨折复位丢失。术后第 9 个月复查，行走正常，X 线片示骨折线消失，内固定无松动（图 3-19）。

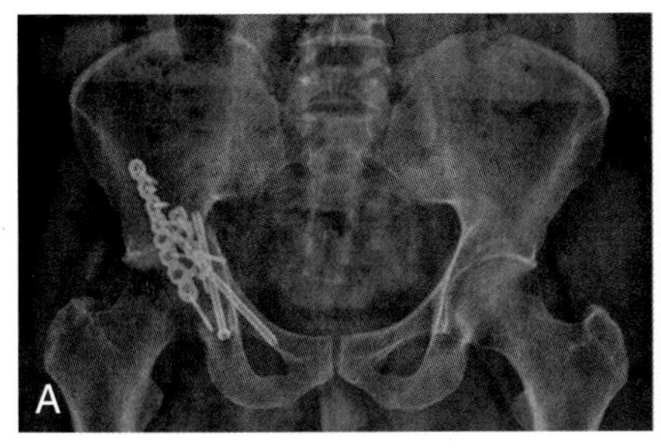
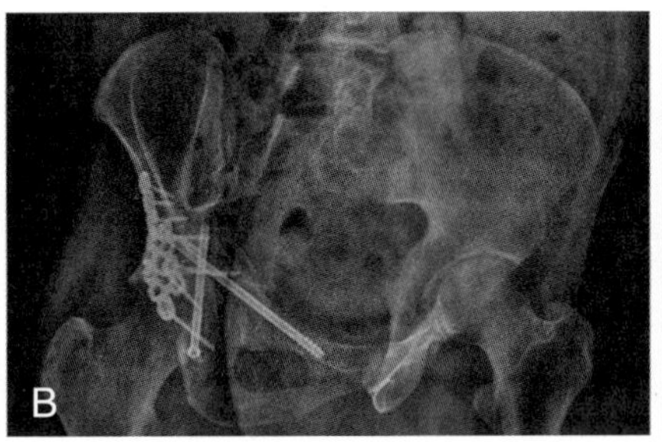
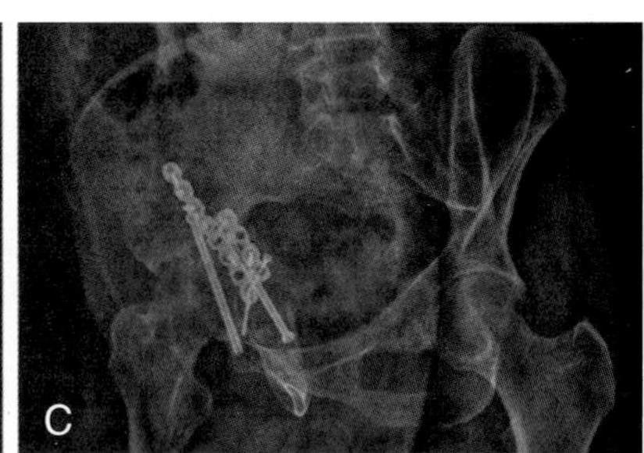

图 3-18　**术后 3 个月复查 X 线**
A. 骨盆正位；B. 闭孔斜位；C. 髂骨斜位

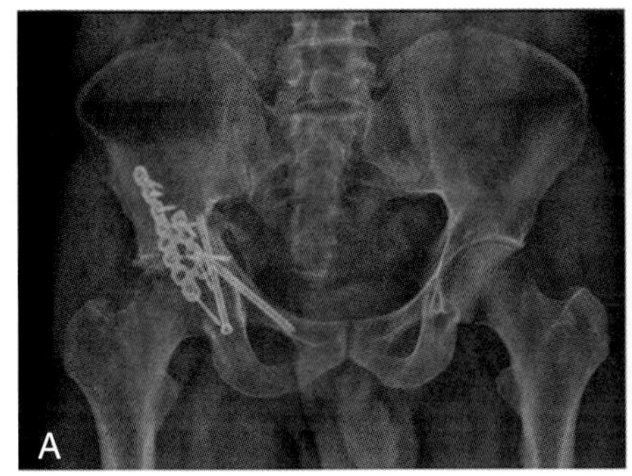
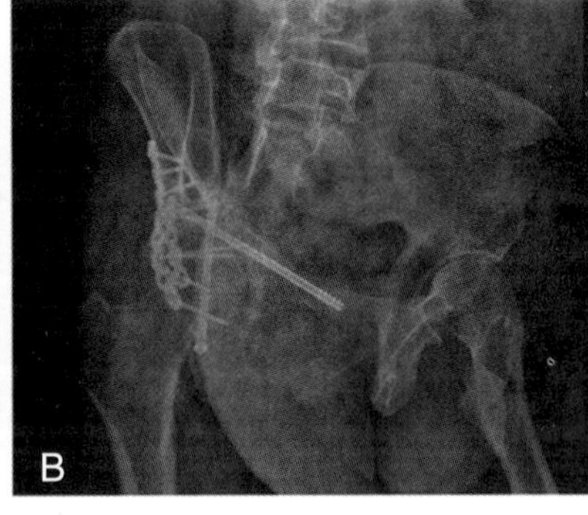
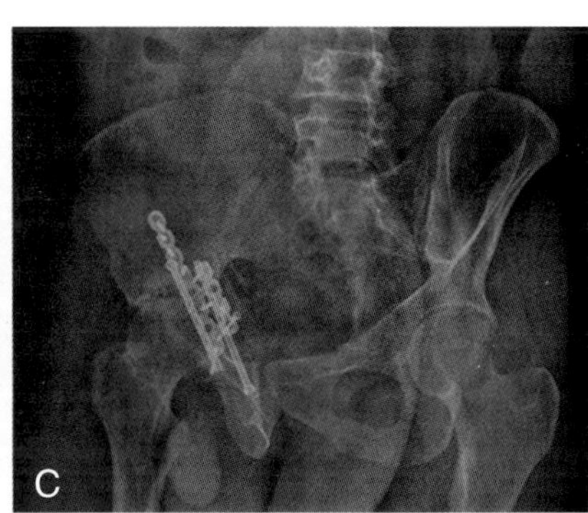

图 3-19　**术后 9 个月复查 X 线**
A. 骨盆正位；B. 闭孔斜位；C. 髂骨斜位

【经验与体会】

（一）髋臼横形伴后壁骨折手术入路选择

髋臼横形伴后壁骨折常用手术入路为前后联合入路，本例为单一后方 DPA 显露和固定，术中显露清楚，通过沿坐骨大孔向前方用手指触摸、骨钩牵拉完成前柱复位，再通过将后壁骨块向远端翻转后可清楚地看到髋臼窝，并直视下判断前后柱的复位情况，能看到前后柱螺钉通过骨折线时的位置，导针正好通过骨折断端两层皮质骨的中心位置穿到对侧骨折线时才能确保导针不进入髋臼和盆腔。

（二）髋臼横形伴后壁骨折中前、后柱固定

髋臼横形伴后壁骨折的固定方式：后壁肯定选择钢板固定，移位不明显的前柱骨折可以在后柱解剖复位后选择后柱和后壁的钢板间接固定，这样前柱也可通过自后向前的拉力螺钉固定。对于后柱的固定，后柱钢板是不错的选择，本病例选择后柱通道螺钉固定，7.3mm 直径的空心钉可达到类似于长骨的髓内固定，并能对后柱骨折进行加压，稳定性更强。

第四节　前方伴后半横形骨折

前方伴后半横形骨折发病率较低，约占髋臼骨折的 7%，可认为是不典型 T 形骨折或 T 形到双柱骨折的过渡类型，好发于老年患者，发生机制为髋关节处于中立位时暴力作用下股骨头撞击髋臼顶所致。骨折特点为：髋臼前柱一般有 2 个及以上的骨折线，股骨头、前柱和前壁一起向前移位，而髋臼后柱没有移位或轻微移位，手术类似前柱骨折。此外，对于老年骨质疏松性骨折，髋臼关节面前方容易形成压缩性骨折，即影像学上的“海鸥征”，术中需复位、植骨处理，防止创伤性关节炎的发生。

【病例】

患者男性，17 岁，以“车祸致左髋部疼痛伴活动障碍 4 天”入院。

骨盆 X 线和 CT 三维重建（图 3-20）示左侧髋臼、左耻骨联合、双侧耻骨下支、左侧骶骨翼骨折，予以对症治疗后转我院。诊断为左侧髋臼骨折、骨盆骨折，收入院。

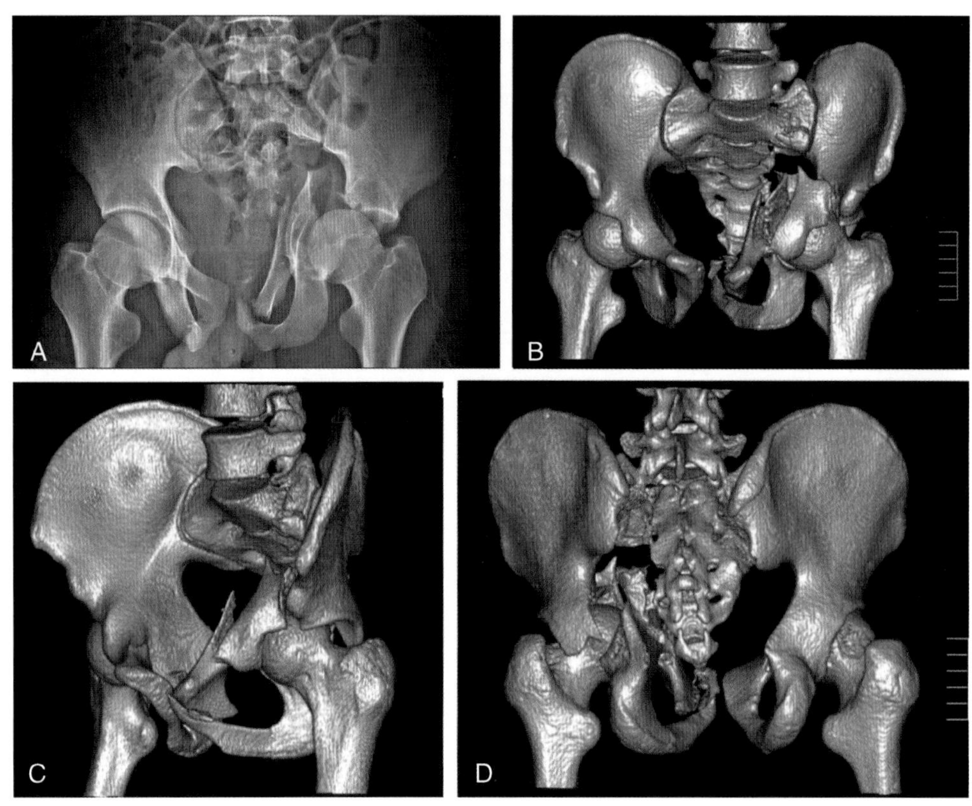

图 3-20　**术前骨盆 X 线及 CT 三维重建**

A. 正位 X 线片；B. CT 三维重建前面；C. CT 侧面；D. CT 后面

术前诊断：①左髋臼骨折（Judet-Letournel 分型：前方伴后半横形骨折）；②骨盆骨折（Tile 分型：B 型）。

【临床决策分析】

（一）临床决策依据

本病例有以下特点：①左侧髋臼髂耻线断裂，前壁骨折块向前分离移位，股骨头有向前脱位的趋势；②方形区骨折块内翻移位明显；③耻骨联合分离；④左侧骶骨骨折；⑤髋臼后柱移位不大。患者诊断明确，手术指征明确。因髋关节后方稳定性尚可，对前方进行复位与固定后再使用拉力螺钉固定后柱。手术入路可选择髂腹股沟入路、改良 Stoppa 入路、腹直肌旁入路。本病例采用腹直肌外侧入路，直视下对髋臼前柱、前壁、方形区及后柱骨折进行复位与固定，联合耻骨上小切口复位固定耻骨联合，供临床参考。

（二）手术方法

患者诊断明确，伤后 9 天，病情稳定，满足手术条件。

1. *麻醉及体位*　全身麻醉气管插管，平卧位消毒腹部及会阴，铺单并用手术膜封闭手术区，左下肢消毒包扎供术中牵引用。

2. *左侧 LRA 显露*　沿脐与髂前上棘连线外 1/3 点至耻骨结节外侧（腹直肌止点外侧）为皮肤切口（约

10cm），依次切开皮肤、皮下组织，并在腹外斜肌腱膜外做少许潜行分离，全层切开腹壁肌肉达腹膜外。

3. 骨折显露　中间窗显露方形区骨折块，内侧窗显露前壁骨折块及耻骨支，再取右侧耻骨上横切口（约4cm），显露右侧耻骨上支及耻骨联合。

4. 骨折复位与固定　直视下复位前壁骨折块后，用塑形好的耻骨联合钢板跨越耻骨联合固定，2 块重建钢板固定髋臼方形区，2 枚空心螺钉顺行置入后柱，骨盆骨折予以骶髂螺钉固定。C 形臂 X 线机透视见骨折复位、固定满意。

（三）手术风险评估与防范

1. 显露内侧窗及移位的前壁骨块时，应避免损伤髂外血管和闭孔血管。
2. 前壁骨块必须解剖复位，否则会影响前方关节稳定性。
3. 钢板固定螺钉方向、长度要精准，避免打入关节腔。

（四）术后情况

术后病情稳定，无发热，第 2 天拔除腹部引流管，开始进流质饮食；复查骨盆正位、闭孔斜位、髂骨斜位 X 线（图 3-21）及 CT 三维重建（图 3-22）均示骨折脱位复位满意，内固定位置良好，无并发症。

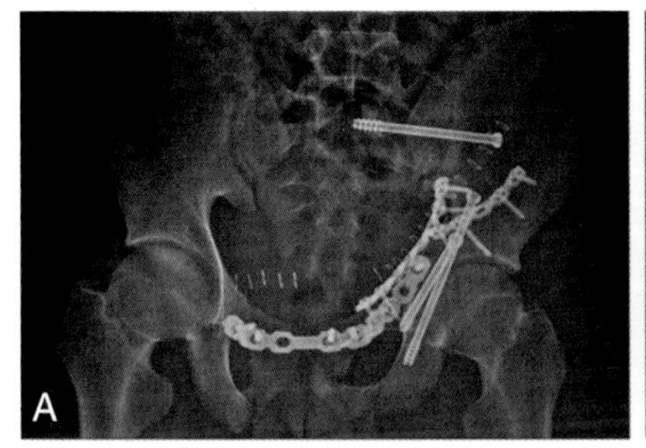

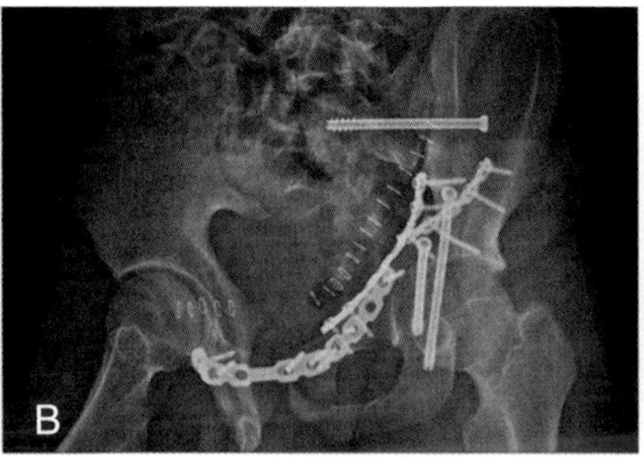

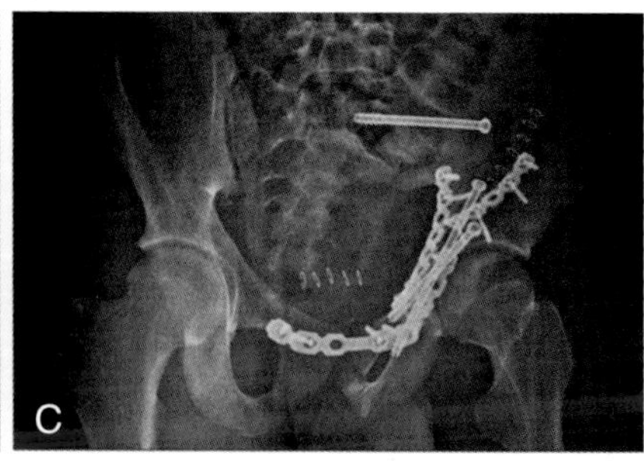

图 3-21　**术后复查骨盆 X 线**

A. 骨盆正位；B. 闭孔斜位；C. 髂骨斜位

（五）术后随访

术后 5 周复查见骨折复位维持良好，无骨折复位丢失及内固定松动发生，开始下床行走。术后 3 个月返院复查，行走步态正常，X 线片示骨折愈合，髋臼形态结构正常，无骨折复位丢失。术后 1 年（图 3-23）复查骨盆 X 线示骨折线消失，内固定无松动。术后 1 年半复查（图 3-24），行走正常、体力劳动正常。

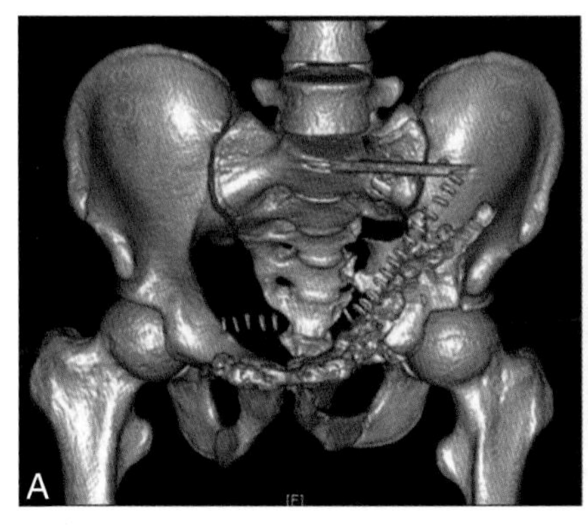

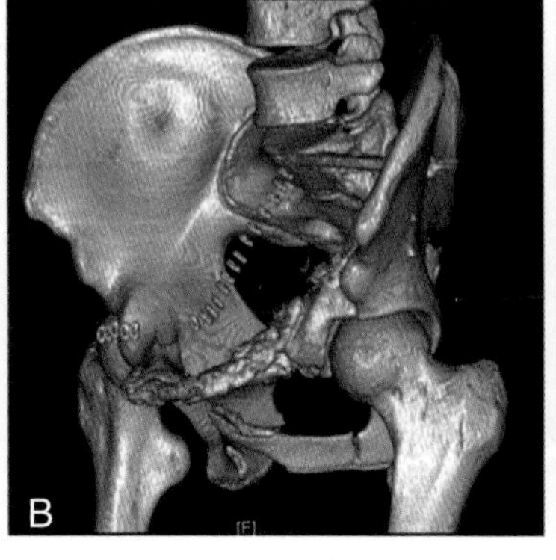

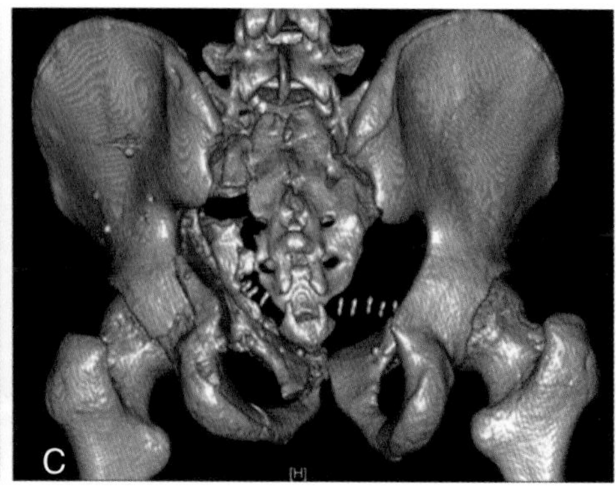

图 3-22　**术后复查骨盆 CT 三维重建**

A. 前面；B. 侧面；C. 后面

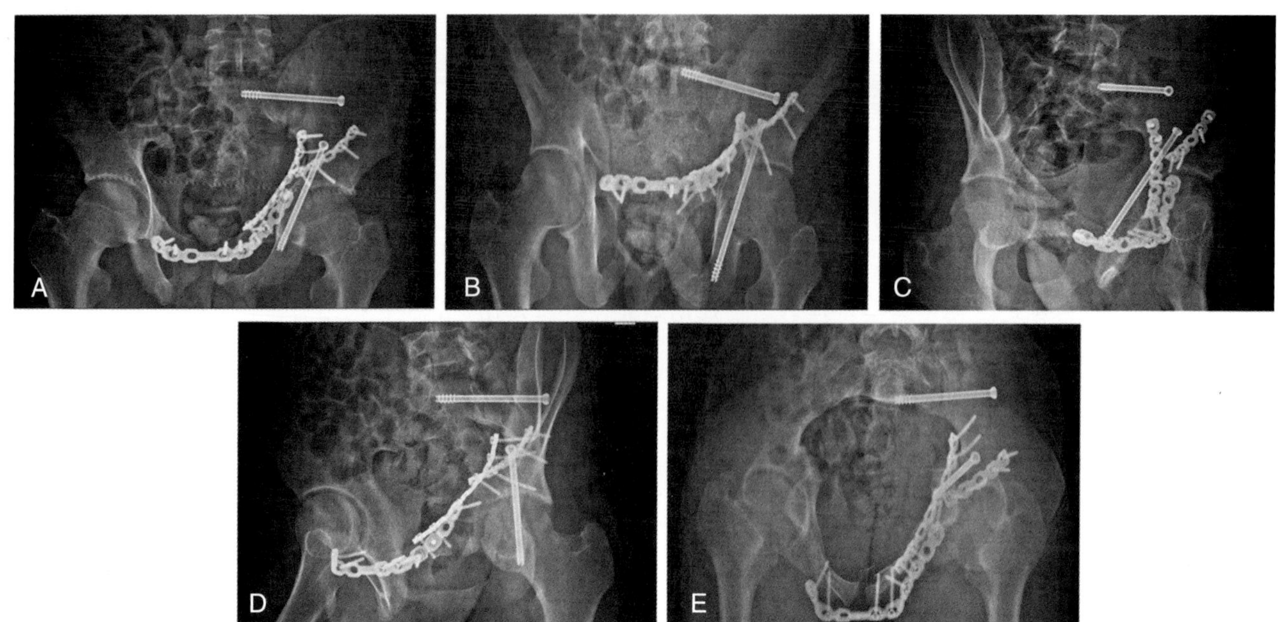

图 3-23 **术后 1 年复查骨盆 X 线**

A. 骨盆正位；B. 出口位；C. 髂骨侧位；D. 闭孔斜位；E. 入口位

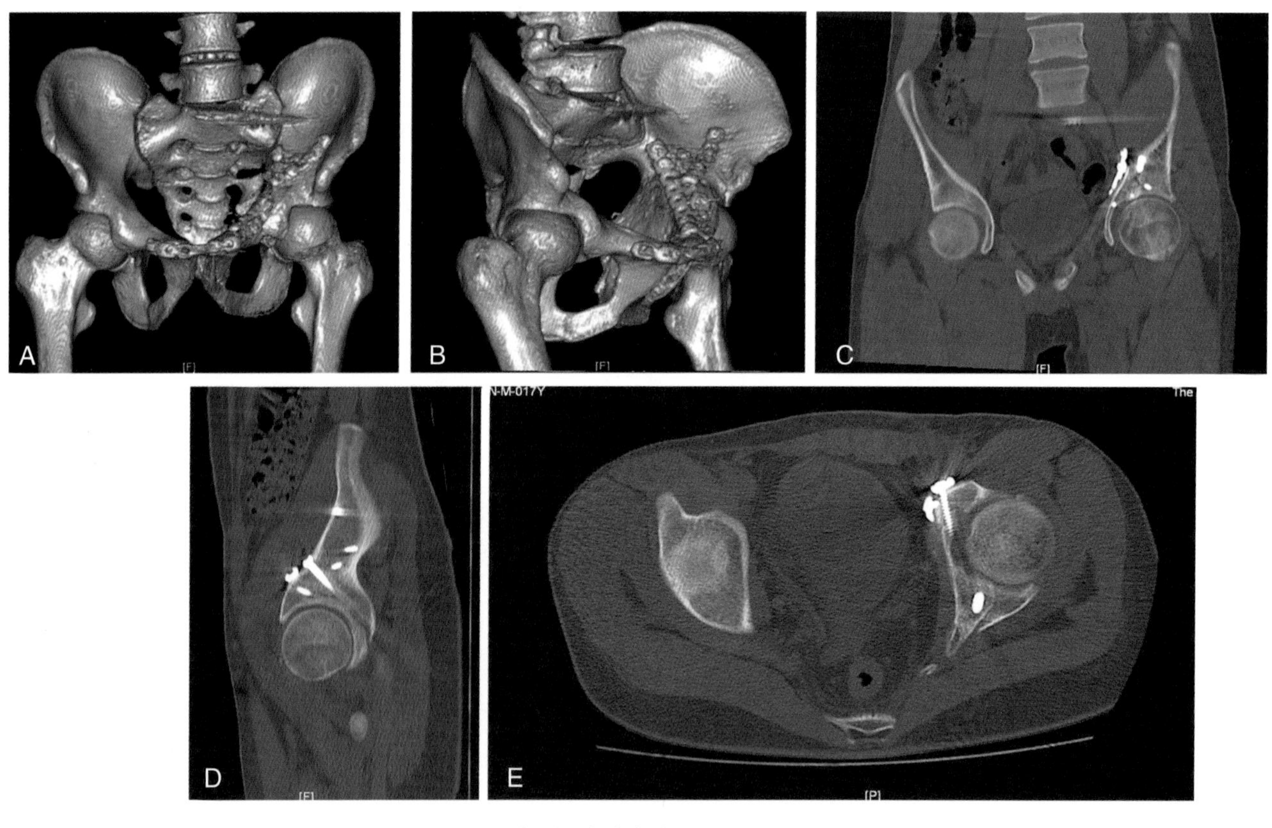

图 3-24 **术后 1 年半复查骨盆 CT 三维重建**

A. 前面；B. 侧面；C. 冠状位；D. 矢状位；E. 横断面

【经验与体会】

（一）髋臼前柱伴后半横形骨折手术入路选择

手术入路的选择取决于骨折移位的特点。骨折的移位为前柱，后柱骨折一般移位不大。常规前入路，如髂腹股沟入路和 Stoppa 入路。推荐使用腹直肌外侧入路，手术切口小、血管神经损伤风险小、能充分显露方形区，即使显著移位的后柱骨折也能在直视下复位并使用螺钉或者钢板固定。此外，腹直肌外侧入路内侧窗显露前壁方便，有效解决了“海鸥征”并可直视下复位固定。

（二）髋臼前柱伴后半横形骨折复位、固定

骨折复位与 T 形骨折中的前柱、前壁和后柱骨折复位大致相同。复位之前要对移位骨折块周围软组织进行充分松解，清除骨折断端血肿及瘢痕组织，先复位髂骨，采用旋转、撬拨、推挤及钳夹等方式复位，用螺钉或钢板固定。髂骨稳定后，用顶棒技术或骨剥撬拨等复位前柱。后柱有轻度移位可不予以处理，若移位明显则需在前柱初步固定后再进行复位，使用斜角钳、高低钳、复位钩等工具直视下进行复位。前柱固定选择塑形好的重建钢板置于真骨盆缘，后柱的固定常用拉力螺钉，以骶髂关节前方 1 ～ 2cm、真骨盆缘外侧 1 ～ 2cm 为入点，指向坐骨棘或坐骨结节方向置入 6.5mm 或 7.3mm 的空心拉力螺钉。

第五节　双柱骨折

双柱骨折的特点是前、后柱在髋臼上的水平分离，髋臼与中轴骨失去联系，也称“漂浮髋”。双柱骨折临床上较为常见，且骨折通常存在明显移位。骨折的损伤机制为下肢外旋位，髋臼窝受到股骨头向内向上的外力，受力点位置高，形成的髋臼前柱骨折块较大，随后下肢内旋牵拉后柱造成骨折，形成双柱骨折。典型的双柱骨折特点为前柱骨折线从髂骨翼一直到耻骨支，后柱多为横断骨折，往往在骶髂关节前缘处有一蝶形骨块，即 Keystone, 对前后柱的复位非常关键。在股骨头的作用下后柱向内侧移位 , 前柱向内侧或冠状面移位 , 而与骶髂关节相连的髂骨翼突出，在闭孔斜位 X 线片呈现特征性影像“马刺征”。骨折的特点是决定手术入路、复位及固定策略的关键。术前应仔细评估前后柱骨折线位置及走向，选择有利于复位固定的手术入路。

【病例】

患者男性，43 岁，因“高处坠落致左盆部肿痛、活动受限 5 天”入院。

患者 5 天前从 4 米高升降机上跌落，左臀部着地，当即感左臀部疼痛，左下肢活动障碍。入院查体：左臀部皮肤完整，未见明显淤青及肿胀，压痛及足底轴向叩击痛明显，左侧髋关节活动明显受限，左下肢无短缩，左足趾血供、感觉正常，活动好，骨盆挤压、分离试验（+）。行骨盆 X 线及 CT 三维重建（图 3-25）示左侧髂骨翼、髋臼、耻骨上下支骨折。

术前诊断：左髋臼骨折（Judet-Letournel 分型：双柱骨折）。

【临床决策分析】

（一）临床决策依据

本病例有以下特点：①高位前柱骨折线；②后柱为横断骨折，移位不明显；③后壁完整；④方形区移位不明显。

根据 Judet-Letournel 分型，本例属于髋臼双柱骨折，骨折特点为高位前柱 + 高位后柱横断骨折，后柱骨折线贯穿坐骨大切迹的冠状面部分，骨折移位程度不大，髋臼后壁完整，手术入路宜选择前方入路，包括经典髂腹股沟入路、改良 Stoppa 入路、腹直肌旁或腹直肌外侧入路。本例选择腹直肌外侧入路，直视下复位后经钢板固定，取得较好疗效，供临床参考。

（二）手术方法

患者诊断明确，伤后 9 天，病情稳定，满足手术条件。

1. 麻醉及体位　全身麻醉气管插管，平卧位消毒患侧髋及臀部，铺单并用手术膜封闭手术区，左下肢消毒包扎供术中牵引用。

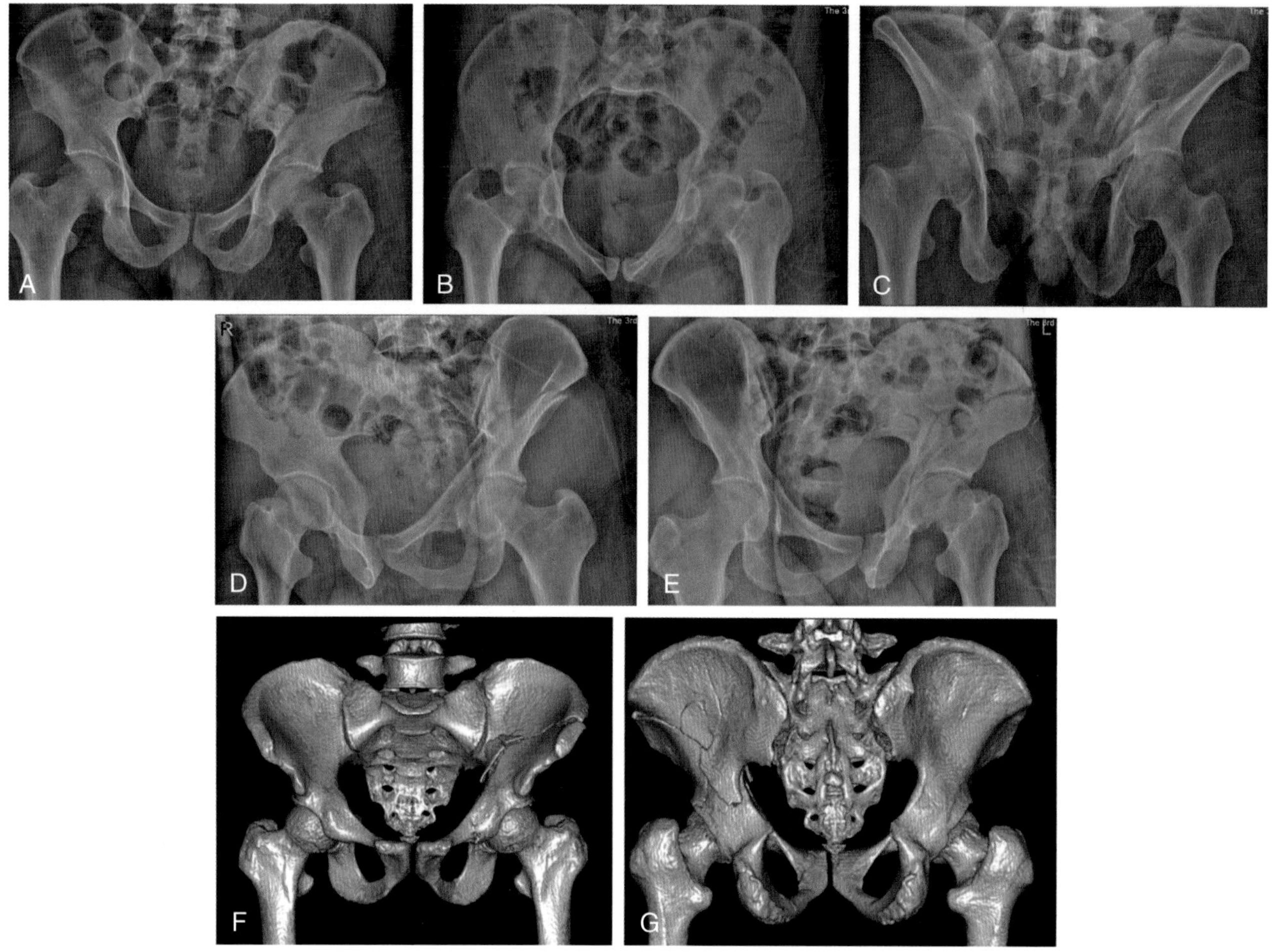

图 3-25 **术前骨盆 X 线及 CT 三维重建**

A. 骨盆正位 X 线片；B. 入口位 X 线片；C. 出口位 X 线片；D. 闭孔斜位 X 线片；E. 髂骨斜位 X 线片；F. CT 三维重建前面；G. CT 三维重建后面

2. *左侧 LRA 显露* 沿脐与髂前上棘连线外 1/3 点至耻骨结节外侧（腹直肌止点外侧）为皮肤切口（约 8cm），依次切开皮肤、皮下组织，全层切开腹壁肌肉达腹膜外，做少许潜行分离即可到达术野。

3. *骨折显露* 中间窗显露方形区，见骨折线自耻骨上支越过方形区向髂嵴延伸，无明显移位。

4. *骨折复位与固定* 前柱骨折直视下复位后以 2 块重建板分别置于弓状线及其外缘固定。显露髂嵴，直视下复位髂骨翼后，置入 1 枚 7.3mm 拉力螺钉固定，活动髋关节见骨折块稳定，C 形臂 X 线机透视见钢板、螺钉位置满意，缝合伤口。

（三）手术风险评估与防范

1. 显露内侧窗时应避免损伤髂外血管和闭孔血管。

2. 前方钢板固定螺钉方向、长度要精准，避免打入关节腔。

（四）术后情况

术后病情稳定，无发热，第 2 天拔除腹部引流管，开始进流质饮食；复查骨盆正位、闭孔斜位、髂骨斜位 X 线（图 3-26）及 CT 三维重建（图 3-27）均示骨折脱位复位满意，内固定位置良好，无并发症。

（五）术后随访

术后 4 周复查见骨折复位维持良好，无骨折复位丢失及内固定松动发生（图 3-28），开始下床行走。术后 3 个月返院复查，行走步态正常，X 线片示骨折愈合（图 3-29），髋臼形态结构正常，无骨折复位丢失。术后 1 年复查，行走及体力劳动正常，X 线片（图 3-30）示骨折线消失，内固定无松动。

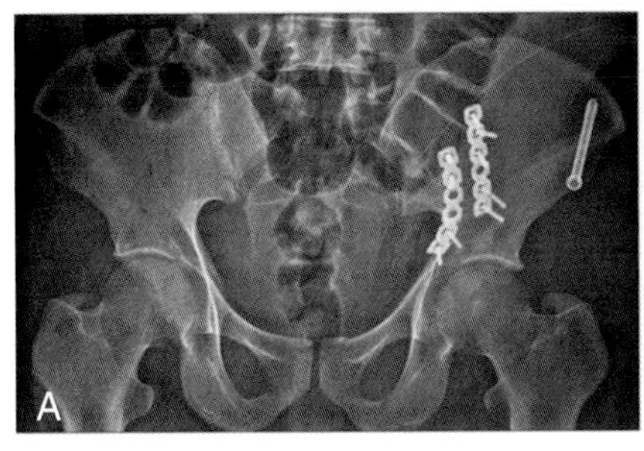

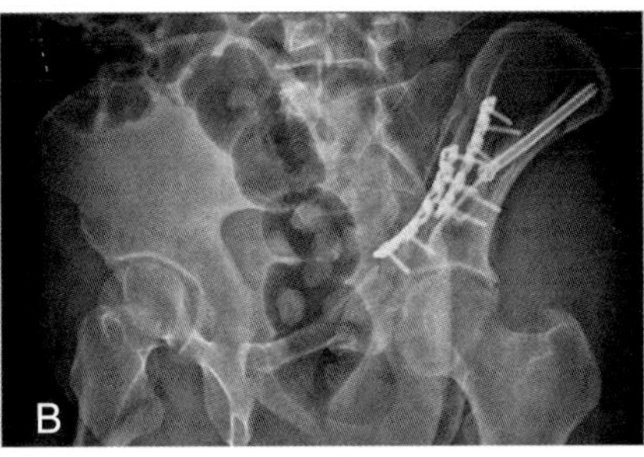

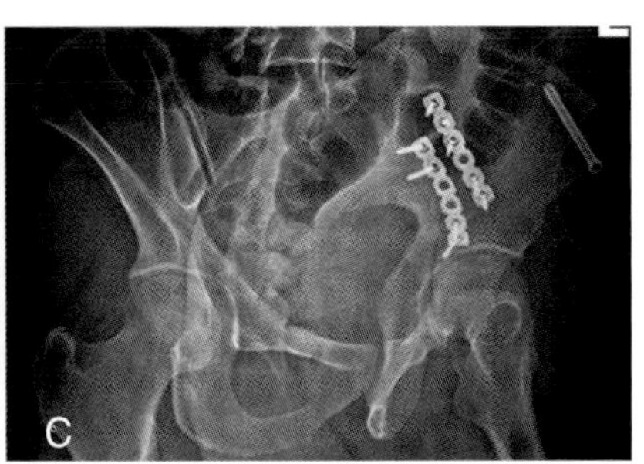

图 3-26　**术后骨盆 X 线片**

A. 骨盆正位；B. 闭孔斜位；C. 髂骨斜位

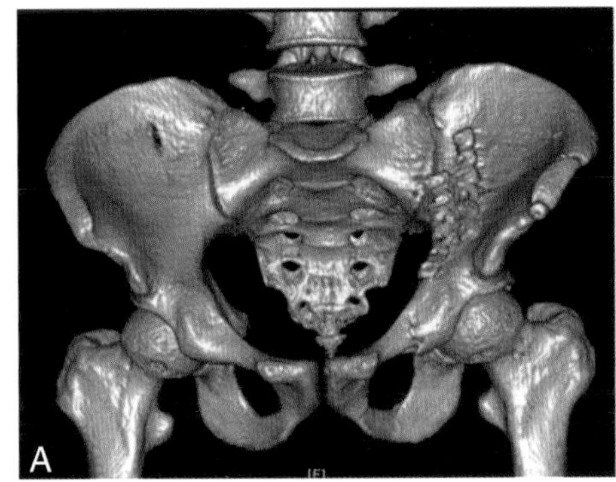

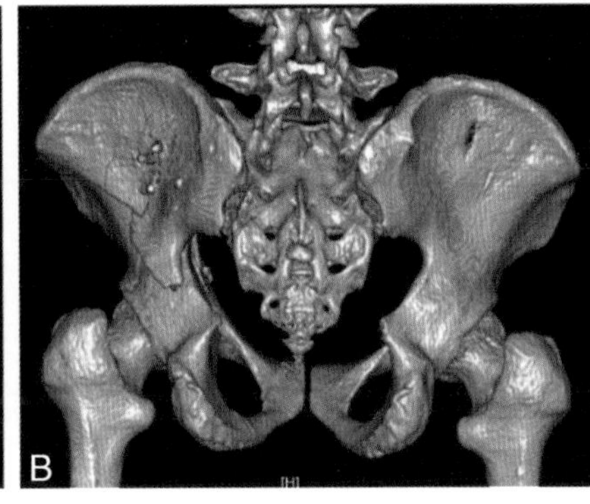

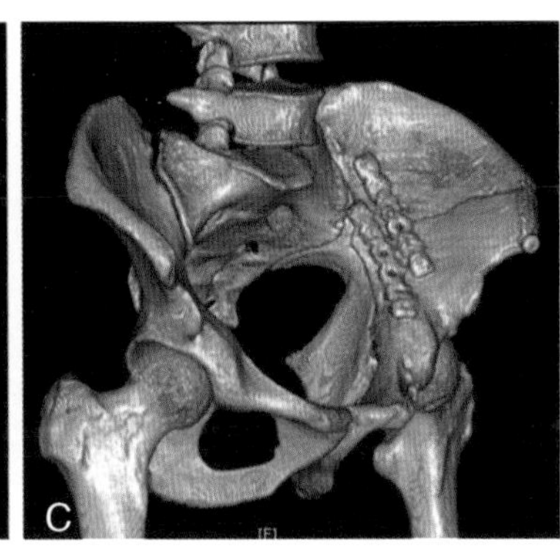

图 3-27　**术后骨盆 CT 三维重建**

A. 前面；B. 后面；C. 内侧面

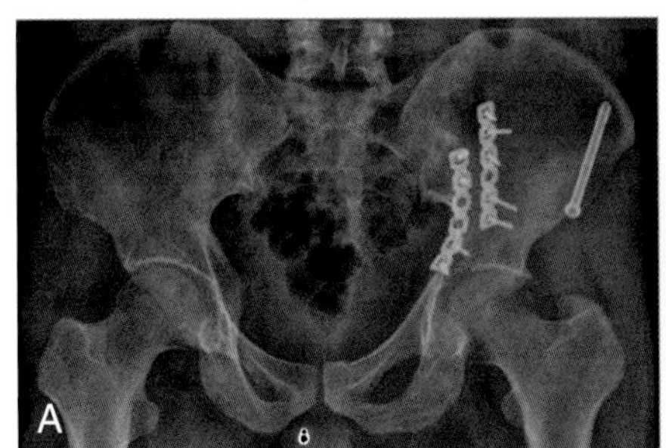

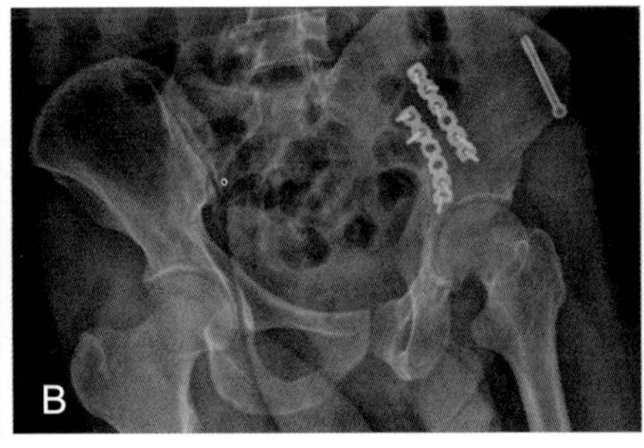

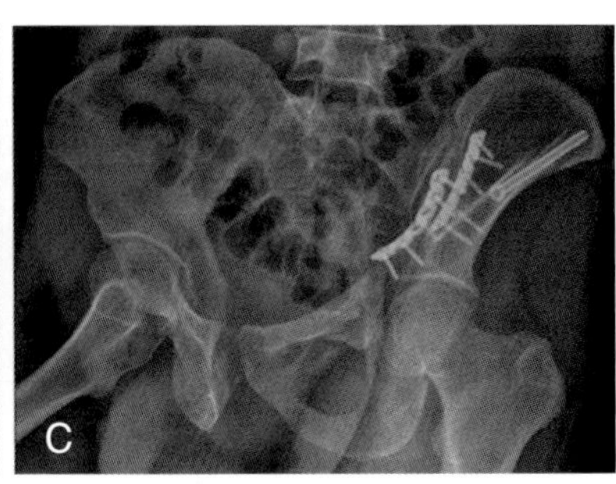

图 3-28　**术后 4 周复查骨盆 X 线**

A. 骨盆正位；B. 髂骨斜位；C. 闭孔斜位

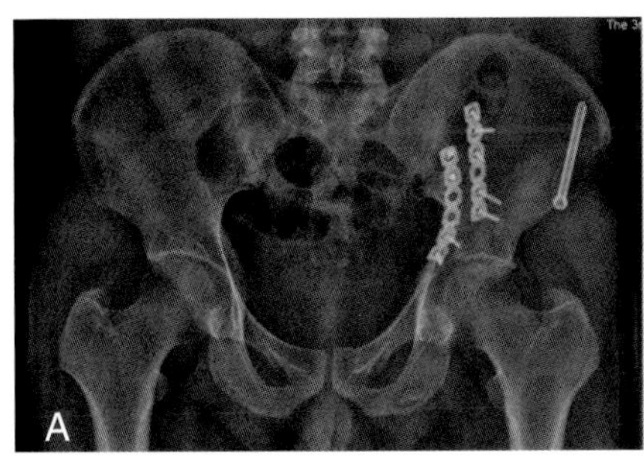

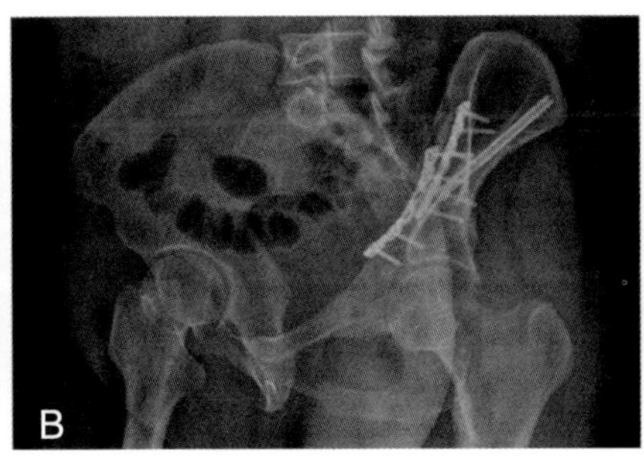

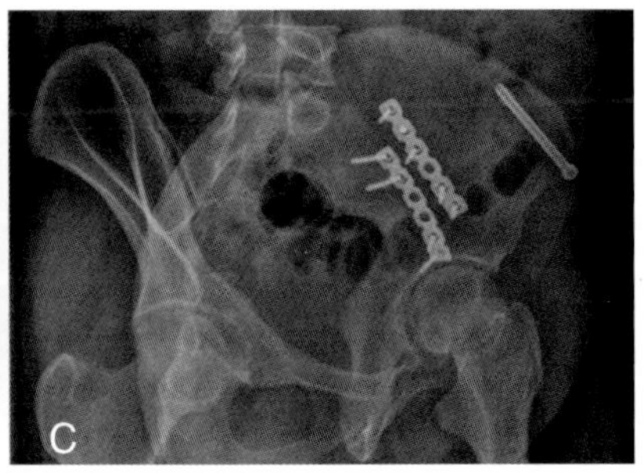

图 3-29　**术后 3 个月复查骨盆 X 线**

A. 骨盆正位；B. 闭孔斜位；C. 髂骨斜位

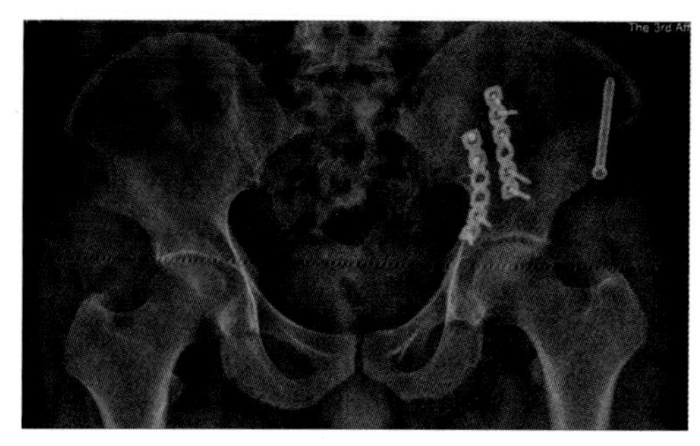

图 3-30　**术后 1 年复查骨盆 X 线**

【经验与体会】

（一）髋臼双柱骨折手术入路选择

大多数双柱骨折可以经单一前方入路完成，包括常见的髂腹股沟入路、改良 Stoppa 入路、腹直肌旁或腹直肌外侧入路。对于复杂的低位后柱骨折，当出现方形区粉碎或游离骨块时，采用改良 Stoppa 入路、腹直肌旁或腹直肌外侧入路更有优势，能够在直视下完成方形区、后柱的复位与固定。当合并有后壁骨折、后柱粉碎性骨折及陈旧性骨折时可考虑选择前后联合入路。腹直肌外侧入路切口正下方即为髋臼方形区和后柱，后柱显露方便，可显露至坐骨棘水平，方便处理粉碎的方形区及后柱，结合樊仕才团队研发的髋臼翼形钢板，对老年人骨质疏松性方形区粉碎性骨折的复位及固定更有优势。

（二）髋臼双柱骨折复位、固定

涉及双柱骨折最容易忽略和最难纠正的是髂骨翼和后柱的旋转。首先复位前柱，尤其是髂骨，强调恢复内侧髂窝的正常凹陷形态，即纠正髂骨翼旋转。根据骨折线的倾斜程度用各种复位钳或球头顶棒在真骨盆边缘复位前柱骨折，克氏针临时固定，通过枪式复位钳或骨钩复位后柱，直视下判断复位程度。髂骨翼骨折可使用拉力螺钉或重建钢板固定，前柱的固定通常选择预弯重建板，置于弓状缘上进行固定，后柱的固定可选用顺行拉力螺钉固定，长度要合适，避免从后方穿出损伤坐骨神经，也可以选择髂坐钢板沿后柱内侧面放置。对于合并有方形区的粉碎骨折，重建钢板塑形后置于方形区表面，老年人、骨质疏松严重者推荐定制个性化翼形板固定，有利于方形区的骨折复位。

第 4 章　髋臼复杂骨折手术病例

第一节　髋臼双柱合并后壁骨折

髋臼双柱合并后壁骨折是髋臼双柱骨折的一个特殊类型，占髋臼双柱骨折的 34.8%，受伤机制同双柱骨折，当损伤能量被进一步吸收时股骨头带着髋臼继续向中心脱位，导致髋臼后壁的撕脱性骨折，此时由于髋臼后方关节盂唇相对完整，而髋臼后壁上方骨块分离，呈倒马刺征表现。由于髋臼双柱合并后壁骨折股骨头带着髋臼向盆腔移位更严重，因此对髋臼的破坏程度高、髋关节的稳定性更差，常需行手术治疗。常用的手术入路为前后联合入路，有经验的术者一般能达到满意的复位和术后功能康复；但前后联合入路存在创伤大、并发症多等不足，有学者尝试单一前方髂腹股沟入路完成骨折的复位、固定，取得了较好效果。本节 2 个病例为单一前方腹直肌外侧入路完成对髋臼双柱合并后壁骨折的复位和固定，手术创伤小、术后恢复快、并发症少，随访患者功能好，供大家参考。

【病例 1】

患者男性，42 岁，车祸致右髋部疼痛、活动受限 2 小时急诊入院。查体示：生命体征稳定，右髋部无肿胀、畸形，右下肢无外旋畸形，骨盆挤压、分离试验（–），右髋关节活动不能，右足轴向叩击痛（+）；右足、右小腿运动、感觉正常。骨盆 X 线（图 4-1）及 CT（图 4-2）示右髋臼粉碎性骨折，右髂骨翼骨折。诊断为右侧髋臼骨折，收入院。

术前诊断：右髋臼骨折（Judet-Letournel 分型： 双柱骨折；三柱分型：C3 型）。

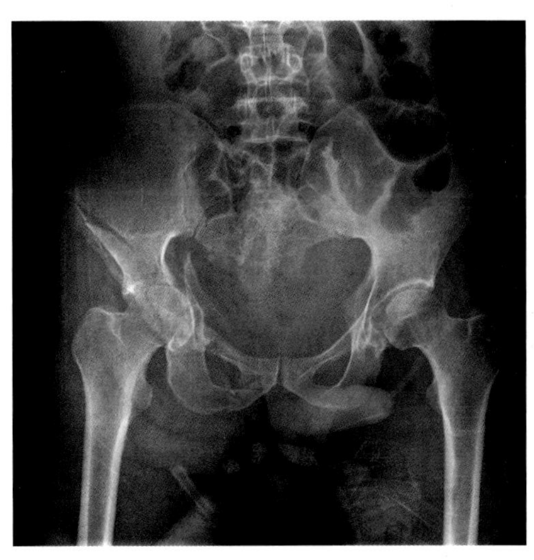

图 4–1　**术前 X 线**

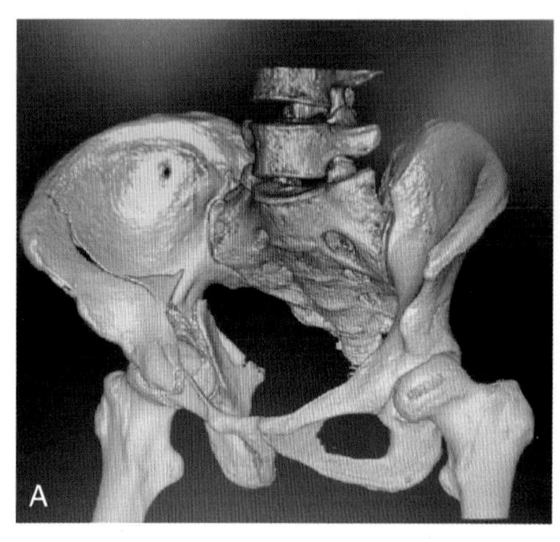

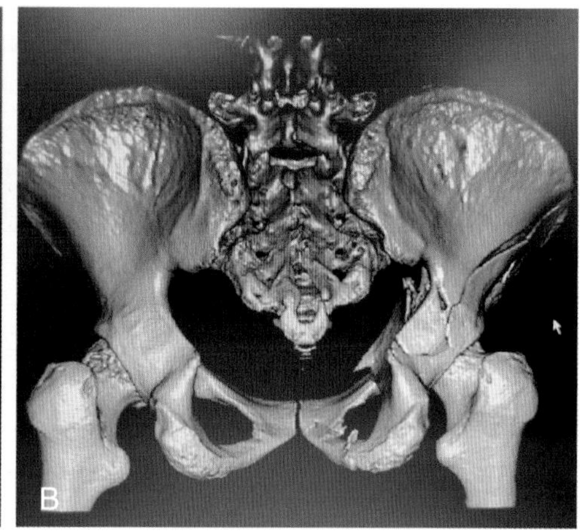

图 4-2 **术前 CT 三维重建**

A. 内面；B. 后面

【临床决策分析】

（一）临床决策依据

本病例有以下特点：①髋臼髂耻线、髂坐线断裂，提示前、后柱骨折；②髂骨翼骨折线向上延伸至髂骨翼上方，髋臼关节面与主骨不连；③髋臼后壁有骨块分离移位，呈倒马刺征，但髋关节后缘结构相对完整，关节囊和盂唇可能完整。患者诊断明确，右侧髋臼双柱合并后壁骨折，髋臼关节面的完整性、关节稳定性破坏严重，手术指征明确。因髋关节后方稳定性尚可，通过前方复位固定后后方基本稳定，可以不用另行手术切口行骨折复位固定；术中如果后壁骨折移位影响稳定，可从前方向后方置入拉力螺钉进行固定，避免联合入路的创伤大、高并发症的风险。

（二）手术方法

患者诊断明确，伤后 1 周，病情稳定，满足手术条件。

1. 麻醉、体位及手术显露同 LRA。

2. 复位好前、后柱、髂骨翼骨折并用钢板固定，透视骨盆正位示骨折复位良好（图 4-3A），但闭孔斜位显示髋臼后壁骨折块分离明显（图 4-3B）。

3. 于髂骨外板后壁骨折块处切一 1cm 切口，用血管钳探及分离移位的骨折，用骨盆复位钳进行钳夹复位（图 4-3C），透视闭孔斜位片见后壁骨块复位满意后（图 4-3D）从内向外板的骨折块置入 1 枚螺钉固定（图 4-3E）；活动髋关节检查后壁骨块的稳定性。

4. 冲洗术口，检查无活动性出血后放置引流管，关闭手术切口。

（三）手术风险评估与防范

1. 显露内侧窗时应避免损伤髂外血管和闭孔血管。

2. 前方骨折必须解剖复位，否则后壁骨折块没有空间能复回原位。

3. 复位后壁骨块时，因切口小不能直视只能凭感觉，先用血管钳探及向后分离移位的骨块，再将骨折块周围软组织分开，用顶棒顶压、复位钳钳夹等方法复位。

4. 用手指触摸后壁骨折块的中央，由盆内壁（最好经过钢板孔）向手指方向缓慢置入克氏针（依靠感觉），再经克氏针孔置入螺钉固定。螺钉置入不经过后壁骨折块、避免进入髋臼或因过长使臀部不适。

（四）术后情况

术后恢复良好，无发热，第 2 天拔除腹部引流管，开始进流质饮食；复查骨盆 X 线（图 4-4）及 CT 三维重建（图 4-5）均示骨折脱位复位满意，后壁骨折块位置好，内固定螺钉刚好穿出骨折块，无并发症，术后 5 天出院。

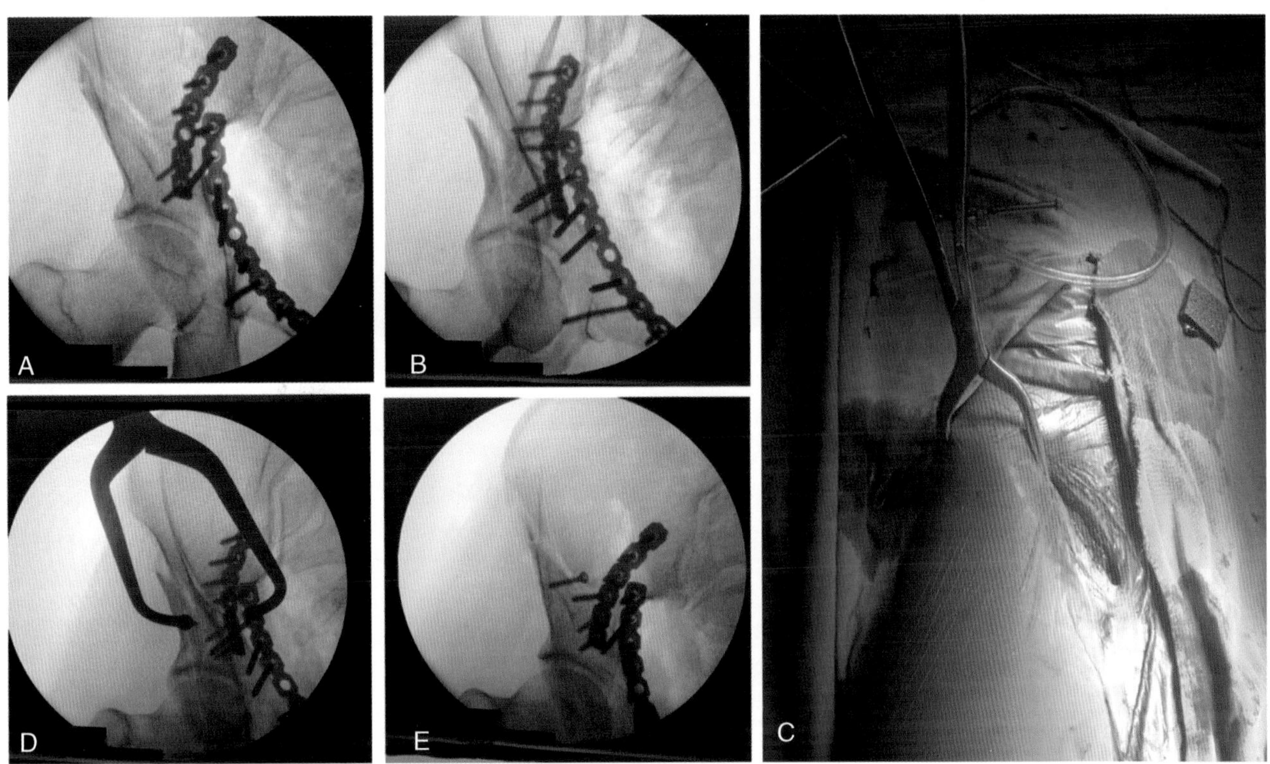

图 4-3　**术中复位与固定**

A. 前、后柱、髂骨翼固定；B. 后壁骨块分离；C、D. 后壁骨块钳夹复位；E. 后壁骨块固定

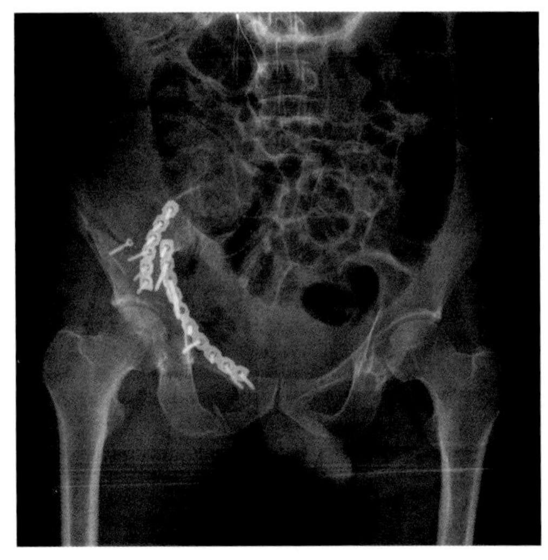

图 4-4　**术后复查 X 线**

（五）术后随访

术后 4 周复查见骨折复位维持良好，无骨折复位丢失及内固定松动发生（图 4-6），开始扶拐不负重下床行走。术后 3 个月返院复查见，行走步态正常，CT 示骨折愈合（图 4-7），髋臼形态结构正常，无骨折复位丢失。术后 1 年复查，行走及正常体力劳动正常，X 线片示骨折线消失，内固定无松动，无创伤性髋关节炎早期表现及股骨头坏死征象。

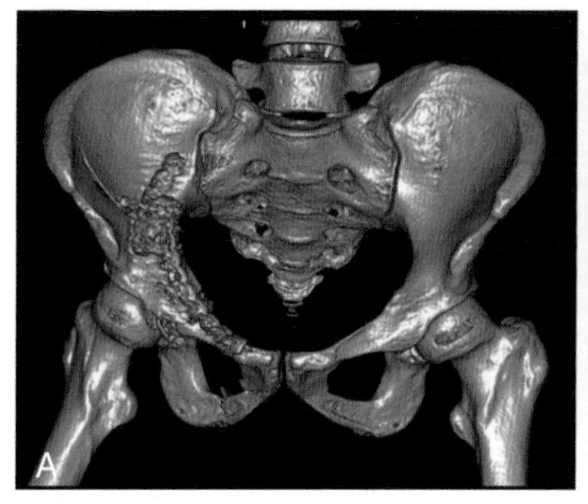

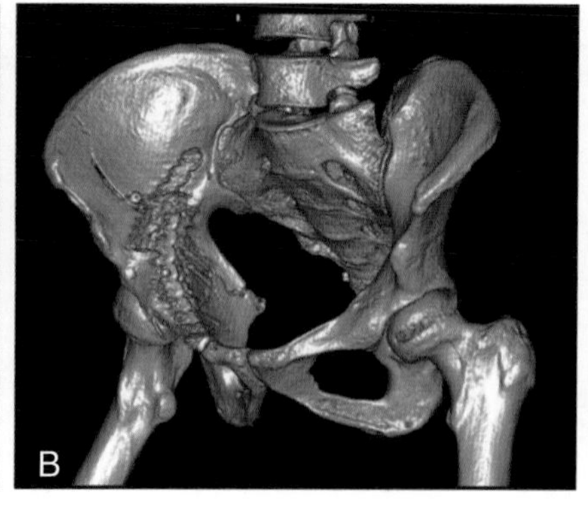

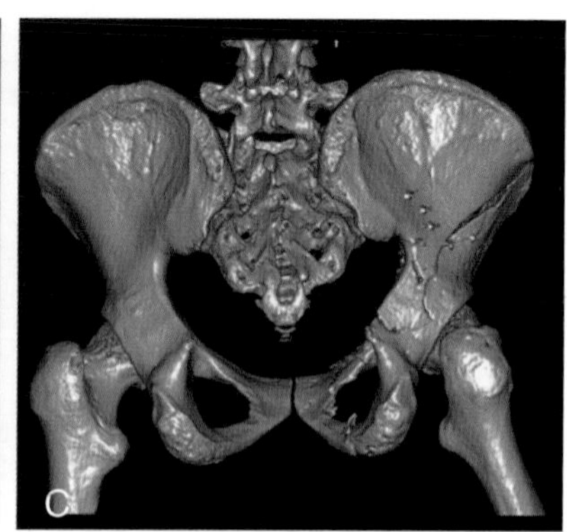

图 4–5　**术后 CT 三维重建**

A. 正面；B. 内面；C. 后面

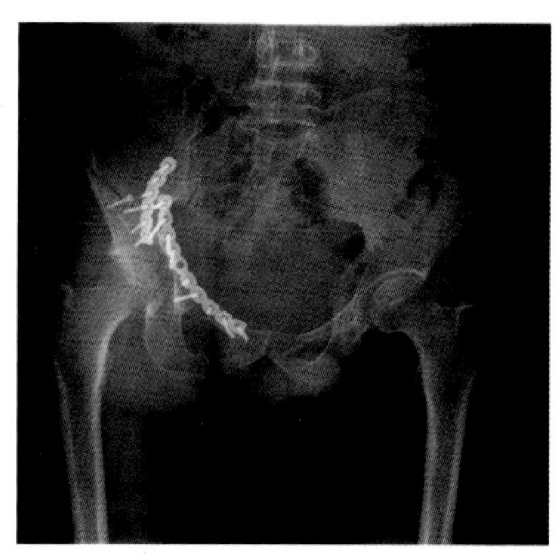

图 4–6　**术后 1 个月复查 X 线**

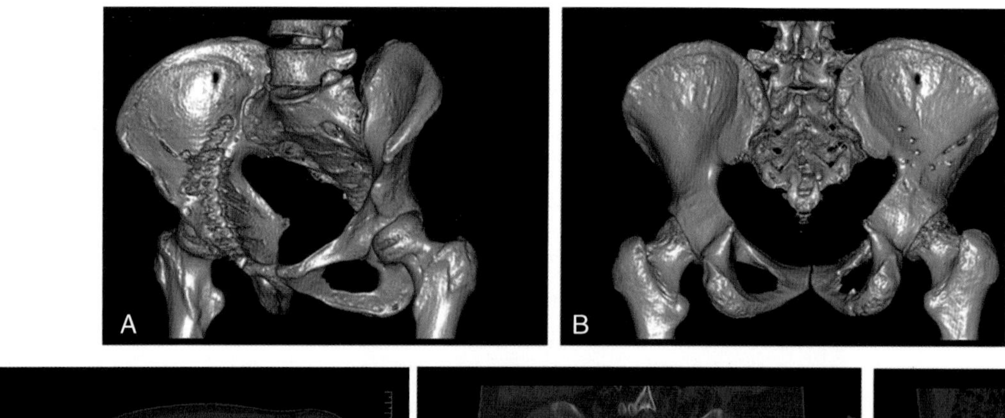

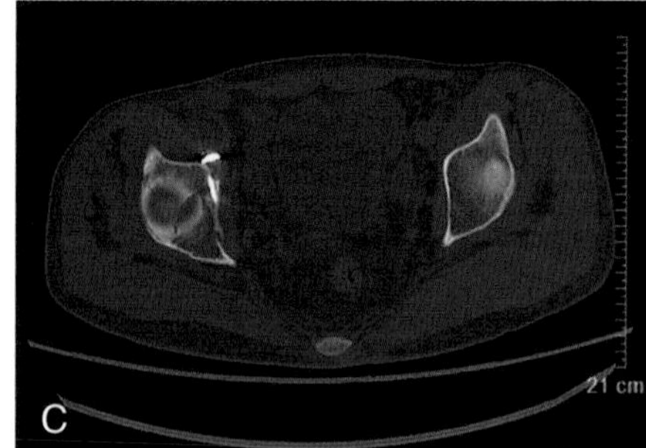

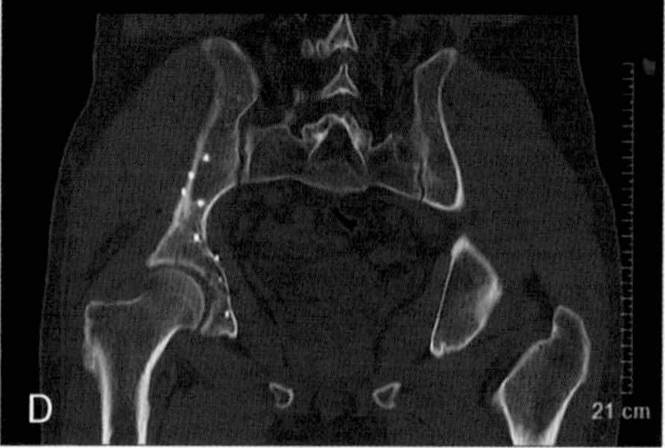

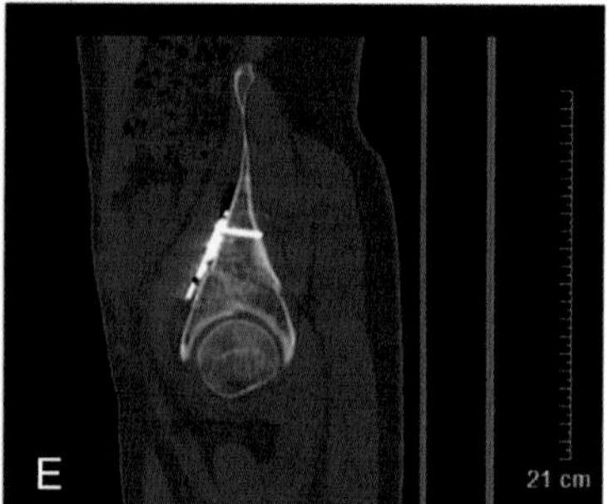

图 4–7　**术后 3 个月复查 CT**

A、B. CT 三维重建；C. 横断位；D. 冠状位；E. 矢状位

【经验与体会】

（一）髋臼双柱合并后壁骨折手术入路选择

髋臼双柱合并后壁骨折复位固定首选手术入路为前后联合入路，标配是髂腹股沟入路联合后方 K-L 入路。但有学者认为，髋臼双柱合并的后壁骨折为撕脱性骨折，后方髋关节囊、软组织稳定性的破坏程度远不及髋关节后脱位对髋关节后部稳定性的破坏大，通过前方入路骨盆内面对髋臼的前柱、后柱及方形区解剖复位后，后壁骨折块自然回位，万一复位不良则可通过辅助手段进行复位、螺钉固定，可避免联合入路带来的创伤大、出血多、手术时间长、术后恢复慢、并发症多等缺点。可选择的前方入路有髂腹股沟入路、腹直肌外侧入路、腹直肌旁入路，术者可根据自己掌握的手术技巧和熟练程度进行选择。

（二）髋臼后壁的骨折复位、固定

髋臼双柱合并后壁骨折选择单一入路复位，固定后壁骨块的前提是髋臼前、后柱及方形区的解剖复位，并且不存在髂骨翼和后柱的旋转。对后壁骨折块的复位方法有经皮肤顶棒顶压、小切口骨剥离子挤压、骨盆复位钳钳夹、小切口显露下复位等。对后壁骨块的固定一般从内侧向外置入 1 枚或多枚螺钉进行固定，避免对外板肌肉过多剥离和外侧钢板固定，降低异位骨化的发生率。

【病例 2】

患者男性，52 岁，高处坠落致伤盆部及全身多处，于伤后 15 天转入我院。入院查体示：生命体征稳定，右髋部肿胀、皮下青紫，右下肢明显短缩畸形，骨盆挤压、分离试验（+），右髋关节活动不能，双足轴向叩击痛（+）；双小腿运动、感觉正常。骨盆 X 线（图 4-8）及 CT（图 4-9）均示右侧髋臼粉碎性骨折、骨折线波及髂骨翼，并伴有后壁一带关节面的大骨块 90° 翻转，右髋关节中心性脱位；左骶骨 Denis I 区骨折，移位不明显，左耻骨支骨折。

术前诊断：①右髋臼骨折（Judet-Letournel 分型：双柱骨折；三柱分型：C3 型）；②骨盆骨折（Tile C 2 型骨折左侧 C 1.3 型右侧 B 型）。

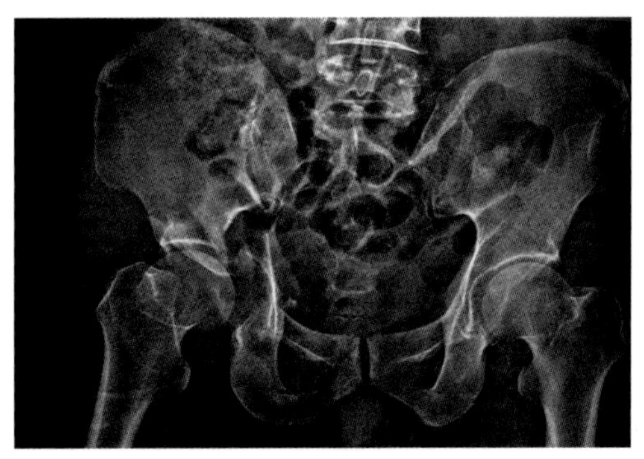

图 4–8　**术前 X 线片**

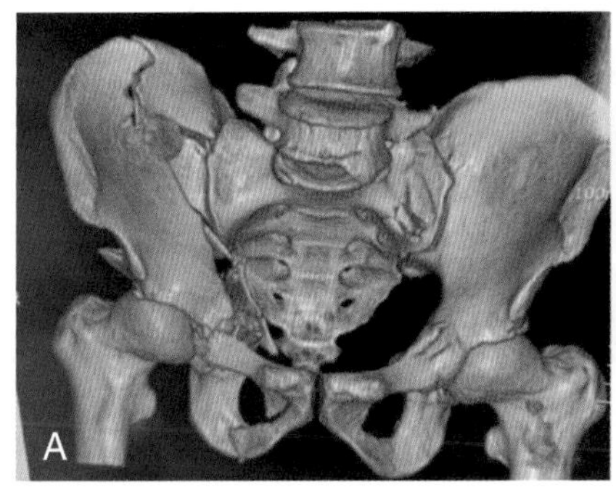

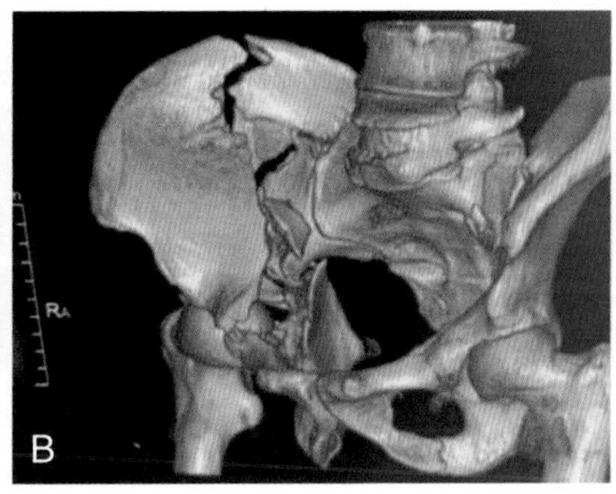

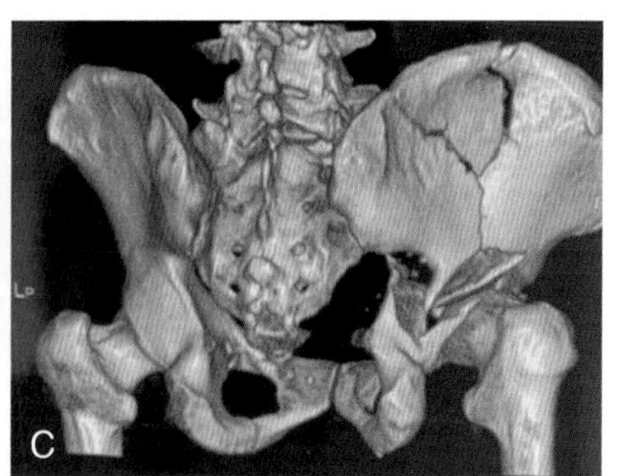

图 4–9　**术前 CT 三维重建**

A. 正面；B. 内面；C. 后面

【临床决策分析】

（一）临床决策依据

本病例有以下特点：①右髋臼髂耻线、髂坐线断裂，提示前、后柱骨折；②髂骨翼骨折线向上延伸至髂骨翼上方，坐骨大孔上方有关键骨块（Keystone），髋臼关节面与主骨不连；③髋臼后壁有一带髋关节面的大骨块 90° 向内侧翻转，卡在髋臼窝上方，但髋关节后缘结构相对完整，关节囊和盂唇可能完整；④左侧骨盆前后环骨折移位不明显。患者诊断明确，右侧髋臼双柱合并后壁骨折，且后壁一带关节面的大骨块翻转，髋臼关节面的完整性、关节稳定性破坏严重，手术指征明确。因髋关节后方稳定性尚可，通过前方复位固定后，后方基本稳定，如果后壁骨块能从前方复位，可以不联合后侧 K-L 入路，如果不能复位，则可另行髋关节后上方小手术切口辅助复位。螺钉固定，避免联合入路的创伤大、高并发症等风险。

（二）手术方法

患者诊断明确，伤后 1 周，病情稳定，满足手术条件。

1. 体外模拟手术：3D 打印 1 ∶ 1 骨盆骨折模型，观察骨折形态；并打印健侧半骨盆镜像模型，按骨折部位形态，设计内固定钢板的长度、放置位置、预置螺钉的长度与方向等，对钢板进行预弯塑形（图 4-10）；同时选择髋臼一体化翼形解剖钢板，在镜像模型上进行再塑形（图 4-11），两组内固定钢板均消毒备手术用。

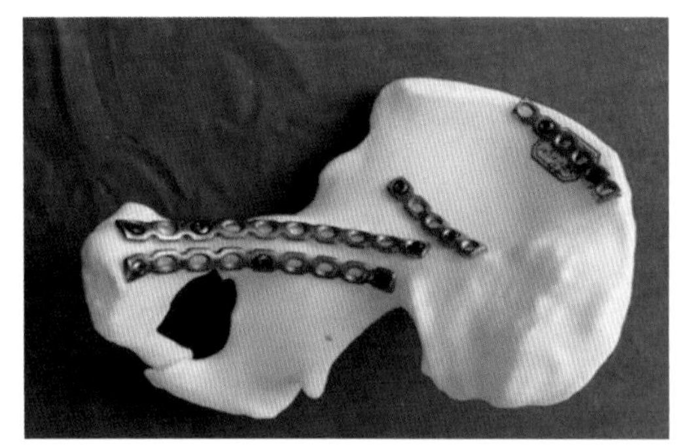

图 4–10　对钢板进行预弯塑形

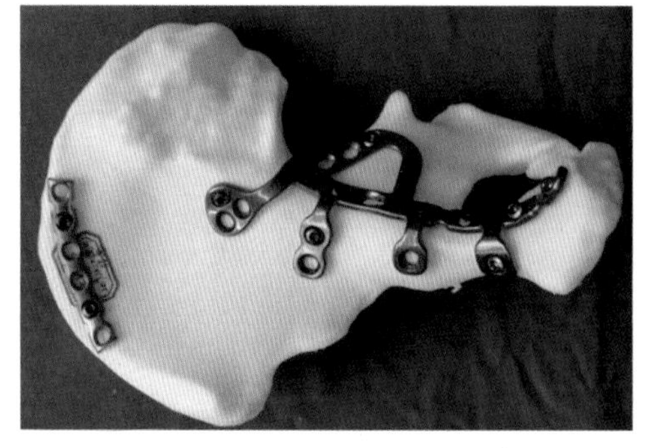

图 4–11　在镜像模型上再塑形

2. 麻醉、体位及手术显露同病例 1。

3. 因后壁翻转骨块卡在髋臼顶部影响内侧复位，术中试图从内侧取出并将其复位未果，于是选择髂骨外板 4cm 小切口辅助复位后壁骨块。

4. 再复位内侧：先复位关键骨块并用克氏针临时固定，再以此为标志复位前、后柱及方形区，内侧骨块大致复位后放置备用的髋臼一体化翼形解剖钢板，并钳夹骨盆内外板，使钢板与骨质贴合，置入关键部位螺钉固定，透视见髋臼轮廓恢复正常后（图 4-12），复位髂骨翼骨折并用钢板固定（图 4-13）。

5. 因后壁翻转骨块较大且带着关节面，必须固定。从内向外板的骨折块置入 3 枚螺钉固定，活动髋关节检查后壁骨块的稳定性。考虑左侧骨盆前后环骨折无移位且伤后 15 天。未行左侧骨盆前后环的直接固定，选择 INFIX 架辅助固定，维持骨盆环的稳定性（图 4-14）。

6. 冲洗术口，检查无活动性出血后放置引流管，关闭手术切口。

（三）术后情况

术后恢复正常，无发热及其他不适，第 3 天伤口引流量＜ 50ml，拔除腹部引流管；复查骨盆正位、髂骨斜位 X 线（图 4-15）及 CT 三维重建（图 4-16）均示骨折脱位复位满意，后壁骨折块位置可，内固定螺钉刚好穿出骨折块，无并发症，术后 10 天出院。

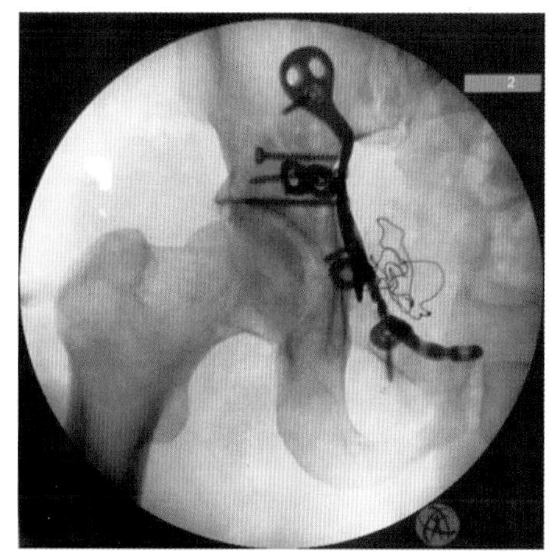

图 4-12　**透视见髋臼轮廓恢复正常**

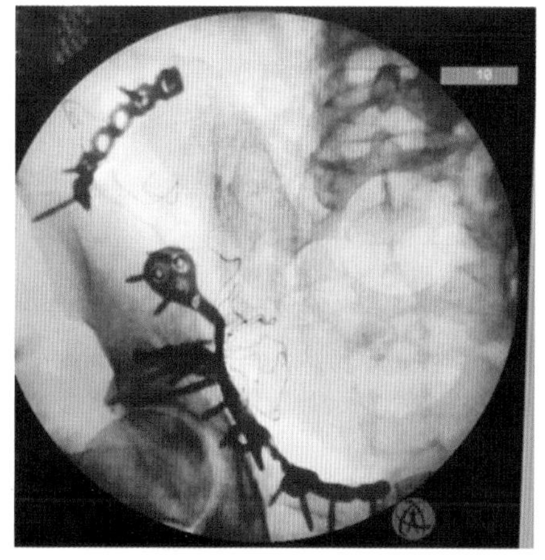

图 4-13　**髂骨翼骨折并用钢板固定**

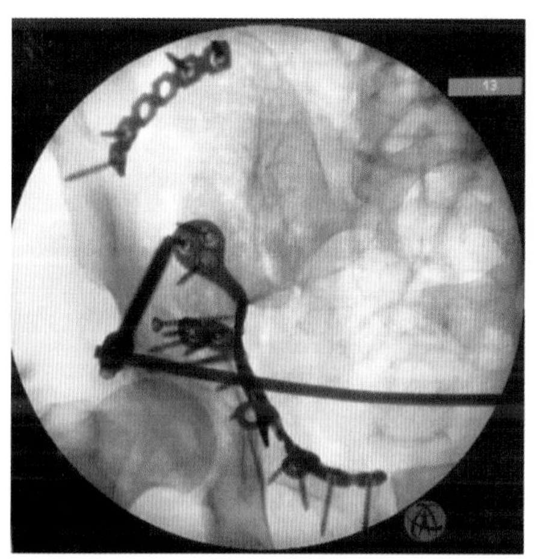

图 4-14　**INFIX 架辅助固定**

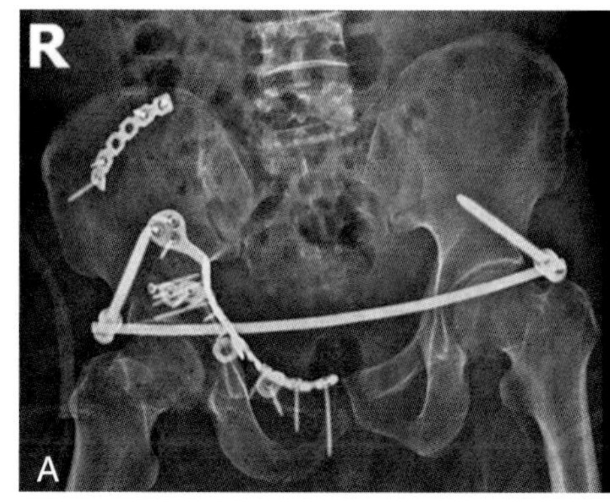

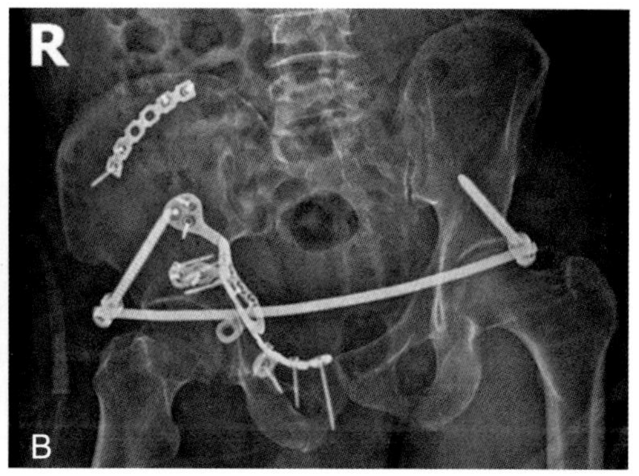

图 4-15　**术后复查 X 线**

A. 骨盆正位；B. 髂骨斜位

（四）术后随访

术后 6 周开始扶拐不负重下床行走，术后 8 周复查 X 线，骨盆髋臼轮廓正常，无骨固定失效及骨折移位（图 4-17），术后 7 个月复查行走步态基本正常，复查 X 线示骨折愈合（图 4-18），髋臼形态结构正常，无骨折复位丢失。

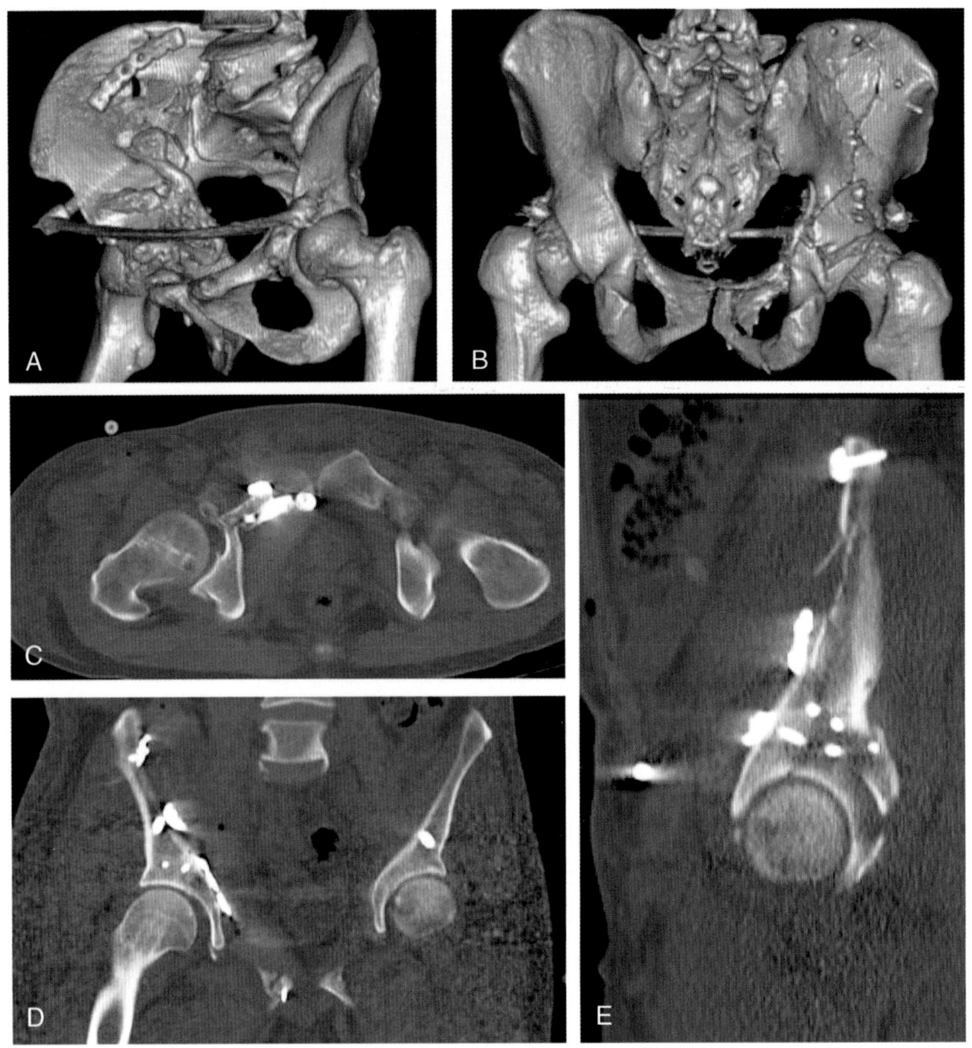

图 4-16 **术后复查 CT**

A、B.CT 三维重建；C. 横断位；D. 冠状位；E. 矢状位

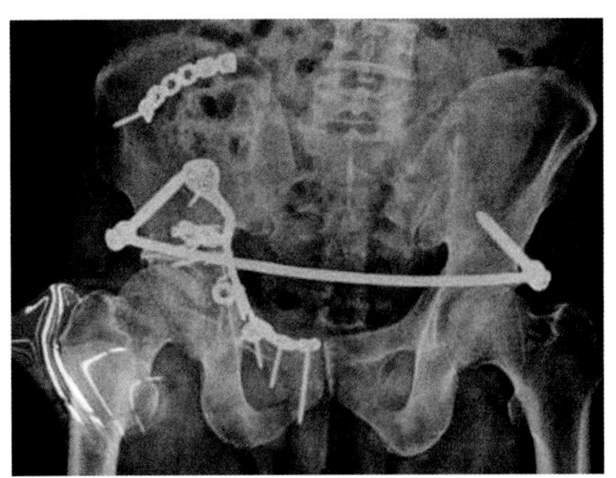

图 4-17 **术后 8 周复查 X 线**

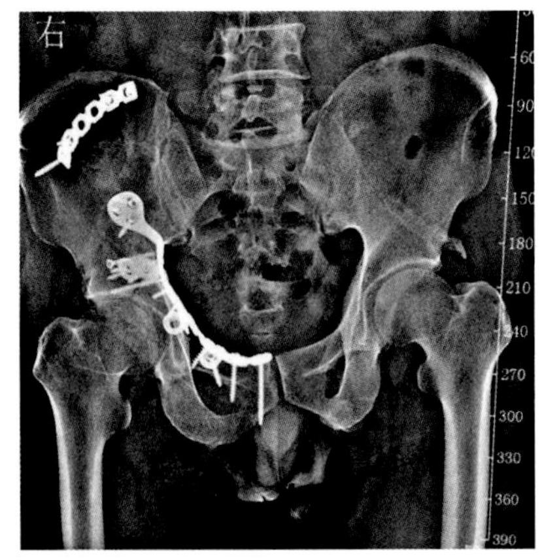

图 4-18 **术后 7 个月复查 X 线**

第二节　髋臼骨折合并股骨头骨折

髋臼骨折合并股骨头骨折较少见，而股骨头骨折多伴有髋臼骨折，为高能量损伤。髋臼合并股骨头骨折的受伤机制较复杂，不同的受伤机制导致的股骨头骨折类型不同，髋臼后壁骨折、髋关节后脱位合并股骨头骨折为最多见，多为 Pipkin I 型；Pipkin II 型多见于髋臼骨折股骨头中心性脱位，而股骨头顶部负重区骨折罕见。股骨头骨折后发生股骨头坏死率较高，股骨头脱位后复位的时间与股骨头坏死密切相关。不同损伤机制、不同骨折类型手术入路选择不同，预后也不同。本节将介绍两种不同类型的髋臼骨折合并股骨头骨折，处理方式不一定具有代表性，供参考。

【病例 1】

患者女性，18 岁，高处坠落伤致左盆部疼痛、活动受限 3 小时入院。入院查体示：生命体征稳定，左盆部肿胀、压痛，骨盆挤压、分离试验（+），左髋关节活动不能，左足轴向叩击痛（+）；左小腿运动、感觉正常。骨盆 CT（图 4-19）示左侧髋臼骨折、骨折线波及髂骨翼，并伴有后壁骨折，左髋关节中心性脱位；左股骨头顶部负重区骨折，移位不明显。

术前诊断：①左髋臼骨折（Tile 分型：双柱型伴后壁；三柱分型： C3 型）；②左股骨头顶部骨折。

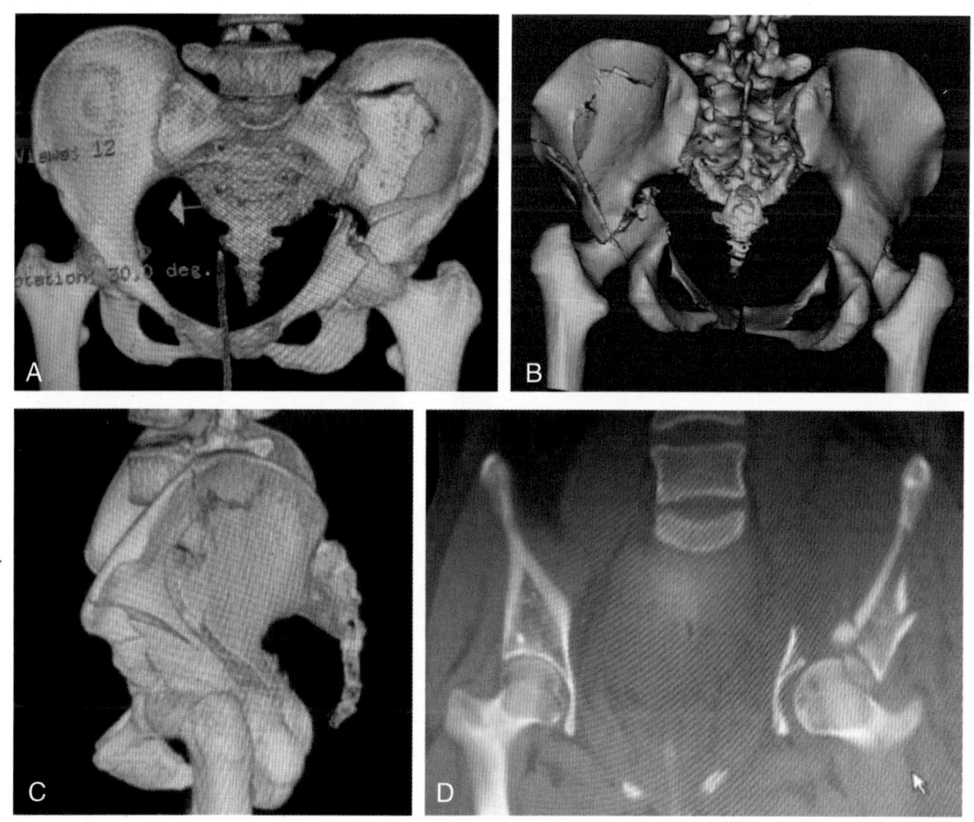

图 4–19　**术前 CT 检查**

A ～ C. CT 三维重建；D. 冠状位

【临床决策分析】

（一）临床决策依据

本病例有以下特点：①左侧髋臼双柱骨折，髋关节中心性脱位；②左髋臼后壁撕脱骨折，骨折块无明显移位；③股骨头顶部负重区骨折。诊断明确，手术指征明确。显露股骨头骨折的手术入路有：①直接前方入路（DAA）或改良 Stoppa 切口，从前方切开关节囊显露股骨头，虽创伤小，但只能显露股骨颈及股骨头下方，常用于股骨颈骨折或股骨头 Pipkin I 型骨折；②后方髋关节外科脱位技术，通过二腹肌截骨将股骨头前上脱位显露整个股骨头。髋臼后壁虽然有骨折，但后壁完整性及关节囊稳定性未破坏，应避免后侧入路。本例为股骨头顶部骨折，DAA 和改良 Stoppa 入路均不合适，可尝试 LRA：将髋关节前方骨质沿骨折部位翻开，在股骨头中心脱位状态下显露股骨头顶部骨折块，直视下进行复位固定，同时进行髋臼双柱的骨折复位固定。

（二）手术方法

患者诊断明确，伤后 1 周，病情稳定，满足手术条件。

1. 麻醉、体位及消毒均同 LRA。

2. 皮肤切口：取左侧 LRA 入路比基尼切口（图 4-20），切开皮肤及皮下组织至深筋膜层，深层显露按标准 LRA 的内侧窗、中间窗进行显露，通过内侧窗将髋臼前壁连同前柱骨块向下翻开，同时将髋臼顶部骨块向上翻开，向近端回拉大腿使股骨头向中心脱位，显露股骨头顶部的骨折块（图 4-21）。直视下复位后用 3.0 Herbent 空心钉固定。

3. 常规复位、固定髋臼双柱骨折，重建钢板固定。

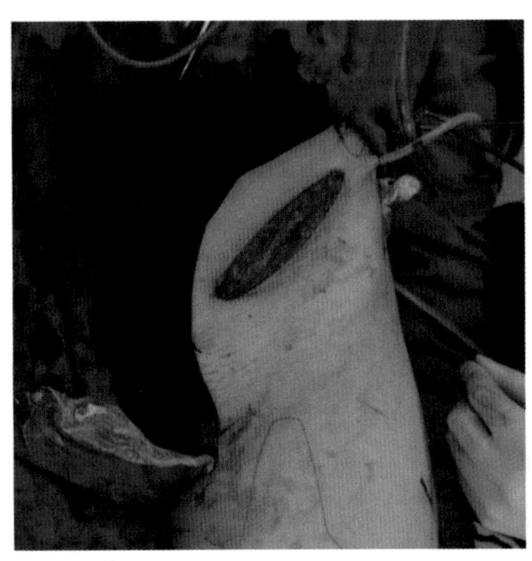

图 4-20 **手术切口**

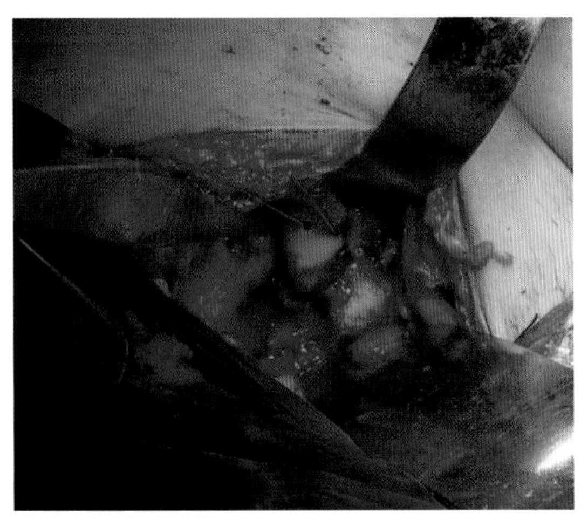

图 4-21 **股骨头骨折显露**

（三）手术风险评估与防范

1. 显露前壁骨块并向外下牵拉时应避免损伤髂外血管。

2. 前壁、前柱骨折向两侧牵拉显露股骨头后，通过旋转、内压股骨头来显露股骨头骨折区域，直视下进行复位固定。

3. 固定髋臼的螺钉避免置入髋关节腔内。

（四）术后情况

患者术后恢复正常，无围术期并发症发生；复查骨盆 X 线（图 4-22）及 CT 三维重建（图 4-23）均显示股骨头骨折、髋臼骨折复位满意，内固定位置良好，无下肢深静脉血栓形成。

（五）术后随访

术后 1 个月腹部比基尼切口愈合良好，术后 2 个月开始下床行走。术后 1 年复查，行走及体力劳动正常，X 线示骨折线消失，内固定无松动（图 4-24），术后 2 年皮肤切口愈合较好，呈一线性痕迹（图 4-25）。患者左髋关节活动好，无行走时疼痛，CT 检查未发现股骨头坏死征象（图 4-26），行内固定取出，行左髋关节 MRI 检查未见股骨头坏死征象（图 4-27）。随访中。

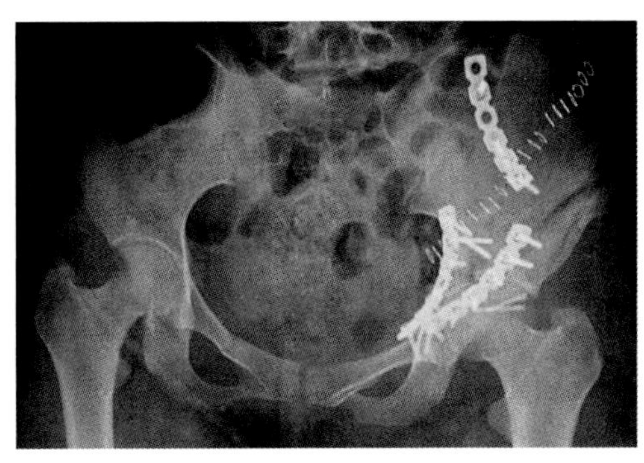

图 4-22　**术后复查 X 线**

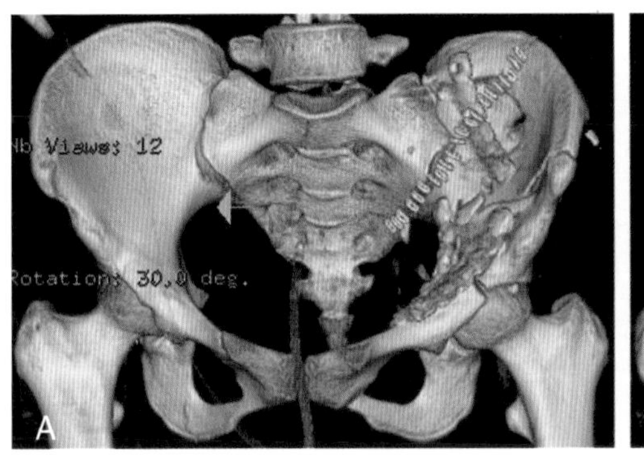

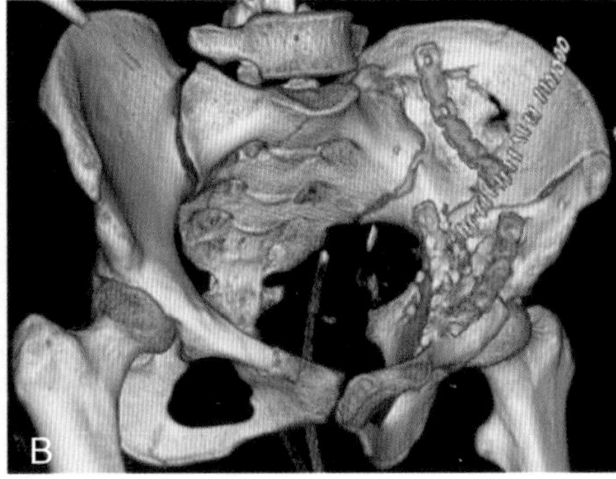

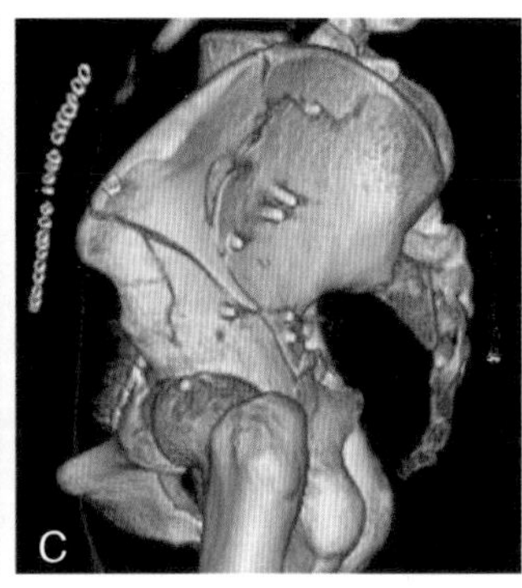

图 4-23　**术后复查 CT**

A. 正面；B. 内面；C. 侧面

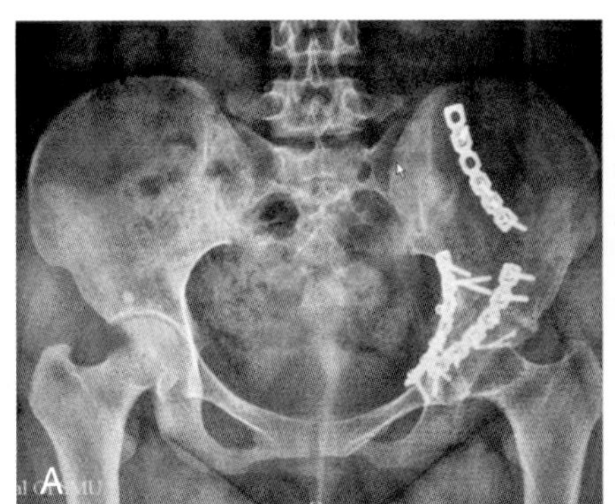

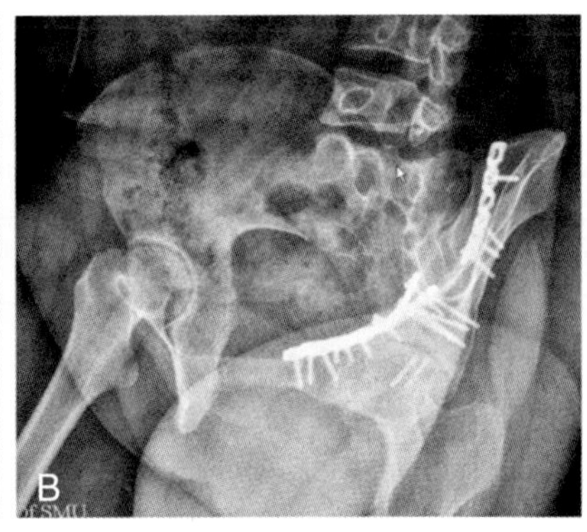

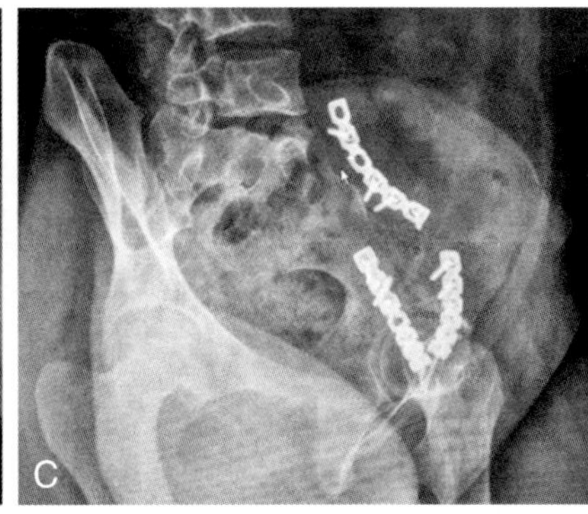

图 4-24　**术后 1 年复查 X 线**

A. 骨盆正位；B. 闭孔斜位；C. 髂骨斜位

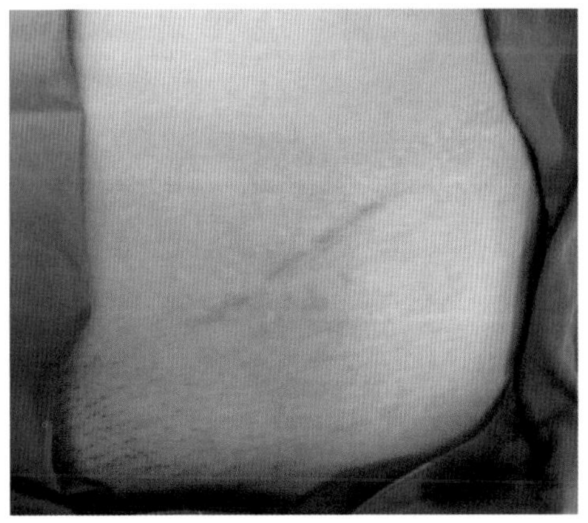

图 4-25　**术后 2 年手术切口**

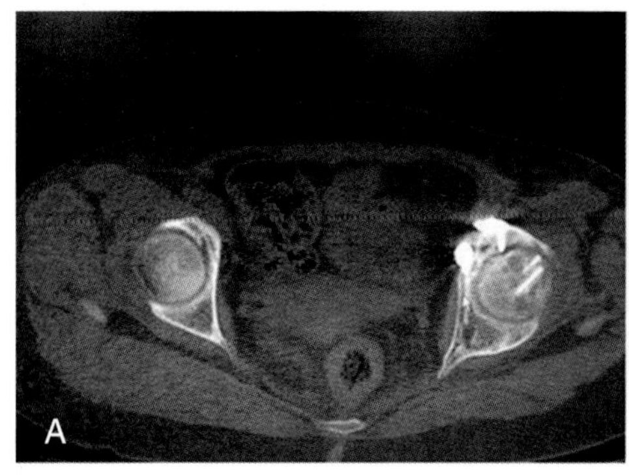
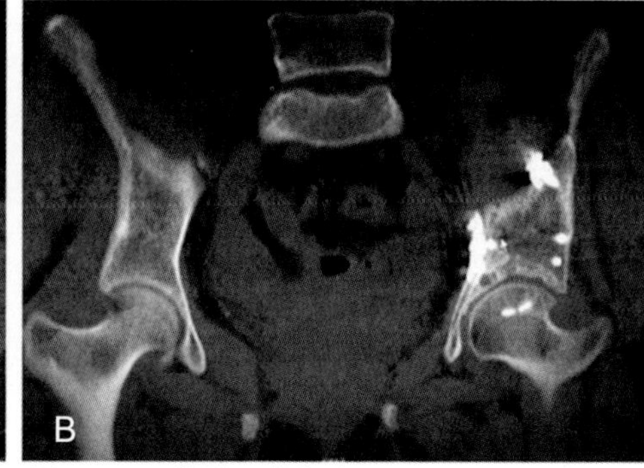
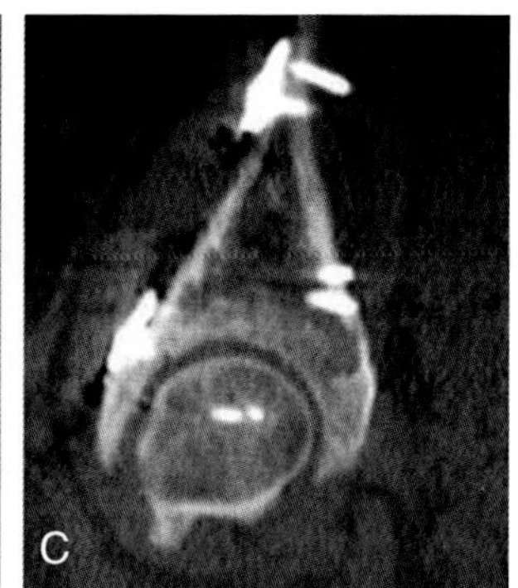

图 4-26 **术后 2 年复查 CT**

A. 横断位；B. 冠状位；C. 矢状位

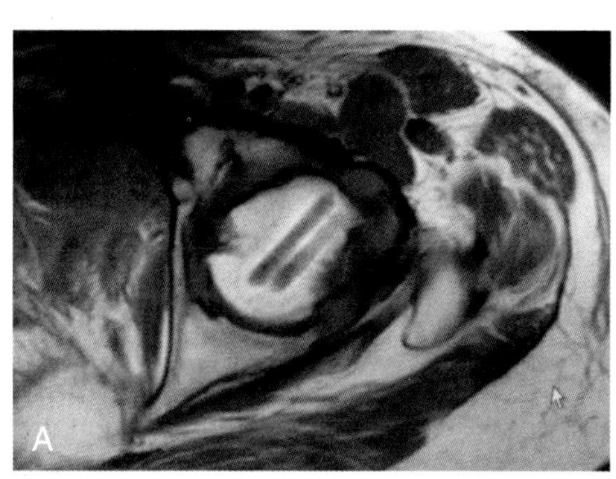
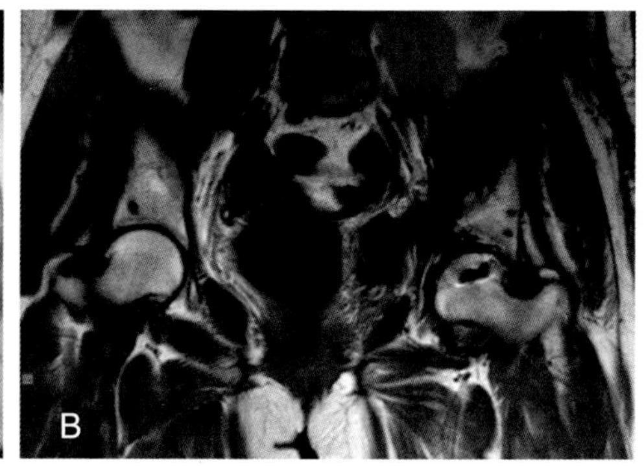

图 4-27 **术后 2 年复查髋关节 MRI**

A. 横断位；B. 冠状位

【经验与体会】

(一) 股骨头顶部负重区骨折手术入路选择

股骨头顶部负重区骨折鲜见文献报道，股骨头骨折的 Pipkin 分型中也未有此类型描述，无此类骨折治疗的先例。股骨头骨折的显露主要有前方显露和外科脱位技术后方显露，但股骨头顶部负重区被髋臼包裹太深，常规方法只能通过股骨头完全脱出才能显露，这种方式创伤太大。此例手术通过术中还原股骨头中心性脱位的状态，对股骨头顶部负重区骨折块进行复位和固定，实际手术操作也证实了这种方法的可行性，手术的创伤较小，手术效果满意，可供参考。

(二) LRA 皮肤切口选择

标准的 LRA 皮肤切口为脐与髂前上棘连线的外 1/3 点至腹股沟韧带的内 1/3 点的连线，切口斜向外上方；改良 Stoppa 入路的皮肤切口在考虑皮肤美观时可选择直行或横行切口。在行 LRA 时皮肤要沿皮纹方向切开，不会对深层显露造成影响，关闭时再行美容缝合，大大减少手术切口瘢痕，取得较好的效果。从愈合的手术切口很难看出患者曾经历过如此大的手术。

【病例 2】

患者男性，50 岁，车祸伤致盆部疼痛、活动受限入院。入院查体直接行全身 CT 检查，骨盆 CT（图 4-28）示左侧髋臼前壁粉碎性骨折、股骨头骨折并掉入盆腔，右骶骨 Denis II 区骨折并耻骨上下支骨折 。

术前诊断：①左髋臼骨折（Tile 分型：前壁骨折；三柱分型：A1.3 型）；②左股骨头顶部骨折（Pipkin II 型）；③骨盆骨折（Tile C1.3 型）。

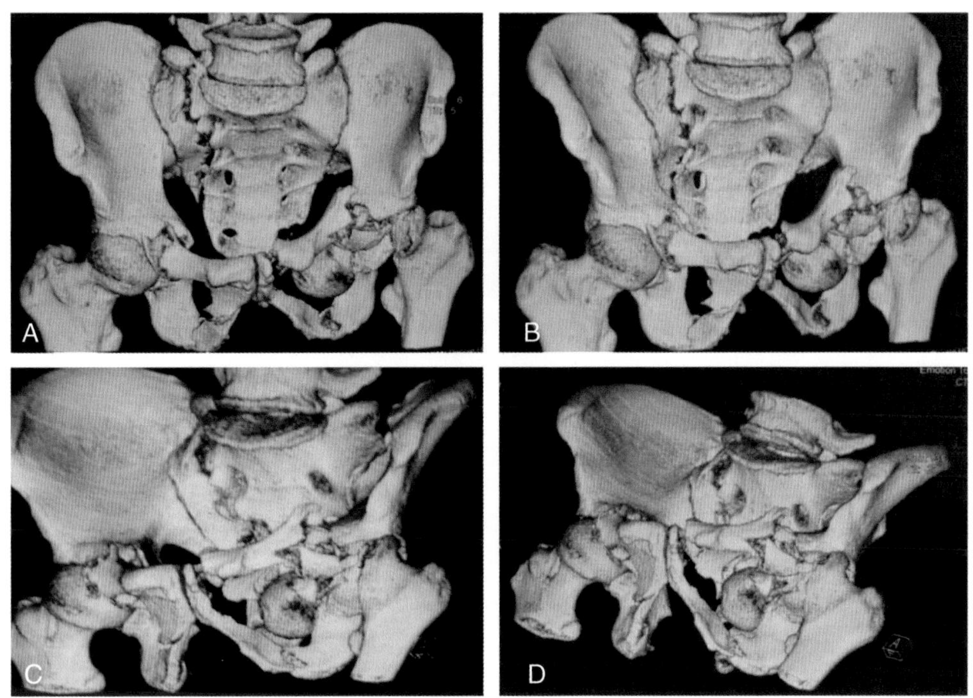

图 4–28　**术前骨盆 CT**

A ～ D. CT 三维重建不同方位

【临床决策分析】

（一）临床决策依据（仅讨论髋臼及股骨头）

本病例有以下特点：①左侧髋臼前方粉碎性骨折，髋关节前方稳定性完全破坏；②左股骨头骨折，整个股骨头移位掉入盆腔，远离股骨颈位置，股骨头坏死率高；③合并右侧骨盆骨折但骨折移位不明显。诊断明确，手术指征明确。显露股骨头骨折的手术入路主要有：① DAA 或改良 Stoppa 切口，从前方切开关节囊，显露股骨头。前方入路创伤小，只能显露股骨颈及股骨头下方，常用于股骨颈骨折或股骨头 Pipkin I 型骨折。②髋关节外科脱位技术，通过二腹肌截骨将股骨头前上脱位，显露整个股骨头。患者无后方髋关节损伤，应避免后侧入路。本例股骨头骨折块较大，类似于头下型股骨颈骨折，且股骨头掉入盆腔，可选择 LRA 向外延长成 DAA，从髋关节前方将髋关节前方关节囊、粉碎的前壁完全打开，复位股骨头并固定后修复髋关节前方的稳定结构。

（二）手术方法

患者诊断明确，伤后 1 周，病情稳定，满足手术条件。

1. 麻醉、体位及消毒均同腹直肌外侧入路。

2. 皮肤切口：取左侧改良直接前方入路（切口内移并向上延长，见图 4-29），切开皮肤及皮下组织至深筋膜层，深层上半部分显露按标准腹直肌外侧入路的内侧窗、中间窗进行显露，下半部分按直接前方入路显露髋关节前方关节囊，保留中间的腹股沟韧带，通过腹直肌外侧入路将前柱、前壁骨块向内侧翻开，并从盆腔骨取出股骨头。

3. 通过 DAA 显露并清理关节腔、还纳股骨头后，直视下复位后，用 4.0 空心钉固定股骨头（图 4-30），通过 LRA 复位髋臼前壁、前柱骨折，联合 Pfannenstiel 入路显露，重建钢板固定（图 4-31）；DAA 修复髋关节前方关节囊。

4. 闭合复位通道螺钉固定右侧骨盆骨折（图 4-32）。

（三）手术风险评估与防范

1. 显露前壁骨块及前关节囊时注意保护腹股沟韧带，避免损伤髂外血管。

2. 此类股骨头骨折血供破坏严重，股骨头坏死率高，术前应向患者交代清楚。

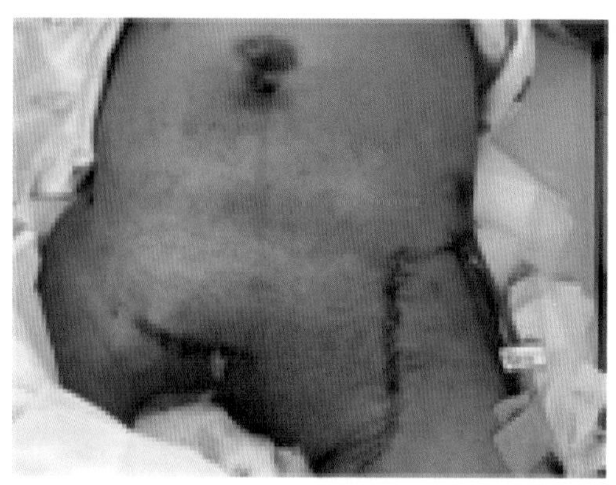

图 4-29　左侧改良直接前方入路切口

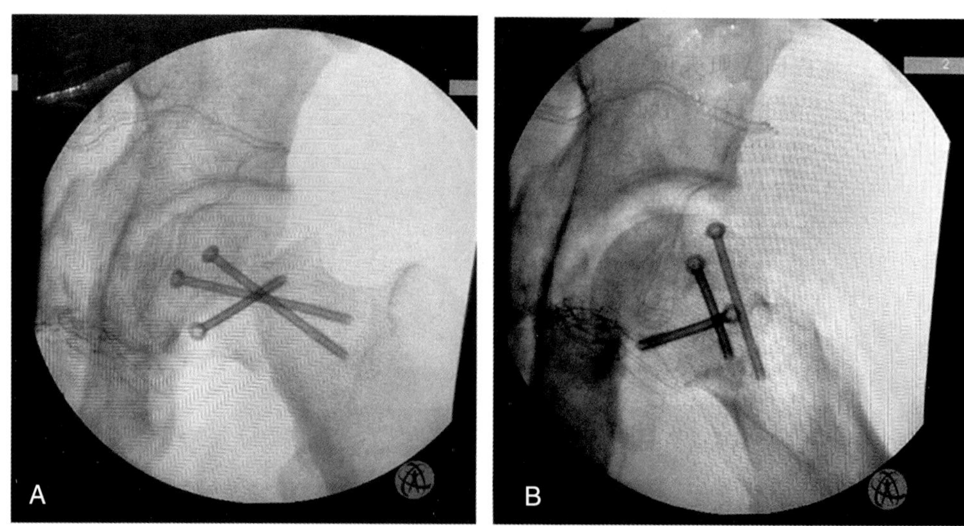

图 4-30　直视下空心钉固定股骨头
A. 髋关节正位；B. 髋关节侧位

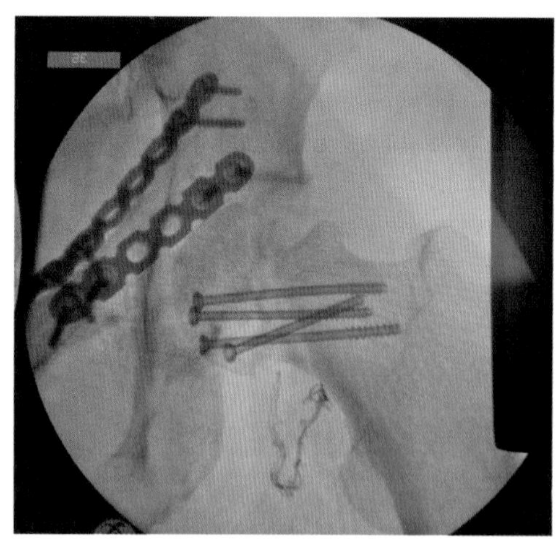

图 4-31　重建钢板固定

3. 固定髋臼的螺钉避免置入髋关节腔内，左侧骶髂螺钉、前柱螺钉置入精准，避免副损伤。

（四）术后情况

患者术后恢复正常，伤口一期愈合出院，无围术期并发症发生；复查骨盆正位 X 线（图 4-33）和 CT（图 4-34）均显示股骨头骨折、髋臼骨折复位满意，左侧骨盆固定通道螺钉位置良好，无下肢深静脉血栓形成。

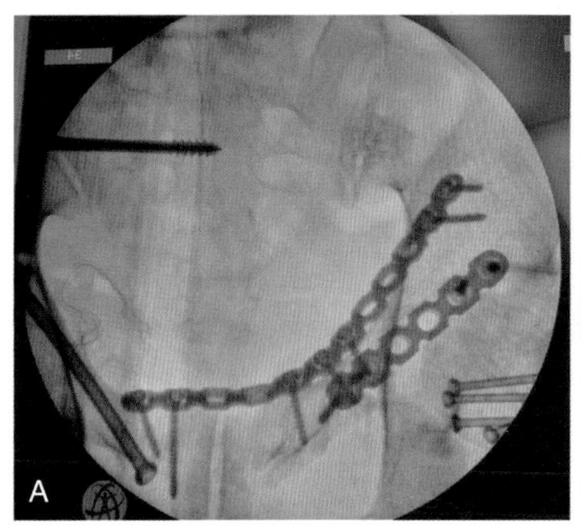

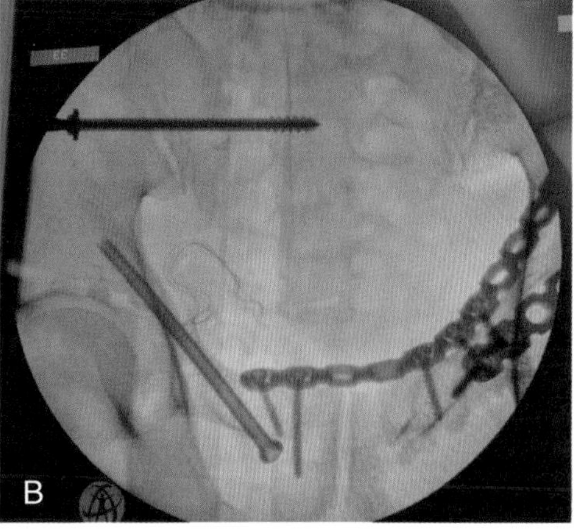

图 4-32　**螺钉固定右侧骨盆骨折**

A、B. 骨盆正位

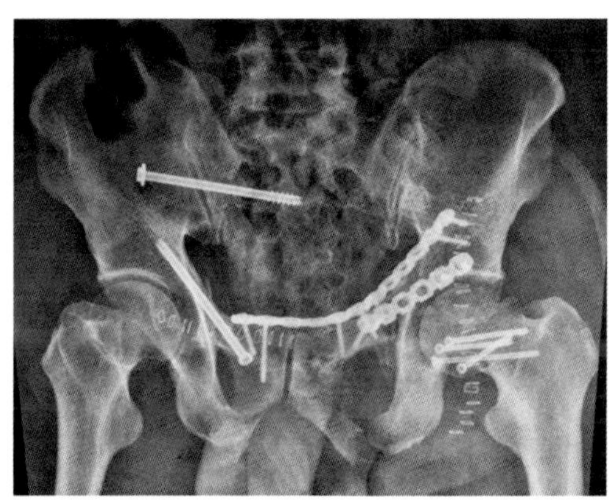

图 4-33　**术后复查骨盆正位 X 线**

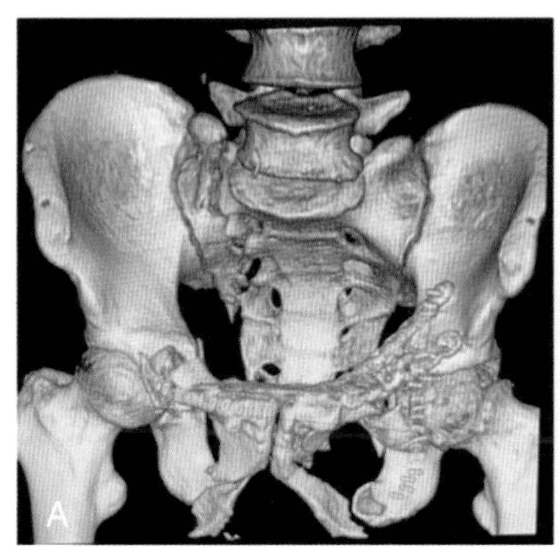

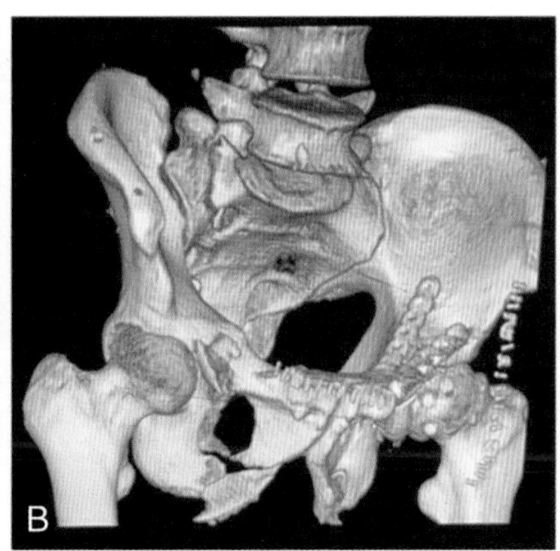

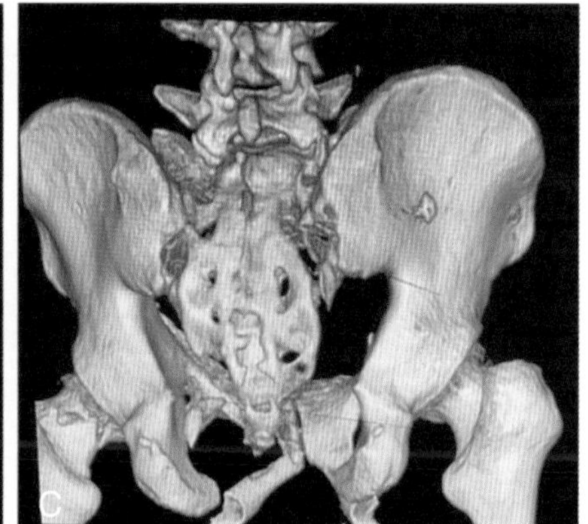

图 4-34　**术后复查骨盆 CT**

A. 前面；B. 内侧面；C. 后面

（五）术后随访

患者术后未返院复查，电话随访得知术后 2 个月开始下床行走，术后 1 年开始出现行走时间长后左髋关节疼痛，在外院行 X 线检查诊断为左股骨头坏死，未行关节置换手术。

第三节　髋臼骨折合并股骨颈骨折

髋臼合并股骨颈骨折临床较少见。多为车祸、高处坠落伤等高能量损伤所致。其受伤机制较复杂，多为混合暴力作用的结果。治疗方法目前存在很大争议，主要有两种手术方式：①保髋治疗，Ⅰ期行切开复位内固定，若出现股骨头坏死、骨不愈合则Ⅱ期行关节置换；②Ⅰ期行髋关节置换。手术入路的选择应结合髋臼骨折类型具体分析，总的原则为微创、解剖复位髋臼、保护股骨头血供。

【病例】

患者男性，55 岁，高处坠落伤致左下肢疼痛 3 天转入我院。入院查体示：左大腿局部肿胀明显、畸形，有骨摩擦音及异常活动，活动受限；左髋关节压痛明显，活动明显受限；左足血供、感觉及活动良好。骨盆 X 线（图 4-35）及 CT（图 4-36）均示左髋臼粉碎性骨折、左股骨颈粉碎性骨折、左股骨干开放性粉碎性骨折，收入院。

术前诊断：①左髋臼骨折（Judet-Letournel 分型：横形伴后壁骨折；三柱分型：B2.3 型）；②左股骨颈骨折；③左耻骨上下支骨折；④左股骨干开放性粉碎性骨折。

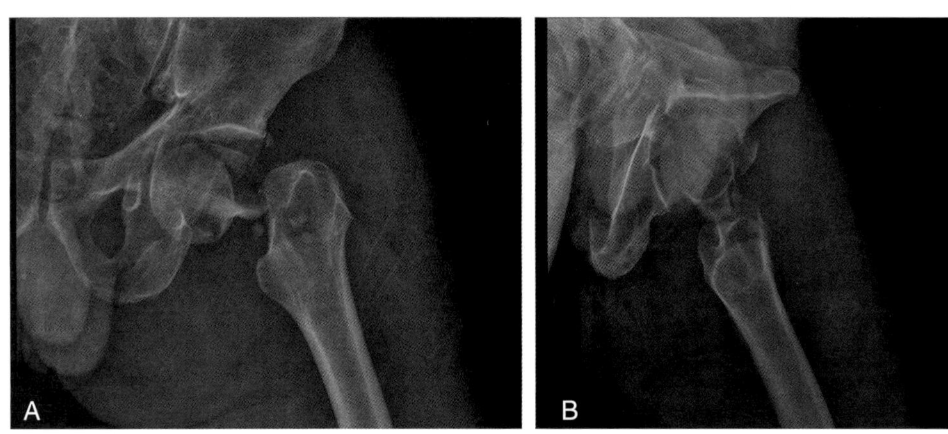

图 4–35　术前骨盆 X 线
A. 髋关节正位；B. 髋关节侧位

【临床决策分析】

（一）临床决策依据

本病例有以下特点：①左侧髋臼前壁骨折块向上移位；②左侧髋臼方形区粉碎性骨折，向内侧移位；③髋臼后壁骨折块移位不明显；④股骨头经股骨颈基底部完全离断，内翻移位明显。考虑患者对髋关节功能要求高，本例采取Ⅰ期切开复位内固定治疗，即使Ⅰ期内固定失败也能为Ⅱ期关节置换提供较好的骨质条件。髋臼骨折主要涉及前壁、方形区的移位，同时为减少后方入路对股骨头血供的影响，可选择前方入路（髂腹股沟入路，改良 Stoppa 入路，腹直肌旁或腹直肌外侧入路）。未移位的股骨颈骨折可选择闭合复位空心拉力螺钉固定，移位的、闭合复位失败的股骨颈骨折选择手术切开治疗。本例选择腹直肌外侧入路治疗髋臼骨折，同时将切口外侧向下延伸对股骨颈进行处理，获得良好的复位与固定，供临床参考。

（二）手术方法

患者诊断明确，伤后 1 周，病情稳定，满足手术条件。

1. 麻醉及体位：全身麻醉气管插管，平卧位消毒左下肢及盆腹部，铺单并用手术膜封闭手术区。

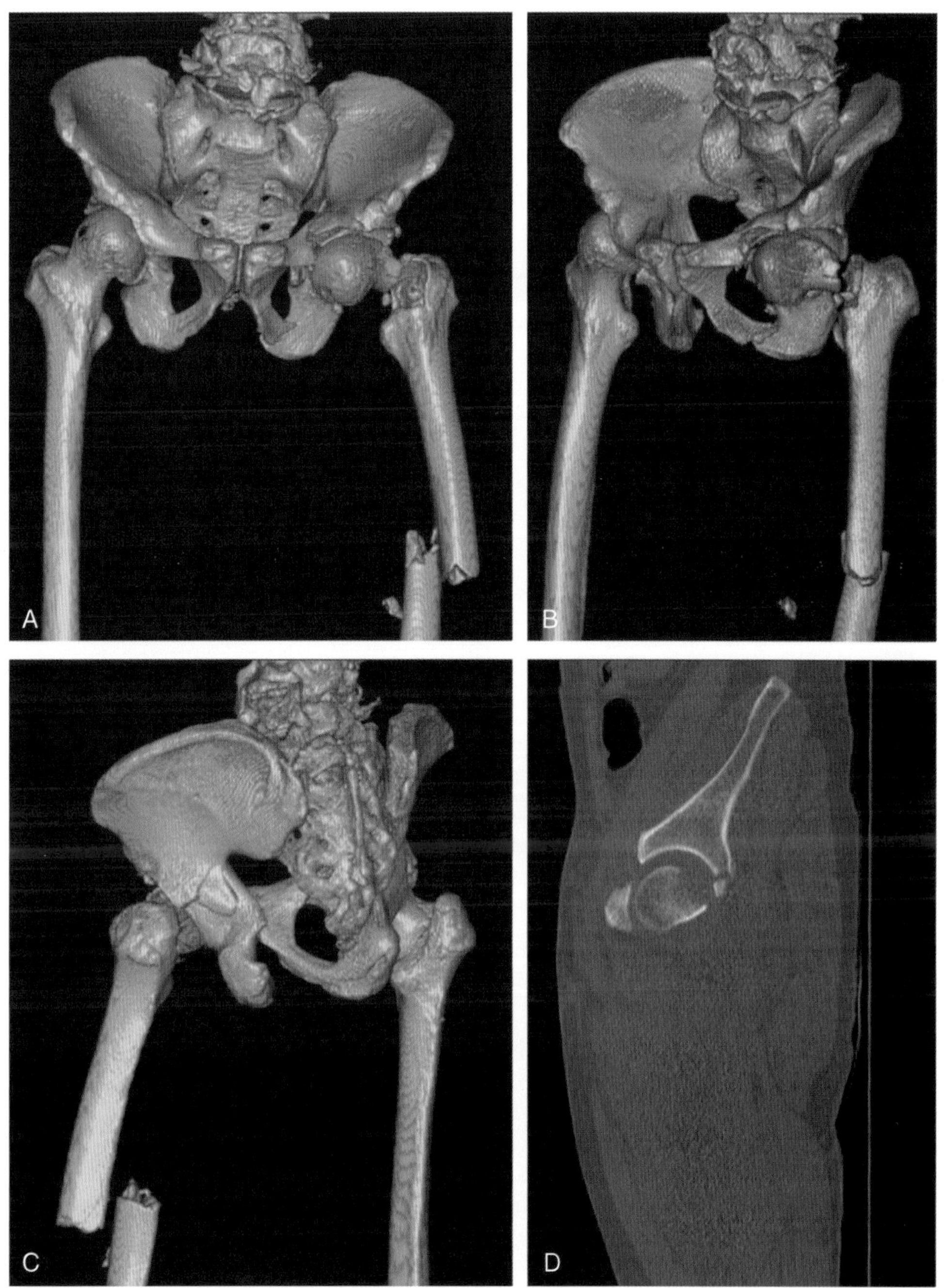

图 4-36　**术前骨盆 CT**

A ～ C.CT 三维重建；D. 矢状位

2. 手术切口选择及髋臼、股骨颈显露同髋臼骨折合并股骨头骨折。

3. 髋臼骨折复位与固定：经内侧窗显露前壁、前柱，复位后使用 1 枚拉力螺钉固定前壁；中间窗显露方形区，直视下复位后予以髋臼翼形钢板固定。

4. 股骨颈复位与固定：LRA 外侧切口往下延伸，经缝匠肌及股直肌间隙进入，显露关节囊后 T 形切开，牵引复位后先紧贴后侧置入 1 枚空心螺钉加压固定（注意空心钉尽量避免对股骨重建钉有干扰）。

5. 股骨干骨折及合并的股骨颈骨折采用股骨重建髓内钉固定。

（三）手术风险评估与防范

1. 显露内侧窗及移位的前壁骨块时应避免损伤髂外血管和闭孔血管。

2. 前壁骨块必须解剖复位，否则影响前方关节稳定性。

3. 股骨颈空心钉固定时螺钉方向、长度要精准，避免打入关节腔。

4. 髋关节囊应有限切开，减少对股骨头血供的破坏。

（四）术后情况

术后病情稳定，无发热，第2天拔除腹部引流管，开始进流质饮食；复查骨盆X线（图4-37）及CT（图4-38）均示骨折脱位复位满意，内固定位置良好，无并发症。

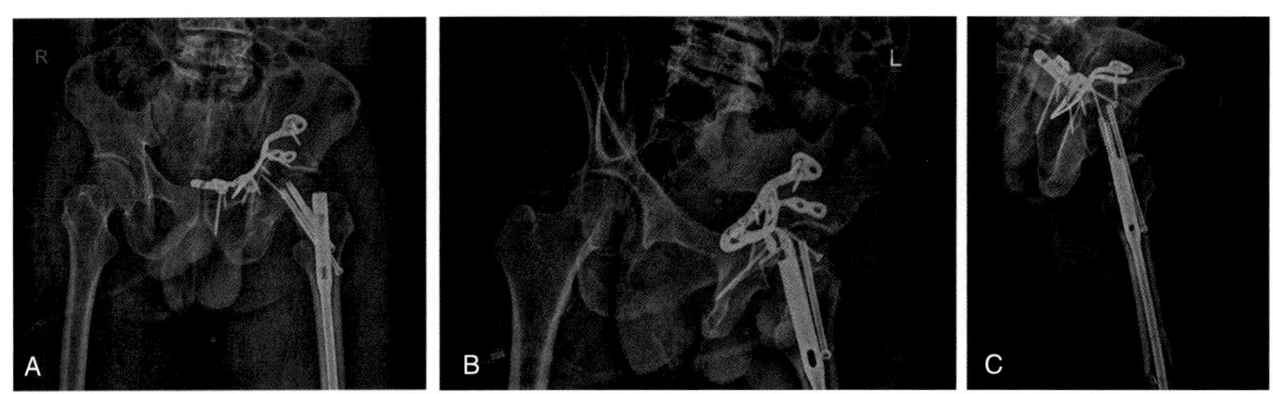

图 4-37　**术后骨盆 X 线**

A. 骨盆正位；B. 髂骨斜位；C. 髋关节侧位

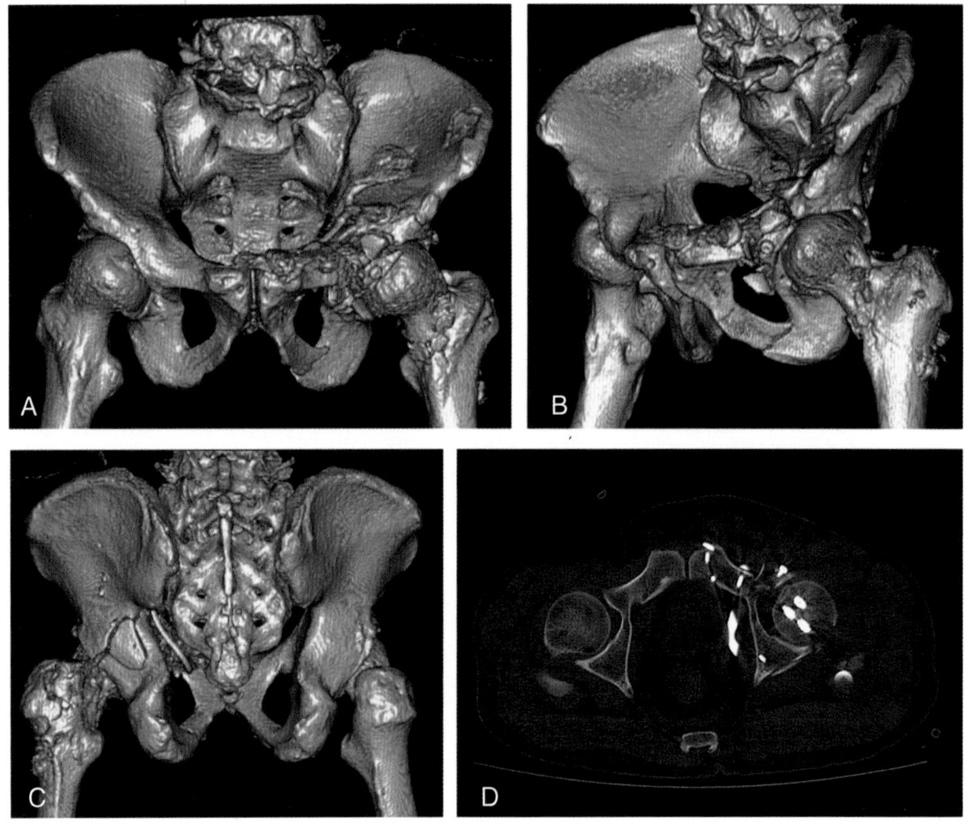

图 4-38　**术后骨盆 CT**

A ~ C.CT 三维重建；D. 横断位

（五）术后随访

术后4周复查见骨折复位维持良好，无骨折复位丢失及内固定松动发生。现为术后2个月，患者恢复正常，随访中。

【经验与体会】

（一）髋臼骨折合并股骨颈骨折治疗原则

髋臼骨折合并股骨颈骨折虽然发病率低，但因损伤暴力大，对髋臼及股骨颈的破坏严重，处理比较棘手。手术时机根据患者病情决定，若病情稳定应尽早恢复股骨颈及髋臼的正常解剖关系，髋关节后脱位伴坐骨神经损伤，应急诊进行复位及神经松解。尽量选择微创方式，以尽可能小的手术创伤完成髋臼与股骨颈的复位与内固定，移位的、闭合复位失败的股骨颈骨折应手术切开治疗。治疗重点在于髋臼解剖复位及股骨头血供的保护。

（二）髋臼骨折合并股骨颈骨折内固定选择

年轻、对髋关节功能要求较高的患者应Ⅰ期对股骨颈骨折行闭合或切开复位，内固定可选择空心加压螺钉、动力髋螺钉（DHS）、髓内固定等，若出现股骨头坏死、骨折不愈合，严重影响患者关节功能及生活质量则行Ⅱ期行髋关节置换术；已经发生股骨头坏死、高龄、髋关节软骨严重损伤的患者可考虑Ⅰ期关节置换。

第四节　髋臼骨折合并骨盆骨折

髋臼合并骨盆骨折多为高能量损伤所致，常合并失血性休克、Morel-Lavallee 损伤及盆腹腔脏器损伤，伤情严重，治疗相对棘手。对于复杂骨折以抢救生命为首要任务，临时骨盆外固定架有助于增加骨盆环稳定性，为后期手术创造条件。待全身状况稳定后应尽早手术，避免陈旧性骨盆、髋臼骨折形成。骨盆合并髋臼骨折的手术治疗原则应遵循先处理骨盆骨折（骨盆后环是基石）后复位髋臼，骨盆骨折尽量闭合复位、微创固定，有利于患者的早期康复。

【病例 1】

患者男性，23 岁，因车祸伤致全身多处疼痛伴出血约 21 小时入院。

患者约 21 小时前不慎从摩托车上摔下，右臀部着地，当即感右髋部疼痛难忍，无法活动。入院查体示：右髋部皮肤多处淤青，右髋关节呈外旋外展畸形，右腹股沟中点压痛，髋关节因疼痛不能活动，骨盆分离、挤压试验（+），右下肢感觉、血供良好。骨盆 X 线（图 4-39）及 CT（图 4-40）均示右侧髋臼粉碎性骨折，右侧骶骨骨折、右侧耻骨上下支骨折。

术前诊断：①右髋臼骨折（Judet-Letournel 分型：双柱骨折；三柱分型：C3 型）；②骨盆骨折（Tile C1.3）。

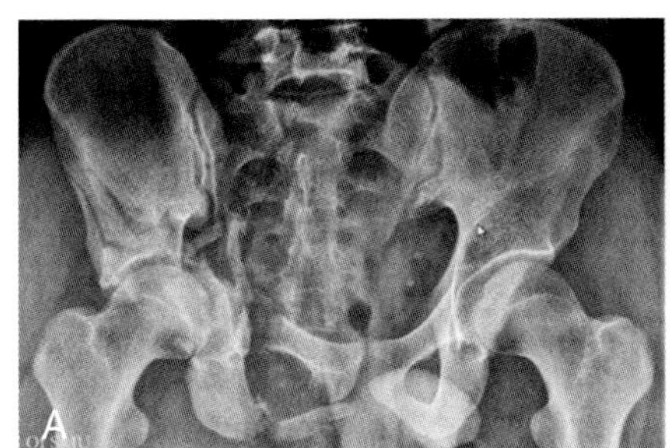

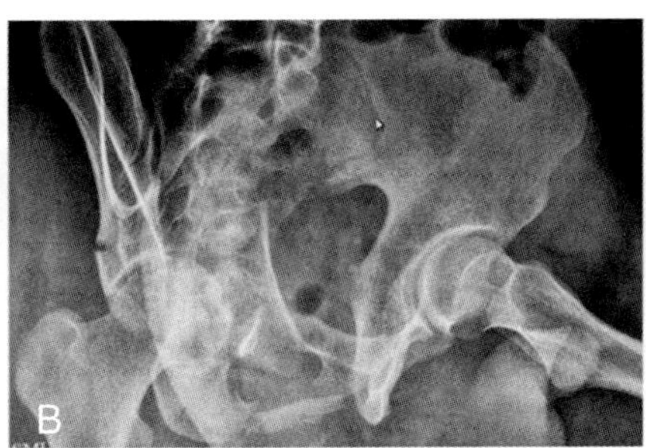

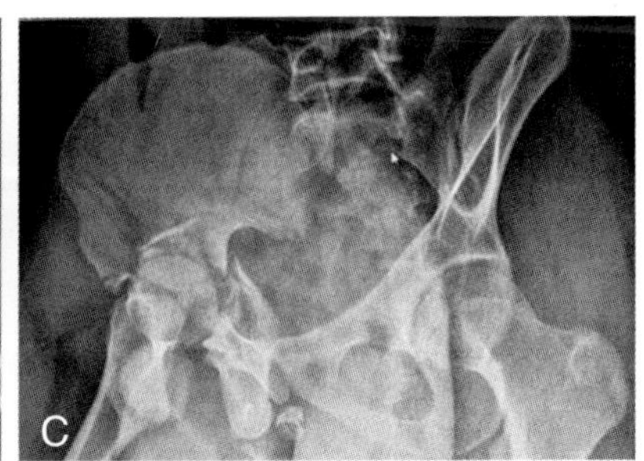

图 4–39　**术前 X 线片**

A. 骨盆正位；B. 闭孔斜位；C. 髂骨斜位

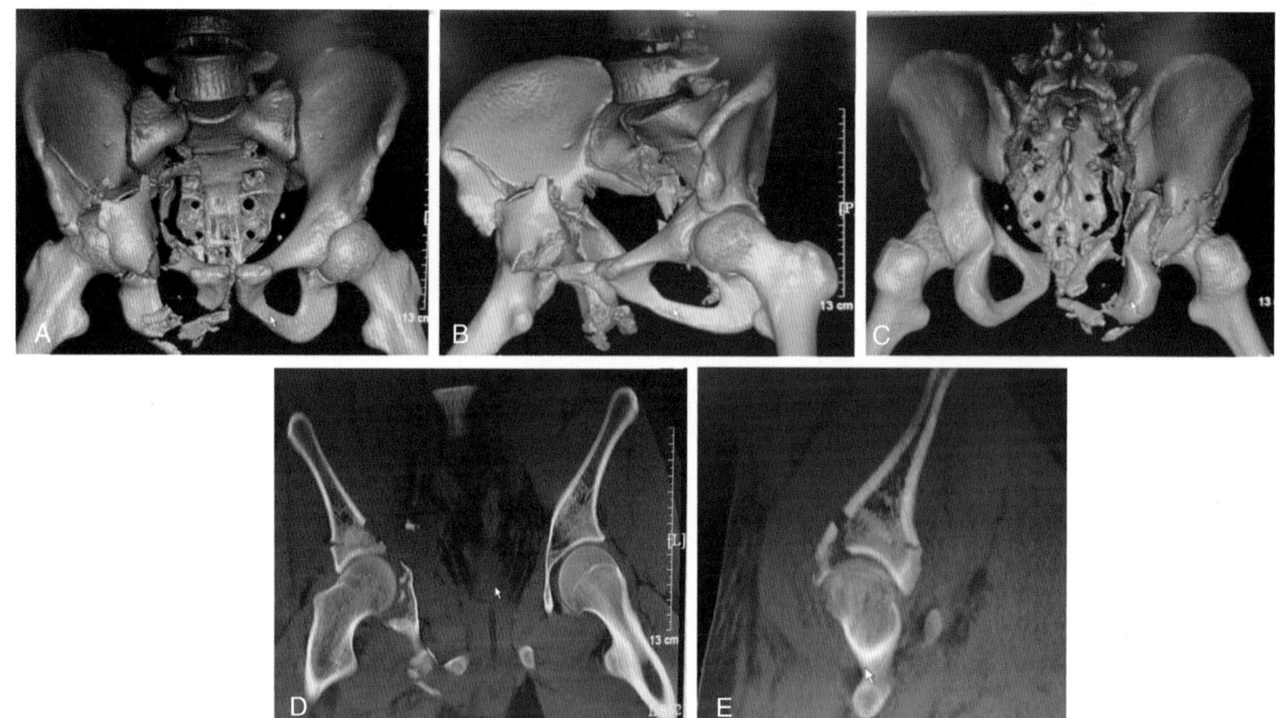

图 4–40　**术前 CT**

A. 正面；B. 内面；C. 后面；D. 冠状位；E. 矢状位

【临床决策分析】

（一）临床决策依据

本病例有以下特点：①右侧髋臼双柱骨折，髂前下棘（顶柱）骨折移位；②髋臼顶骨折、压缩；③后壁骨折，移位不明显；④右股骨头中心性脱位；⑤右骶骨 Denis Ⅱ区骨折，移位不明显，无神经症状。诊断明确，手术指征明确。骨盆骨折合并髋臼骨折暴力损伤大，尽量采取微创的方式进行复位与固定，因骶骨移位不明显且无神经症状，考虑经皮骶髂螺钉固定，以减小手术创伤。本例虽涉及髋臼后壁，但骨折移位不大，可在前方解剖复位并通过钳夹等方式用拉力螺钉固定后壁骨折块，手术入路可选择单一前方入路，避免选择手术创伤大的前后联合入路。本例可选择腹直肌外侧入路，入路切口下方即为髋臼顶、方形区，可直视下对前柱、方形区及后柱进行复位与固定，尤其对髋臼顶的压缩性骨折能直视下进行撬拨复位、充分植骨，必要时可经中间窗显露骶髂关节，探查腰骶干及骶神经根。

（二）手术方法

患者诊断明确，伤后 1 周，病情稳定，满足手术条件。

1. 体外模拟手术：3D 打印 1 ∶ 1 骨盆骨折模型（图 4-41），观察骨折形态；并打印健侧半骨盆镜像模型，设计并制作髋臼解剖钢板，在体外模型上模拟手术，验证钢板的匹配程度（图 4-42），确定螺钉置入方向、角度等，髋臼解剖钢板消毒备手术用。

2. 麻醉及体位：全身麻醉气管插管，平卧位消毒患侧髋及臀部，铺单并用手术膜封闭手术区。

3. 先闭合复位右侧骶骨骨折，骶髂螺钉固定（图 4-43）。

4. 右侧 LRA 显露：沿脐与髂前上棘连线外 1/3 点至耻骨结节外侧（腹直肌止点外侧）为皮肤切口（约 8cm），依次切开皮肤、皮下组织，并在腹外斜肌腱膜外做少许潜行分离，全层切开腹壁肌肉达腹膜外。内侧窗显露髋臼前壁、前柱；中间窗显露方形区。

5. 骨折复位与固定：复位右髂前上棘骨块，克氏针临时固定；撬拨复位臼顶压缩骨折，植骨；髋臼翼形钢板固定髋臼；钳夹后壁，透视下置入导针后再置入螺钉。

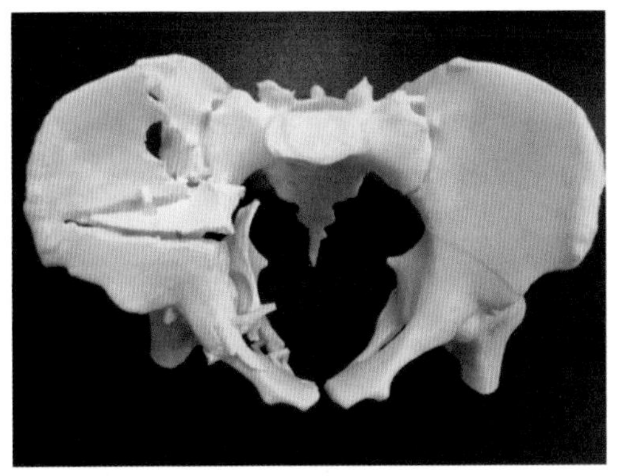

图 4-41　骨盆 3D 模型

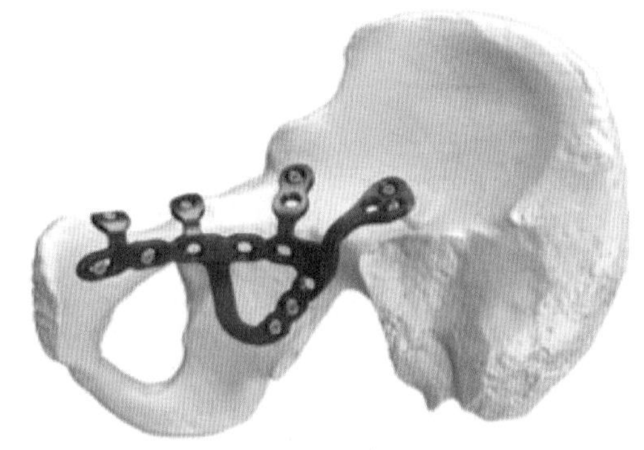

图 4-42　个性化髋臼翼形钢板

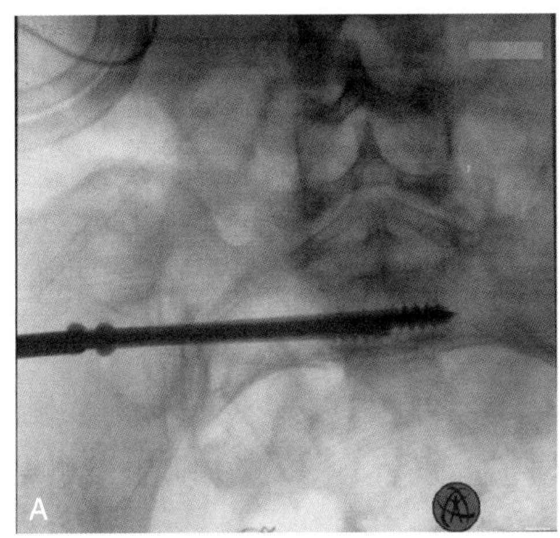

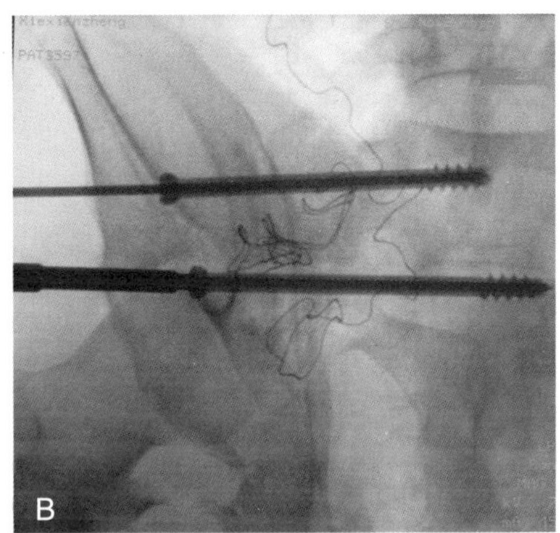

图 4-43　骶髂螺钉置入

A. 骨盆入口位；B. 骨盆出口位

（三）手术风险评估与防范

1. 显露内侧窗时应避免损伤髂外血管和闭孔血管。
2. 臼顶压缩骨折，依据股骨头同心圆原理复位髋臼，避免植骨过度。
3. 骶髂螺钉固定时螺钉方向、长度要精准，避免打入骶管及骶孔。

（四）术后情况

术后病情稳定，无发热，第 2 天拔除腹部引流管，开始进流质饮食；复查骨盆正位、闭孔斜位、髂骨斜位 X 线（图 4-44）及 CT（图 4-45）均示骨折脱位复位满意，内固定位置良好，无并发症。

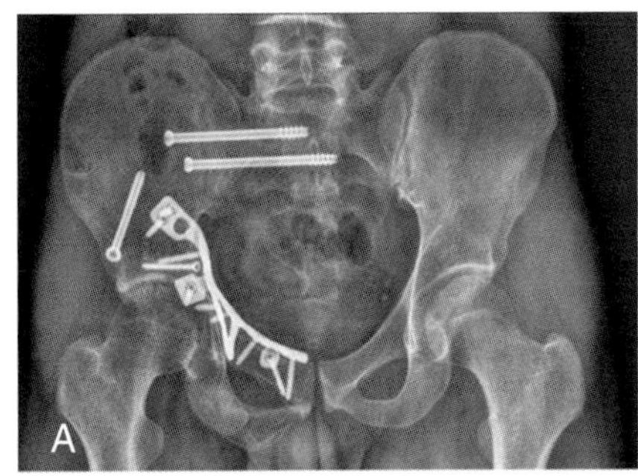

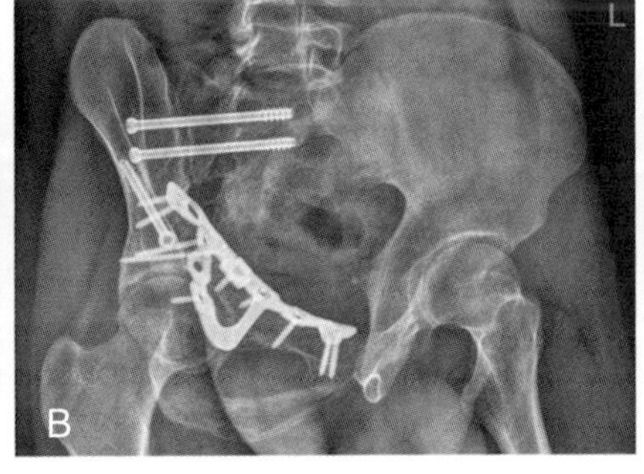

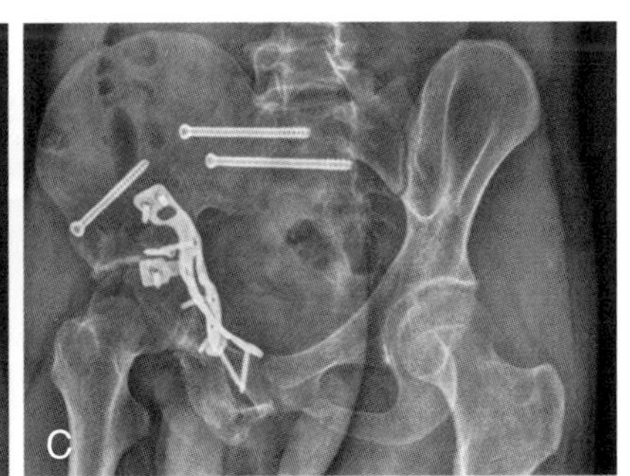

图 4-44　术后复查 X 线

A. 骨盆正位；B. 闭孔斜位；C. 髂骨斜位

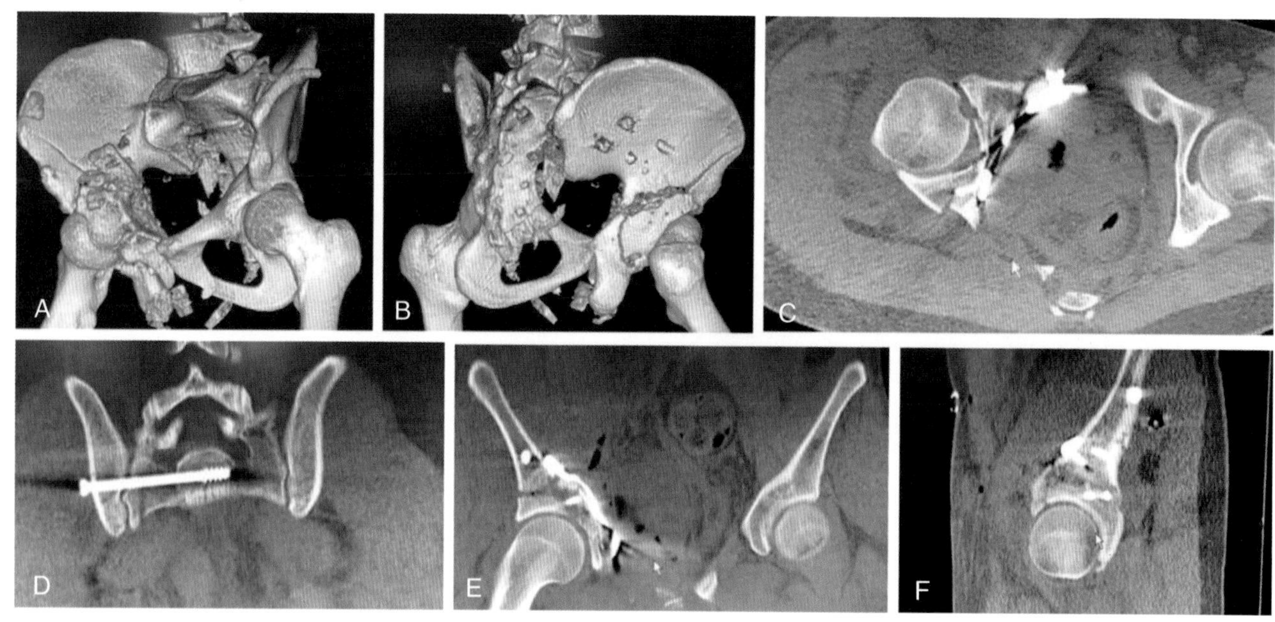

图 4-45 **术后复查 CT**

A、B. CT 三维重建；C. 横断位；D、E. 冠状位；F. 矢状位

（五）术后随访

术后 2 周伤口愈合拆线，术后 4 周复查见骨折复位维持良好，无骨折复位丢失及内固定松动发生，开始下床行走。术后 3 个月骨折愈合，行走正常，恢复工作。术后 1 年复查，无不适、无髋关节疼痛表现（图 4-46）。术后 2 年复查 X 线（图 4-47）及 CT（图 4-48）均示髋臼形态结构正常，无骨折复位丢失及内固定断裂，髋臼后壁愈合面光滑，无异位骨化。

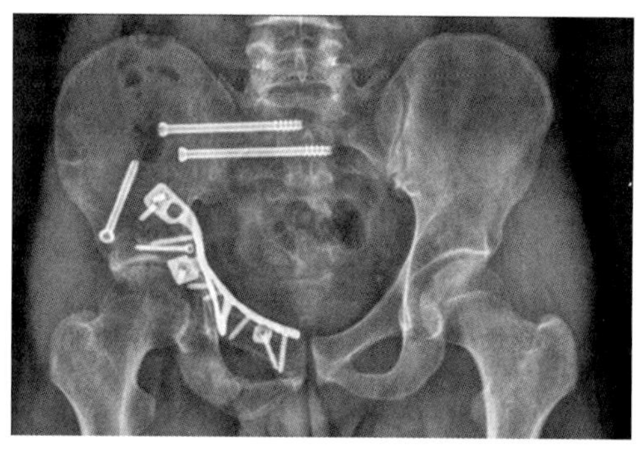

图 4-46 **术后 1 年复查 X 线**

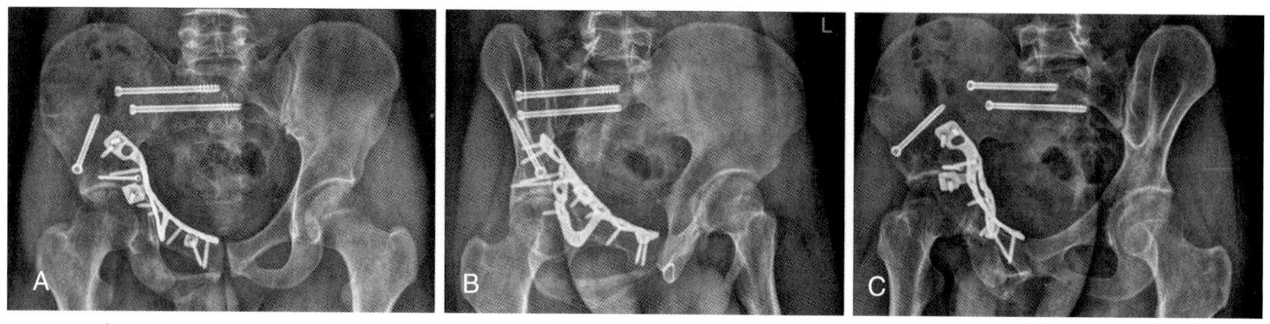

图 4-47 **术后 2 年复查 X 线**

A. 骨盆正位；B. 闭孔斜位；C. 髂骨斜位

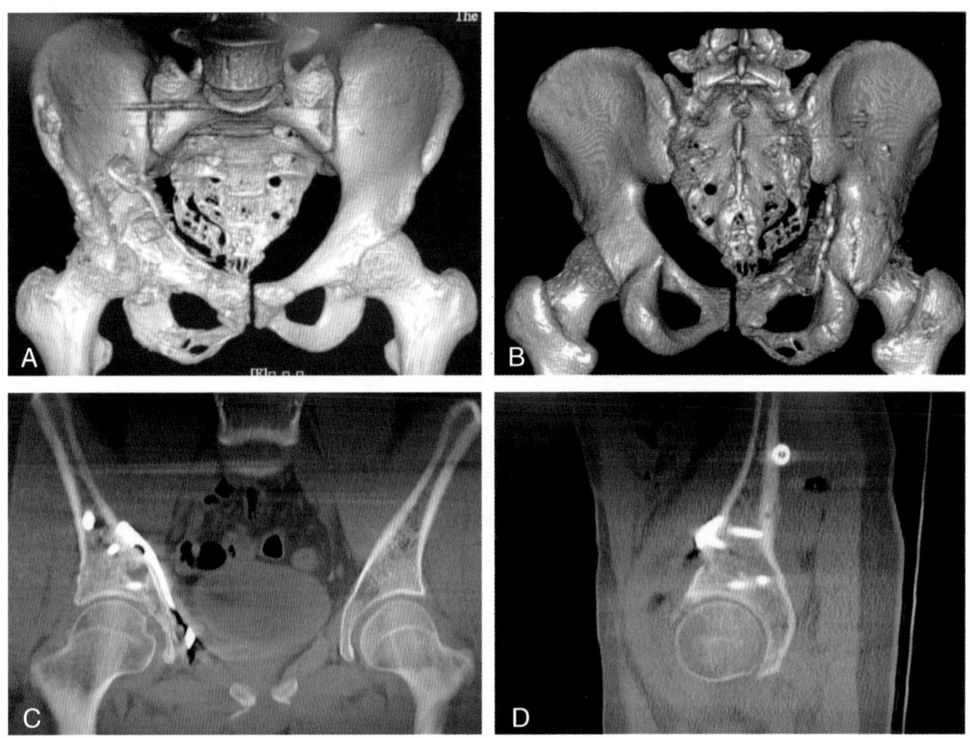

图 4-48　**术后 2 年复查 CT**

A、B.CT 三维重建；C. 冠状位；D. 矢状位

【经验与体会】

（一）髋臼顶压缩复位技巧

前方腹直肌外侧入路能较好地显露髋臼顶，翻开前壁骨块直视下用骨剥离子撬拨复位后植骨，依据股骨头同心圆原理复位髋臼。应注意避免植骨过度，克氏针临时固定后改钢板固定。

（二）髋臼后壁复位技巧

在前方解剖复位基础上进行，钳夹后壁复位后置入导针，自内向外置入螺钉固定，复位不良时可行后侧辅助小切口，如后壁复位不良，影响髋关节稳定性时应考虑后侧 K-L 入路。

（三）3D 打印技术在复杂髋臼骨折中的优势

术前利用 3D 打印技术制作患者骨盆模型，分析骨折形态特点，同时基于镜像骨盆数据定制个性化髋臼翼形接骨板，在模型上进行螺钉预置可大大缩短手术时间，提高置钉准确度，为手术操作带来极大便利，值得临床推广使用。

【病例 2】

患者男性，56 岁，因铲车挤压坠落伤后腹盆部疼痛、活动受限 6 天由外院转入。

患者 6 天前不慎被铲车夹伤腹盆部，伤后腹盆部疼痛剧烈，无法站立行走。入院查体：左髋部肿胀，压痛，活动受限，骨盆挤压、分离试验（+），左足踇趾背伸活动受限，踇长伸肌肌力 3+，余足趾活动、感觉、血供良好。骨盆 CT（图 4-49）示左侧骶髂关节前上脱位，骶骨翼骨折、压缩，左髋臼前、后柱断裂，耻骨联合重叠移位，右耻骨上、下支骨折。予以左股骨髁上大重量牵引，伤后 2 周骨盆 X 线（图 4-50）及 CT（图 4-51）均示耻骨联合重叠移位明显纠正。

术前诊断：①骨盆骨折（Tile C1.3 型）；②左髋臼骨折（Judet-Letournel 分型：横形骨折；三柱分型：B2.1 型）；③左侧腰骶丛神经不完全损伤；④耻骨联合分离。

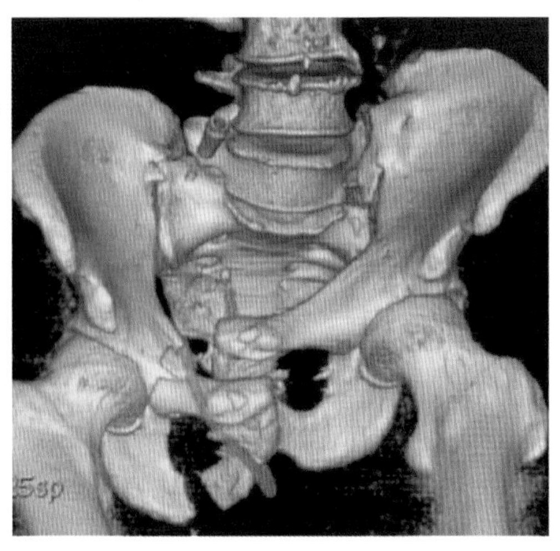

图 4-49 **伤后骨盆 CT 三维重建**

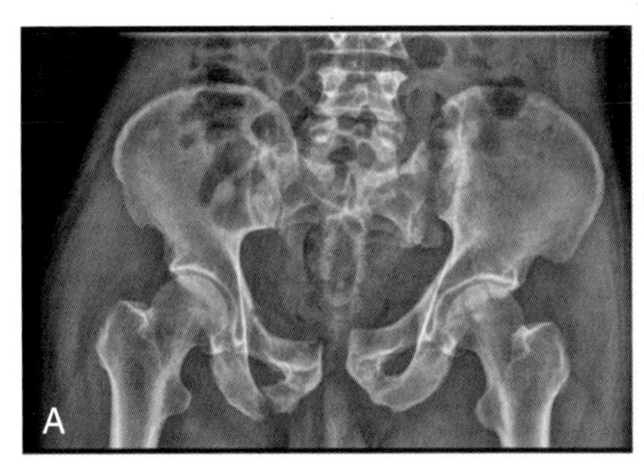

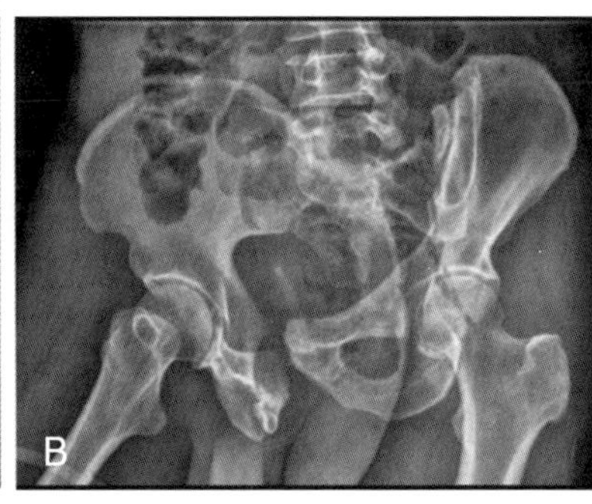

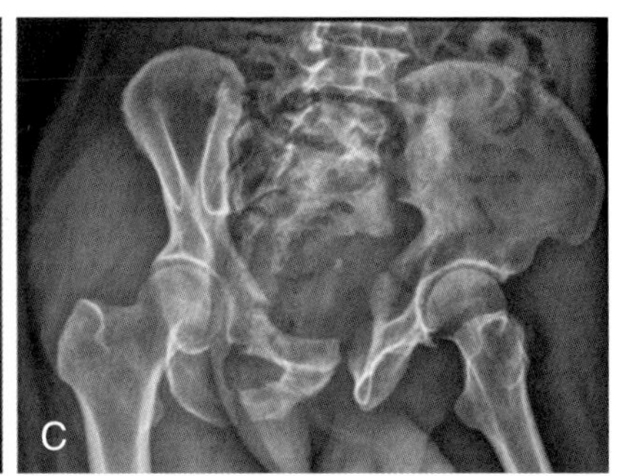

图 4-50 **伤后 2 周骨盆 X 线**

A. 骨盆正位；B. 闭孔斜位；C. 髂骨斜位

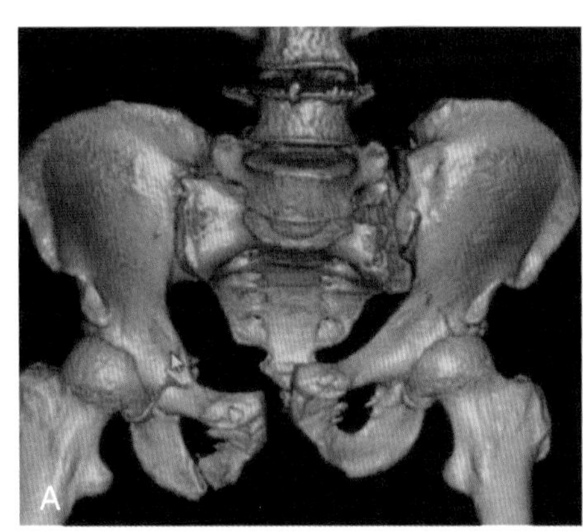

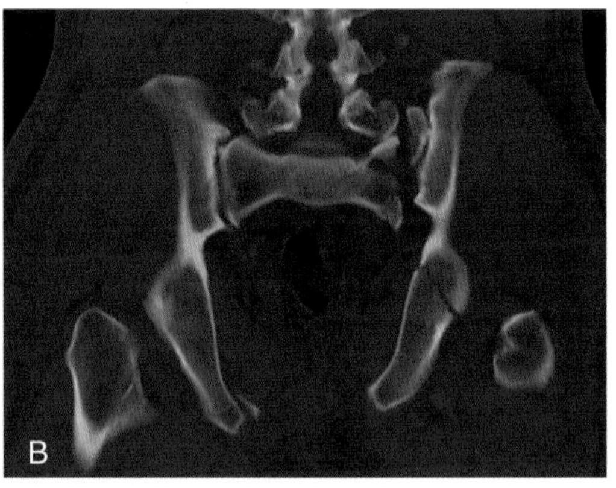

图 4-51 **伤伤 2 周骨盆 CT**

A.CT 三维重建正面观；B. 冠状位

【临床决策分析】

（一）临床决策依据

本病例有以下特点：①左骶骨翼骨折，骶骨翼向上、向前突出，可能压迫腰骶干神经；②左骶髂关节骨折向外、上、前方分离移位；③左耻骨上、下支骨折；④耻骨联合牵引后分离移位；⑤左腓总神经不完全损伤表现，伤后 14 天无恢复；⑥左髋臼横形骨折无移位。诊断明确，手术指征明确。本例治疗重点：①恢复骨盆环的稳定性（前环耻骨联合分离，后环骶髂关节骨折脱位，骶骨骨折）；②恢复髋臼的解剖关系。先复位、固定骨盆环，再处理髋臼骨折。

（二）手术方法

患者诊断明确，伤后 2 周，病情稳定，满足手术条件。

1. 麻醉及体位：全身麻醉气管插管，平卧位消毒腹部、双侧髋部及臀部，铺单并用手术膜封闭手术区。

2. 骨盆后环复位、固定：安装 Starr 架辅助后环复位，骶髂关节前脱位复位不理想，增加左侧 LRA 进行辅助复位，利用 Starr 的顶压针下压骶髂关节髂骨侧复位，同时探查松解腰骶干神经。

3. 骨盆前环复位、固定：Pfannenstiel 入路复位耻骨联合，螺钉固定，INFIX 架辅助固定。

4. 髋臼骨折复位、固定：Pfannenstiel 入路下对右侧耻骨上支进行前柱通道螺钉固定；经左侧 LRA 内侧窗显露左侧耻骨上支，复位后前柱通道螺钉固定；中间窗显露髋臼后柱，直视下复位后，行后柱顺行拉力螺钉固定。C 臂透视下见骨折复位满意，螺钉位置良好，冲洗、缝合伤口，手术结束。

（三）手术风险评估与防范

1. 开放复位骶髂关节骨折：显露时仔细操作，避免损伤腰骶干神经及骶前静脉丛。

2. 复位耻骨联合时应避免损伤膀胱、尿道。

3. 骶髂螺钉置入：透视下仔细调整螺钉方向，防止因位置不佳伤及骶管、骶前血管及神经。

4. 前、后柱螺钉方向、长度要精准，避免打入关节腔。

（四）术后情况

术后病情稳定，无发热，第 2 天拔除腹部引流管，开始进流质饮食；复查骨盆 X 线（图 4-52）及 CT（图 4-53）均示左骶髂关节复位略差、髋臼轮廓正常，螺钉位置均理想。患者左下肢感觉、运动与术前无明显变化。术后次日阴囊肿胀，逐渐恢复。

（五）术后随访

术后 1 个月复查见骨折复位维持良好，髋臼形态结构正常，无骨折复位丢失，内固定无松动。患者术后 4 个月下床行走，无不适。术后 1 年复查骨盆 X 线示骨折愈合，无骨折再移位及内固定松动。

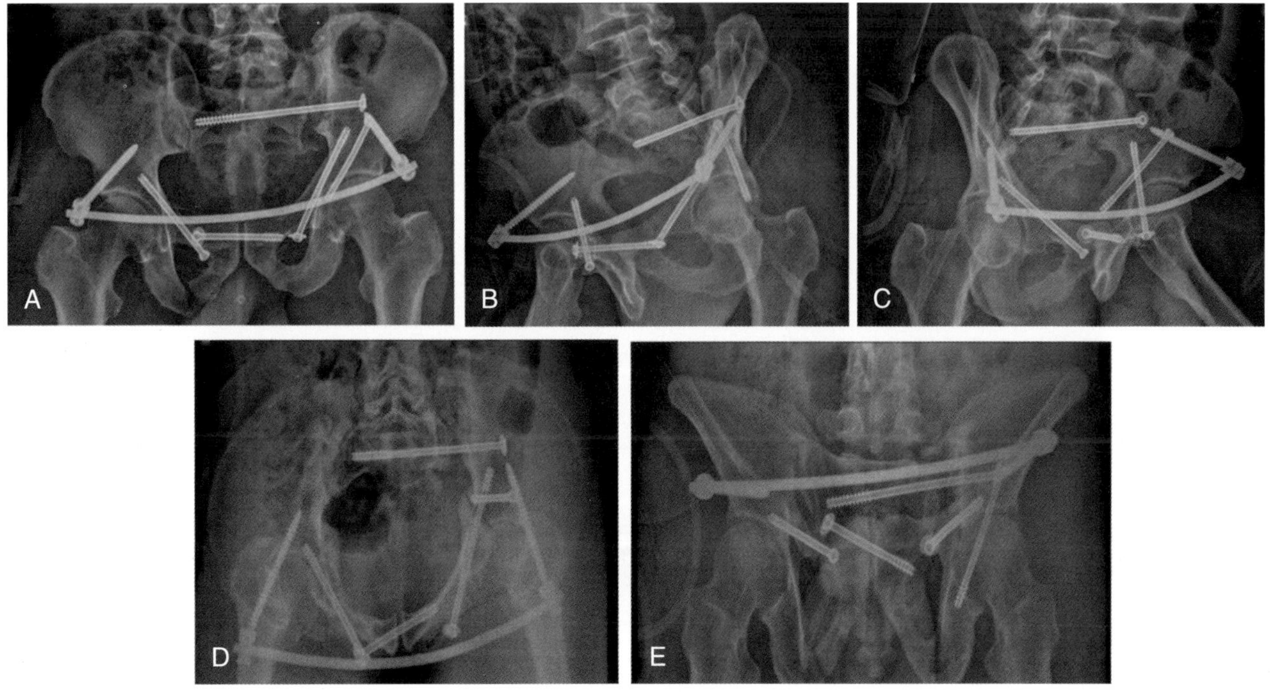

图 4–52　**术后复查骨盆 X 线**

A. 骨盆正位；B. 闭孔斜位；C. 髂骨斜位；D. 入口位；E. 出口位

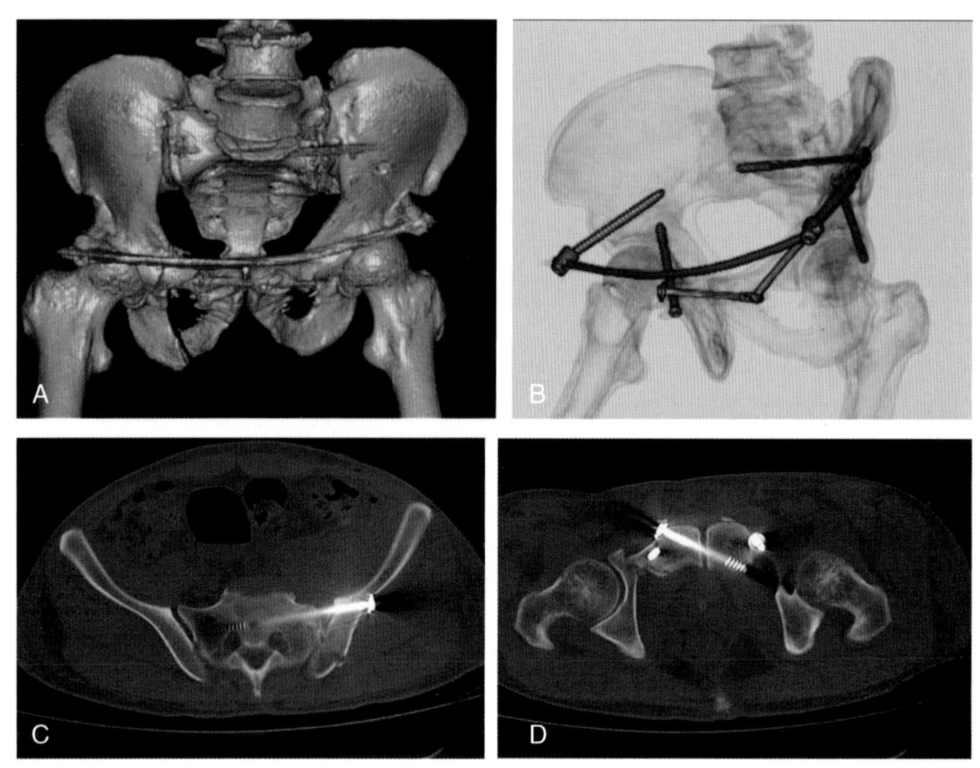

图 4–53 **术后复查骨盆 CT**
A、B. CT 三维重建；C、D. 横断位

【经验与体会】

（一）骨盆骨折的微创复位技术

Tile C 型骨盆骨折多是高处坠落或车祸致伤的高能量损伤，纠正骨盆后环移位是临床的难题，目前多采用皮肤切开直视下复位，面临的最大问题是切口显露大、出血多及皮肤条件不佳等。骨盆骨折微创治疗借助骨盆复位架及通道螺钉固定技术可以完成复杂骨盆骨折的复位与固定。有条件的医院也可以开展机器人导航置钉技术，可进一步提高置钉精准度，缩短手术时间，降低手术风险。

（二）通道螺钉技术在骨盆与髋臼骨折中的应用

通道螺钉技术不需要对骨折周围组织的扩大显露，通过骨盆柱状结构通道进行螺钉固定，实现骨盆柱状结构的稳定，包括骶髂关节螺钉、前柱螺钉、后柱螺钉、LC-2 螺钉、Magic 螺钉、髋臼上横行螺钉、耻骨支螺钉等。这些通道常处于骨质比较致密的地方，可以提供很好的把持力，维持骨折的复位，同时又能避免常规钢板固定过程中对骨膜的剥离，减小骨不愈合发生率。在骨盆、髋臼解剖复位的前提下，借助术中透视技术或机器人导航可实现对骨盆、髋臼的微创治疗，这也是未来骨科发展的方向。

第五节　双侧髋臼骨折

双侧髋臼骨折临床上较少见，通常由巨大暴力所致，常合并不同类型的骨盆骨折。受伤机制较复杂，不同的受伤机制导致的骨折类型不同。双侧髋臼骨折对髋臼的破坏程度及骨盆环稳定性影响较大，需手术治疗。常用的手术入路为前方联合入路或前后联合入路，对于部分双侧低位髋臼前柱骨折可优先选择改良 Stoppa 入路进行复位与固定。联合入路存在手术创伤大、并发症多等不足，尽量选择单一入路，如联合骨盆、髋臼周围通道螺钉技术，微创复位与固定，可获得更好的临床疗效。

【病例 1】

患者女性，45 岁，因外伤致腰背部及臀部疼痛、活动受限 7 天入院。

患者 1 周前不慎从自家 6 楼坠落，即感全身多处疼痛，腰背部及臀部疼痛明显，无法活动，伴呼吸困难及四肢湿冷。急诊入当地医院，体格检查：腰骶部明显压痛，双侧腹股沟处均有压痛，左髋部叩击痛，左髋部活动受限，骨盆挤压、分离试验（+）。骨盆 X 线（图 4-54）及 CT（图 4-55）均示左侧髋臼及髂骨翼骨折，双侧耻骨上下支骨折，右侧骶骨骨折，左侧骶髂关节半脱位。于当地医院急诊治疗 5 天后转我院进一步治疗。

术前诊断：①骨盆骨折（Tile 分型 C3.3 型）；②左髋臼骨折（Judet-Letournel 分型：横形骨折；三柱分型：B2.1 型）；③右髋臼骨折（Judet-Letournel 分型：前柱骨折；三柱分型：A1.2）。

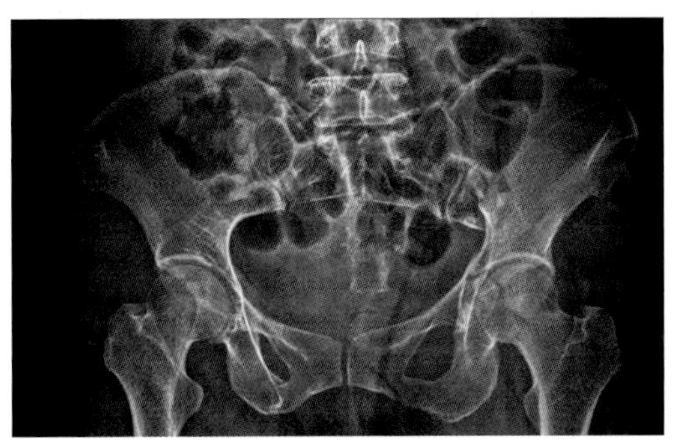

图 4–54　**术前骨盆 X 线**

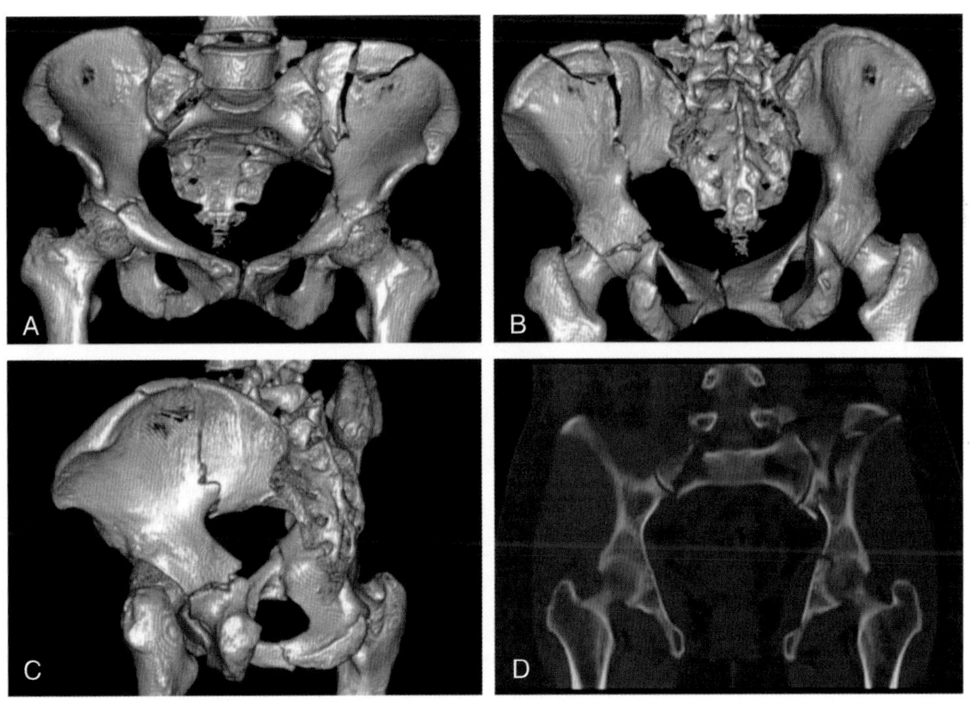

图 4–55　**术前骨盆 CT**

A ～ C.CT 三维重建；D. 冠状位

【临床决策分析】

（一）临床决策依据

本病例有以下特点：①骨盆环完全骨折，双侧前、后环均不稳定；②右髋臼前柱骨折无移位；③左髋臼横形骨折，移位不明显；④左骨盆新月形骨折 Day Ⅰ型；⑤右侧骶骨翼骨折，向上移位。患者诊断明确，双侧髋臼骨折，骨盆前后环不稳，手术指征明确。因左侧髋臼后方稳定性尚可，通过前方复位固定后后方基本稳定，再辅以后柱顺行拉力螺钉固定。可以不用联合后方入路进行骨折复位固定，避免创伤大、高并发症的风险。采用 LRA 可对同侧新月形骨折进行复位与固定。因右髋臼前柱骨折无明显移位，可采用微创方式进行固定，不用另行手术切口进行骨折复位固定。

（二）手术方法

患者诊断明确，伤后 1 周，病情稳定，满足手术条件。

1. *麻醉及体位*　全身麻醉气管插管，平卧位消毒患侧髋及臀部，铺单并用手术膜封闭手术区。

2. *左侧髋臼、骨盆复位与内固定*　沿原剖宫产切口左侧半横形切口切开，按 LRA 进行显露，经内侧窗显露耻骨上支，结扎死亡冠，直视下复位前柱，将预弯的重建钢板沿弓状缘放置进行固定；中间窗显露方形区，直视下复位后行后柱顺行拉力螺钉固定；同一入路显露骶髂关节前方及高位髂骨骨折线，复位后行钢板固定。

3. *右侧骶骨复位与固定*　髂嵴最高点与髂后上棘连线 1/3 为进针点，C 形臂 X 线机透视下置入骶 2 骶髂螺钉进行固定。

4. *右侧髋臼骨折复位与固定*　沿耻骨联合右侧逆行置入前柱通道螺钉导针，置入通道螺钉固定前柱。透视下见骨折复位满意，螺钉位置可，冲洗、缝合伤口，手术结束。

（三）手术风险评估与防范

1. 显露内侧窗及前柱骨折块时应避免损伤髂外血管和闭孔血管。

2. 患者有剖宫产史，LRA 显露过程中因大量瘢痕组织而出血多，分离腹膜时操作应仔细，避免损伤腹膜及肠管。

3. 骶髂螺钉置入：透视下仔细调整螺钉方向，避免损伤骶管、骶前血管及神经。

4. 前、后柱螺钉方向、长度要精准，避免置入关节腔。

（四）术后情况

术后病情稳定，无发热，第 2 天拔除腹部引流管，开始进流质饮食；复查骨盆 X 线（图 4-56）及 CT 三维重建（图 4-57）均示骨折脱位复位满意，内固定位置良好，无并发症。

（五）术后随访

术后 2 周伤口愈合，拆线；术后 4 周扶拐下床行走。术后 3 个月返院复查，行走步态正常，X 线示骨折愈合（图 4-58），髋臼形态结构正常，无骨折复位丢失。术后 6 个月复查，行走及体力劳动正常，X 线示骨折线消失，内固定无松动（图 4-59）。现术后 2 年，患者无任何不适。

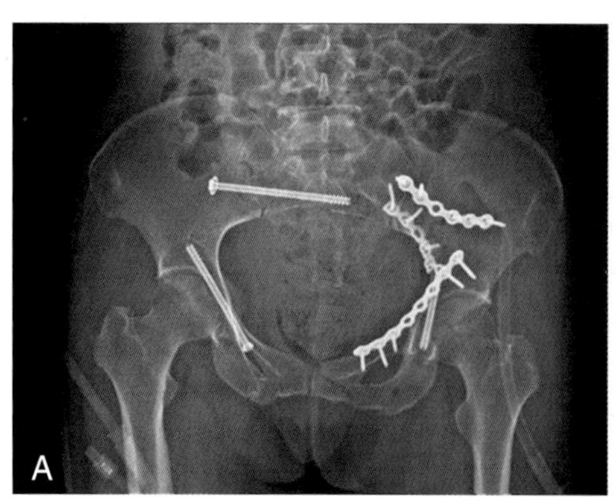

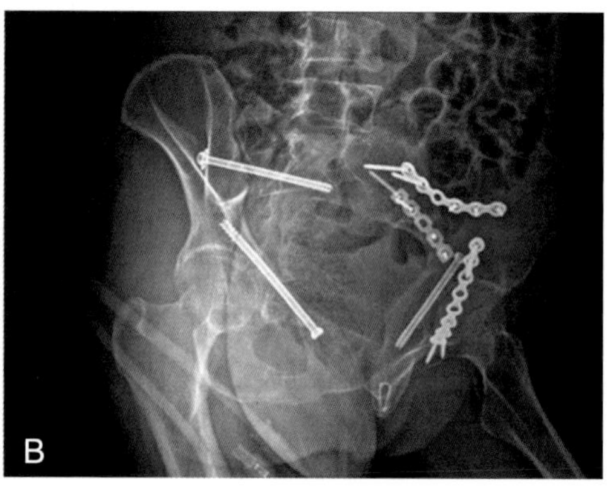

图 4-56　**术后复查骨盆 X 线**

A. 骨盆正位；B. 髂骨斜位

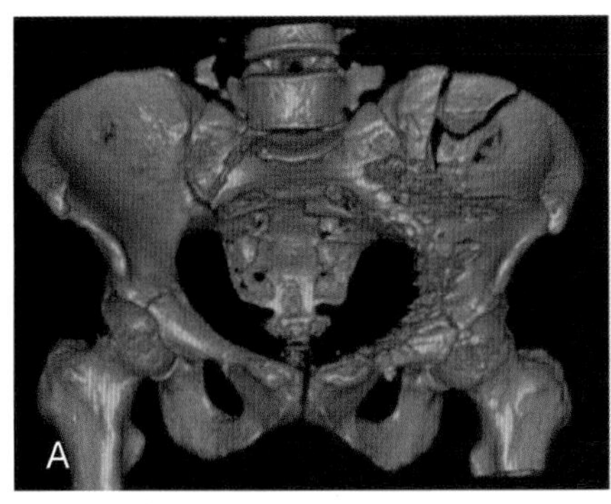
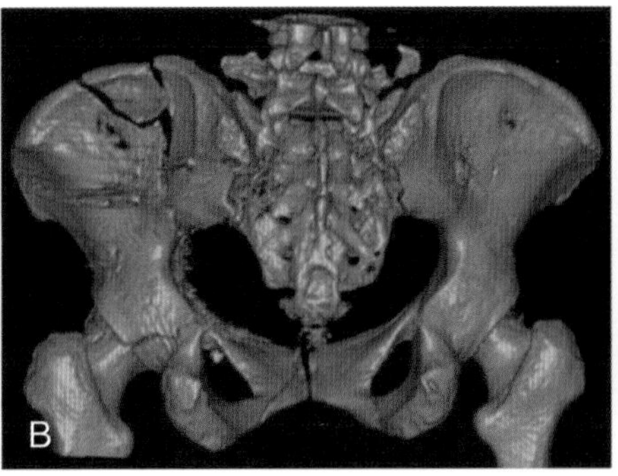
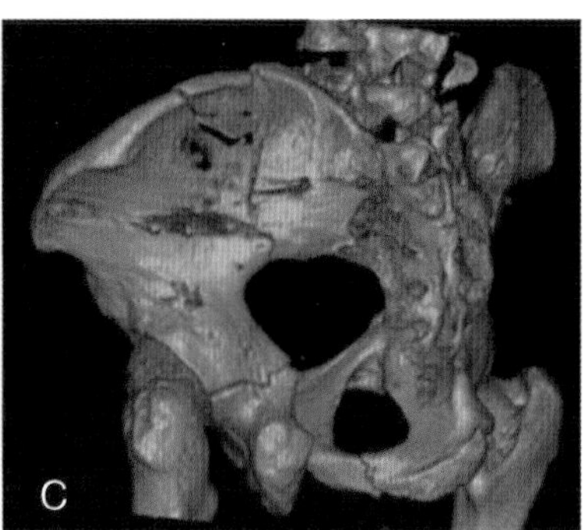

图 4-57　**术后骨盆 CT 三维重建**

A. 正面；B. 后面；C. 侧面

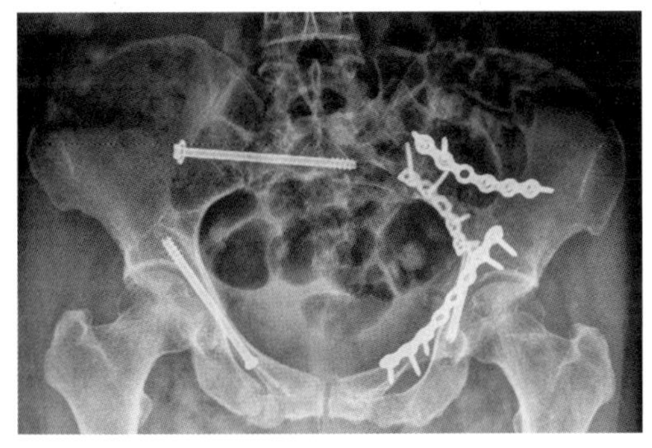

图 4-58　**术后 3 个月复查 X 线**

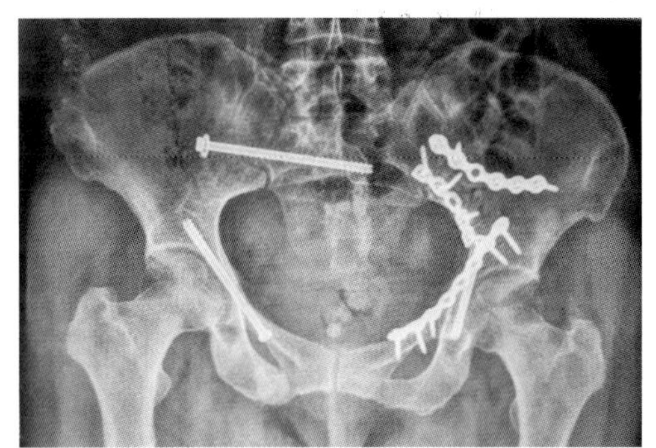

图 4-59　**术后 6 个月复查 X 线**

【经验与体会】

（一）腹直肌外侧入路切口方向选择

标准的腹直肌外侧切口为髂前上棘与脐连线外 1/3 点为皮肤切口上顶点，腹股沟韧带中点为皮肤切口下方止点，两点间连线为手术皮肤切口。与改良 Stoppa 入路类似，LRA 也可以沿皮纹方向于耻骨联合上做横形切口，其深层显露与标准切口相同。本例患者有剖宫产手术史，可沿原切口进入，按 LRA 进行显露，以达到美观的目的。

（二）腹直肌外侧入路治疗髋臼骨折合并同侧骨盆骨折的优势

LRA 手术路径解剖层次清晰，操作简单，5 ～ 10 分钟即可到达腹膜后显露骨盆环，手术时间明显缩短，医生的学习曲线也大为缩短。术中操作均为纵形显露，不会对纵向走行的血管、神经造成过度牵拉，从而引起副损伤。LRA 中间窗可清楚显露骶髂关节、骶骨翼，远端可清楚显露髋臼前柱及方形区，可进行骨盆后环骨折、髋臼前柱及方形区骨折的复位与固定。外侧窗可显露整个髂骨内侧面，可对髂骨翼骨折进行处理。虽然该入路操作简单、手术损伤小，但对术者要求较高，术者必须熟悉腹壁、腹膜后的解剖层次和解剖结构，并掌握骨盆与髋臼骨折的手术复位与固定技巧。

【病例 2】

患者男性，56 岁，因外伤后双髋部疼痛、活动受限 5 天由外院转入。

患者 5 天前不慎被石头砸伤致双侧髋部疼痛，活动受限，急诊送往当地医院，腹部 CT 提示乙状结肠穿孔，骨盆 CT（图 4-60）示双侧髂骨、双侧髋臼粉碎性骨折、左侧耻骨上下支骨折合并右髋关节后脱位、耻骨联合分离。急诊下行乙状结肠部分切除 + 乙状结肠造瘘术，术后第 5 天转我院进一步治疗。患者呼吸机辅助呼吸入我科，镇静镇痛状态，专科查体无法完成。

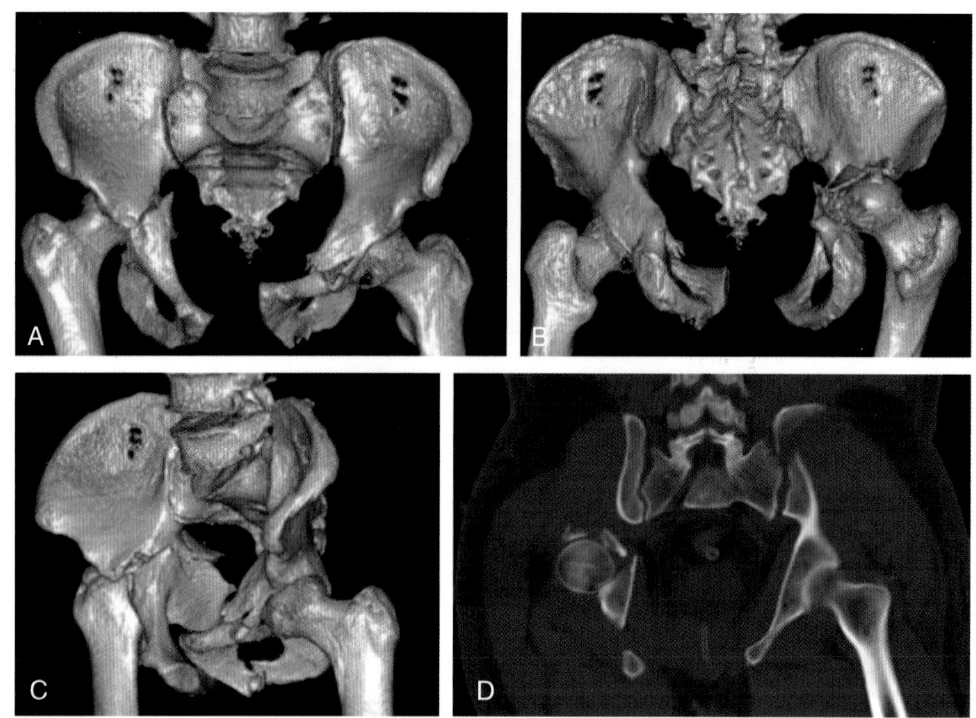

图 4-60 **伤后骨盆 CT**

A ～ C.CT 三维重建；D. 冠状位

术前诊断：①骨盆新月形骨折（Day Ⅲ 型）；②耻骨联合分离；③左髋臼骨折（Judet-Letournel 分型：前柱骨折；A1.2 型）；④右髋臼骨折（Judet-Letournel 分型：横形伴后壁；三柱分型： B2.2）。

【临床决策分析】

（一）临床决策依据

本病例有以下特点：①骨盆环完全骨折，前、后环均不稳定；②右髋臼横形伴后壁骨折、髋关节后脱位；③左髋臼前柱骨折，移位不明显；④耻骨联合分离明显；⑤生命体征不稳定：休克、高热。患者骨盆前后环损伤，骨盆极不稳定，右侧髋关节后脱位，为减少骨盆出血、降低股骨头坏死率，按照损伤控制原理急诊外固定架固定骨盆骨折（图 4-61），髋关节后脱位采取手法复位后行股骨髁上牵引。待患者病情稳定后再行骨盆、髋臼骨折手术。由于患者反复发热，伤后 20 天才行确定性手术，术前复查 CT 示骨痂生长明显（图 4-62）。本例骨盆前环耻骨联合分离，必须由前方入路进行复位与固定，右侧髋臼后壁骨折必须由后路进行复位与固定，因此手术入路应选择前后联合。本例双侧耻骨上支均需要固定，前方入路宜选择改良 Stoppa 入路（耻骨联合上横切口），便于在同一切口内对双侧前柱进行复位与固定，后方可选择 K-L 入路或 DPA 处理右侧髋臼后柱及后壁，推荐选用 DPA 以减小手术创伤、降低术后并发症。因伤后 3 周骨痂生长明显，闭合复位新月形骨折困难，可考虑髂骨翼边缘入路进行复位、固定。手术策略如下：平卧位下行改良 Stoppa 入路，复位固定耻骨联合、双侧髋臼前柱；俯卧位下先行左髂骨翼边缘入路，复位固定新月形骨折，再行右侧 DPA，复位固定左髋臼后壁、后柱。

（二）手术方法

患者诊断明确，伤后 20 天，病情稳定，满足手术条件。

1. 麻醉及体位　全身麻醉气管插管，先平卧位再俯卧位，常规消毒、铺单。

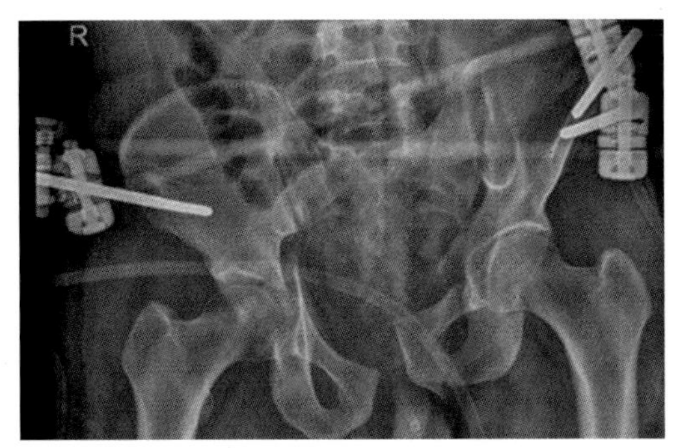

图 4-61　**外固定架术后复查骨盆 X 线**

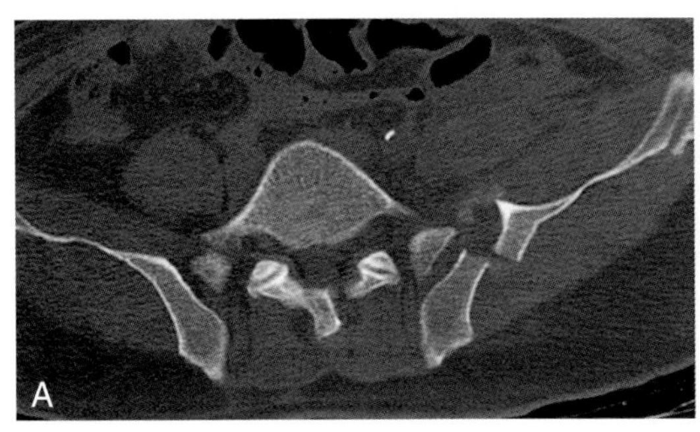

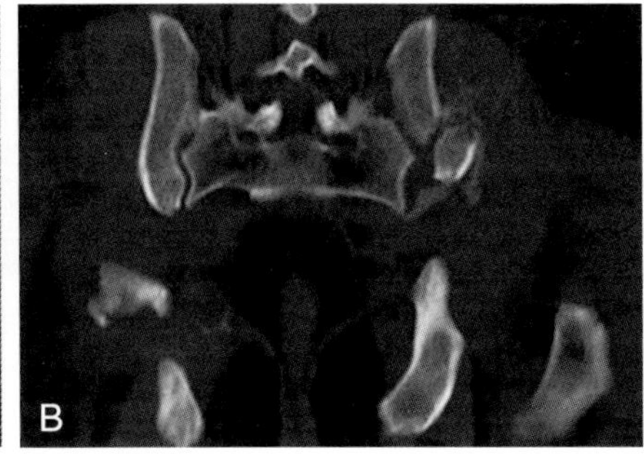

图 4-62　**伤后 20 天复查骨盆 CT**

A. 横断位；B. 冠状位；骨痂生长明显

2. 耻骨联合、双侧前柱复位与固定　平卧位，取改良 Stoppa 入路横切口（耻骨联合上 2 横指，长约 10cm）进行显露，于腹膜外显露耻骨联合，直视下复位后，采用耻骨联合解剖板固定；分别显露双侧前柱，复位后分别予以重建钢板进行固定。

3. 髋臼后壁、后柱复位与固定　俯卧位，取右侧 DPA（沿股骨大转子顶点后缘与髂后上棘连线中点向股骨大转子做一直切口，长约 6cm），沿臀中肌 - 梨状肌间隙进入，显露髋臼后壁、后柱，复位后予以解剖钢板固定。

4. 新月形骨折复位与固定　俯卧位，左髂骨翼边缘入路（长约 8cm），沿髂骨外侧面骨膜下剥离，显露骨折端，直视下复位，置入 1 枚 LC-2 螺钉，辅以重建钢板加强固定。C 形臂 X 线机透视下见骨折复位满意，螺钉、钢板位置良好，冲洗、关闭手术切口，手术结束。

（三）手术风险评估与防范

1. 患者术前已行左侧结肠造瘘，手术切口应远离造瘘口，避免术后发生感染。

2. 前方复位耻骨联合及双侧前柱时应避免损伤膀胱及尿道；显露耻骨支过程中结扎死亡冠。

3.DPA 显露时臀上神经血管束从坐骨大孔顶点穿出，应加以保护。

4. 髋臼后壁骨折块要求解剖复位并可靠固定，防止术后髋关节不稳、创伤性关节炎的发生。

（四）术后情况

术后恢复良好，第 2 天拔除腹部引流管，开始进流质饮食；复查骨盆 X 线（图 4-63）及 CT 三维重建（图 4-64）均示骨折脱位复位满意，后壁骨折块位置好。术后第 7 天后侧髂骨翼伤口感染，行骨水泥抗生素填充，2 周后伤口愈合出院。

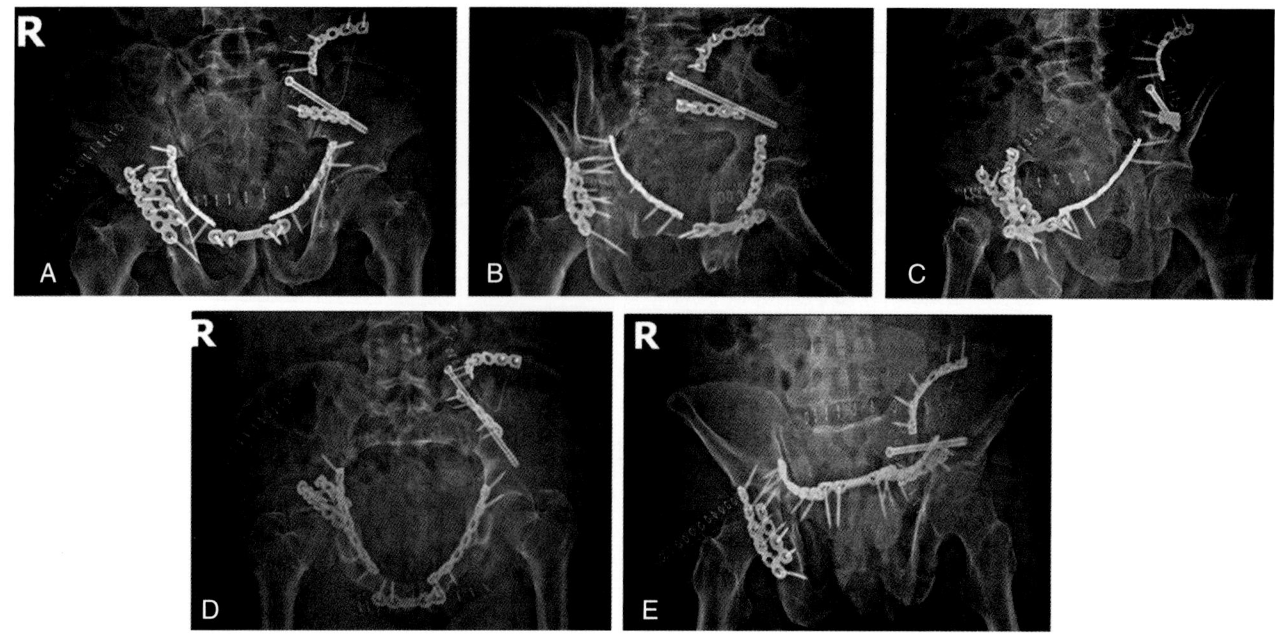

图 4-63 **术后复查骨盆 X 线**

A. 骨盆正位；B. 闭孔斜位；C. 髂骨斜位；D. 入口位；E. 出口位

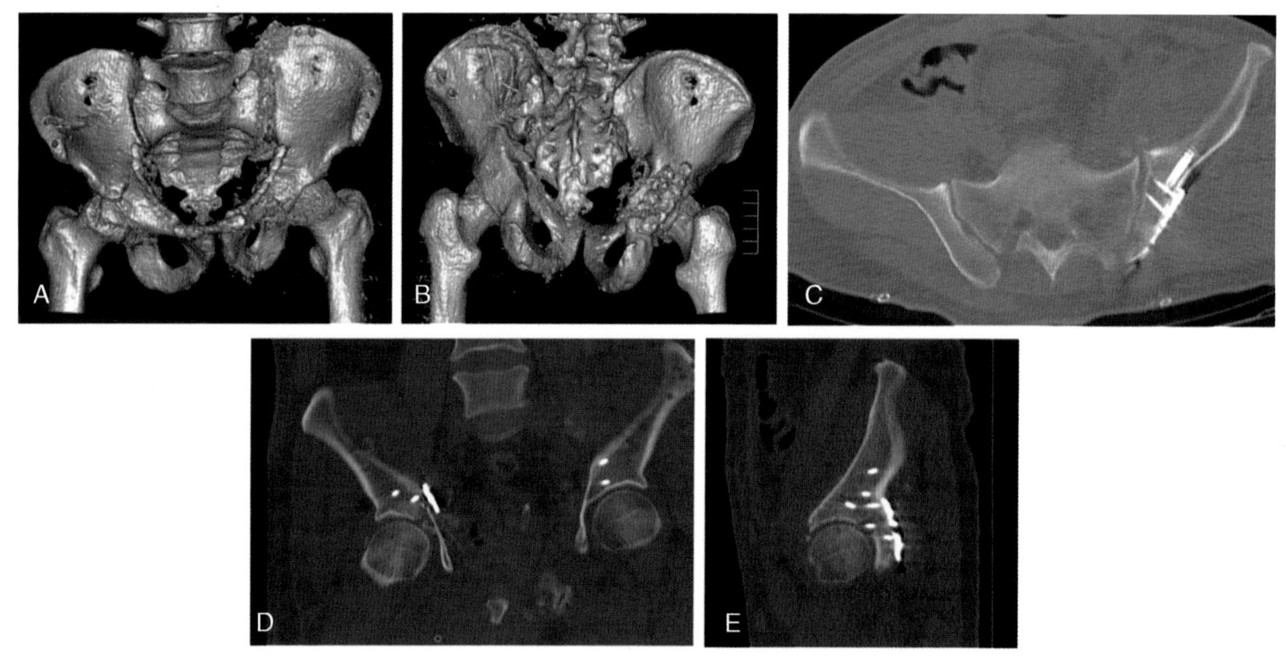

图 4-64 **术后骨盆 CT 三维重建**

A、B.CT 三维重建；C. 横断位；D. 冠状位；E. 矢状位

（五）术后随访

术后4周扶拐下床行走，术后3个月复查骨盆X线（图4-65）示骨折愈合，无骨折复位丢失及内固定失效，行走正常，恢复工作；现术后1年半，无不适。

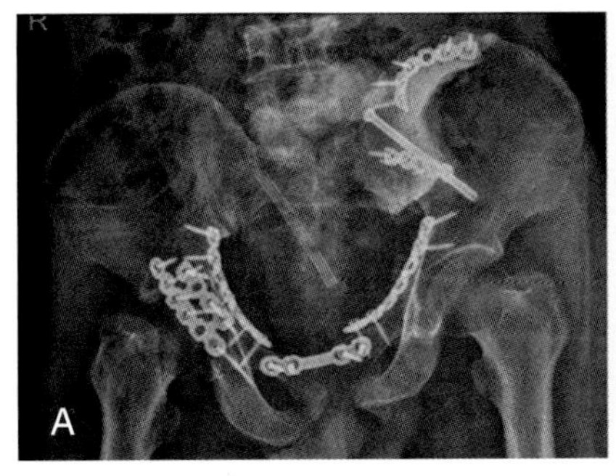

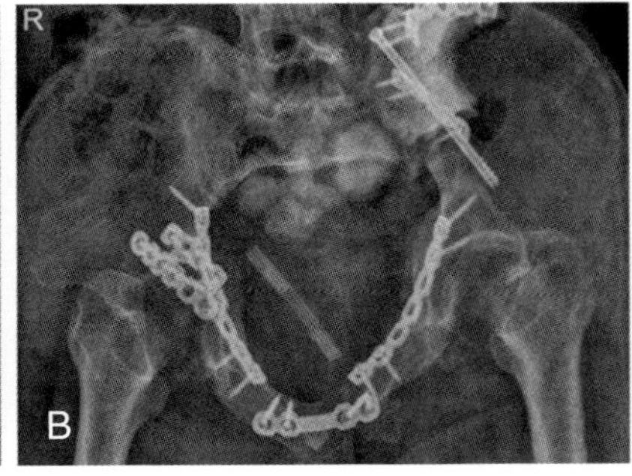

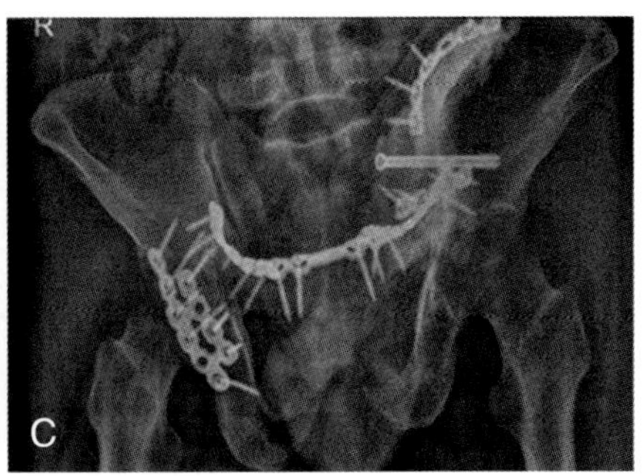

图 4–65　**术后 3 个月复查骨盆 X 线**
A. 骨盆正位；B. 入口位；C. 出口位

第六节　髋关节后脱位合并股骨头骨折

Pipkin 骨折常见于高处坠落、车祸等高能量损伤，当髋关节处于屈曲、内收时股骨头遭受髋臼缘剪切，在髋关节后脱位的同时容易发生股骨头的骨折，多为股骨头前下方骨折。非负重区骨折间隙小于 3mm、关节腔内无游离骨块的 Pipkin Ⅰ型、Ⅱ型单纯股骨头骨折可试行非手术治疗，损伤较重的 Pipkin Ⅲ型、Ⅳ型骨折首选手术治疗。根据骨折的类型选择适宜的手术入路，切开复位内固定。本例采用 K-L 入路联合大转子截骨术进行手术治疗，短期随访获得良好的临床疗效，供临床参考。

【病例】

患者男性，19 岁，因“车祸致右髋部疼痛、活动障碍半天”由外院转入。

患者半天前骑摩托车时不慎被汽车撞倒，右髋部着地，当即感右髋部胀痛，无法站立及活动，急诊送往当地医院。入院查体：右髋关节呈外旋畸形，外旋约 75°，右下肢较健侧短缩 2cm；右髋关节压痛，右下肢纵向叩击痛阳性，右踝、足活动正常，末梢血供、感觉良好。行骨盆 X 线、CT（图 4-66，图 4-67）提示右髋关节后脱位伴股骨头骨折。急诊下行右髋关节脱位闭合手法复位，术后转我院进一步治疗。诊断为右髋关节后脱位伴股骨头骨折。

术前诊断：①右髋关节后脱位；②右股骨头、股骨颈骨折（AO 分型：31-C3 型）。

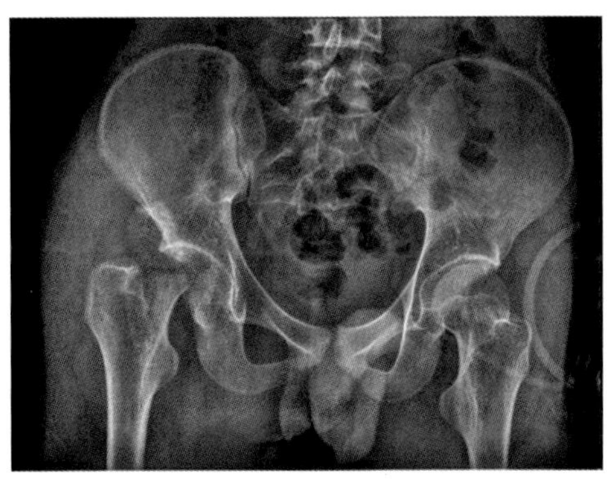

图 4–66　**术前骨盆 X 线**

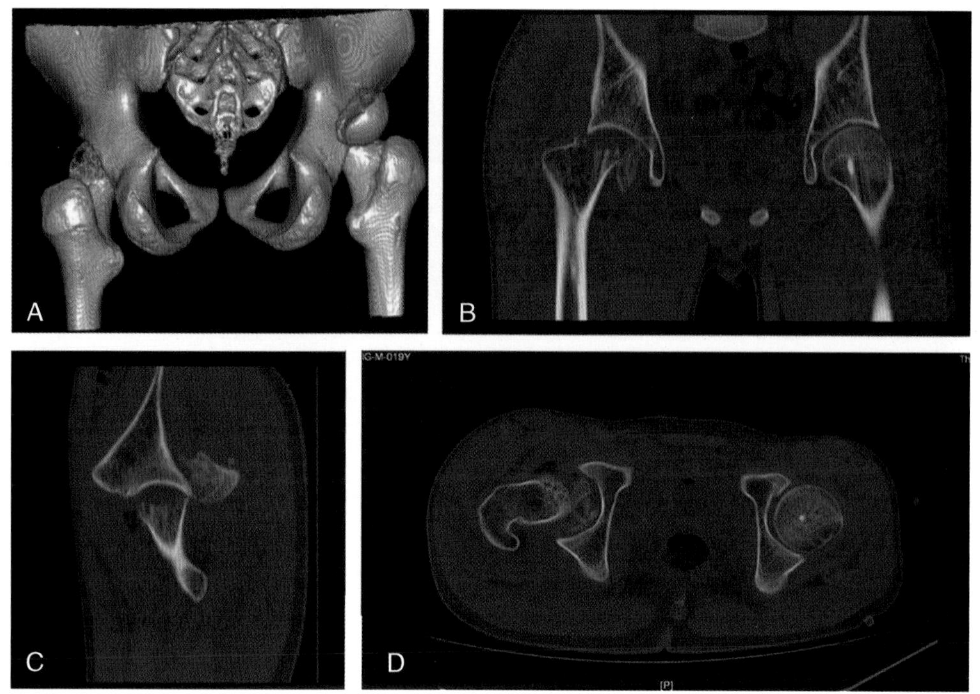

图 4-67 **术前骨盆 CT**

A.CT 三维重建；B. 冠状位；C. 矢状位；D. 横断位

【临床决策分析】

（一）临床决策依据

本病例有以下特点：①右侧髋关节后脱位；②右侧股骨头骨折，与股骨颈完全离断，关节腔内有游离骨块；③髋臼结构完整。

根据 Pipkin 分型，本例属于Ⅲ型骨折，虽然股骨头为严重粉碎性骨折，同时伴有股骨颈骨折，股骨头坏死率高，考虑患者年龄尚轻对髋关节功能要求高，首先尝试保髋治疗。选择 K-L 入路，术中同时行二腹肌截骨使髋关节完全脱位，清理关节腔游离骨块，探查臼顶是否有压缩。先复位固定股骨头再复位固定股骨颈，辅以股骨颈内侧支撑钢板以增加内固定稳定性。

（二）手术方法

患者诊断明确，伤后 2 天，病情稳定，满足手术条件。

1. 麻醉及体位　全身麻醉气管插管，俯卧位消毒患侧髋及臀部，铺单并用手术膜封闭手术区。

2. 后方 K-L 入路显露　自髂后上棘下 5cm 处至大转子做弧形切口并向股骨干延伸切口约 20cm，切开皮肤、皮下组织、显露髂胫束，沿大转子表面向下切开髂胫束，显露外旋肌群。

3. 骨折显露　显露大粗隆后行二腹肌截骨并向外牵开，显露后关节囊及髋臼后壁，切开关节囊即可显露关节腔内骨折块。

4. 骨折复位与固定　直视下复位股骨头骨块，3 枚无头空心螺钉加压固定；取股骨大转子的松质骨块植于股骨头骨缺损处；将复位的股骨头再次拼接于股骨颈，以 3 枚空心螺钉加压固定，辅以股骨颈内侧重建钢板支撑固定；术中透视证实复位及固定无误，再复位大粗隆截骨处，予以 3 枚空心螺钉固定。

（三）手术风险评估与防范

1. 臀上神经血管从坐骨大切迹顶点处穿出，显露过程中注意保护。
2. 手术过程中保持髋关节后伸、膝关节屈曲以降低坐骨神经张力。
3. 对于股骨头的压缩或缺损应行植骨处理，减少术后创伤性关节炎的发生率。
4. 术后应避免患侧髋关节屈曲、内旋及早期大范围活动，防止再脱位。

（四）术后情况

患者术后病情稳定，无发热，第 2 天拔除伤口引流管，开始进流质饮食；复查骨盆正位、髋关节侧位 X 线（图 4-68）均示骨折脱位复位满意，内固定位置良好，无并发症。

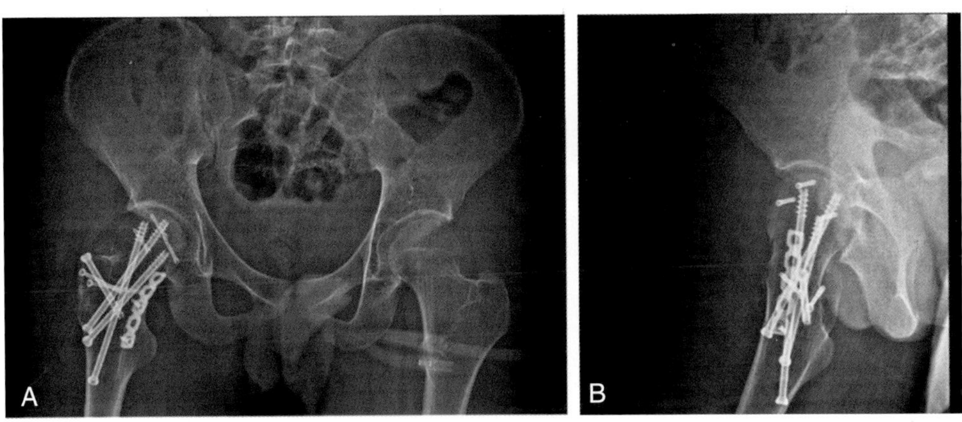

图 4–68　**术后复查骨盆 X 线**

A. 骨盆正位；B. 髋关节侧位

（五）术后随访

术后 2 个月复查骨盆 X 线（图 4-69）及 CT（图 4-70 ）均见骨折复位维持良好，无骨折复位丢失及内固定松动发生。术后 3 个月返院复查 X 线示骨折愈合（图 4-71 ），股骨头形态结构正常，股骨颈无短缩、内翻等畸形，无骨折复位丢失。术后 1 年复查无股骨头坏死征象（图 4-72）。

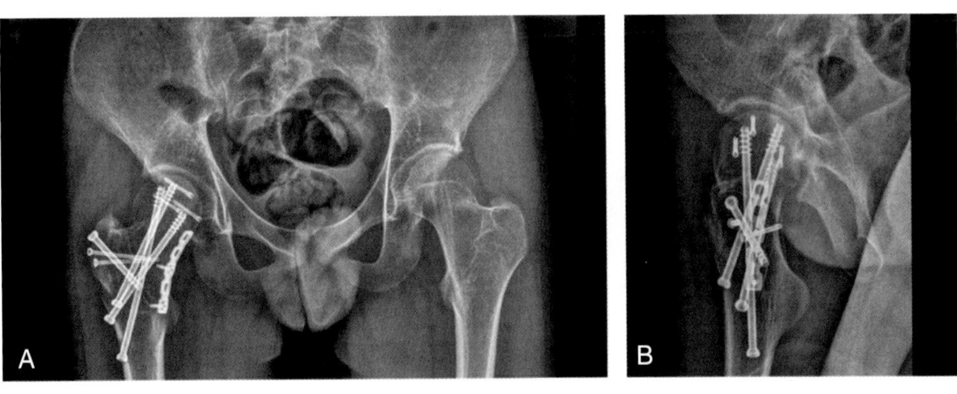

图 4–69　**术后 2 个月复查骨盆 X 线**

A. 骨盆正位；B. 髋关节侧位

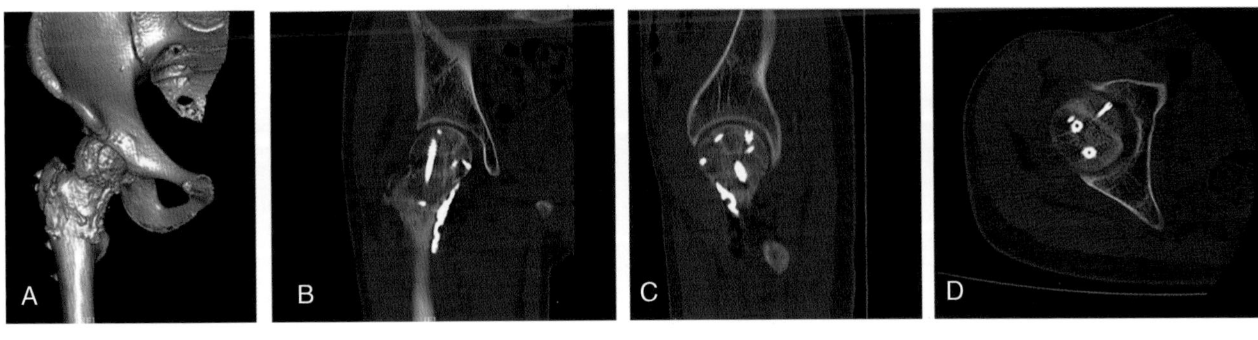

图 4–70　**术后 2 个月复查骨盆 CT**

A.CT 三维重建；B. 冠状位；C. 矢状位；D. 横断位

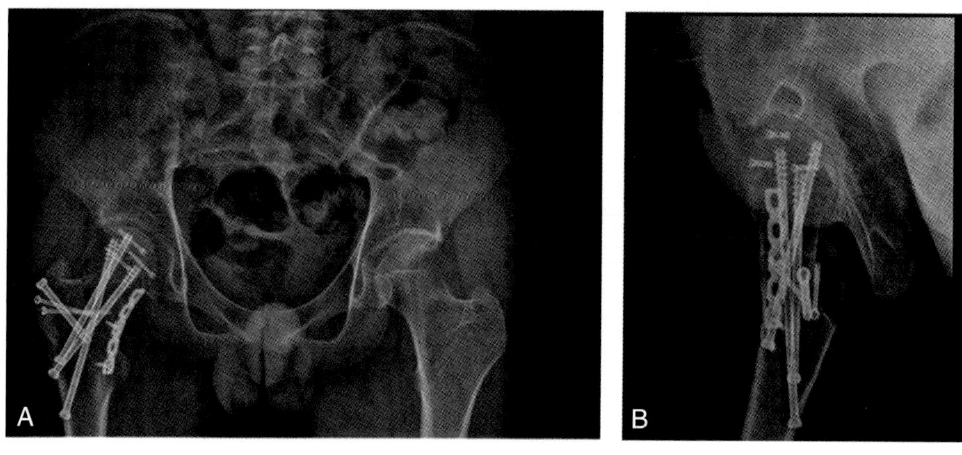

图 4-71　术后 3 个月复查骨盆 X 线
A. 骨盆正位；B. 髋关节侧位

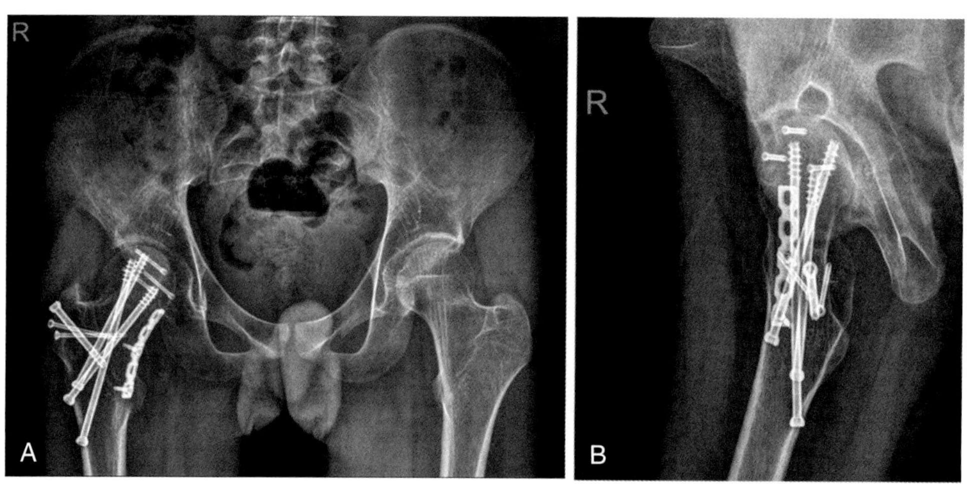

图 4-72　术后 1 年复查骨盆 X 线
A. 骨盆正位；B. 髋关节侧位

第 5 章　特殊髋臼骨折手术病例

第一节　老年髋臼双柱骨折

老年患者多伴有内科疾病，如原发性高血压、糖尿病、心脑血管系统疾病等，是老年病与骨折共存的疾病。同时老年患者大多伴有骨质疏松且骨的脆性增加，是骨质疏松与脆性骨质并存的骨折，低能量损伤就能导致严重骨折，骨折不易愈合，因此老年髋臼骨折的治疗与年轻人相比有其独特性，目前还没有明确的治疗共识。老年患者非手术治疗一般效果不佳，而手术治疗也不同于年轻人，骨折复位过程中操作不当容易造成医源性骨折；骨质疏松使骨质对螺钉的把持力明显减弱，多数情况下螺钉在同一部位只有一次置入的机会，因此内固定的失败率较高，术后管理要求高；老年患者固定以钢板为宜。老年髋臼骨折臼顶压缩常见，影像表现为明显的"海鸥征"（图 5-1），对塌陷的臼顶关节面要复位并植骨，避免创伤性关节炎的发生。老年髋臼骨折手术时应尽量缩短麻醉和手术时间以减小术中出血，避免术中血压过低或波动大，减少术后并发症、改善预后不良。本节 2 个病例分别为 88 岁、78 岁的老年髋臼双柱骨折，术前 3D 打印模拟手术，选择的腹直肌外侧入路，手术创伤小、术后恢复快、并发症少，随访患者功能好，供大家参考。

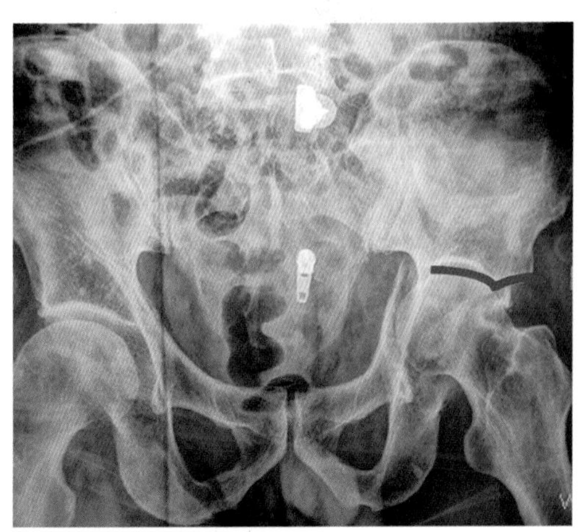

图 5–1　**骨盆 X 线片示"海鸥征"**

【病例 1】

患者男性，88 岁，行走跌伤致右髋部疼痛、活动受限 2 小时急诊入院。患者既往史无特殊，未发现老年内科疾病。入院查体：生命体征稳定，右髋部无肿胀、畸形，右下肢无外旋畸形，骨盆挤压、分离试验（–），右髋部压痛，右髋关节活动不能，右足轴向叩击痛（+）；右足、右小腿运动、感觉正常。骨盆 X 线检查（图 5-2）示右髋臼髂耻线、髂坐线不连续，右髂骨翼骨折，骨折线延伸至髂前上棘上方，右髋臼后缘线完整。

术前诊断：右髋臼骨折（Judet-Letournel 分型：双柱骨折；三柱分型 C3 型）。

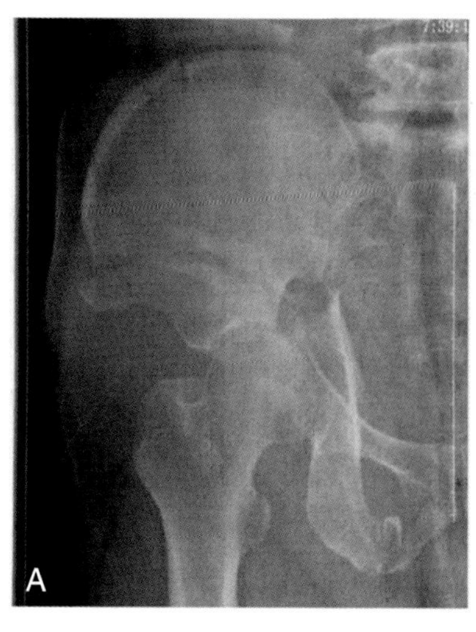

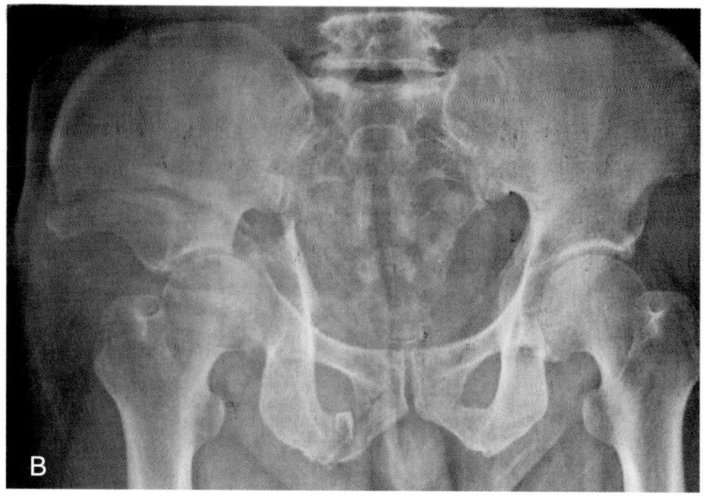

图 5-2 **骨盆 X 线片**

A. 右髋臼髂耻线、髂坐线不连续；B. 右髂骨翼骨折，骨折线延伸至髂前上棘上方

【临床决策分析】

（一）临床决策依据

本病例有以下特点：①患者 88 岁高龄，无内科疾病病史；②右髋臼髂耻线、髂坐线断裂，提示前、后柱骨折；③髂骨翼骨折线向上延伸至髂骨翼上方，提示顶柱骨折，髋臼关节面与主骨不连；④髋臼顶未见“海鸥征”，可能臼顶无压缩骨折。患者诊断明确，右侧髋臼双柱骨折，中心性脱位，手术指征明确，患者高龄，麻醉与手术风险均高，应控制手术时间、最大限度减少术中出血，术前要详细评估。术前打印 1 ∶ 1 骨折模型、健侧镜像半骨盆模型，体外模拟手术，对钢板进行预弯塑形（图 5-3），提高骨折复位效果，减少术中塑形钢板的时间进而缩短手术时间，减少术中出血。

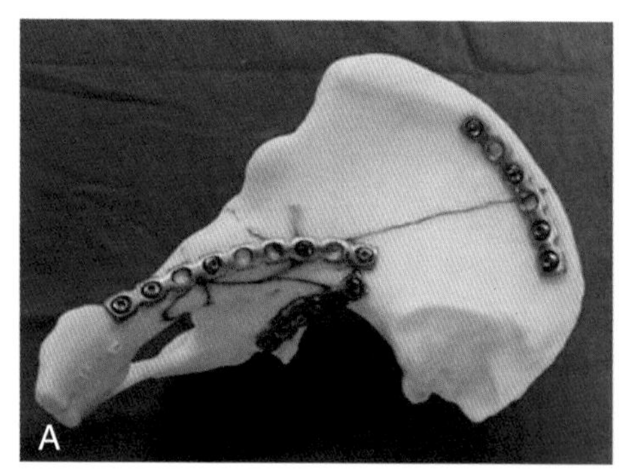

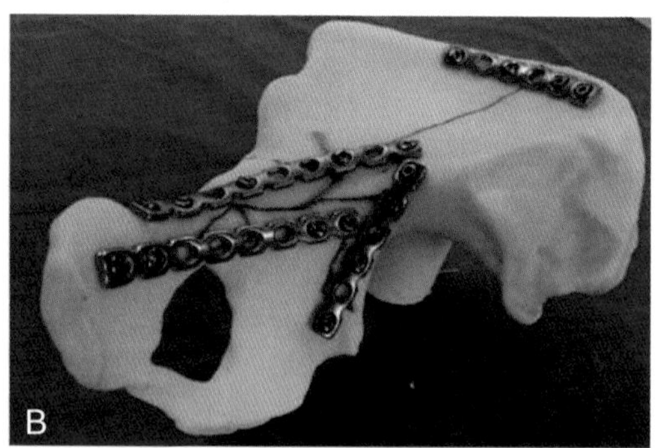

图 5-3 **体外模拟手术**

A. 髂骨翼、前柱、后柱钢板固定；B. 方形区表面阻挡钢板

（二）手术方法

该例患者诊断明确，病情稳定后于伤后第 12 天手术。

1. 麻醉、体位与手术显露同 LRA。

2. 术中骨膜下广泛剥离骨折端周围，借助下肢牵引，用骨膜剥离子撬拨、顶压来顺势复位，避免用螺钉复位或钳夹复位。

3. 复位顺序：复位顶柱，用空心钉固定于髂骨翼上；复位坐骨大孔上方移位骨块，放置预弯好的钢板固定，恢复髋臼的解剖空间，然后复位前柱、预弯好的前柱钢板固定，最后复位后柱及方形区，髂坐钢板固定后柱，透视见骨折复位满意，髋臼轮廓恢复正常后（图 5-4），置入螺钉稳定固定。

4. 检查无活动性出血后冲洗术口，放置术区引流管，关闭手术切口。

手术顺利，手术时长 80 分钟，术中出血 350ml，术毕，患者安全返回病房。

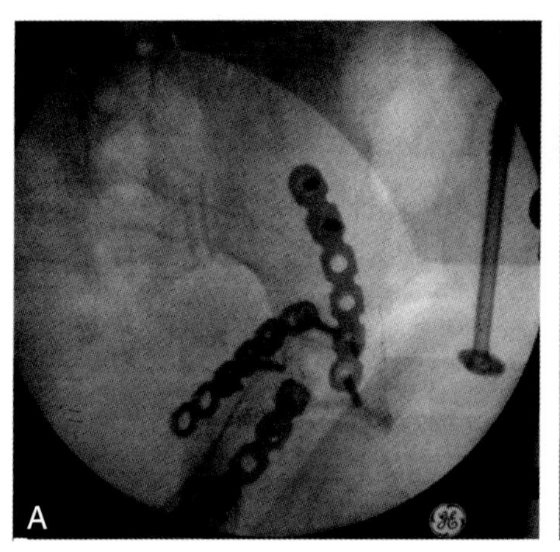

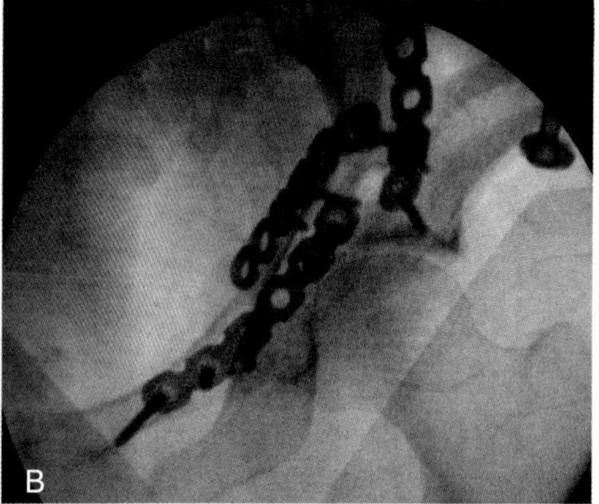

图 5-4　**术中透视**

A. 髂骨斜位；B. 髋臼轮廓恢复正常

（三）手术风险评估与防范

1. 老年患者各器官功能差，手术风险高，术前要详细评估。

2. 老年患者血管脆性大，损伤后出血不易控制，电凝止血效果差，术中采用纱布压迫止血。术中保持血压稳定于基础血压水平，血压受到影响时要随时停止操作，稳定血压后再继续。

3. 老年骨质松而脆，应顺势复位，如果用螺钉钳或其他方式钳夹强行复位可发生医源性骨折。

4. 骨质对螺钉把持力差，必须骨折达到满意复位后再放置事先预弯的钢板，当钢板与骨面贴合时才能置入螺钉，试图借螺钉提拉复位失败率高。螺钉只有一次置入的机会，反复调整螺钉位置或方向，其固定作用基本无效。

（四）术后情况

患者术后恢复正常，无发热，肛门排气后进流质饮食；复查骨盆 X 线（图 5-5）及 CT 三维重建（图 5-6）均示骨折复位满意，髋臼轮廓恢复正常，内固定钢板、螺钉位置适中，无并发症，术后第 7 天出院。

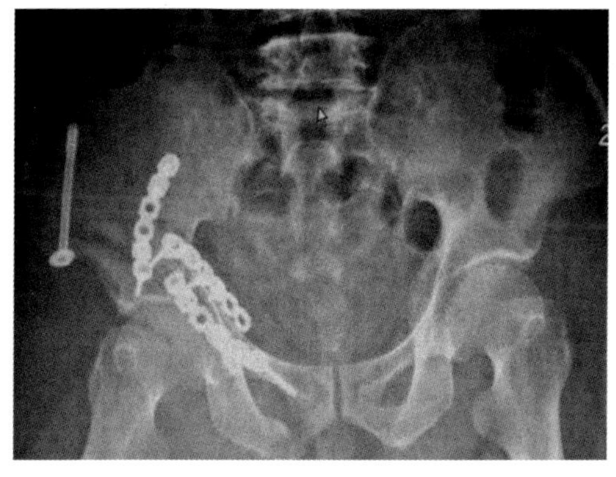

图 5-5　**复查骨盆 X 线**

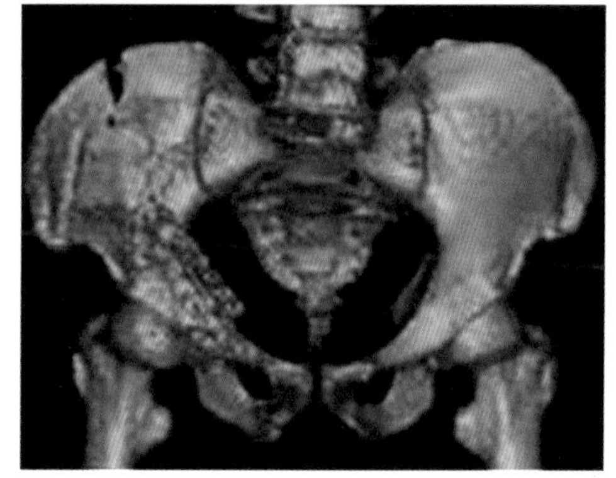

图 5-6　**复查骨盆 CT 三维重建**

（五）术后随访

术后 3 个月复查，可行走，右髋关节活动基本正常，骨盆正位 X 线片见骨折复位维持良好，骨折线模糊，无骨折复位丢失及内固定松动发生（图 5-7）。术后 1 年返院复查，行走步态正常，X 线示骨折愈合（图 5-8），髋臼形态结构正常，无骨折复位丢失，无创伤性髋关节炎早期表现及股骨头坏死征象。术后第 3 年患者生活正常，X 线示关节间隙正常，无创伤性关节炎及股骨头坏死表现（图 5-9）。

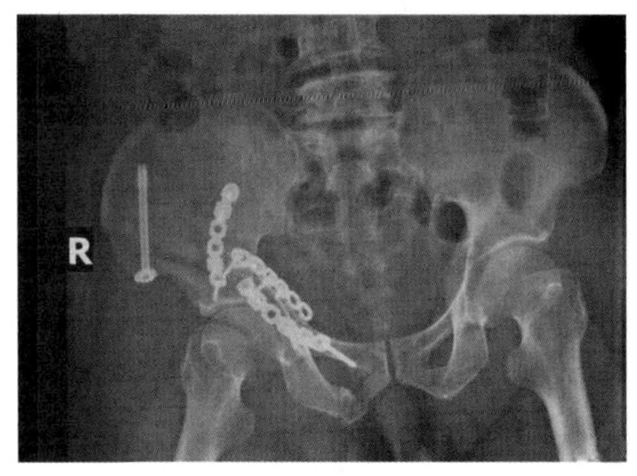

图 5-7　术后 3 个月复查骨盆正位 X 线

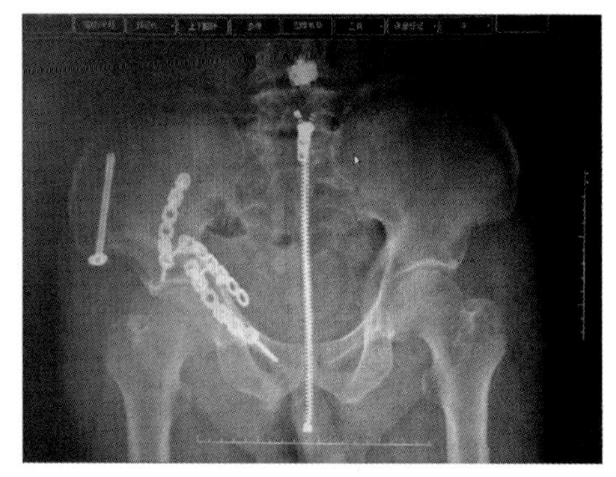

图 5-8　术后 1 年复查骨盆正位 X 线

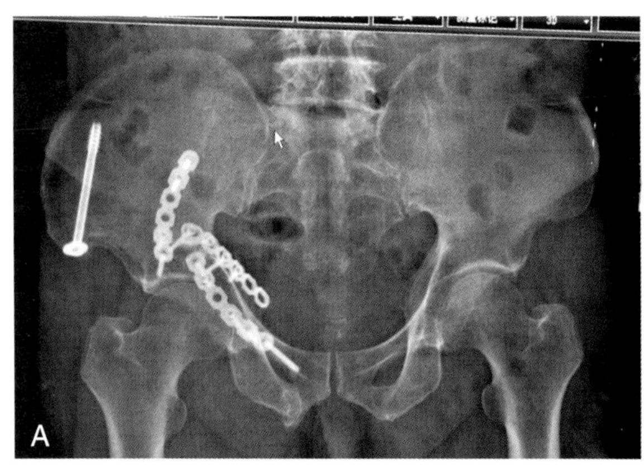

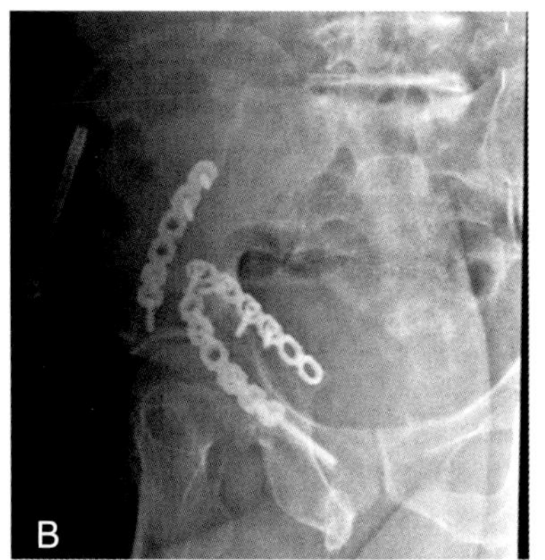

图 5-9　术后第 3 年复查骨盆 X 线

A. 骨盆正位；B. 髂骨正位

【经验与体会】

（一）老年髋臼骨折复位和固定

老年髋臼骨折患者不同于年轻患者，发生骨折后有以下特点：①骨质疏松，多为低能量损伤；②螺钉把持力小，易松动；③骨质脆性大，不能直接钳夹复位；④血管脆性大，静脉无收缩性，出血多，电凝或双极电凝止血效果差，多用纱布堵塞止血。老年髋臼骨折应直视下进行显露、复位、固定。用螺钉钳加压复位、螺钉提拉复位、复位钳钳夹复位等方式复位老年脆性骨折可能增加医源性骨折风险；直视下显露采用腹直肌外侧入路和 PRA 两个前方入路，手术切口下方是臼顶压缩、方形区粉碎区域，能直视下显露、骨膜剥离子推顶骨块等方法进行顺势复位。老年患者因骨质松而脆、弹性模量小，加之目前国产钢板均较硬，因此在安装钢板前必须复位后对钢板精确塑形，如果钢板与骨面没有达到贴合就置入螺钉会导致骨折再移位；骨质脆性大对螺钉的把持力弱，螺钉必须通过双侧皮质；置入螺钉前一定要注意螺钉的置入方向、精确测量螺钉的长度，螺钉基本只有一次置入的机会，反复调整则固定失效；对单个骨块的固定建议选择螺钉通过短钢板孔，避免直接用螺钉固定。钢板放置后如果钢板与骨面贴合欠缺，可用复位钳卡在钢板上进行钳夹，避免直接钳夹骨面。老年复杂髋臼骨折最理想的固定方式是髋臼一体化翼形万向锁定钢板。

（二）减少老年髋臼骨折患者手术并发症

老年患者的特点：①内科疾病多，麻醉风险大；②心、肺器官功能储备差；③术中出血对全身循环影响大；④术中血压波动易诱发脑梗死；⑤血流缓慢，高凝血状态，深静脉血栓发生风险高；⑥对麻醉药物代谢慢，术后复苏时间长等。因此老年髋臼骨折手术风险高，术后并发症多。减少或避免围术期并发症要做好以下工作：①髋臼骨折不是急诊手术，手术时机为伤后第 5 ～ 10 天，因此应立即治疗内科疾病，提高机体应激能力；②规范抗凝治疗，减少下肢深静脉血栓的发生率；③术前麻醉科、ICU、心内科、输血科等相关科室会诊，确保手术的安全性；④术前准备充分，包括 3D 打印骨折模型、体外模拟手术预弯钢板、预置螺钉等，减少手术时间，从而缩短麻醉时间，减少术中出血；⑤术中尽量达到骨折解剖复位，选用解剖、锁定钢板固定，避免术后内固定松动失效。严格实施上述措施，可有效减少围术期并发症。

【病例 2】

患者男性，78 岁，农民，自约 3m 高处不慎跌落，于第 6 天入院。患者既往有高血压、慢性阻塞性肺部疾病等。入院查体示：生命体征稳定，右髋部肿胀、皮下青紫，右下肢短缩、外旋畸形，骨盆挤压、分离试验（+），右髋关节活动不能，右足轴向叩击痛（+）；双小腿运动、感觉正常。骨盆 X 线（图 5-10）及 CT（图 5-11）均示右侧髋臼粉碎性、骨折线波及髂骨翼，髋臼方形区粉碎、并向盆腔内移位明显，股骨头呈中心性脱位。

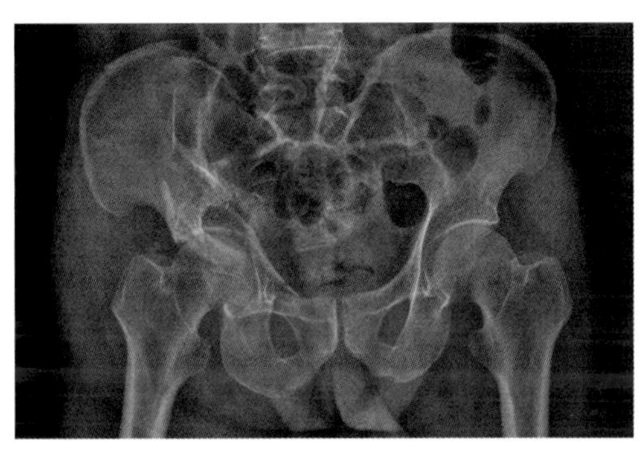

图 5-10　**术前骨盆 X 线片**

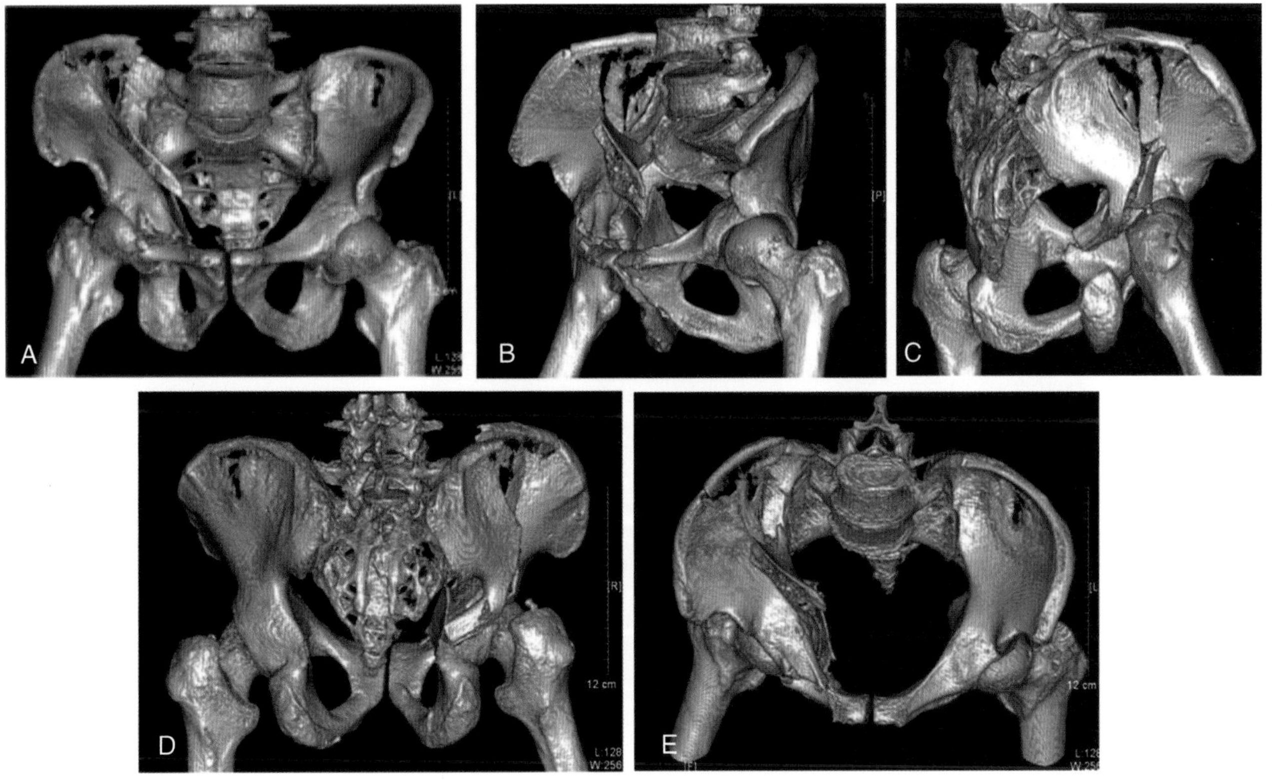

图 5-11　**术前骨盆 CT 三维扫描**

A. 正面；B. 侧前面；C. 侧后面；D. 后面；E. 入口位

术前诊断：①右髋臼骨折（Judet-Letournel 分型：双柱骨折；三柱分型：C3 型）；②高血压 3 级，冠心病；③慢性阻塞性肺气肿。

【临床决策分析】

（一）临床决策依据

本病例有以下特点：①老年患者、基础疾病较多，心肺功能差，但平时生活自理，能干农活；②髂骨翼、整个髋臼均粉碎，移位明显；③伤后第 10 天转入，第 15 天手术，错过最佳手术时机，术中出血可能多；④老年骨质疏松伴骨的脆性强，骨折粉碎严重，普通钢板固定可能失败。患者诊断明确，右侧髋臼双柱骨折，骨折粉碎严重且髋臼关节面的完整性、关节稳定性破坏严重，手术指征明确。鉴于老年髋臼骨折的特点，术前计划为患者定制个性化髋臼翼形一体化万向锁定钢板，手术选择创伤小、显露方便、充分的腹直肌外侧入路。

（二）手术方法

患者诊断明确，病情稳定，术前相关科室会诊认为患者全身状况可，满足手术条件。

1. 体外模拟手术：3D 打印 1 ∶ 1 骨盆骨折模型，观察骨折形态；打印健侧半骨盆镜像模型，按骨折部位形态设计定制个性化髋臼翼形一体化万向锁定钢板，在 3D 打印模型上进行模拟手术，检验钢板的匹配度，预置螺钉的长度与方向等（图 5-12）；内固定钢板消毒备手术用。

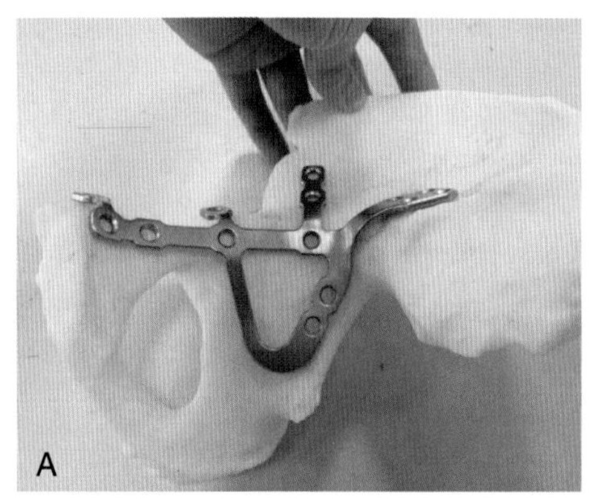

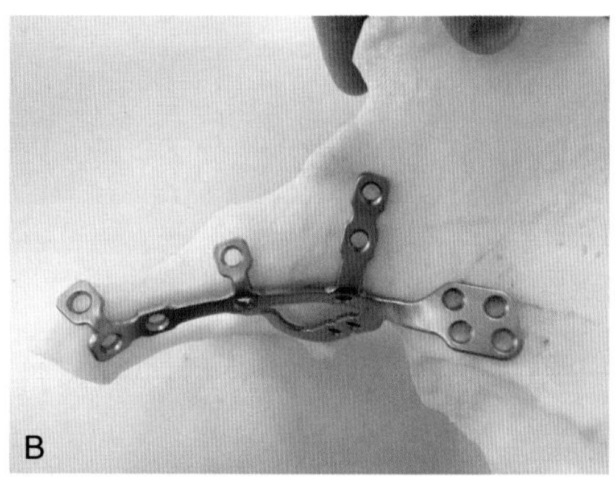

图 5–12　**3D 打印模型上进行模拟手术**

A. 内面；B. 上面

2. 麻醉、体位与手术显露同标准腹直肌外侧入路操作。

3. 通过腹直肌外侧入路内侧窗、中间窗联合显露对髋臼前壁、前柱、后柱及方形区进行大体复位，放入定制的个性化髋臼翼形一体化万向锁定钢板，用骨盆复位钳钳夹钢板和髂前上棘，使钢板与骨面贴合，透视下见髋臼骨折复位理想、髋臼轮廓解剖复位（图 5-13），按术前模拟手术置钉的方向、长度置入万向锁定螺钉。

4. 活动髋关节无异响及摩擦感，内固定稳定，冲洗伤口，检查无活动出血后关闭切口，术毕。

（三）术后情况

手术时长 90 分钟，术中出血 800ml，过程顺利。术后恢复正常，无发热，第 3 天伤口引流量＜ 50ml 时拔除腹部引流管；复查骨盆正位、闭孔斜位、髂骨斜位 X 线（图 5-14）及 CT 三维重建（图 5-15）均示骨折脱位复位满意，后壁骨折块位置可，内固定螺钉刚好穿出骨折块，无并发症，于术后第 12 天伤口愈合出院。

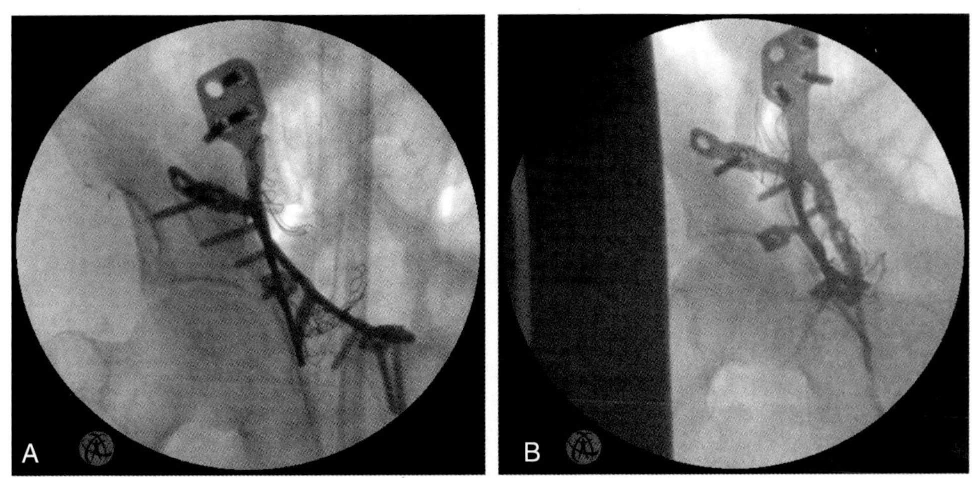

图 5-13　**术中透视**

A. 骨盆正位；B. 髂骨斜位

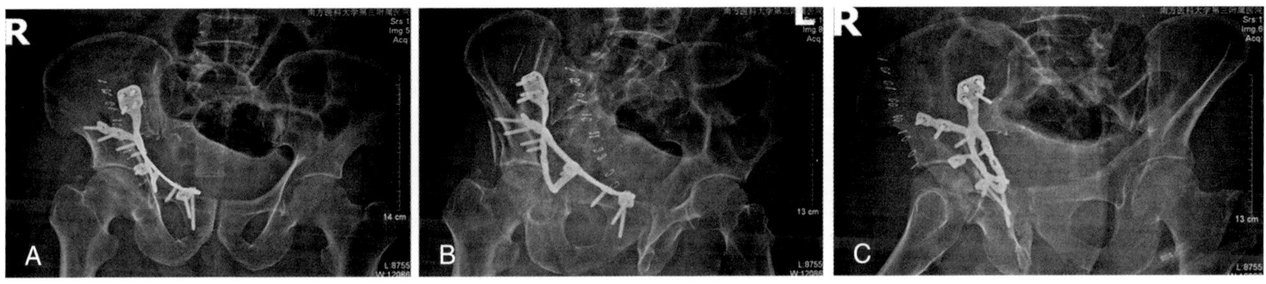

图 5-14　**术后 X 线片**

A. 骨盆正位；B. 闭孔斜位；C. 髂骨斜位

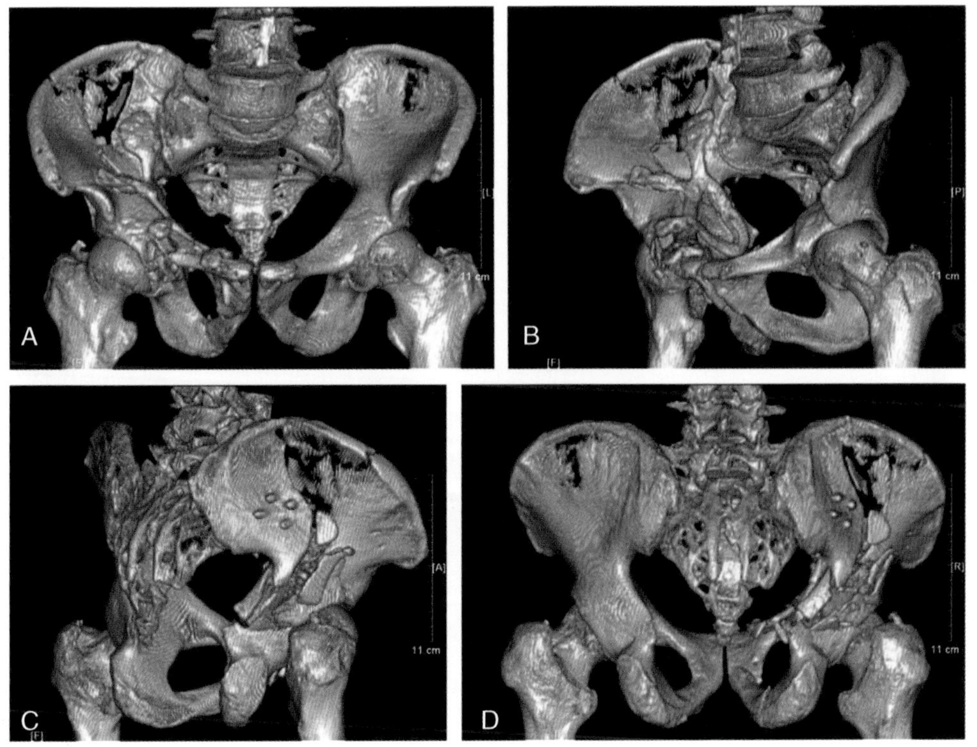

图 5-15　**复查骨盆 CT 三维重建**

A. 正面；B. 侧面；C. 侧后面；D. 后面

（四）术后随访

患者于术后第 6 周开始扶拐不负重下床行走。术后 3 个月复查行走步态基本正常；术后 6 个月复查见骨折复位维持良好，无骨折复位丢失及内固定松动发生；术后 1 年复查 X 线示骨折愈合，髋臼形态结构正常，无骨折复位丢失，术后3年复查X线示髋关节形态正常，无创伤性关节炎表现，患者能干轻松的农活（图 5-16）。

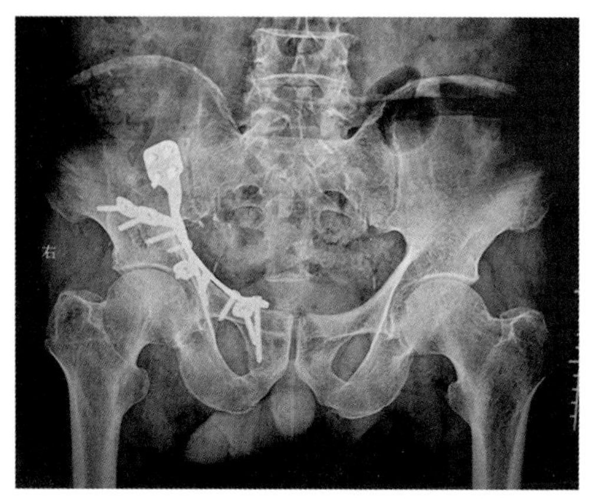

图 5-16　术后 3 年 X 线片

第二节　陈旧性髋臼骨折单一前方入路截骨复位固定

Letournel 和 Judet 等将伤后超过 21 天未接受手术的髋臼骨折定义为陈旧性髋臼骨折。因髋臼骨折发病的特殊性，各种合并损失导致该部位骨折的手术时间延长。相比新鲜髋臼骨折，陈旧性髋臼骨折复位更加困难，复位满意率低，术后创伤性关节炎发生率高，关节功能恢复相对较差，手术过程出血量大。目前对于是否采用内固定、全髋关节置换仍存在争议，当伤后时间超过 60 天时骨折端大多已经畸形愈合，此时一般的手术复位方法无法获得满意的效果，必须进行髋臼周围截骨矫形重建关节才能恢复头臼正常的解剖匹配关系。髋臼周围截骨矫形重建对髋关节功能恢复比较有利，也为髋关节置换创造了骨性条件。近年来，腹直肌外侧入路在髋臼骨折手术中的应用越来越多。笔者尝试对陈旧性髋臼骨折进行单一腹直肌外侧入路截骨复位固定，髋臼后壁陈旧性骨折采用髋关节外科脱位技术进行截骨治疗取得了良好疗效。本节通过 3 个病例介绍单一入路截骨复位固定治疗陈旧性髋臼骨折，供大家参考。

【病例 1】

患者男性，47 岁，因“高处坠落伤致右髋部疼痛、活动受限第 101 天”入院。患者既往无特殊病史，入院查体：生命体征平稳，全身多处烧伤，创面情况稳定，右下肢短缩畸形，较左侧短缩约 1cm，骨盆分离试验（–），右髋部轴向叩击痛（–），右下肢轴向叩击痛（–），右侧腹股沟中点压痛（–），“4”字试验无法完成，右髋关节活动受限，屈伸髋活动屈 30° 伸 0° ，外展内收活动度屈 30° 伸 0° 。导致髋臼骨折发展为陈旧性的最主要原因：全身 60% 左右皮肤烧伤，曾在外院治疗。入院后骨盆 X 线检查（图 5-17）、CT 检查（图 5-18）提示：右侧髋臼髂耻线、髂坐线不连续，且有大量骨痂形成，骨折线模糊，后唇线完整。

术前诊断：右侧髋臼陈旧性骨折（Judet-Letournel 分型：前柱伴后半横形骨折；三柱分型：B2.2）。

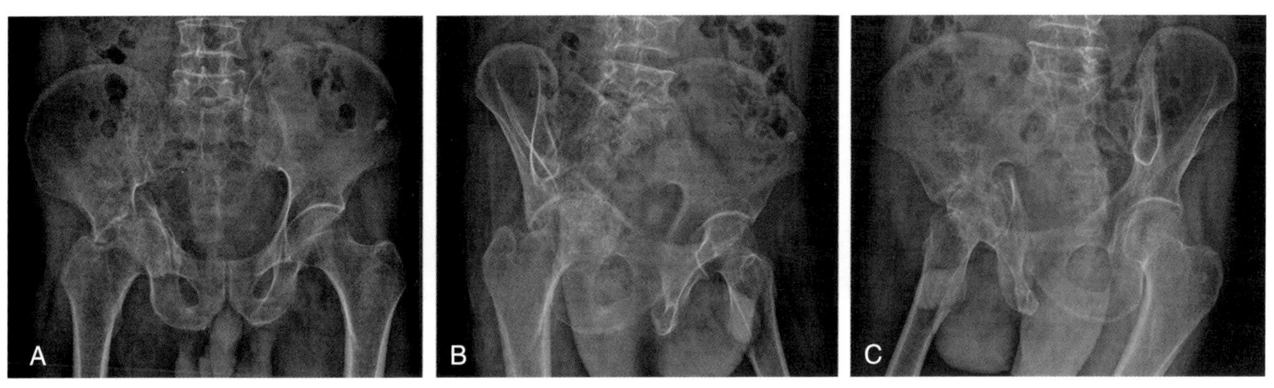

图 5–17　**骨盆 X 线片**

A. 骨盆正位；B. 闭孔斜位；C. 髂骨斜位

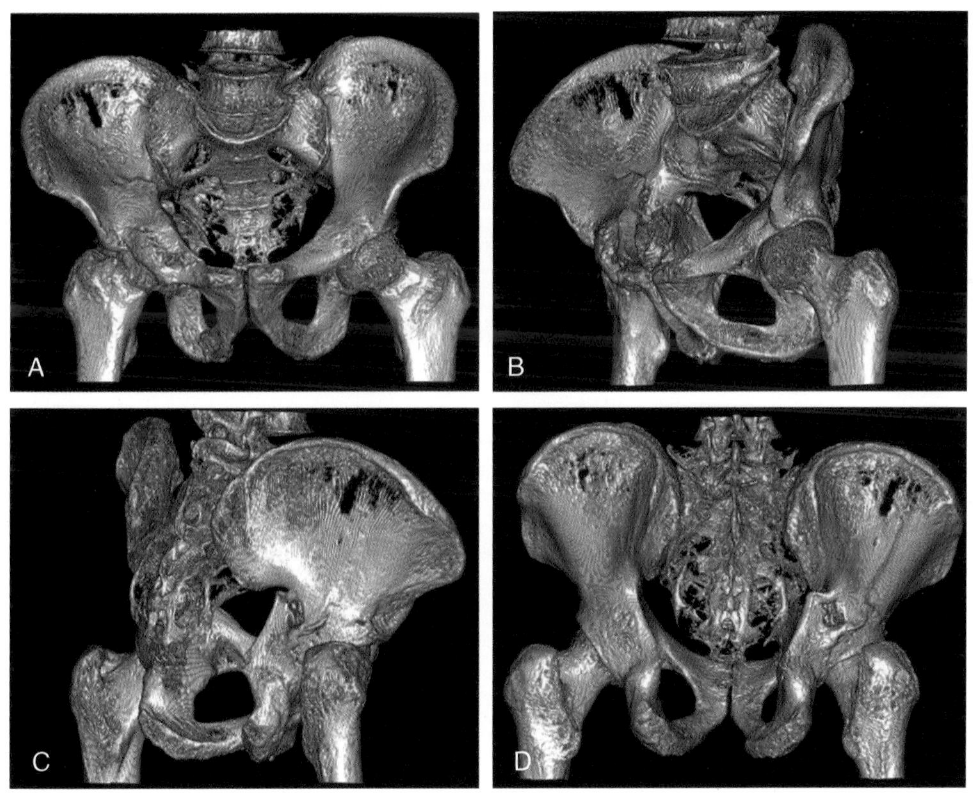

图 5–18　**骨盆 CT**

A. 前面；B. 内侧面；C. 后侧面；D. 后面

【临床决策分析】

（一）临床决策依据

本病例有以下特点：①中年男性，47 岁，伤后超过 60 天，骨折已基本畸形愈合，无法行走，右髋关节活动明显受限。②右髋臼髂耻线、髂坐线断裂，提示前、后柱骨折，分离移位明显，＞ 2cm，后唇线完整，提示无后壁骨折，髋臼顶未见“海鸥征”。③ MRI 提示股骨头无明显坏死迹象；患者诊断明确，右侧髋臼陈旧性前柱伴后半横形骨折，手术指征明确。因患者陈旧性骨折已基本畸形愈合，复位与固定难度较大，术前详细评估，打印 1 ∶ 1 骨折模型，根据骨不连部位长轴找到骨折端畸形愈合处，并标记截骨路线，制订截骨复位计划；患者因长期卧床骨质疏松严重，术前定制个性化定制钢板进行固定（图 5-19）以提高截骨复位效果，减少术中塑形钢板的时间以缩短手术时间，减少术中出血。

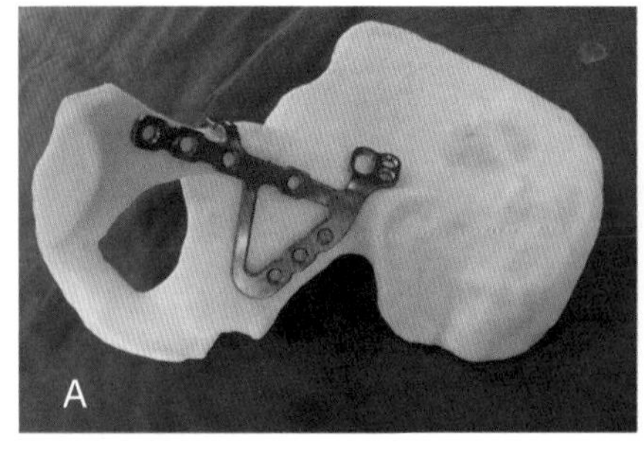

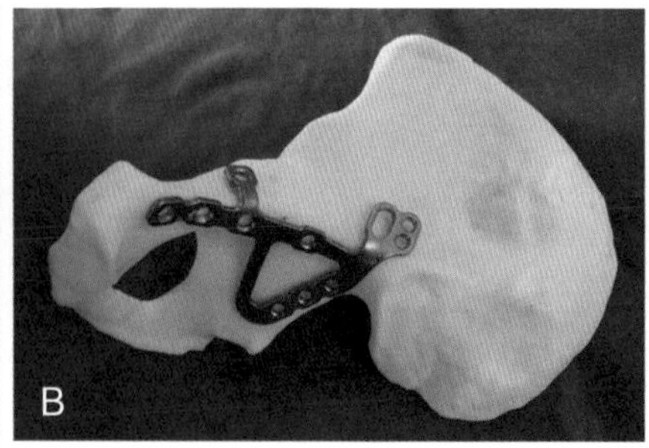

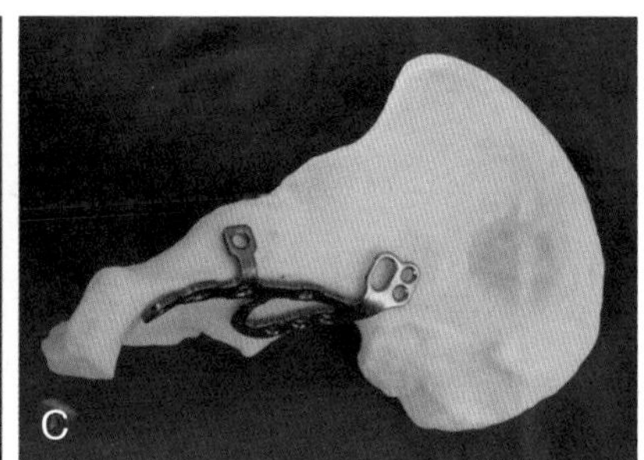

图 5-19　个性化定制钢板固定

A. 内面；B. 侧面；C. 上面

（二）手术方法

患者诊断明确，病情稳定，满足手术条件，伤后第 101 天行手术治疗。

1. 麻醉、体位与手术显露同腹直肌外侧入路。显露整个髋臼内侧面（图 5-20）。

2. 经内侧窗及中间窗去除骨折端瘢痕组织及嵌顿的软组织，仔细辨认骨折线走行，清除骨折端多余骨痂，按原计划沿原骨折线痕迹截断前柱并游离。经内侧窗清除前柱前壁骨折端的骨痂后截断后柱。中间窗清除髋臼顶、方形区及后柱内表面的骨痂，彻底分离并清理关节腔，经中间窗显露骶棘韧带，依次复位前柱、后柱及方形区，钳夹固定（图 5-21）。

3. 复位满意后前柱、前壁及方形区处采用个性化定制钢板固定，后柱用 2 枚顺行拉力螺钉固定（图 5-22）。

4. 检查无活动性出血后冲洗术口，放置术区引流管，关闭手术切口。

手术顺利，手术时长 223 分钟，术中出血 1560ml，自体血回输 550ml，术中输红细胞悬液 3U，血浆 600ml。

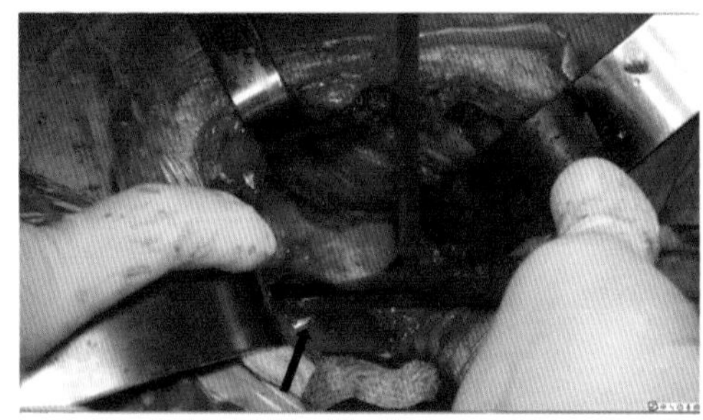

图 5-20　术中显露整个髋臼内侧面

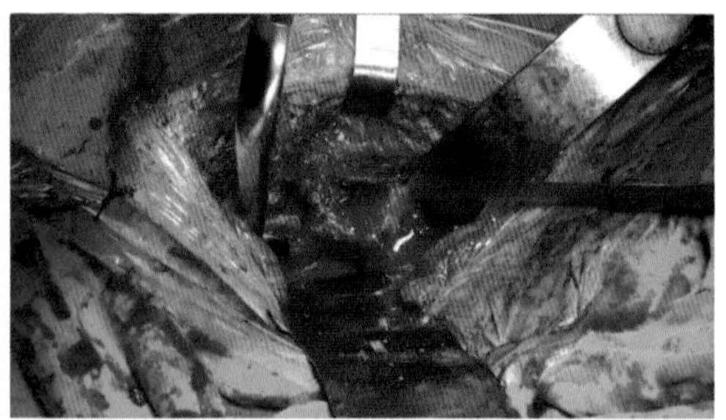

图 5-21　复位前柱、后柱及方形区

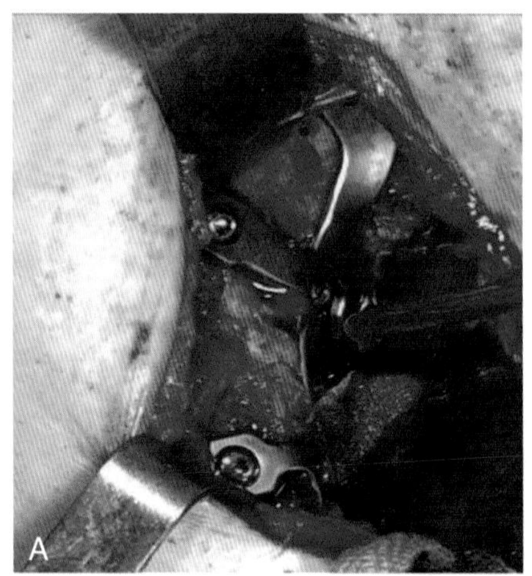

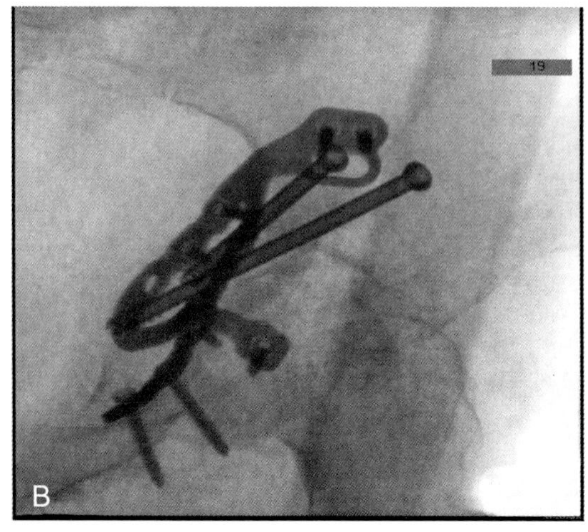

图 5-22　2 枚顺行拉力螺钉固定

A. 术中；B. 髂骨斜位

（三）手术风险评估与防范

1. 术中出血控制　陈旧性骨折瘢痕组织病理性改变、术中松解范围大、截骨等出血较多，术前预计出血量较多时可做好血液回输的准备。

2. 单纯前路截骨不彻底　复杂髋臼陈旧性骨折，骨折块较多，如 T 形骨折或双柱骨折等，处理时需争取恢复髋关节的匹配关系，术前应充分评估单纯前路是否可满足预期。

3. 骨折复位困难　受伤 3 周以上的髋臼骨折因血肿机化、骨折界面消失、骨痂形成、骨折畸形愈合、软组织挛缩和瘢痕组织等一系列的继发性病理改变，手术复位相当困难，术前应充分评估，制订截骨及周围松解计划。

4. 内固定选择　患者长期卧床导致骨质疏松严重，截骨矫形后需坚强内固定对抗周围软组织挛缩对重建关节的牵拉作用

5. 截骨造成血管、神经损伤　截骨过程中应特别保护闭孔神经、坐骨神经、髂内血管神经等重要组织结构。

（四）术后情况

术后恢复正常，复查骨盆 X 线提示骨折复位固定良好 (图 5-23)；无围术期并发症发生，术后第 2 天进行股四头肌舒缩练习及髋膝关节被动屈伸练习。

（五）术后随访

术后 12 周扶拐下床，患肢部分负重，术后 3 个月复查 X 线示骨折已愈合 (图 5-24)，无钢板螺钉松动及骨折移位。术后 18 个月随访时髋关节功能评价 15 分（图 5-25），髋臼形态正常，无复位丢失，截骨处已骨性愈合，无创伤性髋关节炎及股骨头坏死征象。双下肢等长，行走正常，无髋关节疼痛，下蹲正常。

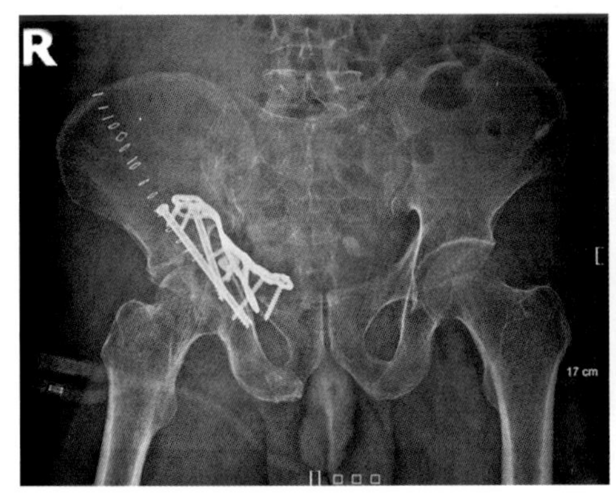

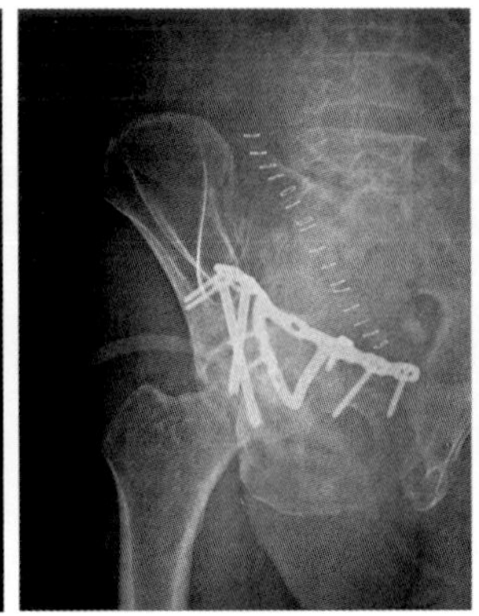
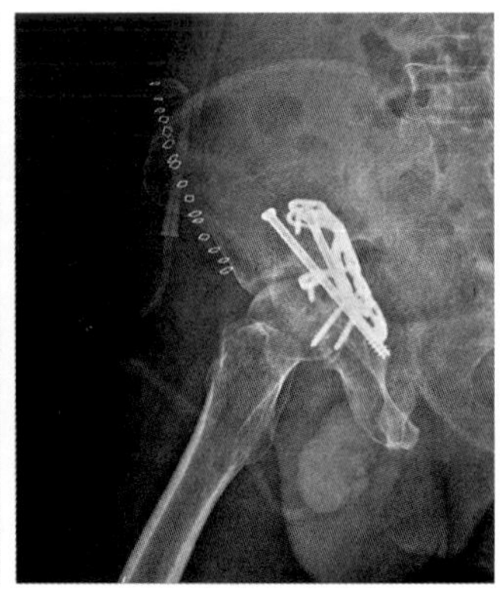

图 5-23　术后骨盆 X 线

A、B. 闭孔斜位；C. 髂骨斜位

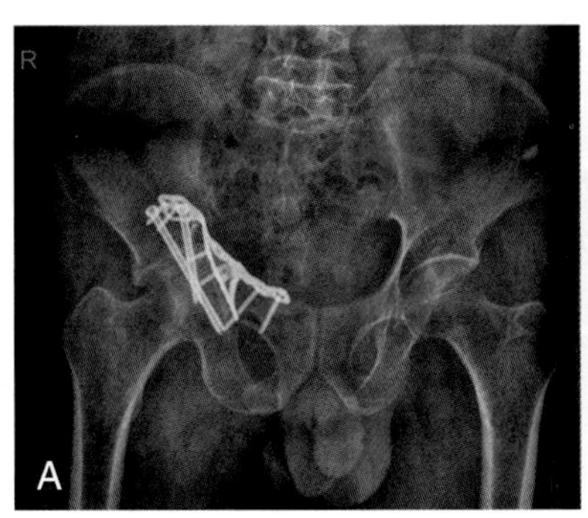

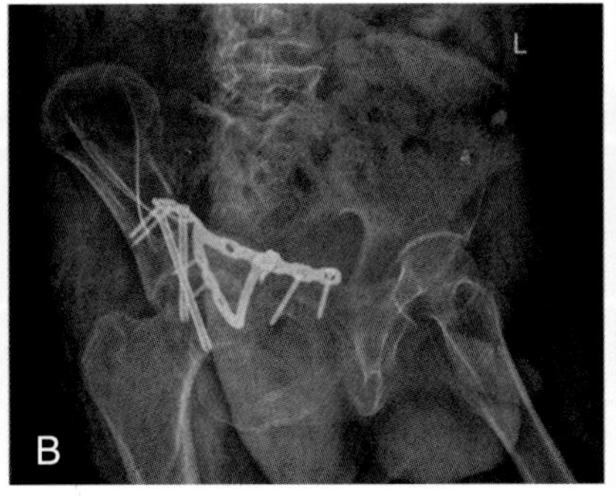

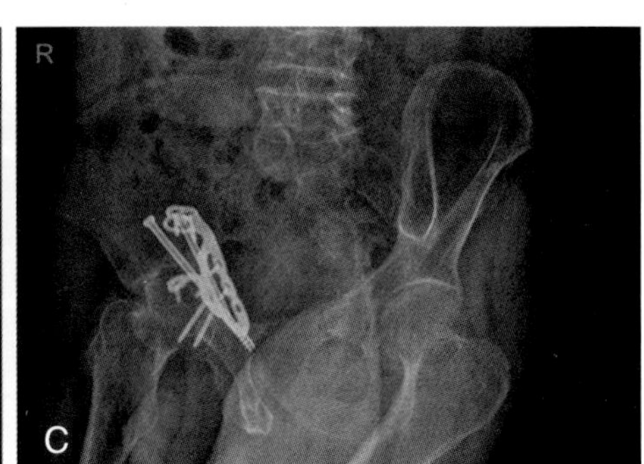

图 5-24　术后 3 个月 X 线

A. 骨盆正位；B. 闭孔斜位；C. 髂骨斜位

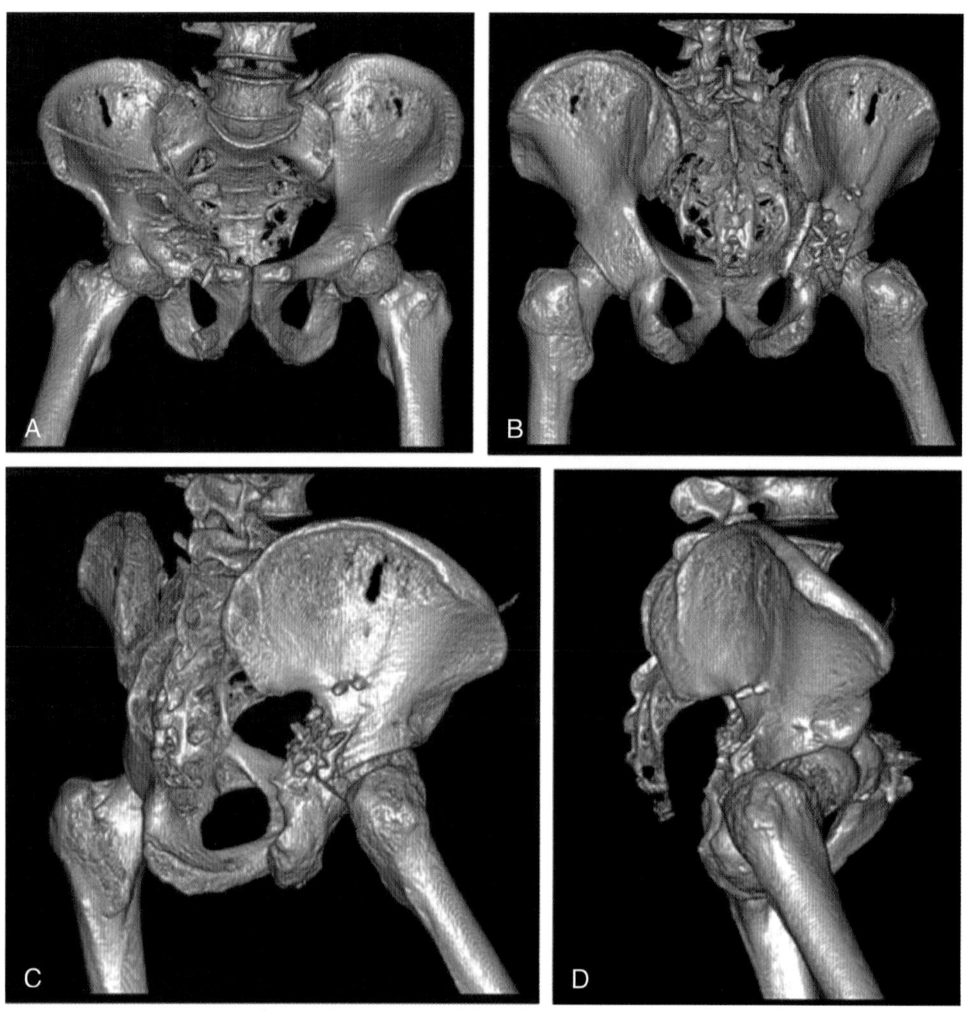

图 5-25　术后 18 个月复查

A. 正面；B. 后面；C. 侧后面；D. 侧面

【经验与体会】

（一）陈旧髋臼骨折手术适应证选择

陈旧性髋臼骨折手术方法有翻修重建及髋关节置换手术等，本节主要讨论陈旧性髋臼骨折保髋治疗。移位的髋臼骨折治疗原则要求关节面解剖复位及坚强内固定，这是获得良好效果的关键。陈旧性髋臼骨折手术适应证与新鲜髋臼骨折基本相同：①骨折移位＞ 3mm；②合并股骨头脱位或半脱位；③关节腔内游离骨折阻碍股骨头复位；④ CT 显示合并后壁骨折缺损＞ 40%；⑤移位骨折累及臼顶 Matta 顶弧角标准；⑥伴坐骨神经损伤。陈旧性髋臼骨折的愈合特殊性导致其复位更加复杂和困难，临床疗效也远不及新鲜骨折，因此对于陈旧性髋臼骨折患者慎重选择手术指征，以下因素均应考虑在内：①若患者年龄超过 60 岁、骨折移位不大应首先考虑 I 期非手术治疗，出现髋关节炎症时应考虑 II 期全髋关节置换术，手术医生应具备髋臼骨折及全髋关节置换方面的经验；②一般情况差、不能耐受手术或有严重骨质疏松、不适合行骨折内固定的应尽量选择非手术治疗；③若患者术区合并感染、外伤、腹部造瘘口、压疮和手术感染风险大时应慎重选择切开复位内固定手术；④对于伤后超过 60 天的患者骨折端大部分已畸形愈合，常规复位方法无法满足复位要求，需术中截骨复位，同时大范围松解周围软组织韧带，致使手术时间延长、出血量大、复位效果差，手术风险显著增加，应慎重选择手术；⑤如果软骨破坏严重不适合行重建手术，建议 I 期行关节置换；⑥陈旧性髋臼骨折手术难度大，术者必须有新鲜髋臼骨折治疗的经验。

（二）陈旧性髋臼骨折手术入路选择

陈旧性髋臼骨折手术入路的选择主要取决于原始骨折类型，对于单纯髋臼前壁、后壁、前柱、后柱骨折单一入路便可处理，但对于累及髋臼双柱的骨折（包括横形骨折在内）常需联合入路或扩大的前方入路才能满足术中复位及固定需要。国外学者以前方扩大入路为主，如扩大髂骨股入路、髂腹股沟入路。包括 Letournel、Matta 等学者主张单一入路，他们认为联合入路存在损伤大、手术时间长、出血量大和术后并发症多等问题，但扩大入路术后异位骨化率非常高。近年来，国内学者逐渐采用前后联合入路显露复位固定治疗髋臼复杂骨折，主要联合入路方案包括前方髂腹股沟入路 + 后方 K-L 入路，Stoppa 入路或旁正中入路 + 髂窝入路 + 后方 K-L 入路、腹直肌旁入路 +K-L 入路等，对于需要截骨翻修重建手术治疗的患者前后联合入路是首选。本例采用单一前方腹直肌外侧入路进行手术，该入路正下方即为髋臼顶至骶髂关节的位置，可较好地显露整个髋臼内侧面，直视下保护血管和神经进行髋臼周围截骨、复位前后柱并判断复位情况，方便从骨盆环内侧固定髋臼，骨折固定稳定。腹直肌外侧入路最大的优势在于可直视下沿方形区内表面显露至坐骨棘，复位后置入后柱顺行拉力螺钉固定防止其内移位，单一腹直肌外侧入路可满足除后壁骨折外大部分陈旧性髋臼骨折的复位固定。

【病例 2】

患者女性，30 岁，车祸伤致左侧髋盆部疼痛及活动受限 3 个月余，由外院转入。患者既往精神病史，长期口服药物治疗，伤后因髋臼骨折合并膀胱破裂在外院行膀胱造瘘术，术后并发盆腔感染，髋臼骨折未行手术治疗，于伤后 3 个月余盆腔感染控制后转入我院。入院查体：体重 80kg，生命体征稳定，腹正中探查切口，长约 20cm，骨盆挤压、分离试验（–），双下肢不等长，左下肢较右侧短缩 4cm，无法正常行走。骨盆 X 线、CT 检查（图 5-26）均示左髋臼髂耻线、髂坐线不连续，左髂骨翼骨折，骨折线在髋臼平面之上将双柱分开，骨折线周围骨痂生长明显。

术前诊断：①左髋臼陈旧性骨折（Judet 分型：双柱骨折；三柱分型：C3 型）；②膀胱造瘘术后盆腔感染；③精神分裂症（控制中）。

【临床决策分析】

（一）临床决策依据

本病例有以下特点：①患者青年女性，陈旧性髋臼骨折畸形愈合；②左髋臼髂耻线、髂坐线断裂，提示前、后柱骨折；③髂骨翼骨折线在髋关节水平上将双柱分开，提示双柱骨折；④髋臼关节面与中轴骨失去联系；⑤膀胱造瘘盆腔感染术后，精神分裂症；⑥ CT 显示髋臼已畸形愈合，MRI 提示股骨头无明显坏死迹象（图 5-27）。患者诊断明确，左侧髋臼双柱陈旧性骨折，移位＞ 2cm，手术指征明确。患者为年轻女性，左下肢短缩、左髋活动差，不能行走，患者及其家属诉求明确，MRI 提示股骨头无明显坏死迹象，尝试保髋治疗，术前 3D 打印模型，模拟截骨平面，规划手术。

（二）手术方法

1. 麻醉、体位与手术显露同腹直肌外侧入路。

2. 根据术前制订截骨计划截断髂骨、髋臼前柱，截断后柱，清理关节腔，切断骶棘韧带，依次复位前柱、后柱及方形区。

3. 复位顺序：髂骨体及髋臼部分复位后骨盆内侧采用重建钢板固定髂骨体，1 枚 7.3mm 空心钉自髋臼上缘垂直骨折线固定，沿弓状线跨髂骨及耻骨用重建钢板固定，透视见骨折复位满意，髋臼轮廓恢复正常后（图 5-28），置入螺钉稳定固定。

4. 检查无活动性出血后冲洗术口，放置术区引流管，关闭手术切口。

手术顺利，手术时长 150 分钟，术中出血 2300ml，输注同型异体红细胞 4U，新鲜冷冻血浆 400ml，自体回输 460ml，术毕，患者安全返回病房。

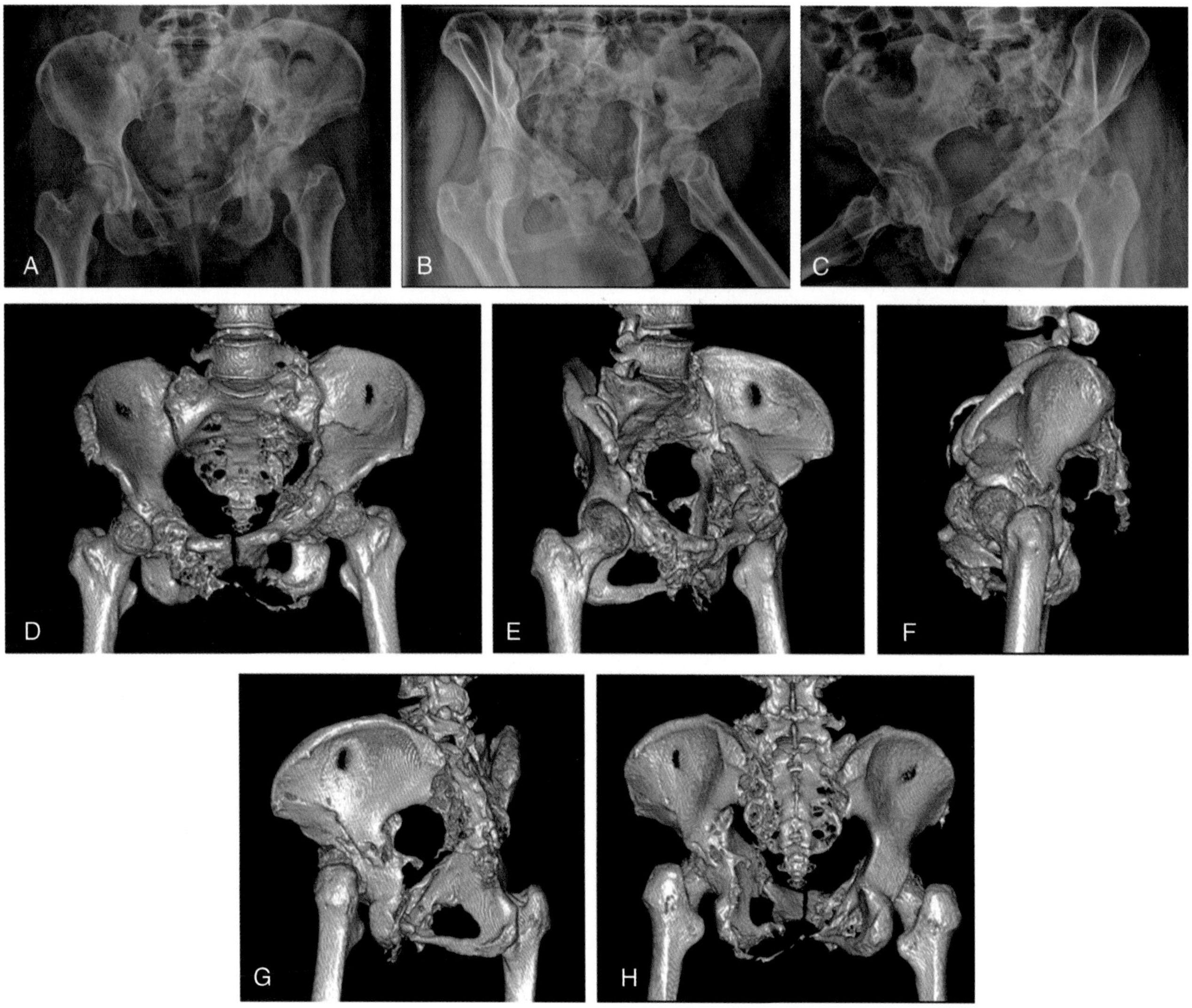

图 5-26　**术前骨盆 X 线、CT 检查**

A. 骨盆正位；B、C. 髂骨双斜位；D ～ H.CT 三维重建

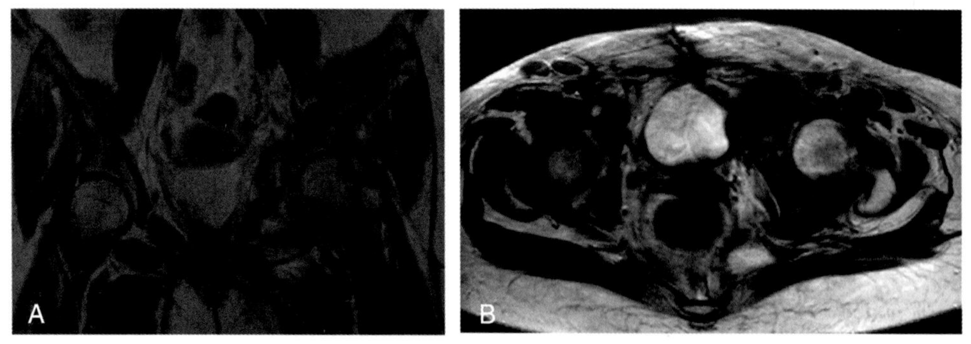

图 5-27　**术前 CT，MRI 检查**

A. 冠状位；B. 横断面

（三）术后情况

患者术后恢复正常，无并发症，无发热，肛门排气后第 2 天拔除腹部引流管，并开始进流质饮食；复查骨盆 X 线及 CT 三维重建（图 5-29）均示骨折复位满意，髋臼轮廓恢复正常，内固定钢板、螺钉位置适中，无并发症，术后第 7 天出院。

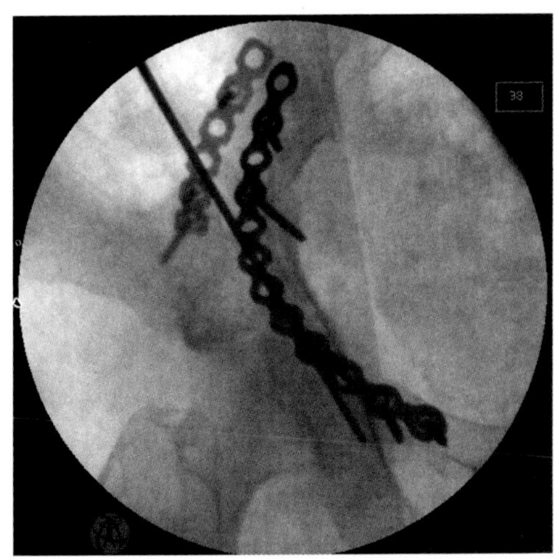

图 5–28　**透视见骨折复位满意**

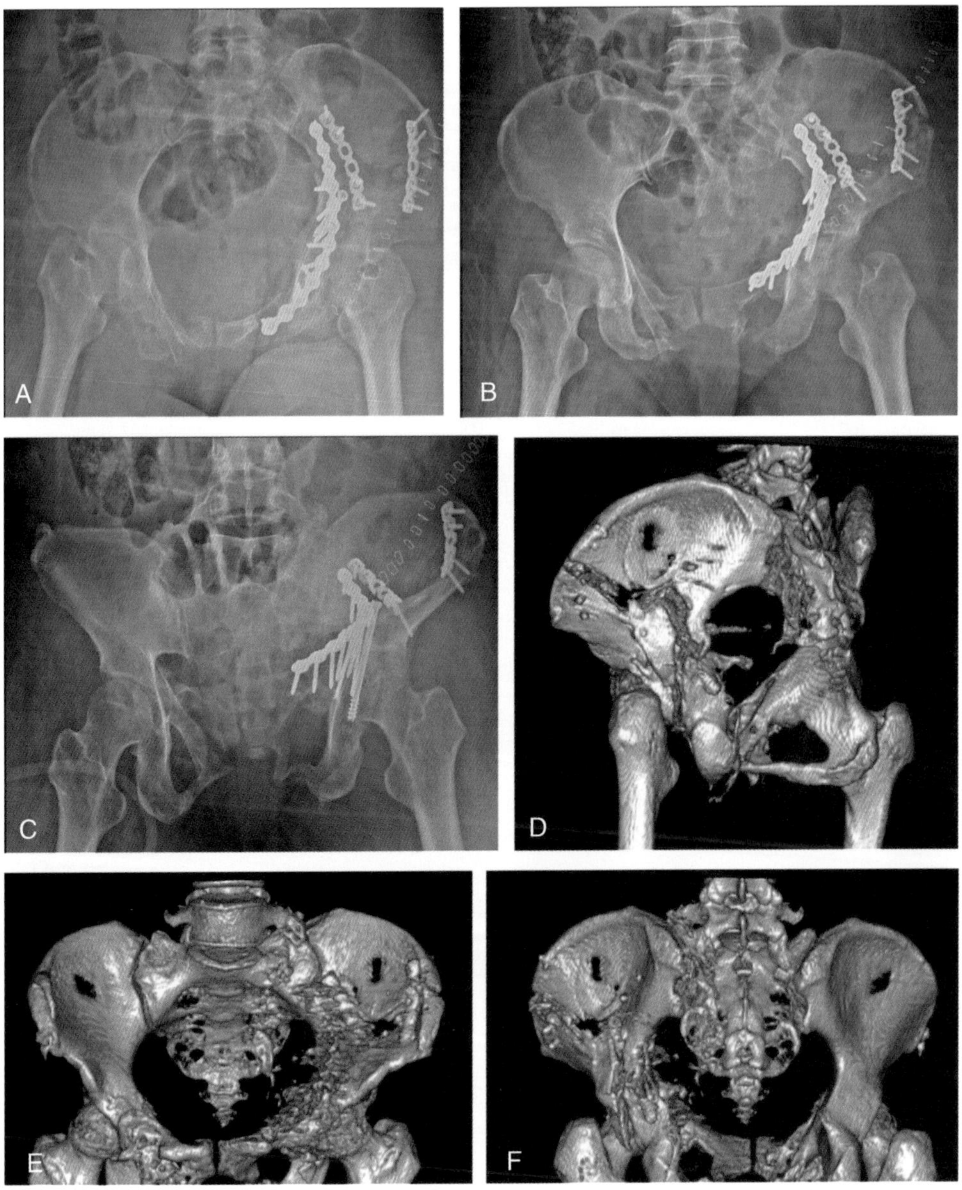

图 5–29　**复查骨盆 X 线及 CT 三维重建**

A. 骨盆入口位；B. 骨盆正位；C. 骨盆出口位；D ～ F. CT 三维重建

（四）手术风险评估与防范

1. *术中出血控制* 陈旧性骨折瘢痕组织病理性改变、术中松解范围大、截骨等出血较多，术前预计出血量较多时可做好血液回输的准备。

2. *单纯前路截骨不彻底* 复杂髋臼陈旧性骨折，骨折块较多，本例为双柱骨折，患者体重 80kg，术前评估单纯 Stoppa 入路或髂腹股沟入路难以完成彻底显露及截骨，故选择腹直肌外侧入路治疗。

3. *截骨造成血管、神经损伤* 截骨过程中需特别保护闭孔神经、坐骨神经、髂血管神经等重要组织结构。显露前壁骨块并向外下牵拉时应避免损伤髂外血管。

（五）术后随访

术后 3 个月随访，开始扶拐部分负重行走，左髋关节活动可，骨盆正位 X 线片见骨折复位维持良好，骨折线模糊，无骨折复位丢失及内固定松动发生（图 5-30）。术后 1 年随访，行走基本正常，可完全下蹲，无髋关节疼痛，左髋关节活动基本正常，X 线片示骨折愈合（图 5-31），髋臼形态结构正常，无骨折复位丢失，无创伤性髋关节炎早期表现及股骨头坏死征象。

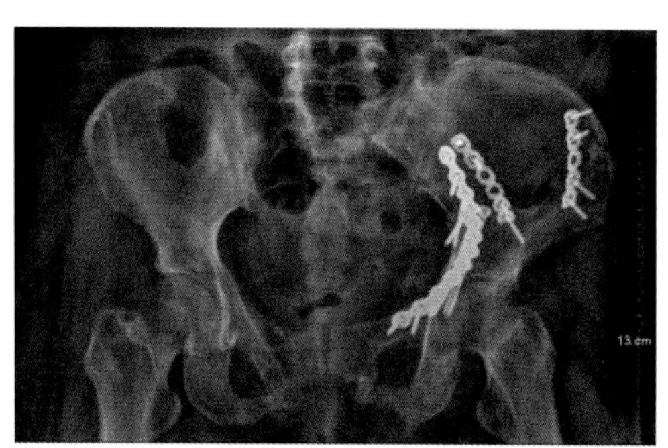

图 5-30 **术后 3 个月复查骨盆 X 线**

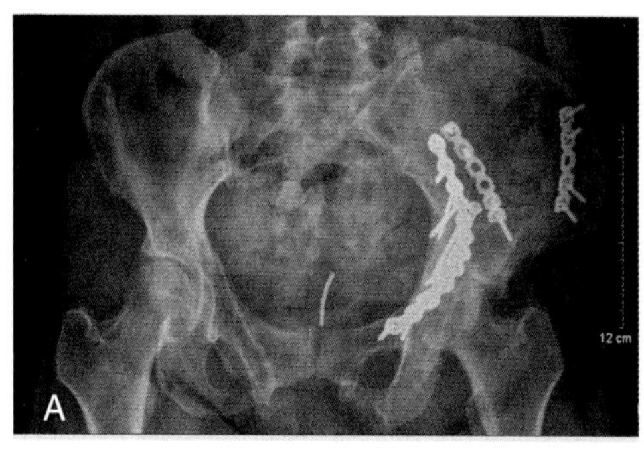

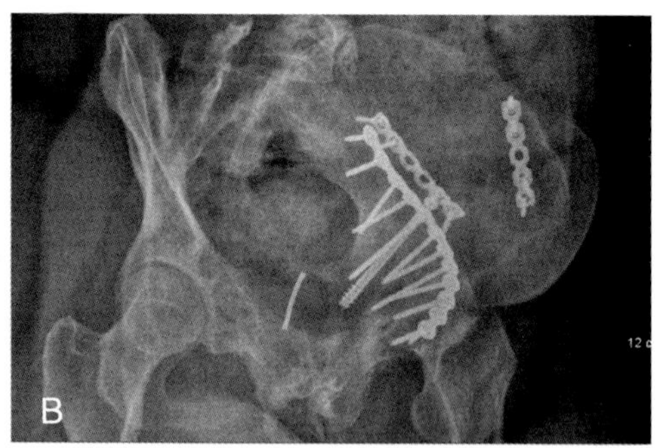

图 5-31 **术后 1 年复查骨盆 X 线**

A. 骨盆正位；B. 髂骨斜位

【病例 3】

患者女性，49 岁，车祸伤致右髋部疼痛伴活动受限 3 年加重 2 个月入院。患者 2016 年发生车祸致右侧髋膝关节疼痛、活动受限去当地医院就诊，行右髌骨骨折切开复位内固定，漏诊右侧髋关节脱位。入院查体：生命体征稳定，跛行步态，右侧股四头肌萎缩，髋关节活动无明显弹响，右下肢较左下肢短缩 2cm 右髋关节活动受限，右足、右小腿运动、感觉正常。骨盆 X 线和 CT 检查（图 5-32）均示右髋臼髂耻线、髂坐线连续可，后唇线不完整，右髂骨翼骨折，骨折线延伸至髂前上棘上方，右髋臼后缘线完整右侧髋关节脱位状态。

术前诊断：①右侧髋关节陈旧性脱位、右侧髋臼后壁陈旧性骨折、右侧髋关节退行性病变；②右侧髌骨骨折术后。

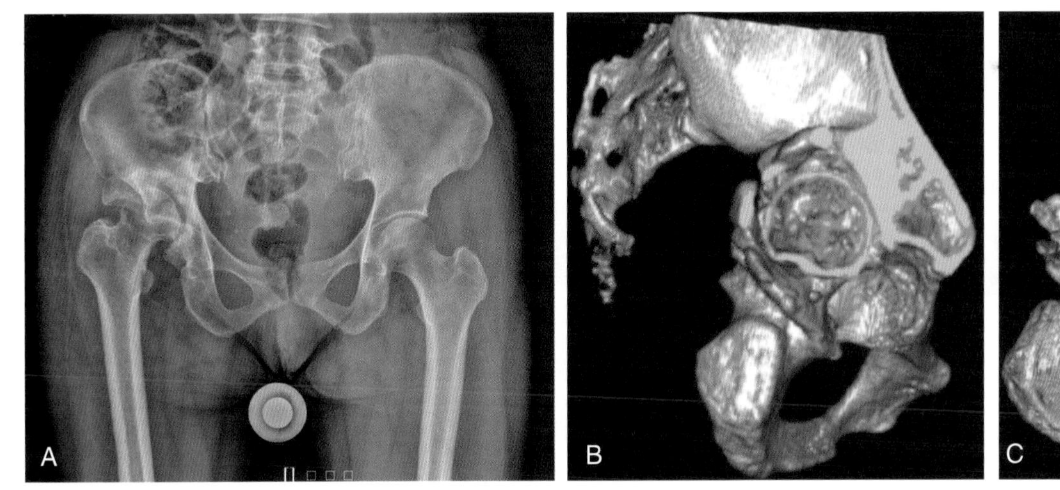

图 5-32　**术前骨盆 X 线和 CT**

A. 骨盆正位 X 线；B. CT 三维重建后面，去除股骨头后；C. CT 三维重建侧面，去除股骨头后

【临床决策分析】

（一）临床决策依据

本病例有以下特点：①患者中年女性，既往体健，近 2 个月右髋关节疼痛加重；②右髋臼髂耻线、髂坐线连续性完好，后唇线紊乱，提示后壁骨折；③右下肢短缩，右髋关节陈旧性脱位；④无神经损伤症状；⑤ MRI（图 5-33）未见明显股骨头坏死征象。患者诊断明确，右侧髋关节陈旧性脱位，右侧髋臼后壁陈旧性骨折，患者近期右髋关节疼痛加重，短缩明显，跛行严重，要求手术治疗，手术指征明确。

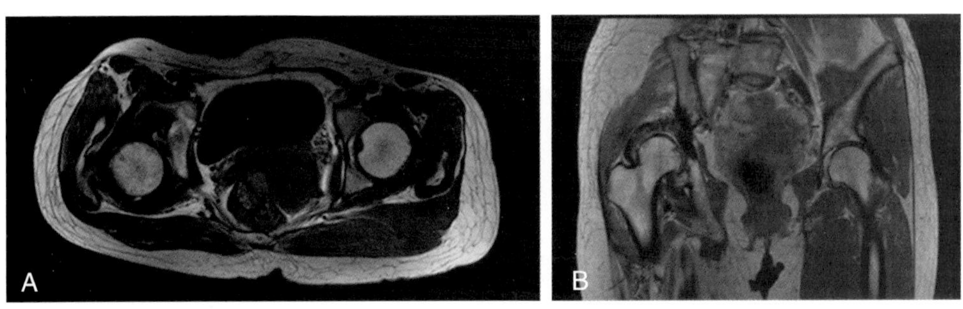

图 5-33　**MRI 未见明显股骨头坏死征象**

A. 横断面显示股骨头形态正常；B. 冠状位

（二）手术方法

患者诊断明确，患者及其家属手术意愿强烈，满足手术条件。

1. 采用右髋关节外科脱位技术行右股骨转子翻转截骨（二腹肌转子截骨）入路显露右髋关节：以股骨大转子顶点取髋关节外侧纵向直切口，逐层切开，找到臀大肌与阔筋膜张肌交界处，切开阔筋膜自臀大肌前缘进入，向前牵开阔筋膜张肌，向后牵开臀大肌显露大转子滑囊、臀中肌、股外侧肌起始部，轻度内旋，自臀中肌止点用骨刀做股骨大转子斜行截骨，保留臀中肌、大转子、股外侧肌连续性。显露关节囊，Z 形切开，屈髋屈膝外旋髋关节，形成股骨头前脱位。

2. 髋臼后壁固定、髋关节脱位复位：术中见股骨头形态规则，关节软骨无明显塌陷，髋关节后上方形成假性髋臼，假性髋臼内形成软骨样结构，后上方结构较完整，考虑原后壁骨折块愈合后形成，保护坐骨神经，松解股内收肌，牵拉显露髋臼真臼，后壁缺如。直视下牵引复位髋关节，将股骨头还纳，处理后方缺损，以钢板固定，髋关节复位后使用外固定支架牵开固定。

3. 大转子固定：缝合髋关节囊后，复位股骨大转子骨块，采用空心钉固定，C 形臂 X 机透视见骨折复位好，内固定位置适中。

4. 术程顺利，术中出血 1200ml，输注 4U 红细胞悬液，200ml 新鲜冷冻血浆及 200ml 普通冷冻血浆，术后安全返回病房。

（三）手术风险评估与防范

1. *坐骨神经损伤* 陈旧性髋臼后壁骨折因瘢痕组织的形成及正常组织结构损伤破坏，在切开显露过程、牵拉复位过程中极易造成坐骨神经损伤，应予以充分重视。

2. *股骨头坏死* 髋臼后壁骨折并髋关节脱位是一种高能量损伤，可能合并股骨头软骨损伤，一部分患者最终仍可能发生股骨头缺血坏死，后期导致髋关节疼痛和僵硬，需行全髋关节置换术。

3. *异位骨化* 陈旧性髋臼后壁骨折异位骨化发生率高，有学者主张早期行 THA 治疗，但因 THA 存在骨溶解、无菌性松动、返修等问题。因此对于中青年患者切开复位内固定仍是目前标准治疗方案。

4. *手术入路选择* 术中需显露髋臼关节面并对髋关节脱位进行复位，单纯 K-L 入路显露不充分，故选择髋关节外科脱位技术。

（四）术后情况

患者术后恢复正常，无围术期并发症；复查骨盆 X 线（图 5-34）及 CT 三维重建（图 5-35）均显示髋臼后壁骨折复位固定满意，股骨头位于髋臼真臼内，关节间隙可，内固定位置良好，无下肢深静脉血栓形成。

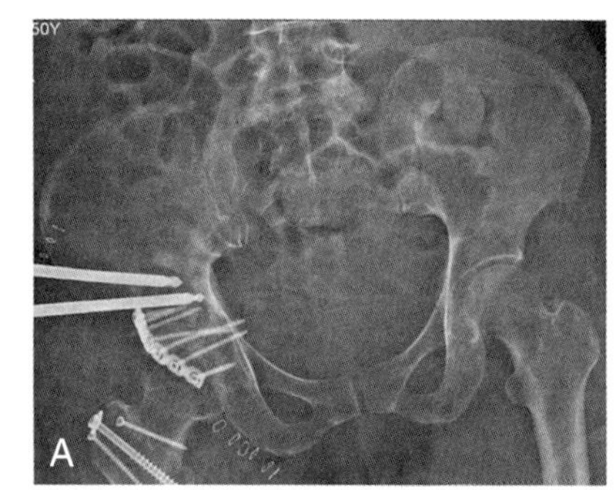

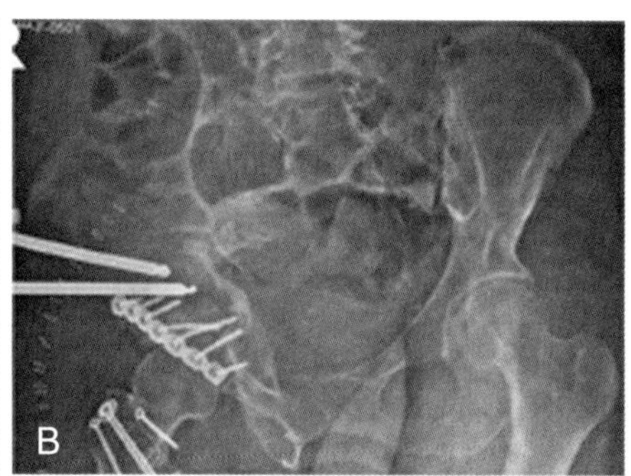

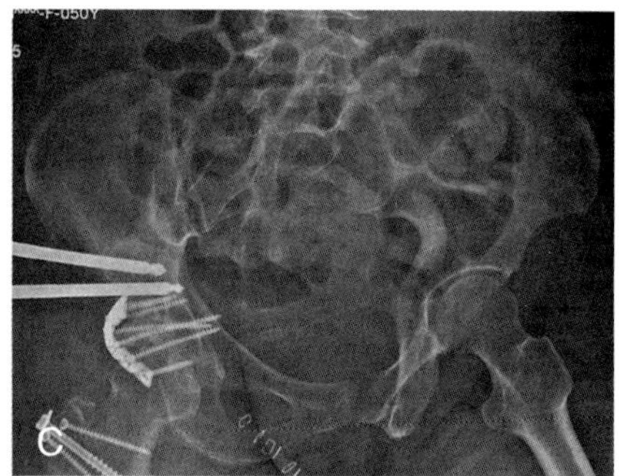

图 5-34 术后骨盆 X 线检查

A. 骨盆正位；B. 髂骨斜位；C. 闭孔斜位

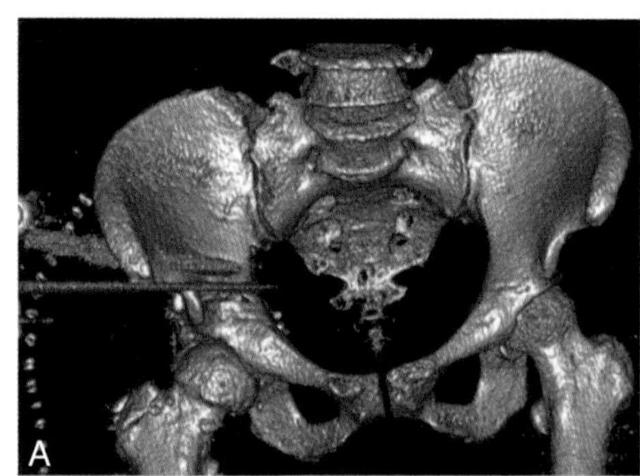

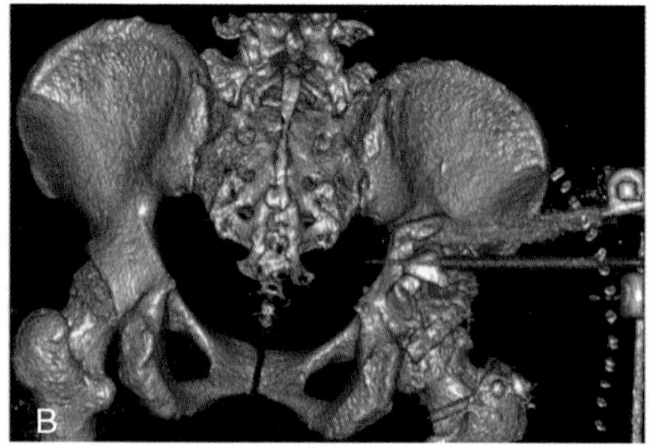

图 5-35 术后骨盆 CT 三维重建

A. 前面；B. 后面

（五）术后随访

术后 1 个月（图 5-36）复查见骨折复位维持良好，无骨折复位丢失及内、外固定松动发生。术后 3 个月复查（图 5-37），外固定已拆除，内固定无松动发生，骨折复位维持良好。

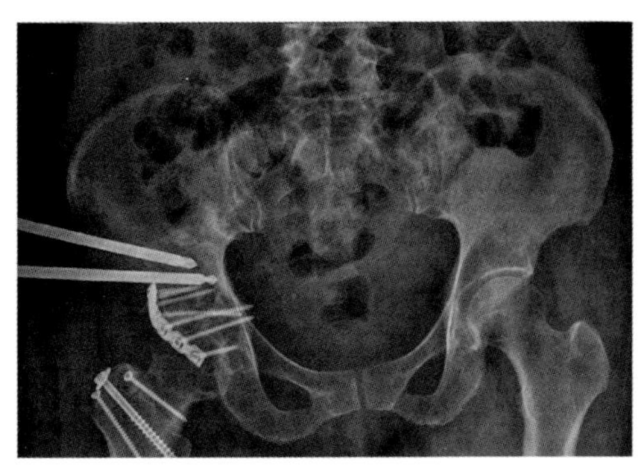

图 5-36　**术后 1 个月复查**

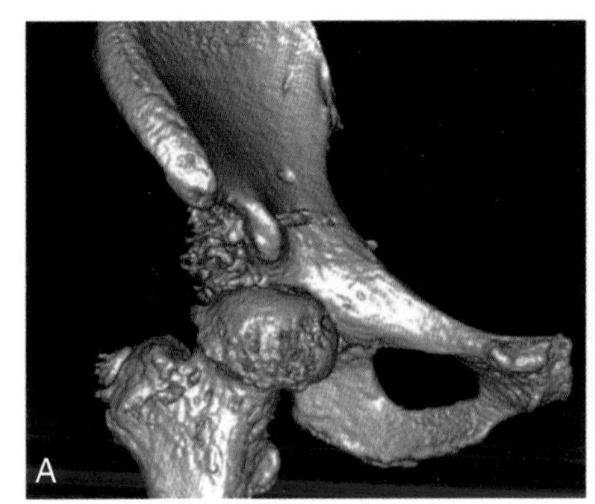

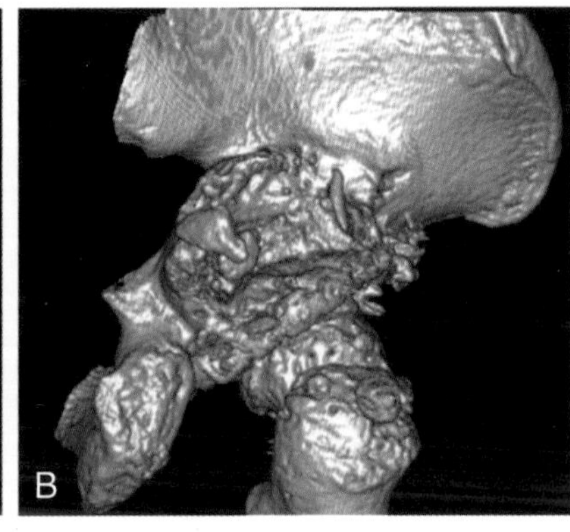

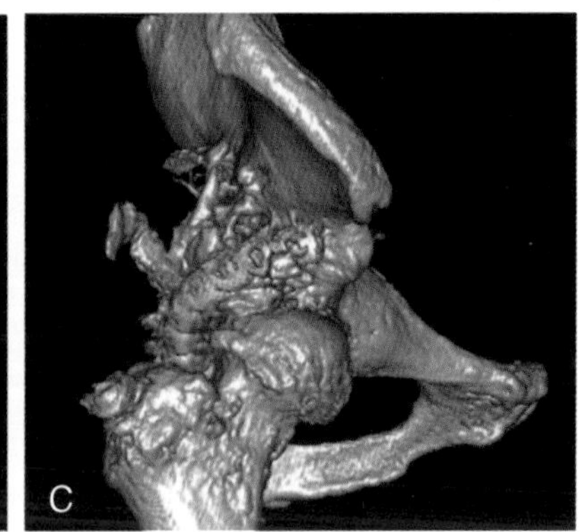

图 5-37　**术后 3 个月复查 CT 三维重建**

A. 前面；B. 后面；C. 侧面

【经验与体会】

（一）陈旧性髋臼后壁骨折、后脱位复位

髋臼后壁骨折、髋关节后脱位常由高能量损伤所致，常合并多发伤，诊疗过程中各种原因可能导致髋关节脱位不能得到及时复位，早期诊断及时稳定复位是处理髋关节脱位的首要原则。超过 3 周以上的陈旧性髋关节脱位，因股骨近端及臀部周围肌腱、肌肉挛缩，髋臼内有纤维组织填充，骨折端吸收，骨折块之间瘢痕形成，撕破的关节囊裂口愈合、股骨头被大量的瘢痕组织粘连包裹，固定于脱位位置等原因导致治疗困难。

牵引是治疗骨折、脱位的重要手段，髋关节脱位的牵引有股骨髁上牵引、胫骨结节牵引、皮肤牵引等，但对于已有严重软组织挛缩的陈旧性髋关节脱位效果不佳。本例在充分松解周围软组织的基础上，使用股骨牵开器持续牵开复位脱位的股骨头、外固定架技术固定陈旧性髋关节脱位、在髋臼和同侧股骨中上段分别置入 2 枚螺钉、连接外固定架牵开髋关节。股骨头复位后固定后壁或取髂骨重建后壁并予以钢板螺钉稳定固定。

（二）陈旧性髋臼后壁骨折患者术后管理

股骨头缺血性坏死、异位骨化、创伤性关节炎、髋关节再脱位是陈旧性髋臼后壁骨折患者术后常见的并发症。术后对患肢进行牵引制动，保持患肢外展轻度内旋位可减轻髋关节内压力，增大关节间隙，有利于股骨头血供和软骨损伤的恢复及重建，尽可能降低缺血性坏死的发生率。牵引期间指导患者进行股四头肌等长、等张收缩锻炼，牵引去除后开始髋关节外展锻炼。本例采用股骨牵开器进行髋关节间隙牵开，一方面有利于股骨头血运重建，另一方面可对抗髋关节周围挛缩组织的牵引，避免再次脱位的发生。

第三节 髋臼双柱骨折合并坐骨大孔骨块翻转

髋臼骨折形态多样，与受伤机制、暴力程度密切相关。髋臼骨折的受伤机制中主要有前方受力型、中间受力型、后方受力型，前方受力型多表现为髋关节中心性脱位或前脱位，后方受力型则为股骨头后脱位，中间受力型则多伴有髋臼顶的压缩，或坐骨大孔上方有关键骨块（Keystone）。如果损伤暴力强大，股骨头在撞击破坏髋臼关节面后会进一步沿力学传导方向向近端破坏，多表现为骨盆后环的骨折、脱位，少部分表现为整个坐骨大孔的骨折移位，甚至骨块翻转，表明损伤暴力极其强大。且此处有紧贴坐骨大孔自前向后走行的臀上血管、神经、坐骨神经等，手术难度和风险较大，骨折复位固定困难。本节介绍一例髋臼双柱骨折伴坐骨大孔骨折翻转的手术病例，供大家参照。

【病例】

患者男性，20 岁，车祸后右盆部疼痛、畸形、活动受限 4 小时急诊入院。既往史无特殊，无其他部位合并伤。入院行骨盆 X 线（图 5-38）和 CT（图 5-39）检查均示右髋臼骨折，后柱连同方形区向盆内明显分离移位，髂骨 2 条骨折线分别延伸至髂前上棘和髂后上棘，髋臼后壁断裂但轮廓尚好，整个坐骨大孔连同髋臼后柱上半段向后完全重叠移位，半伴有旋转；3D 打印 1 ∶ 1 骨折模型能清楚显示骨折形态（图 5-40）。患者无下肢神经损伤表现。

术前诊断：①右髋臼骨折（Judet-Letournel 分型：双柱骨折；三柱分型：C3 型）；②骨盆骨折（B 型）。

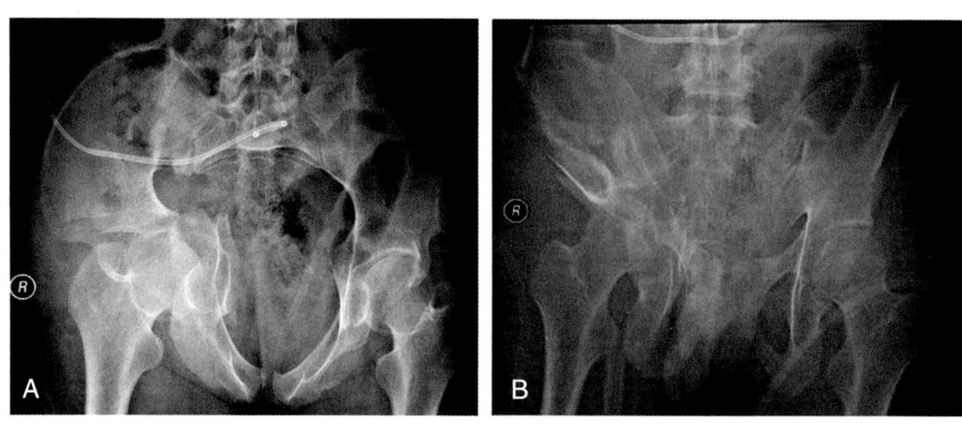

图 5–38 **术前骨盆 X 线**

A. 骨盆入口位；B. 骨盆出口位

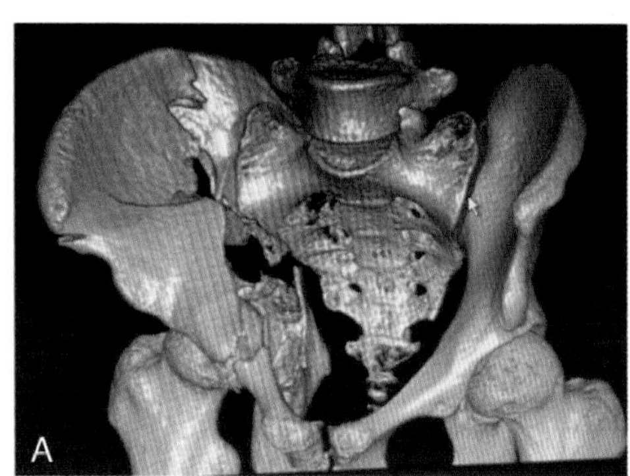

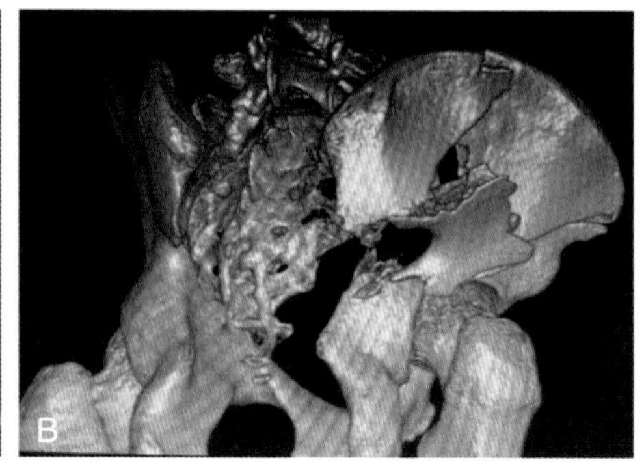

图 5–39 **术前骨盆 CT**

A. 前面；B. 后面

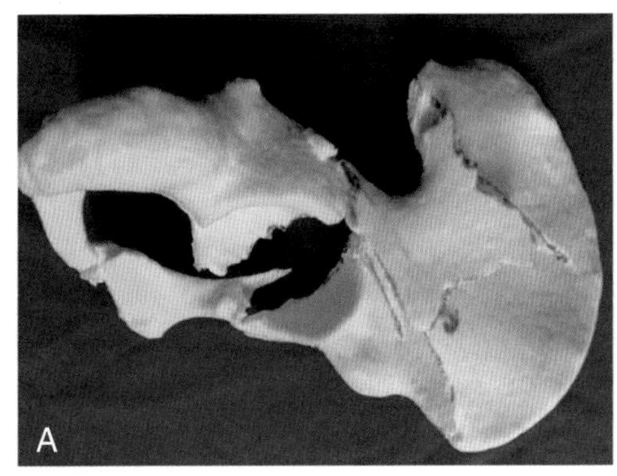

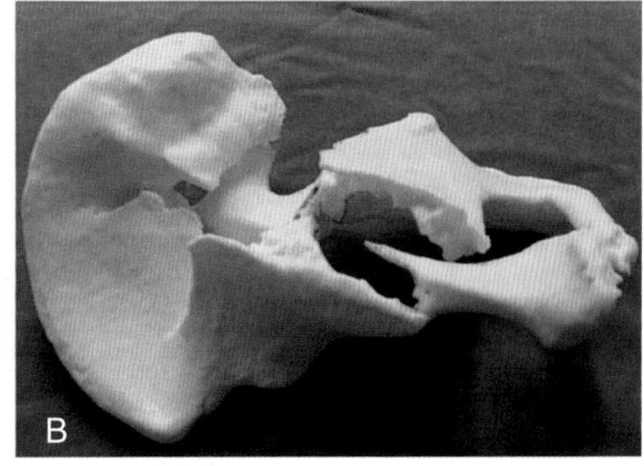

图 5–40　**术前 3D 打印 1 ∶ 1 骨盆骨折模型**

A. 后面；B. 正面

【临床决策分析】

（一）临床决策依据

本病例有以下特点：①右髋臼双柱骨折，移位明显；②坐骨大孔整个拱形门骨折移位，远离正常解剖位置；③髂骨翼两处骨折；④骶髂关节及骶骨无骨折。骨折复杂，受伤暴力大，坐骨大孔处于骶骨向髋臼传导力量的连接点发生严重骨折移位，说明损伤的严重程度。常规前方手术入路较难显露，承接骶髂关节和髋关节骨折固定有难度，需要前后联合入路复位固定，手术创伤和技术难度均较大。腹直肌外侧入路能较好地显露骶髂关节前方，能从前方对后移、翻转的坐骨大孔骨块进行复位，从而避免联合 K-L 入路的创伤和并发症；K-L 入路较难处理坐骨大孔顶点走行的臀上血管神经，K-L 入路复位易损伤臀上血管神经。宜选择腹直肌外侧入路。

（二）手术方法

患者诊断明确，伤后 1 周，病情稳定，满足手术条件，决定采用右侧腹直肌外侧入路进行手术操作。

1. 麻醉、体位及手术入路同腹直肌外侧入路。

2. 通过中间窗显露骶髂关节前方，见骶髂关节下方与髋关节相连处空虚，紧贴外侧骨折面沿空虚处向后分离显露，找到坐骨大孔骨块，借助下肢牵引牵开空出坐骨大孔骨块的原有空间，借骨钩钩住坐骨大孔顶点向前方牵拉复位，将骶髂关节侧解剖复位后用一钢板将骶髂关节侧髂骨、坐骨大孔骨块和远端髋臼前壁松散固定，以此为参照复位髋臼前柱、后柱及方形区。

3. 复位前柱以恢复髋臼的框架，将塑形好的钢板放置在耻骨支与髂前下棘内侧松散固定，维持髋臼前柱与顶柱的相对稳定，然后复位后柱与方形区，于真骨盆缘、方形区的表面放置钢板，跨坐骨大孔固定，再置入后柱螺钉对后柱骨折线进行加压固定。直视下见骨折复位满意，透视见骨折复位好，髋臼轮廓恢复正常，内固定钢板螺钉、后柱螺钉均位置满意（图 5-41），经髂窝处再辅助一钢板连接骶髂关节和髂骨翼加强稳定。

4. 冲洗术口，检查无活动性出血后放置术口引流管，关闭切口。

（三）术后情况

手术顺利，手术时长 150 分钟，术中出血 800ml，术后安全返回病房。术后恢复正常，无发热，第 2 天伤口引流量＜ 50ml 时拔除腹部引流管；复查 X 线（图 5-42）及 CT 检查（图 5-43）均示骨折脱位复位满意，坐骨大孔骨折块位置可，后柱螺钉位置好；无并发症，术后第 12 天伤口愈合拆线出院。

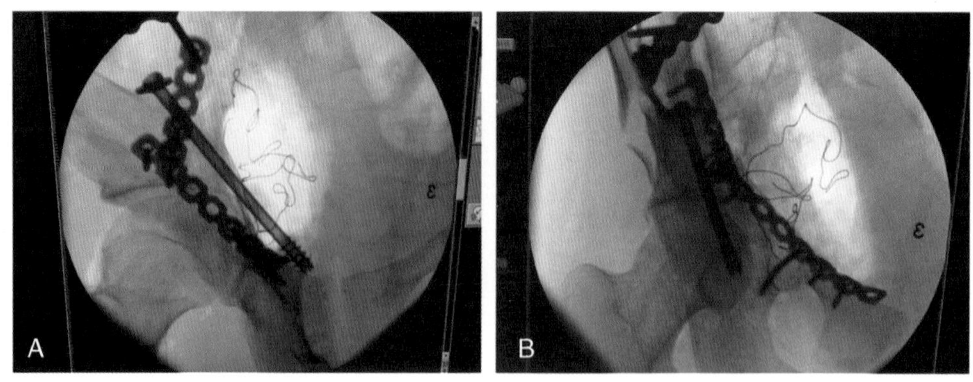

图 5-41　**术中透视**

A. 髂骨斜位；B. 闭孔斜位

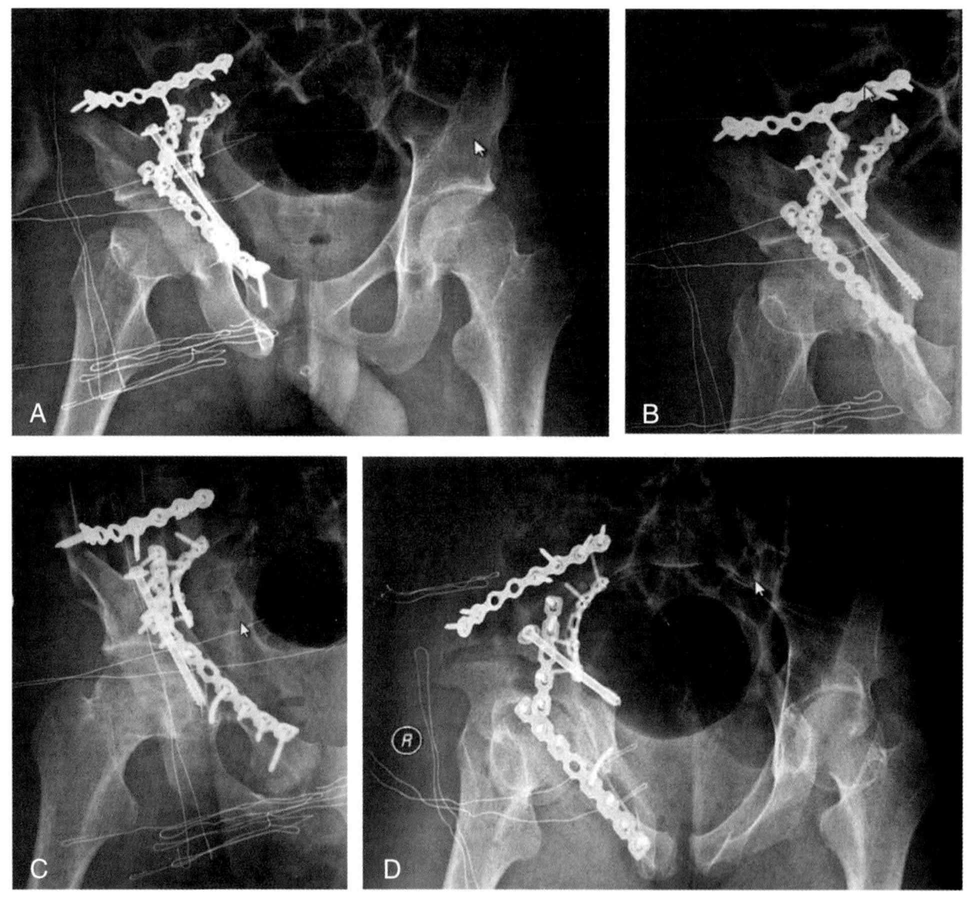

图 5-42　**复查 X 线**

A. 骨盆正位；B. 髂骨斜位；C. 闭孔斜位；D. 入口位

（四）术后随访

术后 1 个月复查见骨折复位维持良好，无骨折复位丢失及内固定松动发生（图 5-44），开始下床行走。术后第 3 个月返院复查见骨折脱位已经愈合，行走步态正常，复查 X 线示骨折愈合（图 5-45），髋臼形态结构正常，无骨折复位丢失。术后 1 年复查，行走及体力劳动正常，X 线片（图 5-46）示骨折线消失，内固定无松动，无创伤性髋关节炎及股骨头坏死早期表现；CT 三维重建（图 5-47）显示骨折线消失，骨盆髋臼轮廓正常，髋臼内、外侧面均光滑，无异位骨化形成。

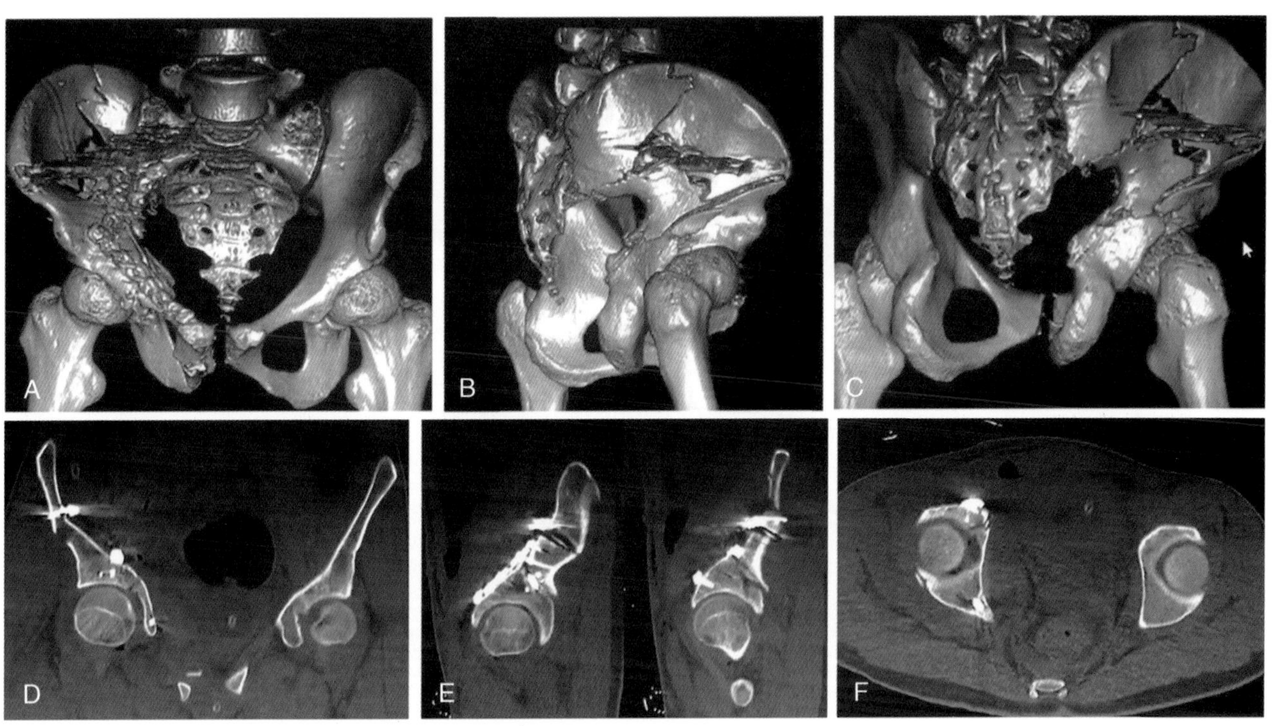

图 5-43　**复查 CT 检查**

A. 正面；B. 侧面；C. 后面；D. 冠状位；E. 矢状位；F. 横断面

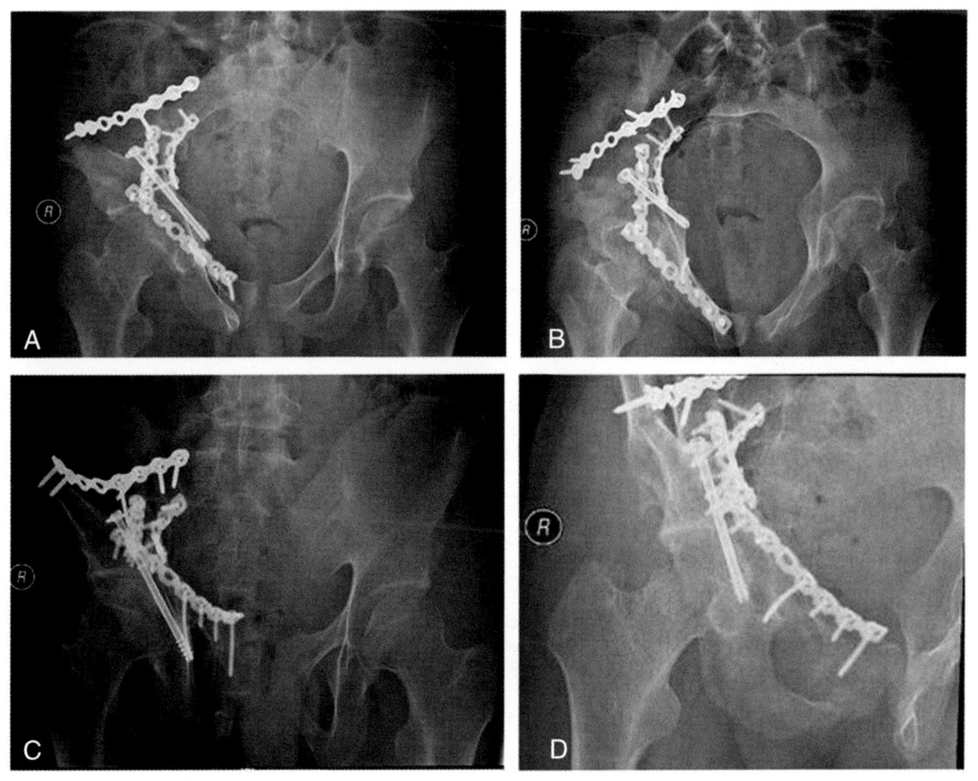

图 5-44　**术后 1 个月复查 X 线**

A. 骨盆正位；B. 入口位；C. 出口位；D. 闭孔斜位

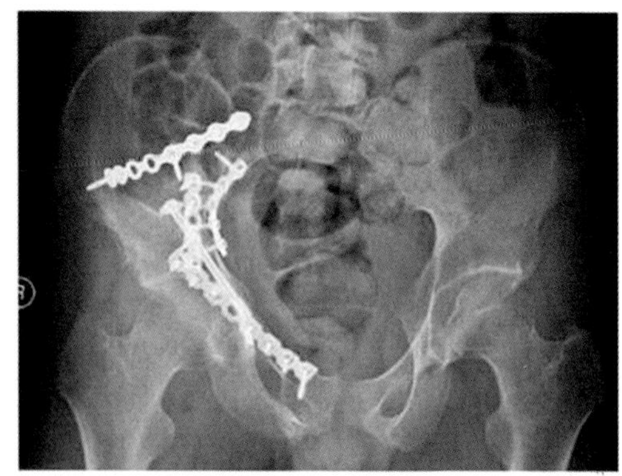

图 5-45　术后 3 个月复查 X 线

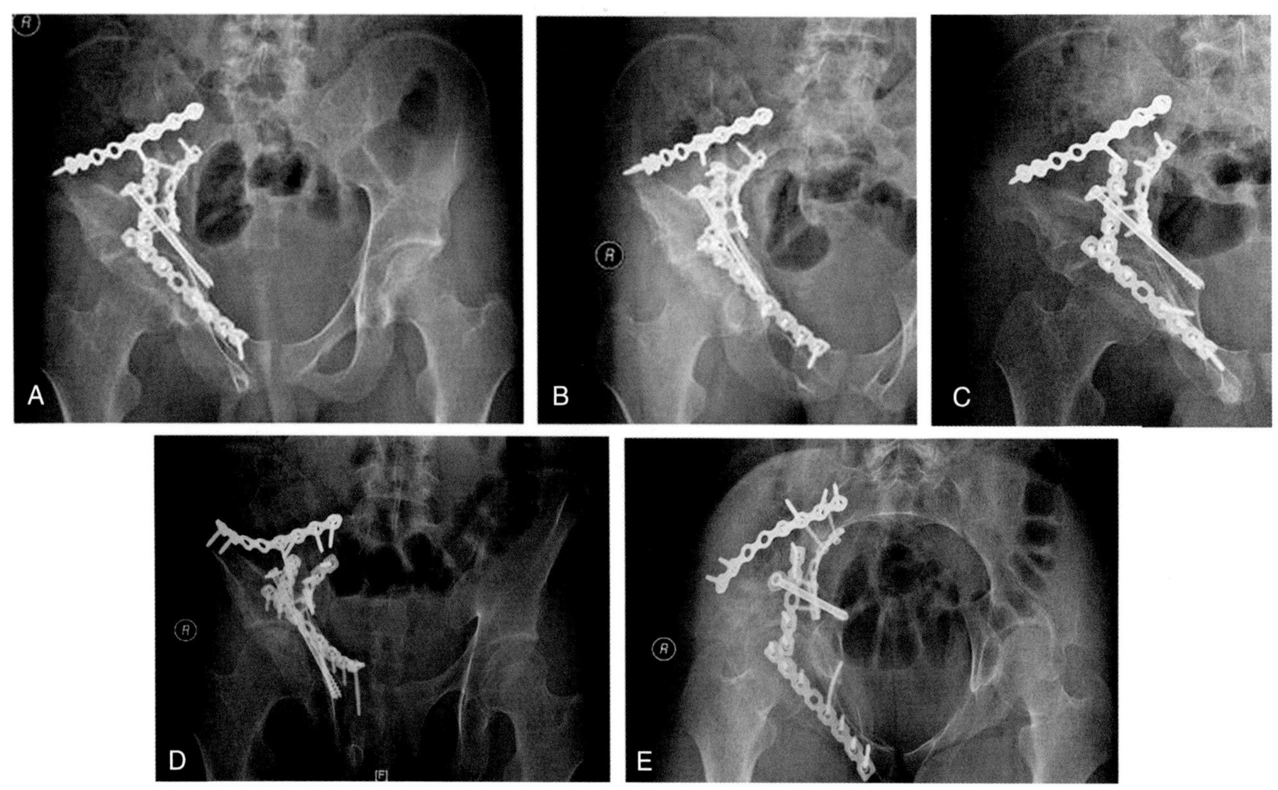

图 5-46　术后 1 年复查 X 线

A. 骨盆正位；B. 闭孔斜位；C. 髂骨斜位；D. 出口位；E. 入口位

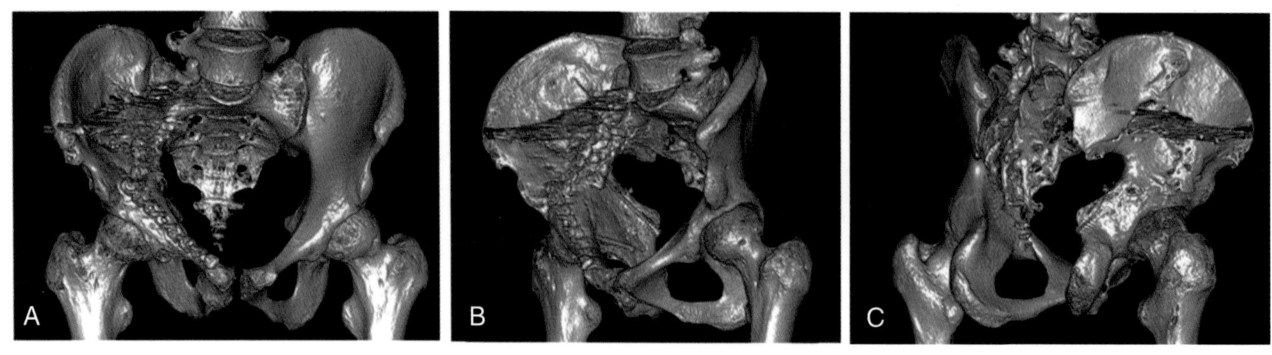

图 5-47　术后 1 年复查 CT 三维重建

A. 前面；B. 侧面；C. 后面

【经验与体会】

（一）髋臼骨折合并骶髂关节周围骨折手术入路选择

髋臼骨折合并骶髂关节周围骨折多见，手术原则是先固定骶髂关节周围骨折、恢复髋臼的基石，否则难以复位髋臼。坐骨大孔位于骶髂关节与髋关节之间，是力量传输的纽带，此处骨质坚硬，较难发生骨折，一旦骨折则说明所受暴力极大，对髋关节、骶髂关节稳定性破坏大，如果此处骨折复位固定不好，并发症会明显增多。骨折复位的前提是显露，骶髂关节显露最方便、最充分的手术入路有腹直肌外侧和腹直肌旁入路，在有效保护髂血管、腰骶干神经的前提下直视复位坐骨大孔处的骨折，采取有效的固定；腹直肌外侧入路兼顾髋臼双柱骨折的复位固定，创伤相对小，是髋臼骨折合并骶髂关节周围骨折手术理想的手术入路。

（二）坐骨大孔骨折固定

坐骨大孔桥接骶骨和髋关节，向上借髂骨耳状面构成骶髂关节，向下构成髋臼的前、后柱，力量通过此处传导至坐骨结节和耻骨联合，进而传向股骨头。坐骨大孔骨折向后翻转移位后复位较困难，臀上血管在坐骨大孔顶点紧贴骨面绕向后进入臀肌支配臀肌血供，同行伴有臀上神经，复位此骨折块时很容易造成臀上血管、神经副损伤。前入路操作可直视骨折面，从而避开神经血管束，操作相对简单容易。坐骨大孔骨折的固定必须在解剖复位基础上进行，向上与骶髂关节构成部分连为一体，远端与髋臼前、后柱一体，这样才能稳定固定。本例通过髂骨翼、前柱、髋臼内侧缘钢板及后柱螺钉将三者一体化固定，达到稳定固定效果。

第四节　极低位髋臼 T 形骨折伴方形区内壁骨折

方形区骨折多见于髋臼骨折合并股骨头中心性脱位病例中，髋臼内侧壁骨折少见，此区域位于髋臼马蹄窝，位置深而隐蔽，骨质较薄弱，较难固定，如果不影响关节面完整性一般不予以处理。髋臼内侧壁骨折固定的方式有二窗螺钉或方形区表面钢板固定（图 5-48）。髋臼 T 形骨折占髋臼骨折 7%，低位髋臼 T 形骨折少见，T 形骨折中由于后柱处于游离状态，常伴有旋转移位，单一入路显露、复位、固定均较困难，极低位后柱骨折后路显露较难，钢板固定对坐骨神经干扰大，可行逆行后柱螺钉固定。本例为极低位髋臼 T 形骨折，合并髋臼内侧壁移位，影响髋臼关节面的完整，采用腹直肌外侧入路显露，直视下复位髋臼前柱、后柱及内侧壁后，前柱行钢板固定，后柱行顺行后柱拉力螺钉固定，方形区骨折块复位后行二窗螺钉固定，取得较好临床疗效。

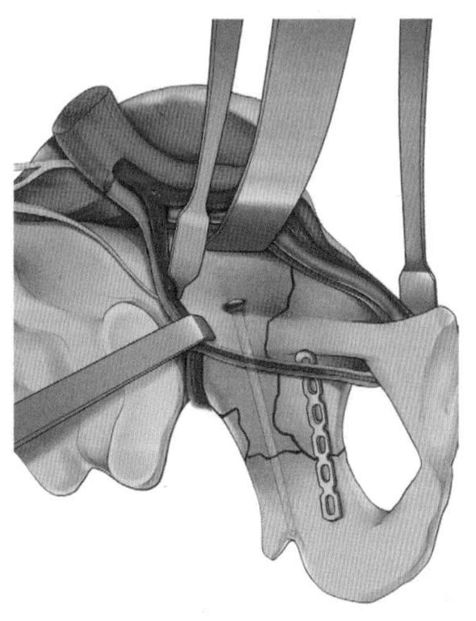

图 5–48　**髋臼内侧壁骨折固定方式**

【病例】

患者男性，37 岁，车祸伤致盆部疼痛、活动受限第 10 天转入我院，于伤后第 14 天手术。入院后检查患者全身状况稳定，骨盆正位、髂骨斜位、闭孔斜位 X 线（图 5-49）及 CT 三维重建（图 5-50）均示左侧髋臼前、后柱不连续，闭孔环断裂，髋臼内侧壁骨折移位明显（图 5-51）；左侧髂骨翼骨折，移位不明显。

术前诊断：①左髋臼骨折（Judet-Letournel 分型：T 形骨折；三柱分型：B 型）；②骨盆骨折（新月形：Day Ⅰ型）。

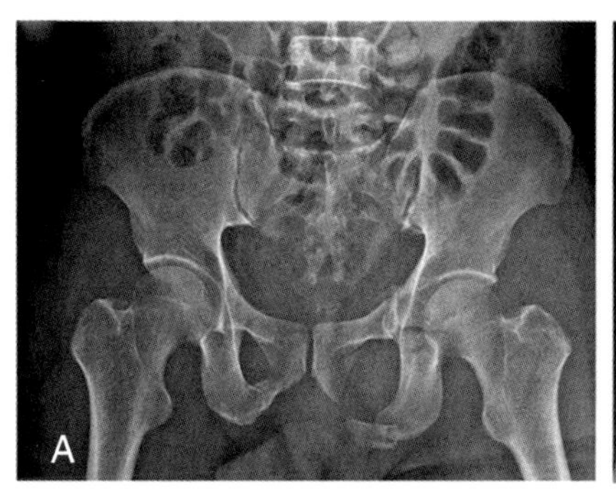

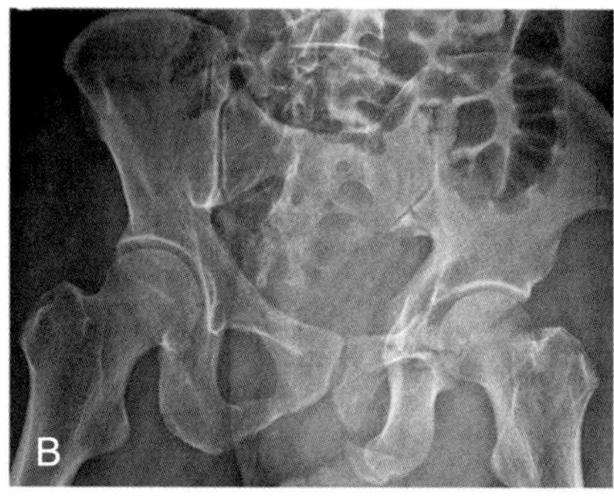

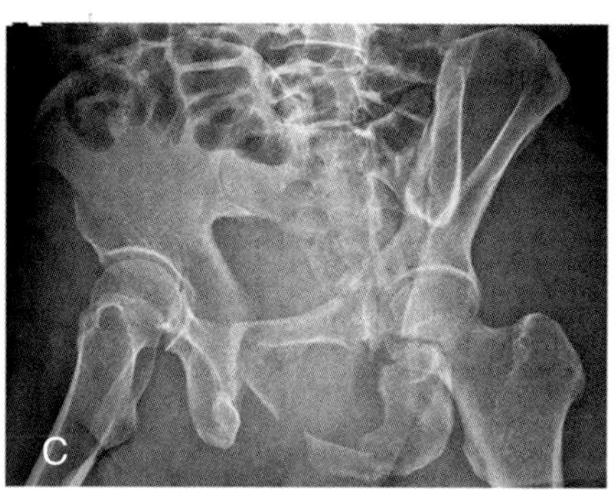

图 5-49 **术前骨盆 X 线**
A. 骨盆正位；B. 髂骨斜位；C. 闭孔斜位

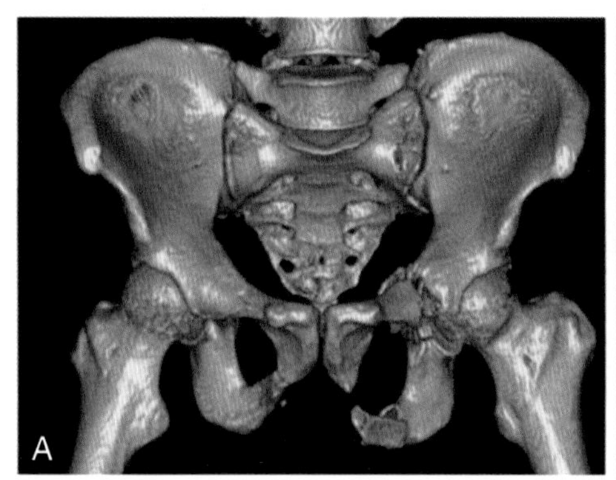

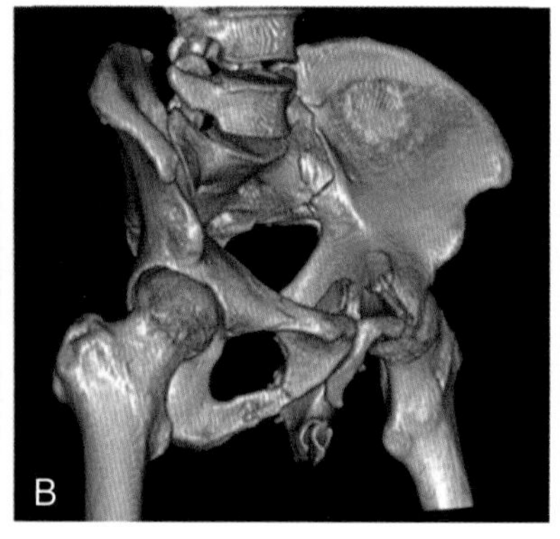

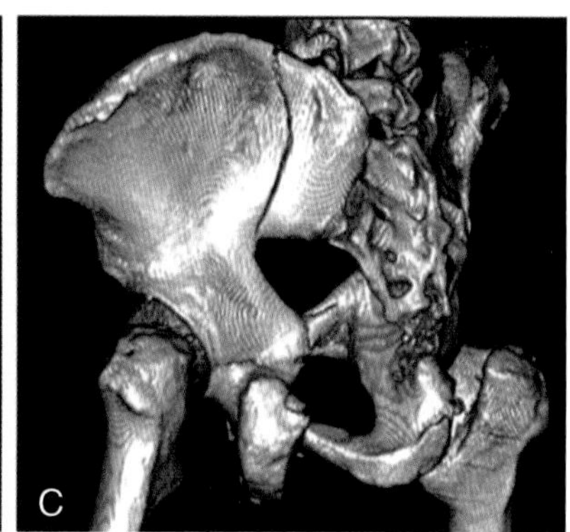

图 5-50 **术前骨盆 CT 三维重建**
A. 前面；B. 侧面；C. 后面

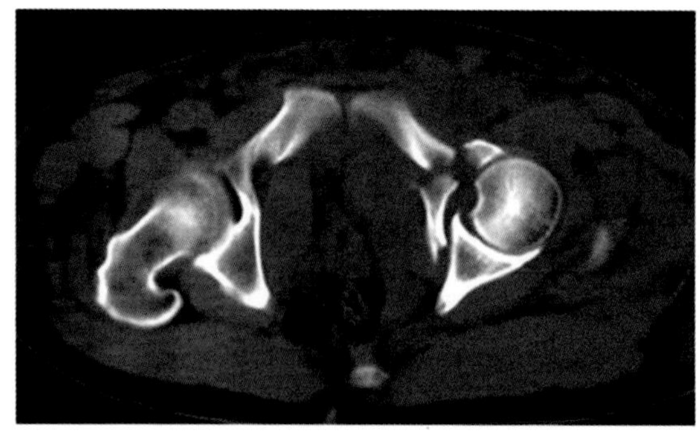

图 5-51 **术前骨盆 CT 平扫检查**
左侧髋臼前、后柱不连续，闭孔环断裂，髋臼内侧壁骨折移位明显

【临床决策分析】

（一）临床决策依据

本病例有以下特点：①左侧髋臼前后柱均不连续，闭孔环断裂，后柱骨折线于坐骨棘下方，外旋畸形；②髋臼内侧壁马蹄窝处骨折，波及髋臼关节面且移位明显；③左髂骨骨折，无移位。患者诊断明确，髋臼极低位 T 形骨折、后柱旋转，髋臼方形区骨折移位，波及髋关节面，手术指征明确。因髋臼内侧壁骨折只能从内侧显露，相对于髂腹股沟入路，腹直肌外侧入路对闭孔、髋臼后柱显露更容易，能直视下复位髋臼内侧壁骨块及后柱，并从内侧固定。改良 Stoppa 入路对闭孔、后柱显露充分，但不能对后柱进行固定，需辅助切口置入后柱螺钉（极低位后柱不适合行后柱钢板固定）。

（二）手术方法

患者诊断明确，伤后 2 周，病情稳定，满足手术条件，采用左侧腹直肌外侧入路进行手术。

1. 麻醉、体位及手术入路同腹直肌外侧入路。

2. 显露：通过内侧窗显露髋关节前壁、前柱，结扎死亡冠血管；沿闭孔显露闭孔神经并加以保护，通过中间窗显露髋臼后柱及方形区，沿骨膜下剥离显露坐骨棘、坐骨小切迹后柱骨折处，通过内、外侧窗交替显露整个髋臼内侧面。

3. 复位前柱，解剖复位后放置前柱上方骨盆重建钢板简单固定，将髋臼内侧壁骨折复位，通过前柱的钢板螺钉孔直视闭孔上缘置入二窗螺钉（3.5mm×90mm）；通过第二窗置入后柱螺钉导针，直视结合透视下见髋臼轮廓恢复正常，各螺钉及导针位置在位后（图 5-52）测量后柱螺钉长度并置入匹配长度（110mm）的直径 7.3mm 空心钉固定（图 5-53），透视下可见髋臼后柱在螺钉加压过程中外旋渐渐纠正（图 5-54）。

4. 闭合置入左侧骨盆骨折 LC-2 螺钉导针，透视下见导针位置满意后置入 LC-2 螺钉（7.3mm×130mm，图 5-55）。冲洗术口，检查无活动性出血后放置术口引流管，关闭切口，术毕。

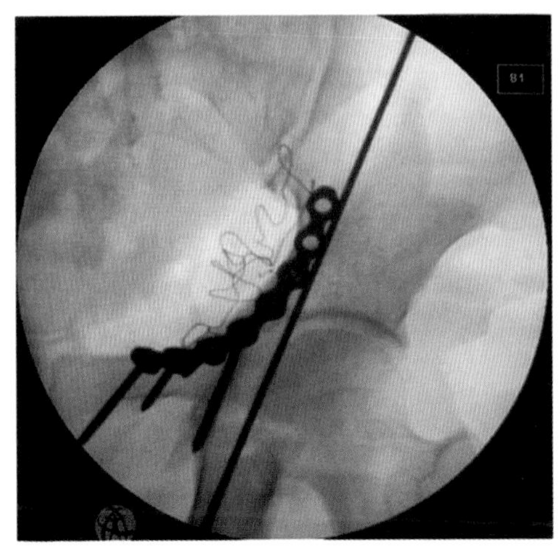
图 5-52　**术中透视（1）**

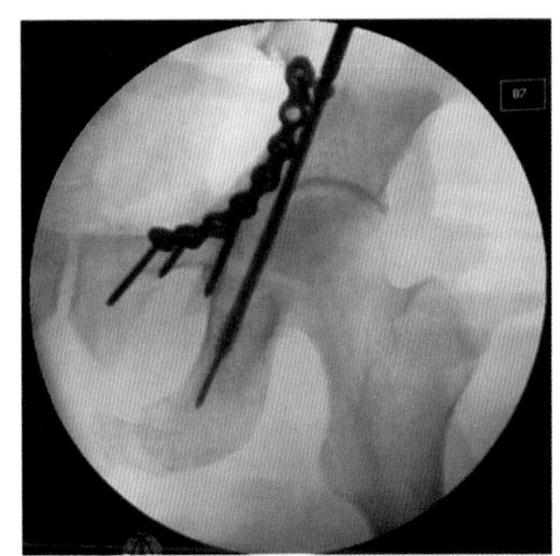
图 5-53　**术中透视（2）**

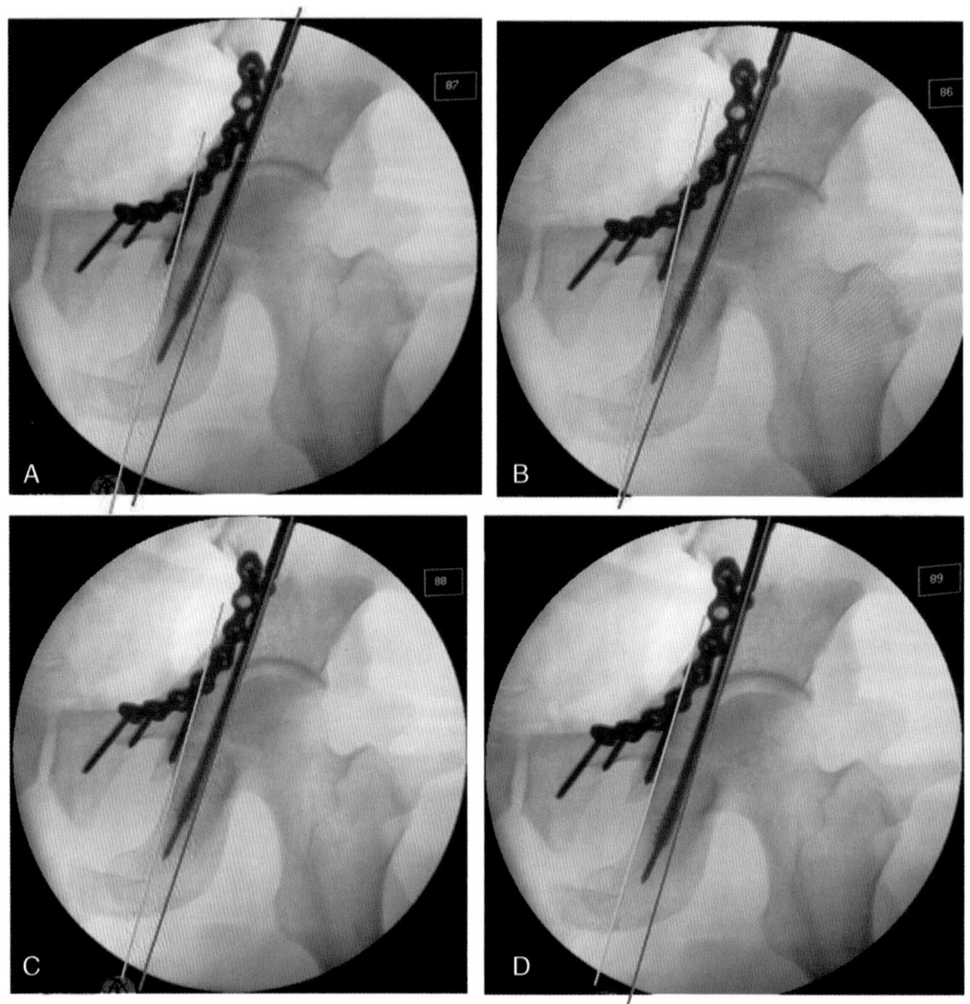

图 5-54　**术中透视髋臼后柱螺钉**

A ～ D. 逐渐加压过程

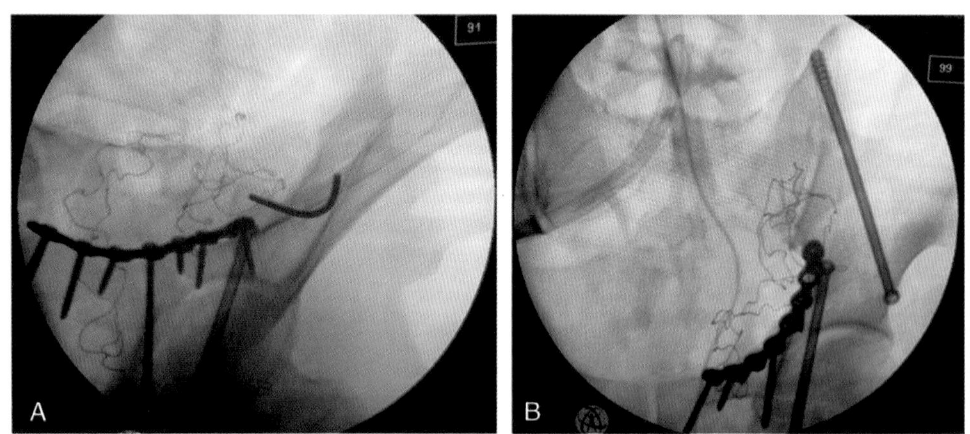

图 5-55　**术中透视见导针位置满意**

A. 闭孔出口位示 LC-2 螺钉导针位置；B. 髂骨入口位示 LC-2 螺钉位置

（三）手术风险评估与防范

1. 显露内侧窗及移位的内侧壁骨块时应避免损伤闭孔神经、血管。

2. 内侧壁骨折块复位后，直视下置入二窗螺钉时应避免螺钉偏离骨质，尤其不能进入髋关节腔，可通过二窗螺钉加压对内侧壁骨块进行固定。

3. 极低位后柱骨折后柱螺钉要求较高，必须置入坐骨结节方向，否则螺钉不能固定后柱；这种螺钉路径较长、通道窄，进针点、进针方向都应精准，确保置入关节腔的同时导针会到达坐骨结节，手术经验和透视非常重要。

4. 髂骨不是一平面，髂窝有一定的弧度，置入 LC-2 螺钉导针时应尽量用钝头弯针、骨锤慢慢敲入。

（四）术后情况

术后病情稳定，无发热，第 2 天拔除腹部引流管，开始进流质饮食；复查骨盆正位、入口位、出口位、闭孔斜位、髂骨斜位 X 线（图 5-56）与 CT 扫描及三维重建（图 5-57）均示骨折复位满意，髋臼关节面恢复正常屈面，内固定位置良好，无并发症。

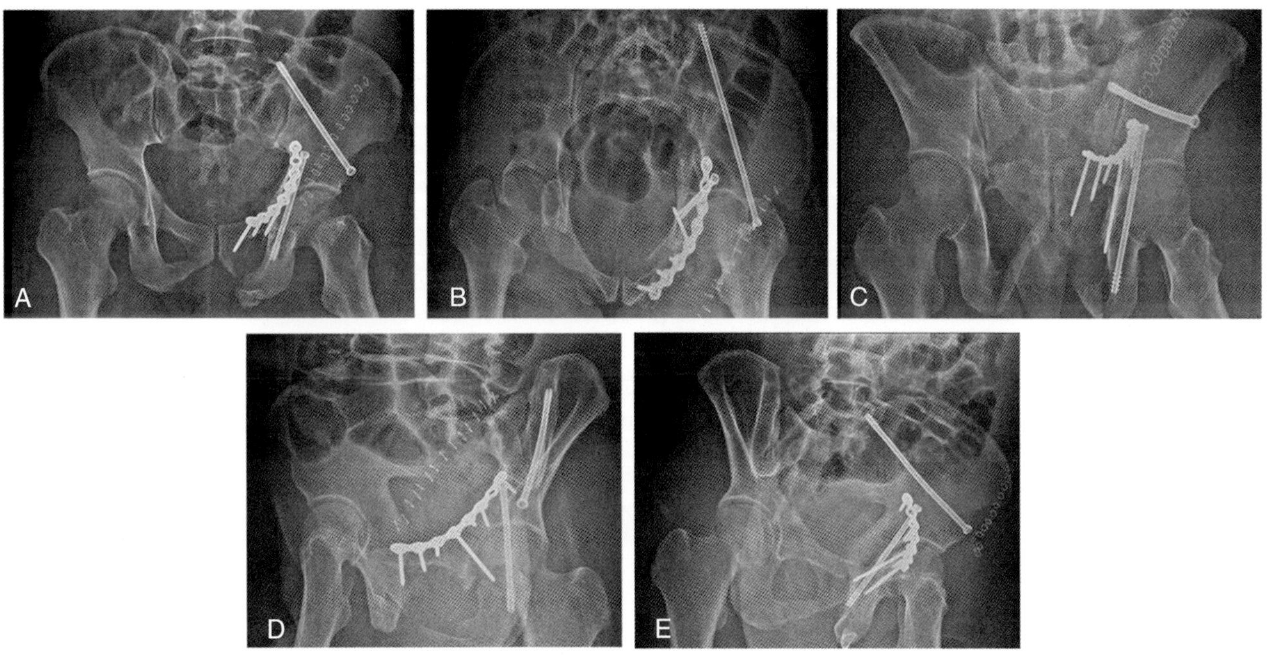

图 5–56　**术后复查 X 线**

A. 骨盆正位；B. 入口位；C. 出口位；D. 闭孔斜位；E. 髂骨斜位

（五）术后随访

术后 4 周复查见骨折复位维持良好，无骨折复位丢失及内固定松动发生（图 5-58），开始下床行走。术后 3 个月返院复查见骨折脱位已经愈合，行走步态正常，X 线片示骨折愈合（图 5-59），髋臼形态结构正常，无骨折复位丢失。

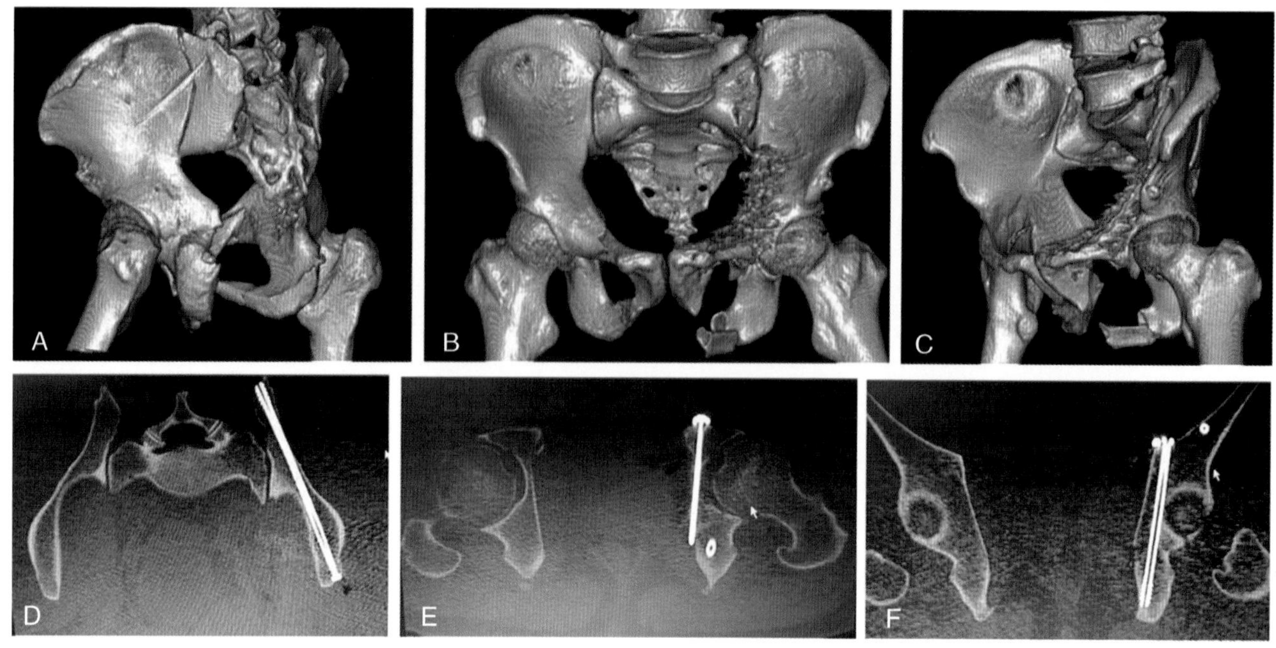

图 5-57 **术后复查 CT 扫描及三维重建**

A. 后面；B. 前面；C. 侧面；D.LC-2 螺钉全长重建；E. 二窗螺钉全长重建；F. 后柱螺钉全长重建

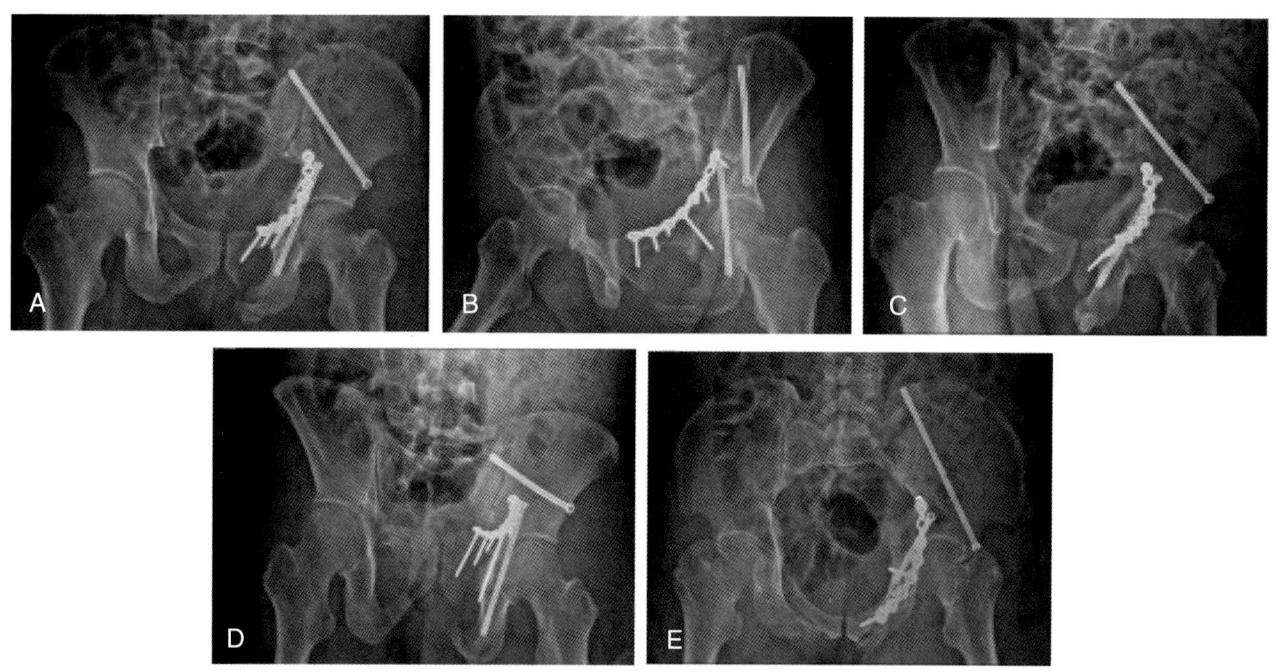

图 5-58 **术后 4 周复查**

A. 骨盆正位；B. 闭孔斜位；C. 髂骨斜位；D. 出口位；E. 入口位

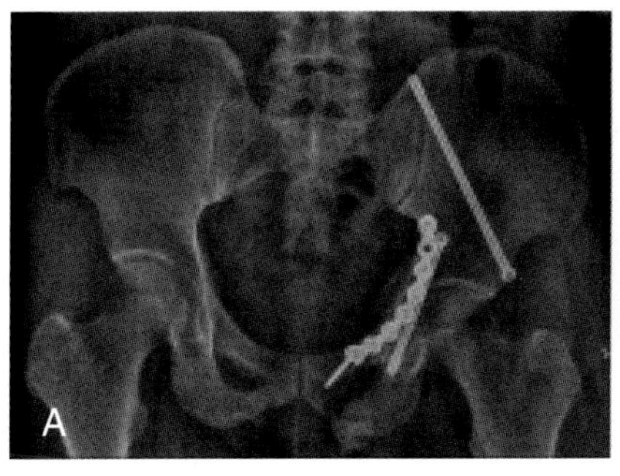

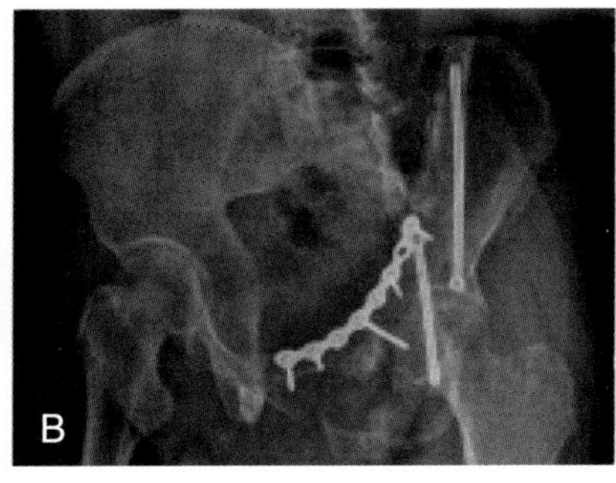

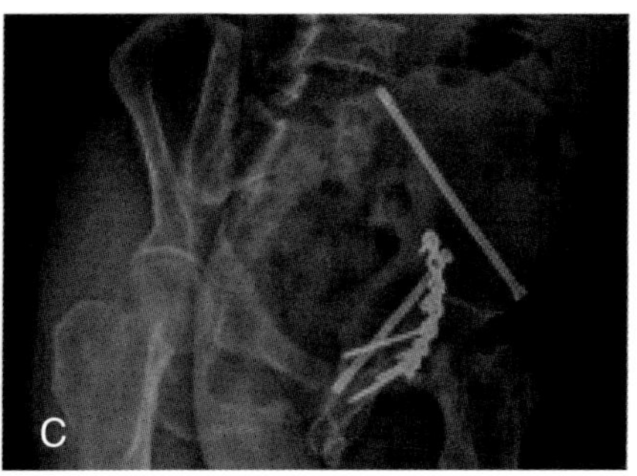

图 5-59　**术后第 3 个月复查 X 线**

A. 骨盆正位；B. 闭孔斜位；C. 髂骨斜位

【经验与体会】

（一）髋臼内侧壁骨折的复位和固定

髋臼内侧壁位置深且隐蔽，周围解剖结构复杂，手术较难显露。由于股骨头遮挡不能显露后路，前方入路中髂腹股沟入路从外侧显露，闭孔及髋臼内侧壁只能触摸不能直视，此区域骨折复位困难；而改良 Stoppa 入路可直视髋臼内侧面及闭孔，髋臼内侧壁骨折复位固定较容易；同样腹直肌外侧入路、腹直肌旁入路也能轻松显露该区域，如何选择要兼顾其他部位。内侧壁的固定方式有钢板或二窗螺钉固定，术者可根据实际情况、技术能力进行选择。

（二）髋臼后柱标准螺钉置入技巧

髋臼后柱范围较广，沿坐骨大孔向下至坐骨棘为髋臼后柱的后缘，坐骨棘经坐骨小切迹至坐骨结节为后柱的下缘，在坐骨棘到坐骨小切迹范围内后柱的内径相对宽大，因此将后柱螺钉置入坐骨棘至坐骨小切迹区域相对安全，可容纳 2 枚 7.3mm 空心螺钉，一般类型髋臼后柱骨折在此区域的后柱螺钉都能满足固定要求，但极低位后柱除外。标准后柱螺钉的置钉方向是自骶髂关节下方 2cm、旁开 1cm 为进钉点，指向坐骨结节方向。因路径长、螺钉通道窄，置入相对困难，且风险高。如何又快、又准地置入标准后柱螺钉导针，笔者的经验是：通过腹直肌外侧入路的内侧和中间窗，沿髋臼方形区内侧面骨膜下显露坐骨棘、坐骨小切迹，再向下至坐骨结节方向用 1 枚克氏针尖端指向坐骨结节，近端贴近导针进针点，紧贴方形区内侧骨面，再经标准进针点平行指示导针方向缓慢向坐骨结节方向置入（前提是后柱及方形区骨折的解剖复位），有落空感时停止置入，透视骨盆闭孔斜位、髂骨斜位，见导针未突入髋臼并指向坐骨结节（如果导针从内侧面穿出则内侧能看见）；测量导针长度并置入相同长度螺钉。由于后柱相对粗大，建议后柱螺钉用直径 7.3mm 或 6.5mm 的半螺纹空心螺钉，相当于四肢长骨的髓内钉固定，可提高骨折复位率并纠正后柱旋转，还能对骨折端加压使稳定性更强。

（三）骨盆骨折 LC-2 螺钉的适应证与置入技巧

骨盆 LC-2 螺钉广泛用于 Day I 型和 II 型新月形骨盆骨折中，为髂前下棘至髂后上棘方向，有顺行置入和逆行置入两种，常使用逆行置入法。当骨盆新月形骨折无明显移位或移位复位后，可用 LC-2 螺钉进行微创置入固定。髂骨为弧面而非平面，髂前下棘与髂后上棘连线中间为向外突出的髂窝，骨质较薄且常伴有移位的骨折，为 LC-2 螺钉导针置入带来一定困难。为安全、准确置入 LC-2 螺钉，术前最好对髂骨进行三维重建，找到 LC-2 螺钉的方向并测量其通道，如果髂骨屈面太大可能无法置入。一般选择髂前下棘顶点外进针，扩大开口后用预弯成弧形的钝头克氏针缓慢敲入，让导针在髂骨两层板障前行，边敲击进入边透视，导针有突破感后停止，透视见导针位置好即置入螺钉。

第五节　髋臼粉碎性骨折

经典髋臼骨折分型中无髋臼粉碎性骨折类型，反映了髋臼骨折的严重程度、损伤暴力、骨折严重程度将高于任何类型的髋臼骨折。由于整个髋臼失去正常解剖轮廓和结构，甚至失去复位参照标志，因此复位固定困难。髋臼上方为骶髂关节、向前为耻骨联合、后为坐骨结节、向远端为股骨头，如果髋臼周围半骨盆环完全粉碎则髋臼复位、固定都非常困难。本例为半骨盆环完全粉碎，髋臼周围甚至找不到任何解剖标志，术前 3D 打印骨盆模型设计定制髋臼一体化翼形解剖钢板，通过金属 3D 打印后对半骨盆环进行复位固定，取得较好效果，随访 4 年无手术并发症。

【病例】

患者男性，46 岁， 车祸致伤右盆部及全身多处，于 2016 年 7 月急诊入院，入院后对症治疗，行骨盆 CT 检查示右侧半骨盆环完全粉碎，失去正常解剖标志，股骨头中心性脱位，耻骨联合分离（图 5-60），于伤后 20 天全身情况稳定后考虑手术。

术前诊断：①右髋臼骨折（Judet-Letournel 分型中无此类型）；②耻骨联合分离。

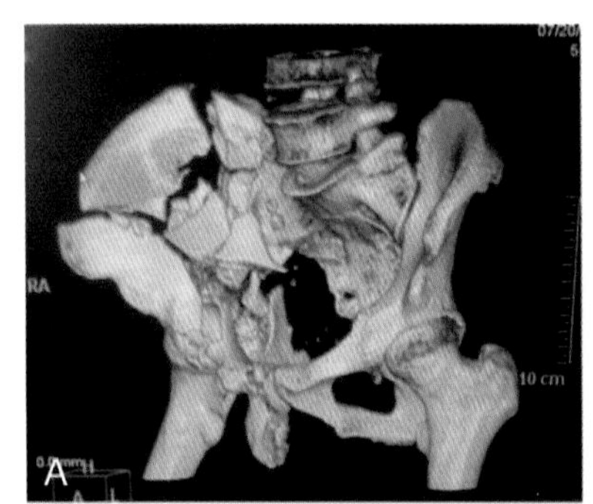

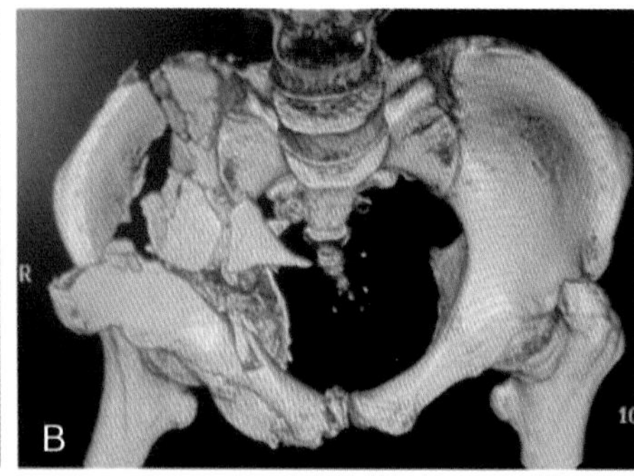

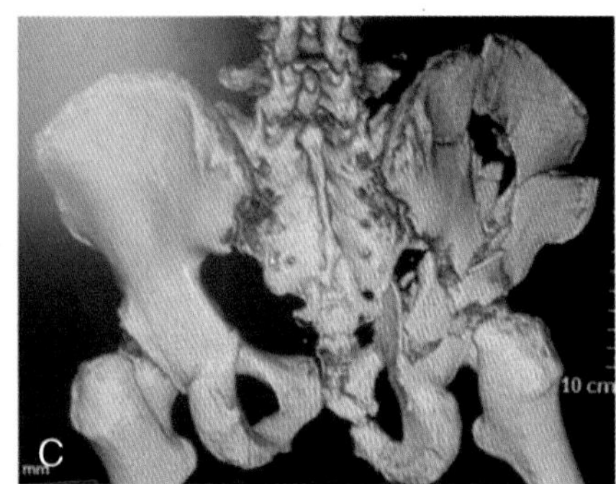

图 5-60　术前骨盆 CT 三维重建

A. 内面；B. 入位口；C. 后面

【临床决策分析】

（一）临床决策依据

本病例有以下特点：①青壮年男性，无其他慢性病史；②无合并头颅、肺、腹部外伤，全身情况稳定；③右侧半骨盆环自骶髂关节至耻骨联合、坐骨结节完全粉碎，分离移位明显；④髋臼呈爆炸式分离，股骨头中心性脱位。患者诊断明确，右半骨盆环严重粉碎，稳定性及完整性严重破坏，手术指征明确。由于髂骨仅仅残余小块骨质与骶髂关节相连，耻骨支骨折线至耻骨结节近端 3cm 之间的骨质完全粉碎，很难找到骨折复位参照标志；如果采用多钢板固定将难以维持骨折的复位和有效的固定，只有设计髋臼一体化钢板，将骶髂关节至耻骨联合、坐骨棘一体化连接固定，通过钢板与骨面的贴合和周围软组织的作用才能达到有效的复位和固定。

（二）手术方法

患者诊断明确，伤后 3 周，病情稳定，满足手术条件，采用右侧腹直肌外侧入路进行手术操作。

1. 术前设计：将术前 CT 数据导入 Mimics 软件，对骨折进行三维重建多角度、多平面观察骨折形态，同时进行模拟复位（图 5-61），为术中提供骨折复位顺序提供参考。3D 打印健侧半骨盆的镜像模型，根据骨折形态、骨折线分布，结合骨折固定要点设计髋臼一体化解剖钢板（图 5-62），一体化解剖钢板满足自骶髂关节至耻骨联合、坐骨棘的一体化固定。导入金属 3D 打印机打印钢板并继加工成品，在体外模拟手术验证钢板的贴合度（图 5-63），消毒供手术用。

2. 麻醉、体位及手术入路同腹直肌外侧。

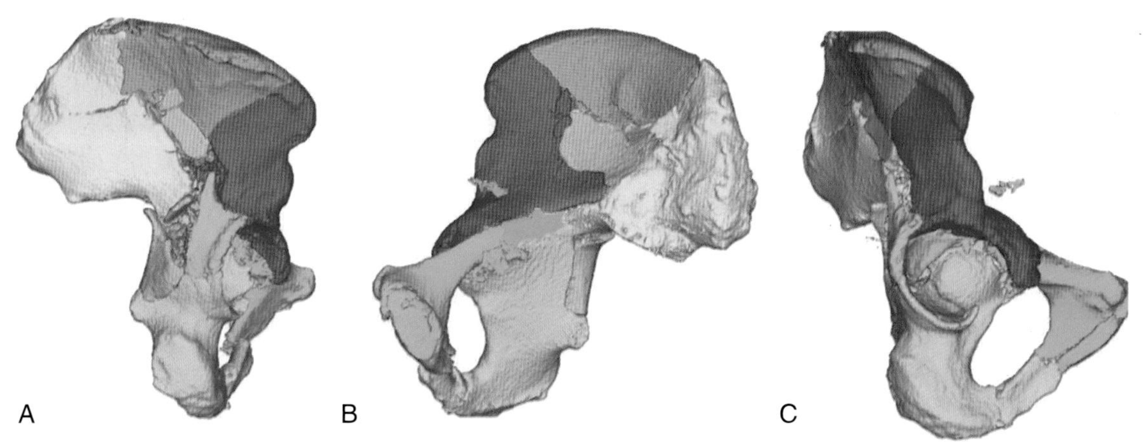

图 5-61　**骨折模拟复位**

A ～ C. 模拟复位后的 CT 三维重建不同方位观

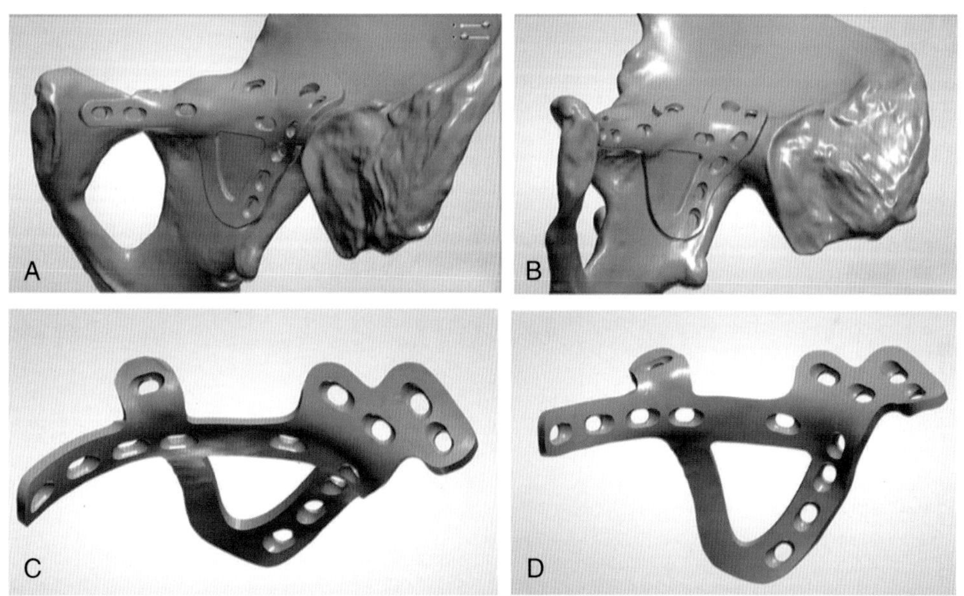

图 5-62　**髋臼一体化解剖钢板**

A、B. 在髋臼模型上设计及制作一体化解剖钢板；C、D. 完成后的一体化解剖钢板的不同方位观

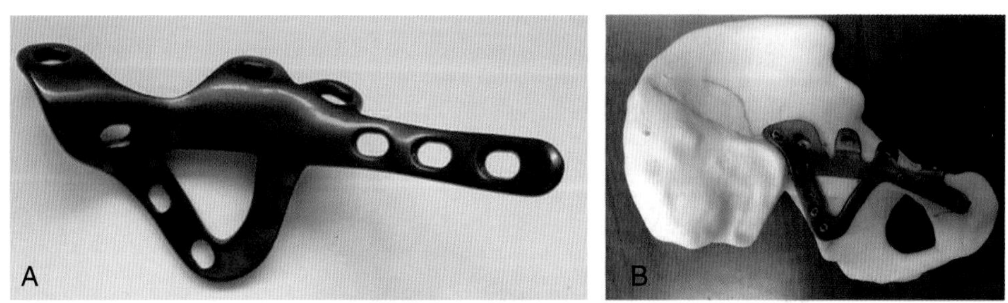

图 5-63　**体外模拟手术验证钢板贴合度**

A. 一体化解剖钢板实物；B.3D 打印模型上验证钢板贴合度

3. 通过中间窗、内侧窗联合显露骶髂关节前方至耻骨联合处整个髋臼内侧面，自坐骨大孔上方骨块、髋臼前柱骨块、前壁至耻骨联合，复位后克氏针临时固定，维护髋臼大概轮廓。对粉碎后柱及方形区骨块复位，于骶髂关节和耻骨联合处置入 1 枚螺钉，再用骨盆复位钳钳夹钢板与髂骨外板，借解剖钢板使粉碎骨块向钢板聚拢达到复位的目的。透视下见骨盆及髋臼轮廓基本恢复后（图 5-64），置入其他螺钉固定髋臼。

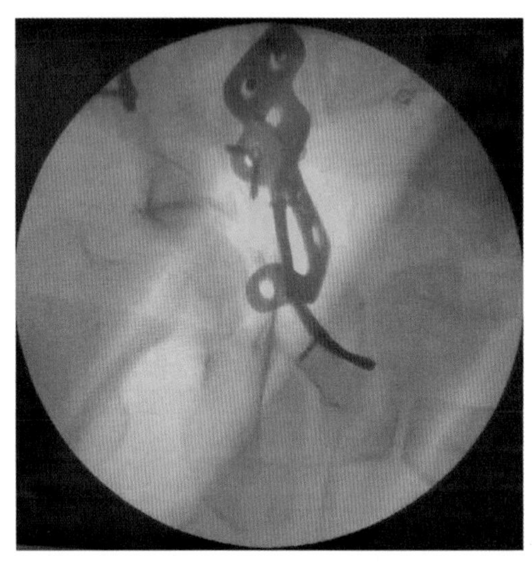

图 5-64 **术中透视**

4. 通过腹直肌外侧入路第三窗显露髂骨翼，对髂骨翼多节段骨折用 2 块重建钢板固定，最后复位耻骨联合，空心螺钉固定，再次透视见骨折复位好，髋臼轮廓恢复正常，内固定钢板螺钉、耻骨联合螺钉均位置满意，冲洗术口，检查无活动性出血后放置术口引流管，关闭切口，术毕。

（三）手术风险评估与防范

1. 半骨盆均骨折粉碎失去正常解剖标志，术中可能显露困难造成髂外血管和闭孔血管、神经副损伤。

2. 完全没有复位参照标志，且骨折分离严重可能复位困难。

3. 整个半骨盆粉碎，钢板螺钉无合适位置置入，术中及术后可能较难维持骨折的固定，内固定失败发生率高。

4. 手术时间可能较长，因创伤大、出血多，术后感染概率增加。

5. 患者年轻、髋臼粉碎严重，术后创伤性关节炎、股骨头坏死率高。

（四）术后情况

术后病情稳定，无发热，第 3 天引流量＜ 50ml，拔除盆腔引流管，开始进流质饮食；复查骨盆正位、闭孔斜位、髂骨斜位 X 线（图 5-65）与 CT 扫描及三维重建（图 5-66）均示骨折脱位复位满意，内固定位置良好，无并发症。

（五）术后随访

术后 1 个月复查见骨折复位维持良好，无骨折复位丢失及内固定松动发生；术后 2 个月开始扶拐部分负重下床行走。术后 3 个月返院复查见骨折已经愈合，髋臼形态结构正常，无骨折复位丢失（图 5-67），行走步态可；现术后 4 年（图 5-68），患者生活完全恢复正常，复查见骨折线消失，内固定无松动及其他变化，无股骨头坏死及髋关节创伤性关节炎。

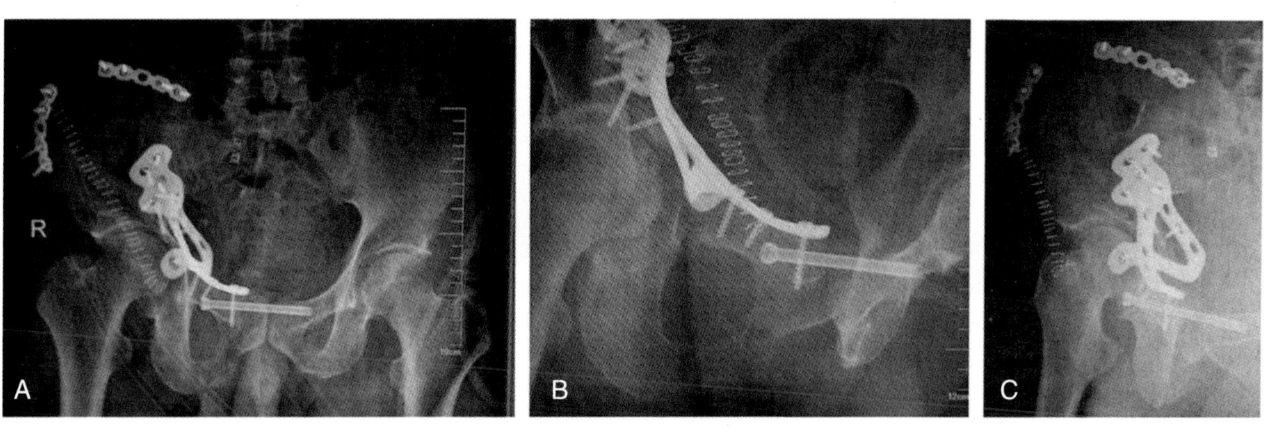

图 5-65　**术后复查 X 线**

A. 骨盆正位；B. 闭孔斜位；C. 髂骨斜位

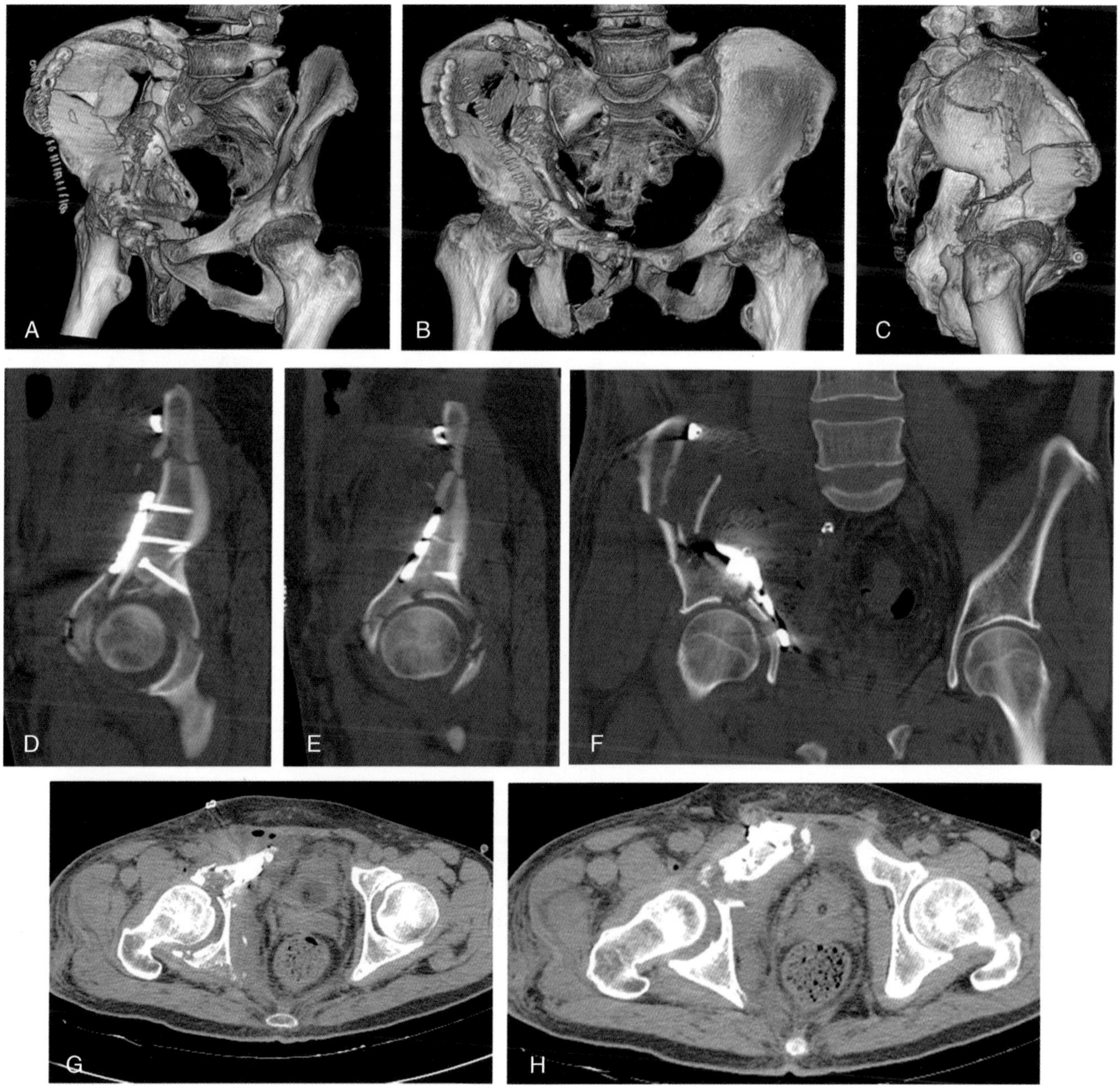

图 5-66　**术后复查 CT 扫描及三维重建**

A. 内侧面；B. 正面；C. 侧面；D、E. 矢状位；F. 冠状位；G、H. 横断面

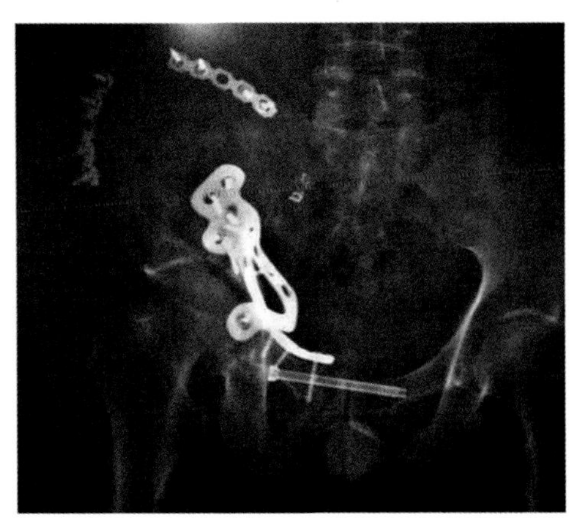
图 5-67　**术后 3 个月复查 X 线**

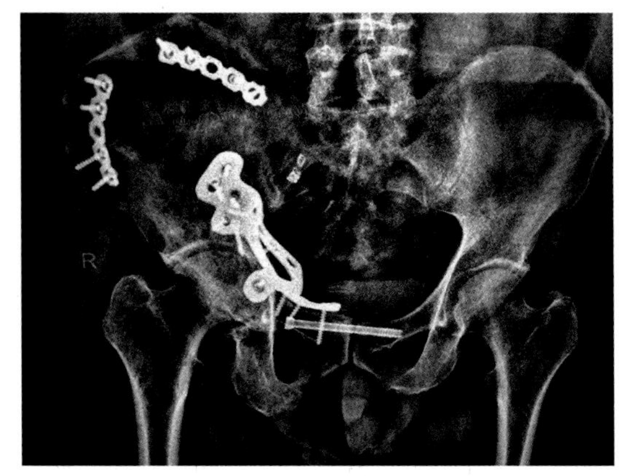
图 5-68　**术后 4 年复查 X 线**

【经验与体会】

（一）髋臼粉碎骨折手术入路选择

髋臼粉碎性骨折是髋臼整个三柱、四面均严重粉碎，比复杂的双柱骨折破坏程度更严重，如何通过手术修复重建半骨盆环对临床医生是一个巨大考验。在骨折显露方面前后联合入路对骨折显露会比较充分，但带来的创伤也不能小觑；同时体位摆放、骨折复位、固定方式对本例患者来说都是很大的问题，前方内侧入路可显露半骨整个盆的内侧面，而后方 K-L 入路只能显露髋臼后壁，不能显露整个半骨盆后部。对于严重的粉碎性骨折后方放置钢板难以达到固定效果，可能增加更多并发症。笔者结合腹直肌外侧入路的内侧显露优势，利用数字骨科技术为患者定制个性化一体解剖钢板完成骨折的复位固定。

（二）髋臼粉碎性骨折固定

髋臼发生粉碎性骨折后整个髋臼部位骨质失去正常解剖结构和力学支撑，如何固定值得商榷。稳定的固定必须达到自骶髂关节到股骨头、耻骨联合及坐骨结节的桥接效果，多块钢板只能是点与点的固定，显然达不到整个面的固定效果；数字骨科技术及 3D 打印技术在医学的应用很好地解决了这一难题，通过数字骨科技术重建髋臼骨折前的半骨盆图像，设计一体化内固定钢板，并将设计的钢板数据导入金属 3D 打印机进行制作，可满足临床需求。

第 6 章　髋臼骨折技术应用病例

第一节　数字骨科结合 3D 打印技术

髋臼因其形态不规则、周围解剖结构复杂成为治疗的一大难题。目前四肢、关节周围骨折有多种解剖钢板，使骨折的复位、固定变得容易，骨折的解剖复位率明显提升。然而由于髋臼骨折的特殊性治疗仍较困难。随着数字骨科技术和 3D 打印技术在骨科中的推广应用，使原本复杂的髋臼骨折治疗变得相对容易。术前 CT 三维重建可以全面了解骨折的具体形态，通过 3D 打印技术可打印 1 ∶ 1 骨折模型，在详细观察骨折形态的同时，可通过电脑模拟复位、模拟放置钢板、预置螺钉等简化手术，达到缩短手术时间、减少术中出血、提高骨折解剖复位率、降低手术并发症等目的。本节介绍 2 例复杂髋臼骨折病例，供大家参考。

【病例 1】

患者男性，65 岁，车祸致右髋部疼痛、活动受限 3 天转入我院。查体示：生命体征稳定，右髋部无肿胀、畸形，右下肢无外旋畸形，骨盆挤压、分离试验（±），右髋关节活动不能，右足轴向叩击痛（+）；右足、右小腿运动、感觉正常。骨盆 X 线（图 6-1）及 CT（图 6-2）均示右髋臼髂耻线、髂坐线不连续，右髂骨翼骨折，骨折线延伸至髂后上棘，坐骨大孔上方有关键骨块（Keystone）。

术前诊断：右髋臼骨折（Judet-Letournel 分型：双柱骨折；三柱分型：C3 型）。

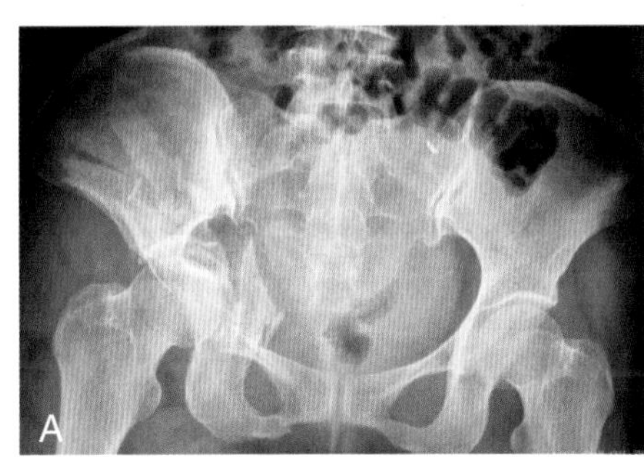

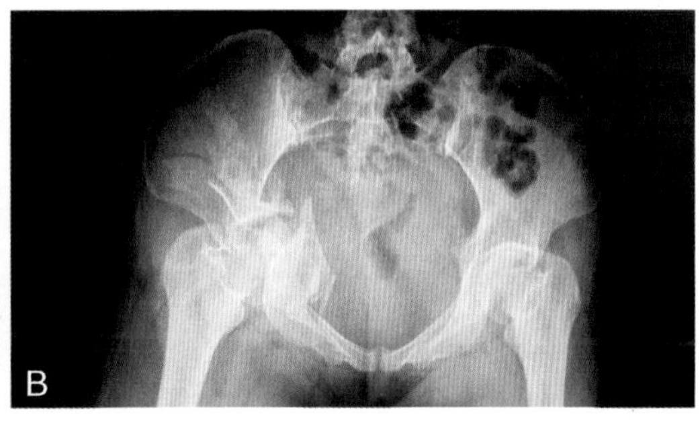

图 6–1　**术前骨盆 X 线片**

A. 骨盆正位；B. 入口位

【临床决策分析】

（一）临床决策依据

病例有以下特点：①老年患者，可能有骨质疏松和脆性增加并存；②髋臼髂耻线、髂坐线断裂，提示前、后柱骨折；③髂骨翼骨折线向上延伸至髂骨翼后方，髋臼关节面与主骨不连；④坐骨大孔上方有关键骨块。患者诊断明确，右侧髋臼双柱伴后壁骨折，髋臼关节面的完整性、关节稳定性破坏严重，手术指征明确。患者年龄偏高有可能合并心肺功能不全，并存骨质疏松与脆性骨质的可能，手术时间及麻醉时间尽量缩短，术前通过预弯钢板等措施可有效控制手术时间和术中出血，减少手术并发症。

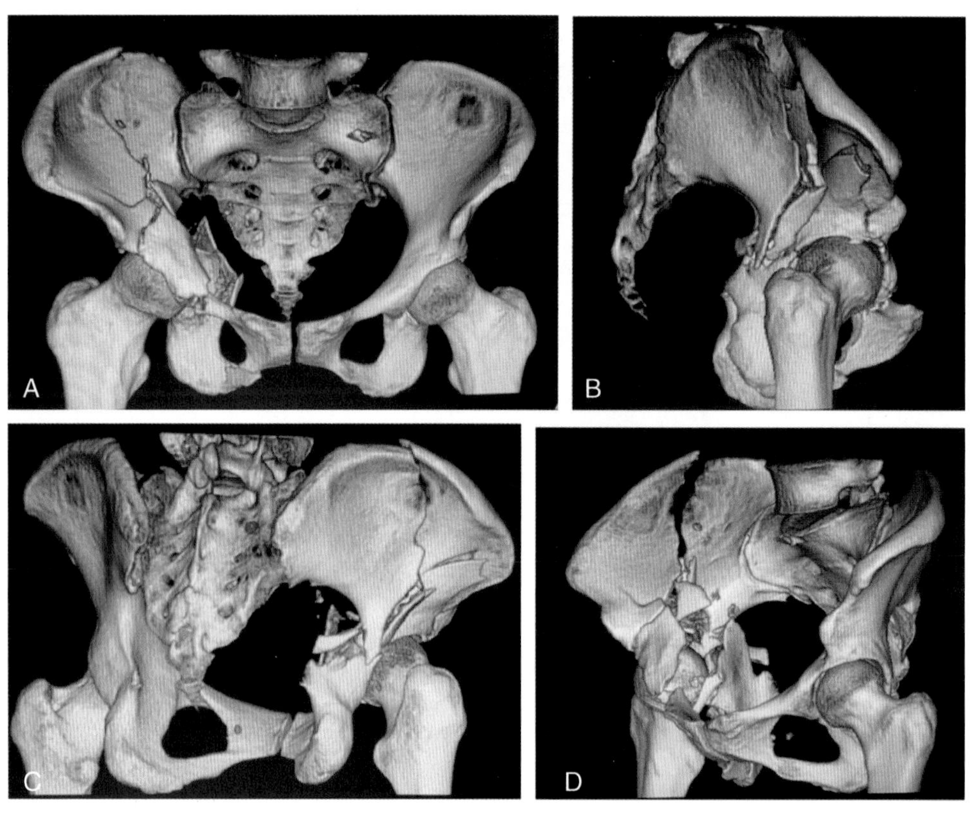

图 6–2 **术前骨盆 CT 检查**

A. 正面；B. 侧面；C. 后面；D. 内侧面

（二）手术方法

患者诊断明确，病情稳定，术前相关科室会诊认为患者全身状况可，满足手术条件。

1. 体外模拟手术：3D 打印 1 ∶ 1 骨盆骨折模型，观察骨折形态并打印健侧半骨盆镜像模型。在镜像模型上标注骨折线的部位（图 6-3），按骨折部位形态选择钢板长度和放置的位置，在 3D 打印模型上进行模拟手术，预置螺钉测量螺钉的长度、置入方向等。根据病例特点选择腹直肌外侧入路显露，先复位固定髂骨翼骨折（图 6-4），再复位关键骨块、前柱和后柱，重建钢板塑形固定前柱和后柱（图 6-5）。考虑患者方形区骨折较粉碎，规划在方形区表面用一块重建钢板辅助固定（图 6-6）。模拟手术完毕，拆除内固定钢板消毒备手术用。

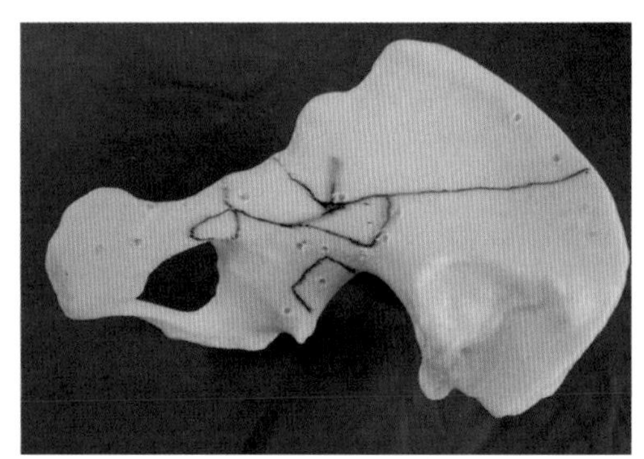

图 6–3 **术前 3D 打印健侧半骨盆镜像模型**

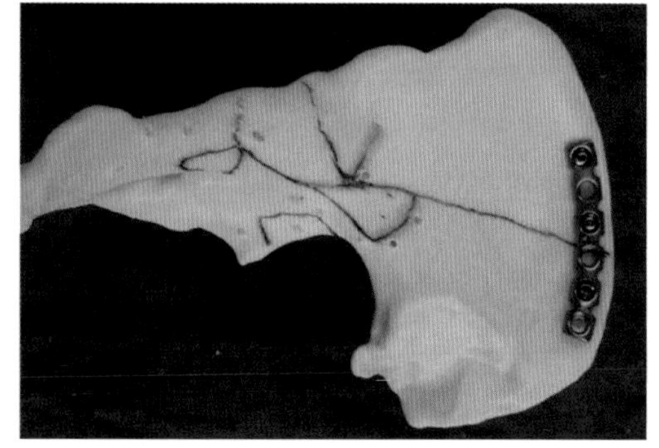

图 6–4 **先复位固定髂骨翼骨折**

2. 麻醉、体位及手术显露同腹直肌外侧入路。

3. 手术按模拟手术方法、复位固定顺序进行，完成髂骨翼、前柱、后柱及方形区复位固定后透视骨盆正位、闭孔斜位、髂骨斜位显示骨折复位良好（图 6-7），冲洗术口，检查无活动性出血后放置引流管，关闭手术切口，术毕。

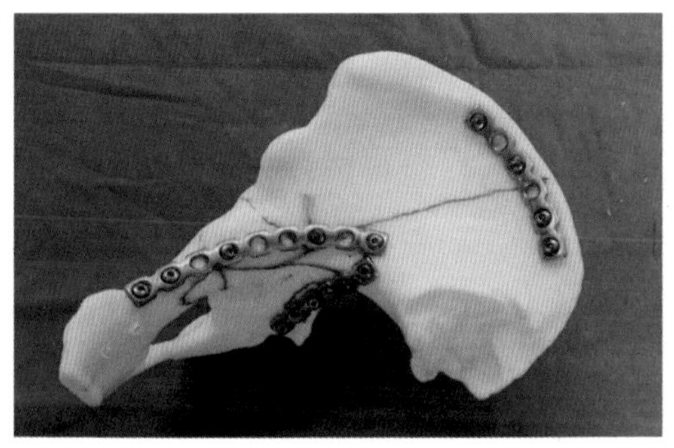

图 6–5　**重建钢板塑形固定前柱和后柱**

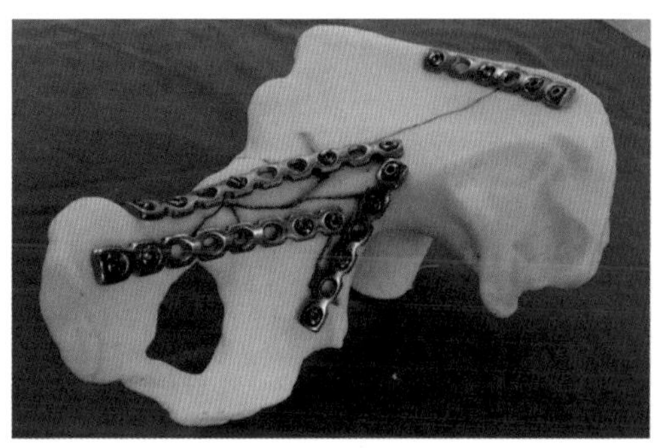

图 6–6　**方形区表面用一块重建钢板辅助固定**

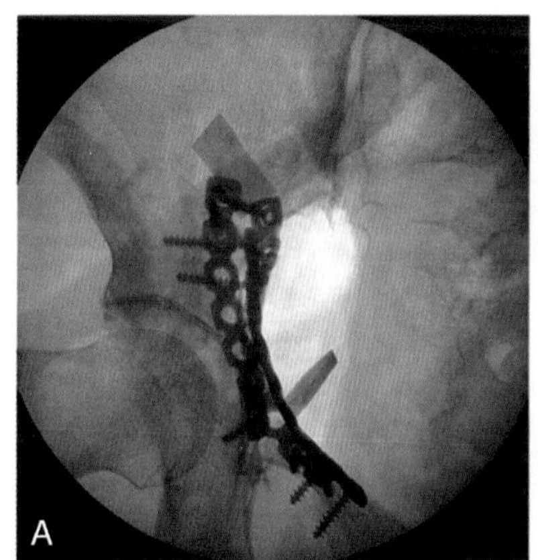

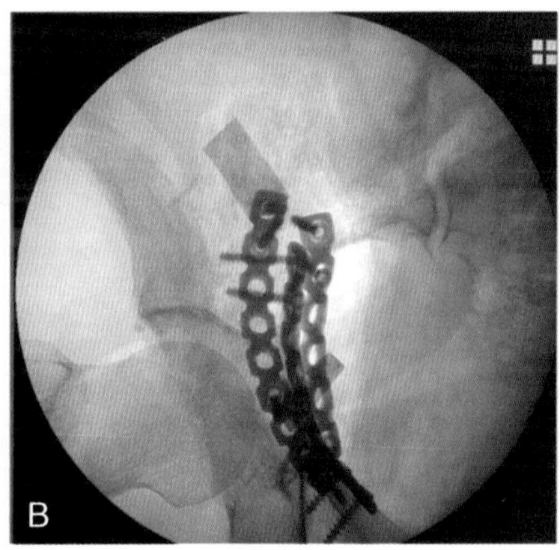

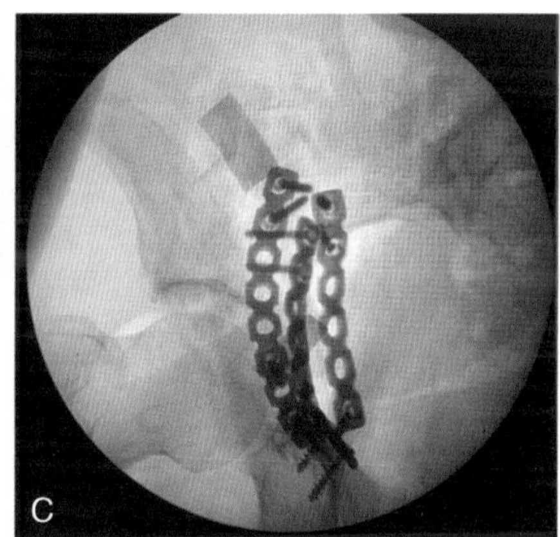

图 6–7　**透视示骨折复位良好**

A. 闭孔斜位；B. 骨盆正位；C. 髂骨斜位

（三）术后情况

手术顺利，手术时长 65 分钟，术中出血 400ml，术后安全返回病房。恢复良好，无发热，第 2 天拔除腹部引流管，开始进流质饮食。复查骨盆 X 线（图 6-8）及 CT 三维重建（图 6-9）均示骨折脱位复位满意，内固定钢板螺钉与模拟手术一致，无并发症，术后第 5 天出院。

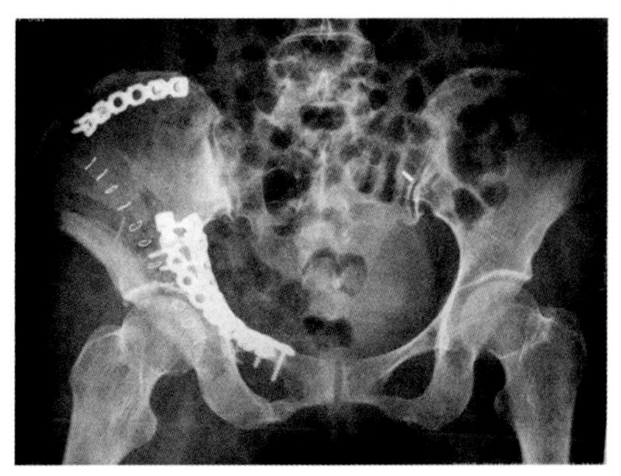

图 6–8　**术后骨盆 X 线片**

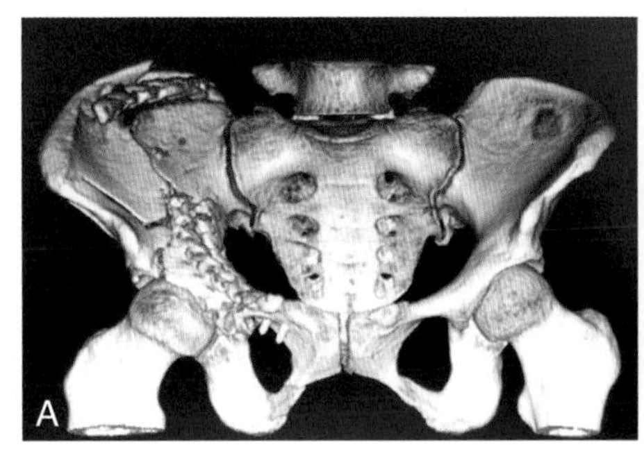

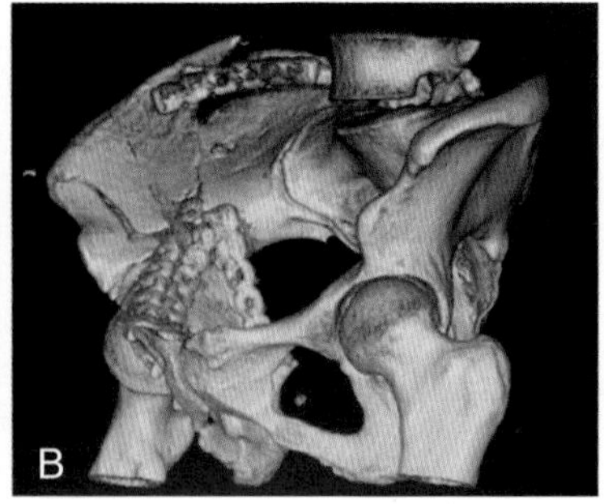

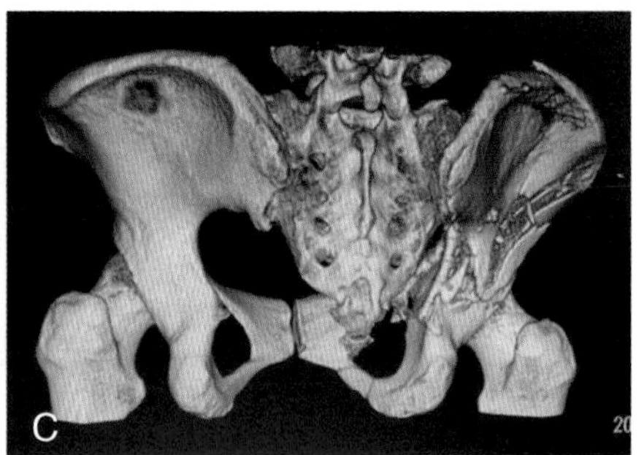

图 6-9　**术后骨盆 CT 检查**

A. 正面；B. 内侧面；C. 后面

（四）术后随访

术后 4 周复查见骨折复位维持良好，无骨折复位丢失及内固定松动发生（图 6-10），开始扶拐不负重下床行走。术后 3 个月（图 6-11）返院复查见骨折脱位已经愈合，内固定无松动，无创伤性髋关节炎早期表现及股骨头坏死征象。

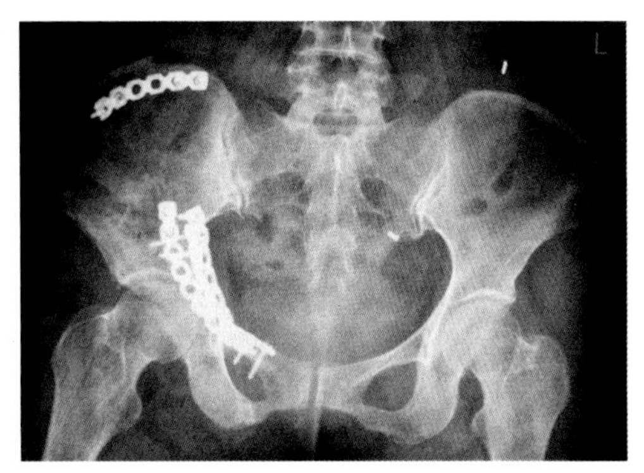

图 6-10　**术后 4 周复查 X 线**

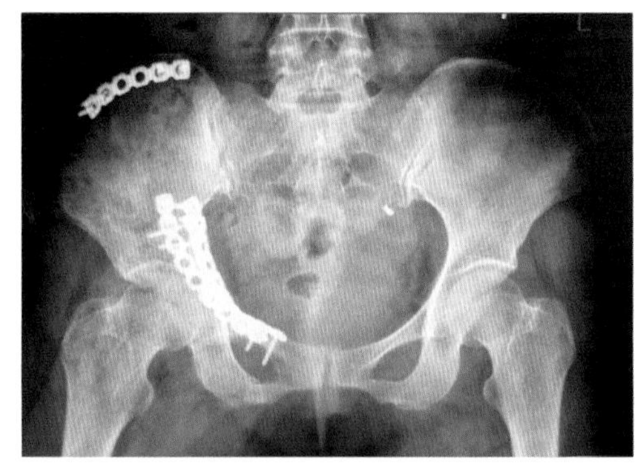

图 6-11　**术后 3 个月复查 X 线**

【经验与体会】

复杂髋臼骨折体外模拟手术优势：①通过电脑模拟复位，为术中复位提供参照，减少术中操作程序；②通过模型上标注骨折部位，可全面、直观、合理选择钢板放置位置、钢板长度，使固定更符合生物力学原则；③体外预弯钢板可节省术中塑形钢板的时间，并提高骨折解剖复位率；④通过模拟手术预置螺钉可预测螺钉的置入方向、长度，避免术中螺钉置入关节腔，也可避免反复置入螺钉导致螺钉固定失效。通过术前模拟手术技术能明显缩短手术时间，减少术中出血、提高骨折解剖复位率，有效降低手术并发症。

【病例 2】

患者男性，52 岁，车祸致伤左盆部疼痛、左髋关节活动不能，于伤后第 5 天转入我院。入院查体示：生命体征稳定，左盆部肿胀、皮下青紫，左下肢无明显短缩畸形，骨盆挤压、分离试验（+），左髋关节活动不能，左足轴向叩击痛（+）；双小腿运动、感觉正常。骨盆 CT（图 6-12）示左侧髋臼粉碎性、骨折线波及髂骨翼，并伴有后壁骨折，左髋关节中心性脱位。

术前诊断：左髋臼骨折（Judet-Letournel 分型：双柱骨折；三柱分型：C3 型）。

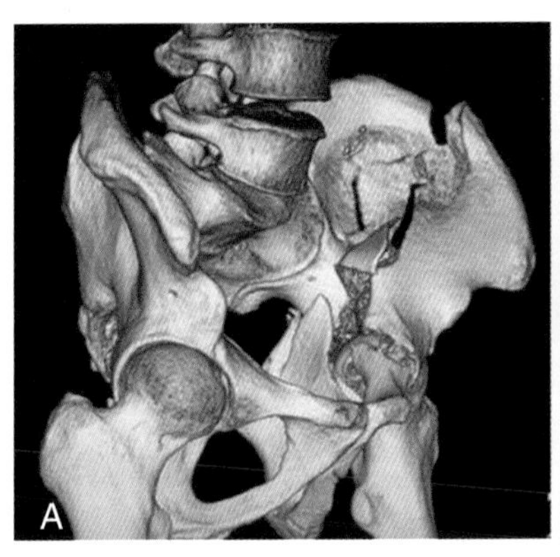
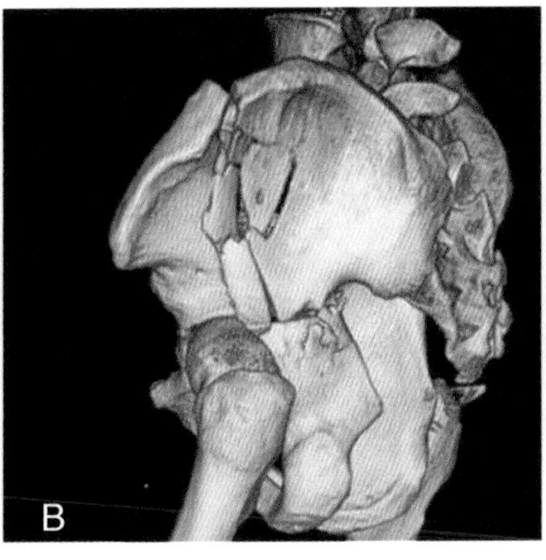
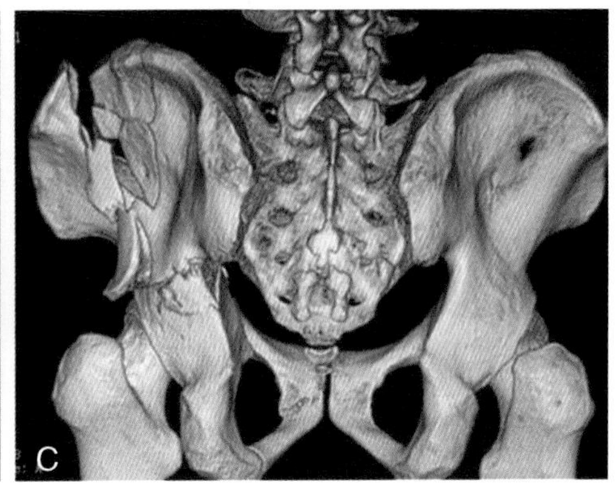

图 6-12　**术前骨盆 CT 检查**

A. 内侧面；B. 侧面；C. 后面

【临床决策分析】

（一）临床决策依据

3D 打印 1 ∶ 1 半骨盆骨折模型，观察骨折形态。打印健侧半骨盆镜像模型，并在镜像模型上标注骨折线的部位，按骨折部位形态选择钢板长度和放置的位置，在 3D 打印模型上进行模拟手术，预置螺钉测量螺钉的长度、置入方向等。根据病例特点选择腹直肌外侧入路显露，先复位坐骨大孔上方关键骨块，重建钢板固定（图 6-13 钢板①），复位前壁、前柱，弧形重建钢板放置真骨盆缘上方固定（图 6-13 钢板②），髋臼方形区及后柱骨折可根据具体情况选择髂坐钢板（图 6-13 钢板③）或方形区表面钢板固定（图 6-14 钢板③），最后复位固定髂骨翼骨折（图 6-13 钢板④）。按上述两种模拟手术方案进行体外模拟手术，模拟手术完毕，拆除内固定钢板消毒备手术用。

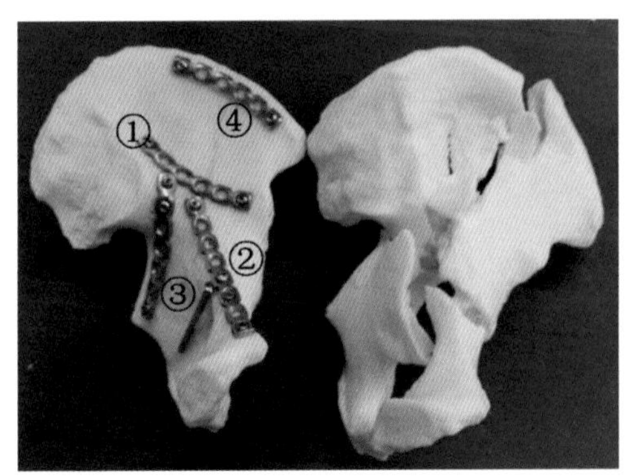

图 6-13　**3D 打印模型上行模拟手术（1）**

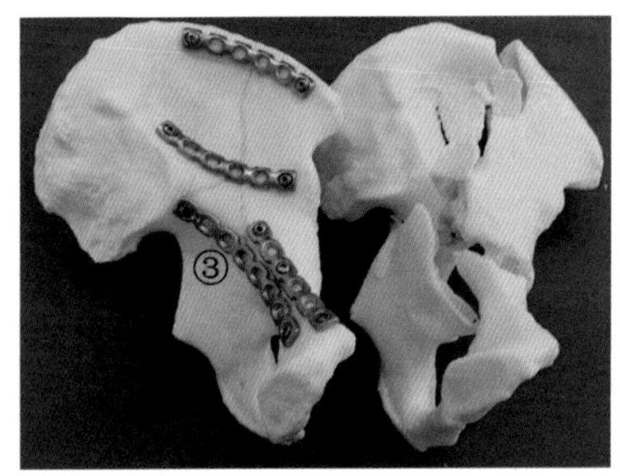

图 6-14　**3D 打印模型上行模拟手术（2）**

（二）手术方法

麻醉、体位与手术显露同病例 1，术中根据骨折复位情况选择后柱髂坐钢板固定。手术顺利，术后复查骨盆正位 X 线（图 6-15）和 CT 三维重建（图 6-16）均显示左髋臼骨折复位满意，钢板位置与模拟手术完全相符。

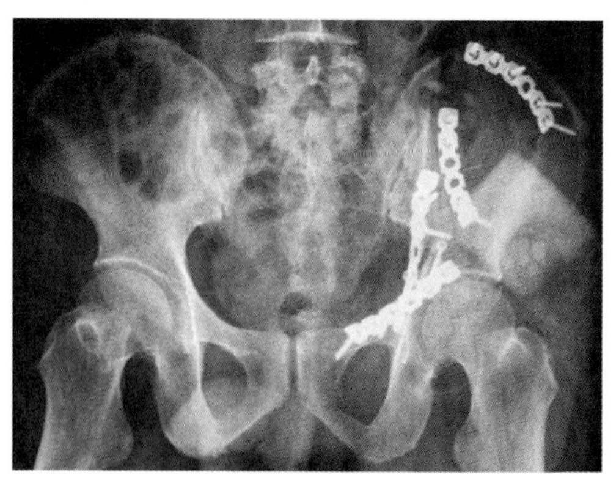

图 6-15　术后复查骨盆正位 X 线

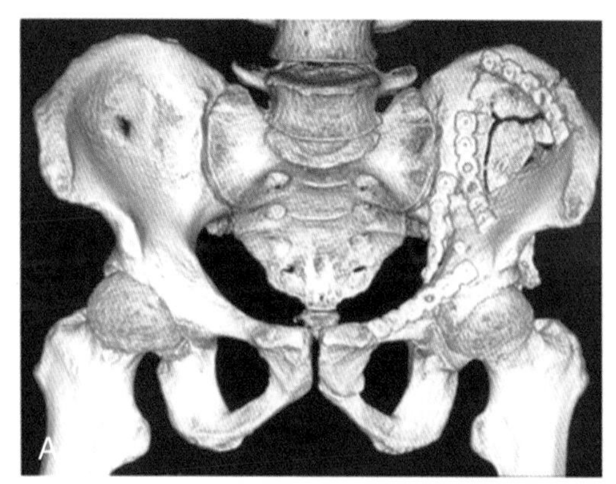

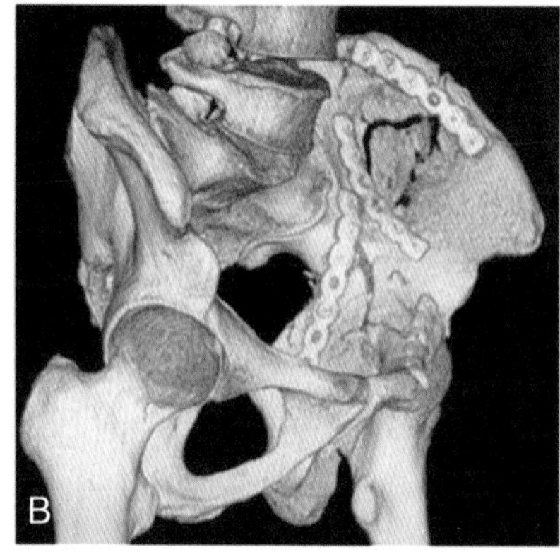

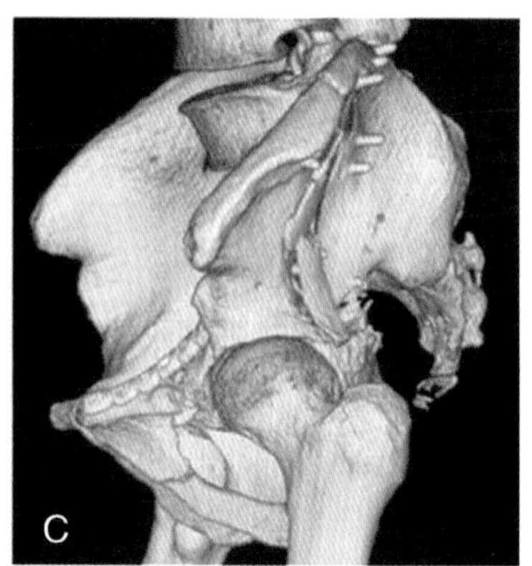

图 6-16　术后复查骨盆 CT 三维重建
A. 正面；B. 内侧面；C. 侧面

第二节　髋臼一体化翼形解剖钢板应用

髋臼骨折不仅复位困难而且缺乏合适的解剖钢板，因此临床手术过程中钢板的预弯是一件很困难的事。如果钢板预弯不合适，即使骨折复位很好在置入钢板螺钉后仍可导致骨折再移位。笔者设计开发了髋臼一体化翼形解剖型接骨板（图 6-17），其特点有：①整个钢板一体化设计，将骶髂关节髂骨侧、前柱（至耻骨联合）、后柱（至坐骨棘）整体固定，符合骨盆力学传导，并显著提高骨折的固定强度；②方形区阻挡设计并纠正后柱旋转；③髂骨翼分翼固定，解剖复位髂骨翼并纠正髂骨翼旋转；④近耻骨联合处螺钉孔几乎成 90° 垂直固定，可预防内固定钢板松动；⑤髋臼前壁分翼控制前壁骨块，并对前壁骨折进行固定；⑥解剖型设计，骨折复位钢板贴合满意，术中可借钢板解剖形态进行骨折复位，显著提高骨折解剖复位率；⑦经腹直肌外侧入路放置，可缩短手术时间，减少术中出血及术后并发症。

【病例 1】

患者女性，51 岁，车祸致伤右盆部及全身多处疼痛入当地医院救治，入院诊断：右髋臼骨折、创伤性湿肺、中型颅脑损伤。入院急诊行骨盆外固定支架固定术，于伤后第 12 天病情稳定转我院。外院行骨盆 CT 检查（图 6-18）示右侧髋臼、半骨盆骨折，骨折粉碎，移位明显，呈中心性脱位表现。重新行去除股骨头三维重建显示如图 6-19。

术前诊断：右髋臼骨折（Judet-Letournel 分型：双柱骨折；三柱分型：C3 型）。

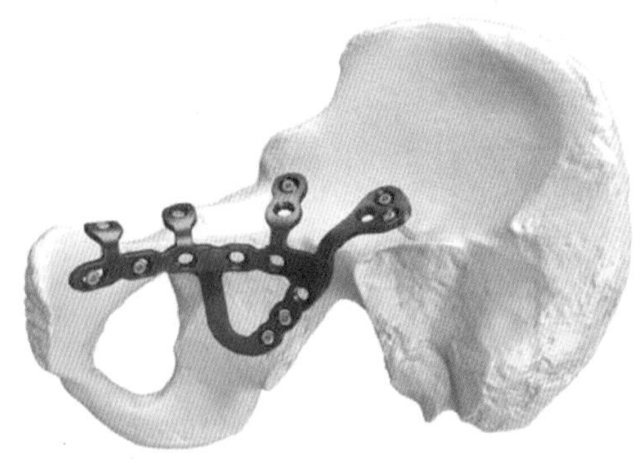

图 6-17　**髋臼一体化翼形解剖型接骨板**

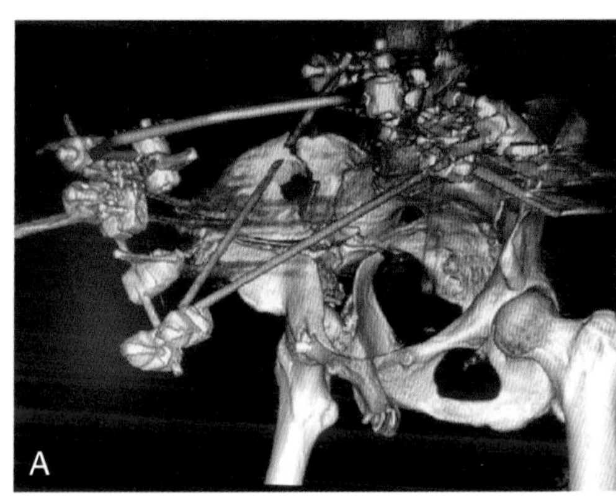
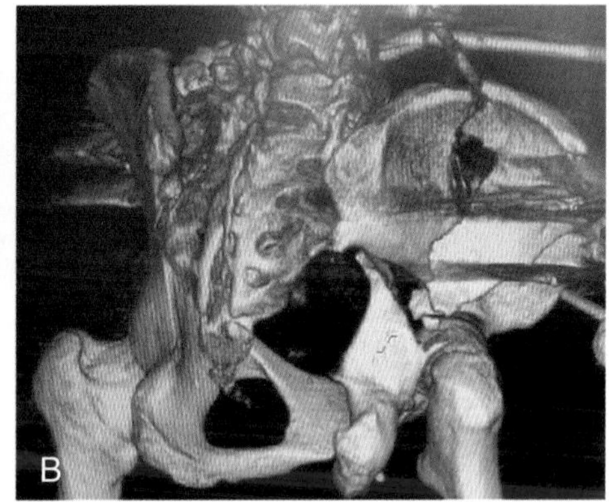

图 6-18　**术前外院骨盆 CT 检查**
A. 前面；B. 后面

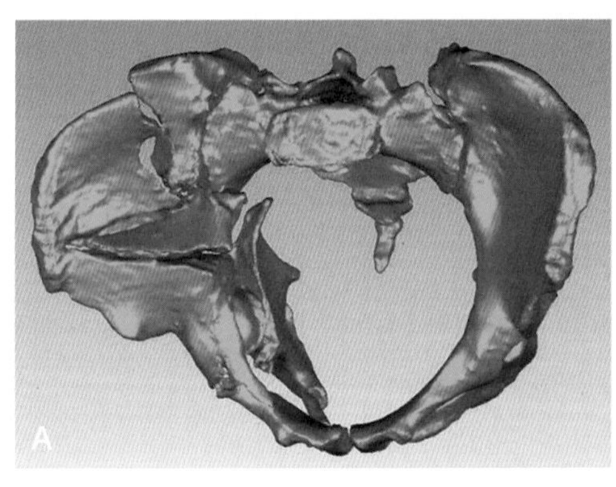
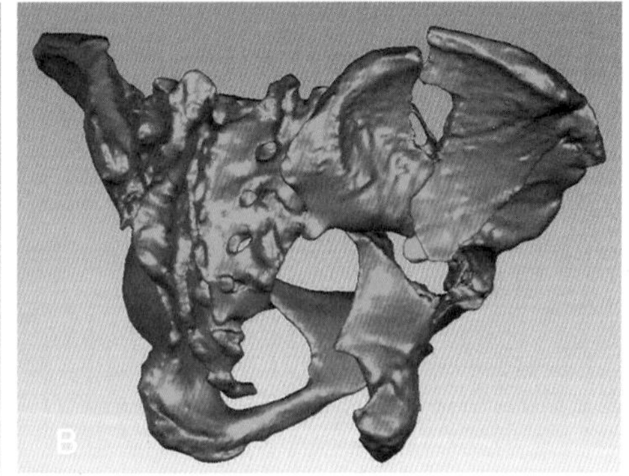

图 6-19　**术前骨盆去除股骨头 CT 三维重建**
A. 内侧面；B. 后侧面

【临床决策分析】

（一）临床决策依据

本病例有以下特点：①右侧髋臼骨折，骨折线延伸到髂前上棘和髂后上棘，髂骨有旋转移位；②坐骨大孔上方有一游离骨块，附带部分骶髂关节面；③方形区粉碎，内移位明显，股骨头中心性脱位伴后柱外旋；④后壁髋关节后上方有骨折块，但不波及关节后缘关节囊完整性。手术入路可选择单一前方入路，骨折复位后可多块钢板固定；骨折波及骶髂关节，如果多钢板固定势必会固定骶髂关节，一体化解剖钢板有较大优势。

（二）手术方法

患者诊断明确，伤后第 15 天，病情稳定，满足手术条件。

1. 体外模拟手术：3D 打印 1 ∶ 1 骨盆骨折模型（图 6-20），观察骨折形态；打印健侧半骨盆镜像模型（图 6-21），将一体化髋臼翼形解剖钢板放置于镜像模型，检查钢板与骨面的匹配度，如果不完全匹配可对钢板进行预弯微调，尽量使钢板和骨面完全贴合；预置螺钉测量螺钉的长度、置入方向等；模拟手术完毕，拆除内固定钢板消毒备手术用。

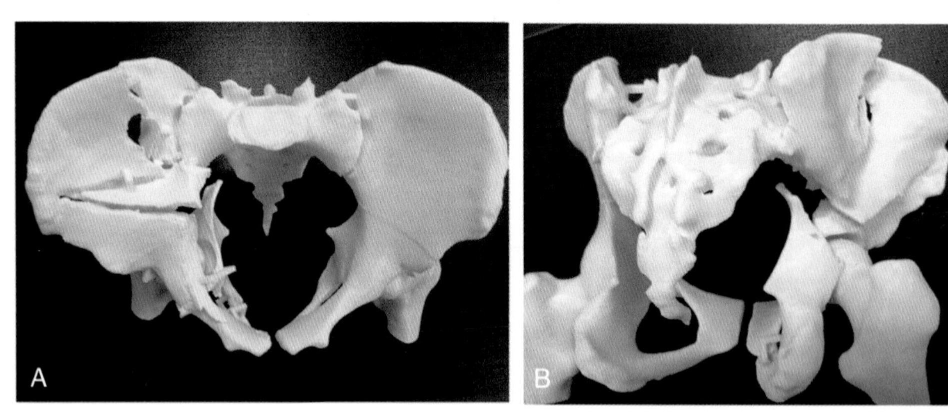

图 6-20　**3D 打印 1 ∶ 1 骨盆骨折模型**

A. 前面；B. 后面

2. 麻醉、体位及手术显露同腹直肌外侧入路。

3. 手术按模拟手术方法、复位固定顺序进行：先复位骶髂关节下方坐骨大孔上方的关键骨块，克氏针临时固定；依次完成前柱、后柱及方形区复位，放入预先消毒好的髋臼一体化翼形解剖钢板（图 6-22），在近耻骨联合和骶髂关节处各置入 1 枚螺钉，用骨盆复位钳钳夹钢板与髂骨外板，使骨面与钢板更紧贴，以提高骨折复位质量、有效纠正髂骨翼和后柱的旋转，最后通过外侧窗复位髂骨翼，用一块骨盆重建钢板固定；透视骨盆正位、闭孔斜位、髂骨斜位显示骨折复位良好（图 6-23），冲洗术口，检查无活动性出血后放置引流管，关闭手术切口，术毕。

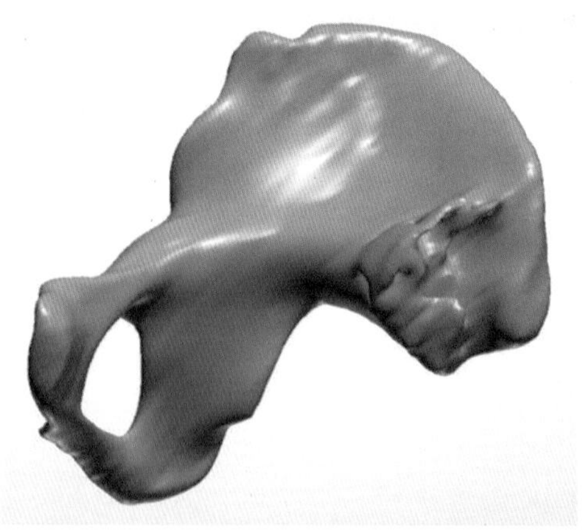

图 6-21　**3D 打印健侧半骨盆镜像模型**

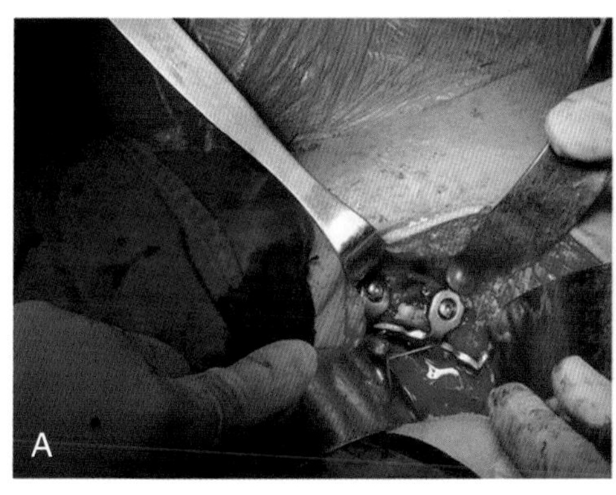
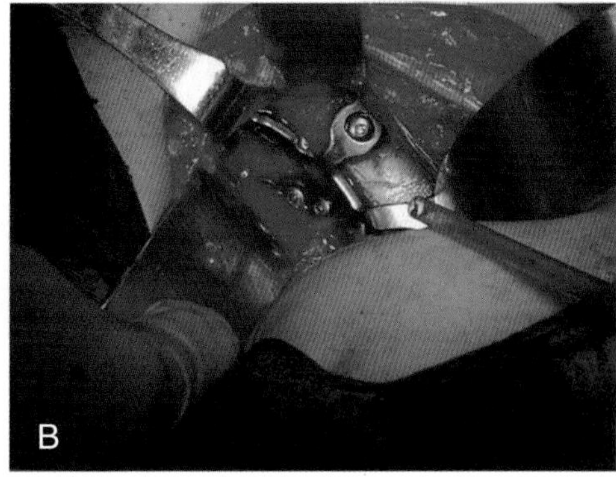

图 6-22　**放入髋臼一体化翼形解剖钢板**

A. 内侧窗示髋臼一体化钢板与前柱、前壁贴合良好；B. 中间窗示髋臼一体化钢板与坐骨大孔、后柱及方形区贴合良好

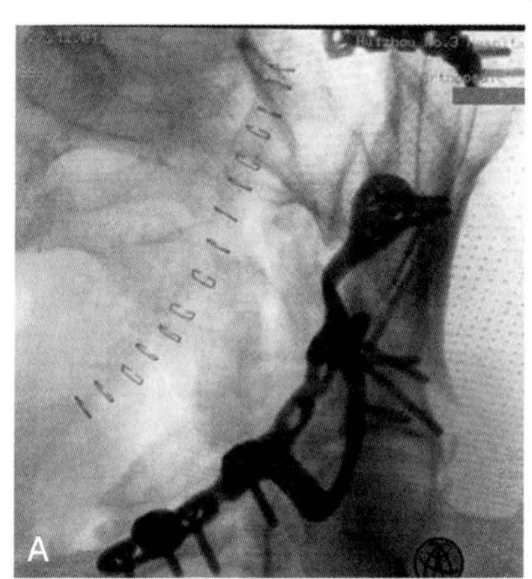
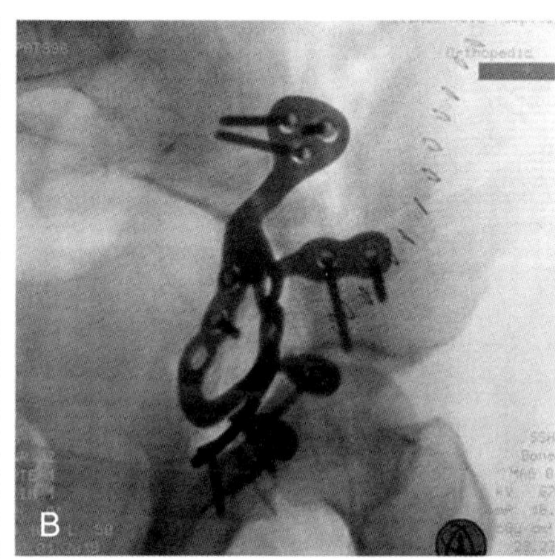
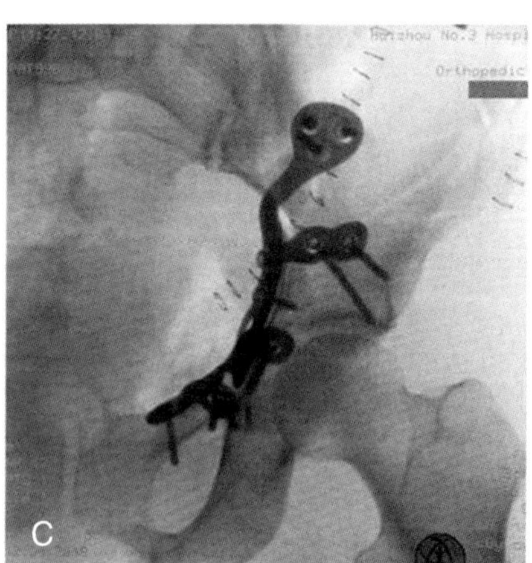

图 6-23　**术中透视**

A. 闭孔斜位；B. 髂骨斜位；C. 正位

（三）术后情况

手术顺利，手术时间 90 分钟，术中出血 300ml，手术切口长度 10cm，术后患者安全返回病房。术后次日拔除引流管，肛门排气后进流质饮食。复查骨盆 X 线（图 6-24）和 CT 三维重建（图 6-25）均示骨折完全达到解剖复位，CT 连续扫描图像显示关节面恢复光滑圆润，无台阶、分离移位等。第 12 天伤口愈合出院。

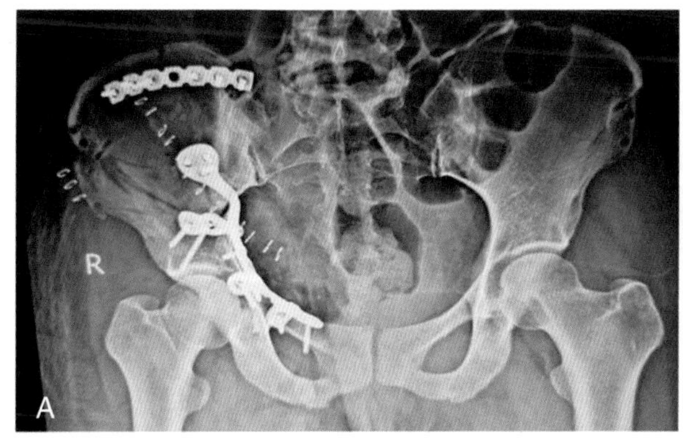

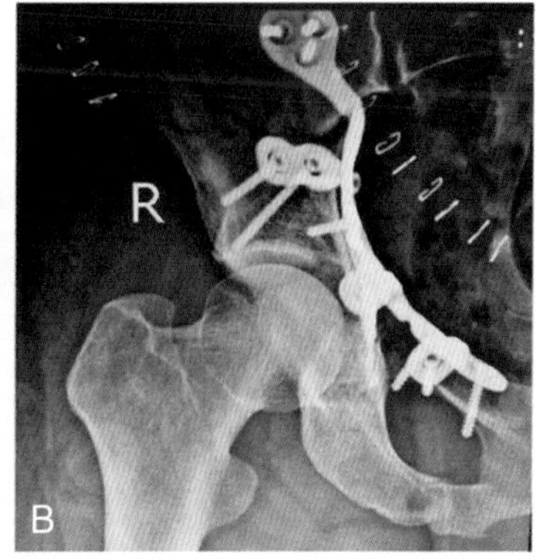

图 6-24　**3D 术后复查骨盆 X 线**

A. 骨盆正位；B. 闭孔斜位

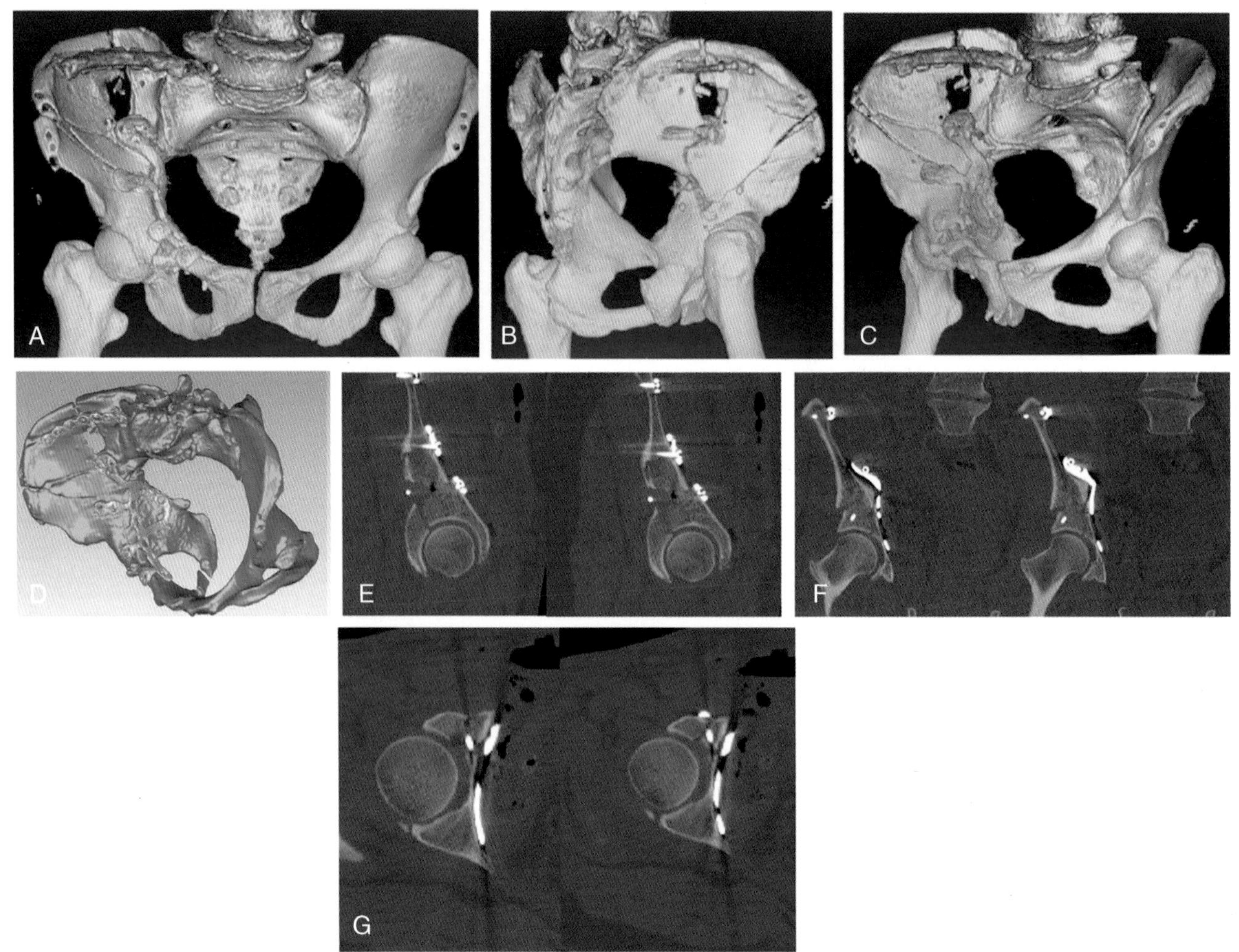

图 6-25 **术后复查 CT 三维重建**

A. 正面；B. 侧面；C、D. 内侧面；E. 矢状位；F. 冠状位；G. 横断面

（四）术后随访

术后 4 周复查见骨折复位维持良好，无骨折复位丢失及内、外固定松动发生，开始部分负重下床行走。术后 3 个月返院复查见骨折脱位已经愈合，行走步态正常，复查 X 线示骨折愈合，髋臼形态结构正常，无骨折复位丢失。术后 1 年复查，行走及体力劳动正常，X 线片示骨折线消失，内固定无松动，无创伤性骨关节炎和股骨头坏死征象。

【经验与体会】

髋关节周围骨折最佳固定方式就是解剖钢板，既满足骨折复位要求、提高髋臼骨折的满意复位率，又符合骨折固定的力学和生物学要求，实现坚强固定及早期功能锻炼，因此一体化钢板是固定最稳定的方式。笔者通过 100 多例的使用经验证实了髋臼一体化翼形解剖钢板的精准、微创化固定。钢板的设计满足条件：①钢板固定于骶髂关节至耻骨联合，要满足主体的长度；②能兼顾后柱和内侧支撑方形区；③兼顾髂骨翼，纠正髂骨翼旋转；④兼顾前壁骨块，最好能对前壁骨折进行固定；⑤耻骨联合处是最薄弱的地方不能置入更多的螺钉来固定，为避免螺钉松动螺钉应呈大角度同时置入。钢板按要求设计，但如此大的钢板如何能置入有限的手术切口是需要重点考虑的。髂腹股沟入路是外侧显露能直视大骨盆，但对小骨折只能触摸不能满足这种一体化设计的钢板；改良 Stoppa 入路是内显露方式，对小骨盆环较易显露，但对大骨盆环上方及髂骨翼显露困难，也不适合应用钢板，只有腹直肌外侧入路是通过中间方式来显露半骨盆环，能直视髋臼前柱、前壁、骶髂关节、后柱、方形区及髂骨翼等，钢板通过中间窗从髂血管束下方向内侧窗置入，从正面或侧面置钉，能够轻松置入钢板，并实施有效固定。腹直肌外侧入路结合髋臼一体化翼形解剖钢板固定能真正实现复杂髋臼骨折手术的微创、精准化治疗。

【病例 2】

患者女性，48 岁，车祸致伤左盆部及全身多处疼痛 3 天入院，入院诊断：左髋臼骨折（双柱合并后壁骨折）。生命体征平稳，骨盆 X 线（图 6-26）及骨盆 CT（图 6-27）检查均示左侧髋臼髂耻线、髂坐线断裂，后壁骨折块游离，骨折粉碎，移位明显，呈中心性脱位表现。

术前诊断：左髋臼骨折（Judet-Letournel 分型：双柱骨折；三柱分型：C3 型）。

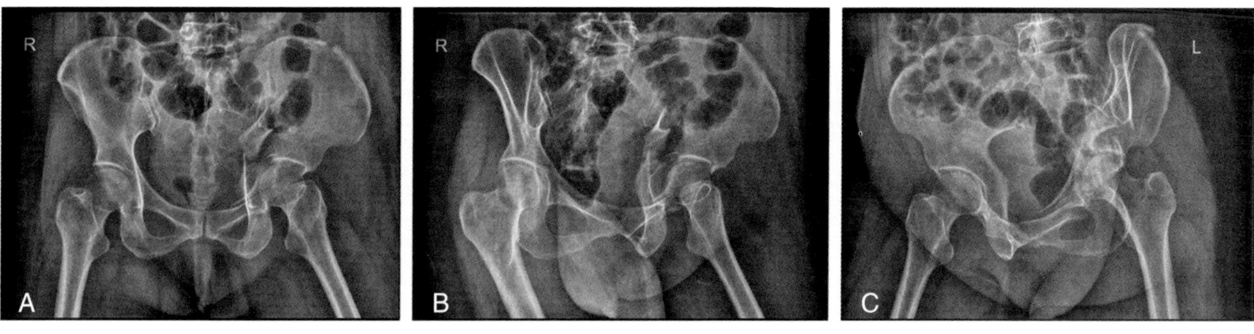

图 6-26　**术前骨盆 X 线**
A. 骨盆正位；B. 髂骨斜位；C. 闭孔斜位

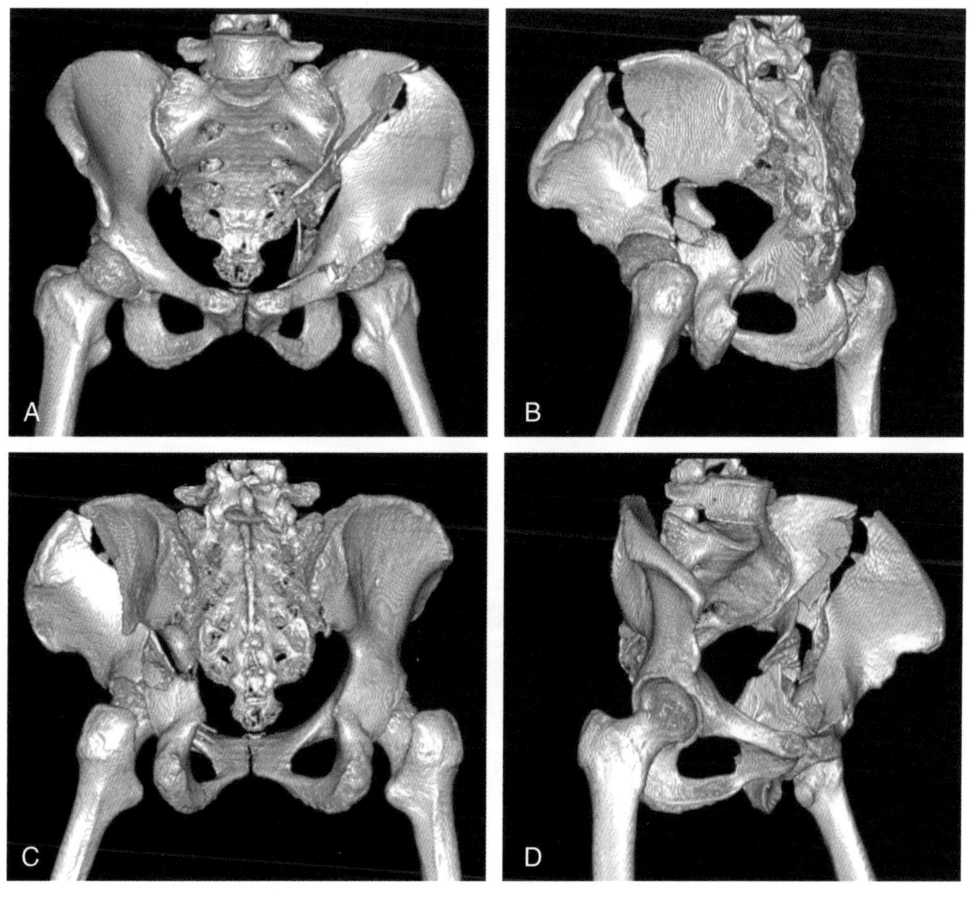

图 6-27　**术前骨盆 CT 三维重建**
A. 前面；B. 侧面；C. 后面；D. 内侧面

【临床决策分析】

（一）临床决策依据

本病例有以下特点：①左侧髋臼骨折，骨折线延伸至髂前上棘和髂后上棘，髂骨有旋转移位；②后壁骨折块游离；③方形区粉碎，内移位明显，股骨头中心性脱位；选择前方入路（髂腹股沟入路、Stoppa 入路 + 髂窝、腹直肌外侧入路）、前后联合入路，骨折复位后可多块钢板固定、钢板 + 后柱螺钉固定、前后路钢板固定。考虑后壁骨折块较小，关节面累及较小，为减少损伤选择前方单一腹直肌外侧入路，内固定选择个性化设计钢板，可以考虑一体化解剖钢板固定，一体化解剖钢板对此例患者有较大优势。

（二）手术方法

患者诊断明确，伤后第 15 天，病情稳定，满足手术条件。

1. 体外模拟手术：3D 打印 1 ∶ 1 骨盆骨折模型（图 6-28），观察骨折形态，并打印健侧半骨盆镜像模型，将一体化髋臼翼形解剖钢板放置于镜像模型上，检查钢板与骨面的匹配度，如果不完全匹配，可再对钢板进行预弯微调，尽量使钢板和骨面完全贴合。预置螺钉，测量螺钉的长度、置入方向等；模拟手术完毕，拆除内固定钢板消毒备手术用。

2. 麻醉、体位及手术显露同腹直肌外侧入路。

3. 手术按模拟手术方法、复位固定顺序进行，先复位坐骨大孔上方的关键骨块，再复位前柱、前壁骨块并用克氏针临时固定；复位后柱及方形区，放入预先消毒好的髋臼一体化翼形解剖钢板（图 6-29），透视骨盆正位、闭孔斜位、髂骨斜位显示骨折复位良好（图 6-30），冲洗术口，检查无活动性出血后放置引流管，关闭手术切口，术毕。

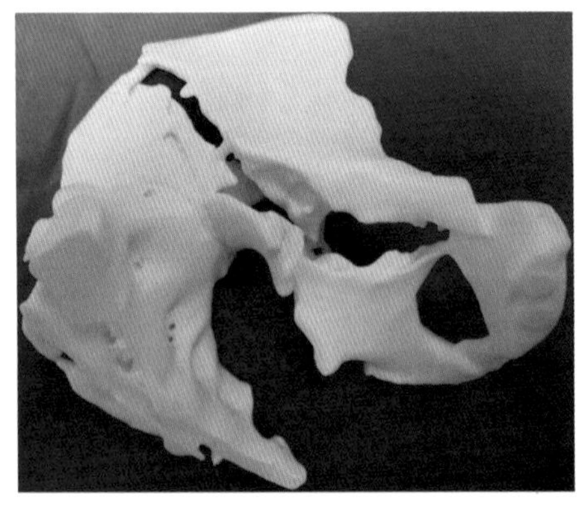

图 6-28　3D 打印 1 ∶ 1 骨盆骨折模型

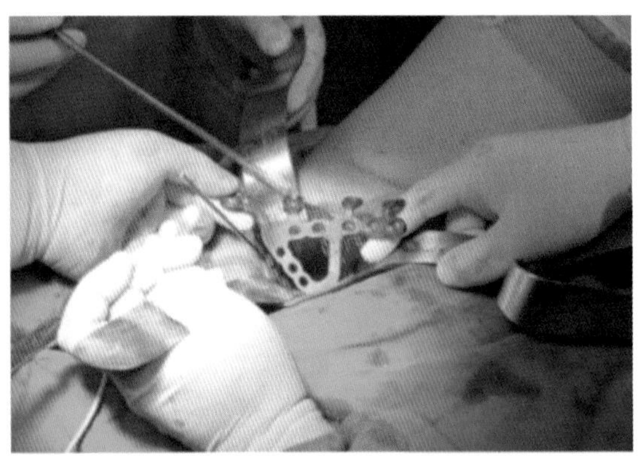

图 6-29　置入髋臼一体化翼形解剖钢板

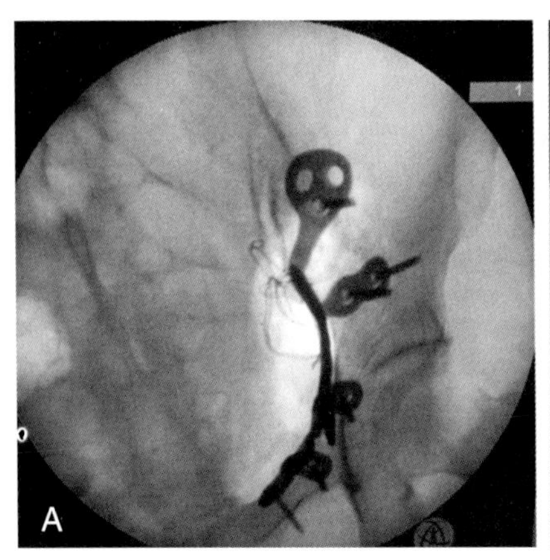

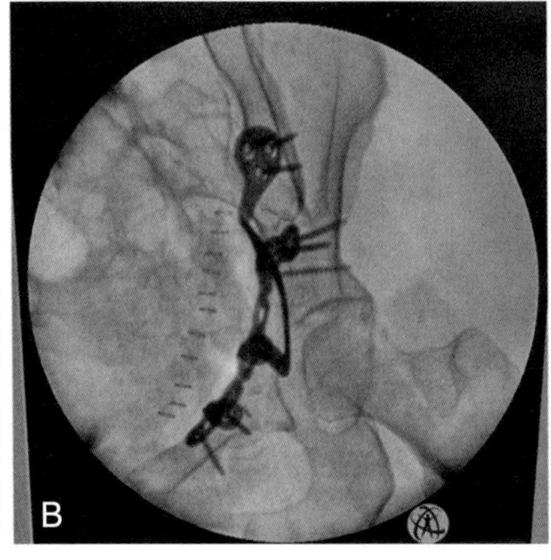

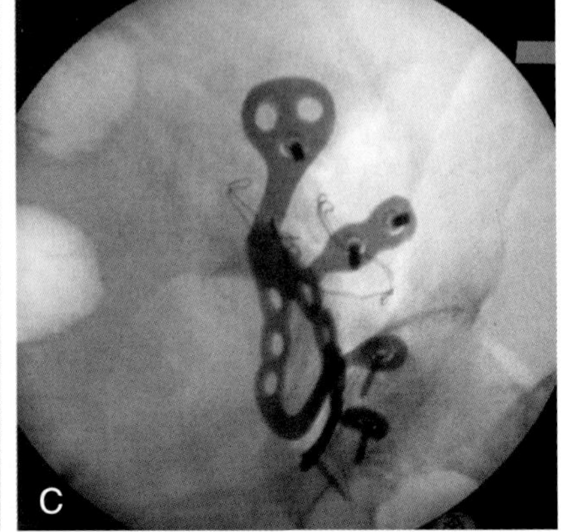

图 6-30　术中透视骨盆

A. 骨盆正位；B. 闭孔斜位；C. 髂骨斜位

（三）术后情况

手术顺利，手术时间 100 分钟，术中出血 450ml，手术切口长度 10cm，术后患者安全返回病房。术后次日拔除引流管，肛门排气后进流质饮食。复查骨盆 X 线（图 6-31）和 CT 三维重建（图 6-32）均示骨折完全达到解剖复位，CT 连续扫描图像显示关节面恢复光滑圆润，无台阶、分离移位等。第 12 天伤口愈合出院。

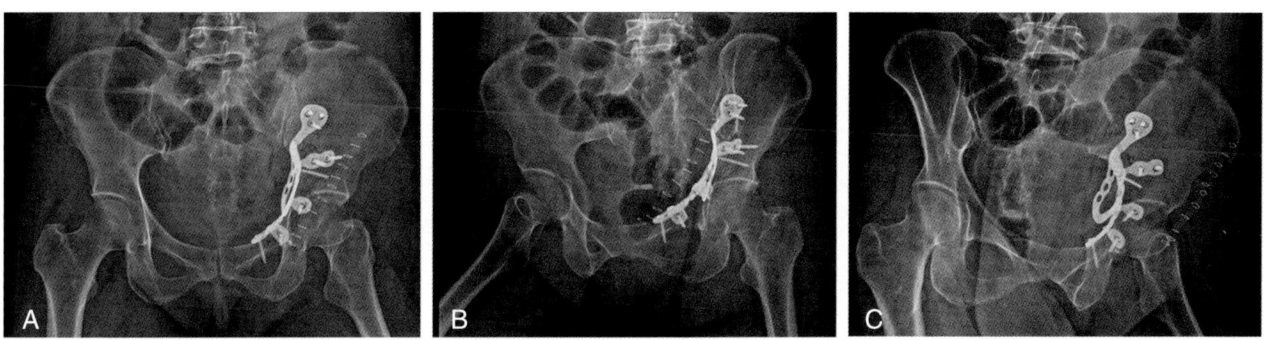

图 6-31　**术后复查骨盆 X 线**

A. 骨盆正位；B. 闭孔斜位；C. 髂骨斜位

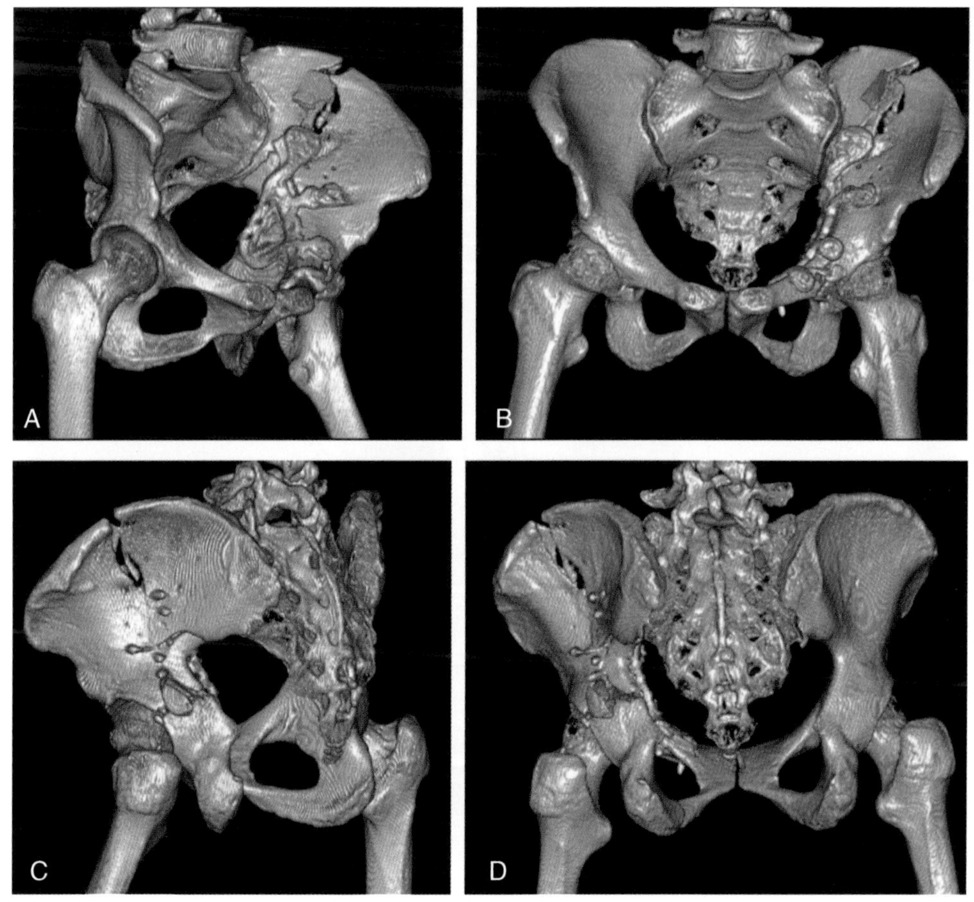

图 6-32　**术后复查 CT 三维重建**

A. 内侧面；B. 前面；C. 侧面；D. 后面

（四）术后随访

术后4周复查见骨折复位维持良好，无骨折复位丢失及内、外固定松动发生，开始部分负重下床行走。术后3个月（图6-33）返院复查见骨折脱位已经愈合，行走步态正常，复查X线示骨折愈合，髋臼形态结构正常，无骨折复位丢失。术后1年复查，行走及体力劳动正常，X线示骨折线消失，内固定无松动，无创伤性骨关节炎和股骨头坏死征象（图6-34）。

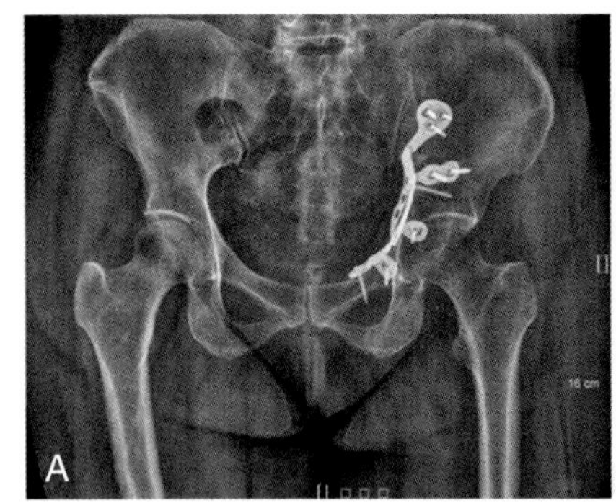

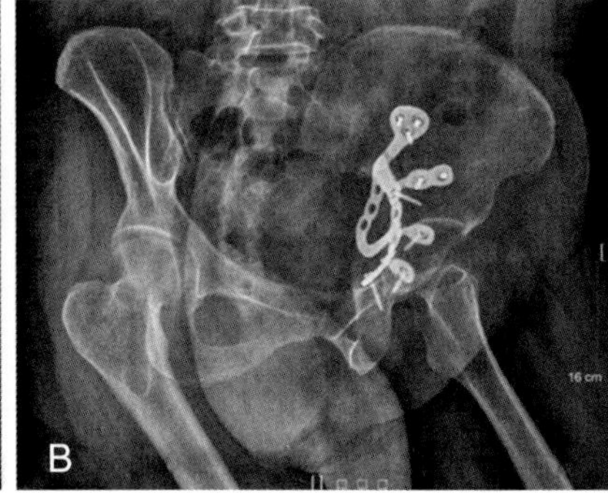

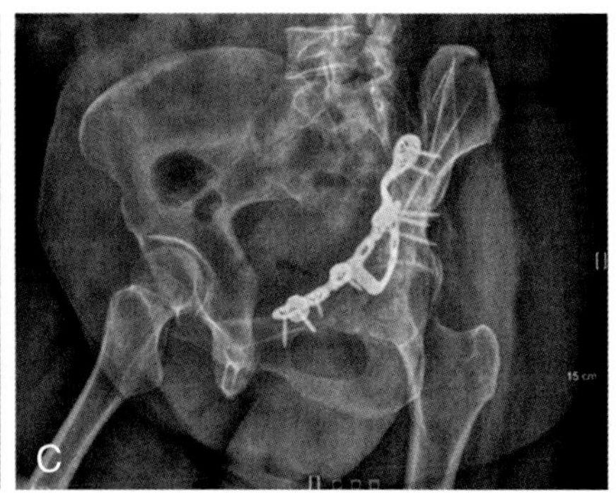

图6-33 **术后3个月复查**
A. 骨盆正位；B. 髂骨斜位；C. 闭孔斜位

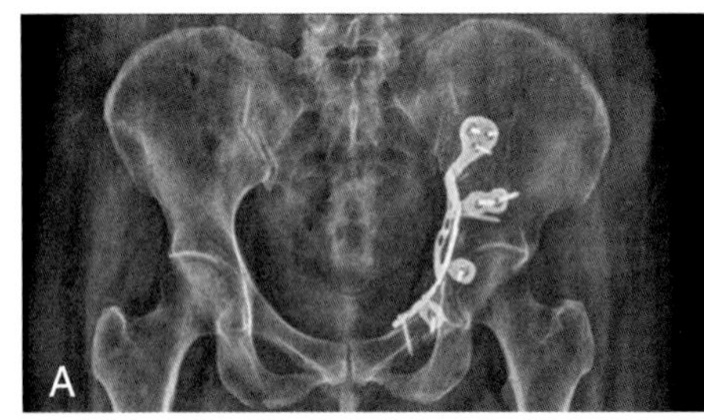

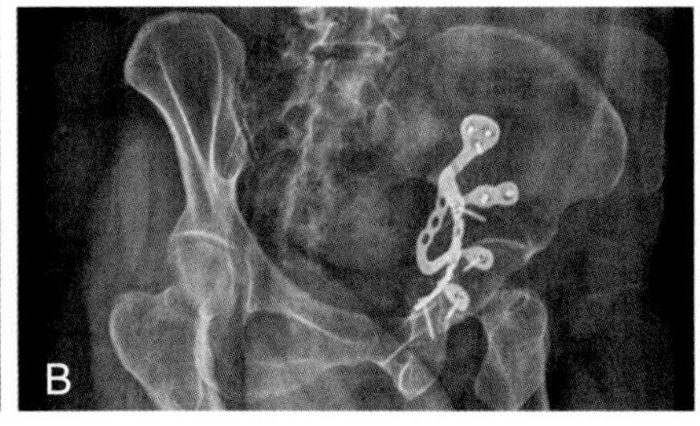

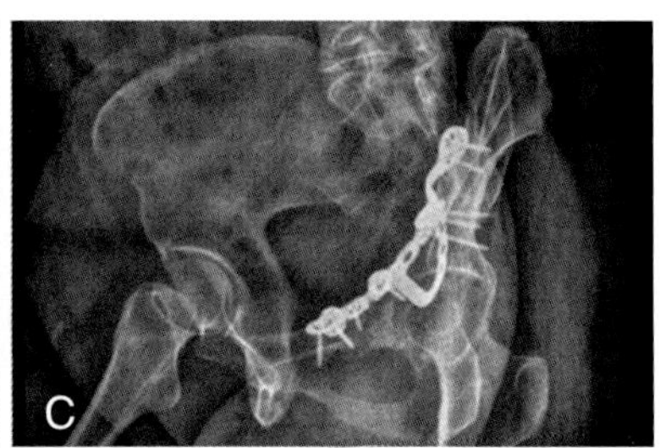

图6-34 **术后1年复查**
A. 骨盆正位；B. 髂骨斜位；C. 闭孔斜位

第三节 后柱螺钉技术

髋臼骨折中涉及后柱的骨折常见：髋臼Judet-Letournel分型中后柱骨折、后壁伴后柱骨折、前方伴后半横形骨折、横形骨折、横形伴后壁骨折、T形骨折、双柱骨折。后柱有内侧面和外侧面，显露后柱可根据不同的骨折类型选择不同的手术入路。后柱固定方式有后柱钢板和通道螺钉，哪种固定方式的稳定性更好？笔者的体会是后柱因其较宽大能容纳直径较粗的通道螺钉固定，相当于四肢长骨的髓内固定，中心性固定的性质决定其稳定性强于后柱钢板。如果同时使用加压螺钉则能对骨折端进行加压，更好地恢复髋臼的轮廓。相对于骨盆其他部位的通道螺钉路径，后柱螺钉的通道相对宽大，容易置入，根据后柱骨折线的位置可选择螺钉进钉方向或进钉方式。高位后柱顺行螺钉较容易置入，可从标准进钉点指向坐骨棘或坐骨小切迹，螺钉通道相对较短，安全性高。低位后柱骨折对顺行置钉要求较高，螺钉必须从进钉点指向坐骨结节方向，路径长且通道狭小，顺行置入风险较高，相反低位后柱骨折逆行置钉较容易，安全性也明显提高。无论是顺行还是逆行，其风险均较高，术者必须具有丰富的临床经验和骨盆三维结构立体感觉才能确保螺钉置入安全，没有副损伤。本节提供3例不同类型、不同置钉方式的病例供参考。

【病例1】

患者男性，30岁，重物砸伤致右髋部后疼痛、畸形、髋关节活动受限3小时入院。入院后急诊查体示：

右髋关节屈曲、内旋、内收畸形，主、被动活动明显受限，X 线检查诊断：右侧髋臼横形骨折。骨盆 X 线检查（图 6-35）示右髋臼髂坐线、髂耻线不连续，移位较小。CT 检查（图 6-36）提示骨折线累及前后柱的横形骨折。

术前诊断：左髋臼骨折（Judet-Letournel 分型：横形骨折；三柱分型：A1.1 型）。

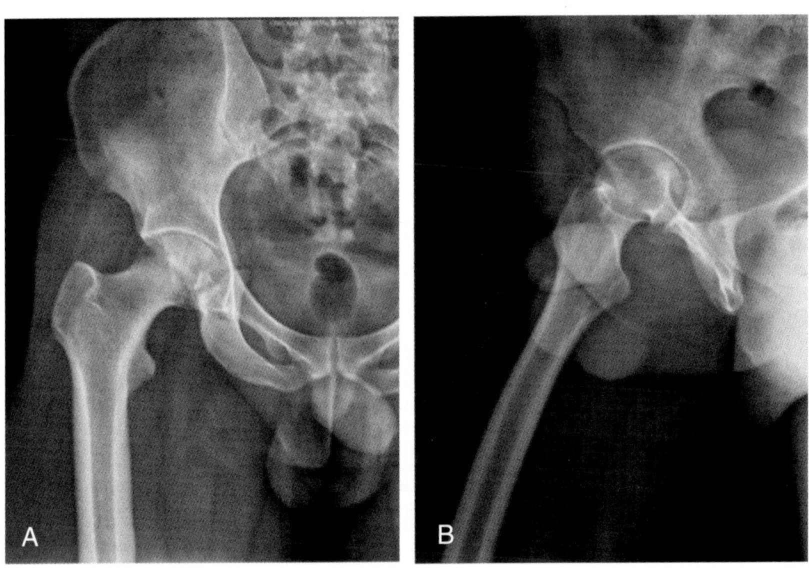

图 6-35　**术前骨盆 X 线检查**

A. 骨盆正位；B. 闭孔斜位

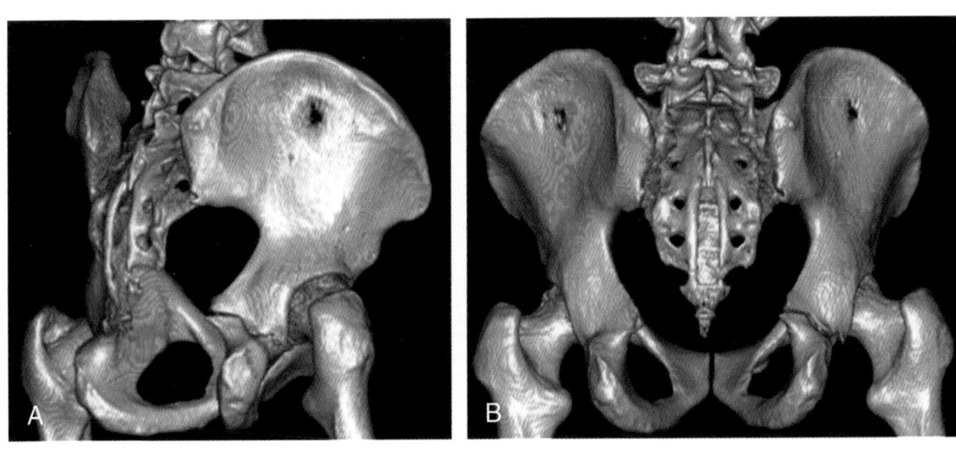

图 6-36　**术前 CT 检查**

A. 侧面；B. 后面

【临床决策分析】

（一）临床决策依据

本病例有以下特点：①患者中青年男性，固定骨折可帮助患者早期功能锻炼，非手术治疗可能导致骨不连，前柱、后柱移位不明显，后期骨折移位仍可造成关节不稳定；②闭孔环不完整，后壁无游离骨块，骨折线处在髋臼低位；③无坐骨神经损伤表现；④术前评估骨折块分离可通过经皮拉力螺钉复位。患者诊断明确，右侧髋臼横形骨折（后柱骨折），髋关节后方稳定性明显破坏，手术指征明确；手术方式可选择 K-L 入路、后柱钢板固定，也可选择后柱逆行螺钉固定。对于后柱的固定方式，钢板与后柱螺钉二者无明显的优劣，经皮打入直径 7.3mm 的后柱螺钉固定，其稳定性可满足固定要求。

（二）手术方法

1. 麻醉与体位：全身麻醉气管插管、俯卧位，右下肢消毒后包扎供术中牵引用（由于进针点靠近会阴部，下肢和臀部区域必须仔细消毒并保持无菌）。

2. 于坐骨结节顶点做一长约 0.5cm 小切口探及坐骨结节，于坐骨结节前 1/3 为进针点。

3. 体表放置导针，C 形臂 X 线机透视确定进针方向与矢状面约成 10°，与冠状面约成 30°，由后上向前下进针，钻入导针（图 6-37，图 6-38），置入导针过程中，在 C 形臂 X 线机监视下通过前后位、髂骨斜位及闭孔斜位透视，若导针在上述三个位置透视下均与坐骨体后缘平行，且与髋臼相切则可证实导针在坐骨体内。

4. 用 2 枚 7.3mm×95mm 空心螺钉固定。

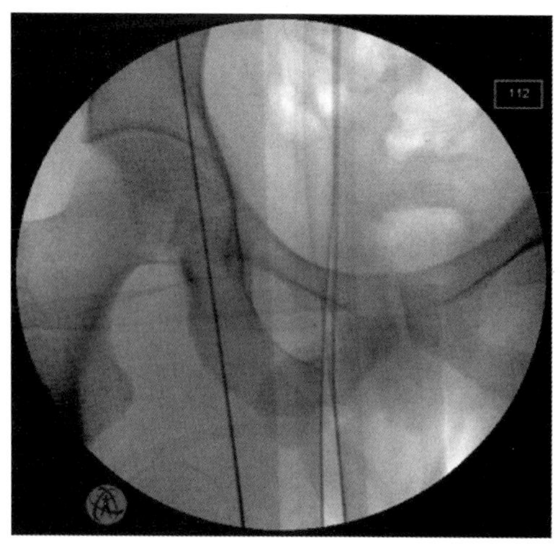

图 6–37　体表放置导针

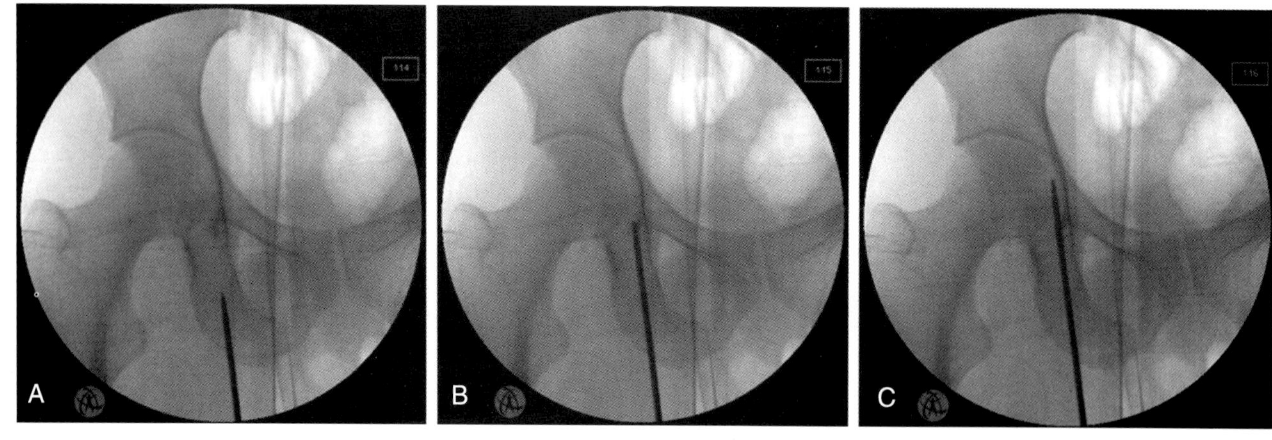

图 6–38　钻入导针

A ～ C 为进钉过程

（三）手术风险评估与防范

1. 闭合复位逆行后柱螺钉置入手术应尽早进行，可提高复位成功率。

2. 闭合复位后柱螺钉置入过程中行透视，经验丰富的放射技师和充足的术前准备（排空肠道气体）对手术成功均起到重要作用。

3. 有螺钉穿出皮质进入关节腔等风险，髂骨斜位可用于确认导针（螺钉）位于髋臼后方并未进入坐骨大切迹，骨盆前后位用于确认导针并未穿出坐骨内外侧皮质。

（四）术后情况

手术切口 0.5cm，手术时间 20 分钟，术中出血 10ml；术后病情稳定，复查骨盆正位、闭孔斜位、髂骨斜位、入口位、出口位 X 线（图 6-39）及 CT 检查（图 6-40）均示骨折脱位复位满意，内固定位置良好，无并发症，伤口愈合良好，1 周后出院。

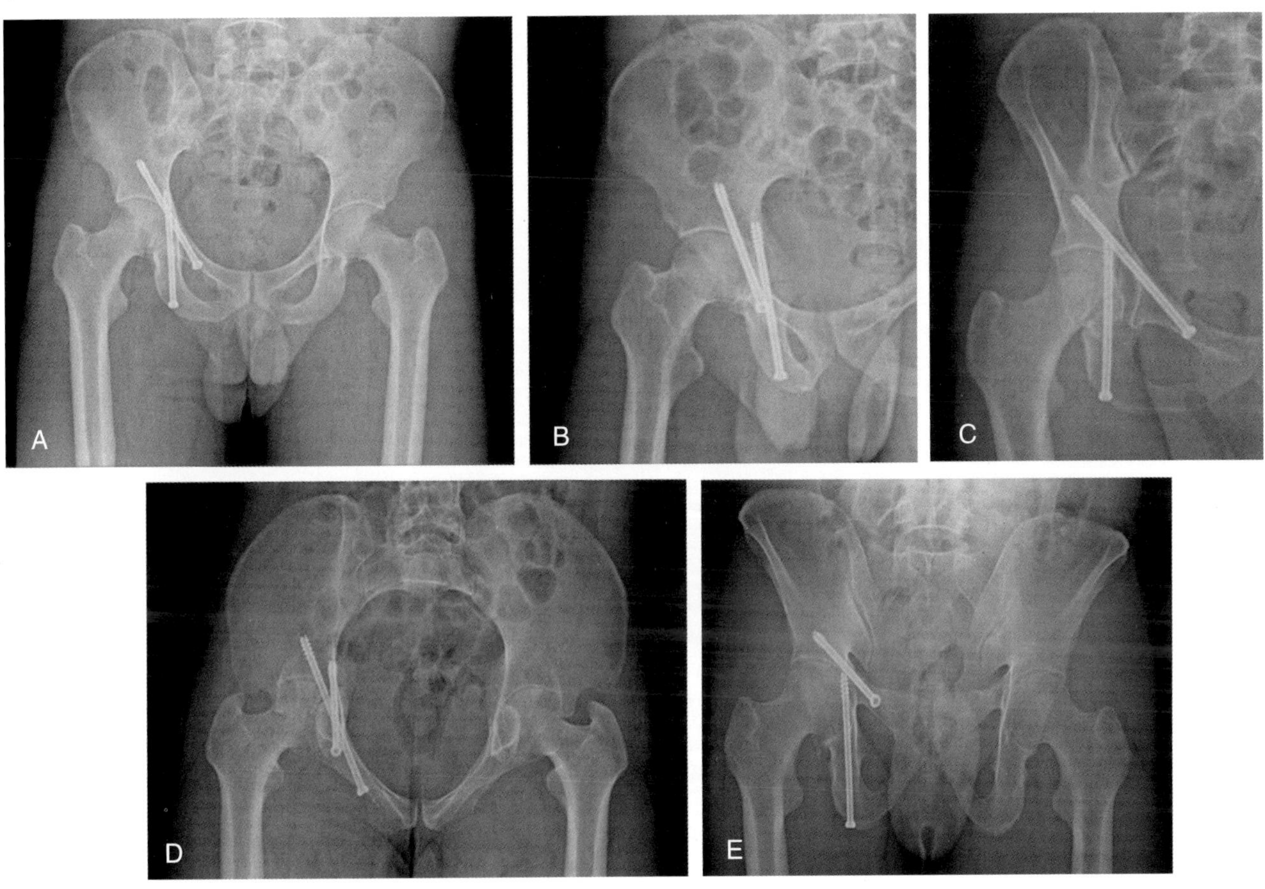

图 6-39　**术后复查 X 线**

A. 骨盆正位；B. 闭孔斜位；C. 髂骨斜位；D. 入口位；E. 出口位

（五）术后随访

术后次日床上行功能锻炼，术后 4 周拄拐下床活动，术后 3 个月复查 X 线检查提示骨折愈合良好（图 6-41），已能完全负重行走，无不适主诉。

【经验与体会】

（一）髋臼后柱螺钉逆行置钉的技巧与风险

1. 技巧　髋臼后柱逆行拉力螺钉进针点位于坐骨结节中部纵棘与坐骨结节内侧缘连线的中点。

（1）仰卧位置钉：助手屈髋 90°，坐骨结节自内向外成 45°，与水平面成 40° ～ 45° 进针，垂直向上，尽可能与骨折线垂直。

（2）俯卧位置钉：与矢状面成 10°，与冠状面成 30°，由后上向前下进针；置钉过程中需确保可获得良好的前后位、髂骨斜位、闭孔斜位、骨盆入口位及出口位。

2. 风险

（1）神经血管损伤：坐骨结节外侧紧邻股后皮神经，再向外侧即为坐骨神经，坐骨结节上方坐骨小切迹处为阴部神经及其伴行血管束，拧入导针及拉力螺钉时应确保其在皮质骨内，切勿穿透。研究发现，逆行置入后柱螺钉时坐骨神经和所有坐骨大切迹的结构均有损伤的风险，也有可能损伤臀下神经分支，屈髋可放松坐骨神经并将其拉离坐骨结节处的进针点，医生应熟悉髋关节和骨盆的解剖结构，术前做好充分准备。

（2）术中螺钉方向、位置偏差穿出皮质、穿入盆腔均会造成其他严重的并发症，如创伤性关节炎、早期或迟发的感染、异位骨化、关节活动受限、骨折复位丢失、螺钉断裂、术后疼痛等。

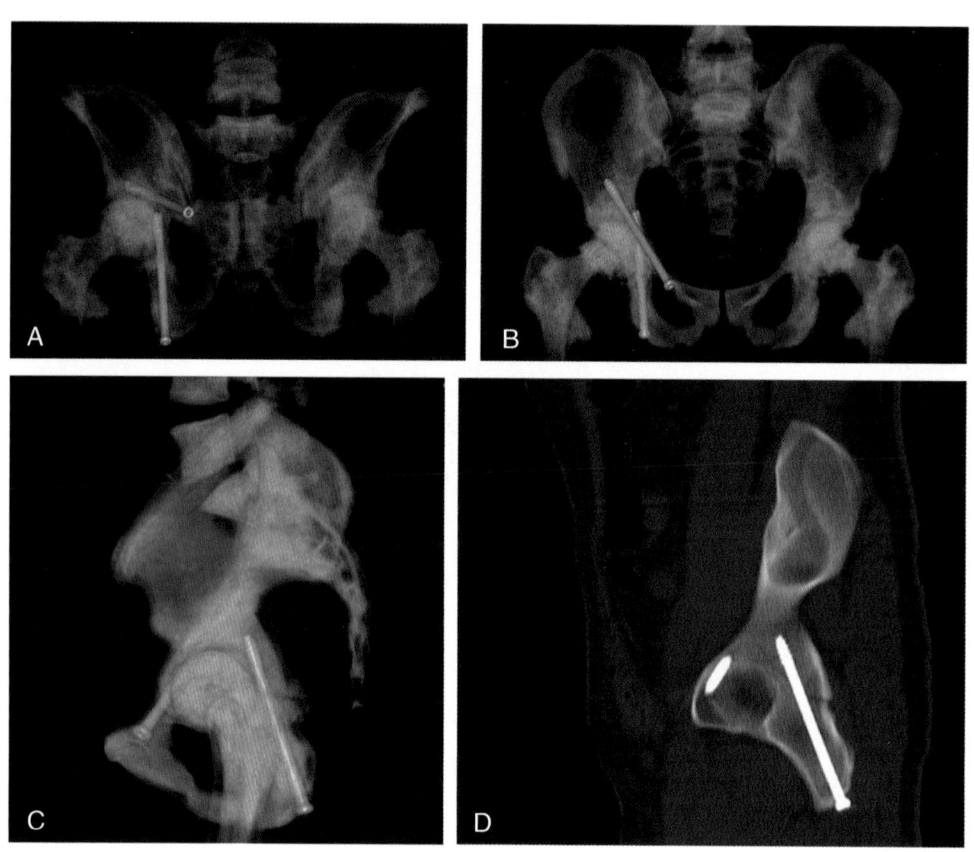

图 6-40 **术后复查 CT 三维重建**

A. 入口位透明；B. 正位透明；C. 侧位透明；D. 后柱螺钉全长重建

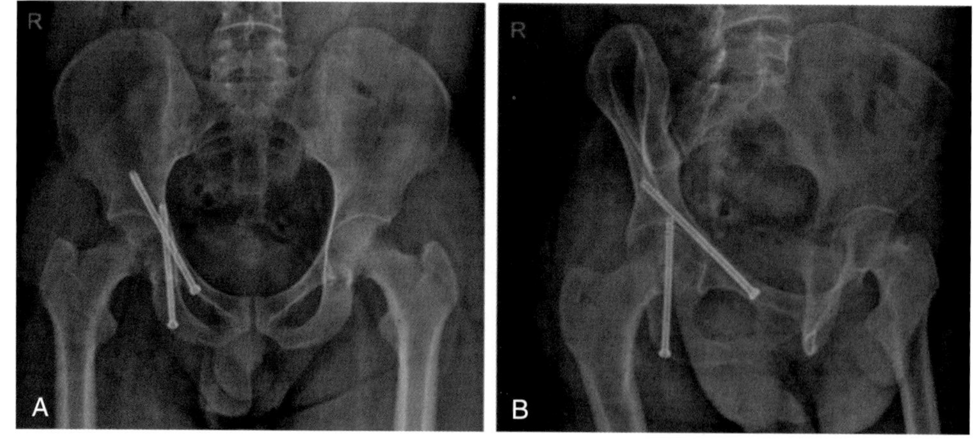

图 6-41 **术后 3 个月复查**

A. 骨盆正位；B. 闭孔斜位

（二）涉及髋臼后柱的骨折选择后柱的固定方式

涉及髋臼后柱的骨折内固定选择因手术入路不同而有所不同，前方入路可选择顺行拉力螺钉固定或后柱钢板固定（如髂坐钢板、个性化定制翼形钢板），后方入路可选择后柱逆行拉力螺钉（经坐骨小切迹固定后柱、经坐骨结节固定后柱）或后髂坐钢板固定。髋臼后柱内固定的选择需考虑诸多因素，笔者体会对于简单的非粉碎性骨折尽量选择拉力螺钉固定，对于高位髋臼后柱简单骨折可选择经前方入路的顺行拉力螺钉固定，减少后入路引起的并发症，对于低位的简单髋臼后柱骨折可选择经皮后柱逆行拉力螺钉固定。粉碎性骨折或骨质疏松严重的髋臼后柱骨折，笔者倾向于首先选择前路个性化定制翼形钢板固定或内髂坐钢板固定（或斜行髂坐钢板），合并后壁骨折 K-L 入路治疗时可采用后髂坐钢板固定髋臼后柱，当然，选择后柱治疗手术入路及内固定需结合术者本身的经验。

【病例 2】

患者女性，48 岁；车祸致伤右盆部后疼痛、右髋关节活动不能入院。入院行骨盆正位 X 线（图 6-42）示右侧髋臼髂耻线、髂坐线不连续，股骨头呈中心性脱位表现。骨盆 CT 三维重建（图 6-43）显示髋臼前柱与后柱骨折，髋臼顶部与中轴骨相连。

术前诊断：右髋臼骨折（Judet-Letournel 分型：前方伴后半横形骨折）。

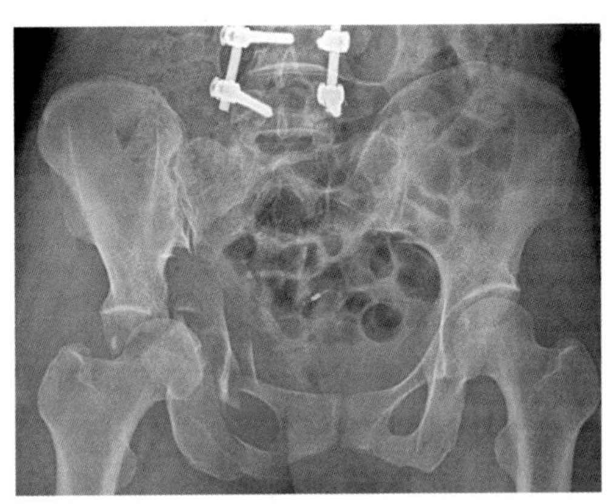

图 6–42　**术前骨盆正位 X 线片**

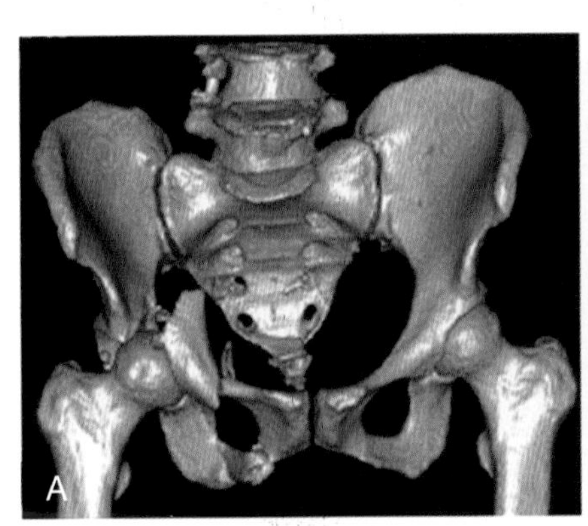

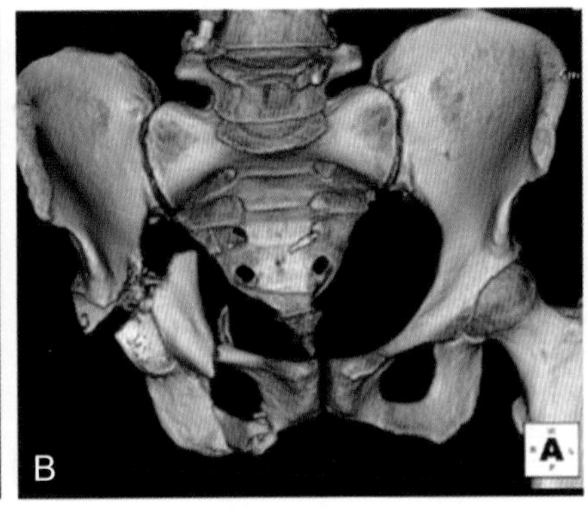

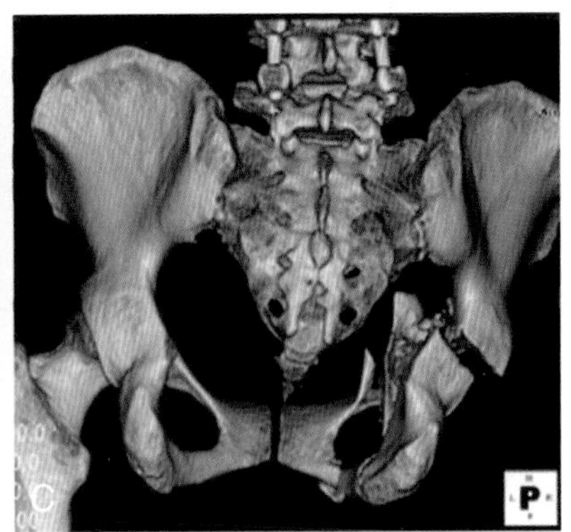

图 6–43　**术前骨盆 CT 三维重建**

A. 前面；B. 右股骨头去掉的前面；C. 后面

【临床决策分析】

（一）临床决策依据

本病例有以下特点：①女性，48 岁，后柱骨折块相对较大，骨折线较高，沿真骨盆缘下方延伸至闭孔环，方形区向内移位，骨面不完整；②无后壁骨折。患者诊断明确，髋臼前方伴后半横形骨折，髋关节后柱稳定性尚可，手术指征明确。患者髋臼骨折粉碎较严重部位及关键骨块位于前方，手术方式可选择单一前方入路，显露髋臼前柱、方形区骨折。前柱选择重建钢板，后柱因骨折块较大、骨折线位置较高，故选择顺行拉力螺钉固定。

（二）手术方法

患者诊断明确，伤后 1 周，病情稳定，满足手术条件。

1. 麻醉、体位及手术显露同腹直肌外侧入路（图 6-44）。

2. 术中显露后先复位前柱，恢复髋臼轮廓，选择重建钢板塑形后固定；解剖复位髋臼后柱骨块后直视下置入髋臼后柱通道螺钉导针，透视见骨折复位满意、导针位置好，测量螺钉长度并置入相应长度螺钉（图 6-45）。

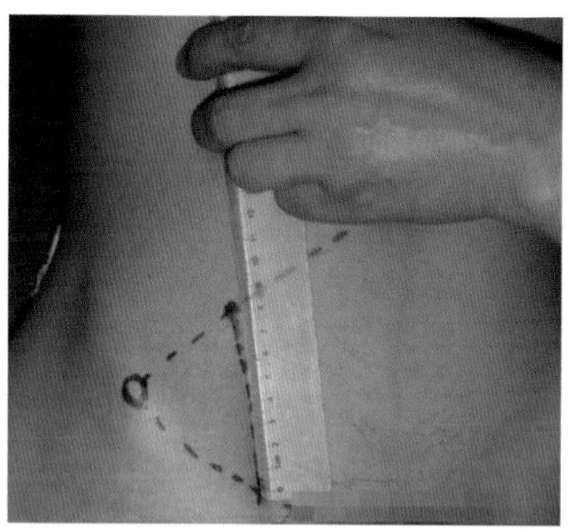

图 6-44 **体位与手术体表切口标志**

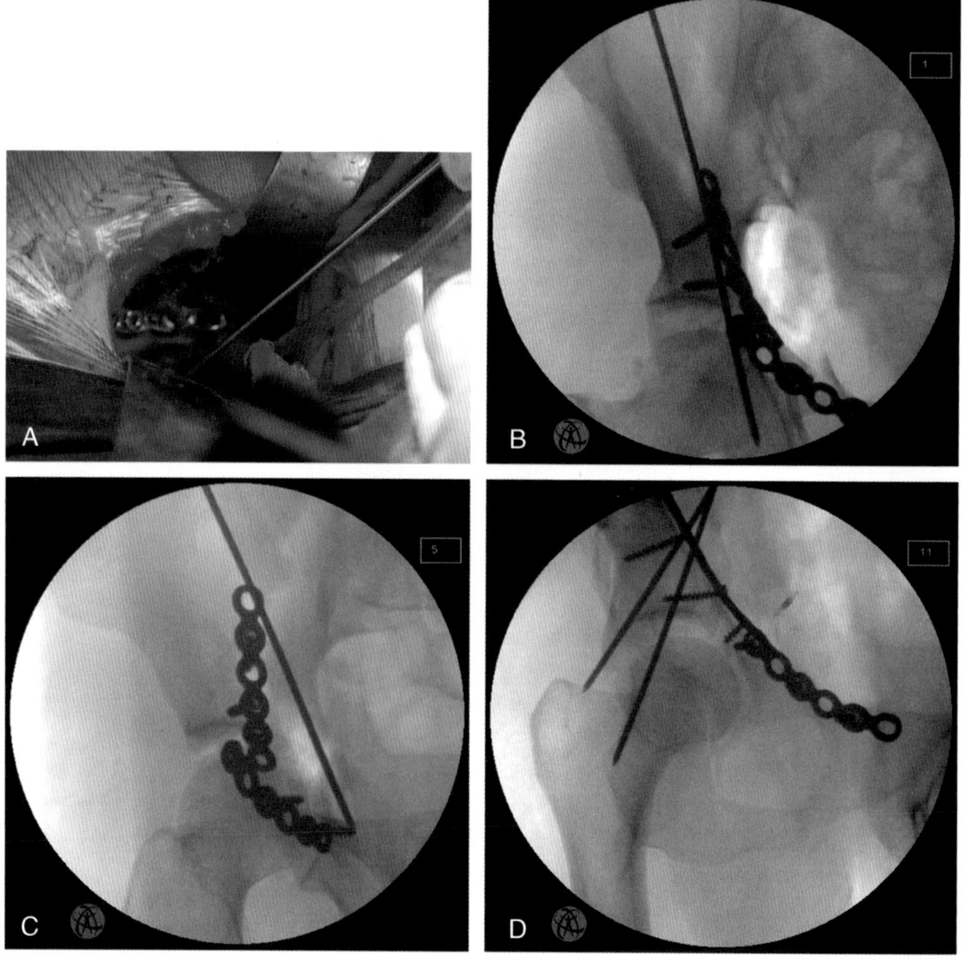

图 6-45 **术中透视**

A. 后柱螺钉指示导针；B. 正位；C. 髂骨斜位；D. 闭孔斜位

3. 透视闭孔斜位片见后柱骨块复位满意，活动髋关节检查后壁骨块的稳定性。

4. 冲洗术口，检查无活动性出血后放置引流管，关闭手术切口。

（三）术后情况

手术切口 7cm（图 6-46），手术时间 50 分钟，术中出血 400ml；术后病情稳定，复查 X 线（图 6-47）及 CT 三维重建（图 6-48）均示骨折脱位复位满意，内固定位置良好，无并发症，伤口愈合良好，1 周后出院。

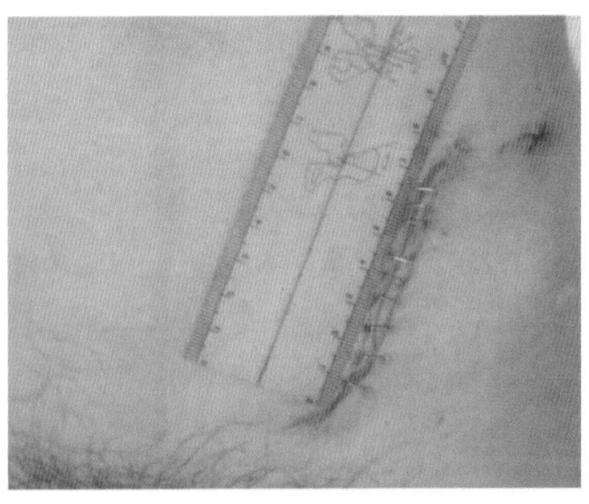

图 6–46　手术切口

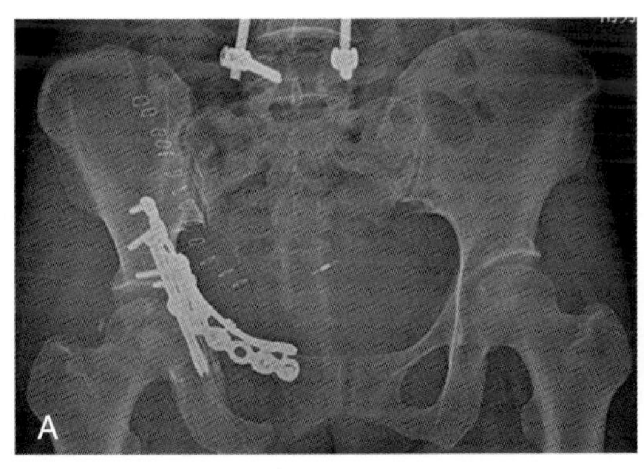

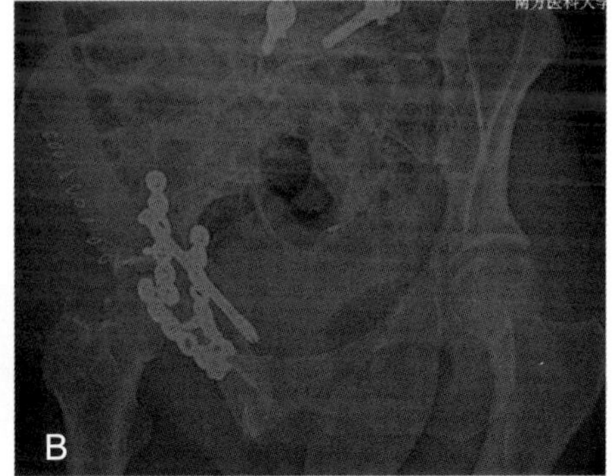

图 6–47　术后 X 线片

A. 骨盆正位；B. 髂骨斜位

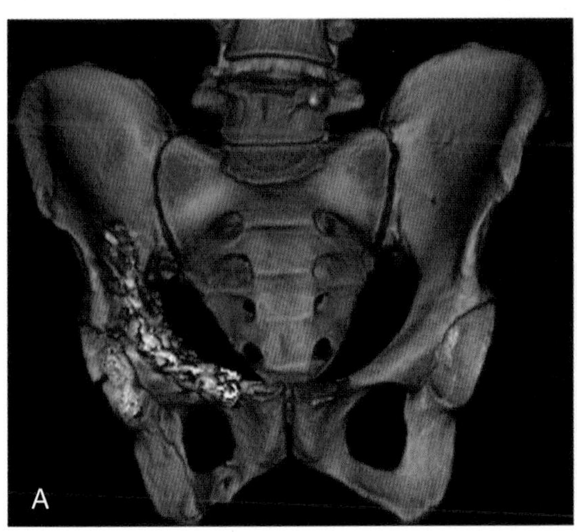

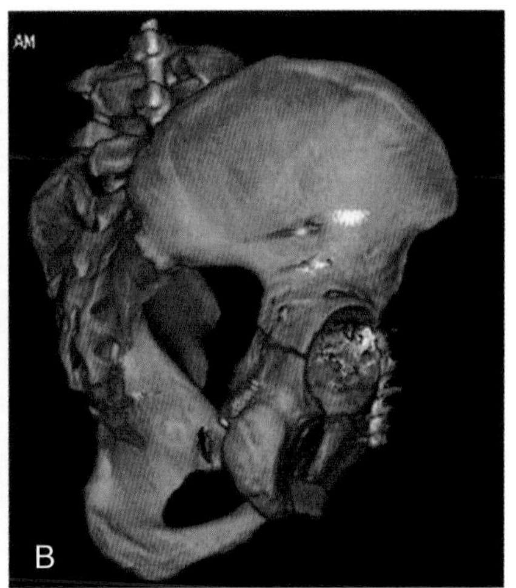

图 6–48　术后 CT 三维重建

A. 前面；B. 侧面

【经验与体会】

（一）髋臼后柱顺行螺钉技巧

1. 进针点的选择　前路置入后柱顺行拉力螺钉的进针点为骶髂关节前缘 1cm，弓状缘外侧 2.5cm。

2. 进针方向　一般为坐骨棘与闭孔后缘连线的中点，经前方入路（腹直肌外侧入路）可沿方形区内侧向下剥离至坐骨棘水平，显露髋臼后柱内侧面，复位后紧贴小骨盆环面向坐骨棘方向放置克氏针，平行克氏针角度置入空心钉导针，C 形臂 X 线机透视位置满意后置入顺行螺钉。

（二）后柱顺行拉力螺钉风险

1. 螺钉易误入髋关节。

2. 螺钉置入过程中可能损伤重要神经、血管。

3. 拉力螺钉置入长度不够，导致固定不坚强、术后骨折再移位。

4. 术中常反复需要调整、透视，增加医患双方的辐射损害。术前应充分准备，详细了解患者骨折类型，由经验丰富、熟悉前后方入路的医师操作，一旦出现置钉失败、置钉后固定不满意等仍需钢板螺钉固定。

【病例 3】

患者女性，47 岁；车祸致伤右髋部后疼痛、畸形、髋关节活动受限 3 小时急诊入当地医院。入院后急诊科查体示右髋关节屈曲、内旋、内收畸形，主、被动活动明显受限，X 线检查诊断为右髋关节后脱位、髋臼后壁骨折，急诊行手法复位后转入我院。入院查体：生命体征平稳，右髋部略肿胀，后侧压痛，右下肢无明显短缩畸形，髋关节活动时疼痛明显；右足趾血供、感觉、运动正常。骨盆 X 线检查（图 6-49）示右髋臼髂坐线不连续，可见后壁骨折块向后上翻开移位，髋臼后缘线不完整；髋臼髂耻线完整，髋关节脱位已复位。CT 检查（图 6-50）提示髋臼后柱、后壁骨折，股骨头、髋臼前柱、前壁完好。

术前诊断：右髋臼骨折（Judet-Letournel 分型：后柱伴后壁骨折；三柱分型：A2.3 型）。

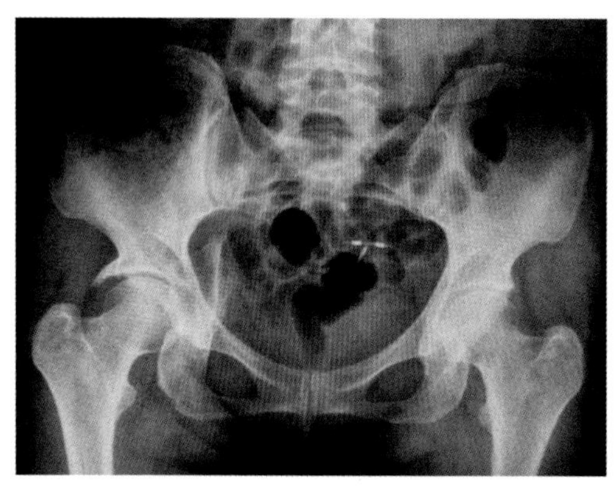

图 6–49　**术前骨盆 X 线片**

【临床决策分析】

（一）临床决策依据

本病例有以下特点：①髋臼后柱骨折移位，骨折线会达坐骨大孔顶点处，前柱完整；②髋臼顶负重区无明显压缩；③闭孔环完整；④髋臼后壁游离骨块，偏前上方，后下方有关节盂唇撕裂；⑤股骨头完整无骨折；⑥有髋关节后脱位病史，无坐骨神经损伤表现。患者诊断明确，后柱伴后壁骨折，髋关节后方稳定性明显破坏，手术指征明确。手术方式可选择 K-L 入路、后柱后壁钢板固定，也可选择后柱逆行螺钉 + 后壁钢板固定。对于后柱的固定方式钢板与后柱螺钉二者无明显的优劣，笔者认为：对于高位后柱骨折，骨折线已累及坐骨大孔，选择钢板固定可能剥离更广泛，可伤及臀上血管、神经，且异位骨化的发生率更高。俯卧位时后方 K-L 入路或 DPA 在显露骨折端和坐骨神经的情况下，经皮置入后柱逆行螺钉非常方便且安全性高，直径 7.3mm 的后柱螺钉结合后壁钢板固定，其稳定性可能优于后壁 + 后柱钢板。如果权衡手术创伤、并发症、术者的经验，俯卧下后方 DPA 显露、后柱螺钉 + 后壁钢板是可行的选择。

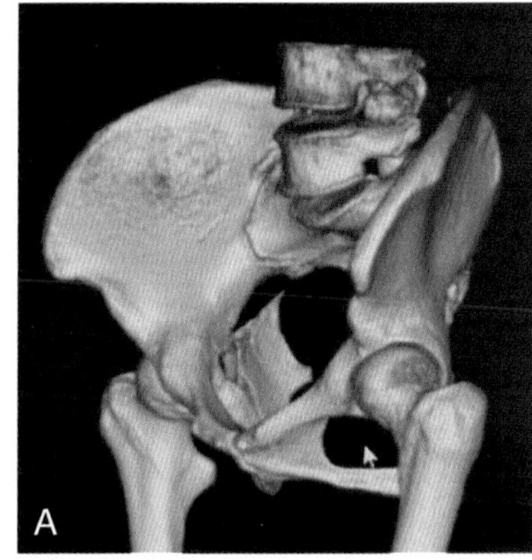

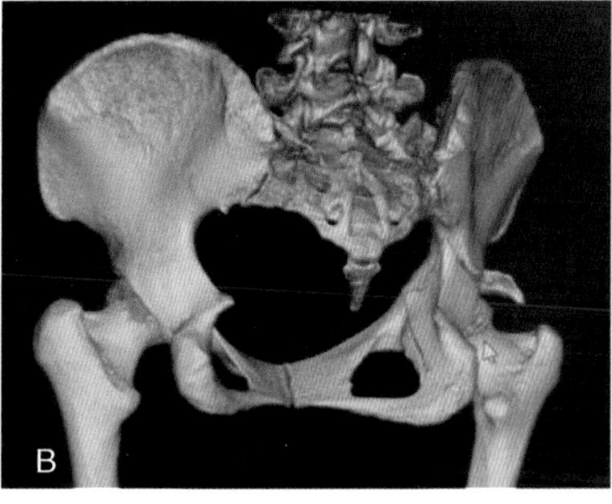

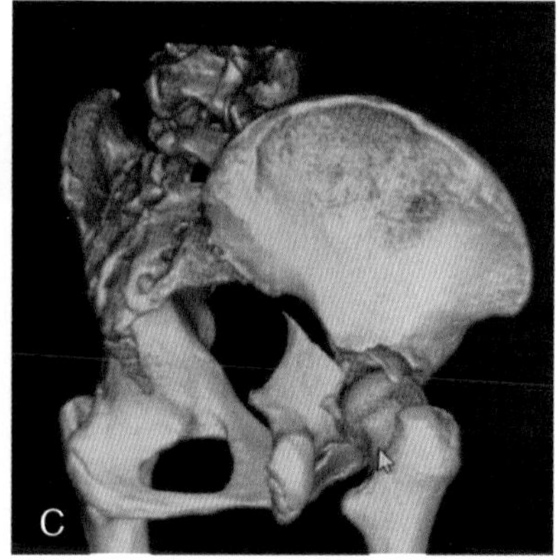

图 6–50　**术前骨盆 CT 检查**

A. 内侧面；B. 后面；C. 侧面

（二）手术风险评估与防范

1. 显露坐骨大孔顶点骨折线时操作需谨慎，显露骨折处即可，慎重向上过多剥离，避免损伤此处走行的臀上血管、神经；减少异位骨化发生率。

2. 高位后柱骨折显露坐骨结节与髋臼后柱的返折处即可，剥离时一定要注意保护坐骨神经。

3. 用骨盆复位钳钳夹复位时注意复位钳避免损伤盆腔内组织，可用手指辅助进行触摸，判断骨折复位情况。

4. 逆行后柱螺钉导针置入规范操作可避免导针置入关节腔或进入盆腔：导针经过骨折线时直视下看导针的位置，处于后柱髓腔中间后再复位后柱，将导针置入近折端。

5. 后壁钢板固定时螺钉进钉要把握好方向，避免螺钉进入关节腔。

（三）手术方法

1. *麻醉与体位*　全身麻醉气管插管、俯卧位，右下肢消毒后包扎供术中牵引用。

2. *骨折显露*　按 DPA 操作，找到坐骨大孔顶点的骨折线后，经后柱向坐骨棘骨膜下剥离；沿梨状肌表面找到坐骨神经，检查神经无断裂后行神经松解，并加以保护；显露整个髋臼后柱、后壁骨折线，并将后壁骨块向远端翻转并牵拉，注意保留与后壁骨块相连的盂唇及关节囊，显露髋臼窝，同时清理髋臼窝内血块等。

3. *骨折复位固定*　直视下复位后柱，找到坐骨大孔处后柱骨折线，牵拉下肢复位后柱，可借用髋臼复位钳维持复位（图 6-51），经坐骨结节后上进钉点指向后柱打入后柱通道螺钉导针，导针过骨折端时将骨折端分离，见导针位置位于后柱的髓腔中心时再复位后柱，将导针入近端骨折；清理髋臼关节腔后，将后壁骨块复位，拧紧后柱通道螺钉（7.3mm×110mm）对骨折端加压，恢复髋臼的正常宽度，再放置后壁解剖钢板固定，透视骨折复位、固定满意后（图 6-52），冲洗并关闭伤口，放置引流管。

（四）术后情况

手术切口 8cm，手术时间 60 分钟，术中出血 240ml；术后病情稳定，无发热，第 2 天拔除术口引流管；复查骨盆正位、闭孔斜位、髂骨斜位 X 线及 CT 三维重建均示骨折脱位复位满意，内固定位置良好，无并发症，伤口愈合良好，1 周后出院。

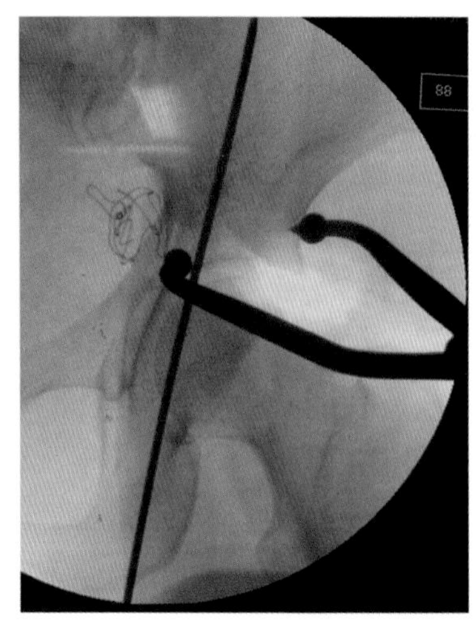

图 6-51　**直视下复位后柱**

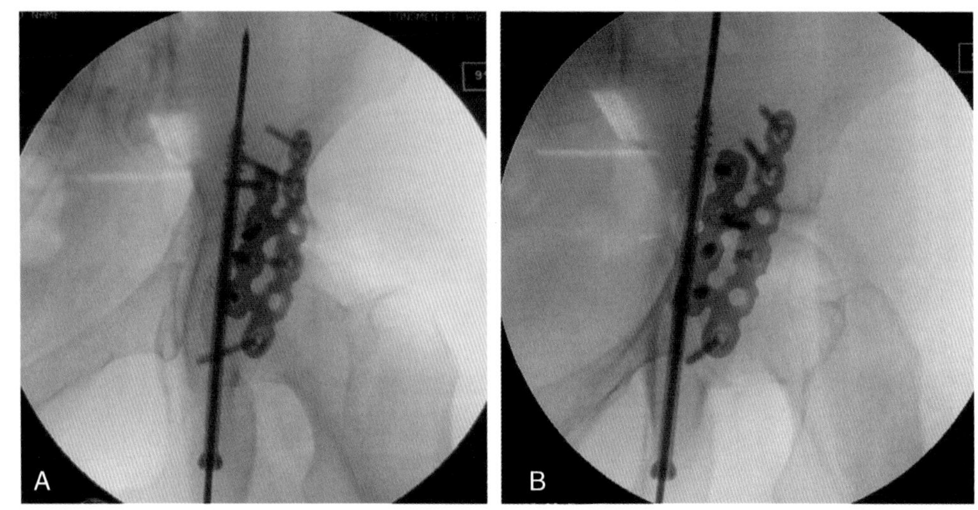

图 6-52　**透视骨折复位、固定满意**

A. 闭孔斜位；B. 髂骨斜位

【经验与体会】

骨盆、髋臼骨折通道螺钉固定因微创、出血少、固定效果好、术后恢复快、并发症少等优点被广泛用于临床手术中，但通道螺钉置入有其局限性，如对术者的技术要求高，需要满足透视条件的手术床、C 形臂 X 线机，术前要对螺钉的通道在 CT 三维重建上进行规划和测量，术中透视次数多对术者造成放射伤害等。对于后柱伴后壁骨折需要切开复位后柱、后壁者，切开显露骨折端后将更容易进行逆行后柱螺钉置入，置入风险明显减少，甚至可以不透视就能完成。直视下置入后柱逆行螺钉的技术要点：①手术选择俯卧位；②显露后壁后柱骨折线后触摸坐骨结节并插入指示导针，导针自进钉点贴骨面插入到骨折端后柱髓腔的中心对应处；③平行指示导针经标准进针点置入导针，导针过后柱骨折线时观察导针位置，导针位于后柱髓腔中心后再复位骨折，继续将导针置入近骨折端。按此操作导针肯定在后柱内，既不损伤坐骨神经，又能确保导针不进入髋臼和盆腔。

第四节　二窗螺钉应用技术

髋臼二窗螺钉又称髋臼下缘螺钉，主要是与髋臼后柱、前柱构成对髋臼的三角形闭环固定，从而达到稳定髋臼的作用。相对于髋臼后柱、前柱，髋臼下缘骨质比较薄，中间为髋臼横韧带，因此很难找到髋臼下缘螺钉的通道。二窗螺钉进钉点为髋臼下缘上方（即闭孔外侧缘上方）前柱内侧缘向外 1 ～ 1.5cm 处，指向髋臼下缘到坐骨结节方向，因骨质菲薄，导针进入时常用手指触摸髋臼下缘表面来感觉导针在手指下通过，或者直视下紧贴髋臼下缘内侧面放置指示导针，平行导针方向置入导针；二窗螺钉一般选择 3.5mm 的全螺纹针，螺钉长度 80 ～ 100mm。术中多角度透视导针不在髋臼窝内才能置入螺钉。本节介绍的病例为髋臼双柱合并后壁骨折，髋臼后柱使用后柱通道螺钉，髋臼下缘使用二窗螺钉，后壁骨折从前方通过钳夹复位后由内向外行拉力螺钉固定，达到临床固定效果。

【病例】

患者女性，51 岁；车祸致伤右盆部后疼痛、右髋关节活动不能入院。入院行骨盆正位 X 线（图 6-53）示右侧髋臼髂耻线、髂坐线、髋臼后缘线不连续，髂骨骨折线自髋臼上方延伸至髂骨翼，股骨头呈中心性脱位表现。骨盆 CT 三维重建（图 6-54）显示髋臼前后柱骨折，波及髂骨翼和后壁，髋臼后壁在骨折块呈“倒马刺征”，髋臼后方关节盂唇相对完整。

术前诊断：右髋臼骨折（Judet-Letournel 分型：双柱骨折；三柱分型：C3 型）。

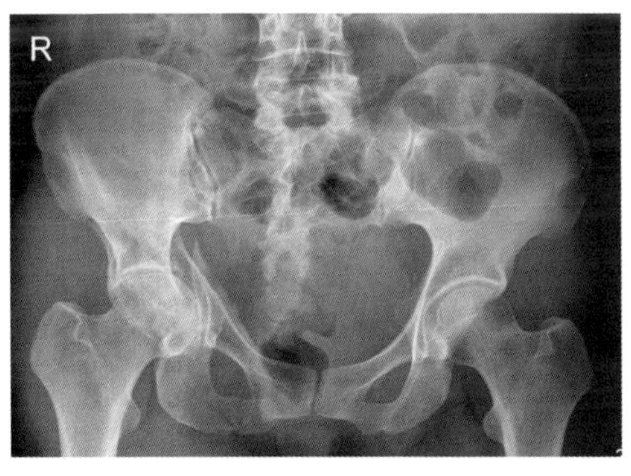

图 6-53　**术前骨盆正位 X 线片**

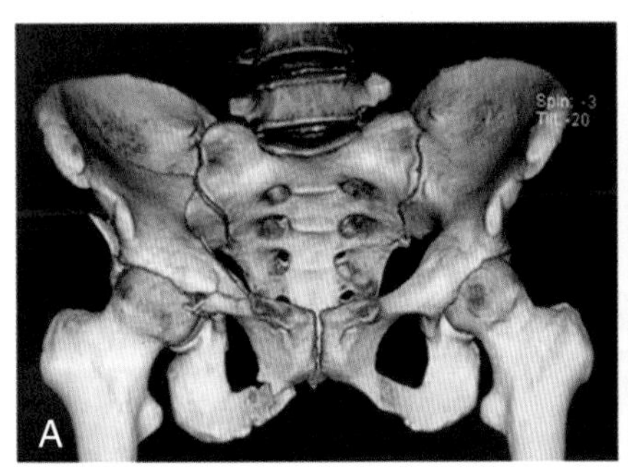

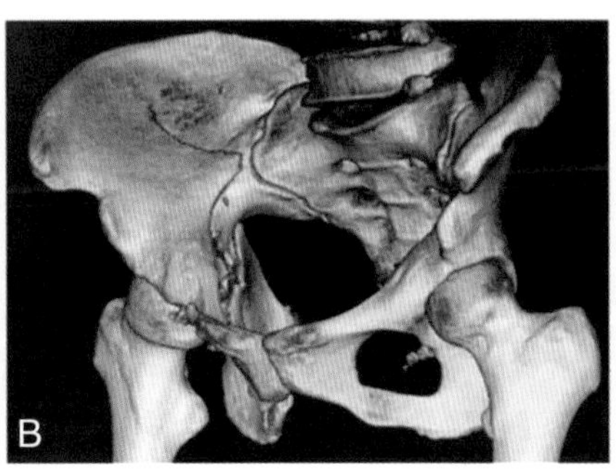

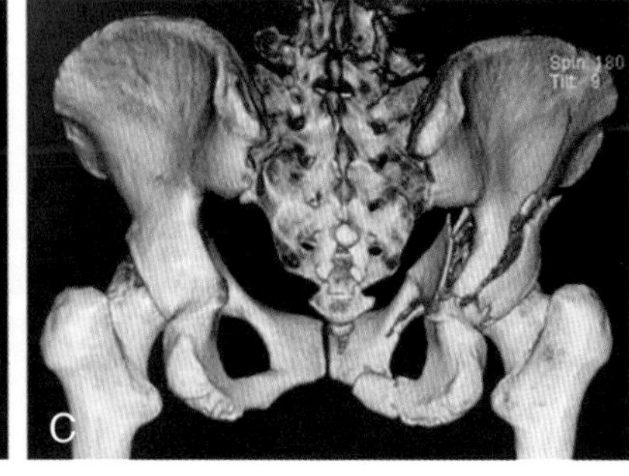

图 6-54　**术前骨盆 CT 三维重建检查**

A. 正面；B. 内侧面；C. 后面

【临床决策分析】

（一）临床决策依据

本病例有以下特点：① 51 岁女性，骨折块相对较大，骨质量尚好；②后柱骨折线较高，沿真骨盆缘下方延伸至闭孔环，方形区向内移位，骨面完整；③髂骨骨折线延伸至髂骨翼，整个髋臼关节面与主骨分离；④后壁呈撕脱骨折，关节囊破坏可能不重。患者诊断明确，髋臼双柱伴后壁骨折，髋关节后方稳定性尚可，手术指征明确；手术方式可选择单一前方入路。髋臼双柱骨折内侧显露的固定方式中，不同显露方式选择的固定方法不同。术前讨论方案：选择后柱通道螺钉固定后柱，二窗螺钉固定髋臼下缘，拉力螺钉固定后壁骨块。

（二）手术方法

患者诊断明确，伤后 1 周，病情稳定，满足手术条件。

1. 麻醉、体位及手术显露同腹直肌外侧入路。

2. 术中显露后先复位髋臼顶上方、坐骨大孔下方骨块，恢复髋臼轮廓，选择 6 孔直行重建钢板塑形后固定；解剖复位髋臼后柱、方形区骨块后，直视下置入髋臼后柱通道螺钉导针、二窗螺钉导针，透视见骨折复位满意、导针位置好，测量螺钉长度并置入相应长度螺钉（图 6-55），但闭孔斜位显示髋臼后壁骨折块分离明显（图 6-56）。

3. 于髂骨外板后壁骨折块顶端处切一 1cm 切口，用血管钳探及分离移位的骨折，用骨盆复位钳进行钳夹复位，透视闭孔斜位片见后壁骨块复位满意（图 6-57），骨折块由内向外置入 2 枚螺钉导针，手指触摸导针通过骨折块，透视见后壁骨块复位满意、导针在位后，退出并置入 2 枚拉力螺钉（图 6-58）；活动髋关节检查后壁骨块的稳定性。

4. 冲洗术口，检查无活动性出血后放置引流管，关闭手术切口。

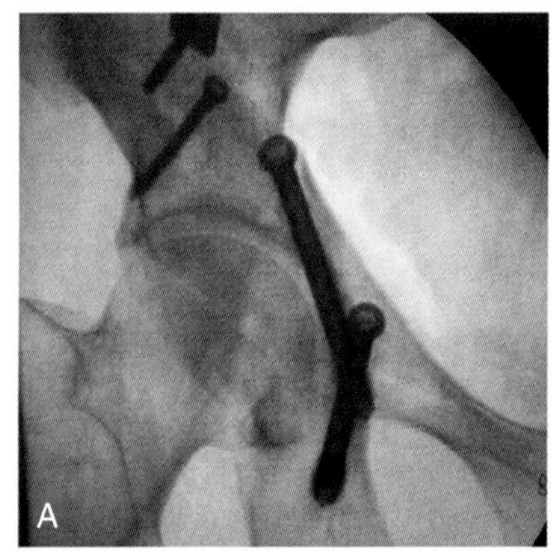

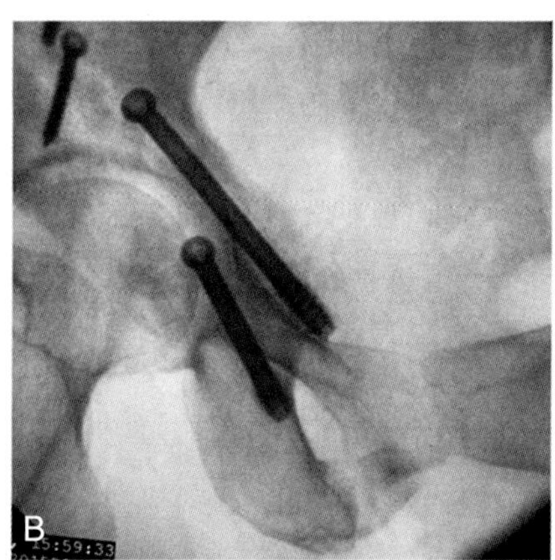

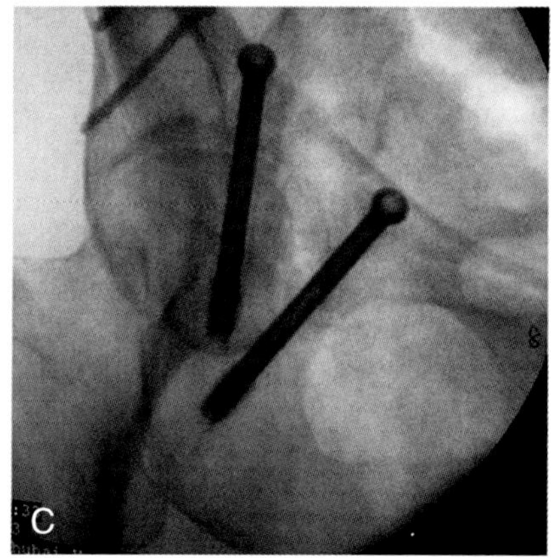

图 6–55 **测量螺钉长度并置入相应长度螺钉**

A. 骨盆正位；B. 髂骨斜位；C. 闭孔斜位

（三）手术风险评估与防范

1. 显露闭孔上方髋臼前壁二窗螺钉进钉点时注意避免损伤髂外血管。

2. 二窗螺钉导针置入时先放置位置导针，再平行位置导针置入导针，这样导针置入相对容易且安全，也可用手指触摸髋臼下缘表面骨质来感觉导针的进入；髋臼下方不是髋臼的负重区，螺钉不能进入关节腔内可减少对关节活动的影响。

3. 透视确定导针未进入关节腔后才能测量固定螺钉长度并置入螺钉。

4. 二窗螺钉一般选择直径 3.5mm, 本例为直径 7.3mm 空心钉，置入风险更高。

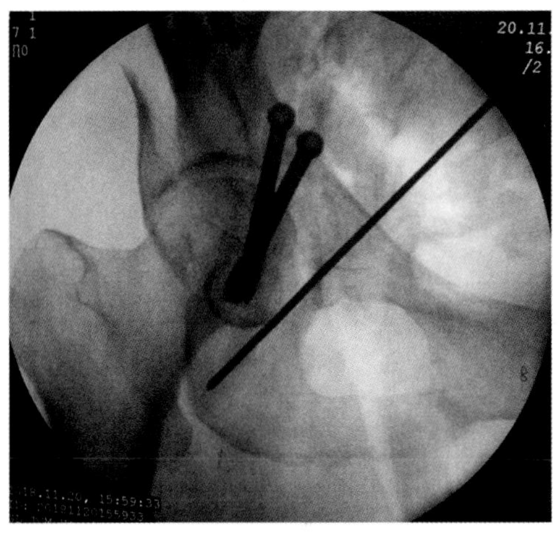

图 6–56　**闭孔斜位显示髋臼后壁骨折块分离明显**

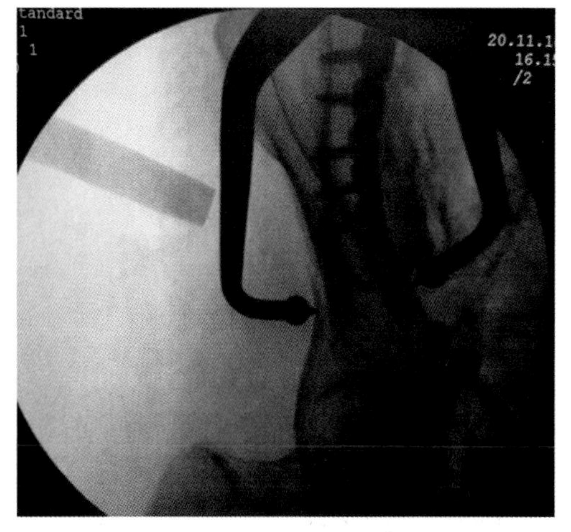

图 6–57　**闭孔斜位片见后壁骨块复位满意**

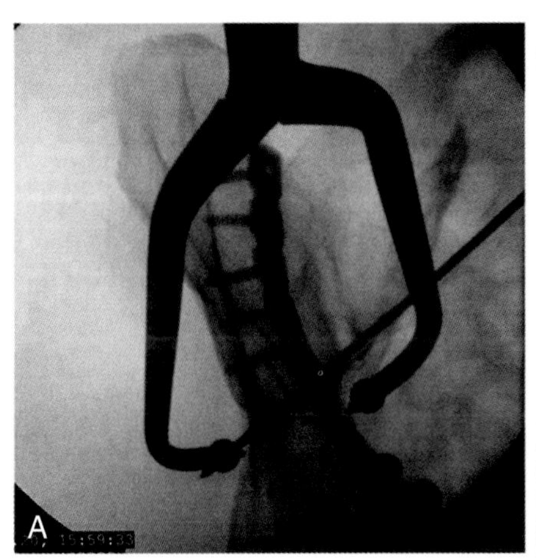

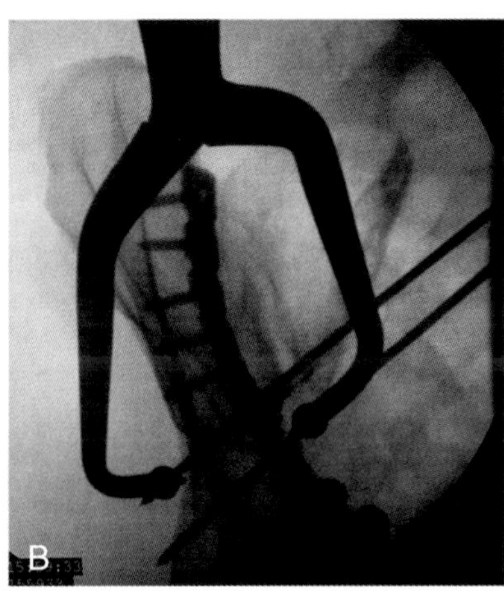

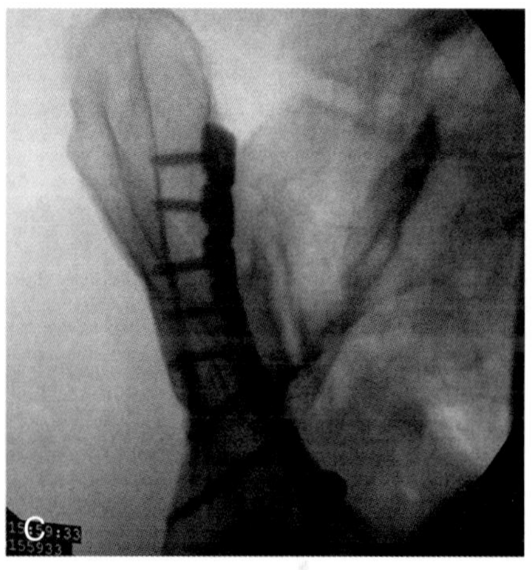

图 6–58　**2 枚拉力螺钉置入过程**

A. 钳夹后壁骨块复位；B. 置入克氏针；C. 经克氏针孔置入螺钉

（四）术后情况

术后病情稳定，无发热，第 2 天拔除腹部引流管，开始进流质饮食；复查骨盆正位、入口位、出口位 X 线（图 6-59）及 CT 三维重建（图 6-60）均示骨折复位满意，内固定位置良好，各面重建均显示二窗螺钉全长均位于骨质内（图 6-61）。

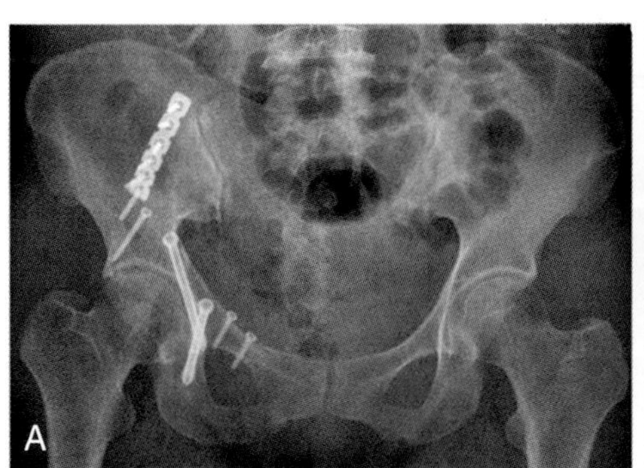

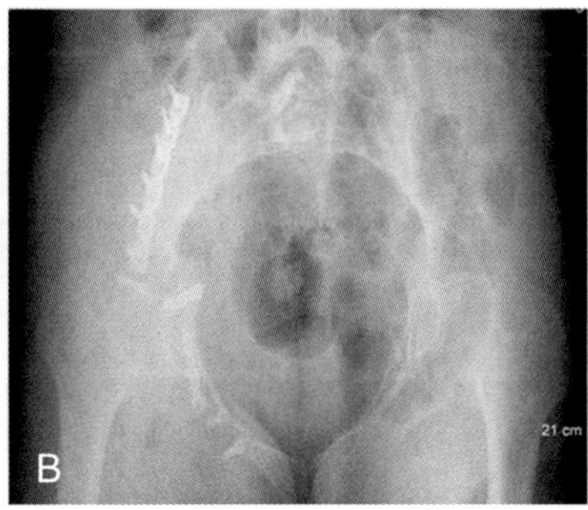

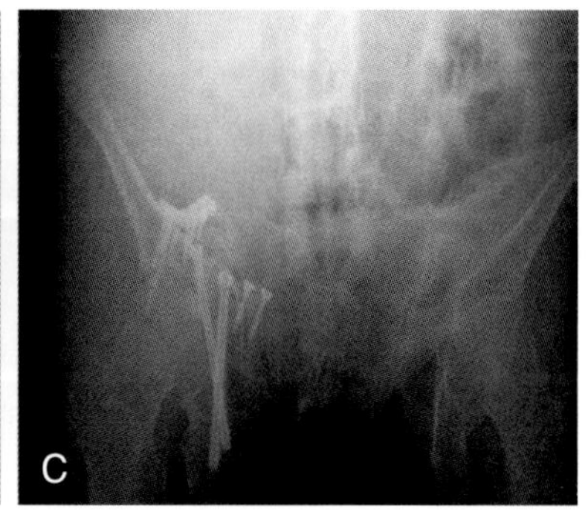

图 6–59　**术后复查骨盆 X 线**

A. 正位；B. 入口位；C. 出口位

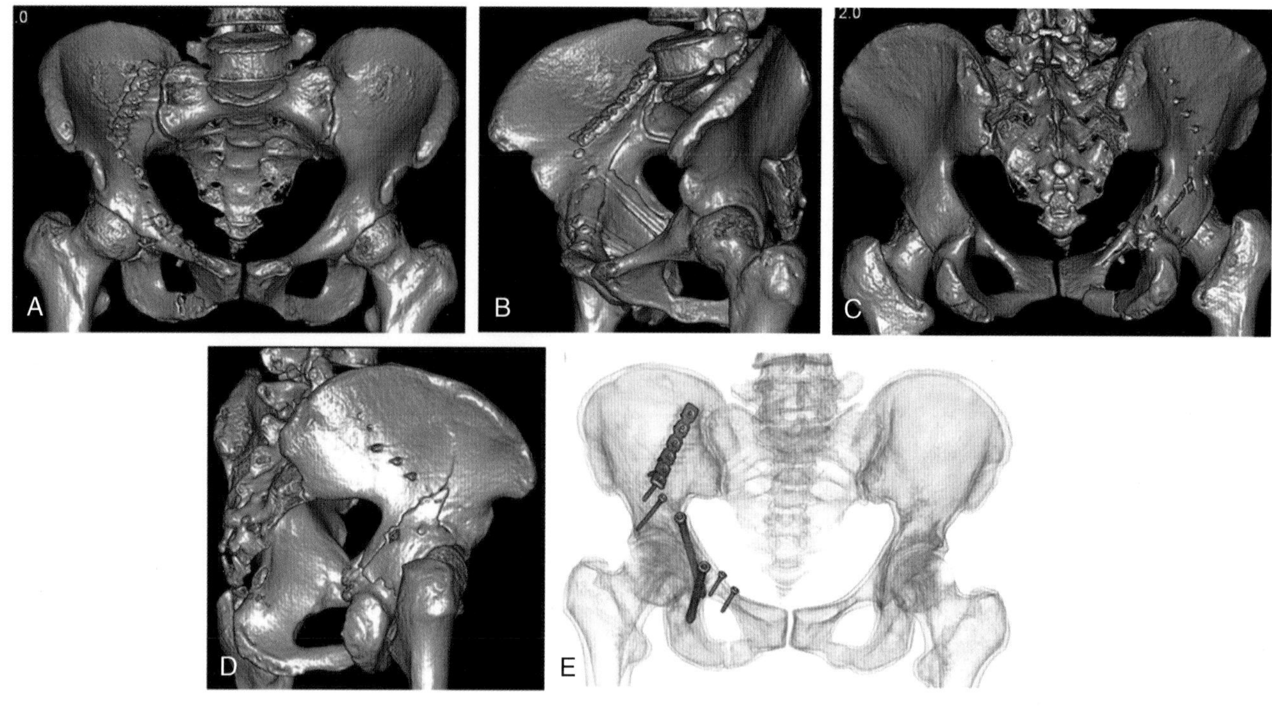

图 6-60　**术后复查骨盆 CT 三维重建**

A. 正面；B. 内侧面；C. 后面；D. 侧面；E. 透明重建

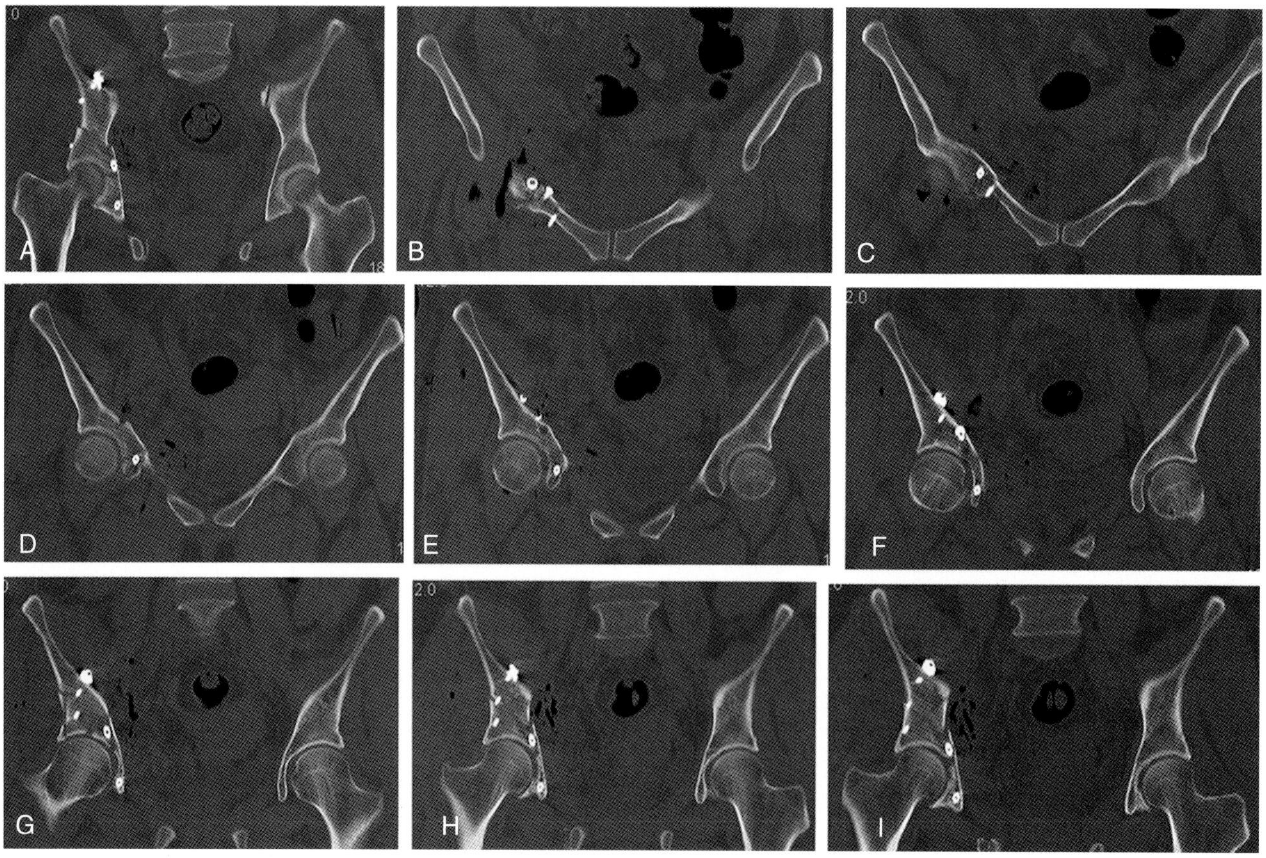

图 6-61　**二窗螺钉全长均位于骨质内**

A ～ O 为连续冠状面重建显示二窗螺钉均位于骨通道内

第五节　前柱螺钉置入技术应用病例

髋臼前柱螺钉多指固定髋臼髂耻隆突至髋臼下缘这个区域的前柱骨折，有顺行置钉和逆行置钉。髋臼前柱螺钉通道较窄呈不规则弧度，周围有髂外血管、股神经等，闭合置入风险、难度较大，仅适应移位不明显或能闭合复位的骨折；闭合通道螺钉固定微创、损伤小、固定效果好，适合有膀胱手术史、腹部软组织条件不能满足开放手术的患者。本节通过 2 个病例介绍髋臼前柱通道螺钉顺行、逆行置入方法与技巧，供参考。

【病例 1】逆行前柱通道螺钉置入

患者男性，37 岁，骑摩托车摔伤至会阴部疼痛、排尿不能入当地医院治疗。因排尿不能且尿管插入困难，急诊在当地医院行尿道会师、膀胱造瘘术，骨盆 X 线检查示双侧耻骨上下支骨折、左骶髂关节脱位。为进一步治疗于伤后第 4 天转入我院。入院查体：生命体征稳定，尿管保留，耻骨联合上方一区 5cm 手术切口，可见膀胱造瘘管；左髂部皮肤变黑，有痂皮形成（图 6-62）。骨盆 CT 三维重建（图 6-63）显示双侧耻骨上下支骨折、移位，波及双侧髋臼下缘，左侧骶髂关节分离移位。

术前诊断：①骨盆骨折（Tile C 1.2 型）；②尿道会师术、膀胱造瘘术后。

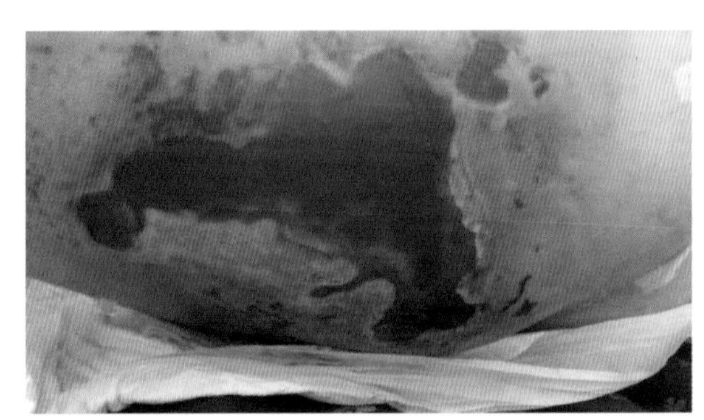

图 6-62　**入院查体腹部外观**

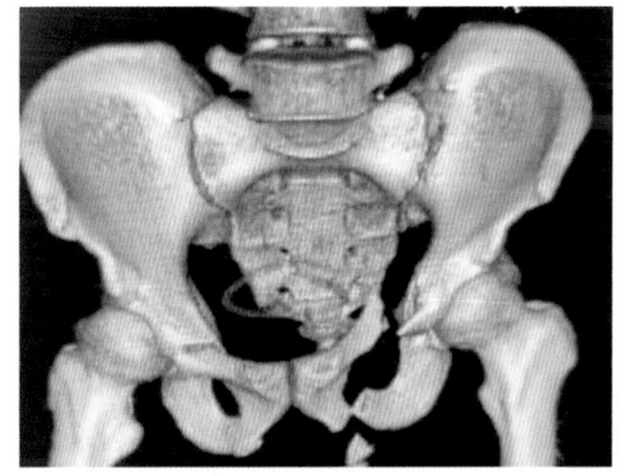

图 6-63　**术前骨盆 CT 三维重建**

【临床决策分析】

（一）临床决策依据

本病例有以下特点：①双侧耻骨上下支骨折移位，典型骑跨伤；②左骶髂关节分离；③尿道会师术、膀胱造瘘术后；④左侧髂腹股沟区及外侧皮肤损伤坏死。患者诊断明确，Tile C 1.2 型骨盆骨折，骨盆前后环均不稳定，双侧耻骨上下支骨折波及髋臼边缘，手术指征明确。左侧骶髂关节脱位移位不大可闭合复位骶髂螺钉固定，双侧耻骨支骨折可开放复位（Stoppa 入路）钢板固定、闭合复位 INFIX 架固定、闭合双侧前柱螺钉固定（逆行置钉）。患者膀胱造瘘手术后第 5 天，不适合开放手术，左侧髂腹股沟区皮肤坏死不适合放置 INFIX 架，闭合置入双侧前柱通道螺钉是最佳选择。

（二）手术方法

患者诊断明确，伤后 1 周，病情稳定，满足手术条件。

1. 全身麻醉，平卧位，常规消毒手术区域。

2. 闭合复位左骶髂关节脱位，骶髂螺钉固定。

3. 耻骨联合下方正中 2cm 处切开 2cm 切口（避开膀胱造瘘切口），分别向两侧显露耻骨结节下方前柱通道螺钉的进针点（耻骨结节下方斜坡处），放置导针套筒保护周围软组织，避免损伤精索（子宫圆韧带），将导针尖磨成钝头并弯成蛇头状，沿耻骨支方向缓慢敲入耻骨髓腔至骨折端，透视闭孔出口位、髂骨入口位，观察导针能否顺利通过骨折端进入近折端骨质中间（图 6-64），调整导针蛇头方向使导针进入对侧骨折端骨质中间后，再将导针置入近折端（图 6-65）。如果骨折移位较大可在导针通过远折端髓腔到达骨折端后，经导针置入丝攻，利用丝攻力量来调整耻骨支的方向，通过远端对近端的方式复位后（图 6-66），再将蛇形导针置入近折端骨质中，透视闭孔出口位、髂骨入口位显示导针位置理想后，测量导针长度并置入相应螺钉（图 6-67）。

4. 透视全骨盆正位图像，显示骨盆环结构正常，骶髂螺钉、双侧前柱通道螺钉位置满意（图 6-68），缝合伤口，术毕。

（三）手术风险评估与防范

1. 髋臼前柱通道螺钉进钉点一般在耻骨结节外下约 1cm 处，根据骨折部位、前柱的解剖形态可适当调整；置入导针和螺钉时注意保护精索。

2. 前柱通道螺钉空间小，置入导针前必须复位，否则导针很难进入对侧理想位置。

3. 导针进入过程必须全程透视，可透视标准闭孔出口位、髂骨入口位，也可多角度透视，确保导针在前柱内不进入关节腔、不穿出盆腔、不损伤髂外血管。

4. 前柱螺钉长度以螺纹全通过骨折线，不追求全长螺钉。

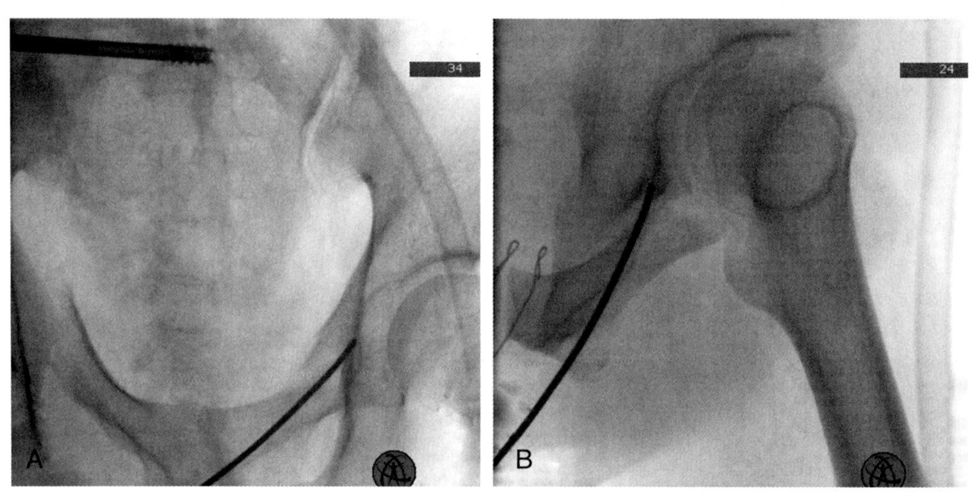

图 6-64　**导针置入近折端骨质中间**

A. 透视闭孔出口位；B. 髂骨入口位

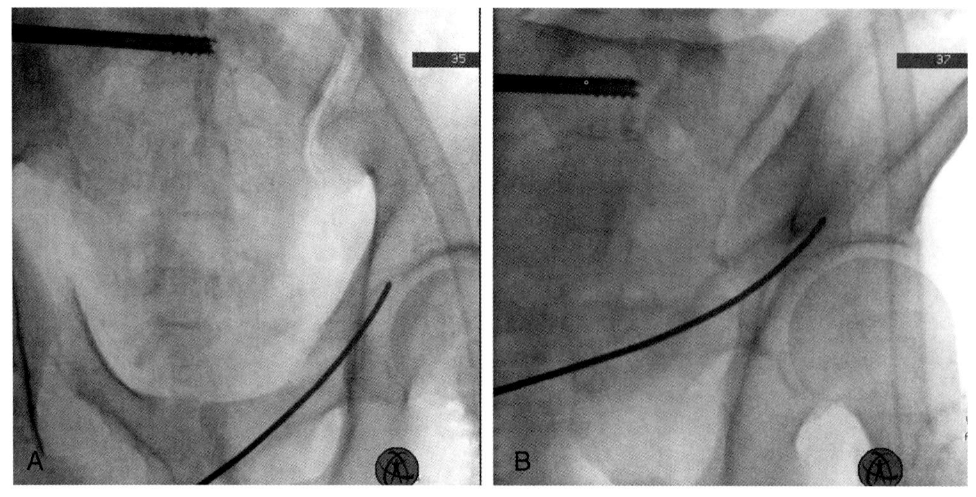

图 6-65　**导针置入近折端**

A、B. 导针置入近折端过程

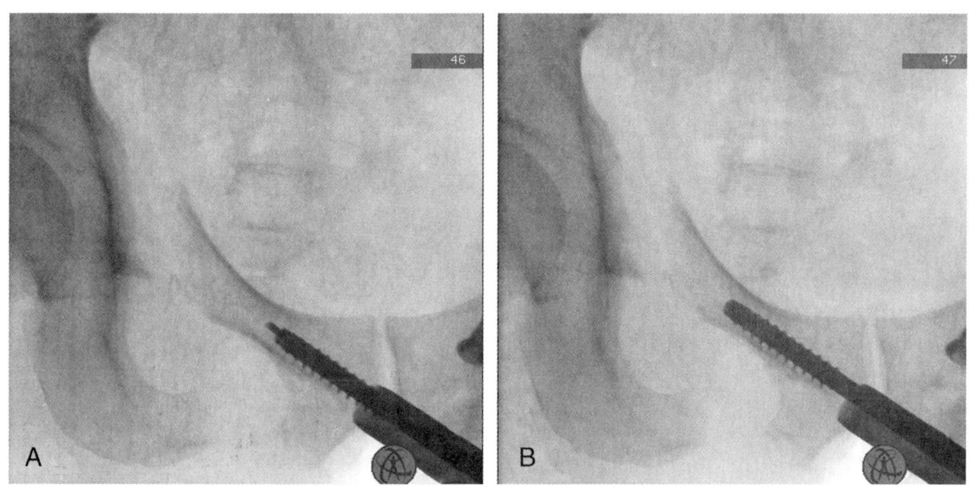

图 6-66　复位过程

A、B. 导针通过远折端髓腔到达骨折端后，经导针拧入丝攻，利用丝攻力量来调整耻骨支的方向，通过远端对近端的方式进行复位

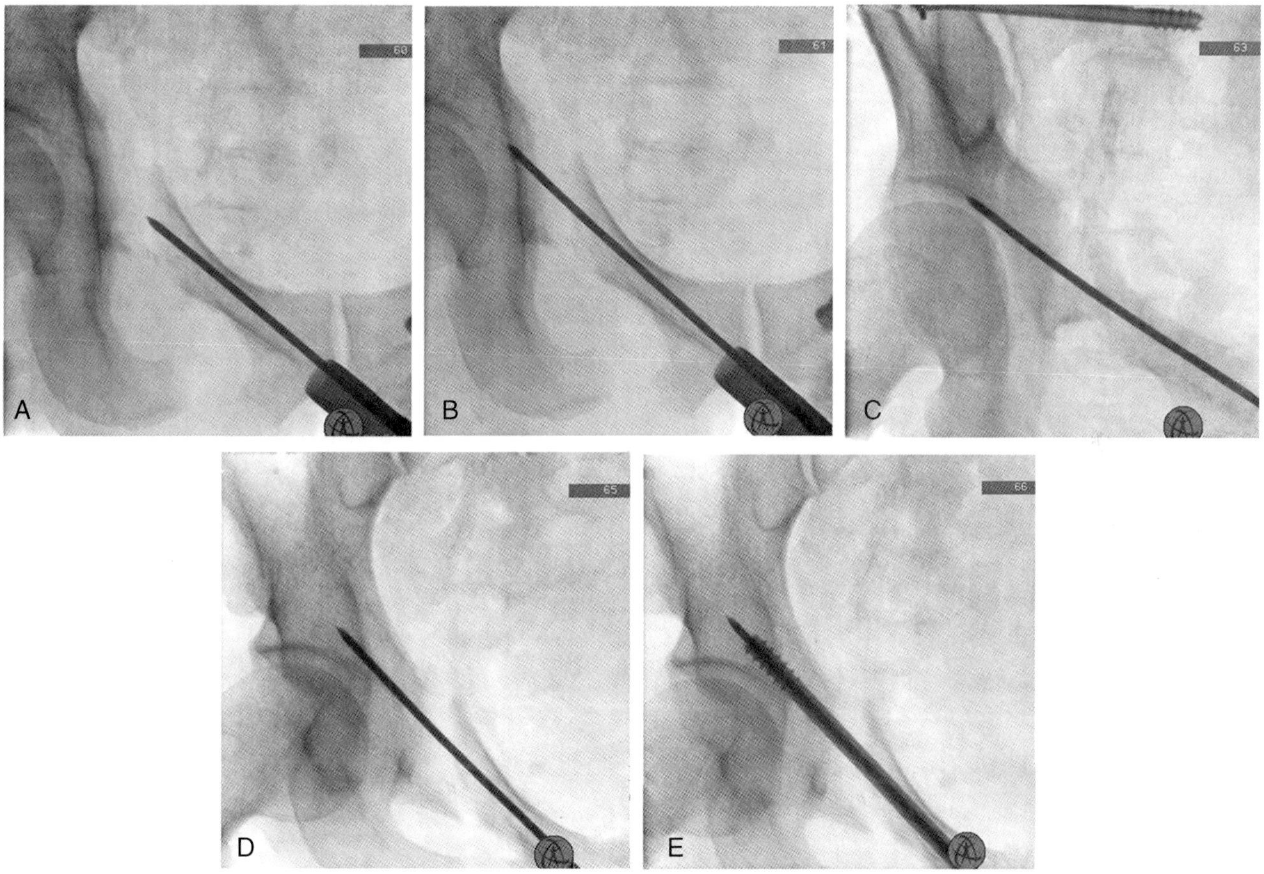

图 6-67　置入螺钉

A ～ D. 导针置入过程；E. 螺钉置入

【经验与体会】

髋臼前柱位置相对表浅，开放复位钢板固定方便、确实、并发症少，尤其是双侧髋臼前柱骨折选择 Stoppa 入路能解决双侧骨折和复位固定，手术时间短、创伤小，术中甚至不用透视。通道螺钉对技术要求高，术中反复透视且置钉风险大，身材矮小的女性患者前柱髓腔过小无法置入导针，鉴于此，笔者建议首

选开放复位钢板固定，如果皮肤条件差可考虑选择通道螺钉固定。

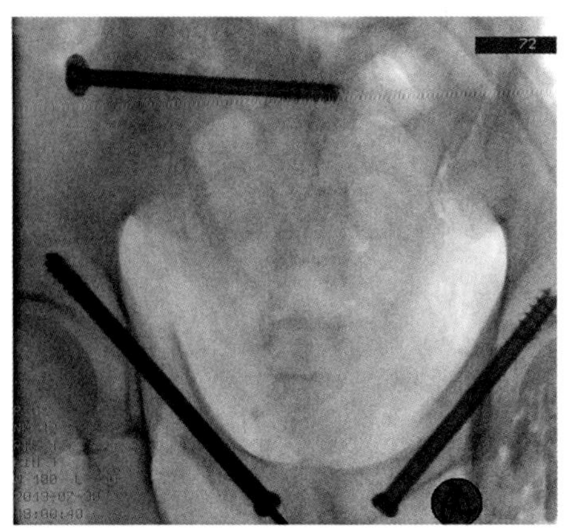

图 6–68　各螺钉位置满意

【病例 2】顺行前柱通道螺钉置入

患者女性，48 岁，车祸致伤左髋部疼痛、髋关节活动不能 2 小时急诊入院。入院查体示双下肢等长，左下肢血供、感觉、运动正常；行骨盆 CT 检查示左侧髋臼柱、后柱、后壁骨折（图 6-69）。

术前诊断：左髋臼骨折（Judet-Letournel 分型：横形伴后壁骨折；三柱分型：B2.3 型）。

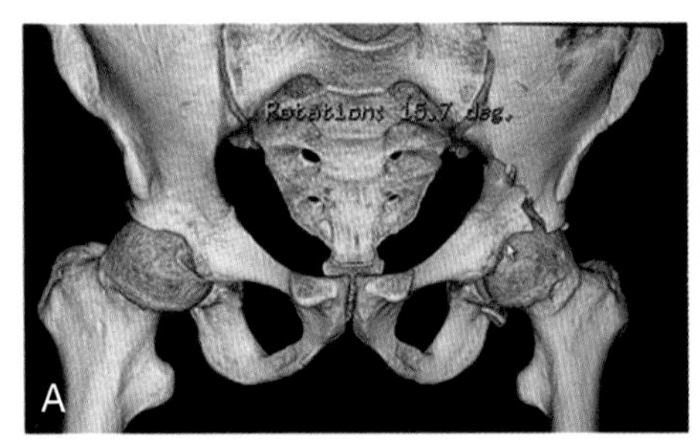

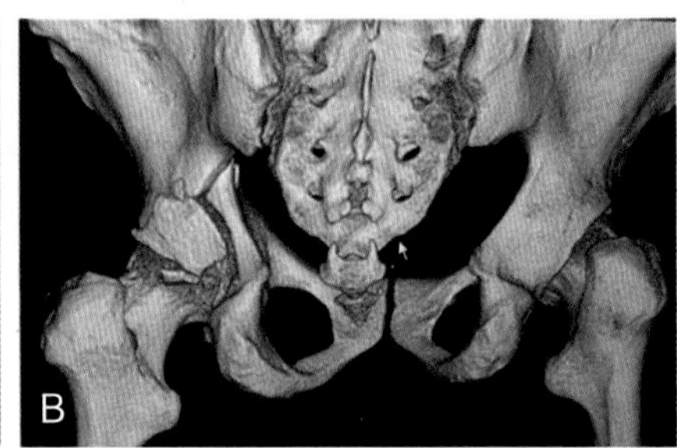

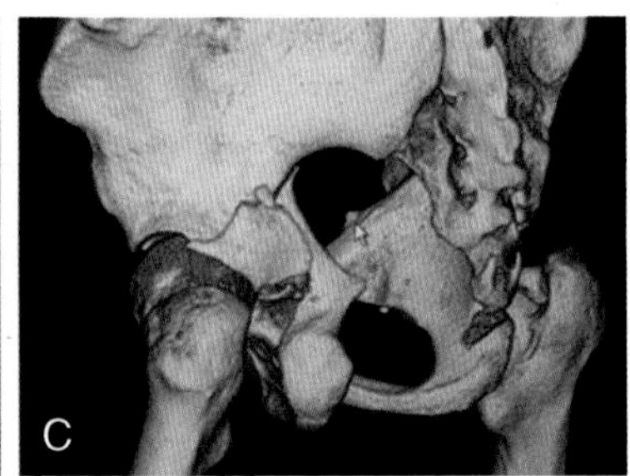

图 6–69　术前骨盆 CT 检查

A. 正面；B. 后面；C. 侧面

【临床决策分析】

（一）临床决策依据

本病例有以下特点：①左髋臼后壁骨折、髋关节后脱位倾向；②左髋臼前、后柱均断裂，移位程度不重；③无坐骨神经损伤表现。患者诊断明确，左髋臼骨折横形伴后壁骨折，髋关节后部稳定性破坏，手术指征明确。手术方式可选择：①前后联合入路骨折复位固定；②后方 K-L 入路或 DPA 显露，后柱、后壁钢板固定；③后方 K-L 入路或 DPA 显露，前柱螺钉 + 后柱螺钉 + 后壁钢板固定；④后方 K-L 入路或 DPA 显露，前柱螺钉 + 后柱、后壁钢板固定；⑤后方 K-L 入路或 DPA 显露，后柱螺钉 + 后壁钢板固定。具体手术方案根据骨折移位情况、术中骨折复位情况决定。

（二）手术方法

患者诊断明确，伤后 1 周，病情稳定，满足手术条件。

1. 麻醉、体位、手术显露同髋臼横形伴后壁骨折。

2. 显露并清理关节腔后，自髋臼窝内显露髋臼的前柱、后柱骨折线。经坐骨大孔用骨盆复位钳钳夹复位前柱，手指触摸前柱复位良好后按前柱螺钉导针标准置入方法置入导针，导针通过骨折线时观察导针位置是否在骨折断端髓腔的中间，再将导针置入远折端，透视闭孔出口位、髂骨入口位验证导针位置（图 6-70）。继续进入导针，有突破感时停止进入，测量导针长度，置入长度 7.3mm 或 6.5mm 的空心钉（图 6-71）。

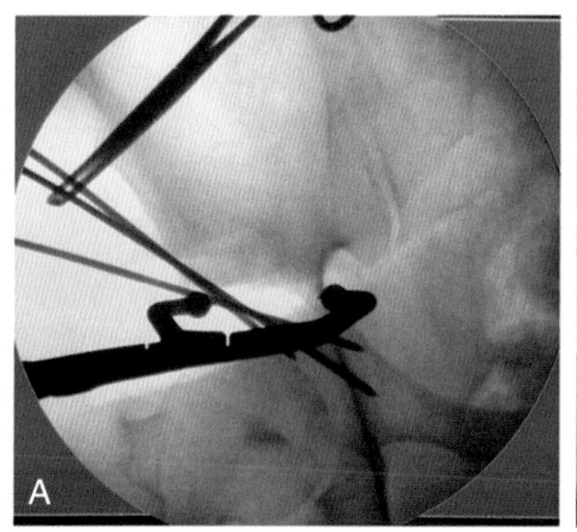
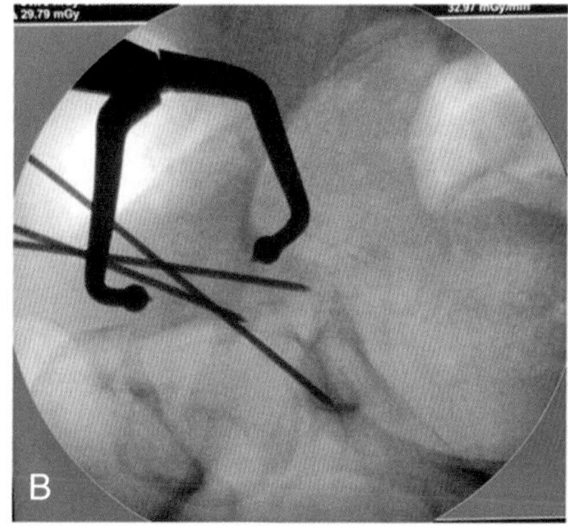
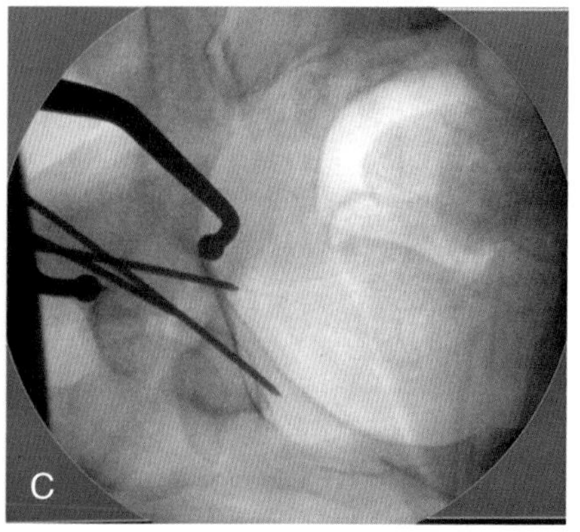

图 6-70　**透视验证导针位置**

A. 正位；B. 闭孔出口位；C. 髂骨入口位

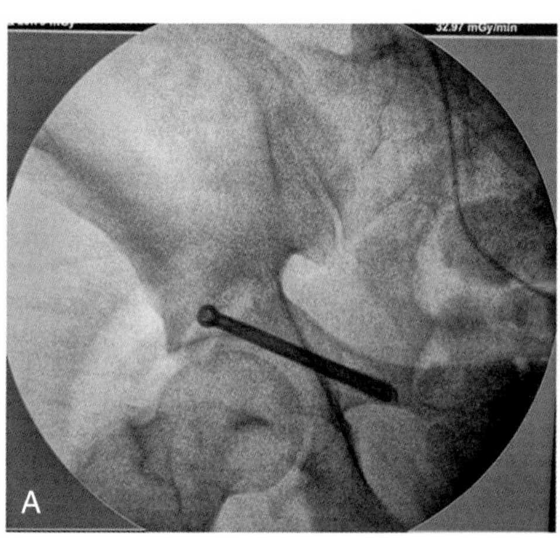
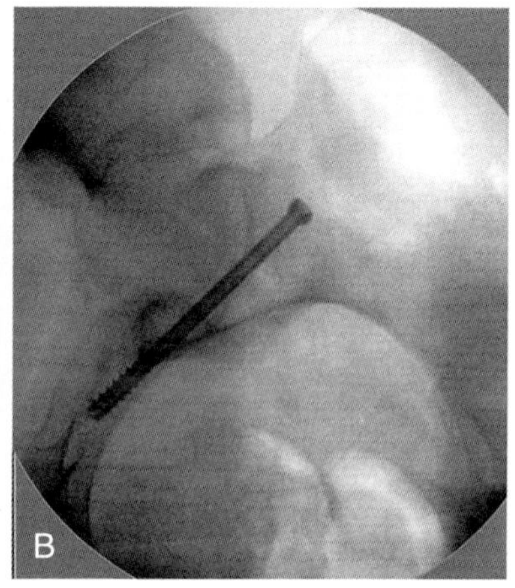

图 6-71　**进入导针**

A. 闭孔出口位；B. 髂骨入口位

3. 最后复位后壁骨块，放置后壁钢板固定，透视显示髋关节轮廓结构正常，前柱通道螺钉、后柱钢板位置满意（图 6-72），缝合伤口，术毕。

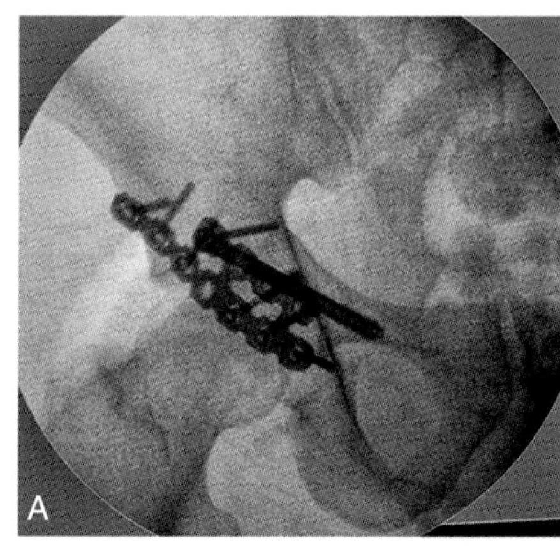
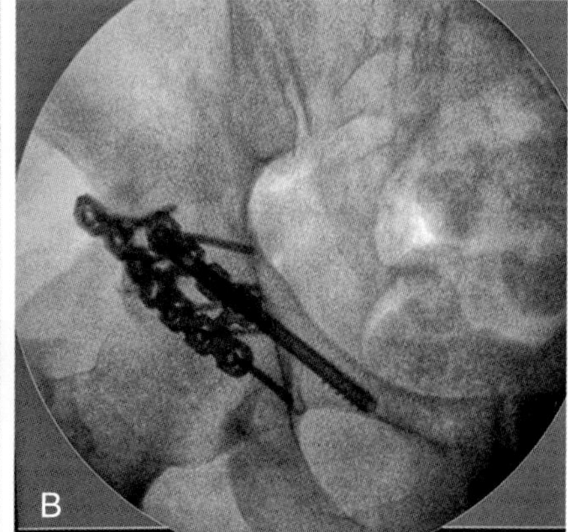

图 6-72　**复位后壁骨块，放置后壁钢板固定**

A. 闭孔出口位；B. 骨盆正位

【经验与体会】

前柱顺行通道螺钉在平卧位时由于进针点的骨面斜度较大导针较难置入，多用于俯卧位操作，常见于髋臼横形伴后壁骨折。髋臼横形伴后壁骨折行后路 K-L 入路或 DPA 时显露后壁骨块并向远端翻开，可直视下看到髋臼窝、前柱、后柱骨折线，通过坐骨大孔触摸或钳夹来复位前、后柱。在置入顺行前柱通道螺钉导针时找到进针点，向着前柱方向置入导针，可通过观察髋臼骨折线断定前柱导针的位置，只有当导针通过骨折线位于前柱通道的正中时才能确保导针置入前柱时不穿出骨质，进入髋臼窝内，再通过透视闭孔出口位、髂骨入口位来验证导针位置。按此操作可明显减少透视次数，提高螺钉的位置质量，减少并发症。横形伴后壁骨折固定方式也可选择前柱螺钉 + 后柱螺钉 + 后壁钢板固定方式（图 6-73）。

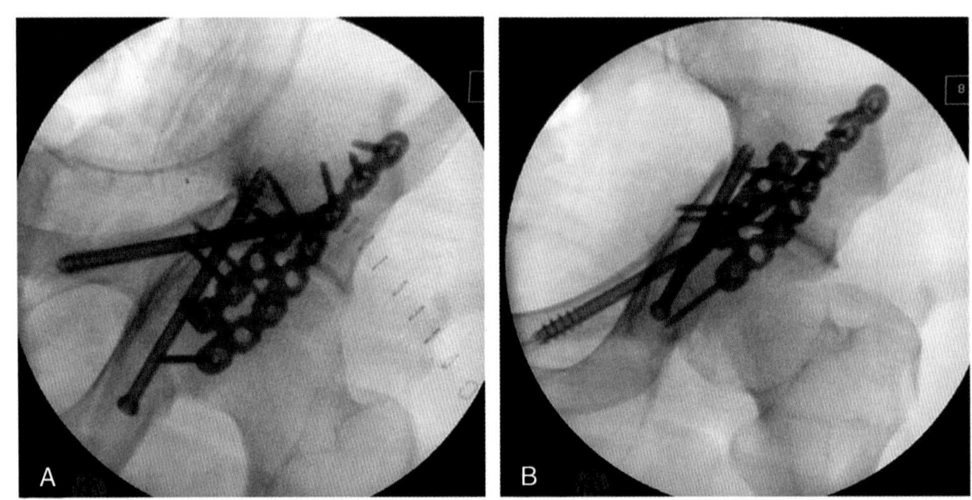

图 6–73　**前柱螺钉 + 后柱螺钉 + 后壁钢板固定方式**

A. 闭孔出口位；B. 髂骨入口位

第 7 章　髋臼骨折失败病例

髋臼的解剖结构和骨折分型复杂，手术难度大，在手术治疗过程中容易出现并发症。早期并发症包括感染、血管神经损伤、血栓栓塞、内固定松动、内固定物误入关节腔等。晚期并发症包括臀肌萎缩、骨坏死、创伤性关节炎、异位骨化、股骨头坏死等。

第一节　髋臼骨折术后感染

髋臼骨折术后的感染率为 2% ～ 5%。Letournel 报道的感染率为 4.2%，他指出：不同类型髋臼骨折的术后感染率有所差异。髋臼骨折术后感染有表浅感染、深部感染，晚期感染及迟发感染。髋臼骨折术后感染的易患因素包括：①合并尿道或直肠损伤；②手术难度大、手术时间长、术中出血多，感染的发生率增加；③一般情况差，或患有糖尿病的患者抗感染的能力差；④局部软组织损伤，如发生在大粗隆部位软组织的裂伤、擦伤及闭合性套脱伤可增加感染率。特别需要提出的是 Morel-Lavallee 损伤，是指髋臼骨折时发生在大粗隆附近的皮肤套脱伤，皮肤套脱后在皮下有血肿及液化的脂肪组织会引发感染。髋臼骨折手术后感染严重影响手术效果，必须积极预防感染。了解髋臼骨折术后感染的原因有利于控制感染，减少手术并发症。本病例为一髋臼骨折合并颅脑损伤患者，伤后 30 天手术，手术时间长达 8 小时，术中出血多导致术后深部感染，教训值得借鉴。

【病例】

患者女性，42 岁，以“车祸致伤头部及右侧盆部后意识不清 1 小时”急诊入当地医院抢救。行骨盆 CT 检查示右髋臼骨折（图 7-1）。入院诊断为：①重型颅脑损伤；②右髋臼骨折；③失血性休克。经医院抢救后患者病情渐渐稳定，于伤后第 30 天在全身麻醉下行右髋臼骨折切开复位内固定术，手术时长 8 小时，术中出血 3000ml；术后第 3 天出现发热，伤口引流管引流量持续增加，并出现脓性引流物，伤口有大量脓性液体流出，复查骨盆 X 线示髋臼骨折复位不良，内固定失效（图 7-2）。为进一步治疗于术后 1 周转入我院。

入院查体：神志清楚，体温 38.5℃，心率 120 次 / 分，呼吸 24 次 / 分；右侧腹部见一约 20cm 长斜形手术切口，周围红肿，旁边可见一引流管，有脓性液体流出（图 7-3）；复查骨盆 CT：右侧髋臼双柱骨折内固定术后钢板松动，髋臼呈中心性脱位，右侧盆部大量积液（图 7-4）；右髋关节屈伸不能，伸膝受限，股四头肌力 2 级。

术前诊断：①右髋臼骨折（Judet-Letournel 分型：双柱骨折）术后感染并内固定松动；②右髂腰肌、股神经损伤；③重型颅脑损伤恢复期。

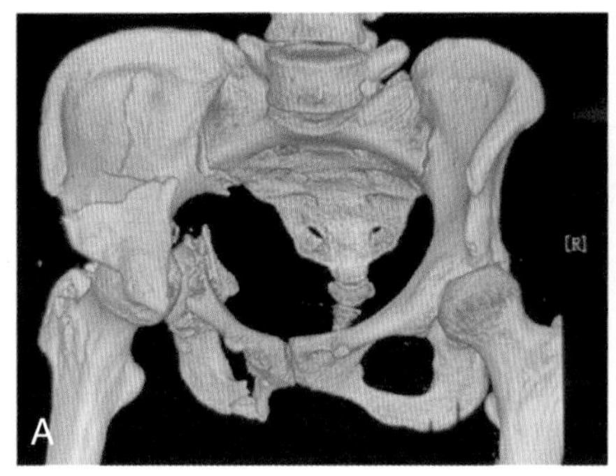

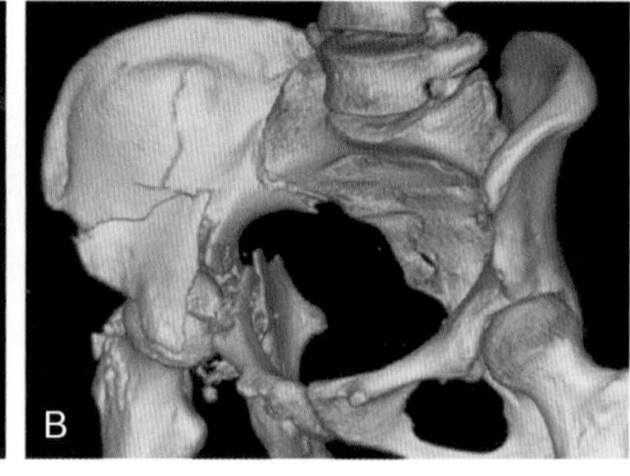

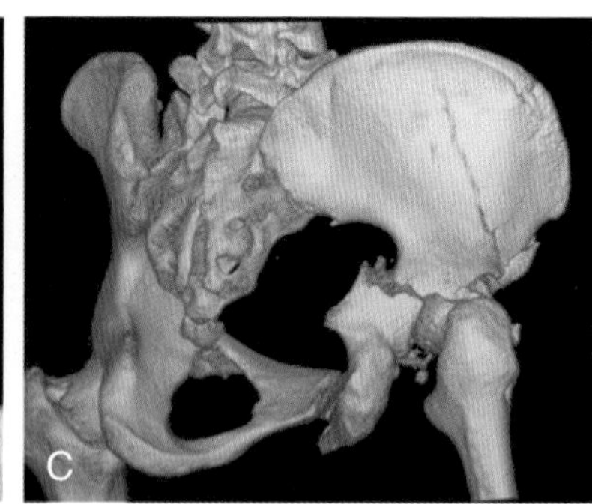

图 7-1 术前骨盆 CT 检查

A. 前面；B. 内侧面；C. 后侧面

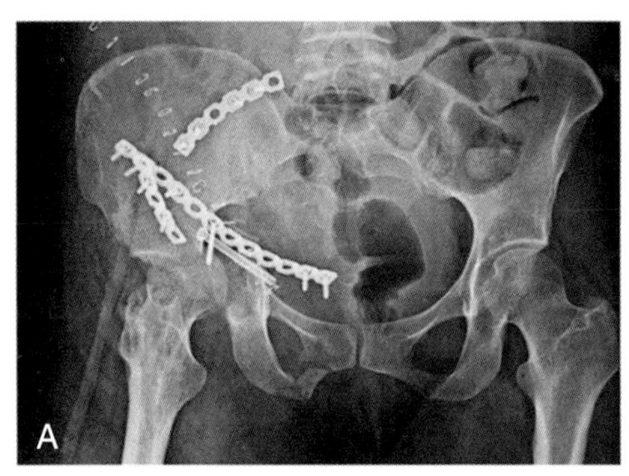

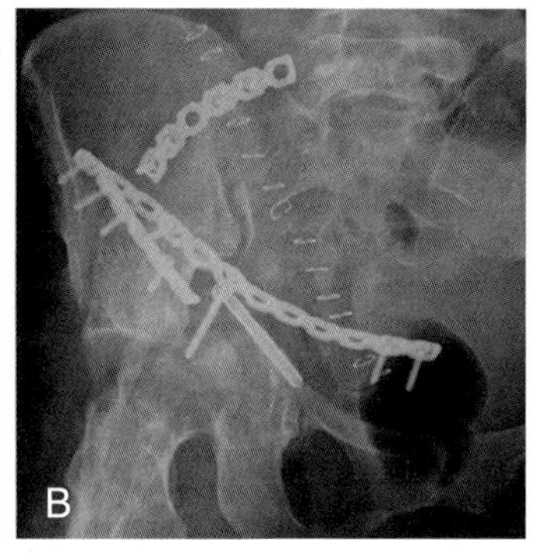

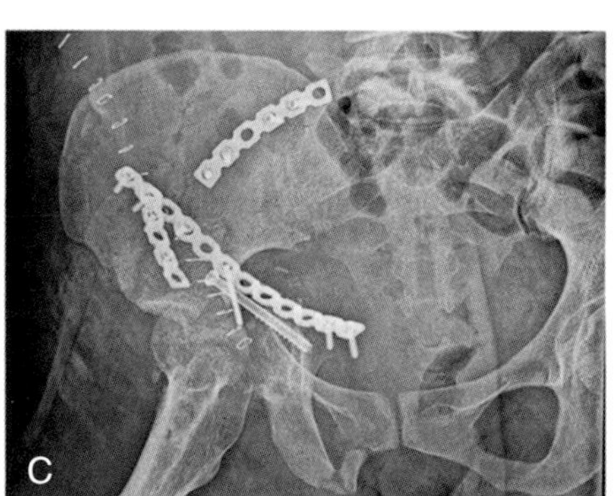

图 7-2 外院复查骨盆 X 线

A. 骨盆正位；B. 闭孔斜位；C. 髂骨斜位

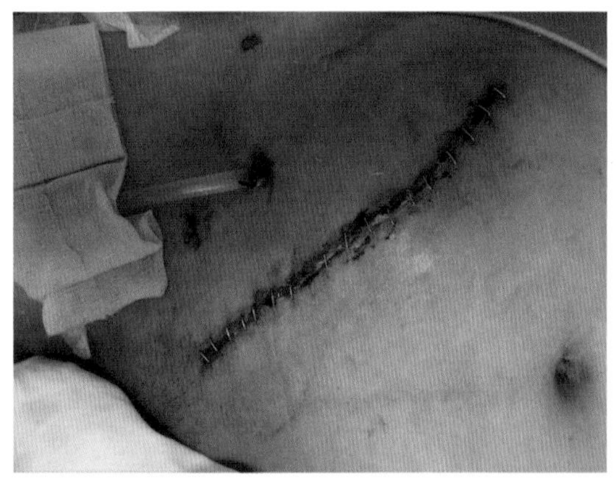

图 7-3 外院术后伤口

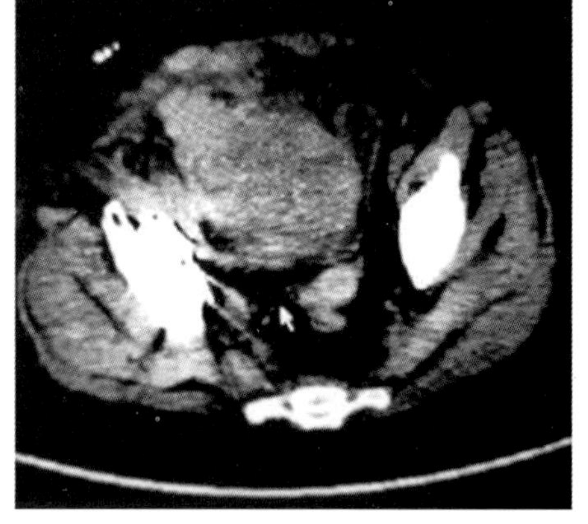

图 7-4 复查骨盆 CT 示盆腔内大量积液

【临床决策分析】

（一）临床决策依据

病情例有以下特点：①髋臼陈旧性骨折术后伤口流脓，髋关节有感染可能；②髋臼骨折术后骨折未复位，内固定失效；③右侧股神经损伤及髂腰肌损伤表现；④颅脑损伤恢复期，可能不配合治疗。患者目前诊断明确，髋臼骨折术后感染，考虑为深部感染，并可能导致髋关节感染可能。治疗方案的选择较为困难，是否行一期翻修髋臼骨折争议较大。一期翻修支持点：恢复髋臼头臼匹配关系为恢复髋关节功能创造条件，同时可稳定关节，有利于髋关节感染及周围感染的控制。不支持点：一期翻修风险极高，内置物的存在不利于控制感染。另一观点是去除内固定物，创口反复清创直至感染控制后再行二期翻修。二期处理支持点：

去除内固定物有利于感染控制。不支持点：不复位固定脱位的髋关节，对髋关节感染难以控制。髋关节长期浸泡在脓液中破坏关节软骨，不利于关节功能恢复，即使感染控制后行二期关节置换的风险也较大。感染控制后髋臼骨折已经陈旧，周围组织粘连严重，可能失去翻修机会。权衡上述关系的利弊，决定行一期骨折翻修术。

（二）手术方法

患者诊断明确，术后 1 周，病情稳定，满足手术条件。

1. 麻醉及体位：全身麻醉气管插管，平卧位消毒患侧髋及臀部，铺单并用手术膜封闭手术区。

2. 取原切口拆线，先对浅表组织进行彻底清创，切除坏死皮缘及皮下组织，再进行深部清创。术中见右侧盆腔内充满脓性分泌物及炎性组织，清除后见髂腰肌基本消失，未找到股神经。反复清理术腔，去除原内固定失效的钢板螺钉，用大量生理盐水反复冲洗，至创口内组织均呈健康表现后复位骨折，并对骨折进行简单方式固定。放置两根引流管进行术后灌洗用，关闭切口。

3. 术后持续灌洗创口，于术后第 3 天对创口进行清创，二次清创后伤口愈合良好，2 周后拆线。复查骨盆 X 线示髋臼轮廓基本恢复（图 7-5）

（三）手术风险评估与防范

1. 髋臼骨折术后深部感染后果严重，是否一期翻修骨折争议较大，目前没有统一规范。注意避免损伤髂外血管和闭孔血管。

2. 翻修手术因失去正常解剖关系，血管、神经损伤风险较高。

3. 感染手术清创后由于炎症原因骨折创面出血较多，是否行创口灌洗要视情况而定。

4. 翻修尽量选择简单内固定方式，能用螺钉尽量不要用钢板固定，减少内置物引起的感染。

（四）术后情况

术后病情稳定，随访 3 年伤口未出现感染，复查骨盆 X 线示右髋关节创伤性关节炎表现（图 7-6），无股骨头坏死，患者行走可，右侧股四头肌肌力恢复至 4 级，屈髋功能部分恢复，继续随访。

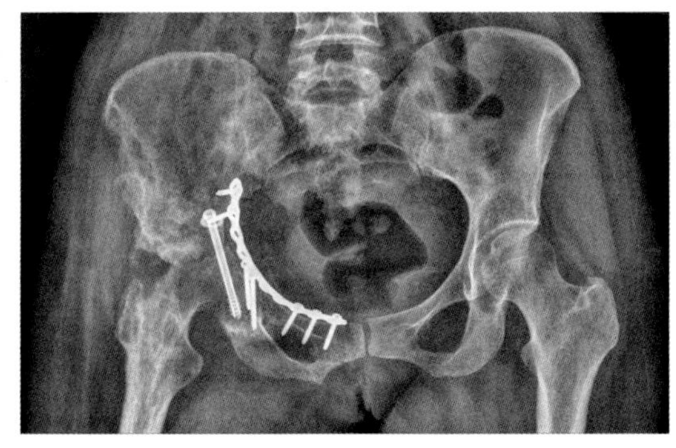

图 7-5　**一期骨折翻修术后复查骨盆 X 线**

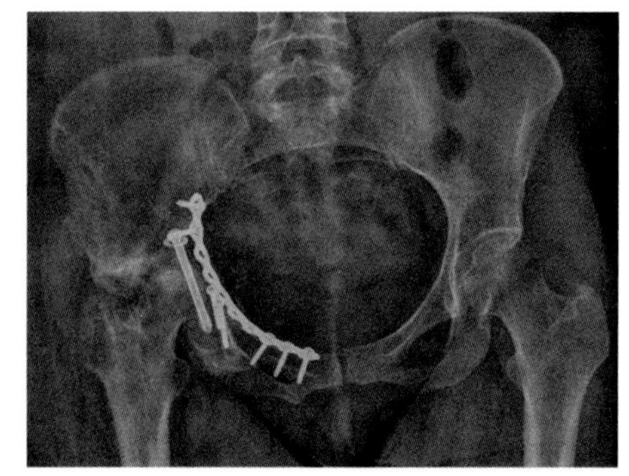

图 7-6　**一期骨折翻修术后第 3 年复查骨盆 X 线**

【经验与体会】

（一）髋臼骨折手术预防感染

髋臼骨折术后感染的预防措施有：①术前准备充分，糖尿病患者手术前控制血糖，减少感染发生率；②手术前及时发现术区软组织损伤，特别是 Morel-Lavallee 损伤，必要时给予引流或清创，待皮肤条件改善后行手术；③术前充分认识骨折的形态及类型，做好手术方案，必要时行 3D 打印模型，体外模拟手术，对钢板进行预弯以缩短手术时间、减少术中出血；④术中操作精准，避免加重软组织损伤，充分冲洗伤口，伤口引流减少血肿形成；⑤合理使用抗生素；⑥对合并多发伤要合理应用创伤控制理论，避免单次手术时间过长、手术创伤过大；⑦术后密切观察患者全身状况及伤口情况，发现问题及早处理。上述问题周全考虑后感染的并发症基本能控制。

（二）髋臼骨折术后发现感染处理

髋臼骨折术后出现感染征象要及时处理，先判定是浅表感染还是深部感染，浅表感染处理相对较容易，伤口拆开保持引流通畅，清创后可放置负压等。深部感染较难处理，内固定稳定者可不去除内固定，创口要彻底清创，去除不健康组织，大量生理盐水反复冲洗，术后进行创口灌洗，合理使用抗生素，合并糖尿病者要控制血糖；内固定失效者视情况尽量进行一期骨折翻修，骨折复位后选择简单固定方式，术后可行辅助下肢牵引维持稳定。

第二节　髋臼骨折合并大血管损伤

髋臼骨折合并大血管损伤临床上并不多见，多数患者受伤后在极短的时间内死于大出血，很少能到达医院进行抢救，即使少数患者到达医院也会因出血迅猛来不及抢救而死亡。术中出现医源性损伤大血管的原因主要是对血管解剖不熟悉、操作粗暴，因此对髋臼骨折粉碎严重、有可能伤及血管的患者一定要谨慎，术前要仔细阅读影像学资料，必要时行下肢血管 DSA 检查，避免术中血管损伤。本例为一陈旧性髋臼双柱骨折，术中发现髂外血管损伤但被骨痂及周围软组织包绕，在进行骨折分离时出现大出血。

【病例】

患者男性，47 岁，以“高处坠落致伤右髋部疼痛、活动受限”急诊入当地医院抢救。行骨盆 X 线（图 7-7）示右髋臼粉碎性骨折，急诊行骨盆外固定支架固定术（图 7-8）。复查 CT 检查示右髋臼双柱骨折（图 7-9），可见右髋臼中心性移位严重，前后柱连带方形区向盆内移位明显，与髂骨侧严重分离，伤后第 4 周全身情况稳定后行右髋臼骨折手术治疗。

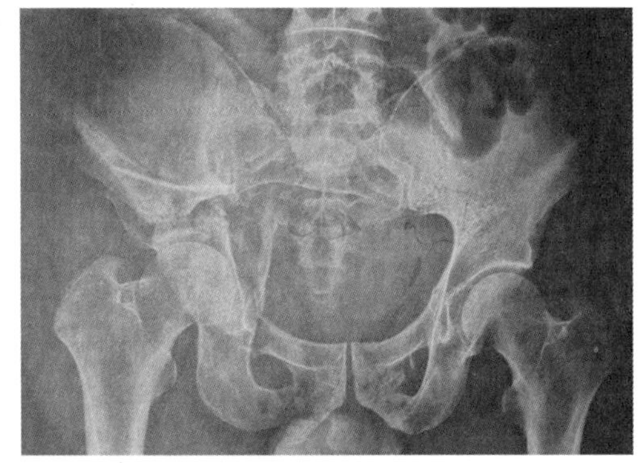

图 7–7　术前骨盆 X 线片

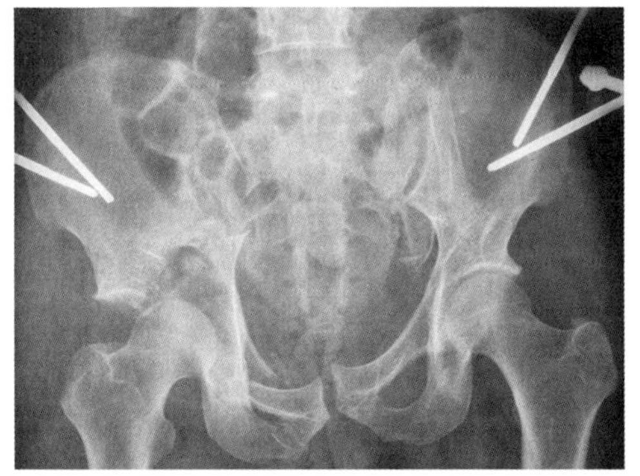

图 7–8　急诊行骨盆外固定支架固定术

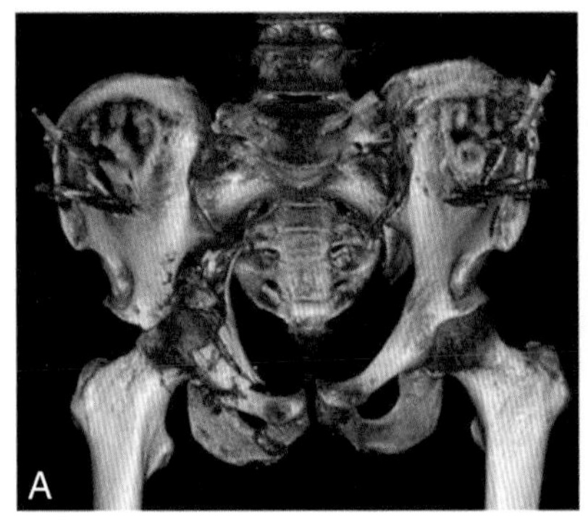

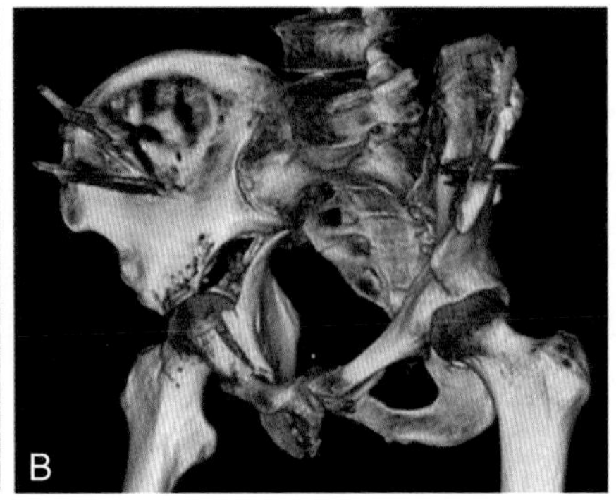

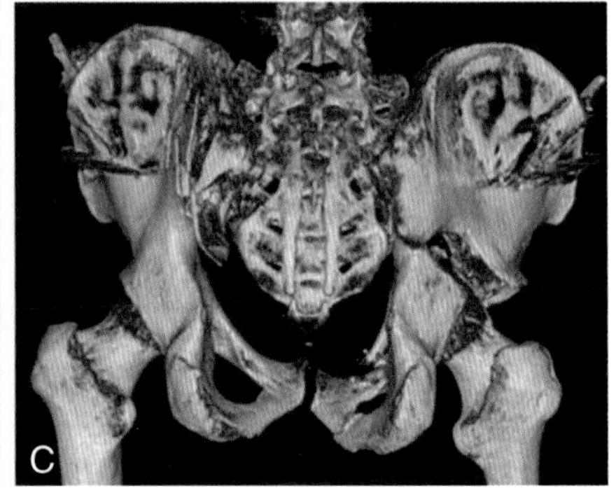

图 7–9　骨盆外支架固定术后复查 CT 检查

A. 正面；B. 内侧面；C. 后面

术前诊断：右髋臼骨折（Judet-Letournel 分型：双柱骨折；三柱分型：C 3 型）。

【临床决策分析】

（一）临床决策依据

病情有例以下特点：①青壮年男性，身体精瘦，几乎无皮下脂肪组织；②伤后第 4 周，无双下肢神经、血管损伤表现；③右髋臼骨折粉碎严重，股骨头中心脱位，髂骨侧与耻骨坐骨侧分离明显，髂骨翼外旋，后柱内旋；④伤后复查 CT 示有大量骨痂生长（图 7-10）。患者诊断明确，右髋臼骨折移位明显，髋关节稳定性严重破坏，手术指征明确，目前病情稳定，具备手术条件。手术方式拟选择腹直肌外侧入路行髋臼骨折切开复位内固定术。

（二）手术过程

1. 麻醉及体位：全身麻醉气管插管，平卧位消毒患侧髋及臀部，铺单并用手术膜封闭手术区。

2. 右侧腹直肌外侧入路，按标准腹直肌外侧入路进行显露，分离完内侧窗后经中间窗显露髂腰肌时因周围骨痂较多没发现髂外血管，显露真骨盆缘时创面开始渗血，由小量逐渐呈喷射状，考虑为髂外动脉损伤出血，于是解剖髂外动脉近端，用血管夹夹闭，再仔细解剖分离，见髂外动脉约 5cm 纡曲，部分呈动脉瘤样改变，髂外静脉纡曲（图 7-11），整个血管束被骨折端卡住，周围有大量骨痂包绕，但静脉壁完好血液流动通畅。扩大手术切口，沿股管向上游离股动脉至腹股沟韧带上方，通知血管外科做好血管移植手术准备。

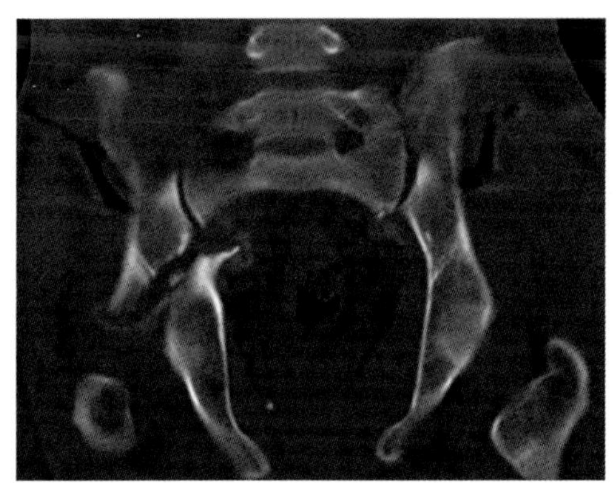

图 7-10　CT 示有大量骨痂生长

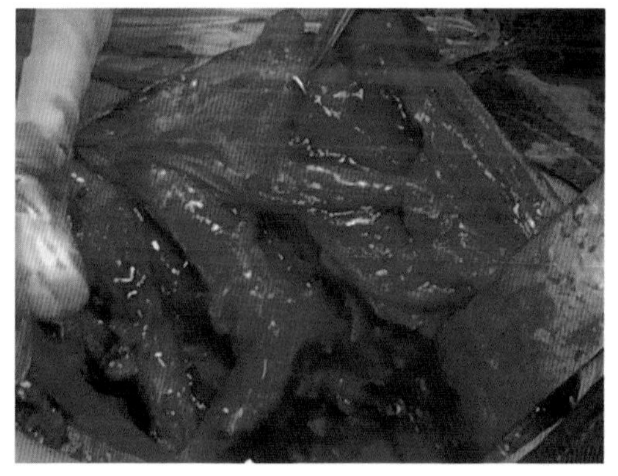

图 7-11　髂外动脉、静脉纡曲

3. 快速清理骨痂，在最短时间内将髋臼骨折大体复位后钢板固定，透视见髋臼轮廓基本恢复（图 7-12），由血管外科进行髂外动脉、静脉血管移植术。术后常规对症处理。

（三）术后情况

术后返回病房，抬高右下肢、屈髋、屈膝，常规抗血栓治疗，无下肢血供障碍及血栓形成，2 周后伤口拆线出院，复查 X 线示髋臼骨折基本复位（图 7-13）。术后第 2 个月下床行走，无不适主诉；术后 3 个月返院复查示右髋关节活动正常，下肢血供正常，行走轻度跛行。

【经验与教训】

髋臼骨折伤后是否有大血管损伤需观察受伤时全身血压变化和下肢血供情况，同时结合受伤暴力程度、受伤机制、骨折类型、骨折移位等情况综合考虑。髋臼前柱、前壁粉碎性骨折且移位严重的患者建议术前常规行下肢血管 CTA 检查，特别是前壁骨块向血管鞘方向突出（图 7-14）的患者，因为骨折尖部有可能刺入髂外血管束。如果发现有血管损伤，术前要进行会诊，术中操作时动作轻柔，避免医源性血管损伤。

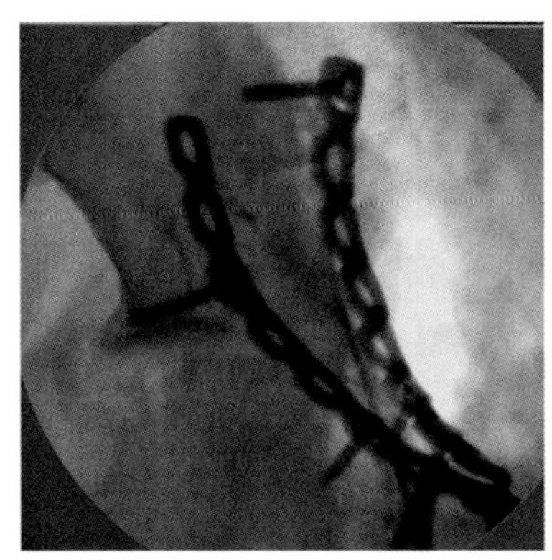

图 7-12　髋臼骨折大体复位后钢板固定

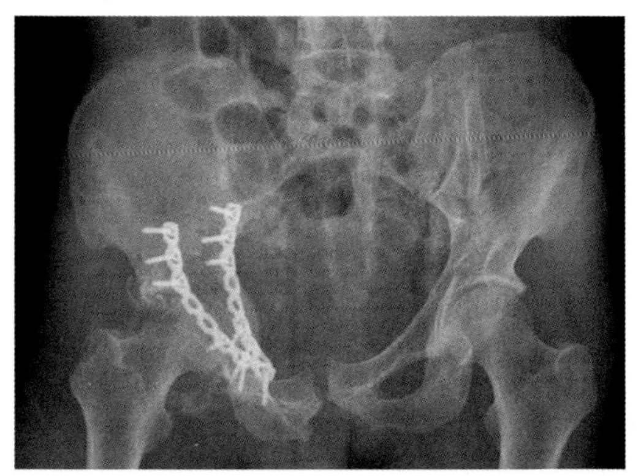

图 7-13　内固定术后 2 周复查 X 线

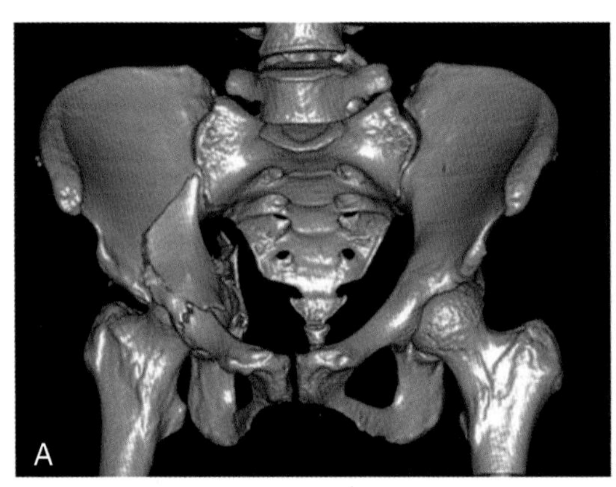

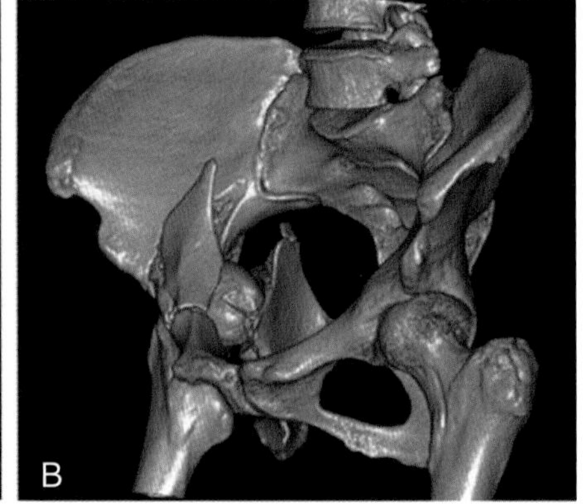

图 7-14　前壁骨块向血管鞘方向突出

A. 正面；B. 内侧面

第三节　髋臼骨折术后大出血

髋臼骨折术后出血常见，特别是陈旧性髋臼骨折、髋臼粉碎性严重骨折、髋臼骨折后有血栓形成，以及术前放置滤网并严格抗凝血的患者术后创面渗血多见。术后创面渗血与大血管出血要相鉴别，创面广泛渗血可采取停用抗凝血药、夹闭引流管、盆部压迫等方式进行止血。大血管出血可能危及生命，必要时要行 DSA 血管栓塞或开腹探查止血。髋臼骨折术后出血导致血肿形成要与盆腔感染相鉴别，术后出现引流不畅、创面渗血较多时手术区域可形成血肿，患者可感觉腹胀、大小便受影响等。术后感染除有上述症状，还伴有发热、腹膜刺激症状，感染扩散会引起内固定失效甚至危及生命。如果仅是血肿则不宜清创，清创会加重出血，增加感染概率。

【病例】

患者女性，56 岁，以“车祸致伤右盆部疼痛、活动受限”入当地医院抢救。患者伤后合并颅脑损伤在 ICU 及神经外科治疗，病情稳定后于伤后第 4 周转骨科。行骨盆 CT 检查示右髋臼双柱骨折（图 7-15），拟行手术前检查发现右下肢深静脉血栓形成，请血管外科会诊，建议行下腔静脉滤网置入预防血栓脱落，定于伤后第 5 周全身情况稳定后手术。

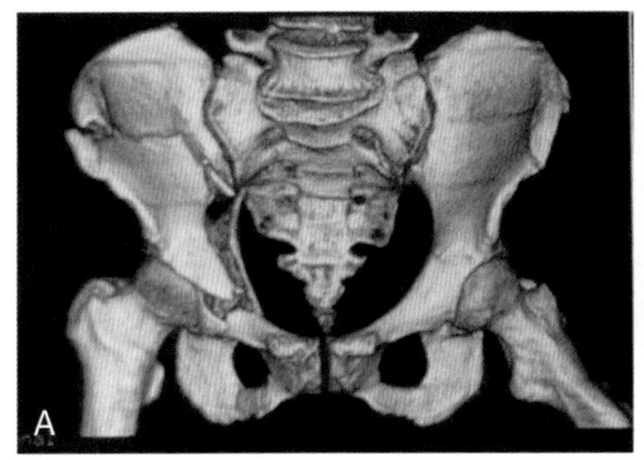
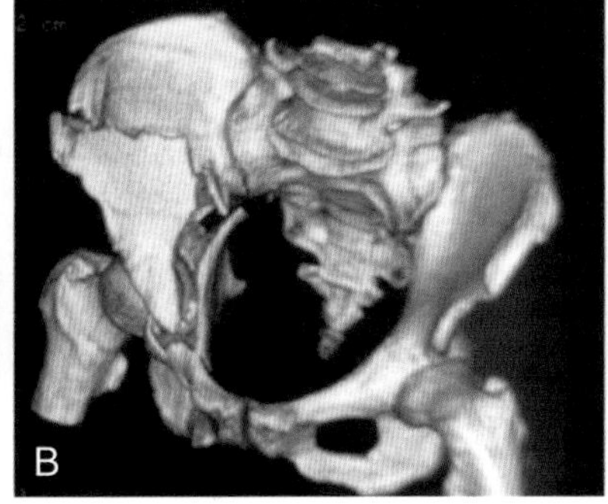
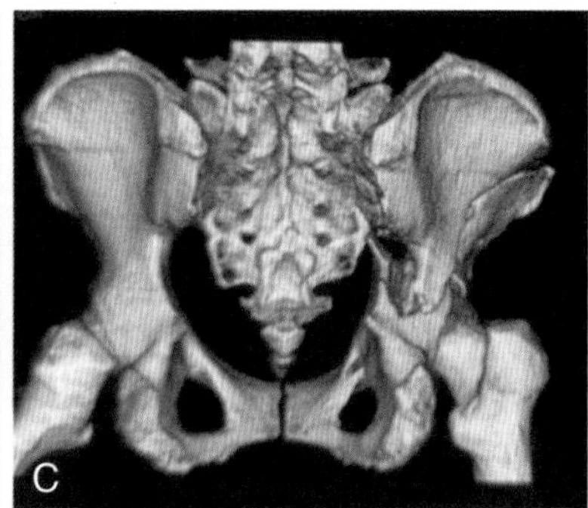

图 7-15　术前 CT 三维重建

A. 正面；B. 内侧面；C. 后面

【临床决策分析】

（一）临床决策依据

本病例特点有：①重型颅脑损伤，恢复期可能出现不配合治疗；②右髋臼陈旧性双柱骨折，伤后第 5 周手术，术中复位难度增加，出血量增多；③术前下肢深静脉血栓形成，放置滤网、常规抗凝血治疗，增加术中、术后出血风险；④陈旧性骨折手术后创面渗血会明显增多，若引流不畅可出现盆腔积血、血肿等。患者诊断明确，手术指征明确，手术难度、出血风险较高，且术后存在感染、盆腔血肿等风险。因此术前要做好充分准备，并与患者及其家属做好沟通，确保围术期安全。

（二）手术方法

按腹直肌外侧入路标准进行显露、骨折复位。患者伤后第 5 周，骨折类型为双柱骨折，粉碎程度严重，为提高骨折复位质量应加强骨折固定强度，缩短手术时间，采用髋臼一体化翼形钢板固定。对骨折进行大体复位后放置髋臼一体化翼形钢板，并用复位钳钳夹钢板与髂前上棘外板，进一步与钢板贴合，透视见骨折复位良好（图 7-16），置入固定螺钉，冲洗伤口并彻底止血，检查无活动性出血后放置术区引流管，关闭伤口。

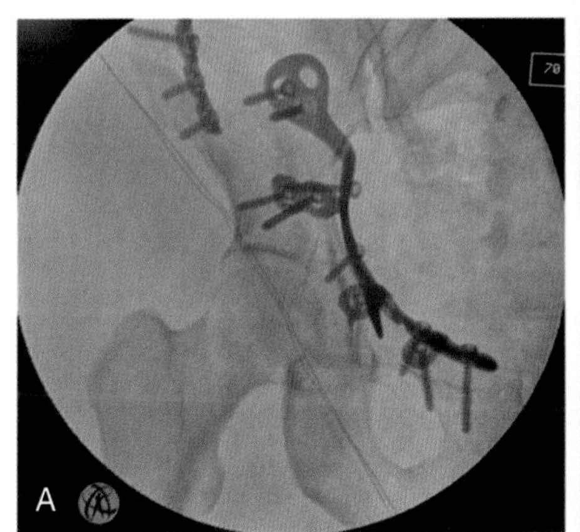
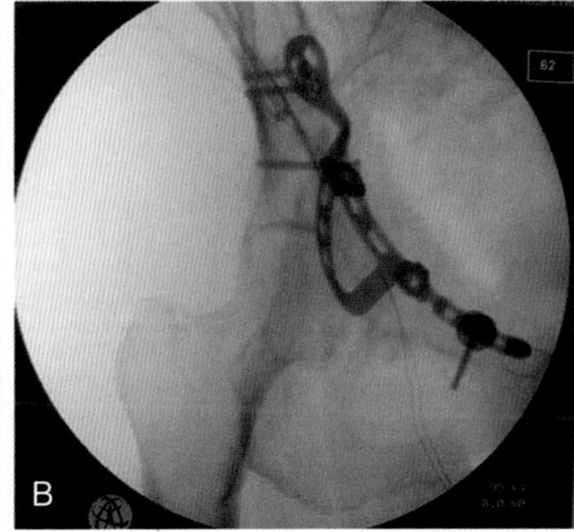
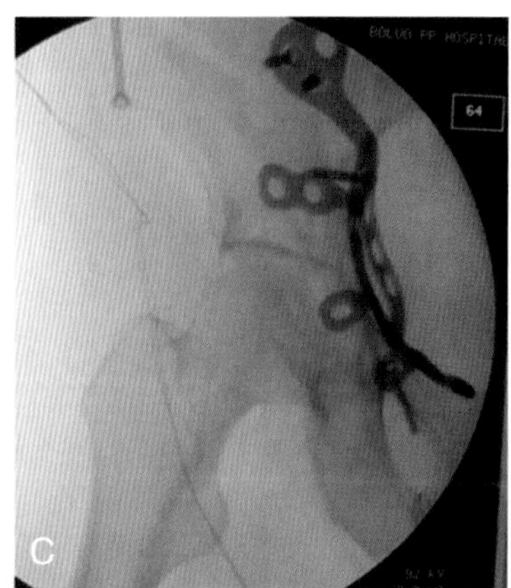

图 7-16　术中透视骨折复位良好

A. 骨盆正位；B. 闭孔斜位；C. 髂骨斜位

（三）手术风险评估与防范

陈旧性髋臼骨折不仅存在术中复位困难、出血多等风险，还有其特殊性：①术前有下肢深静脉血栓形成，虽然放置了下腔静脉滤网，但仍有小栓子脱落导致肺栓塞的可能；②患者下腔静脉放置滤网后行常规抗凝血治疗，加大了出血风险，术中可能广泛渗血，影响手术操作；③术后可能因渗血形成血肿，并增加感染概率。

（四）术后情况

患者术后恢复正常，术后第 2 天引流量＜ 50ml 后拔除引流管，肛门排气后开始进流质饮食。术后第 3 天患者出现发热，体温 38℃左右，并伴有腹胀，复查骨盆 X 线示髋臼骨折复位固定良好，内固定位置好；骨盆 CT 检查示髋臼复位固定好（图 7-17），右侧盆腔大量液性区域（图 7-18）考虑为出血，有感染的可能。请上级医院会诊建议转院治疗。转院后经全院会诊讨论，建议行 DSA 下介入止血，并行剖腹探查准备。但手术医生建议仅对症处理即可。住院观察期间病情稳定，于 1 周后恢复出院。

术后 6 个月复查，患者行走正常，无不适主诉。复查骨盆 X 线示右髋臼骨折术后骨折线消失，髋臼及骨盆轮廓正常，无内固定松动，无创伤性关节炎及股骨头坏死表现（图 7-19）。

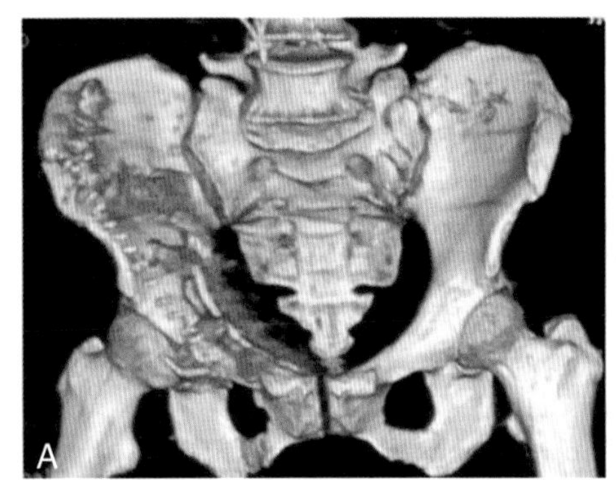
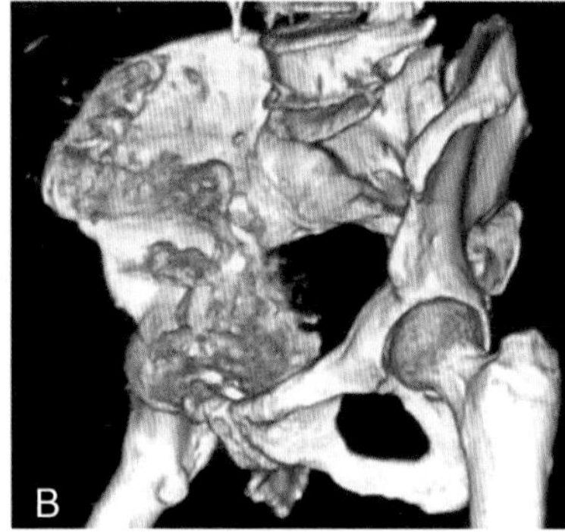
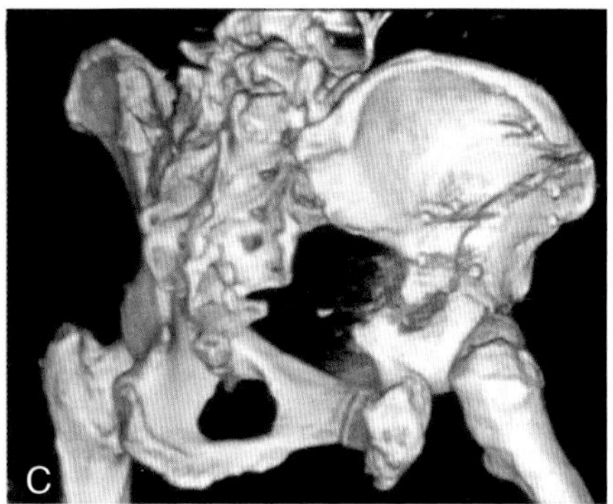

图 7-17　术后复查骨盆 CT 示髋臼复位固定好

A. 正面；B. 内侧面；C. 后侧面

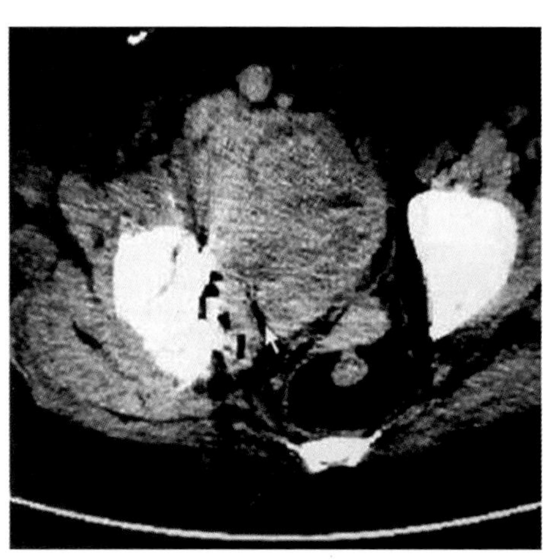

图 7-18　术后复查骨盆 CT 示右侧盆腔大量液性区域

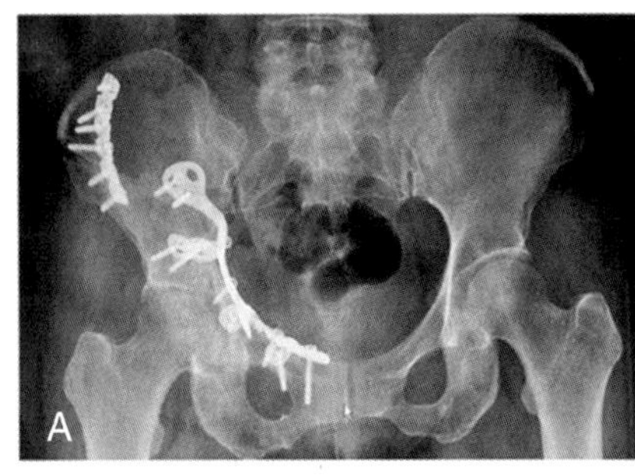
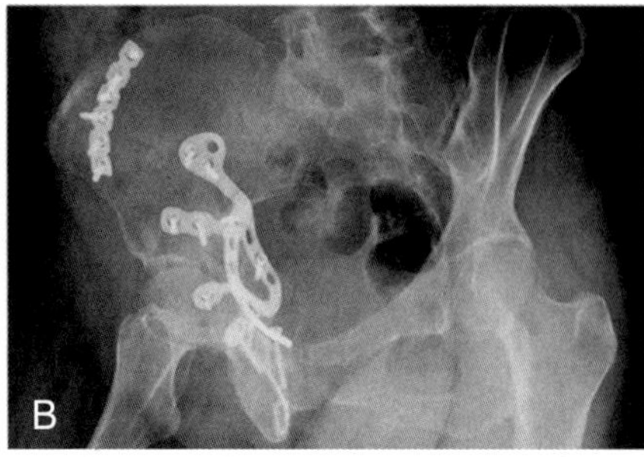
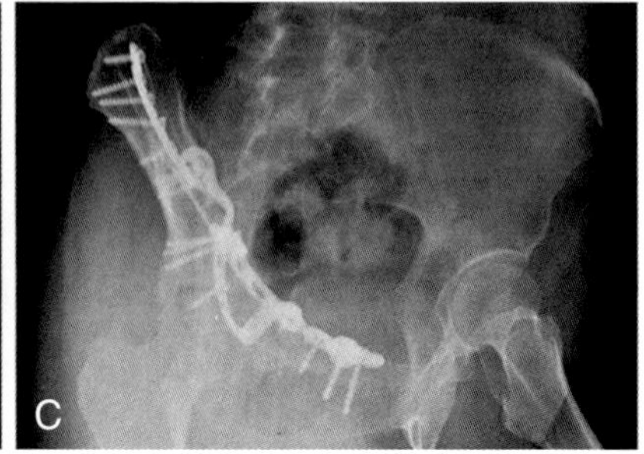

图 7-19　术后 6 个月复查骨盆 X 线

A. 骨盆正位；B. 髂骨斜位；C. 闭孔斜位

【经验与体会】

髋臼骨折术后出血较常见，一般为创面渗血，少有大血管出血。预防术后出血的措施有：①术中操作轻柔，减少软组织损伤；②术中严格大血管保护，避免对大血管造成切割、牵拉等；③骨折尽量达到解剖复位，显露时创面有渗血，一旦骨折复位好，创面渗血明显减少；④术后仔细、彻底止血，渗血部位或骨折端放置明胶海绵等止血，放置引流管并保持引流管通畅；⑤术后避免血压波动过大。

术后如果出现腹胀、发热、肠梗阻、腹膜刺激征等症状时要及时复查血常规、腹部 B 超或 CT 检查，检查引流管是否通畅。鉴别大血管出血和创面广泛渗血，是否合并有盆腔感染等。出现短时间内血压下降、休克时需紧急止血处理；创面广泛渗血可通过输血、局部压迫等对症处理，盲目行 DSA 只能加重创伤、出血；剖腹探查不仅不能止血反而会加重出血，增加感染概率，须慎重。本例为术后第 3 天出现腹胀等症状，血压稳定，体温 38℃左右，无高热，结合患者术前放置下腔静脉滤网抗凝血治疗，手术实施于伤后第 5 周，创面渗血形成巨大血肿可能性大，观察对症处理后患者恢复较好，避免了二次手术带来的痛苦和手术并发症。

第四节　髋臼后柱骨折术后螺钉进入髋关节腔内

单纯髋臼后柱骨折非常少见，占髋臼骨折的 3% ～ 5%，常伴有髋关节后脱位和后壁骨折，典型后柱骨折的骨折线由闭孔延伸至坐骨大切迹，少见骨折线仅局限于坐骨区域。骨折块通常后移、内移和内旋，伴随后柱和坐骨结节的旋转。后柱手术入路常常选择经典的 K-L 入路，部分后柱骨折也可通过前方入路进行复位固定。髋臼后壁骨折常因后壁骨折块小难以固定，内固定钢板可能太靠近关节边缘使螺钉进入髋关节腔内，但后柱骨折则少见固定螺钉进入髋臼窝内。本病例为少见的髋臼后柱骨折，术中出现固定螺钉进入髋关节腔内，术后患者髋关节疼痛明显，不能活动，经及时进行翻修后保证了髋关节的功能及避免了股骨头坏死，供临床骨科医生吸取教训。

【病例】

患者男性，28 岁。车祸致左髋部疼痛、活动受限 3 小时入当地医院。入院查骨盆 X 线（图 7-20）及 CT（图 7-21）诊断为：左髋臼横形骨折合并股骨头后脱位，在当地医院行后 K-L 入路骨折切开复位钢板螺钉内固定术，术后患者感觉左髋关节疼痛、活动不能，复查 X 线（图 7-22）示骨折脱位已经复位，可见髋臼后侧 2 块钢板固定。患者出院后左髋关节仍不能活动，并感疼痛加重，于术后 1 个月来我院就诊，行左髋关节 CT 检查示左髋臼后柱骨折双钢板固定术后内固定螺钉进入髋臼窝内（图 7-23）。

术前诊断：左髋臼骨折内固定术后螺钉置入关节腔。

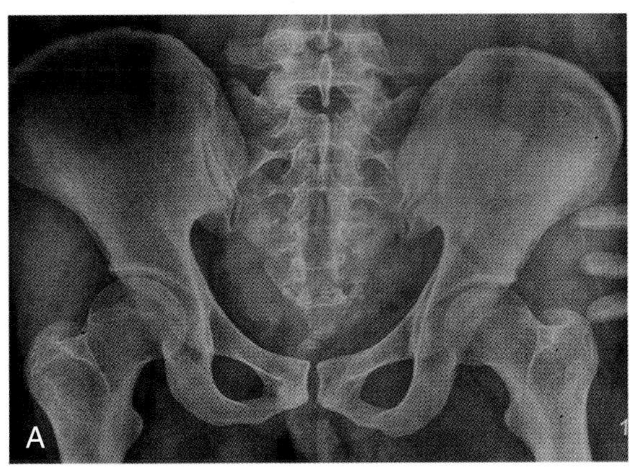

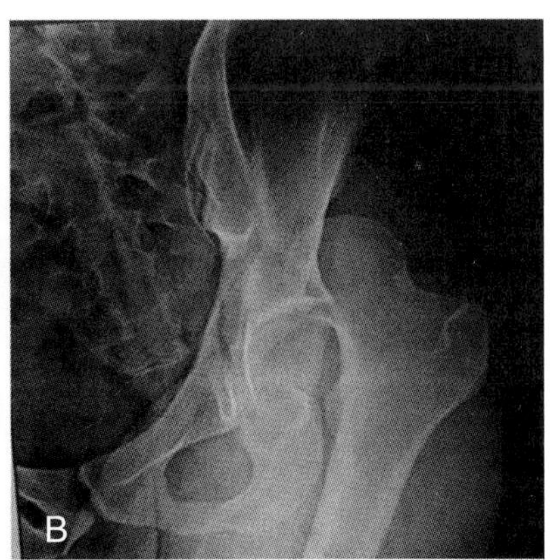

图 7-20　**术前检查骨盆 X 线**

A. 骨盆正位；B. 闭孔斜位

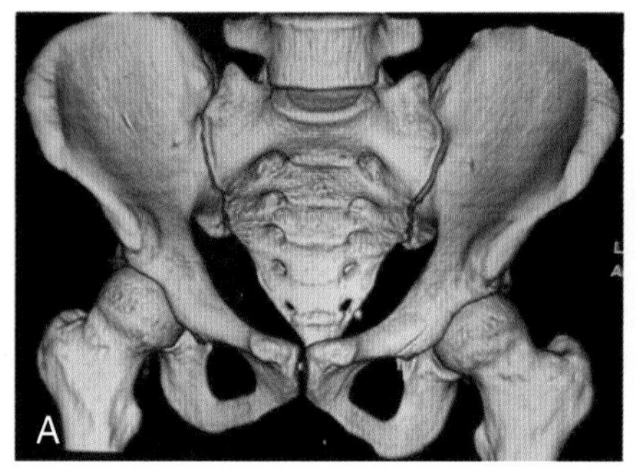
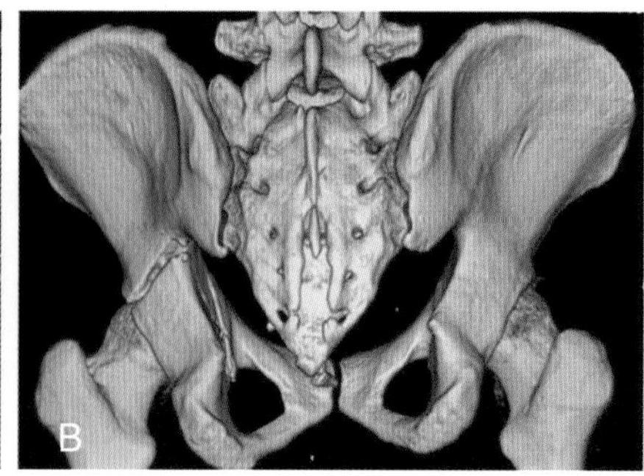
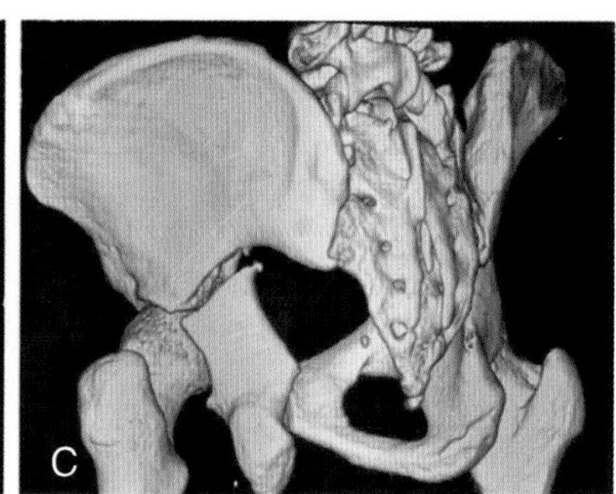

图 7-21　**术前骨盆 CT 检查**

A. 正面；B. 后面；C. 后侧面

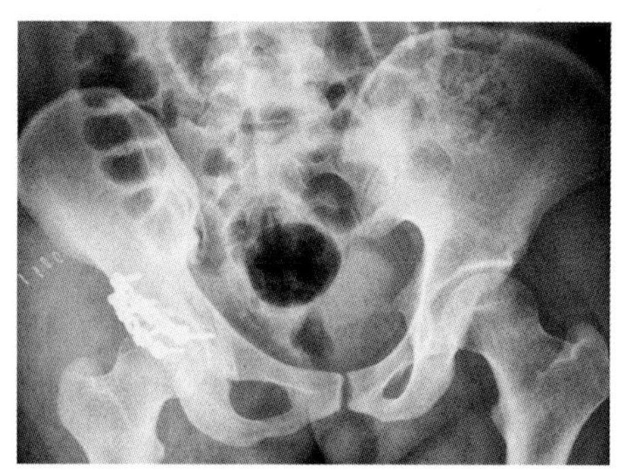

图 7-22　**术后骨盆 X 线片**

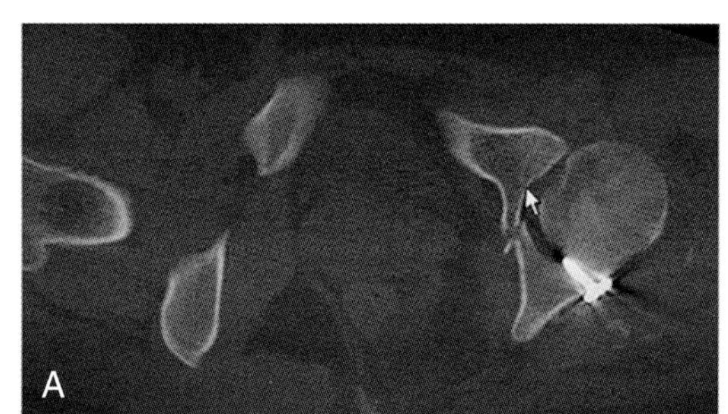
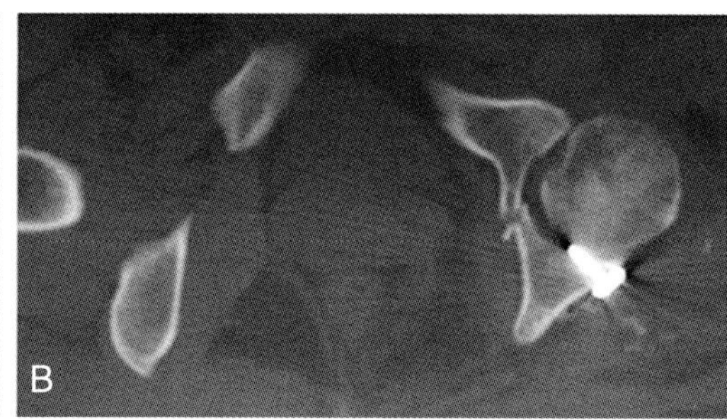
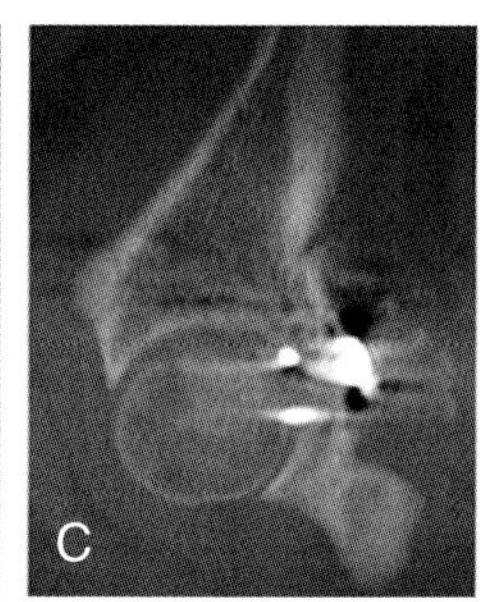

图 7-23　**术后 1 个月行左髋关节 CT 检查**

A、B. 横断位；C. 矢状位

【临床决策分析】

（一）临床决策依据

本病例特点如下：髋臼后柱骨折行左侧 K-L 入路进行骨折复位、双钢板固定，术后患者左髋关节疼痛、活动不能，复查骨盆 X 线未发现问题。髋臼后壁骨折、后柱骨折、后柱伴后壁骨折等后路固定的患者，术中一定要检查髋关节活动时有无髋臼摩擦感，螺钉置入时尽量远离髋臼窝。术后出现髋关节活动疼痛时一定要复查 CT 检查螺钉是否误入髋臼窝，一旦发现要及时翻修，否则螺钉会磨损股骨头，导致严重的创伤性关节炎、股骨头坏死等。

（二）手术方法

患者诊断明确，第一次手术后 1 个月病情稳定，满足手术条件。

1. 麻醉及体位：全身麻醉气管插管，俯卧位消毒，将患侧下肢消毒至膝以远，包扎后供术中牵引下肢用。术者位于患侧操作。

2. 取原 K-L 入路，依次切开皮肤、皮下组织，沿肌肉间隙显露内固定钢板，取出钢板后，调整后柱钢板位置后重新置入。

3. 活动髋关节见关节活动灵活，无阻挡和摩擦感，透视见钢板位置合适，螺钉未进入髋关节内；冲洗伤口并彻底止血，放置引流管后缝合。

（三）手术风险评估与防范

1. 翻修手术不同于初次手术，解剖结构会发生改变，术中要仔细分辨坐骨神经并加以保护。

2. 患者为单纯后柱骨折，不应在后侧安放 2 块钢板，翻修时务必要细心，避免臀上血管、神经损伤。

3. 术后止血彻底，预防感染，并预防异位骨化形成。

（四）术后情况

术后病情稳定，无发热及其他不适，第 2 天拔除引流管，开始进流质饮食。复查骨盆 X 线（图 7-24）及 CT 三维重建（图 7-25）均示后柱骨折解剖复位，后柱螺钉位置良好，无并发症。

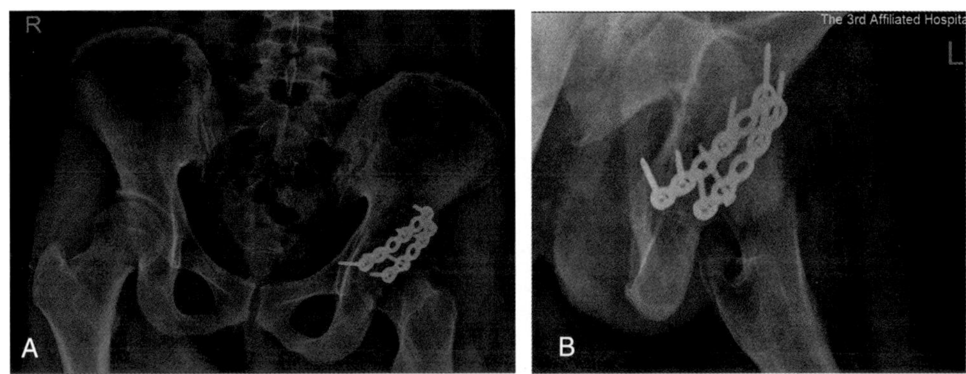

图 7–24　**术后复查骨盆 X 线**

A. 骨盆正位；B. 闭孔斜位

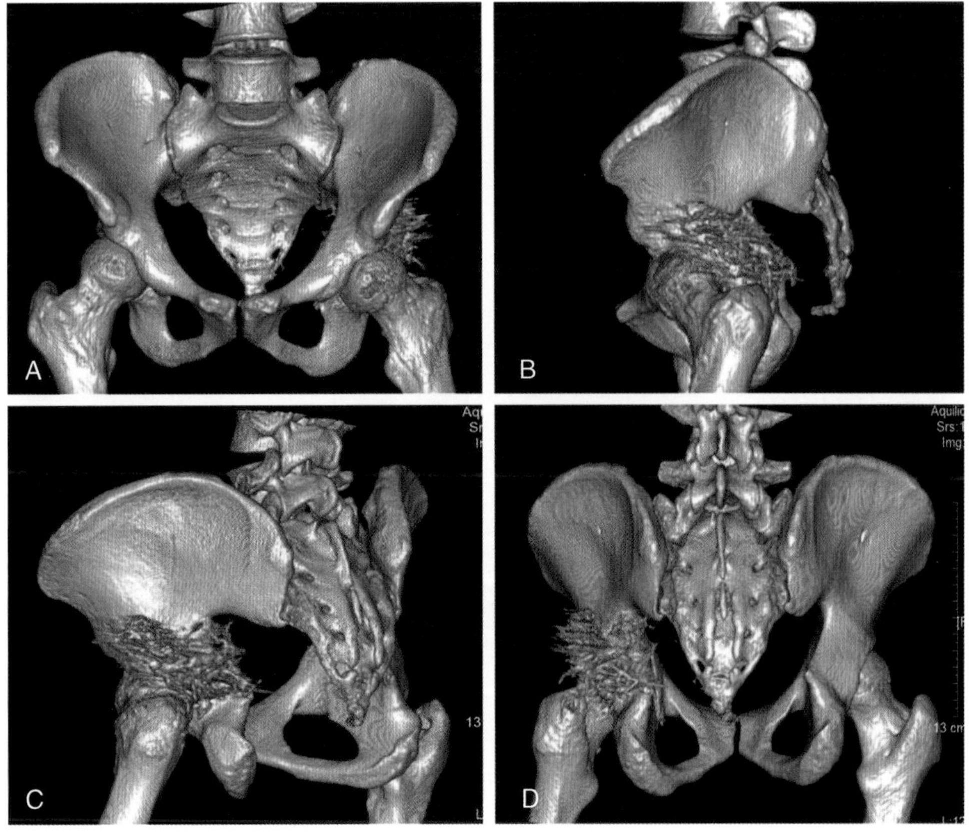

图 7–25　**术后复查骨盆 CT 三维重建**

A. 正面；B. 侧面；C. 后侧面；D. 后面

【经验与体会】

髋臼后柱骨折后方 K-L 入路显露较方便，后柱复位简单，骨折解剖复位后将后柱钢板紧贴后柱边缘放置，一般垂直置钉螺钉进入髋臼窝的可能性小。螺钉进入髋臼窝可能与放置后壁钢板有关，而后壁钢板螺钉置入时没把握好进钉方向。为避免螺钉进入髋臼窝内，后壁骨块复位后钢板放置略偏离髋臼后缘约 0.5cm，螺钉斜向上方成 45° 置入。如果后壁骨折块较小可选择钩钢板钩住后壁骨块，再将后壁钢板压在钩钢板上加强稳定，切记不要钩在关节盂唇上，否则钢板钩会对股骨头造成摩擦。固定完成后一定要活动髋关节，检查是否有摩擦感或关节活动受限。

第五节　髋臼骨折术后畸形不愈合截骨矫形术

髋臼骨折由于骨折部多为松质骨，血供丰富，所以骨折愈合率高，非解剖复位畸形不愈合的发生率非常低，Letournel 将术后超过 4 个月 X 线检查仍未发现骨性连接的髋臼骨折定义为不愈合。畸形不愈合原因主要包括手术未达到解剖复位、内固定不良、过早下床负重活动、过早解除牵引等。手术医生的经验包括手术入路的选择、内固定选择、术后康复指导等也非常重要。本例髋臼出现不愈合的原因为首次手术未对骨折类型进行正确的评估、没有采取正确的手术入路及固定方式，导致复位未达到要求。

【病例】

患者女性，44 岁。右髋臼骨折术后疼痛、左下肢功能障碍 6 个月入院，患者 6 个月前因高处坠落伤致右侧髋臼骨折于当地医院行“右侧髋臼骨折切开复位内固定术”，术后右髋关节疼痛无明显恢复，无法负重行走。入院查体：生命体征平稳，右髂前上棘与耻骨联合连线可见一长约 20cm 陈旧性手术切口，愈合良好，腹股沟区压痛，右髋关节屈、伸活动明显受限，双下肢等长，足趾血供、感觉正常，活动可。入院骨盆 X 线及 CT 检查示：右侧髋臼髂耻线、髂坐线不连续，周围骨痂形成，CT 可见骨折线清晰，未愈合（图 7-26）。

术前诊断：①右侧髋臼骨折术后畸形不愈合（横形骨折）；②右侧髋关节创伤性关节炎。

【临床决策分析】

（一）临床决策依据

本病例有以下特点：①中年女性，右侧髋臼横形骨折切开复位内固定术后 6 个月，现髋臼骨折畸形不愈合，骨盆环严重畸形，肢体功能障碍，严重影响工作及生活；②患者手术意愿强烈，要求改善右髋关节疼痛及下肢功能障碍；③骨折不愈合主要原因考虑为首次手术复位效果欠佳，内固定选择失败，且过早负重；④术前 MRI 未见明显感染及股骨头坏死征象。

（二）手术方法

患者诊断明确，第一次手术后 6 个月，病情稳定，满足手术条件。

1. 麻醉及体位：全身麻醉气管插管，俯卧位消毒，将患侧下肢消毒至膝以远，包扎后供术中牵引下肢用。术者位于患侧操作。

2. 取腹直肌外侧入路，依次切开，见髋臼弓状缘骨痂形成，前柱大量瘢痕组织形成，骨折未愈合，显露内固定钢板取出后切除骨痂，剥离方形区瘢痕组织，清理髋关节囊，保护闭孔神经，截断方形区断端，复位后采用重建钢板固定，利用腹直肌外侧入路外侧窗取髂骨做骨折端植骨。

3. 活动髋关节见关节活动灵活，无阻挡和摩擦感，透视见钢板位置合适，螺钉未进入髋关节内；冲洗伤口并彻底止血，放置引流管后缝合。

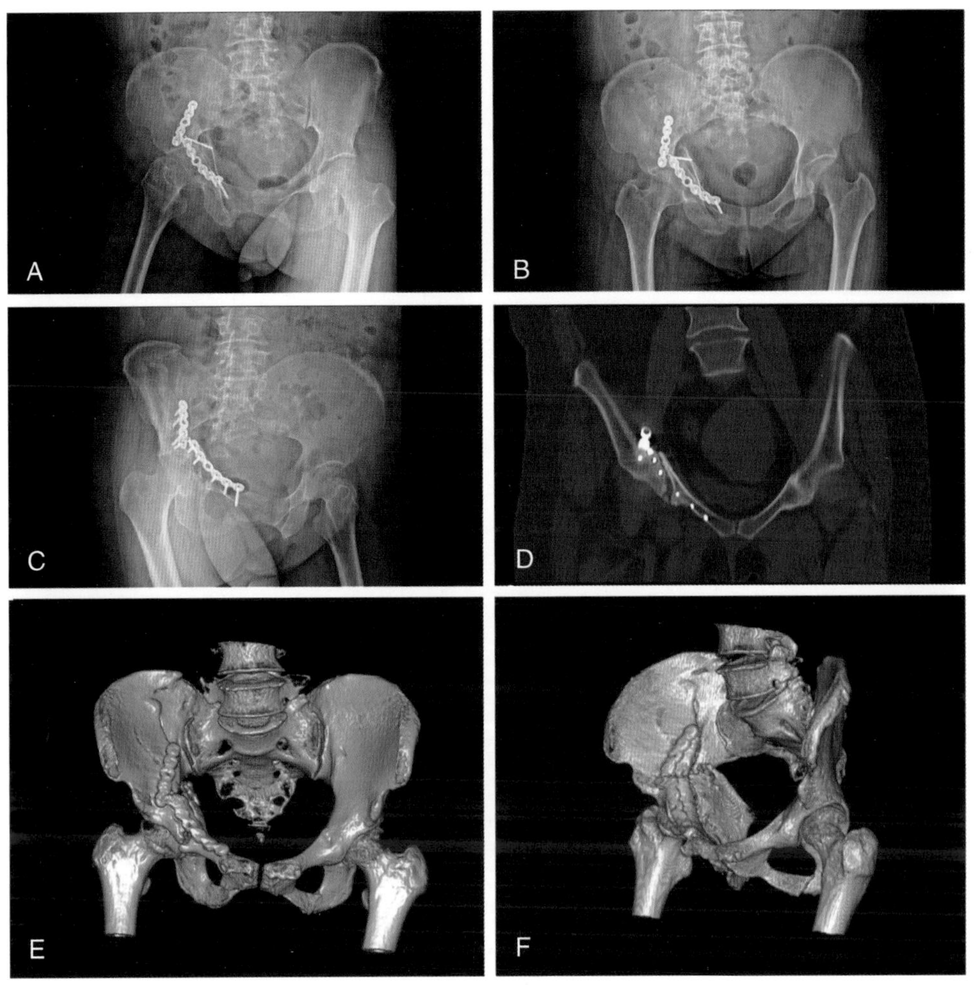

图 7–26　**入院骨盆 X 线及 CT 检查**

A. 髂骨斜位；B. 骨盆正位；C. 闭孔斜位；D. CT 冠状位；E. CT 三维重建正面；F. CT 三维重建内侧面

（三）手术风险评估与防范

1. 髋臼横形骨折术后畸形不愈合较少见，结合影像学检查及病史考虑患者骨折不愈合是由骨折固定不稳定造成。首次安放 2 块前柱钢板时未对前柱及方形区进行牢固固定，可能由于手术入路选择错误造成，未充分评估骨折类型也是选择错误内固定的主要原因。负重后骨折再次移位断端接触不充分，因力学因素被牵开造成了髋臼骨折的骨不连。

2. 改善骨折端的稳定性，患者原内固定已失效，翻修手术需拆除原内固定充分显露骨折端两边，予以坚强固定。骨移植是治疗髋臼骨折骨不连最常用、最经典的方法，自体骨移植可促进骨折愈合。

（四）术后情况

术后病情稳定，无发热及其他不适，第 2 天拔除引流管，复查骨盆 X 线（图 7-27）及 CT 三维重建（图 7-28）均示骨折复位较前明显改善，钢板螺钉位置良好，无并发症。术后 2 个月复查内固定在位，复位无丢失（图 7-29），术后 8 个月复查骨折已基本愈合，骨折对位对线可，内固定有效（图 7-30）。

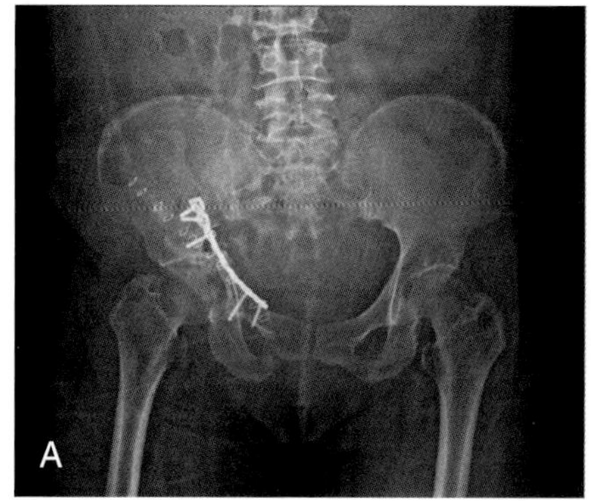

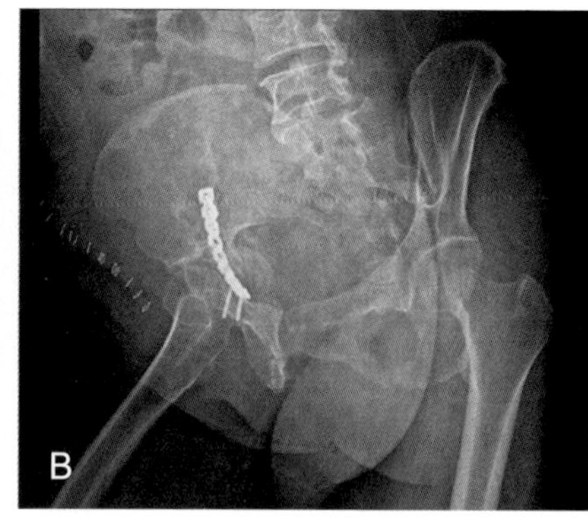

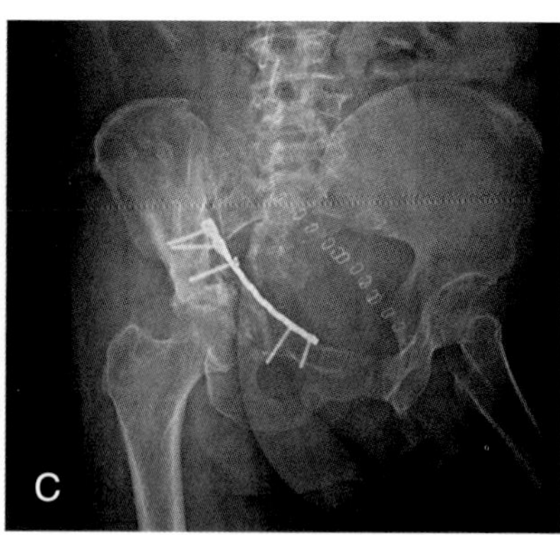

图 7-27 **术后复查骨盆 X 线**

A. 骨盆正位；B. 髂骨斜位；C. 闭孔斜位

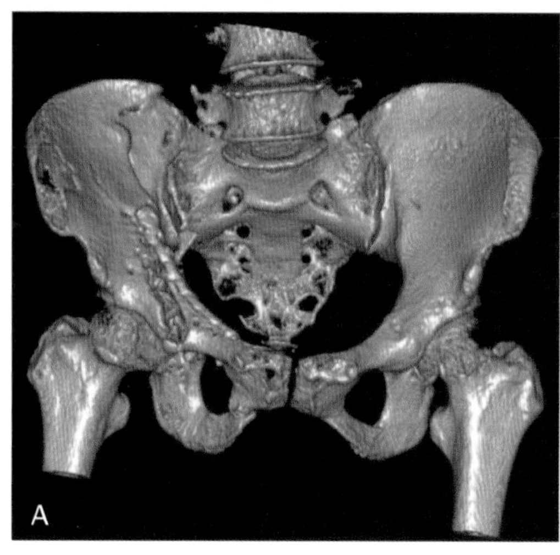

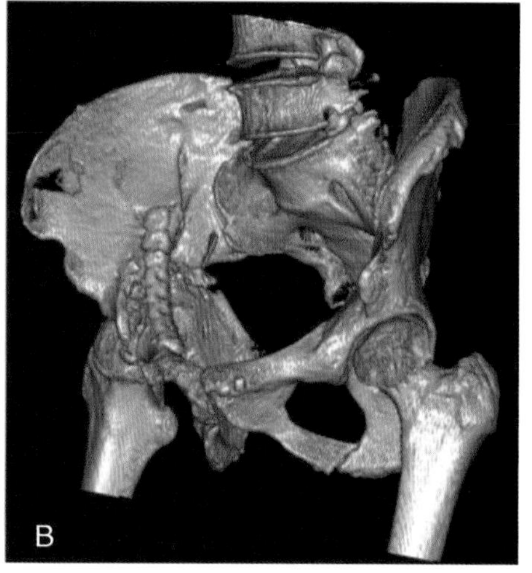

图 7-28 **术后复查 CT 三维重建**

A. 正面；B. 内侧面

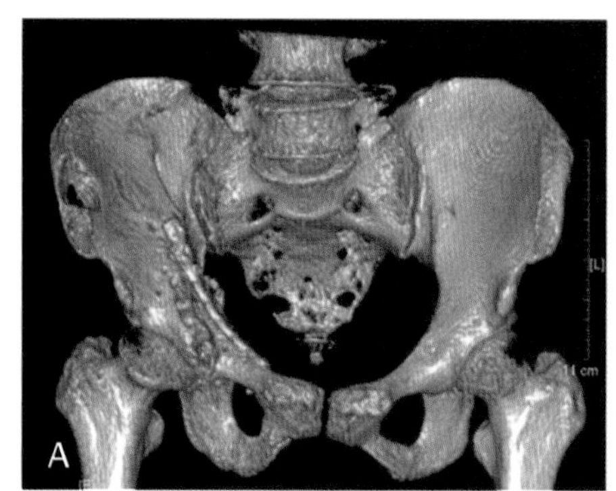

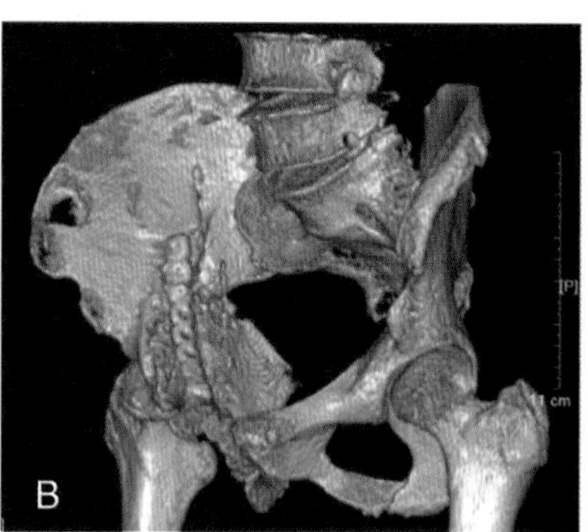

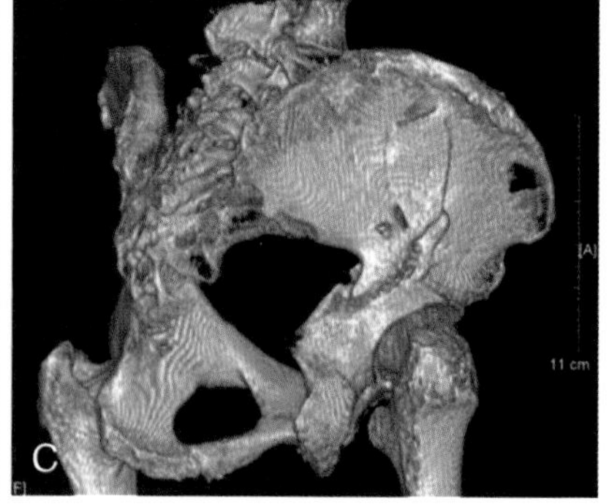

图 7-29 **术后 2 个月复查**

A. 正面；B. 内侧面；C. 后侧面

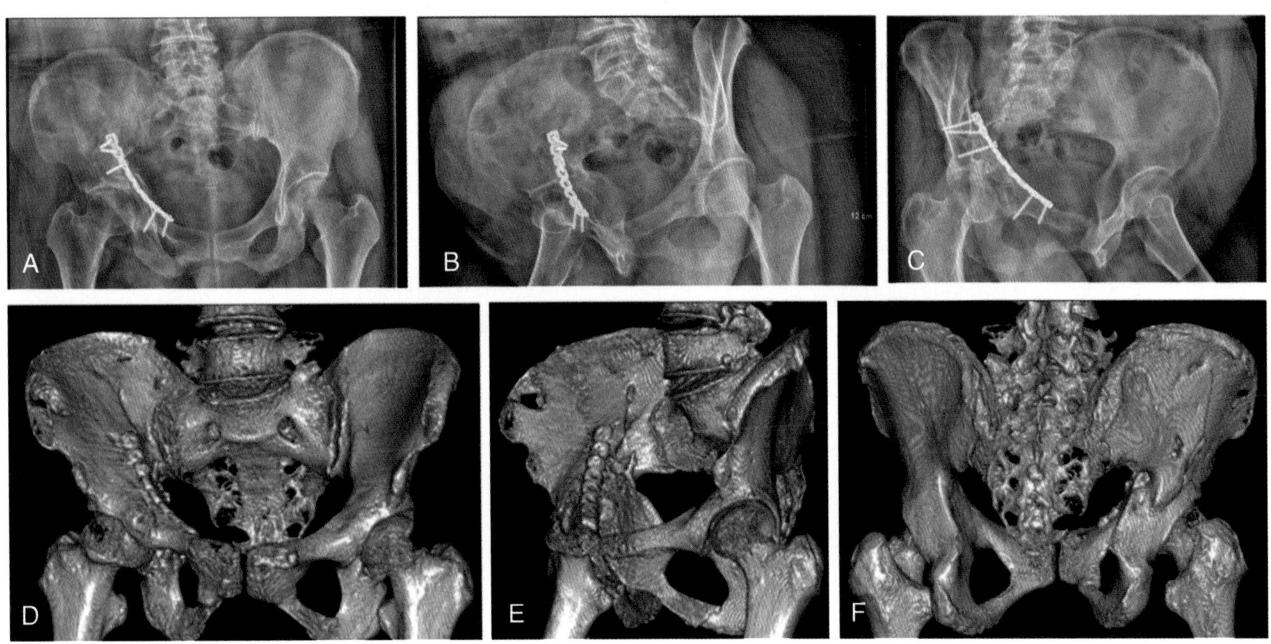

图 7-30　**术后 8 个月复查**

A. 骨盆正位；B. 髂骨斜位；C. 闭孔斜位；D. 正面；E. 内侧面；F. 后面

【经验与体会】

髋臼骨折手术中应尽可能提高手术复位质量，理想的骨折复位应遵循以下原则：①后柱伴后壁骨折或横形伴后壁骨折应先固定柱的骨折，再固定壁的骨折；②后壁骨折用钢板固定较单纯使用螺钉固定更为可靠；③严重粉碎的后壁骨折可行大块髂骨植骨移植重建后壁，以恢复髋臼的完整性；④双柱骨折先将髂骨复位固定再固定前柱、后柱骨折，合并骨盆骨折时先固定髋臼骨折再固定骨盆骨折，以免由于其他部位复位不良而影响髋臼复位；⑤髋臼骨折合并髋关节后脱位时需先行髋关节闭合复位再行髋臼复位，如髋关节脱位合并股骨头或股骨颈骨折无法闭合复位时应先行股骨头切开复位，再行髋臼和股骨颈复位与固定。

术前牵引有利于手术显露和复位，减少术中出血，术后牵引可减少患肢过度活动，减少内固定物松脱的可能，有利于骨折的愈合。手术时机的选择对复位质量有明显影响，髋臼骨折应在条件稳定后尽可能早地进行手术治疗。

出现髋臼骨折骨不连后是否再次行手术治疗主要取决于患者的临床表现及诉求。由于骨盆的环状结构，单处不愈合在不影响稳定性的情况下可采用非手术治疗，如果出现髋关节疼痛和活动障碍（排除股骨头坏死或创伤性关节炎引起的疼痛）、行走时髋关节有微动不稳定感时应手术治疗。髋臼骨折骨不连手术治疗包括髋臼切开复位植骨内固定和全髋关节置换术，原始髋臼损伤严重、愈合后髋关节功能严重受损或年龄适合的患者可采用全髋关节置换术，对于术前查体髋关节活动尚可、年龄较轻、倾向于保髋治疗的患者采用切开复位截骨、植骨内固定治疗。

第六节　髋臼骨折术后复位不良、髋关节创伤性关节炎

切开复位内固定是目前治疗髋臼骨折的金标准，但术后发生创伤性关节炎的可能性较大，是髋臼骨折术后发生率最高的并发症。主要原因有骨折复位不良、术前存在骨性关节炎、术前合并感染、股骨头缺血性坏死、内固定物进入关节、关节软骨损伤等，最主要是髋臼的复位不良。作为人体最重要的负重关节之一，髋臼的复位不良可使软骨磨损，引起创伤性关节炎，严重的创伤性关节炎的治疗只有关节融合和人工

关节置换两种选择。近年来人工关节的迅猛发展和手术技术的改进，使全髋关节置换成为治疗髋关节创伤性关节炎的主要方法之一，可缓解疼痛、恢复髋关节功能、提高患者生存质量。

【病例】

患者男性，55 岁。高处坠落伤致右髋部疼痛、活动受限 1 年入院，患者 1 年前因高处坠落伤致“骨盆多发骨折、右侧髋臼骨折、右侧髋关节脱位”，当地医院行骨盆骨折切开复位内固定术，术后 8 个月扶助行器下床行走，出现疼痛不适并逐渐加重。入院查体：生命体征平稳，右髋关节无明显肿胀，腹股沟区压痛，右侧髂嵴外侧缘可见长约 10cm 手术瘢痕，右髋关节活动受限，右髋“4”字试验（+）。

术前诊断：右侧髋关节创伤性关节炎、右侧髋臼陈旧性骨折。

【临床决策分析】

（一）临床决策依据

本病例有以下特点：①患者受伤时髋臼髂耻线、髂坐线断裂，闭孔环不完整，髋臼关节面与中轴骨失去联系，为髋臼双柱骨折（图 7-31）；②外院行髂骨钢板内固定，髋臼骨折未进行复位，采用外固定支架固定（图 7-32）；③术后第 3 个月拆除外固定支架，髋臼骨折畸形愈合，髋关节周围异位骨化形成，髋关节呈创伤性关节炎表现（图 7-33）；④患者距离前次内固定手术时间长达 12 个月，目前出现跛行、疼痛等症状，诊断为创伤性骨关节炎。

（二）手术方法

行右侧全髋关节置换手术（手术过程略）。

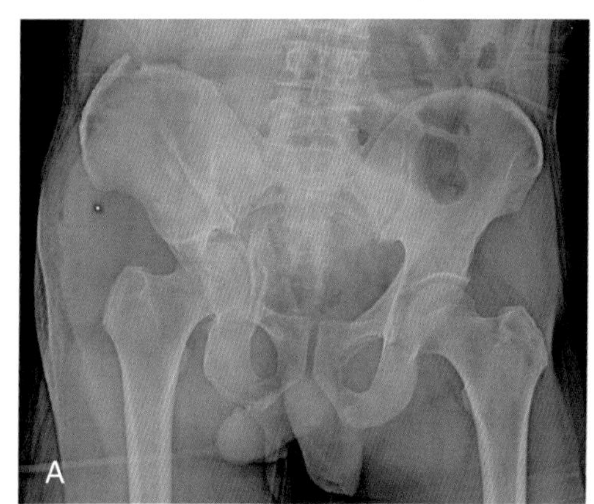

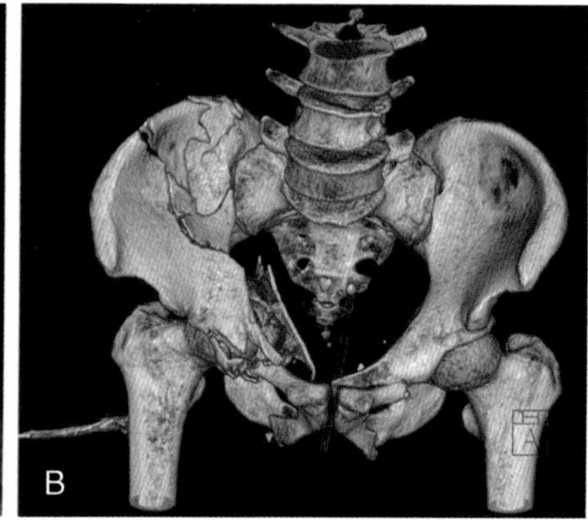

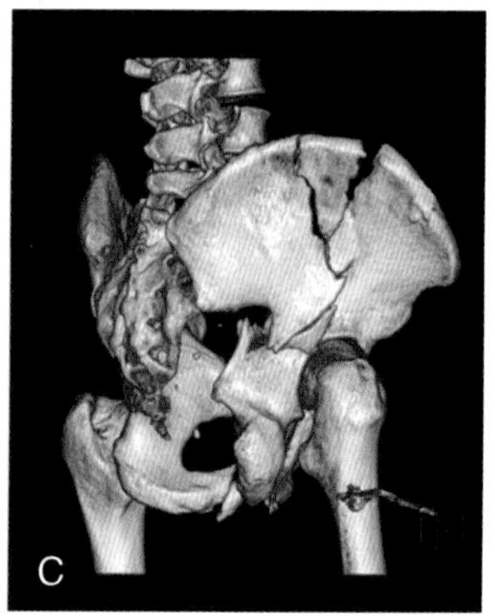

图 7–31　**术前骨盆 X 线片与 CT 三维重建**

A.X 线正位片；B. CT 三维重建正面；C. CT 三维重建侧面

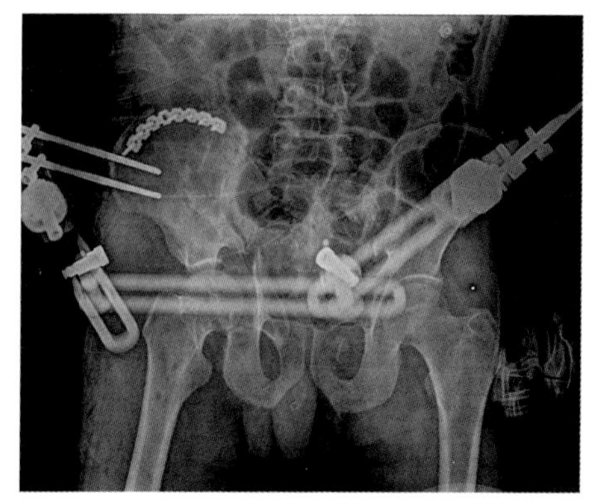

图 7–32　**外固定架固定**

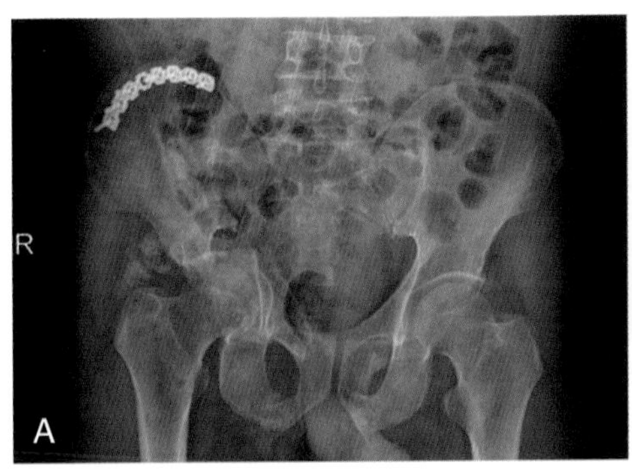
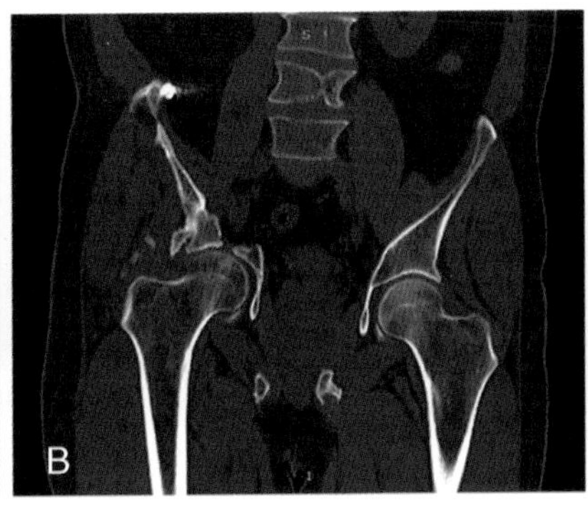
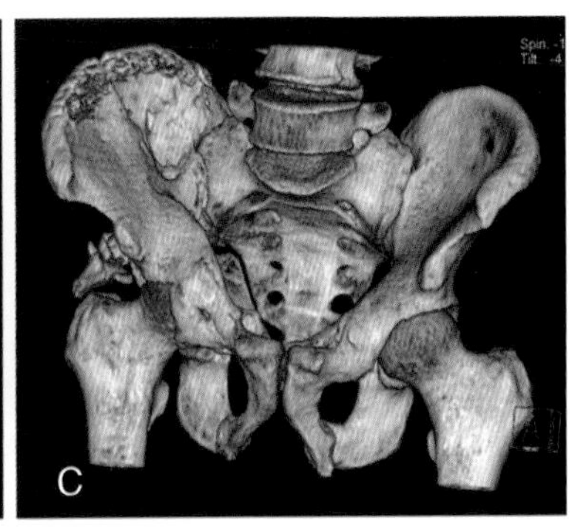

图 7-33　术后 3 个月拆除外固定架后复查

A. 骨盆正位 X 线片；B. CT 重建冠状位；C. 三维重建正面

（三）手术风险评估与防范

1. 髋臼骨折术后创伤性关节炎患者在行二期 THA 手术前，必须完善血常规、血沉及 CRP 等检测，排除感染可能。

2. 髋臼的重建和臼杯的放置是决定置换手术成功与否的关键因素，因此在置换手术前应对患者进行髋关节正位、出口位、入口位的影像学检查，以确定髋臼部位的情况。

3. 患者畸形愈合，术前评估术中可能会遇到解剖结构变异、假体安装困难等问题，术中需充分显露髋关节周围结构，仔细确认髋关节旋转中心，保护重要血管、神经。

4. 患者髋臼周围无内置物，无须考虑内置物取出问题。

（四）术后情况

术后病情稳定，无发热及其他不适，第 2 天拔除引流管，复查骨盆正位 X 线（图 7-34）均示髋臼杯及股骨头假体位置良好，无脱位等并发症。术后第 6 个月复查骨盆正位 X 线（图 7-35）提示假体无松动、下沉、脱位。

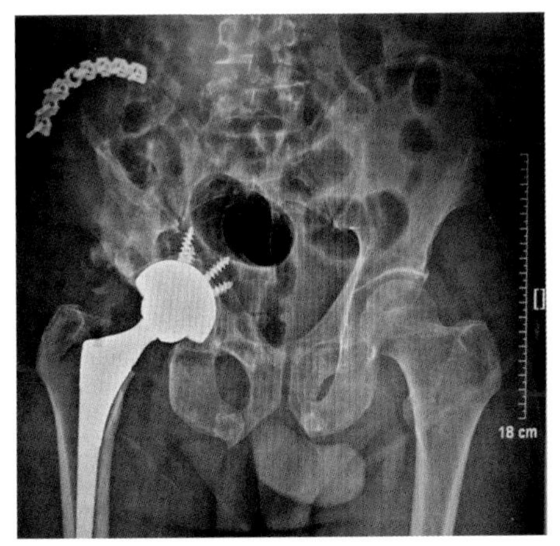

图 7-34　术后骨盆 X 线片

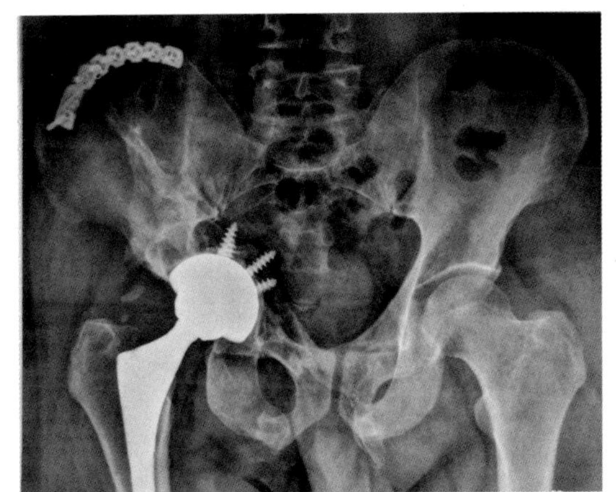

图 7-35　术后第 6 个月骨盆 X 线片

【经验与体会】

全髋关节置换治疗髋臼术后骨关节炎一般选择在骨折愈合后，出现创伤性骨关节炎、髋关节功能障碍后很少在骨折早期行全髋关节置换，未愈合的髋臼很难为全髋关节置换提供一个稳定的髋关节。手术入路的选择需根据前次手术入路、是否需要取出内固定物，有无异位骨化及程度、部位，有无坐骨神经损伤、髋臼骨缺损情况及有无软组织挛缩等情况决定。对于是否需要取出内固定物目前存有争议，如果内固定不影响髋臼的制备、假体的放置及假体置入后髋关节的活动可予以保留。骨缺损是处理髋臼骨折后创伤性关节炎患者二期 THA 的重点和难点，一般来说，当骨缺损 ＜ 25mm 时可采用将自体股骨头处理成 5 ～ 10mm 松质骨颗粒和（或）异体骨颗粒打压植骨，当骨缺损 ＞ 25mm 时可将股骨头或同种异体骨修整后行结构性植骨。当出现更大的髋臼骨缺损时可采用超大髋臼杯（Jumbo 杯），或使用髋臼加强杯配合骨水泥固定髋臼假体。机械的固定方式无法实现骨与假体的长入，不可避免地会面临疲劳松动的风险，因此越来越多的学者主张采用生物型固定。近几年报道的随访结果也表明，采用生物固定型假体治疗髋臼术后髋关节创伤性关节炎预后更佳。

第七节　髋臼骨折术后复位不良股骨头脱位

髋臼骨折合并股骨头脱位为高能量损伤，损伤过程中髋关节关节囊、周围肌肉及髋臼稳定骨性结构常受到损伤。髋臼后壁合并股骨头脱位临床及研究发现，髋臼后壁骨折块的大小与髋关节稳定性密切相关，当骨折块超过后壁 50% 时髋关节往往不稳定，当骨折累及后壁 20% ～ 50% 时髋关节的稳定性具有较大的不确定性，因此，当髋关节不稳定时需切开复位内固定，而手术过程中切开关节囊、切断股骨头圆韧带等操作进一步影响了髋关节的稳定性。本节提供一例因髋臼复位不良导致关节不稳定后股骨头再脱位的诊疗过程，供大家参考。

【病例】

患者男性，52 岁。骨盆骨折术后 9 个月余，左髋关节疼痛伴活动受限 3 个月入院。患者因车祸伤致“骨盆多发骨折、左侧髋臼骨折、左侧髋关节脱位”（图 7-36），当地医院行“骨盆骨折闭合复位外固定支架固定术 + 股骨髁上牵引术”，未复位左侧股骨头脱位（图 7-37）。40 天后再次行左髋关节脱位、股骨头骨折切开复位内固定术 + 左侧坐骨神经探查术 + 左髋臼骨折切开复位内固定术 + 耻骨联合内固定术，术后 X 线检查提示骨折对位对线可，股骨头已复位（图 7-38），术后 2 个月复查未见股骨头脱位（图 7-39），未下床活动。术后 6 个月发现左髋关节畸形，左髋疼痛伴活动受限，复查 X 线提示左侧股骨头再次脱位（图 7-40）。入院查体：生命体征平稳，左髋关节屈曲挛缩畸形，腹部可见长约 50cm 切口瘢痕（图 7-41），左侧臀部可见长约 20cm 手术瘢痕（图 7-42），左髋关节屈伸活动受限，左下肢较右下肢短缩，左踝及各足趾屈曲活动障碍。

术前诊断：①左侧髋关节陈旧性后脱位；②左侧髋臼骨折内固定术后；③左侧坐骨神经损伤。

【临床决策分析】

（一）临床决策依据

本病例有以下特点：①患者受伤时左侧髋臼后方损伤严重，股骨头骨折脱位明显；②髋关节脱位未及时处理，再次脱位；③患者 52 岁男性，影像学未出现明显髋关节创伤性关节炎表现，骨盆内固定松动，可尝试保髋治疗，复位股骨头，取出内固定重新复位后再次复位固定，必要时截骨治疗；为避免日后再次脱位，必要时取髂骨行髋臼造盖术；④如髋关节脱位复位困难可选择全髋关节置换治疗。

（二）手术方法

1. *保髋治疗*

（1）麻醉及体位：全身麻醉气管插管，取右侧卧位，常规消毒铺巾。

（2）取 K-L 入路显露髋臼后壁，依次切开显露，见股骨头与髋臼后壁钢板摩擦，股骨头软骨剥脱，失去髋臼造盖术及髋臼旋转截骨等保髋机会，术中取出内固定方便日后行关节置换术（图 7-43）。

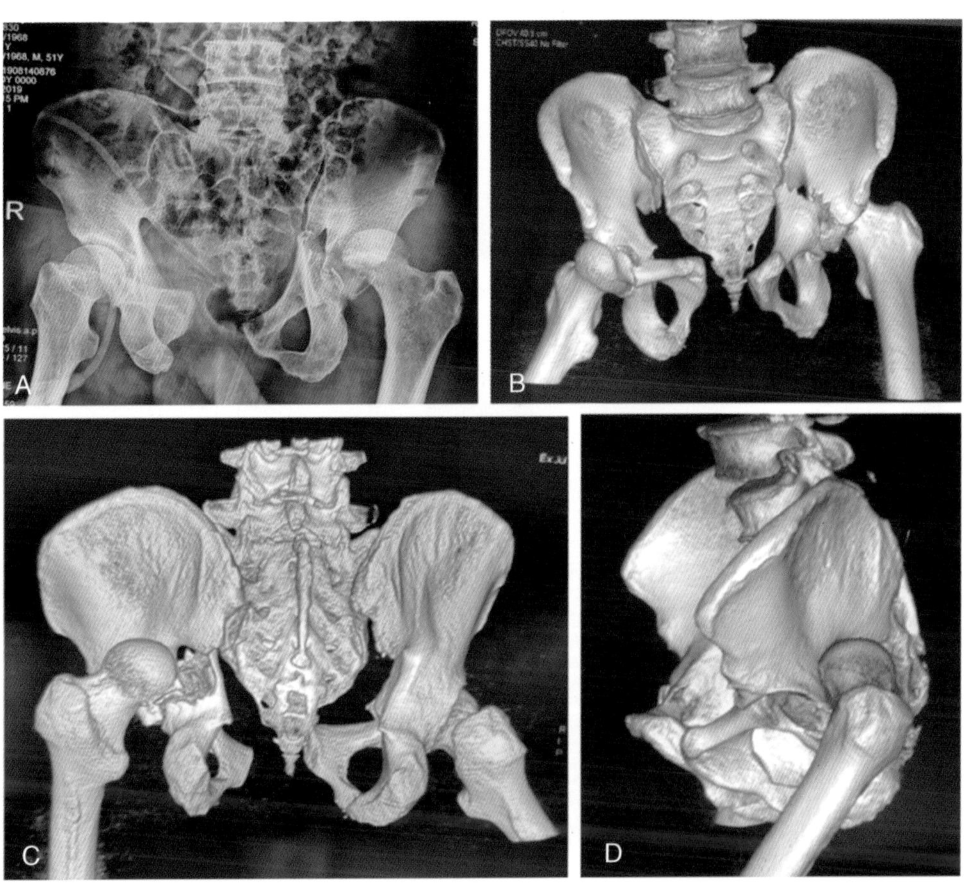

图 7–36　术前骨盆 X 线片与 CT 三维重建

A. 骨盆正位 X 线片；B. 三维重建正面；C. 三维重建后面；D. 三维重建侧面

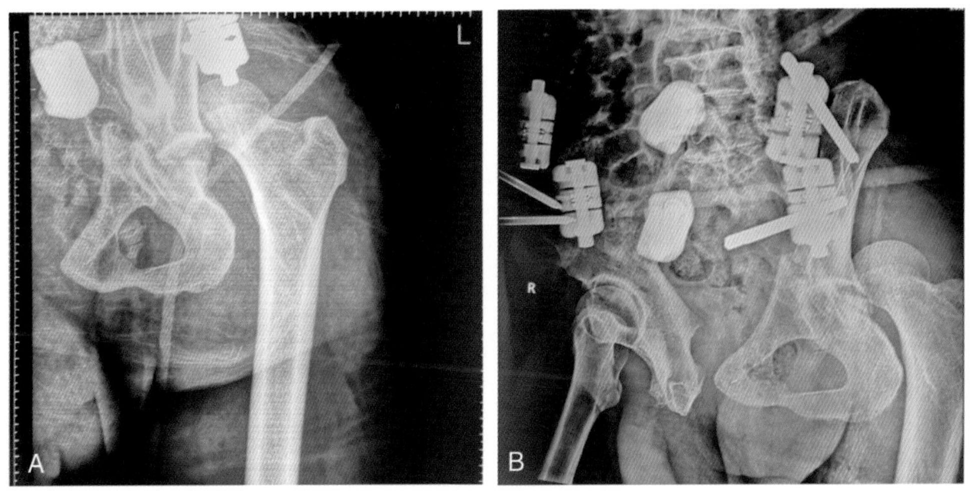

图 7–37　当地医院未复位左侧股骨头脱位

A. 髋关节侧；B. 左闭孔斜位

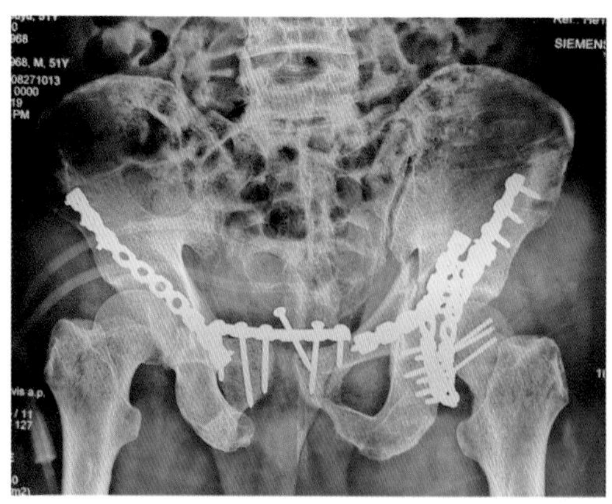

图 7-38　**术后 X 线检查**

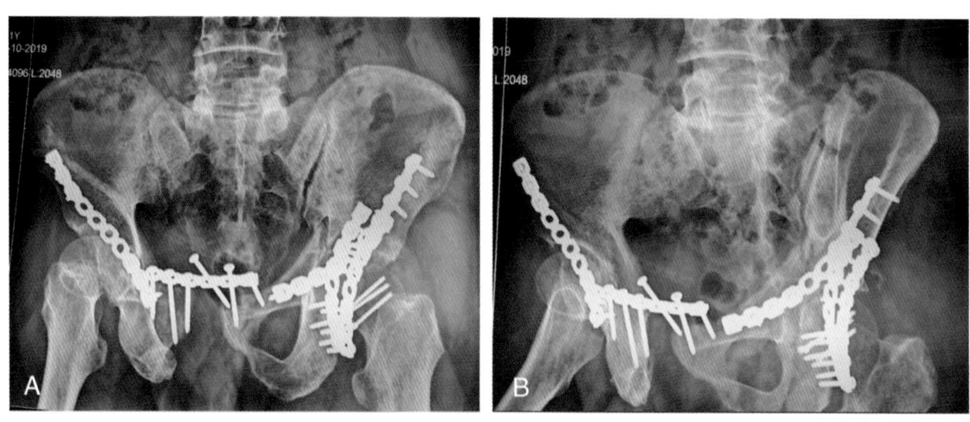

图 7-39　**术后 2 个月复查**

A. 骨盆正位；B. 闭孔斜位

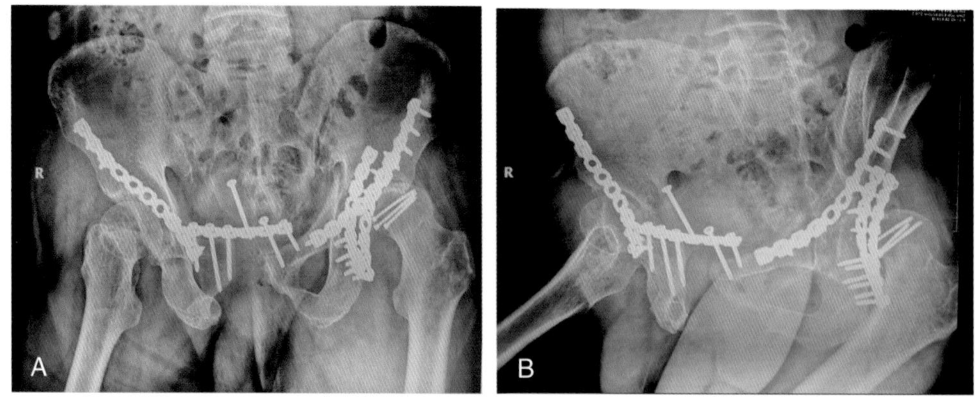

图 7-40　**术后 6 个月复查 X 线**

A. 骨盆正位；B. 闭孔斜位

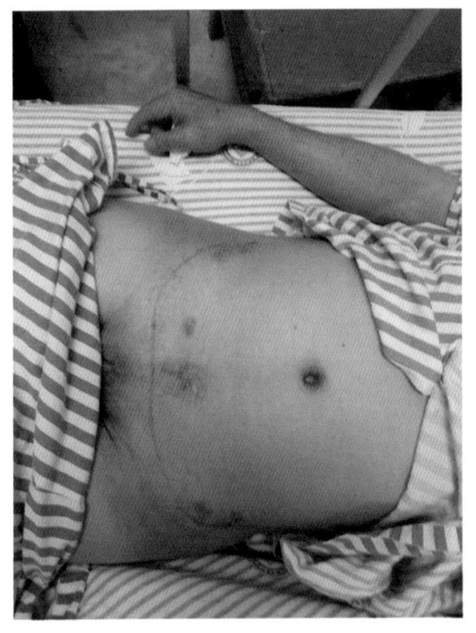

图 7-41　**术后切口愈合情况**

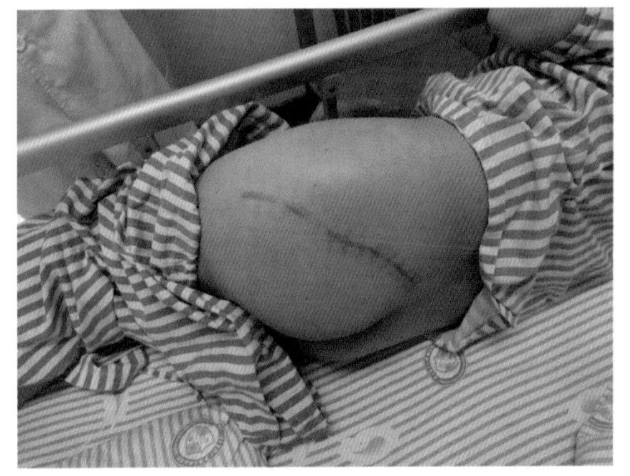

图 7-42　**臀部可见长约 20cm 手术瘢痕**

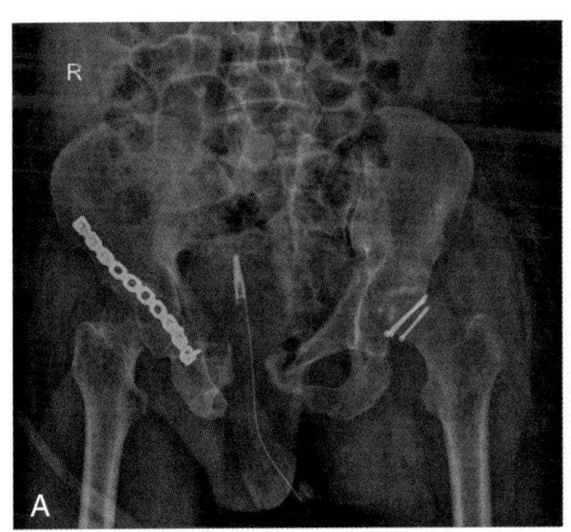

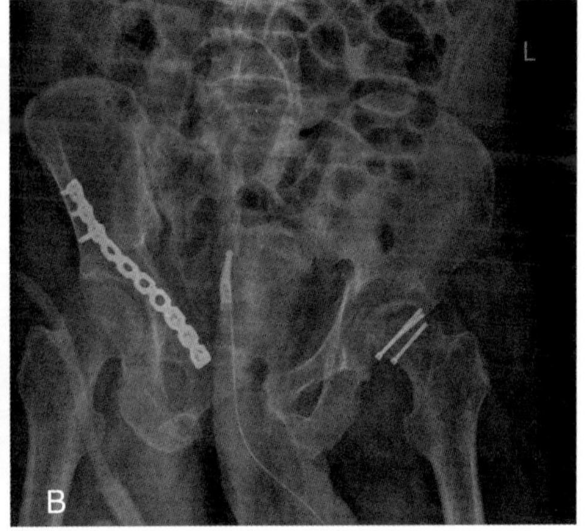

图 7-43　**术中取出内固定**

A. 骨盆正位；B. 髂骨斜位

2. *全髋关节置换治疗*　手术距离取出骨折内固定已 1 个月余，手术时机成熟。

（1）全身麻醉气管插管，取右侧卧位，常规消毒铺巾。

（2）以股骨大粗隆为中心，后外侧弧形切口，依次切开，切断部分外旋肌群，显露关节囊，股骨头后上方脱位，髋臼及周围大量滑膜组织增生，关节囊增厚，股骨头塌陷变形，软骨下骨外漏，复位股骨头，辨认真性髋臼，做髋臼侧准备。冲洗至见软骨下骨、骨面均匀渗血为止，应用生物型髋臼假体固定于髋臼骨，螺钉固定，安装生物型股骨柄及陶瓷股骨头假体，复位髋关节。

（3）活动髋关节见关节活动灵活，无脱位，冲洗伤口并彻底止血，放置引流管后缝合。

（三）手术风险评估与防范

1. 骨盆骨折术后翻修难度大，因瘢痕组织粘连容易造成血管、神经的二次损伤。

2. 术中复位髋关节或截骨治疗可能出血较多，术前予以充分准备。

3. 患者髋关节脱位时间长且股骨头损伤，股骨头坏死概率极高，需充分评估。如股骨头坏死已吸收可行全髋关节置换。

（四）术后情况

术后病情稳定，无发热及其他不适，第 2 天拔除引流管，复查骨盆 X 线（图 7-44）示髋臼杯及股骨头假体位置良好，无脱位等并发症。

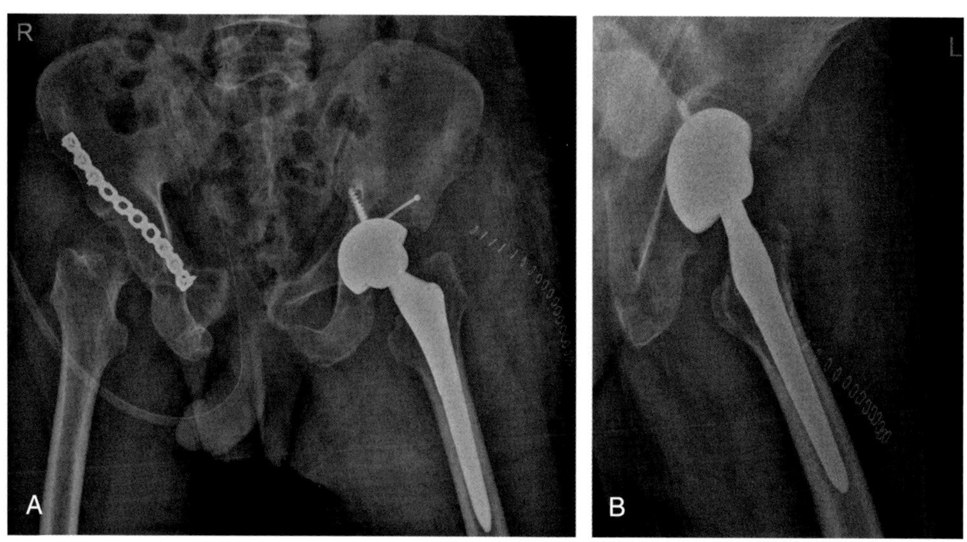

图 7-44　**术后复查骨盆 X 线**

A. 骨盆正位；B. 髋关节侧位

【经验与体会】

髋臼骨折合并股骨头骨折脱位是严重的、累及关节面的、高能量的髋关节损伤，建议早期切开复位并进行固定。患者再次脱位的原因考虑为伤后未及时进行股骨头脱位的复位，脱位长达 1 个月余，周围软组织挛缩严重，二期复位髋关节时周围存在巨大的牵引力，受伤时造成外旋肌群的损伤，进行骨盆髋臼内固定手术时进行股骨头复位固定采用极度旋转股骨头，导致外旋肌群损伤进一步加重，髋关节周围结构受到损害；耻骨联合处复位欠佳，螺钉松动内固定失效、左侧髋臼外旋，骨折时方形区的内收内旋等导致了髋关节再脱位。髋臼骨折如复位理想、固定后髋关节后方结构大部分完整时，股骨头难以再次脱出，当术后复位不良、固定不稳定、后方结构严重破坏时容易发生股骨头再脱位。髋臼骨折合并股骨头脱位术后可继续予以牵引，一般 4 周后再行负重，以免发生迟发中心型脱位。对于创伤后 4 周仍有股骨头脱位难以复位或股骨头粉碎性骨折、股骨头坏死、创伤性髋关节炎等，髋关节置换是较好的补充治疗手段。

第 8 章　新月形骨盆骨折手术病例

累及骶髂关节的髂骨骨折称为骨盆新月形骨折，Day 根据骶髂关节的位置和范围将新月形骨折分为 3 型：Ⅰ型为累及骶髂关节前 1/3，形成后方较大的新月形骨折块（图 8-1）；Ⅱ型为累及骶髂关节中 1/3，形成后方中等大小的新月形骨折块（图 8-2）；Ⅲ型为累及骶髂关节后 1/3，形成后方较小的新月形骨折块（图 8-3）。以往认为新月形骨折为旋转方向不稳定，而垂直方向稳定，近来有学者发现骨盆新月形骨折还可能存在垂直方向的不稳定。新月形骨折同时存在髂骨骨折和骶髂关节脱位，属于关节内骨折，骨折和脱位相互影响，常合并前环损伤，手术治疗可使髂骨骨折和骶髂关节脱位获得解剖复位及坚强固定。根据骨折类型不同手术方式也完全不同，传统手术方法中Ⅰ型多采用前方入路切开复位内固定术、Ⅱ型可前方或后方入路切开复位固定、Ⅲ型选择闭合复位骶髂螺钉固定，但不同术者选择有所不同。本章将 3 型不同骨折病例进行分析，供临床骨科医生参考。

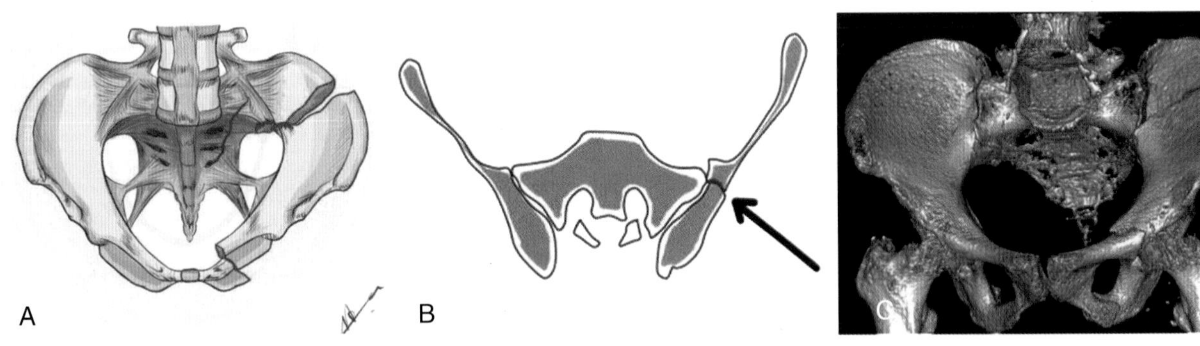

图 8–1　Day Ⅰ型

A. 大体示意图；B.CT 横断面；C. 临床实际病例

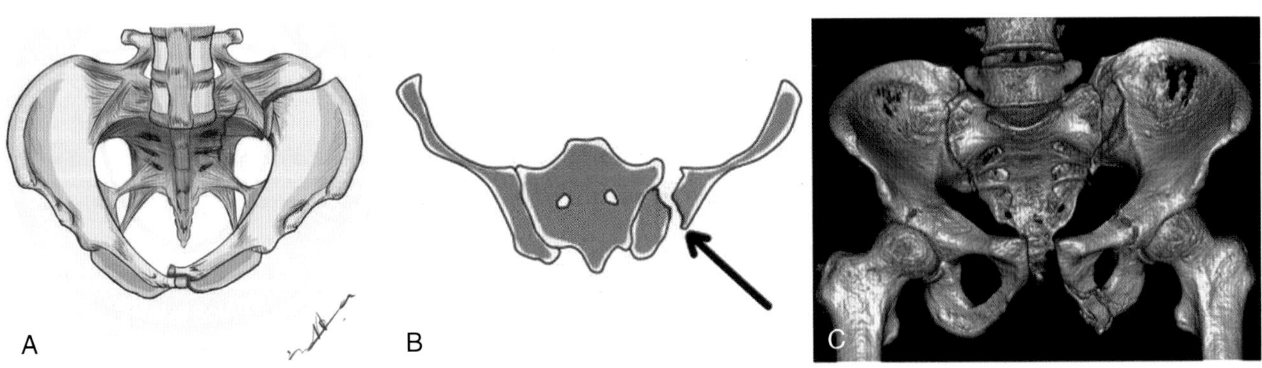

图 8–2　Day Ⅱ型

A. 大体示意图；B.CT 横断面；C. 临床实际病例

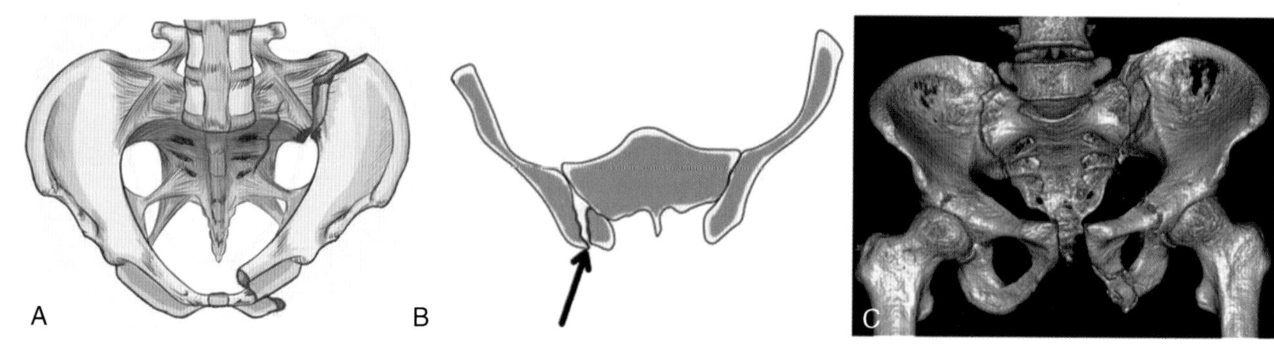

图 8-3　Day Ⅲ型

A. 大体示意图；B.CT 横断面；C. 临床实际病例

第一节　Day Ⅰ型新月形骨盆骨折

【病例】

患者男性，54 岁，以“墙体倒塌砸伤左侧盆部后疼痛、活动障碍 2 小时”急诊入院。骨盆 CT 扫描及三维重建（图 8-4）示左侧骨盆新月形骨折，骨折线涉及骶髂关节前部及坐骨大孔上方，髂骨翼多条骨折线。

术前诊断：骨盆骨折（新月形 Day Ⅰ型）。

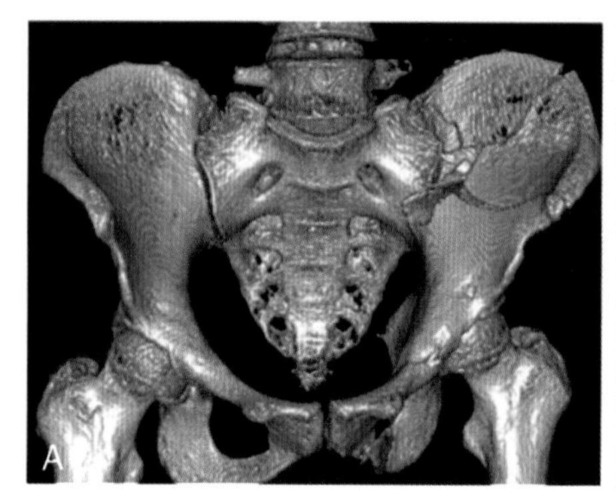

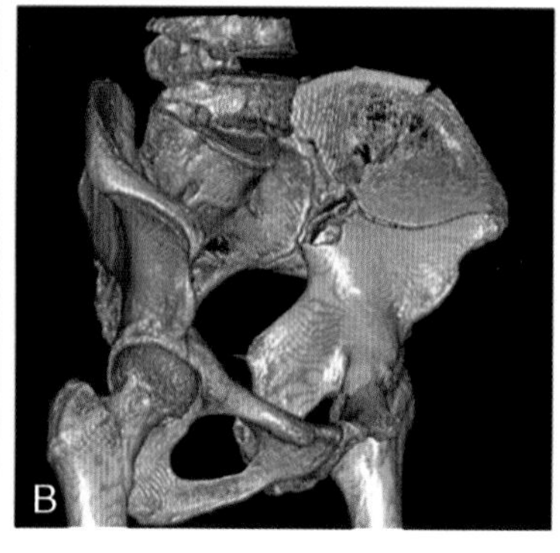

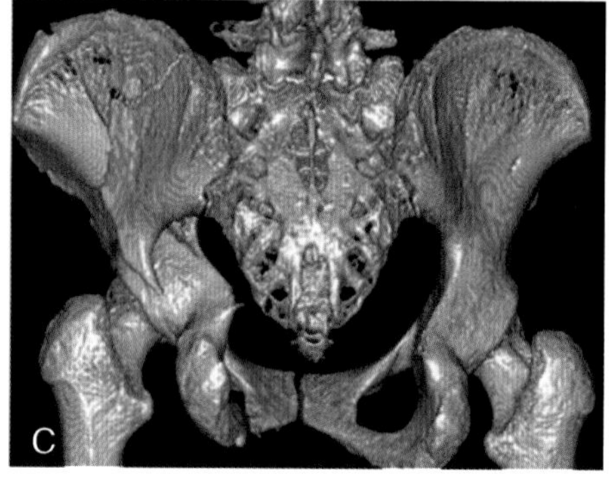

图 8-4　术前骨盆 CT 三维重建

A. 正面；B. 内侧面；C. 后面

【临床决策分析】

（一）临床决策依据

本病例有以下特点：①中年男性，无其他疾病史；②墙体倒塌砸伤，左侧髂骨粉碎性骨折，皮肤条件可；③髂骨骨折涉及骶髂关节前 1/3，并涉及坐骨大孔；根据 Day 分型为 Day Ⅰ型骨折，其手术方式可选择闭合复位、LC-2 螺钉固定，或切开复位钢板固定术（图 8-5）。考虑髂骨翼骨折较粉碎，拟行骨折切开复位钢板固定，手术切口可选择髂窝入路或腹直肌外侧入路。

（二）手术方法

1. 麻醉及体位：全身麻醉气管插管，平卧位消毒患侧髋及下肢，左下肢消毒后包扎备术中牵引用。

2. 取左侧腹直肌外侧入路的中间窗进行显露，沿腹膜外显露骶髂关节后再沿真骨盆缘将髂腰肌牵拉向外侧，显露骶髂关节及外侧髂骨骨折线，结合下肢牵引辅助复位后根据骨折形态放置 2 块钢板固定。直视见骨折解剖复位，活动下肢见骨折块稳定，冲洗伤口彻底止血，检查无活动出血后，缝合伤口。

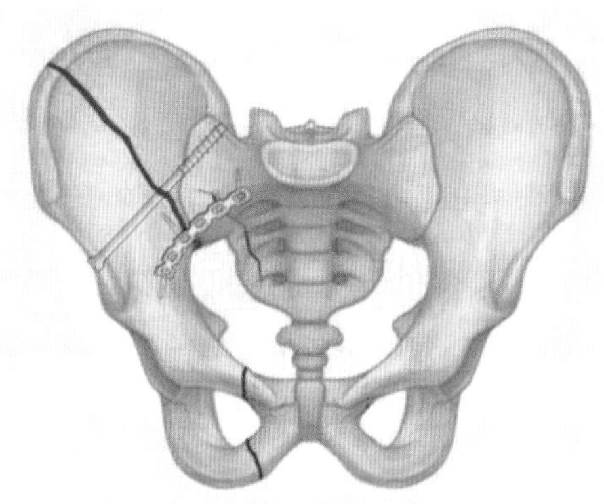

图 8-5　**切开复位钢板固定术**

（三）手术风险评估与防范

1. 通过腹直肌外侧入路中间窗显露骶髂关节前方时注意避免损伤髂外血管和闭孔血管，骶前静脉丛出血可电凝止血。

2. 部分患者骶髂关节外下方有一个较大的滋养孔，出血较凶险，可用骨蜡封堵或小螺钉止血。

3. Day Ⅰ型骨折骶髂关节后方结构相对稳定，钢板固定可不跨骶髂关节，螺钉应避免置入骶髂关节间隙内，否则可引起慢性疼痛。

（四）术后情况

术后病情稳定，无发热及腹胀等；复查骨盆正位、入口位、出口位 X 线（图 8-6）及 CT 三维重建（图 8-7）显示骨折脱位复位满意，内固定位置良好，无并发症。

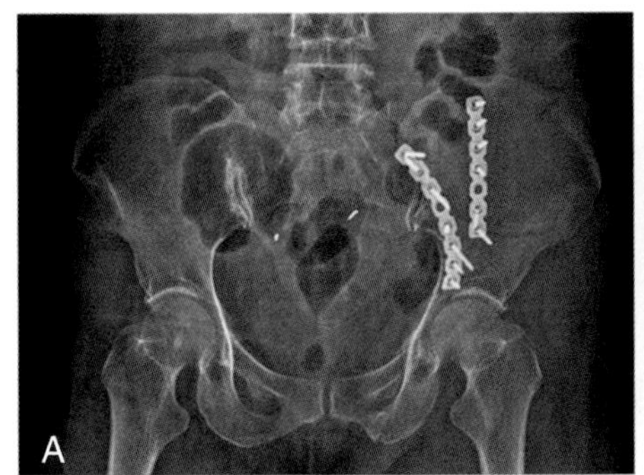

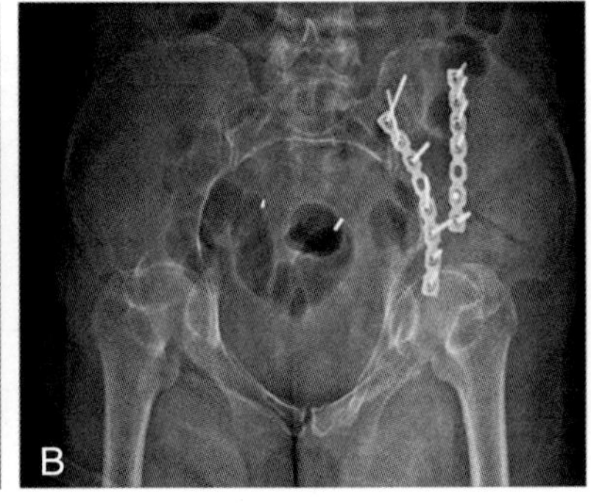

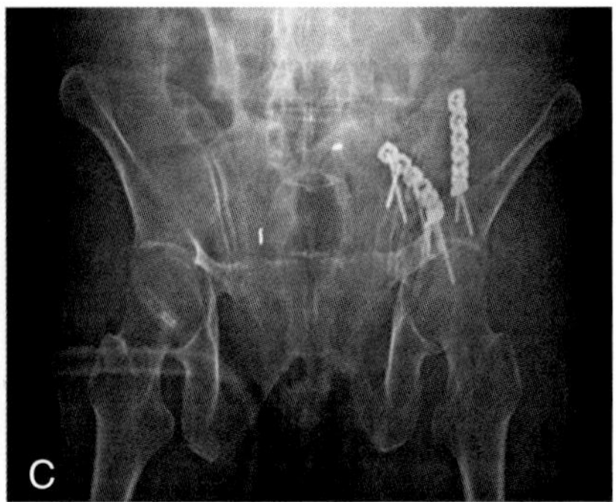

图 8-6　**术后复查骨盆**

A. 正位；B. 入口位；C. 出口位

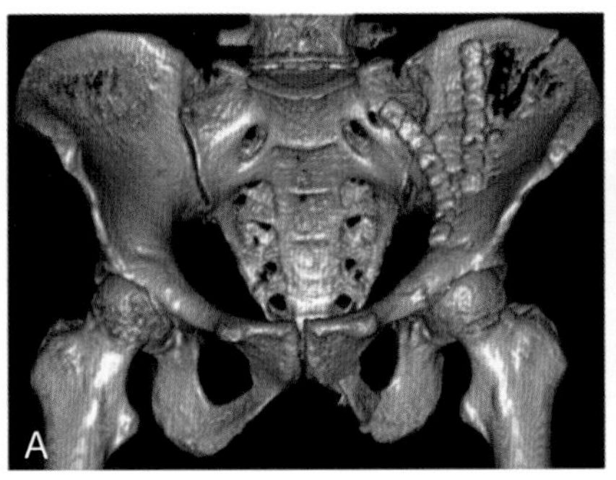

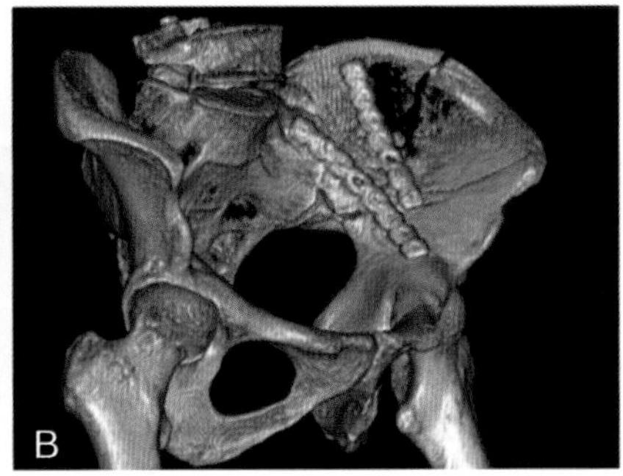

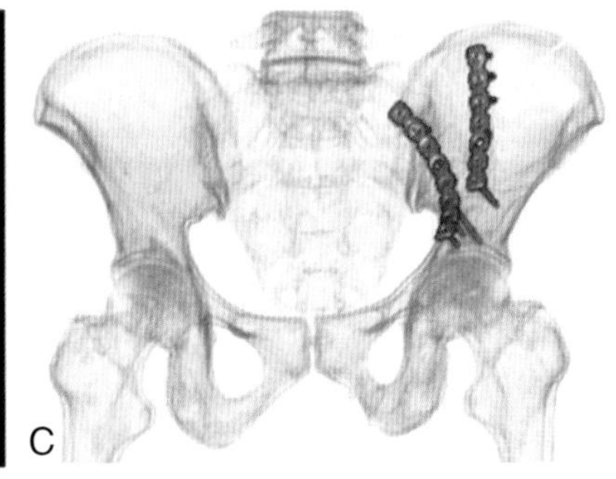

图 8-7　**术后复查骨盆 CT 三维重建**

A. 正面；B. 内侧面；C. 透明像

第二节 Day Ⅱ型新月形骨盆骨折

【病例】

患者男性，47 岁，以“车祸伤右侧盆部后疼痛、活动障碍 2 天”入院。骨盆 X 线（图 8-8）与 CT 扫描及三维重建（图 8-9）示右侧骨盆新月形骨折，骨折线涉及骶髂关节中部，髂窝粉碎，左侧耻骨上下支骨折。

术前诊断：骨盆骨折（新月形 Day Ⅱ型）。

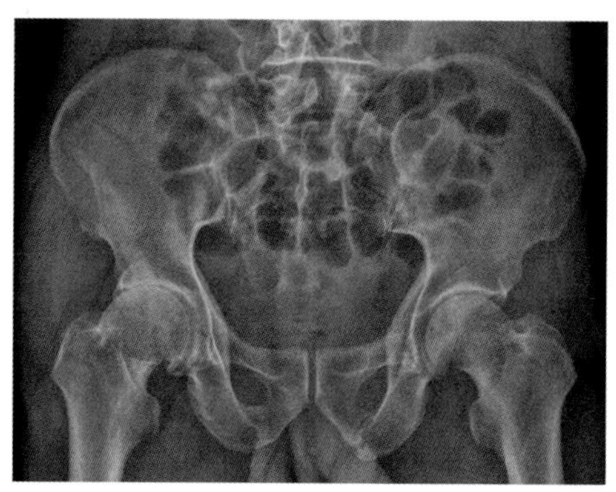

图 8-8 术前骨盆 X 线片

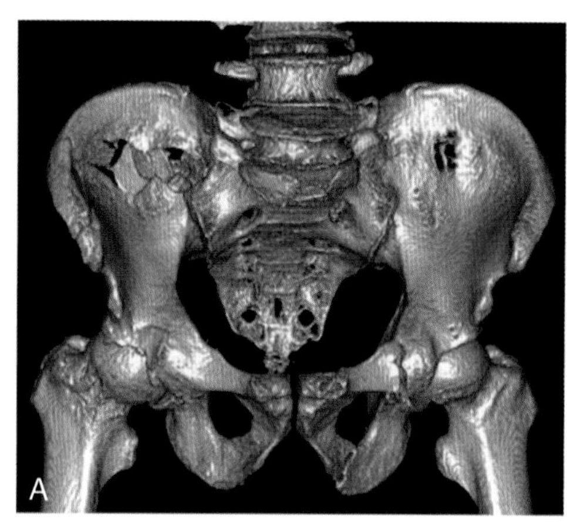

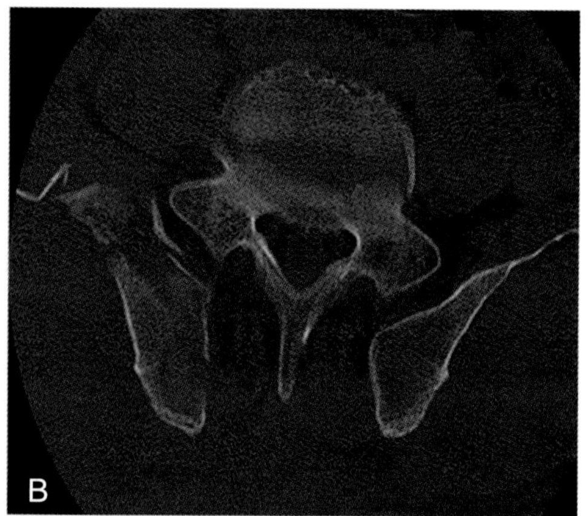

图 8-9 术前骨盆 CT 三维重建

A. 正面；B. 横断面

【临床决策分析】

（一）临床决策依据

本病例有以下特点：①中年男性，既往史无特殊；②车祸致伤，全身状况稳定，局部皮肤条件可；③髂骨骨折涉及骶髂关节中 1/3，对侧耻骨上下支骨折；根据 Day 分型为 Day Ⅱ型骨折，可选择闭合复位、LC-2 螺钉固定，或切开复位钢板固定术（图 8-10）。考虑髂骨翼骨折较粉碎，拟行骨折切开复位钢板固定，手术切口可选择髂窝入路或腹直肌外侧入路；前环骨折、骨盆环不稳定，可采用前环钢板、通道螺钉或 INFIX 架辅助固定。

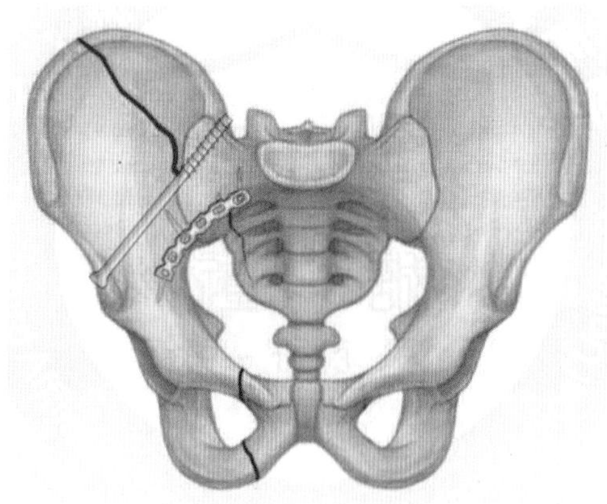

图 8-10　**切开复位钢板固定术**

（二）手术方法

1. 麻醉及体位：全身麻醉气管插管，平卧位消毒患侧髋及下肢，右下肢消毒后包扎备术中牵引用。

2. 取右侧腹直肌外侧入路的中间窗进行显露，沿腹膜外显露骶髂关节后，再沿真骨盆缘将髂腰肌牵拉向外侧，显露骶髂关节及外侧髂骨骨折线，结合下肢牵引辅助复位后根据骨折形态放置双钢板跨骶髂关节固定。直视见骨折解剖复位，前环辅助 INFIX 架固定；活动下肢见骨折块稳定，冲洗伤口彻底止血，检查无活动出血后，缝合伤口。

（三）手术风险评估与防范

1. 通过腹直肌外侧入路中间窗显露骶髂关节前方时应避免损伤髂外血管和闭孔血管，骶前静脉丛出血可电凝止血。

2. 部分患者骶髂关节外下方有较大滋养孔，出血较凶险，可用骨蜡封堵或小螺钉止血。

3.Day Ⅱ型骨折骶髂后韧带完整，但前韧带及骨间韧带破坏，钢板固定最好跨骶髂关节，螺钉避免打入骶髂关节间隙内；此类型骨折部分因骶髂螺钉刚好位于骨折线上，故不适合骶髂螺钉固定。

（四）术后情况

术后病情稳定，无发热及腹胀等；复查骨盆 X 线（图 8-11）及 CT 三维重建（图 8-12）显示骨折脱位复位满意，内固定位置良好，无并发症。

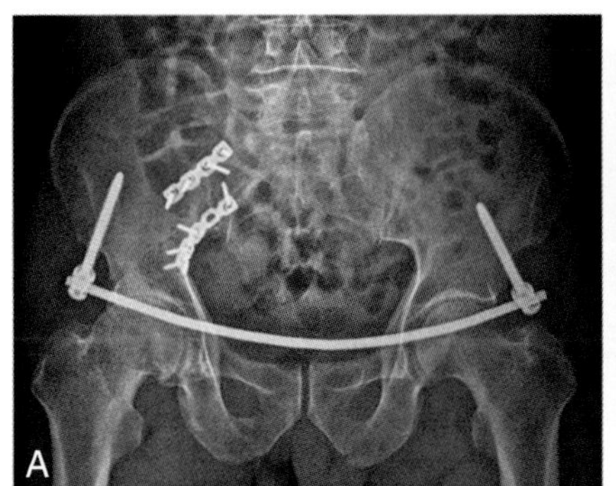

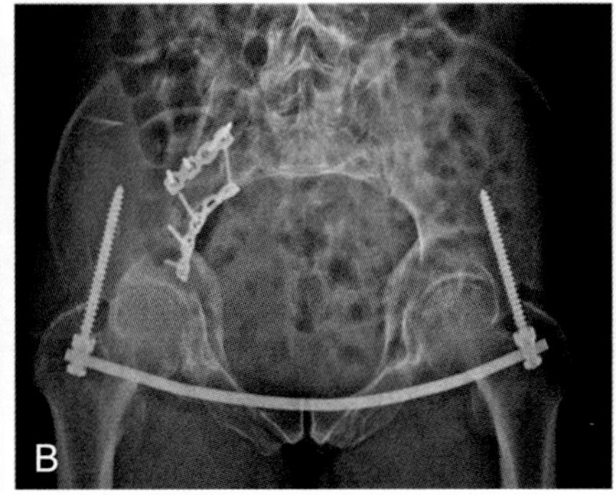

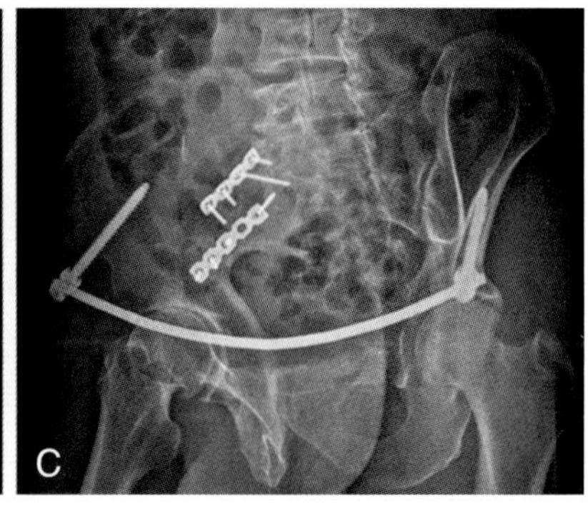

图 8-11　**术后复查骨盆 X 线**

A. 骨盆正位；B. 入口位；C. 髂骨斜位

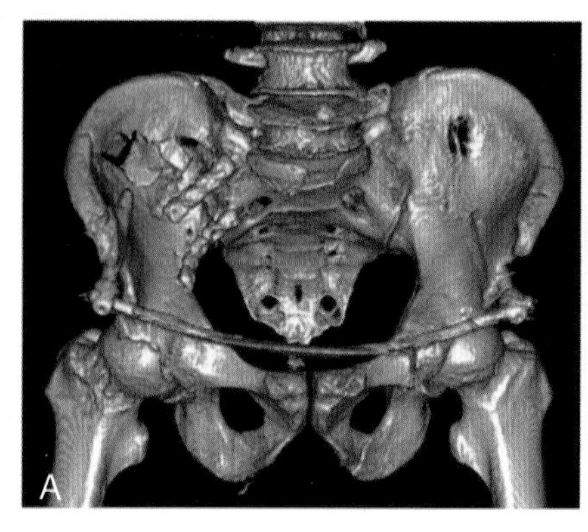
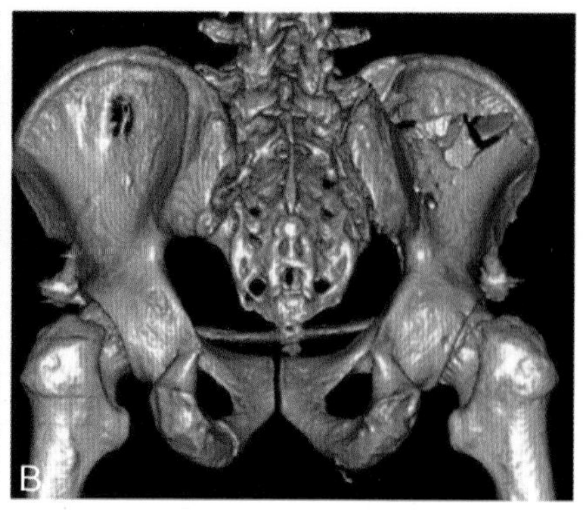
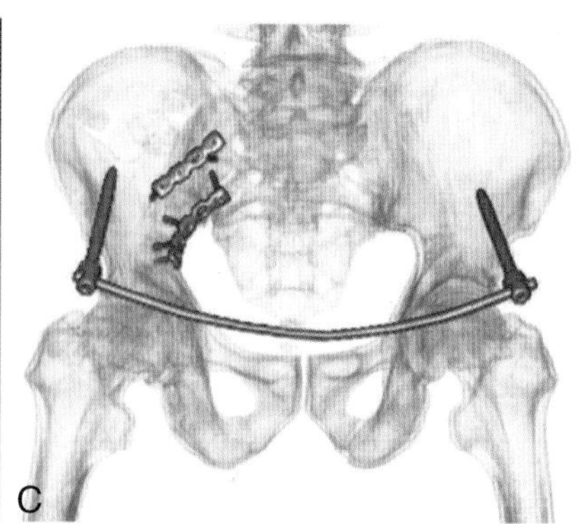

图 8-12 **术后复查骨盆 CT 三维重建**

A. 正面；B. 后面；C. 透明像

第三节 Day Ⅲ型新月形骨盆骨折

【病例】

患者男性，61 岁，以“车祸伤左侧盆部后疼痛、活动障碍 2 小时”入院。骨盆 CT 扫描及三维重建（图 8-13）示左侧骨盆新月形骨折，骨折线涉及骶髂关节后部，耻骨联合分离，左侧耻骨上下支骨折。

术前诊断：①骨盆骨折（新月形 Day III型）；②耻骨联合分离。

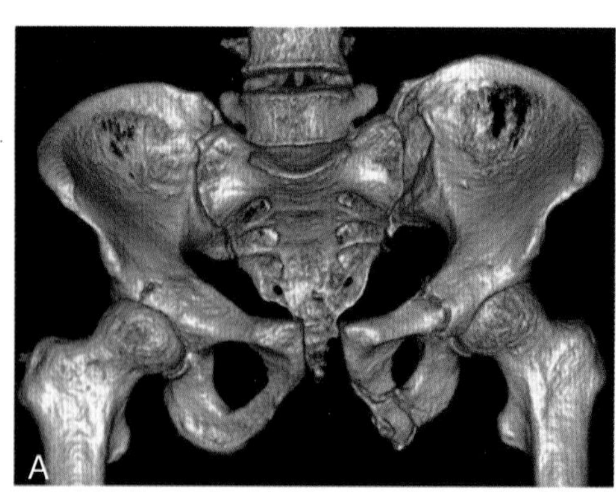
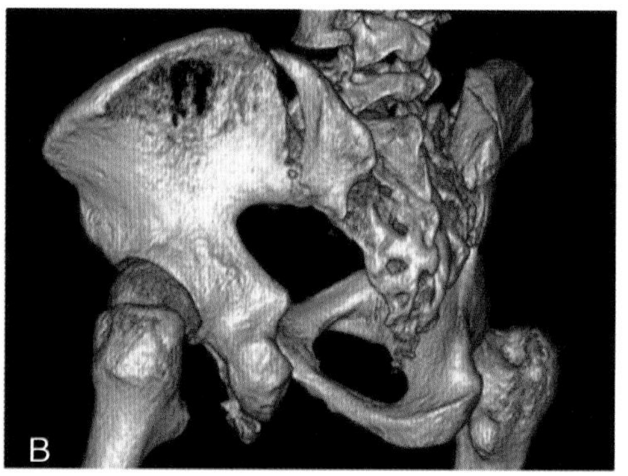

图 8-13 **术前骨盆 CT 扫描及三维重建**

A. 正面；B. 侧面

【临床决策分析】

（一）临床决策依据

本病例有以下特点：①中老年男性，既往史无特殊；②车祸致伤，全身状况稳定，无皮肤破裂出血；③髂骨骨折涉及骶髂关节后 1/3，同侧耻骨上下支骨折，耻骨联合分离；根据 Day 分型为 Day III型骨折，后环手术方式可选择闭合复位骶髂螺钉固定（图 8-14），或切开复位钢板固定术。考虑髂骨翼完整，拟行骨折闭合复位骶髂螺钉固定；前环辅助 INFIX 架固定。

（二）手术方法

1. 麻醉及体位：全身麻醉气管插管，平卧位消毒患侧髋及下肢，左下肢消毒后包扎备术中牵引用。

2. 左下肢牵引复位左侧骶髂关节骨折脱位，透视见骨折脱位复位满意后，透视下置入骶髂螺钉导针，置入骶髂螺钉固定，前环辅助 INFIX 架固定。

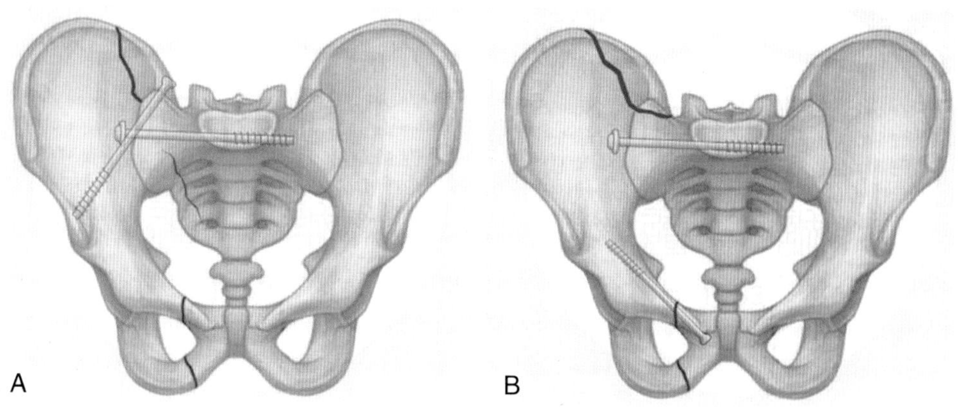

图 8–14　**闭合复位骶髂螺钉固定**

A. 骶髂螺钉 +LC-2 螺钉固定；B. 骶髂螺钉 + 前柱螺钉固定

（三）手术风险评估与防范

1. 闭合复位可能不满意，拟订切开复位预备方案。
2. 骶髂螺钉置入风险。

（四）术后情况

术后病情稳定，无发热及腹胀，无下肢神经症状出现；复查骨盆 X 线（图 8-15）及 CT 三维重建（图 8-16）显示骨折脱位复位满意，内固定位置良好，无并发症。

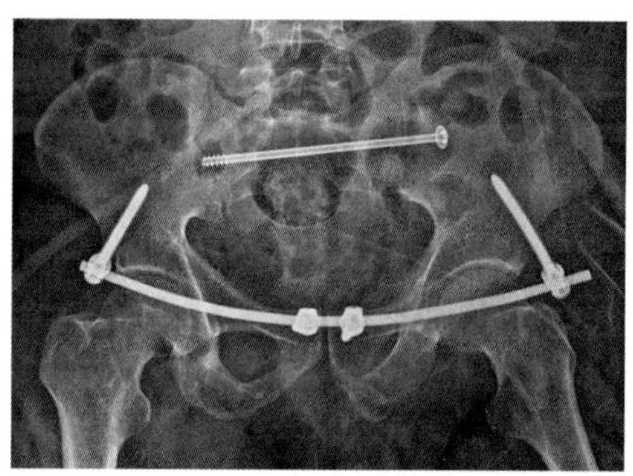

图 8–15　**术后复查骨盆 X 线**

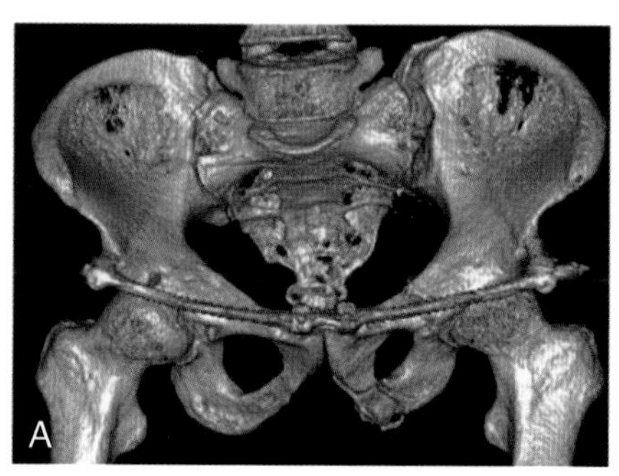

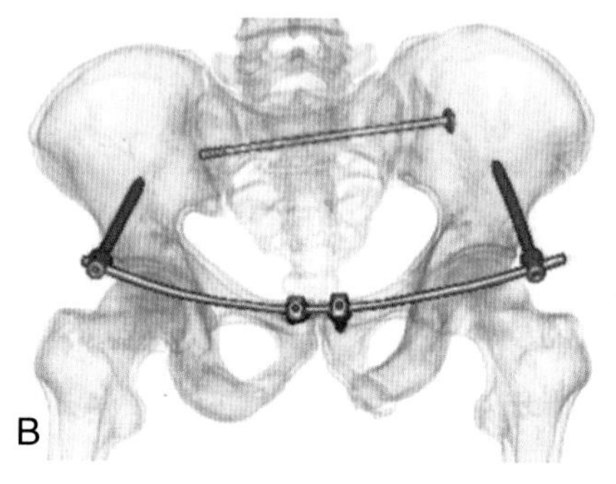

图 8–16　**术后复查骨盆 CT 三维重建**

A. 正面；B. 透明像；C. 冠状位

第9章　骨盆后环损伤手术病例

第一节　骨盆陈旧性 Tile C1.3 型骨折切开复位钢板固定

由于骶骨为松质骨，骶骨 Denis II 区有一排骶孔，相对于骶髂关节、髂骨侧骨质，骶骨是最薄弱的，因此，Tile C1.3 型骨盆骨折是最常见的 C 型骨盆骨折类型。根据受伤性质、受伤时遭受的暴力，Tile C1.3 型骨盆骨折存在垂直和旋转不稳定，骨折上移位明显，合并腰骶丛神经损伤概率较高。Tile C1.3 型骨盆骨折的复位固定方式有闭合复位或开放复位，固定方式有骶髂螺钉（S_1、S_2 螺钉全长、半长螺钉间的多种组合）、骶前钢板、后路腰髂固定（或三角固定）、后路“M”钢板、后路 INFIX 等。具体选择根据移位程度、伤后时间、术者能力、手术室条件等，以最小的创伤达到最佳的手术效果是临床医生永远的追求。

【病例】

患者女性，31 岁，以“车祸致伤右侧盆部后疼痛、右足趾活动不能 61 天”转入院。患者因车祸致伤右侧盆部后疼痛、右足活动不能在当地医院治疗，诊断为骨盆骨折合并腓总神经损伤，未行手术治疗。因盆部疼痛站立不能、右足趾活动不能，于伤后第 61 天来院。行骨盆 X 线（图 9-1）及 CT 扫描三维重建（图 9-2）示右侧骶骨 Denis II 区骨折，向后、上移位明显，左侧耻骨上下支骨折。

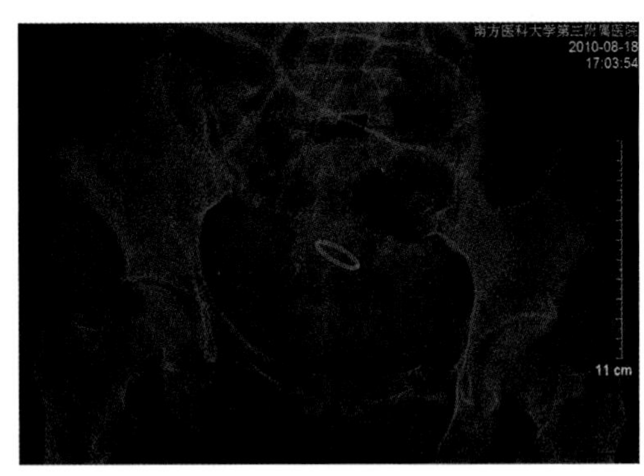

图 9-1　**骨盆 X 线片**

【临床决策分析】

（一）临床决策依据

本病例有以下特点：①青年女性，右侧骶骨骨折移位；②右侧腰骶干神经损伤 2 个月无恢复；③左侧耻骨上下支骨折移位，未愈合。有明确手术指征。传统手术方法为后路切开，腰髂撑开复位，腰髂固定或三角固定。后路腰髂固定缺点有：①对前路耻骨支骨折移位无法复位固定，需再行前入路；②无法对神经损伤进行探查、减压；③创伤大、牺牲腰椎的活动度。患者伤后 2 个月，因骨痂及周围软组织挛缩等因素闭合复位可能性小，在当时也无骨盆随意复位架辅助复位技术。开放复位方法只有髂窝入路，但对神经探查不理想，前方固定方式只能选择骶髂螺钉固定。综上所述，按当时的技术和理念该患者的手术方式多为后路腰髂撑开复位固定，腰骶干神经损伤由其自然恢复。可否行前方骶前腰骶干神经减压松解、骨折复位、骶前钢板固定？笔者认为通过腹直肌外侧、腹膜外直视下显露骶前可进行骨折复位、神经探查、钢板固定等。拟订手术方案：经右侧普外剖腹探查切口进入，腹膜后显露骶髂关节，探查松解腰骶干神经后复位（可借助钢板提拉复位）骶骨骨折，行跨骶髂关节骶前钢板固定术。此例手术开启了国内用腹直肌外侧入路治疗骨盆髋臼骨折的先河。

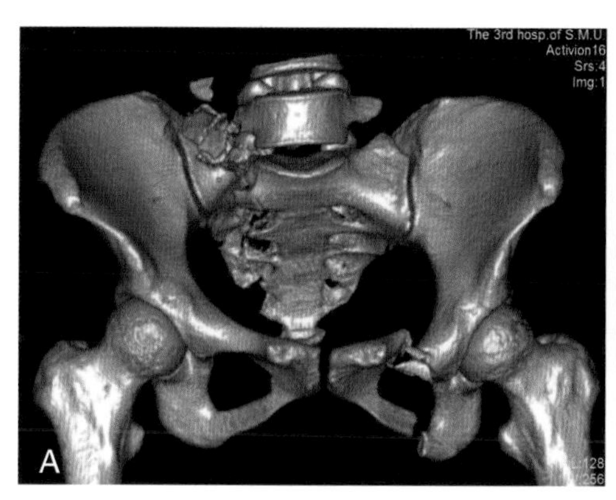

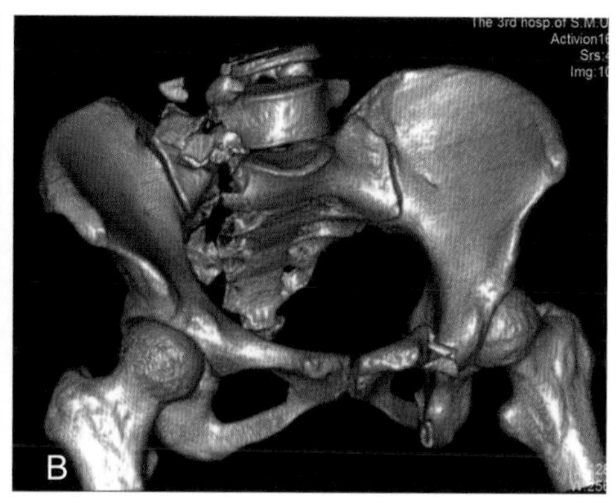

图 9-2　CT 扫描三维重建

A. 骨盆正面；B. 骨盆斜面

（二）手术方法

1. *麻醉及体位*　全身麻醉气管插管，平卧位消毒腹盆部及右下肢，右下肢包扎供术中牵引用。

2. *手术切口显露*　以脐与髂前上棘连线外 1/3 点为中点做纵形切口，上下各切开约 5cm，依次切开皮肤、皮下组织，切开腹直肌外缘腹直肌鞘，通过腹膜外显露骶髂关节周围。

3. *神经探查及骨折显露*　沿骶髂关节内侧骶骨耳状面紧贴骨膜向内侧显露找到腰骶干神经，见腰骶干神经明显受压变扁平，表面增生瘢痕组织束缚较紧，小心切开松解并向远、近端进行分离。骨折显露，通过髂血管与骶正中的间隙进行分离，找到骶 1 椎体，再沿骶 1 椎体边缘贴骨膜向外分离显露骨折端，腰骶干神经正好位于骶骨骨折端边缘。同时行左侧耻骨联合旁小切口显露左侧耻骨支，并对周围软组织进行清理、松解。

4. *骨折复位与固定*　直视下用骨膜剥离器伸入骶骨骨折端进行撬拨，松动骶骨骨折，辅助下肢牵引复位骶骨移位，见骨折复位不佳。用拉钩将腰骶干神经提起，将预弯的钢板放置于骶前真骨盆缘，钢板内侧达骶 1 椎体前方中线处，通过钢板螺钉提拉作用进一步复位骶骨骨折，直视下见骨折复位满意、钢板固定稳定、腰骶干神经跨钢板上方，骨折复位后神经明显变松，用明胶海绵放置神经下方使神经与钢板分开。再复位左侧耻骨支并行钢板固定。活动髋关节见骨盆环固定稳定，冲洗伤口，检查无活动性出血后放置引流管，缝合伤口。术毕，患者安全返回病房。

（三）手术风险评估与防范

1. 骶前血管网丰富，术中探查可能损伤髂内、外血管和闭孔血管，导致大出血，手术可能中止。

2. 跨骶髂关节骶前钢板固定，螺钉若置入骶管可伤及马尾神经。

3. 陈旧性骶骨骨折前方复位有不能复位的风险。

（四）术后情况

患者术后恢复良好，无发热及其他不适，第 2 天拔除腹部引流管，开始进流质饮食；复查骨盆正位 X 线（图 9-3）及 CT 三维重建（图 9-4）均示右侧骶骨骨折脱位复位满意，骨盆环结构恢复，内固定位置良好；无并发症。

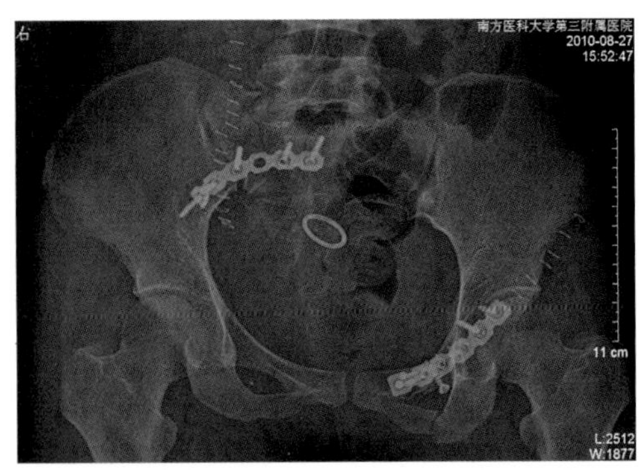

图 9-3　**复查骨盆 X 线**

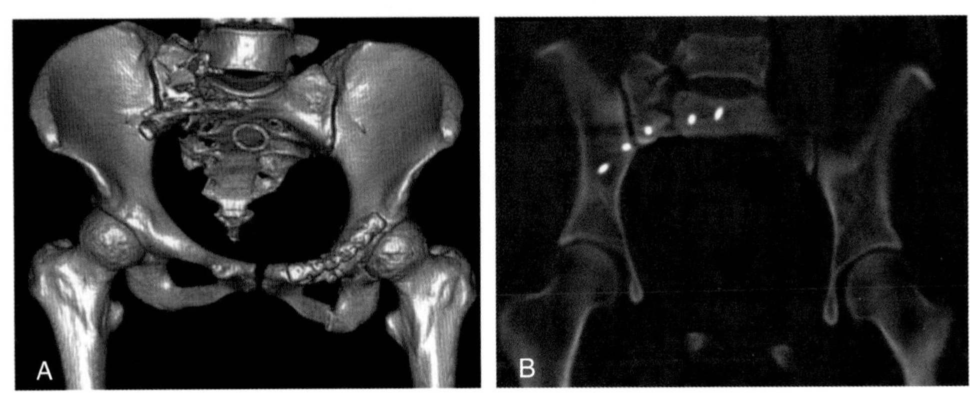

图 9-4　**复查 CT 三维重建**

A. 骨盆三维重建正面；B. 骨盆冠状位重建

（五）术后随访

术后 1 个月复查，右下肢神经功能完全恢复，复查 X 线（图 9-5）示无骨折复位丢失及内、外固定松动，开始扶拐下床行走。术后 3 个月返院复查见骶骨骨折及耻骨支骨折愈合，行走步态正常，复查 X 线示骨折愈合（图 9-6）髋臼形态结构正常，无骨折复位丢失。术后 4 年复查完全恢复正常生活，X 线片（图 9-7）示骨折线消失，内固定无松动，骶髂关节内侧有 1 枚螺钉断裂，患者无不适主诉。患者术后第 5 年妊娠 5 个月时感觉右侧骶髂关节疼痛并加重，1 个月后疼痛突然消失；术后 8 年随访，生活工作均无影响，骨盆 X 线片（图 9-8）示骨盆环结构维持术后状态，骶骨侧 3 枚螺钉均断裂，考虑因妊娠骶髂关节的微动导致疼痛，螺钉断裂后疼痛消失。

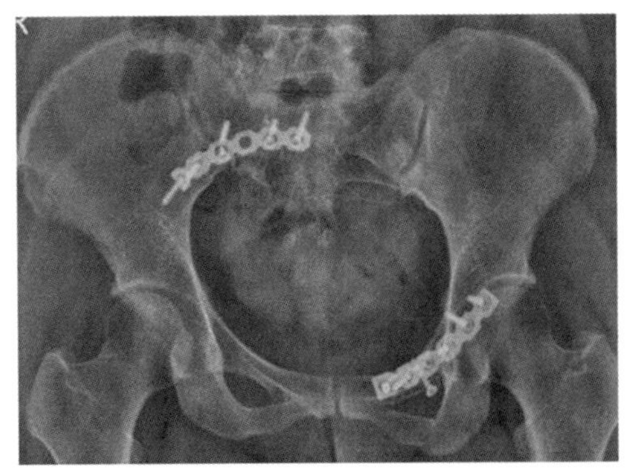

图 9-5　**术后 1 个月复查骨盆 X 线**

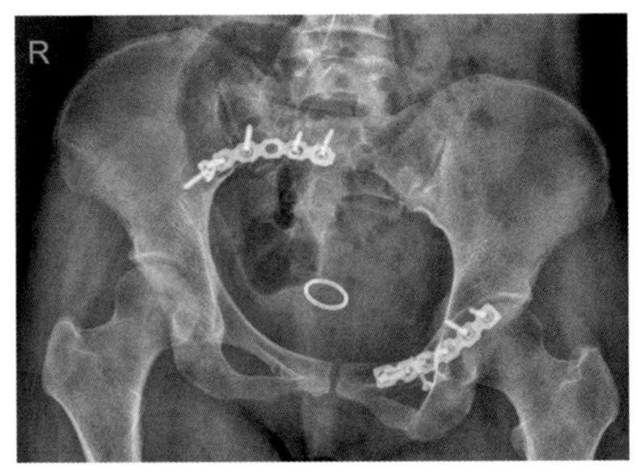

图 9-6　**术后 3 个月复查骨盆 X 线**

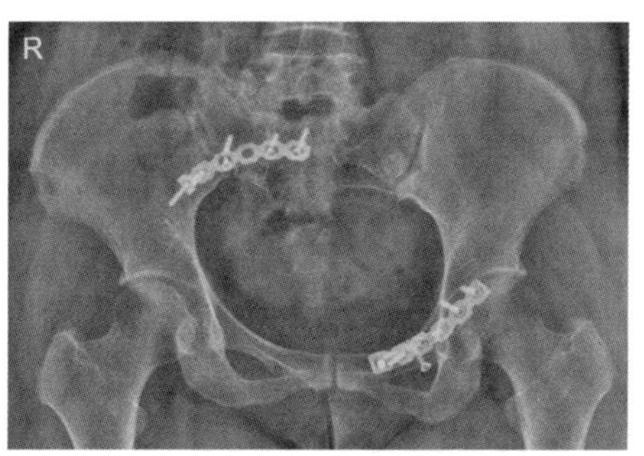

图 9-7　**术后 4 年复查骨盆 X 线**

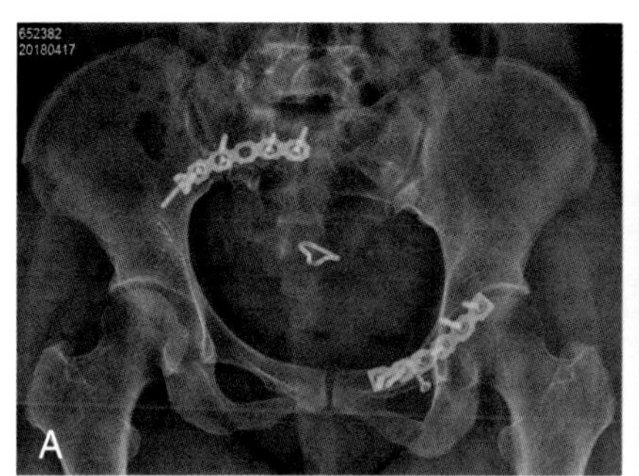

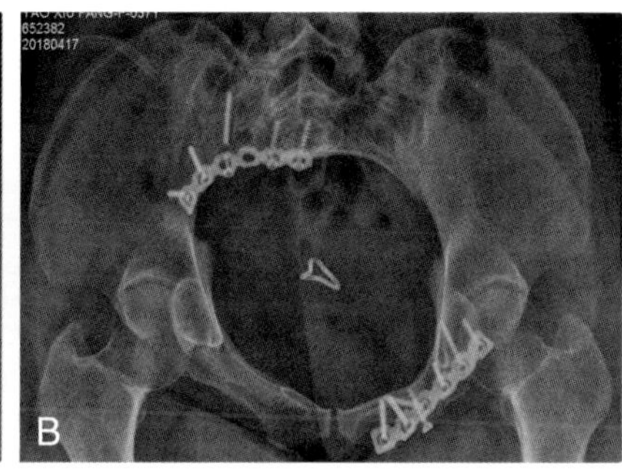

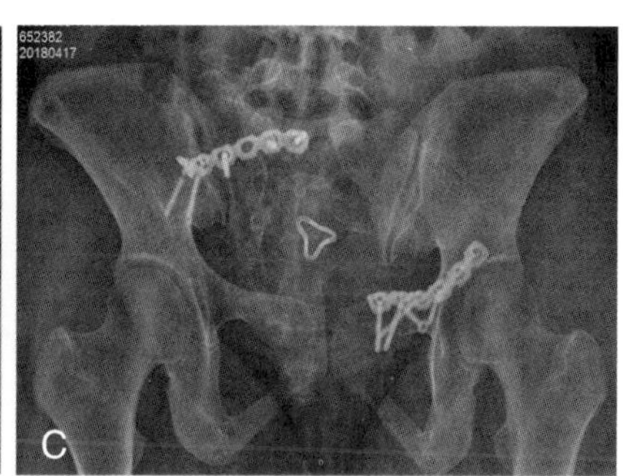

图 9-8　**术后 8 年复查骨盆 X 线**

A. 骨盆正位；B. 入口位；C. 出口位

【经验与体会】

（一）跨骶髂关节骶前钢板固定的适应证与风险

骶骨前方及骶髂关节周围解剖结构复杂，分布有骶前静脉丛、髂内血管束、髂外血管束、闭孔血管及外侧的滋养孔血管，一旦受损出血非常凶猛；骶髂关节内侧分布有闭孔神经、腰骶干神经、S_1 神经根等，操作时误伤神经的风险很大，被称为手术禁区。跨骶髂关节钢板固定的手术适应证有：①骶髂关节脱位、陈旧性后脱位，可借助钢板螺钉提拉进行复位固定；②骶骨翼骨折脱位、置入骶髂螺钉风险高或不适合置入骶髂螺钉。安放骶髂前钢板固定必须在腰骶干神经完全松弛的情况下实施，否则将对神经造成再次压迫。钢板放置前必须塑形贴附好，螺钉长度控制能通过双层皮质但不能进入骶管，也不能置入骶髂关节内。

（二）Tile C1.3 型骨盆骨折后环的固定方式

Tile C1.3 型骨盆骨折后环内固定方式较多，主要有骶髂螺钉（图 9-9）、骶前钢板（图 9-10）、腰髂固定或三角（图 9-11）、“M”形钢板（图 9-12）、INFIX 架（图 9-13）、可调式骨盆后环钢板（图 9-14）等。根据骨折分型、骨盆形态、手术方式、术者的经验进行选择，手术安全是前提，稳定固定是基本，微创操作是趋势。

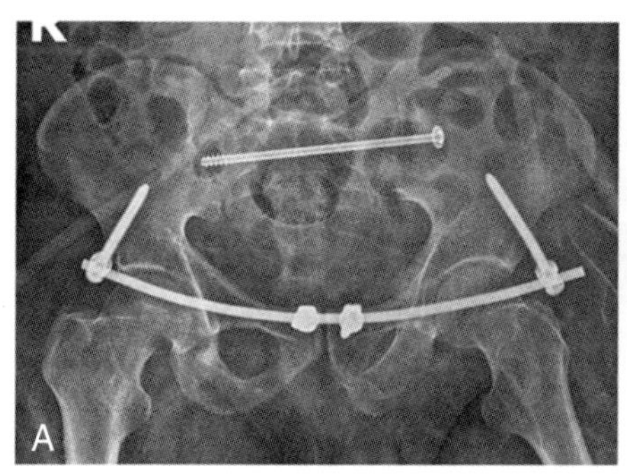

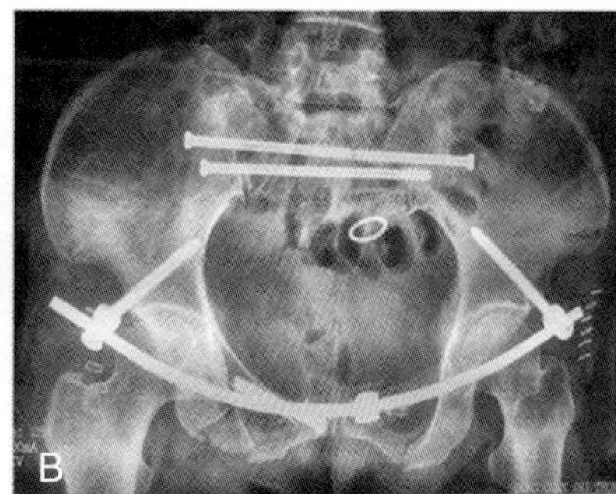

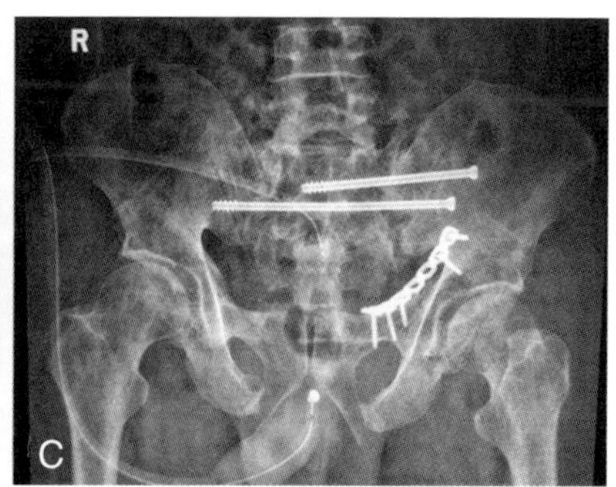

图 9-9　**骶髂螺钉内固定的不同形式**

A. 单枚 S_2 贯穿螺钉；B. 双侧 S_1 螺钉 + 右侧 S_2 贯穿螺钉；C. 左侧 S_1 螺钉 +S_2 贯穿螺钉

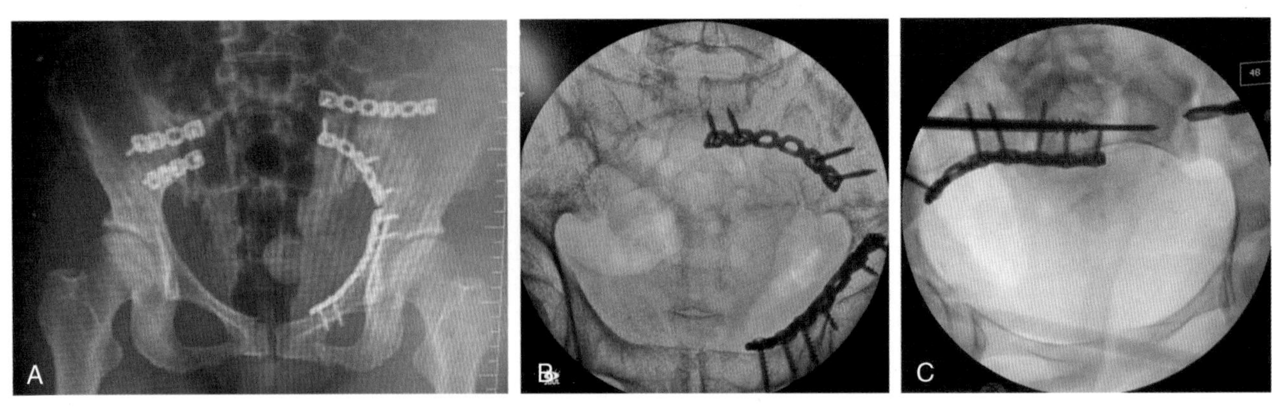

图 9-10　骶前钢板内固定的不同形式

A. 跨骶髂关节钢板，骶骨侧 1 枚螺钉；B. 骶髂前钢板固定至中线；C. 骶髂前钢板结合骶髂螺钉

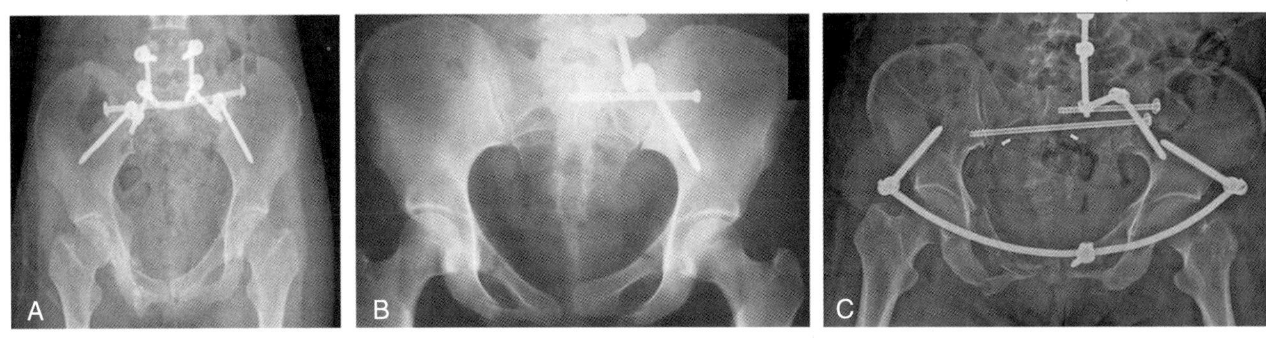

图 9-11　腰髂固定或三角内固定

A. 双侧腰髂固定 + 对侧骶髂螺钉固定；B. 单侧腰髂固定 + 骶髂螺钉固定（三角固定）；C. 单侧腰骶固定 +S_1、S_2 骶髂螺钉固定

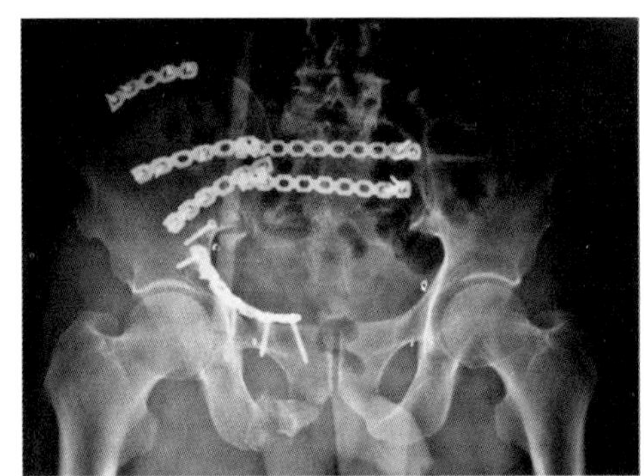

图 9-12　M 形钢板内固定

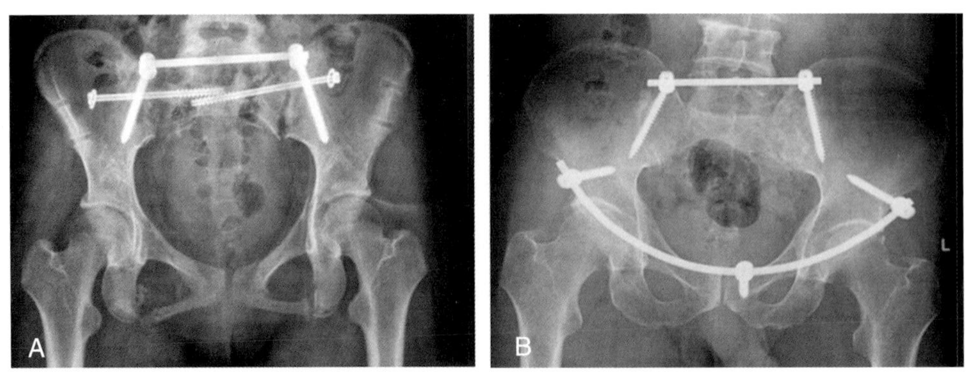

图 9-13　INFIX 架内固定

A. 后方 INFIX 架 + 双侧骶髂螺钉固定；B. 前方 + 后方 INFIX 架固定（上海市一院王建东教授提供）

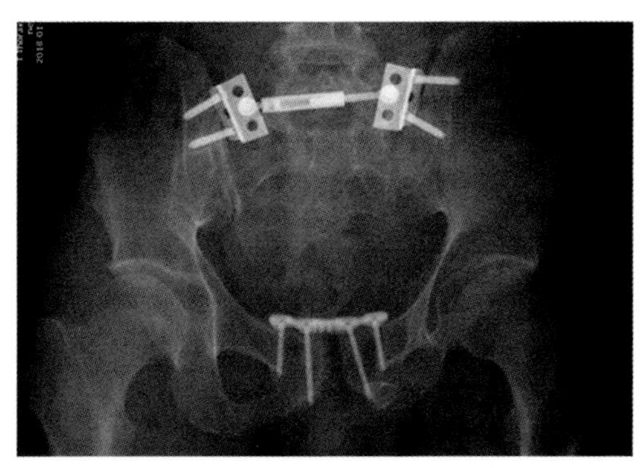

图 9–14　**可调式骨盆后环钢板内固定**
（河北医科大学第三医院侯志勇教授提供）

第二节　骨盆 Tile C 1.3 型骨折后环闭合复位固定

【病例】

患者女性，51 岁，以“车祸致伤左侧盆部后疼痛、畸形、活动受限 1 小时”急诊入院。患者伤后急诊行骨盆 CT 扫描三维重建（图 9-15）示左侧骶骨 Denis Ⅰ区骨折，向后、上移位明显，双侧耻骨上下支骨折。因血压不稳定在急诊手术室行左髂内动脉栓塞术，术后收入骨科。入院后行左下肢股骨髁上牵引，于伤后 7 天行手术治疗。

术前诊断：骨盆骨折（Tile C1.3 型）。

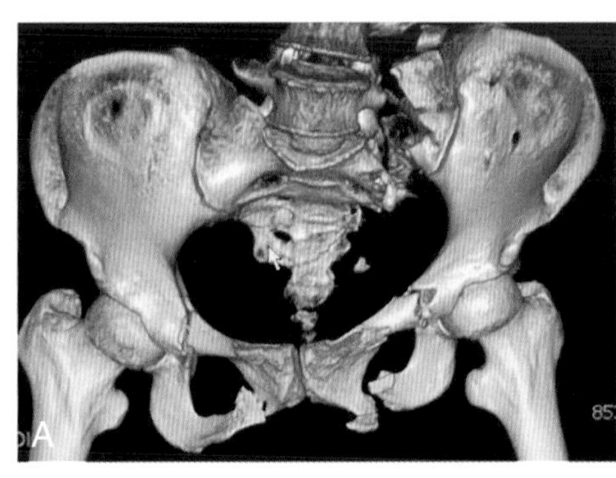

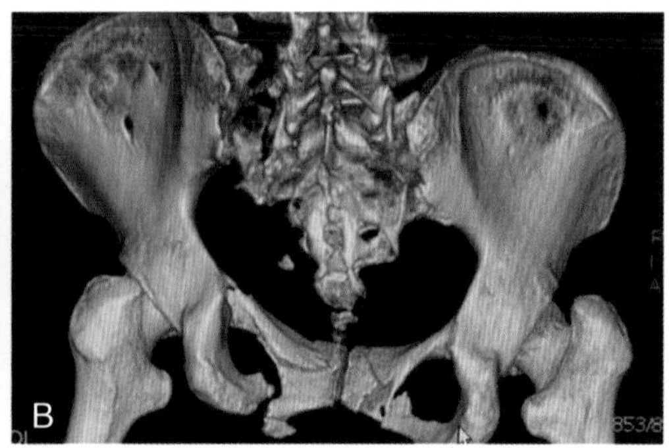

图 9–15　**骨盆 CT 扫描三维重建**
A. 正面；B. 后面

【临床决策分析】

（一）临床决策依据

本病例有以下特点：①中年女性，左侧骶骨翼骨折移位明显；②双侧耻骨上下支骨折移位，耻骨联合呈漂浮状；③左下肢短缩 4cm。有明确手术指征。传统手术方法为后路切开，腰髂撑开复位，腰髂固定或三角固定，前环切开复位钢板固定。由于后路腰髂固定有较多缺点，手术方式拟行后环闭合复位、骶髂螺钉固定，前环切开复位钢板固定术。

（二）手术方法

1. 麻醉及体位　全身麻醉气管插管，平卧位消毒腹盆部及左下肢，保留左下肢股骨髁上牵引连接牵引床，方便术中安装骨盆随意复位架时牵引用。

2. 手术切口显露　取前方 Stoppa 入路，显露耻骨联合及双侧耻骨上支，并进行软组织松解。

3. 后环骨折复位与固定　安装骨盆随意复位架，将右侧半骨盆固定于手术床上，置入左侧髋臼上缘螺纹针、LC-2 通道螺纹针进行牵引复位；术中透视见骶骨骨折移位明显复位（图 9-16）。置入左侧 S_1 骶髂螺钉导针，再复位前环双侧耻骨支骨折，重建钢板固定，置入骶髂关节相应长度空心钉（图 9-17）。活动髋关节见骨盆环固定稳定，冲洗伤口，检查无活动性出血后，放置引流管、缝合伤口。术毕，患者安全返回病房。

（三）手术风险评估与防范

1. 骶骨骨折移位复位需要熟悉各透视体位、角度，避免出现判断错误。

2. 骶髂螺钉有置入骶管风险可伤及马尾神经，从前方穿出可能伤及骶前血管导致大出血，甚至危及生命；伤及神经导致下肢神经功能障碍。

3. 前环 Stoppa 入路显露中可伤及髂外血管、膀胱等，螺钉可能损伤闭孔神经。

（四）术后情况

患者术后恢复良好，无发热及其他不适，无双下肢神经症状，双下肢血供正常；第 2 天拔除腹部引流管，开始进流质饮食；复查骨盆正位 X 线（图 9-18）及 CT 三维重建（图 9-19）均示左侧骶骨骨折脱位复位满意，骨盆环结构恢复，内固定位置良好；伤口愈合出院。

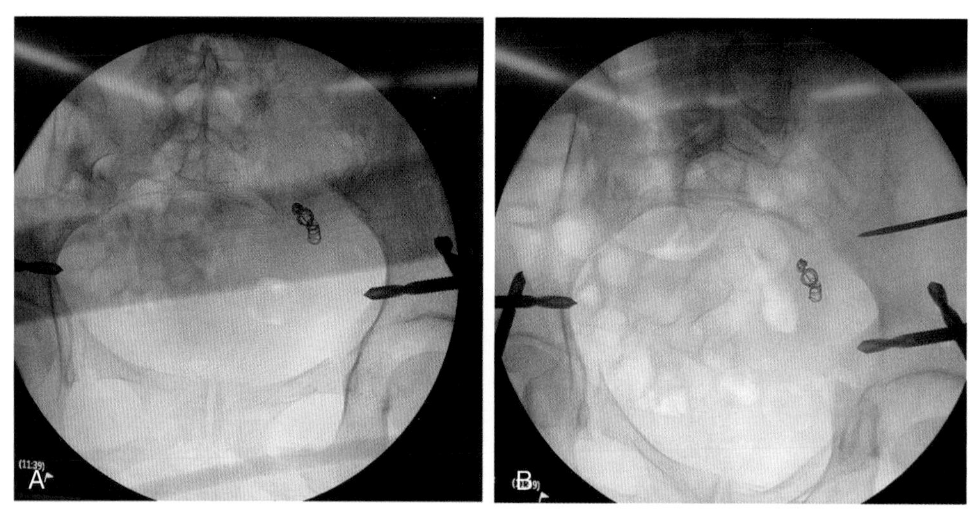

图 9–16　**术中透视复位**

A. 牵引复位前，骨盆入口位显示左侧骶骨向上、向后移位；B. 牵引复位后见左侧骶骨脱位已复位，骨盆后环双侧基本对称

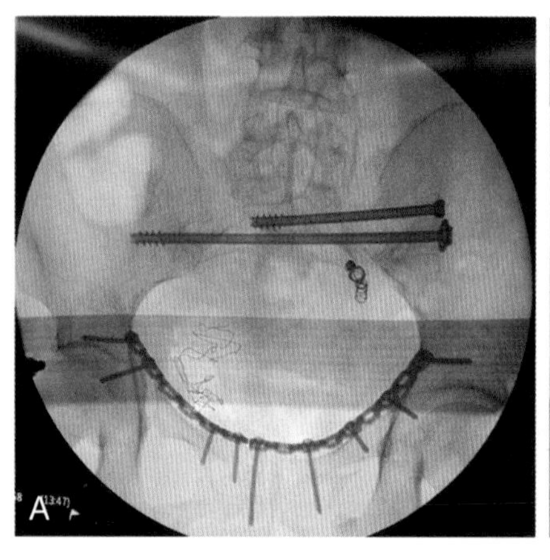

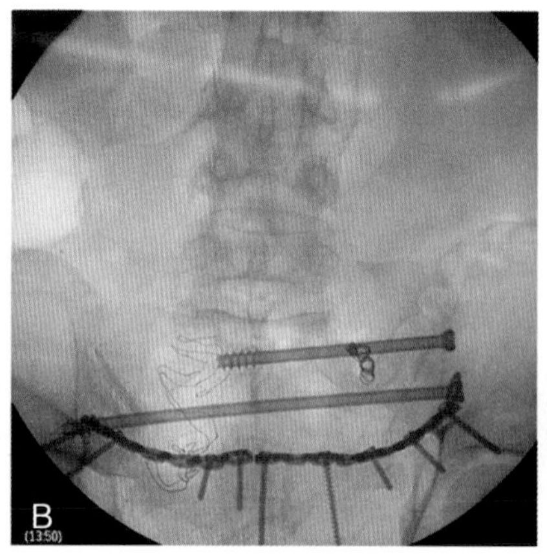

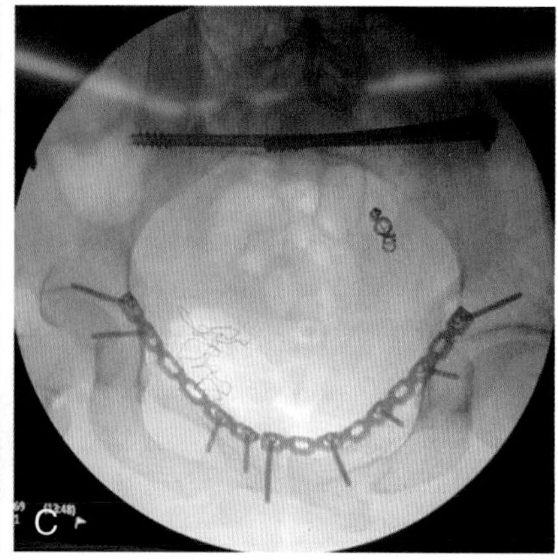

图 9–17　**置入骶髂关节相应长度空心钉**

A. 骨盆正位；B. 出口位；C. 入口位

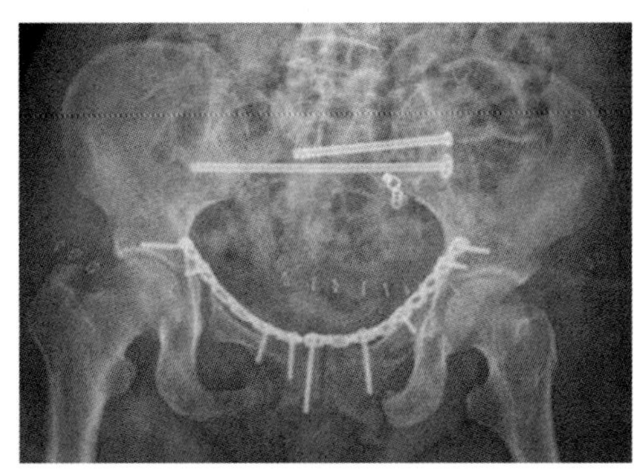

图 9-18　**复查骨盆正位 X 线**

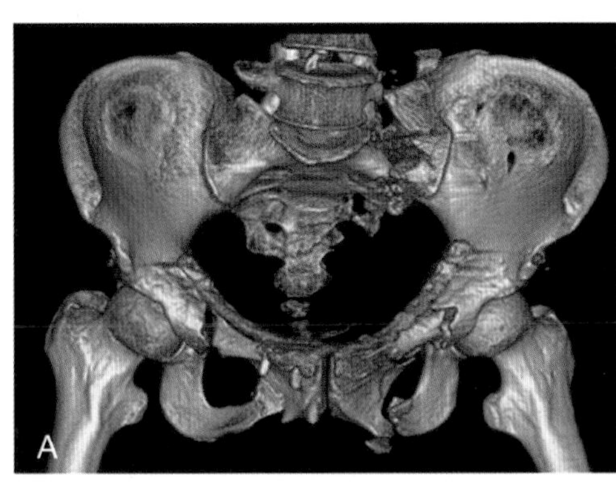

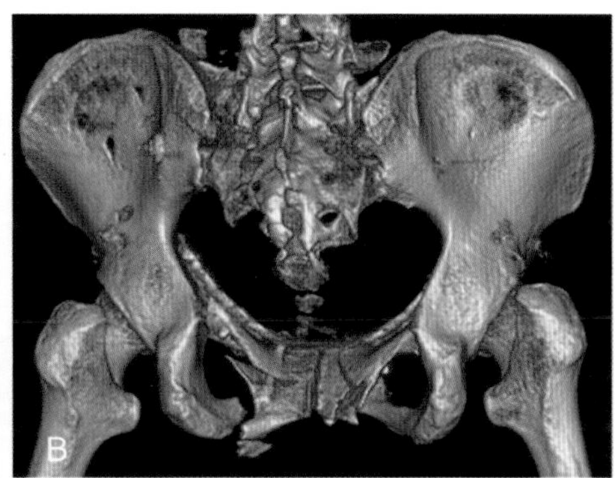

图 9-19　**复查 CT 三维重建**

A. 正面；B. 后面

第三节　骨盆 Tile C 2 型骨折闭合复位微创固定

【病例】

患者女性，15 岁，以“车祸致伤盆部后疼痛、畸形活动受限 1 小时”急诊入院。患者伤后急诊行骨盆 CT 扫描三维重建（图 9-20）示左侧骶髂关节分离，右侧骶骨翼骨折，向后上方移位明显，左侧耻骨上下支骨折。入院后行右下肢股骨髁上牵引，于伤后第 7 天行手术治疗。

术前诊断：骨盆骨折（Tile C 2 型）。

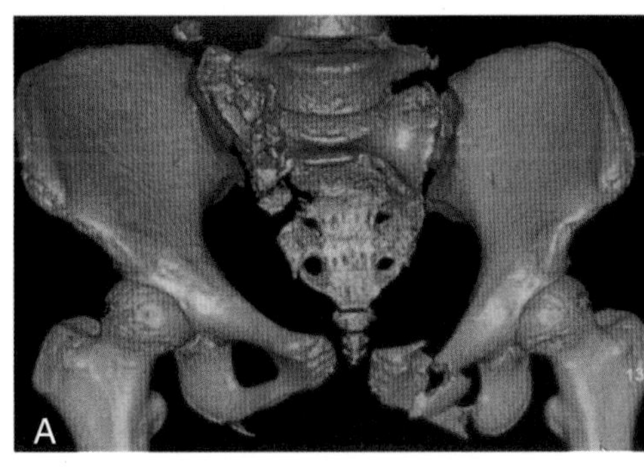

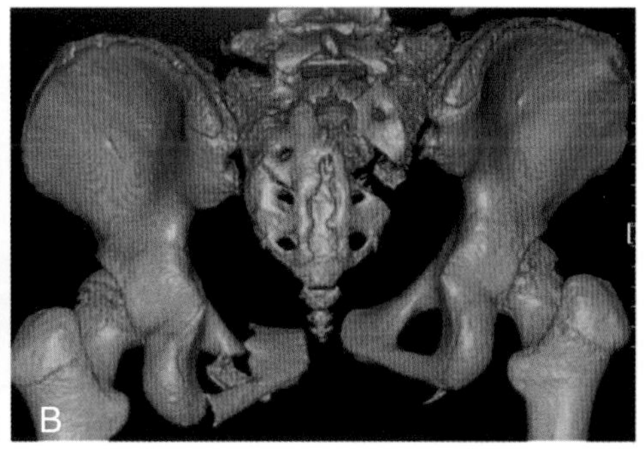

图 9-20　**骨盆 CT 扫描三维重建**

A. 正面；B. 后面

【临床决策分析】

（一）临床决策依据

本病例有以下特点：①青少年女性，右侧骶骨翼骨折移位明显；②左侧骶髂关节分离、耻骨上下支骨折移位；③右下肢短缩 2cm；④无双下肢神经损伤症状。有明确手术指征。儿童骨盆骨折传统治疗方法为下肢牵引、后路切开腰髂撑开复位、腰髂固定或三角固定，但如果骨盆骨折上下移位不纠正，患者可能畸形愈合，导致双下肢不等长，随着年龄的增长可能出现脊柱畸形；后路腰髂固定对骶髂关节脱位不是适应证。手术方式拟行闭合复位、后环双侧骶髂螺钉固定，前环 INFIX 架固定术。

（二）手术方法

患者诊断明确，伤后 1 周，病情稳定，满足手术条件。

1. 麻醉及体位　全身麻醉气管插管，平卧位消毒腹盆部及右下肢，保留右下肢股骨髁上牵引连接牵引床，方便术中安装骨盆随意复位架时牵引用。

2. 后环骨折复位与固定　安装骨盆随意复位架，将左侧半骨盆固定于手术床上，先置入左侧 S_1 骶髂螺钉导针，再安装左侧髋臼上缘螺纹针、LC-2 通道螺纹针进行固定左侧半骨盆（图 9-21）；安装右侧髋臼上缘螺纹针、LC-2 通道螺纹针，结合右侧股骨髁上牵引进行右侧后环骨折复位，术中透视见骶骨骨折移位明显复位（图 9-22）。置入右侧 S_1 骶髂螺钉导针；透视导针位置满意后置入骶髂螺钉固定后环。

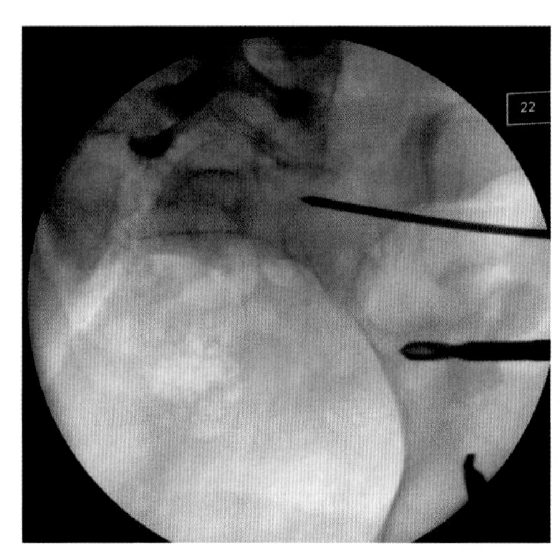

图 9-21　**左侧半骨盆固定**

3. 前环安装 INFIX 架固定　检查无活动性出血后，放置引流管，缝合伤口。术毕，患者安全返回病房。

（三）手术风险评估与防范

1. 骶骨骨折移位复位需要熟悉各透视体位、角度，避免出现判断错误。

2. 骶髂螺钉如置入骶管可伤及马尾神经，从前方穿出可能伤及骶前血管导致大出血，甚至危及生命；伤及神经导致下肢神经功能障碍。

3. 前环 INFIX 架固定注意保护股外侧皮神经；螺钉置入不要过深，保证骨质外 3 个螺纹以上，避免钉棒压迫股神经和股血管。

（四）术后情况

患者术后恢复良好，无发热及其他不适，无双下肢神经症状，双下肢血供正常；股四头肌肌力正常。第 2 天复查骨盆正位 X 线（图 9-23）及 CT 三维重建（图 9-24）均示右侧骶骨骨折脱位、左侧骶髂关节分离均纠正，骨盆环结构恢复，内固定位置良好，伤口愈合出院。术后 4 个月复查时行走正常，骨盆环结构正常，无骨折复位丢失，内固定无松动，取出前环 INFIX 架（图 9-25）。

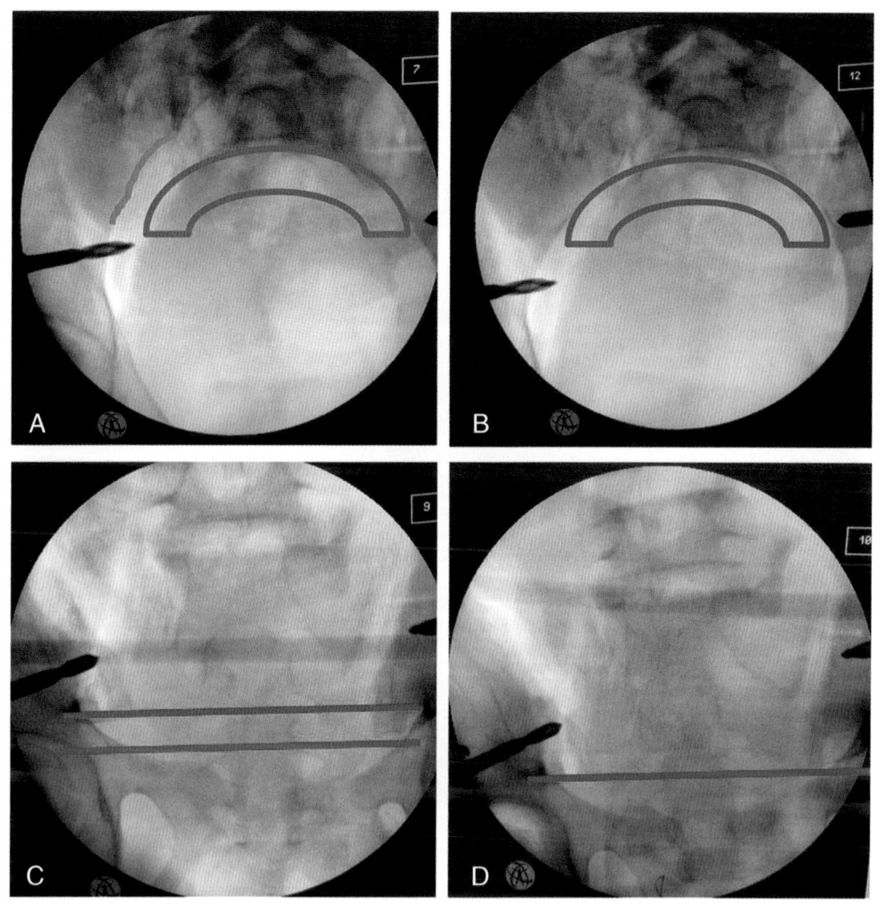

图 9-22　**术中透视**

A. 复位前入口位透视见右侧骶骨向后上移位；B. 复位后入口位透视见骨折复位，骨盆环对称；C. 复位前出口位透视见右侧骶骨上移；D. 牵引复位后见骨折复位，双侧骶骨等高

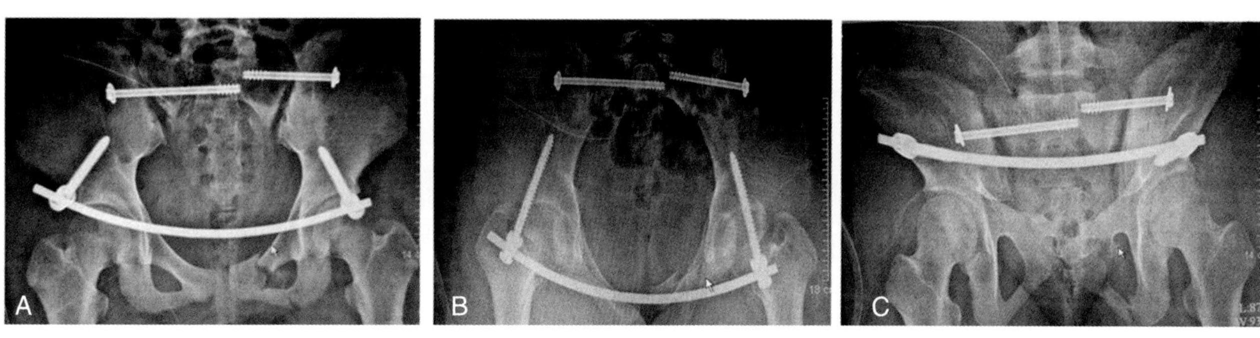

图 9-23　**术后复查骨盆正位 X 线**

A. 骨盆正位；B. 入口位；C. 出口位

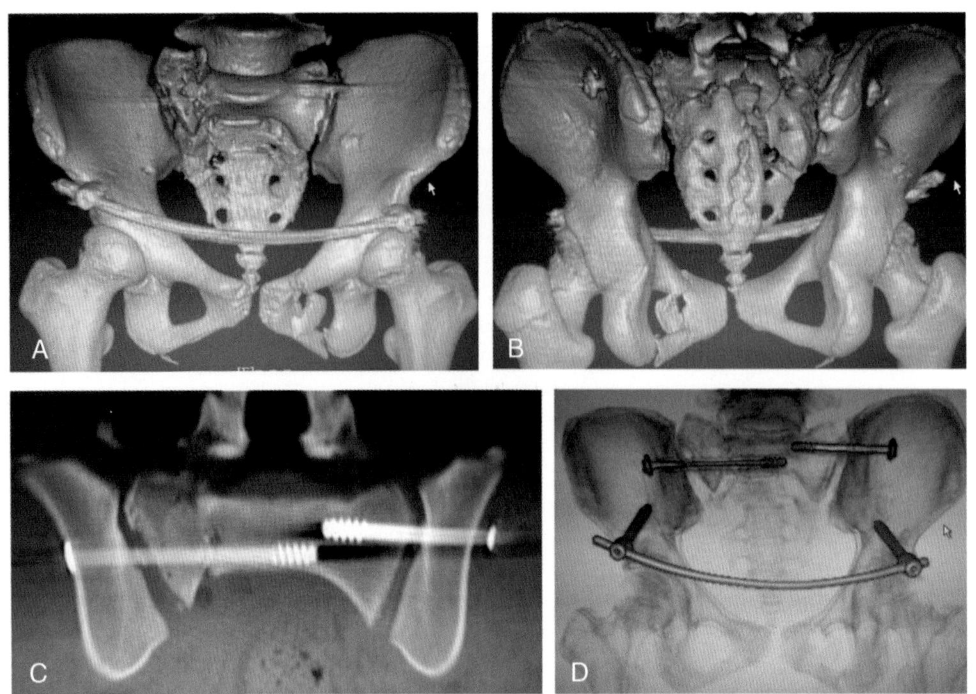

图 9-24　术后复查 CT 三维重建

A. 三维重建正面；B. 三维重建后面；C. 冠状位显示内侧骶髂螺钉位置好；D. 三维重建透明像

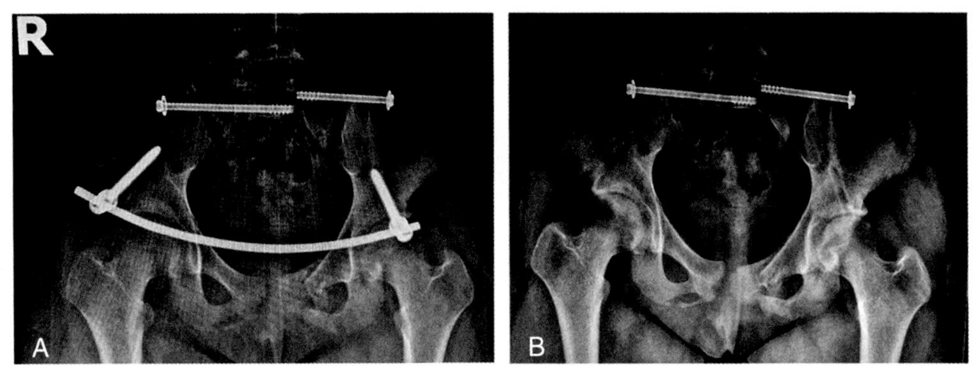

图 9-25　术后 4 个月复查

A. 取出 INFIX 架前；B. 取出 INFIX 架后

第四节　骨盆 Tile C 1.2 型骨折（骶髂关节前脱位）

【病例】

患者男性，51 岁。车祸致左髋部疼痛、活动受限、小便不能自行排出 3 小时急诊入院。急诊外科行膀胱造瘘术，术后对症处理。行骨盆 X 线（图 9-26）及 CT 扫描三维重建检查（图 9-27）示：左侧髂骨翼骨折，向前波及髂前下棘，向后波及骶髂关节中部，前半部分骶髂关节完全向骶骨翼前方脱位，后方少部分髂后上棘与骶骨相连，骶髂后韧带完整；双侧耻骨上下支骨折，整个髂骨翼旋转。于伤后第 15 天病情稳定后手术。

术前诊断：骨盆骨折（Tile C 1.2 型、骶髂关节前脱位）。

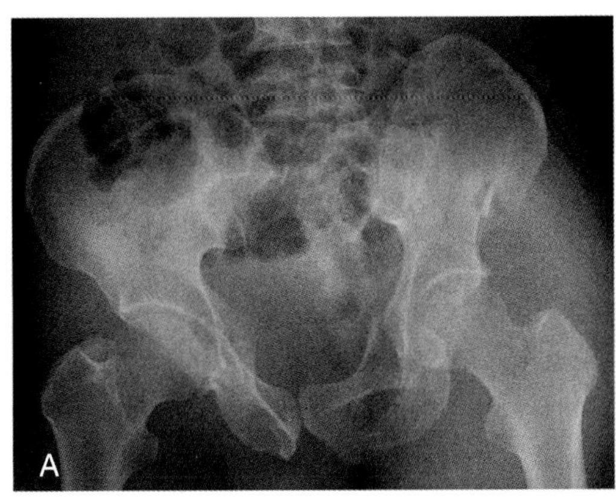

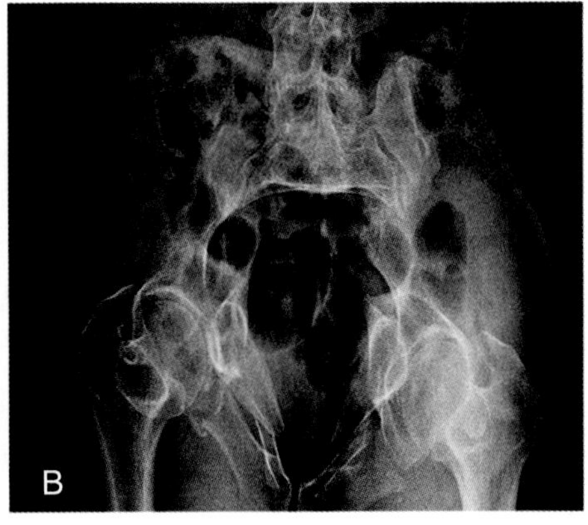

图 9-26　**术前骨盆 X 线片**

A. 骨盆正位；B. 入口位

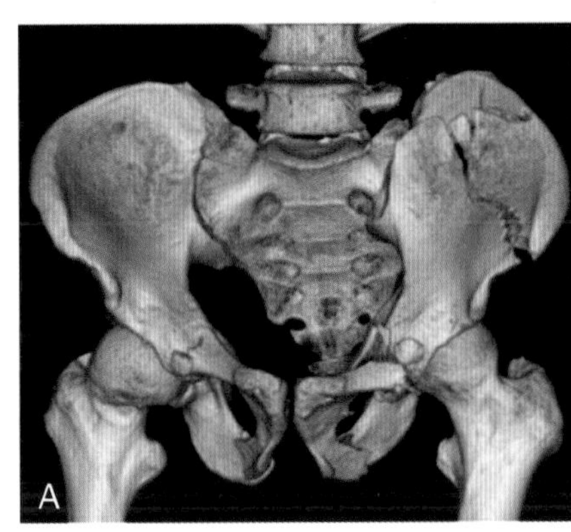

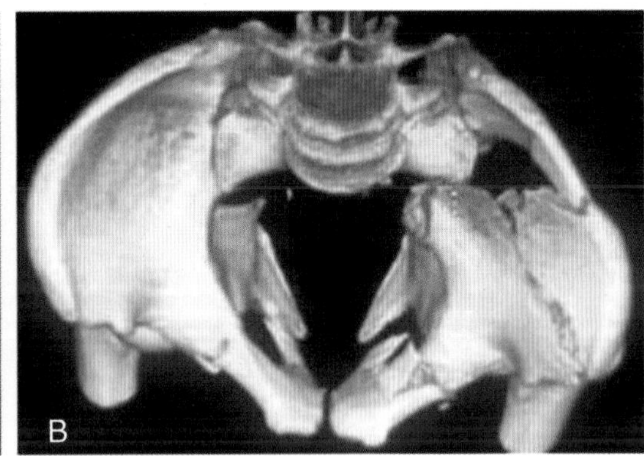

图 9-27　**CT 扫描三维重建检查**

A. 三维重建正面；B. 三维重建入口位

【临床决策分析】

（一）临床决策依据

本病例有以下特点：①髂骨粉碎性骨折，髂骨翼自髂前下棘至髂后上棘完全断裂分离，骶髂关节前半部分骨折完全脱位至骶骨翼前方；②双侧耻骨上、下支骨折，整个髂骨旋转不稳；③无下肢神经症状；④尿道断裂行膀胱造瘘术后。根据骨盆骨折 Young-Burgess 分型，本例属于 APC III 型骨折，Tile 分型为 C1.2 型。骨折损伤机制为骨盆前后挤压伤，前后环均受到破坏。患者伤后骶髂关节完全性前脱位，临床较罕见，2009 年曾由张英泽院士首次详细描述其特征。骶关节前脱位因为髂骨脱位至骶骨前方，后方入路较难直接进行复位，需通过辅助间接进行复位，陈旧性骨折更难间接复位；由于骶髂关节前方有较多血管、神经，后方复位不能直视处理，神经、血管损伤的风险极高，且损伤后不能进行止血。前方入路可直接显露骶髂关节，复位相对直接，可在保护血管、神经的前提下进行，风险相对较低。陈旧性骶髂关节前脱位复位相当困难，往往需要截骨处理才能复位。本例通过腹直肌外侧入路显露骶髂关节周围，直视下游离保护腰骶干神经、复位、固定，供临床参考。

（二）手术方法

1. *麻醉及体位*　全身麻醉气管插管，平卧位消毒，将膀胱造瘘管封闭保护，并将患侧下肢消毒至膝以远，包扎后供术中牵引下肢用；术者站于健侧。

2. *取左侧腹直肌外侧入路显露*　沿脐与髂前上棘连线外 1/3 点至耻骨结节外侧（腹直肌止点外侧）为皮肤切口（约 10cm），依次切开皮肤、皮下组织，并在腹外斜肌键膜外做少许潜行分离，全层切开腹壁肌肉达腹膜外。

3. 骨折显露　在腹膜外通过腹直肌外侧入路中间窗进行显露，沿真骨盆缘向内上方显露髂骨的骶髂关节面，并骨膜下向周围分离；通过腹直肌外侧入路外侧窗沿内侧髂缘切断髂肌并向内分离，显露髂骨骨折线；通过腹直肌外侧入路内侧窗显露耻骨支骨折处。

4. 骨折复位与固定　沿骶髂关节髂骨耳状面向内侧显露骶骨耳状面，找到髂外、髂内血管并加以保护，仔细分离软组织找到腰骶干神经，一起牵拉向内侧，再沿骶骨骨膜下向外剥离至骶髂关节，用骨膜剥离子伸入关节间隙，通过撬拨、结合下肢牵引，直视下复位骶髂关节前脱位，复位后通过骨膜剥离子在关节间隙反复撬动松解使之解剖复位，分别于真骨盆缘前方和骶髂关节后上方成 60° 放置 2 块重建钢板固定骶髂关节；通过外侧窗复位髂骨翼，重建钢板固定；前环耻骨支骨折用重建钢板固定（图 9-28）。术中透视见骨折复位满意，内固定位置好。考虑患者伤后超过 2 周，右侧耻骨支骨折无移位，骨盆环的稳定性相对完好，可不固定右侧耻骨支。

活动左下肢见骨折块稳定，冲洗伤口后彻底止血，检查无活动出血后放置引流管，缝合伤口。术毕，患者安全返回病房。

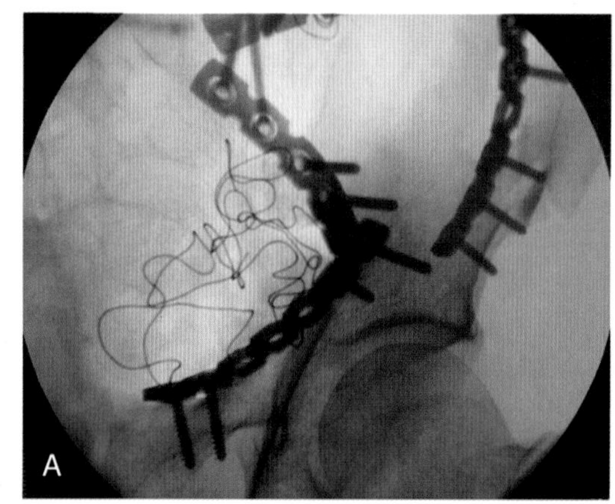

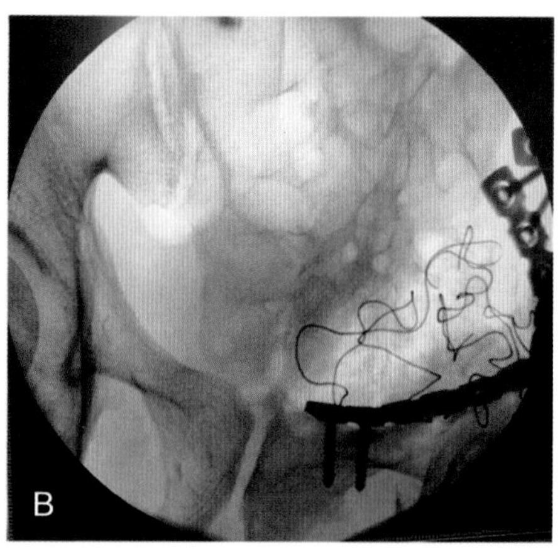

图 9-28　**术中透视**

A. 左侧骨盆正位示骶髂关节及左耻骨支骨折复位固定良好；B. 骨盆正位见耻骨联合及右侧耻骨支解剖位置正常

（三）手术风险评估与防范

1. 中间窗显露骶髂关节周围时分离髂外血管与髂腰肌间的间隙，操作应轻柔以避免损伤髂外血管。在骶骨翼操作时仔细游离找到腰骶干神经加以保护后再进行骨折复位操作。骶髂关节前脱位复位有一定难度，术前要有充分的手术备选方案，譬如截骨等。

2. 外侧窗显露髂前下棘骨折时注意保护髂外血管，避免牵拉损伤。

3. 跨骶髂关节钢板固定，骶骨侧传统经验只置入 1 枚螺钉，螺钉力量较差，可在保护腰髂干神经的前提下置入 2 枚螺钉，注意螺钉不能置入骶管和骶髂关节内。

（四）术后情况

术后病情稳定，伤口愈合好，无发热及其他不适，第 2 天拔除腹部引流管，开始进流质饮食；复查骨盆 X 线（图 9-29）及 CT 三维重建（图 9-30）均示骶髂关节前脱位及髂骨骨折均解剖复位，钢板、螺钉位置良好，无并发症。

【经验与体会】

骶髂关节前脱位是罕见的、严重的骨折脱位类型，自 2009 年张英泽院士首次详细描述后才有少量文献，骶髂关节周围韧带（骶髂前、骶髂后、骶髂间、骶棘、骶结节韧带）全部被破坏，后环极不稳定，如不尽早进行复位固定可形成假性关节影响行走。

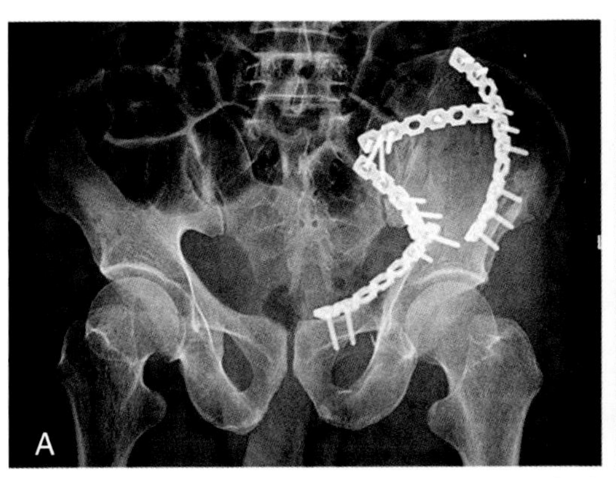

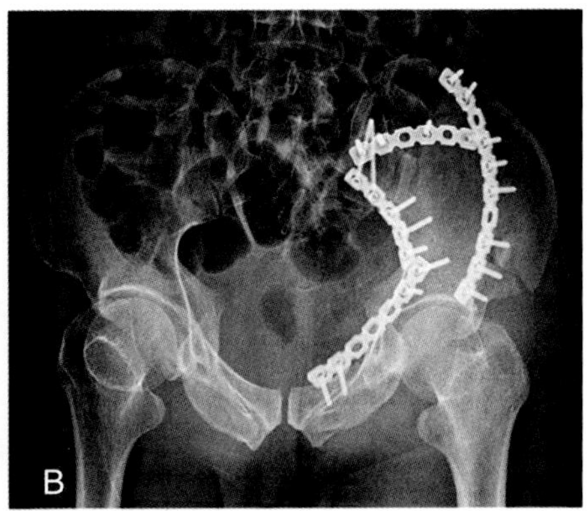

图 9-29　**复查骨盆 X 线**

A. 骨盆正位；B. 入口位

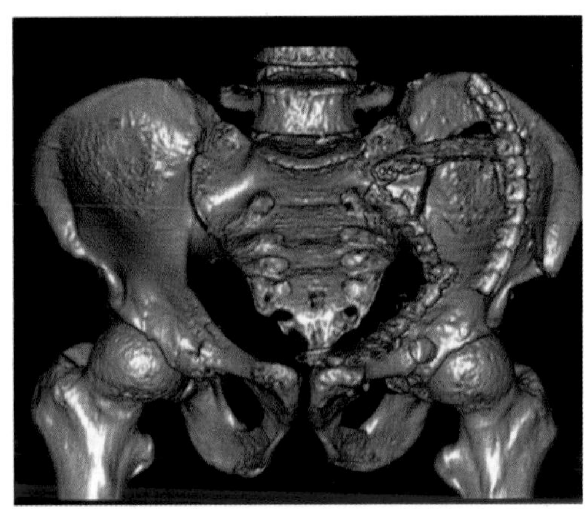

图 9-30　**术后复查 CT 三维重建**

由于骶髂关节特殊的解剖位置和不规则解剖形态，发生脱位后复位较困难，前脱位则更难复位；骶髂关节前脱位闭合复位的成功率较低，后方入路因不能显露骶髂关节前面复位相对困难，因此一般选择前方髂窝入路。近年来，腹直肌外侧入路得以推广，采用腹直肌外侧入路可进行骶前神经探查、骨折复位。对于骶髂关节前脱位通过腹直肌外侧入路显露骶髂关节后找到骶内外血管及腰骶干神经，加以保护后沿骶骨侧找到关节面，伸入骨膜剥离器进行撬拨复位，如果复位困难或陈旧性脱位可考虑髂骨侧截骨，复位后再植回截断的关节面髂骨。

骶髂关节是一不规则耳状面关节，处于咬合状，脱位解剖复位后相对稳定，简单固定就能达到固定效果，可选择骶髂螺钉或骶前钢板；如果复位不良，尤其是陈旧性脱位则要求坚强固定否则有再脱位风险，骶前钢板最好是双钢板成角度固定。钢板固定的优点是可以通过钢板进行再复位达到解剖复位效果；双钢板一块放置于真骨盆环内侧，纠正并对抗垂直移位，另一块放置于骶髂关节上方，纠正并对抗前后移位。

第五节　骨盆 Tile C2 型骨折闭合复位全微创固定

【病例】

患者女性，45 岁，以“车祸致伤盆部、双下肢畸形、活动受限 1 小时”急诊入当地医院抢救。伤后诊断：①骨盆多发骨折；②双侧股骨骨折；③双跟骨骨折；④肺挫伤；失血性休克。急诊行骨盆外固定架固定，病情稳定性先行双股骨、双跟骨骨折手术，于伤后第 17 天转我院。入院查骨盆 CT 扫描三维重建（图 9-31）

示：骨盆行外固定架固定，双侧骶骨翼纵向骨折，向上方移位以右侧更明显，双侧耻骨上下支骨折，耻骨联合呈漂浮状。其余检查无特殊，3D 打印骨盆模型（图 9-32）清楚显示骨折形态。于转入后第 3 天（伤后 20 天）行手术治疗。

术前诊断：骨盆骨折（Tile C 2 型）。

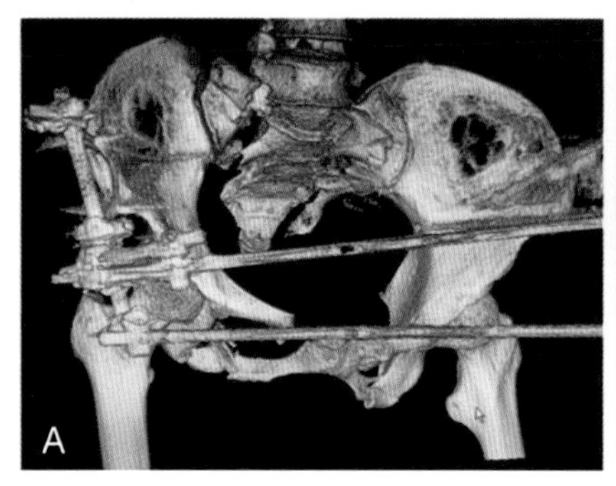

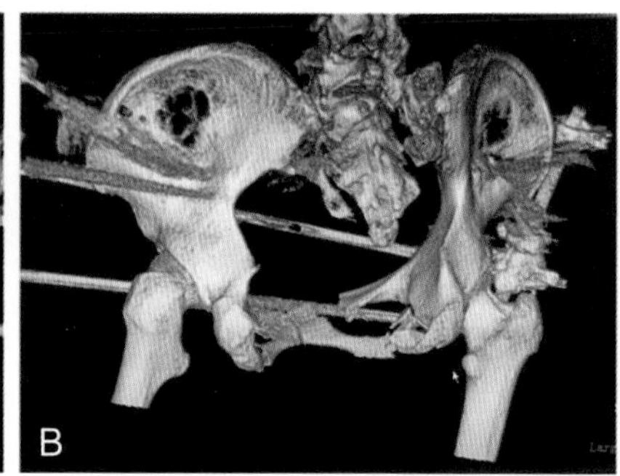

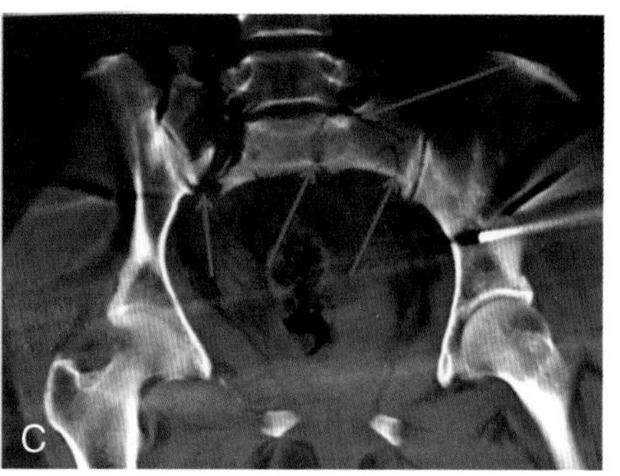

图 9–31　骨盆 CT 扫描三维重建

A. 前面；B. 后观；C. 冠状位

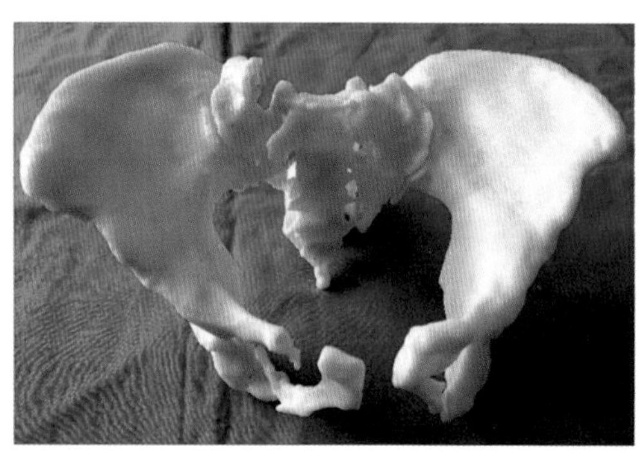

图 9–32　3D 打印骨盆模型

【临床决策分析】

（一）临床决策依据

本病例有以下特点：①中年女性，双侧骶骨翼骨折移位明显；②双侧耻骨上下支骨折移位，耻骨联合呈漂浮状；③右下肢短缩 2cm；④无双下肢神经损伤症状；⑤全身多发伤术后，病情平稳。有明确手术指征。对于 Tile C2 型骨盆骨折，传统治疗方法为下肢牵引或后路切开腰髂撑开复位、腰髂固定。由于骨盆环破坏严重，如果不早期手术纠正骨盆畸形将发生骨盆畸形愈合，严重影响患者生活质量。后路腰髂固定是骨盆 Tile C2 型骨折的最佳适应证，但后路手术创伤较大。患者骶骨横向完整，如果采用闭合复位、贯穿骶螺钉固定能达到优良效果。手术方式拟行闭合复位、后环双侧骶髂贯穿螺钉固定、前环 INFIX 架固定术。

（二）手术方法

1. *麻醉及体位*　全身麻醉气管插管，平卧位消毒腹盆部及双下肢，保留双下肢股骨髁上牵引连接牵引床，方便术中安装骨盆随意复位架时牵引用，胸部用胸带固定。

2. *后环骨折复位与固定*　先复位左侧骶骨骨折（左侧移位较轻），左下肢牵引下透视，见左侧骶骨骨折复位满意后置入左侧 S_1、S_2 骶髂螺钉导针（按贯穿螺钉导针置入，图 9-33）。安装骨盆随意复位架（图 9-34），将左侧半骨盆固定于手术床上，再安装右侧髋臼上缘螺纹针、LC-2 通道螺纹针，结合右下肢牵引，进行复位右侧骶骨骨折脱位，术中透视见明显复位后将左侧 S_1、S_2 骶髂螺钉导针贯穿出右侧（图 9-35），透视导针位置满意后置入骶髂螺钉固定后环（因没有 160mm 长的空心钉，S_1 选择 2 枚分别长为 85mm、75mm 的空心钉）。

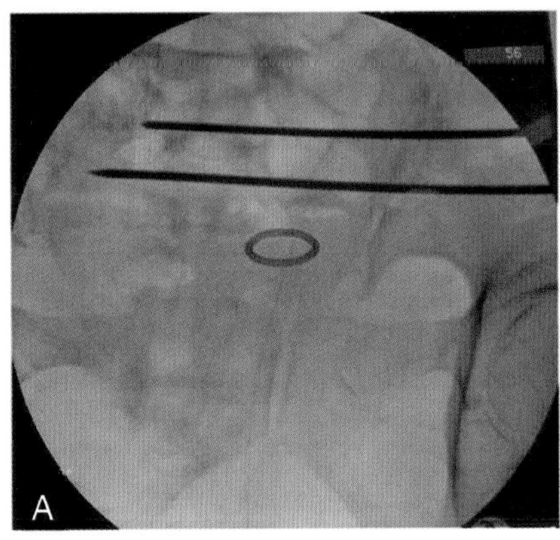
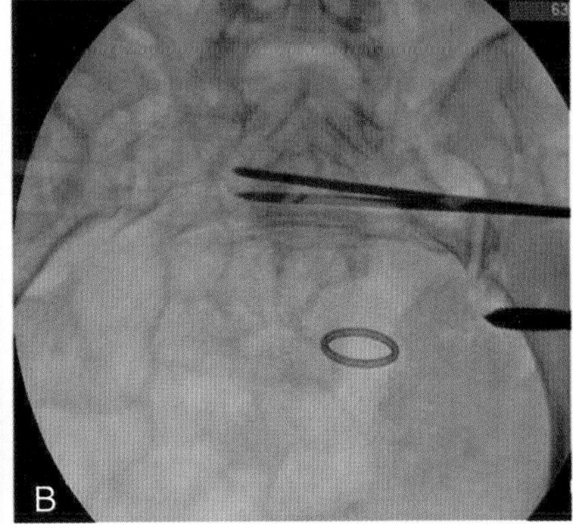
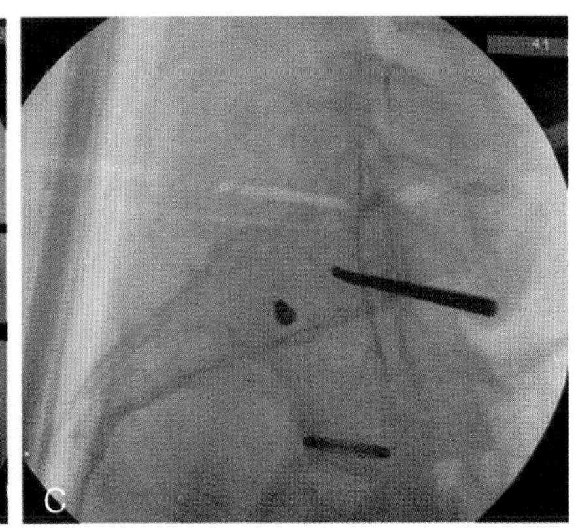

图 9-33　左侧骶骨骨折复位与固定

A. 出口位；B. 入口位；C. 侧位

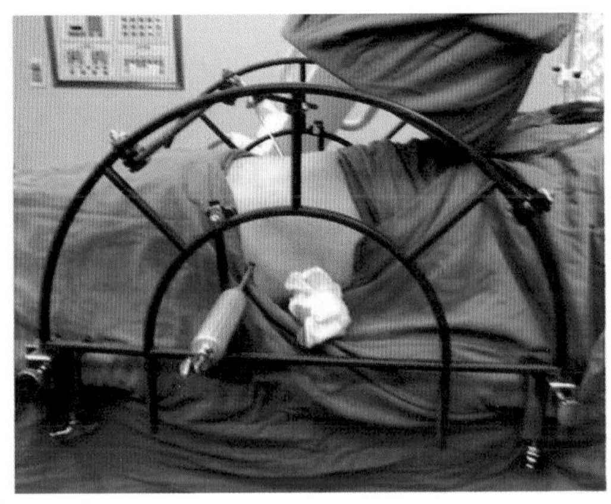

图 9-34　安装骨盆随意复位架

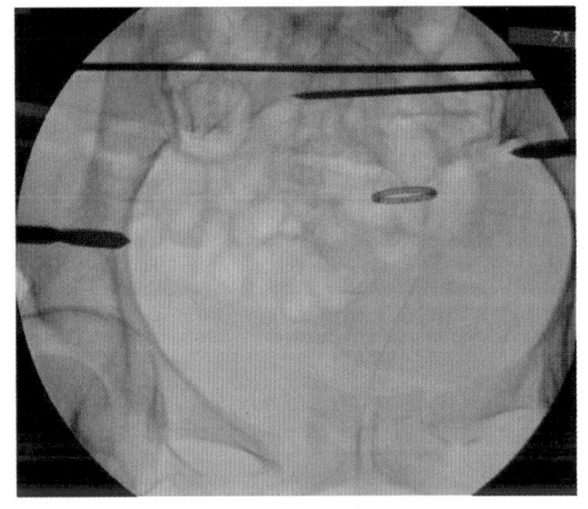

图 9-35　右侧骶骨骨折复位后导针贯穿

3. 前环安装 INFIX 架固定　考虑耻骨联合呈漂浮状，选择耻骨联合上方小切口显露耻骨联合，对右侧移位较大的耻骨上支进行闭合复位后置入前柱螺钉固定，再于左耻骨联合外侧置入 1 枚椎弓根钉，形成三钉 INFIX 固定前环（图 9-36）。检查无活动出血后放置引流管，缝合伤口（图 9-37）。术毕，患者安全返回病房。

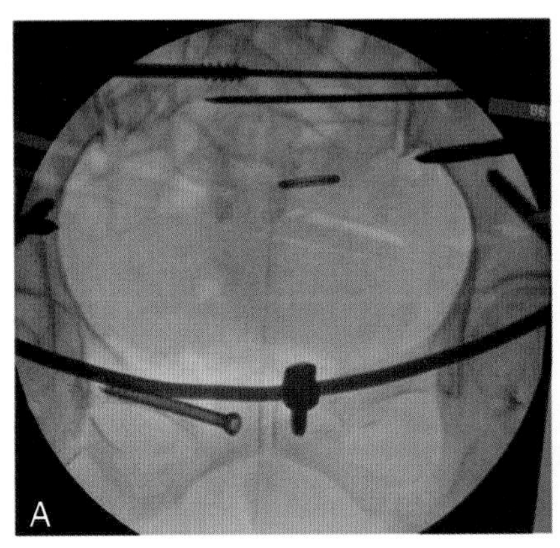
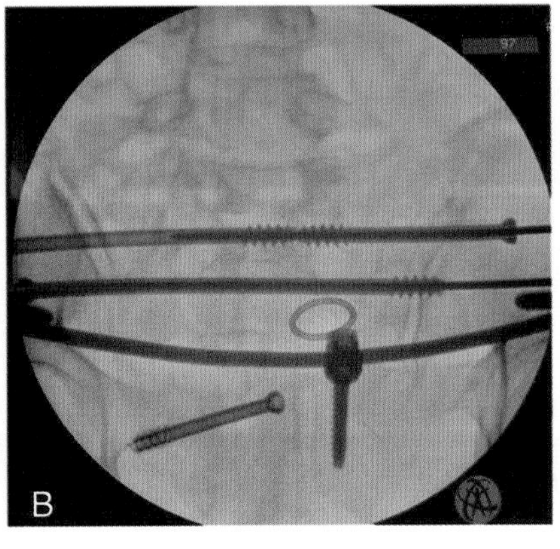
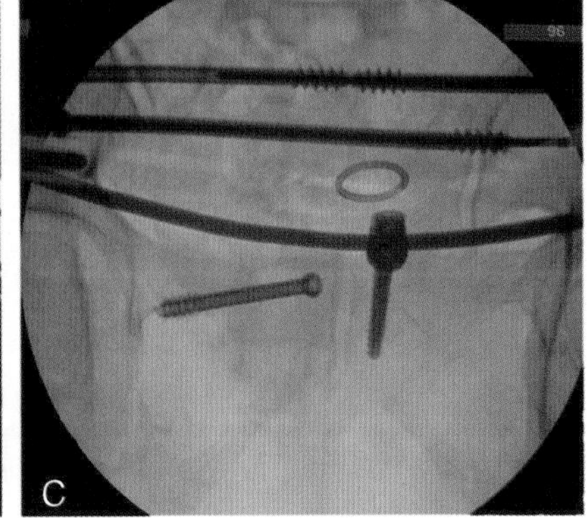

图 9-36　前环安装 INFIX 架固定

A. 入口位；B、C. 出口位

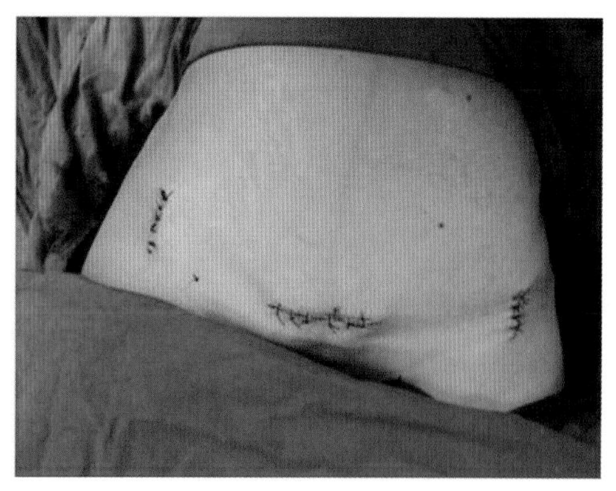

图 9-37 **术后切口**

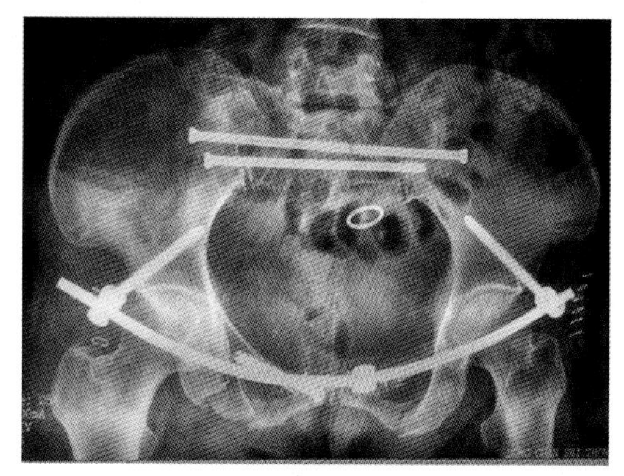

图 9-38 **术后复查骨盆正位 X 线**

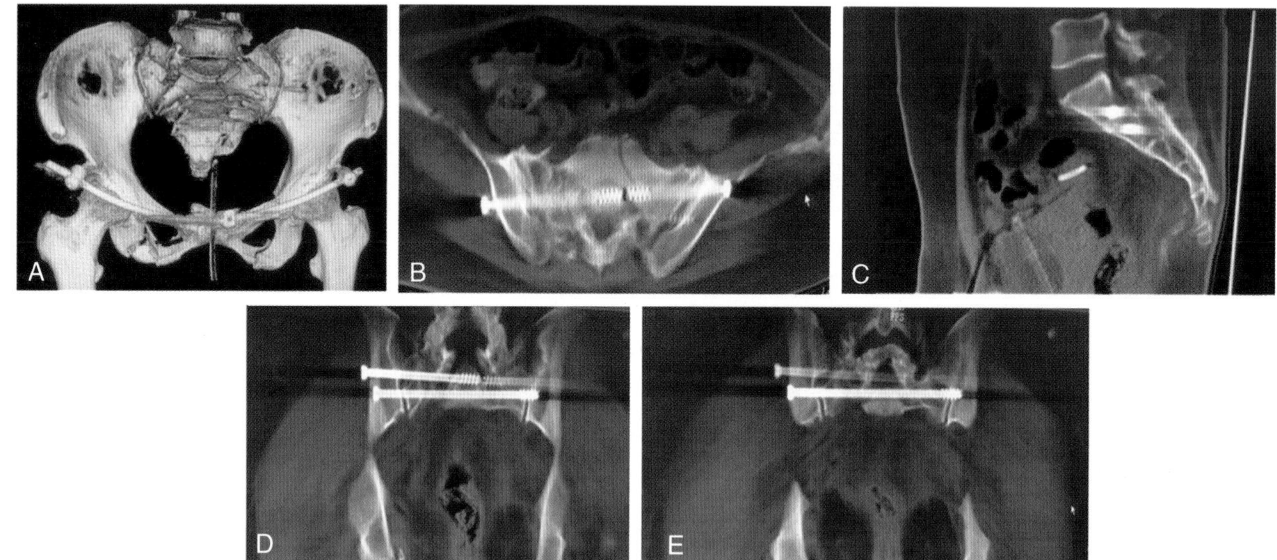

图 9-39 **术后复查骨盆 CT 三维重建**

A.CT 重建正面观；B. 横断面骶髂螺钉位置良好；C. 矢状位示 S_1、S_2 骶髂螺钉位置好；D、E. 冠状位示 S_1、S_2 骶髂螺钉位置好

（三）手术风险评估与防范

1. 骶骨骨折移位复位需要熟悉各透视体位、角度，避免出现判断错误。

2. 骶髂螺钉有置入骶管风险，伤及马尾神经；从前方出可能伤及骶前血管导致大出血，甚至危及生命；可伤及神经导致下肢神经功能障碍。对贯穿骶髂螺钉的技术要求更高。

3. 前环 INFIX 架固定应注意保护股外侧皮神经，螺钉置入不要过深，保证骨质外 3 个螺纹以上，避免钉棒压迫股神经和股血管。

4. 前柱螺钉闭合置入有损伤精索（男性）和髂外血管风险，如果不能很好地掌握操作技巧，建议不要盲目进行。

（四）术后情况及随访

患者术后恢复良好，无发热及其他不适，无双下肢神经症状，双下肢血供正常；股四头肌肌力正常。术后复查骨盆正位 X 线（图 9-38）及 CT 三维重建（图 9-39）均示双侧骶骨骨折脱位纠正，骨盆环结构恢复，内固定位置良好；伤口愈合出院。术后 4 个月复查时行走正常，骨盆环结构正常，无骨折复位丢失，内固定无松动，取出前环 INFIX 架（图 9-40）。术后 1 年（图 9-41）和 2 年（图 9-42）复查见骨盆环结构维持正常，骨折愈合良好，无骨折复位丢失及后环内固定骶髂螺钉松动、断裂等，患者完全恢复正常工作及生活。

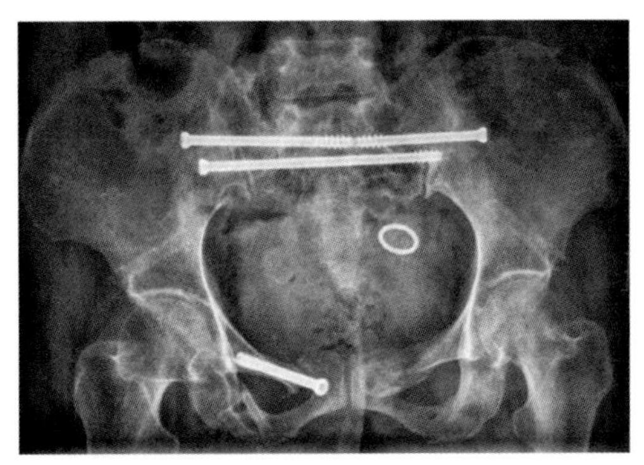

图 9-40　**术后 4 个月取出 INFIX 架**

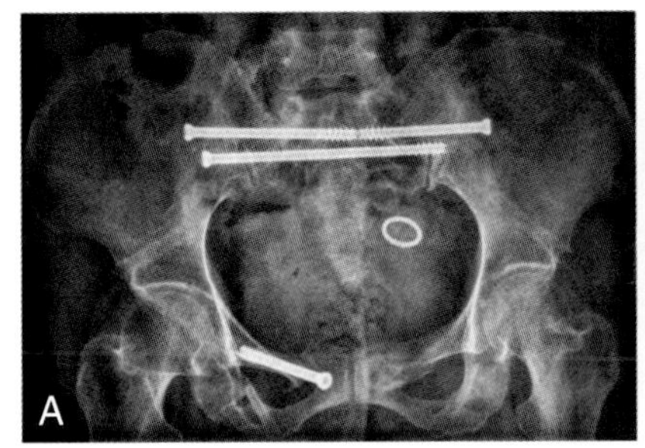

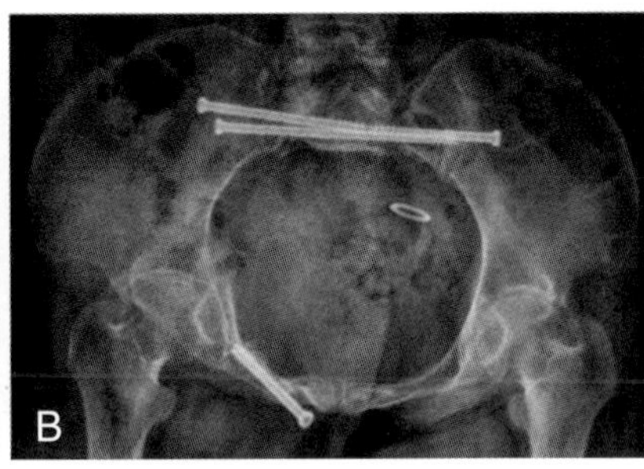

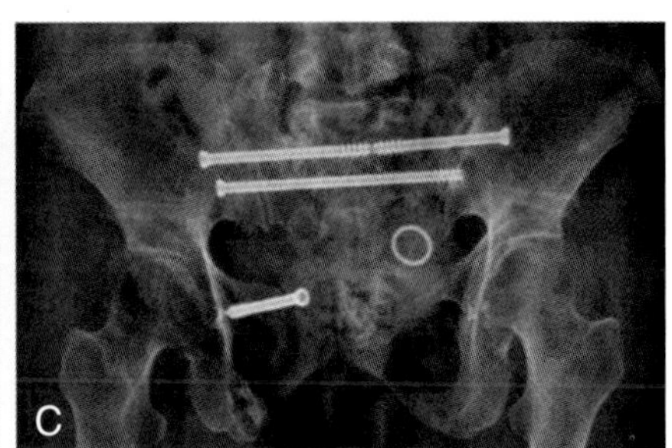

图 9-41　**术后 1 年复查**
A. 骨盆正位；B. 入口位；C. 出口位

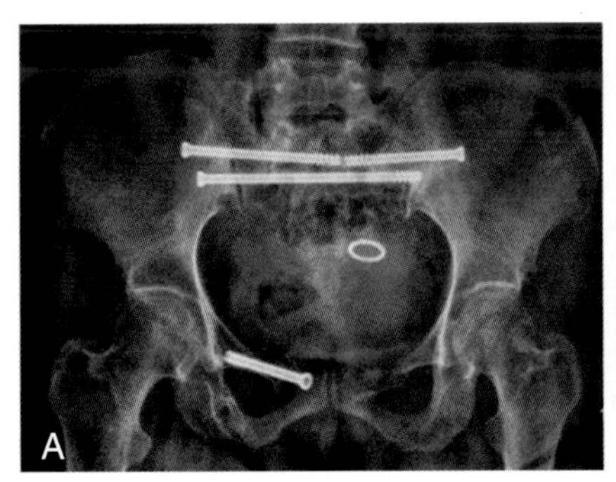

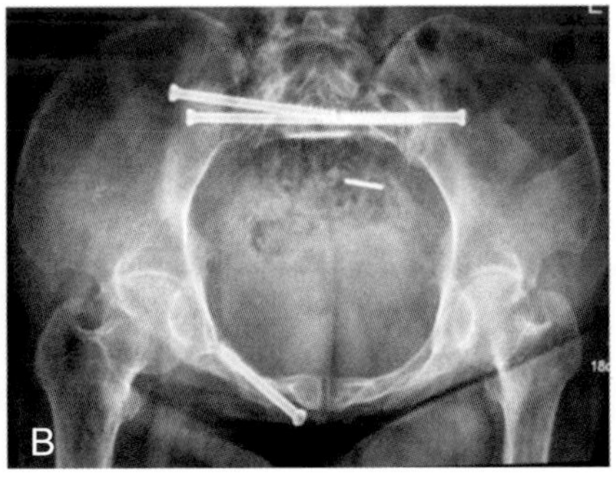

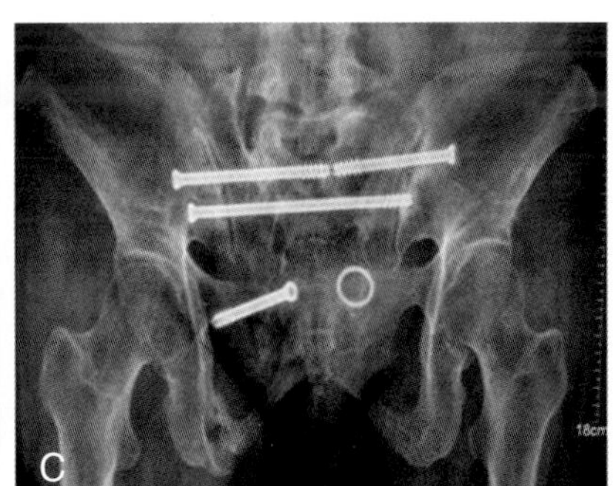

图 9-42　**术后 2 年复查**
A. 骨盆正位；B. 入口位；C. 出口位

第六节　有限切开复位微创固定治疗骨盆 Tile C3 型骨折

【病例】

患者女性，38 岁，以“高处坠落致伤骶尾部后疼痛、畸形、活动受限 2 小时”急诊入当地医院抢救。伤后诊断：①骨盆多发骨折；②膀胱挫伤；③双肺挫伤；④失血性休克。急诊行双侧股骨髁上牵引术，对症支持治疗。入院查骨盆 CT 扫描三维重建示（图 9-43）：双侧 S_1 骶骨翼骨折，双侧骶髂关节脱位，以右侧更为明显，双侧耻骨上下支骨折，耻骨联合分离。其余检查无特殊，病情稳定后于伤后第 7 天手术治疗。

术前诊断：骨盆骨折（Tile C3 型）。

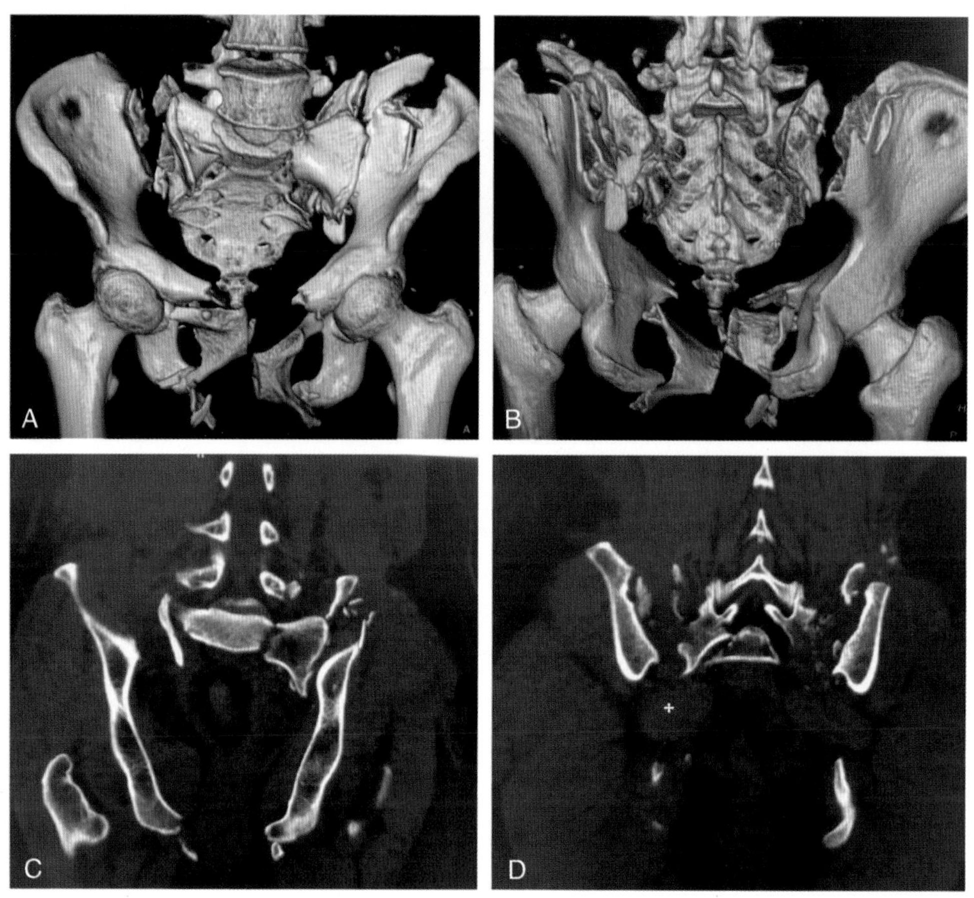

图 9-43 **骨盆 CT 扫描三维重建**

A. 前面；B. 后面；C、D. 冠状位

【临床决策分析】

（一）临床决策依据

本病例有以下特点：①中年女性，高处坠落伤，无基础疾病；②双侧 S_1 骶骨翼骨折，双侧骶髂关节脱位，以右侧为更明显，无双下肢神经症状，无大小便功能障碍；③双侧耻骨上、下支骨折，耻骨联合分离。有明确手术指征。Tile C3 型骨盆骨折可牵引治疗，选择后路切开腰髂撑开复位固定。患者有其特殊性：①左侧经骶髂关节周围骨折脱位的同时 S_1 椎体骶骨翼骨折，向前方移位（图 9-43C），相当于长骨的多段骨折，闭合复位较困难，后路腰髂更难复位；②右侧骶髂关节完全脱位的同时 S_1 椎体骶骨翼压缩骨折，骶骨翼骨块向内侧翻转（图 9-43D），骶骨闭合复位较为困难，后路腰髂固定不是骶髂关节脱位的适应证；③双侧耻骨上下支骨折，耻骨联合分离较远，闭合复位可能性极小。患者后路不能有效地完成骨折复位固定，闭合复位成功的可能性小，手术方式可选择有限切开复位、后环双侧骶髂贯穿螺钉固定，前环钢板或 INFIX 架固定。

（二）手术方法

1. *麻醉及体位*　全身麻醉气管插管，平卧位消毒腹盆部及双下肢，双下肢包扎方便术中牵引用，胸部用胸带固定。

2. *左侧后环复位固定*　取耻骨联合上方横形切口（相当于剖宫产切口），深层用双侧腹直肌外侧入路显露。先通过左侧腹直肌外侧入路中间窗显露左侧骶髂关节周围，将骶骨翼骨折块复位后克氏针临时固定在骶骨体上，再牵引左下肢复位左侧骶髂关节骨折脱位，直视下复位后，左下肢牵引下透视，见左侧骶骨骨折、骶髂关节脱位均复位满意后置入左侧 S_1、S_2 骶髂螺钉导针（S_2 按贯穿螺钉导针，图 9-44）至中线，同时打入 S_1 骶髂螺钉固定左侧骶髂关节周围骨折。

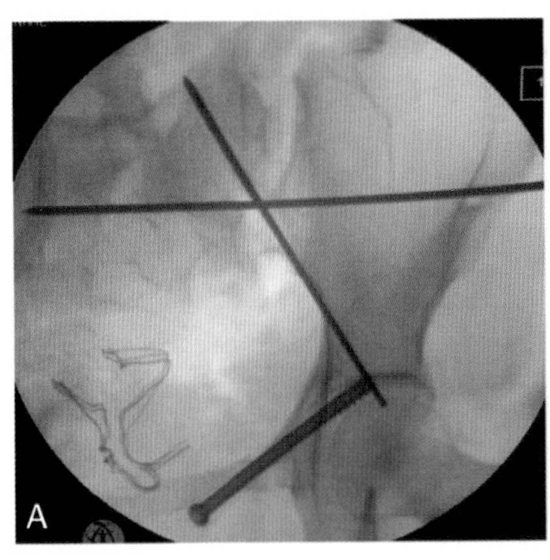
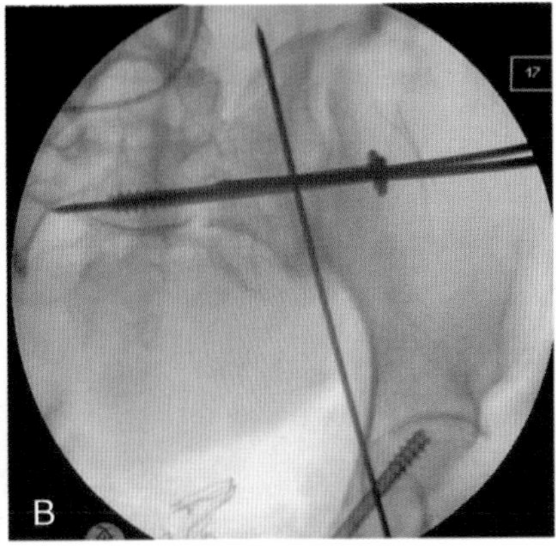
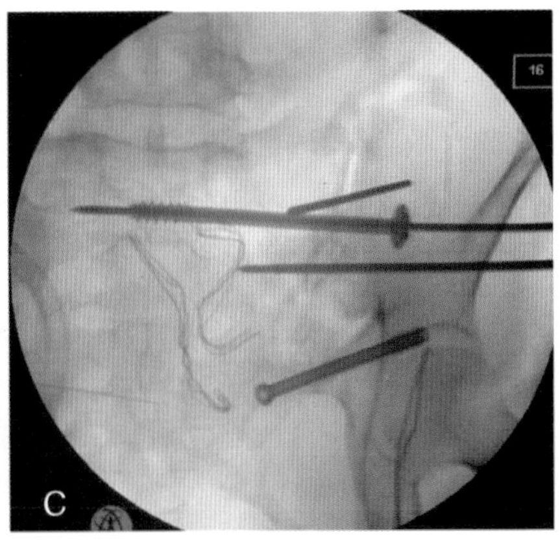

图 9-44　**左侧后环复位固定**

A. 将左侧骶骨翼骨折复位后固定于骶骨体上，复位骶髂关节脱位后置入 S_1 骶髂螺钉；B、C. 置入 S_1 骶髂螺钉，复位左侧骶骨骨折及骶髂关节脱位后，置入 S_2 骶髂螺钉导针的入口位、出口位

3. *右侧后环复位固定*　通过右侧腹直肌外侧入路中间窗显露右侧骶髂关节周围，将骶骨翼向内翻转骨块复位后克氏针临时固定，再牵引右下肢复位右侧骶髂关节脱位，透视见右侧骶骨骨折及骶髂关节脱位复位满意，将左侧 S_2 骶髂螺钉贯穿导针置入右侧，再经右侧置入 S_1 骶髂螺钉贯穿导针（图 9-45），同时置入 S_1、S_2 贯穿骶髂螺钉固定后环（图 9-46）。

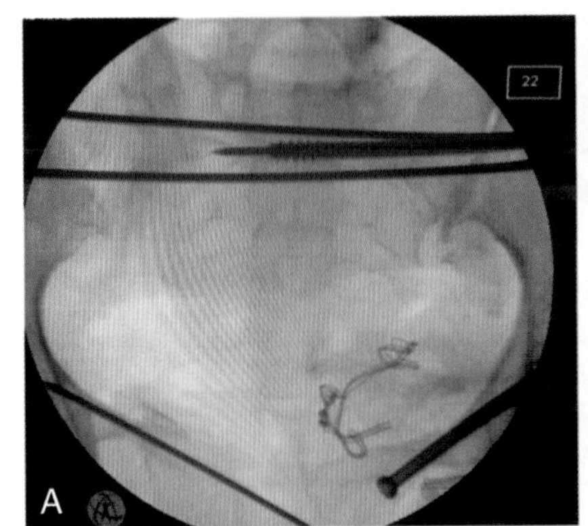
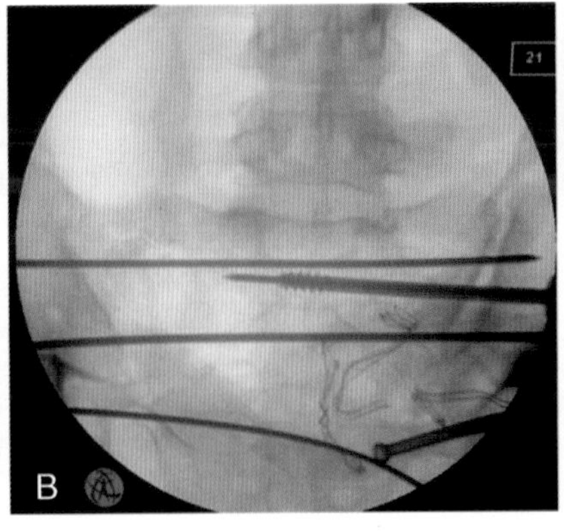
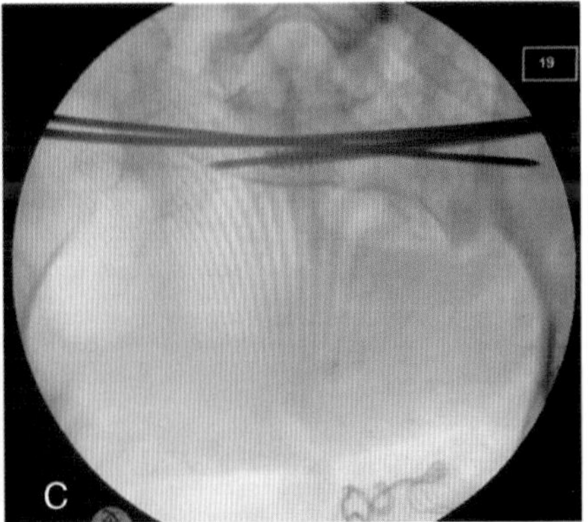

图 9-45　**透视见右侧后环复位固定**

A. 骨盆正位；B. 出口位；C. 入口位

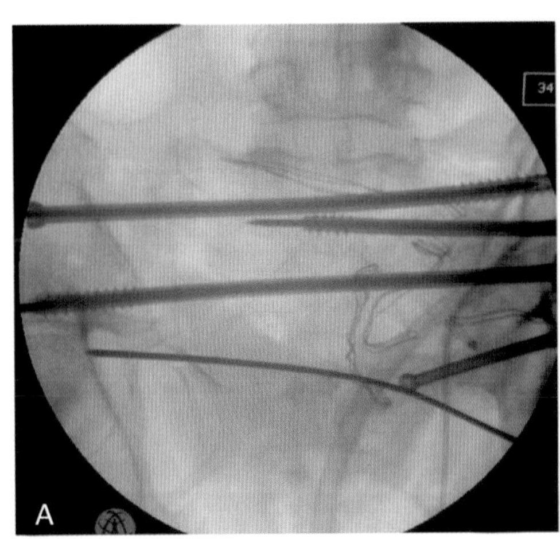
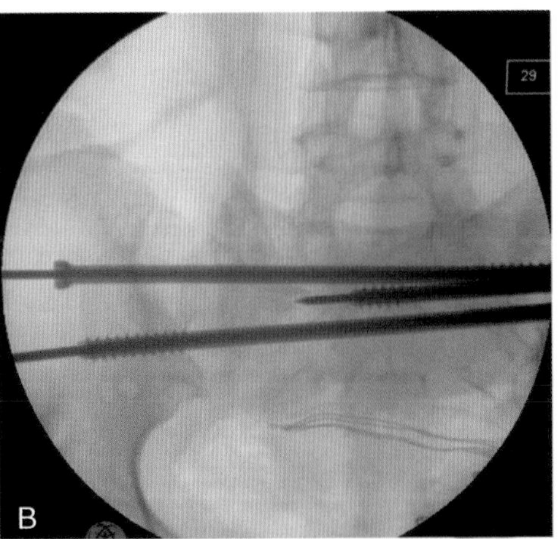

图 9-46　**置入 S_1、S_2 贯穿骶髂螺钉固定后环**

A. 出口位；B. 骨盆正位

4. 前环固定　通过双侧腹直肌外侧入路内侧窗皮下相通，复位双侧耻骨支及耻骨联合后钢板固定前环（图 9-47）。再次透视整个骨盆环，见骨盆环恢复正常，内固定螺钉、钢板位置可（图 9-48），检查无活动性出血后放置引流管，缝合伤口。术毕，患者安全返回病房。

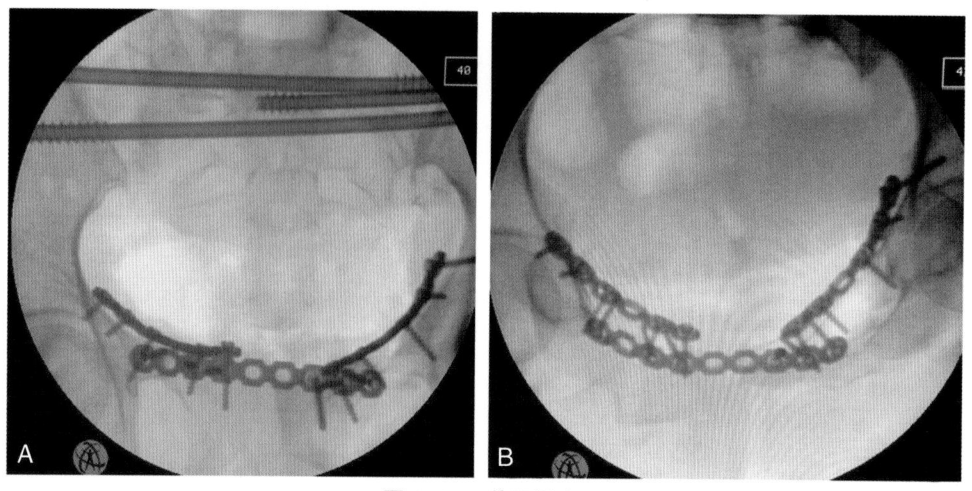

图 9-47　**前环固定**

A. 骨盆正位；B. 入口位

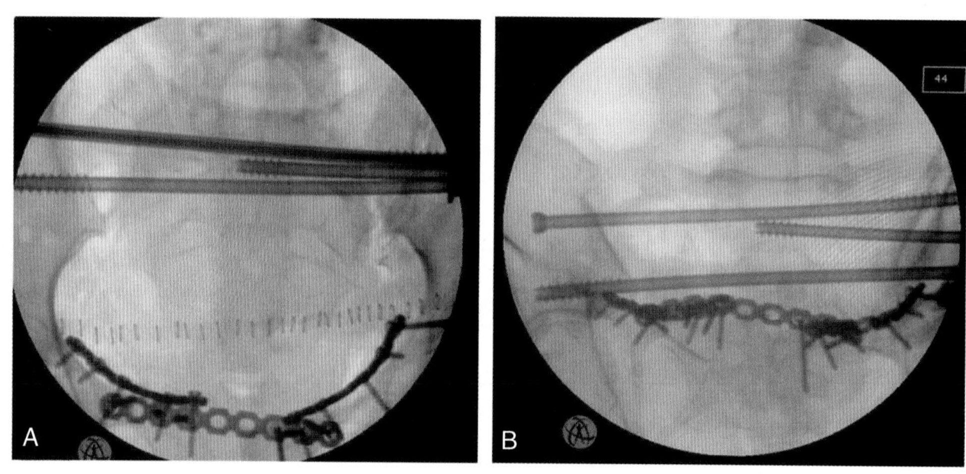

图 9-48　**术中透视见骨盆环恢复正常**

A. 骨盆正位；B. 出口位

（三）手术风险评估与防范

1. 骶骨翼特别是靠近椎体的骨折移位，复位过程需要熟悉各透视体位、角度，避免损伤腰骶干神经的髂血管束。

2. 骶髂螺钉置入骶管风险可伤及马尾神经，从前方穿出可能伤及骶前血管导致大出血，甚至危及生命；伤及神经导致下肢神经功能障碍。对贯穿骶髂螺钉的技术要求更高。

3. 前环耻骨联合周围骨折分离严重可能伤及膀胱，术中应操作精细，注意保护膀胱和尿道避免副损伤。

（四）术后情况及随访

患者术后一般状况好，恢复正常，无发热及其他不适，无双下肢神经症状。术后复查骨盆正位 X 线（图 9-49）及 CT 三维重建（图 9-50）均示双侧骶骨骨折脱位均复位满意，骶髂关节脱位完全纠正，骨盆环结构恢复正常，内固定位置良好；伤口愈合出院，无围术期并发症。

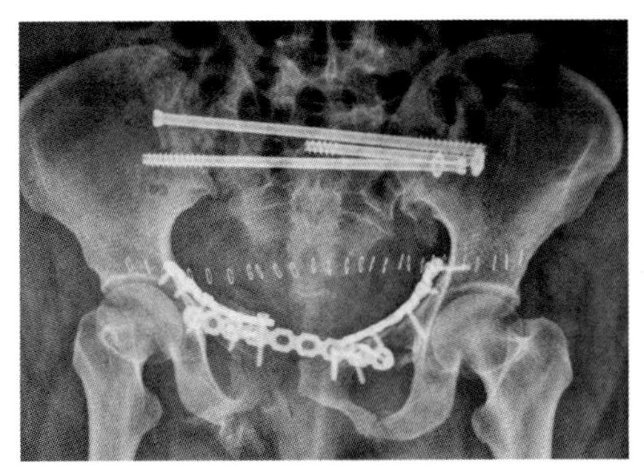

图 9-49　**术后复查骨盆正位 X 线**

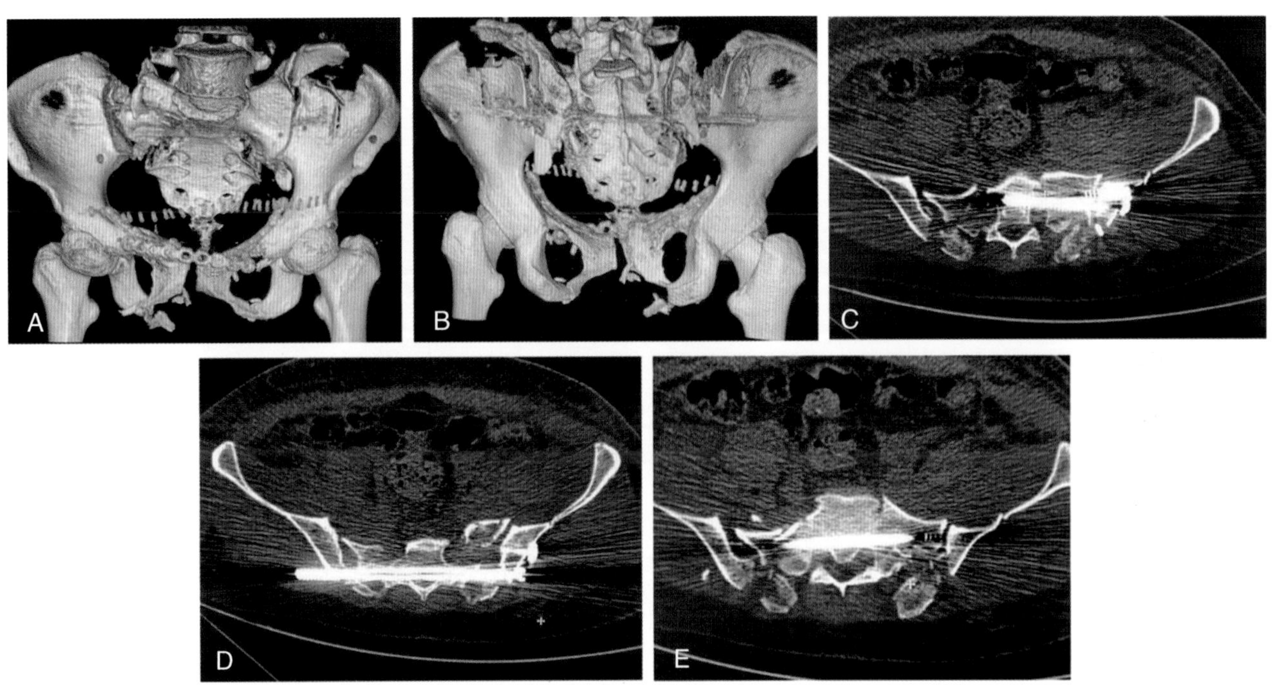

图 9-50　**术后复查 CT**

A. 前面；B. 后面；C ～ E. 不同横断面骶髂螺钉位置理想

第七节　闭合复位全微创固定治疗骨盆 Tile C3 型骨折

【病例】

患者女性，22 岁，以“高处坠落致伤盆部后疼痛、活动受限 2 小时”急诊入当地医院抢救。患者因妊娠 10 周流产后抑郁坠楼，伤后无大小便功能障碍及双下肢神经损伤症状。伤后诊断：①骨盆多发骨折（骶骨 H 形骨折）；②左胫骨骨折、右内踝骨折；③多发腰椎横突骨折；④失血性休克。急诊行双侧股骨髁上牵引术，对症支持治疗。入院查骨盆 CT 扫描三维重建（图 9-51）示：双侧髂骨翼纵后骨折，S_2 椎体横形骨折，前后成角移位，双侧髂骨翼向盆腔内移位，骶椎插入骶管；双侧耻骨上下支骨折，耻骨联合完好。其余检查无特殊，病情稳定后于伤后第 19 天手术治疗。

术前诊断：骨盆骨折（Tile C3 型、骶骨 H 形骨折）。

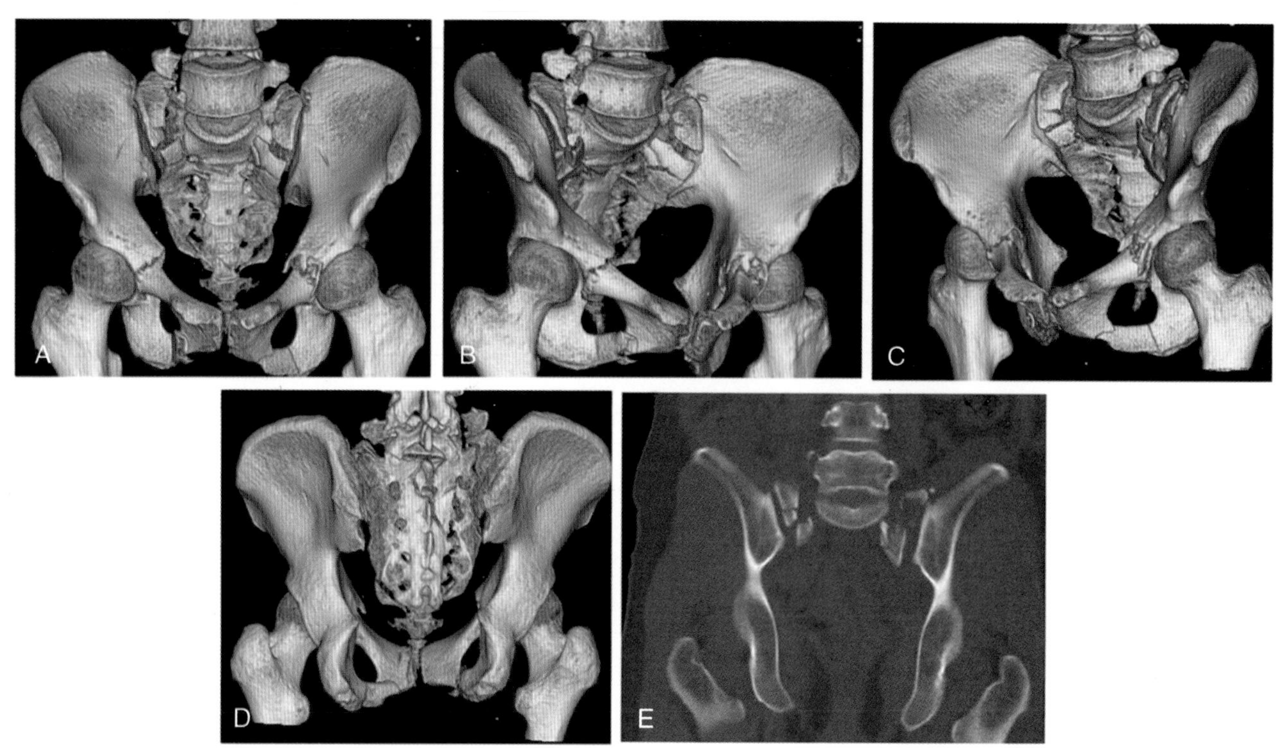

图 9-51　CT 三维重建检查

A. 正面观；B、C. 内侧面观；D. 后面观；E. 冠状位

【临床决策分析】

（一）临床决策依据

本病例有以下特点：①青年女性，产后抑郁致高处坠落伤，无基础疾病；②双侧 S_1 骶骨翼骨折，S_1 椎体耳状面向盆腔内移位，无双下肢神经症状，无大小便功能障碍；③双侧耻骨上下支骨折，耻骨联合完整。有明确手术指征。骶骨型骨盆骨折常规治疗方法是选择后路切开腰髂撑开复位固定；骶管减压或不减压。患者有其特殊性：①具备骶骨 H 形骨折特点（图 9-52），但无神经损伤症状；②双侧耻骨上下支骨折，骨盆环完整性破坏。稳定骨盆环需要前后联合入路，后路行腰髂撑开复位腰骶固定，前环钢板或 INFIX 架固定，但创伤相对较大。也可选择平卧位牵引复位微创固定。拟定手术方案如下：①安装 Starr 架将右侧肢体固定手术床，牵引复位左侧；②左侧复位后置入左侧 S_1、S_2 贯穿螺钉导针至骶骨中线；③用 Starr 架固定左侧半骨盆环，复位右侧骶骨骨折；④将 S_1、S_2 导针贯穿至右侧，行贯穿螺钉固定；⑤前环用 INFIX 架固定。

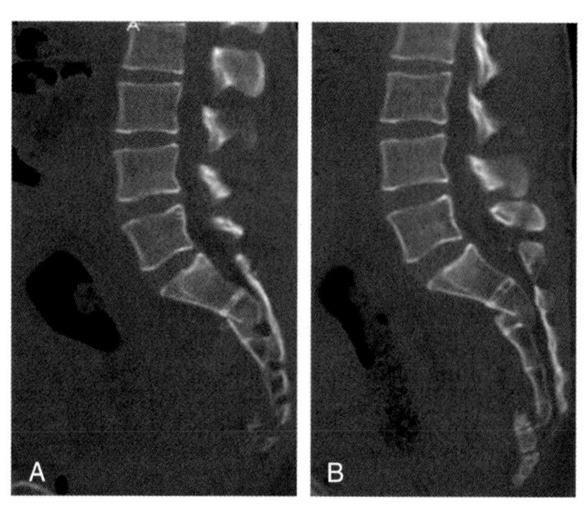

图 9-52　患者 CT 平扫示具备骶骨 H 形骨折特点

A、B 示不同层面

（二）手术方法

患者诊断明确，伤后第 19 天，病情稳定，满足手术条件。

1. *麻醉及体位*　全身麻醉气管插管，平卧位消毒腹盆部及双下肢，双下肢包扎后方便术中牵引用，胸部用胸带固定。

2. *左侧后环复位*　安装 Starr 架将右侧肢体固定手术床，牵引复位左侧骨盆后置入左侧 S_1、S_2 贯穿骶髂螺钉导针（图 9-53）至中线。

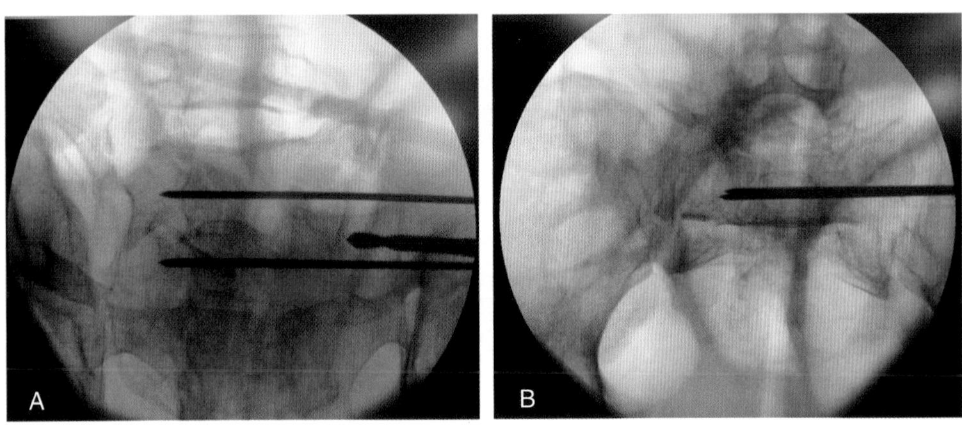

图 9–53　**CT 平扫示骶骨 H 形骨折**

A. 出口位；B. 入口位

3. *右侧后环复位*　用 Starr 架固定左侧半骨盆环，复位右侧骶骨骨折，将 S_1、S_2 导针贯穿至右侧，行贯穿螺钉固定（图 9-54）。

4. *前环固定*　前环行微创 INFIX 架固定（图 9-55）。

（三）手术风险评估与防范

1. 骶骨 H 形骨折伤后第 19 天，闭合复位困难，只能原位固定。

2. 骶髂螺钉置入骶管可伤及马尾神经，从前方穿出可能伤及骶前血管导致大出血，甚至危及生命；伤及神经导致下肢神经功能障碍。对贯穿骶髂螺钉的技术要求更高。

3. 前环 INFIX 架置入的相关风险。

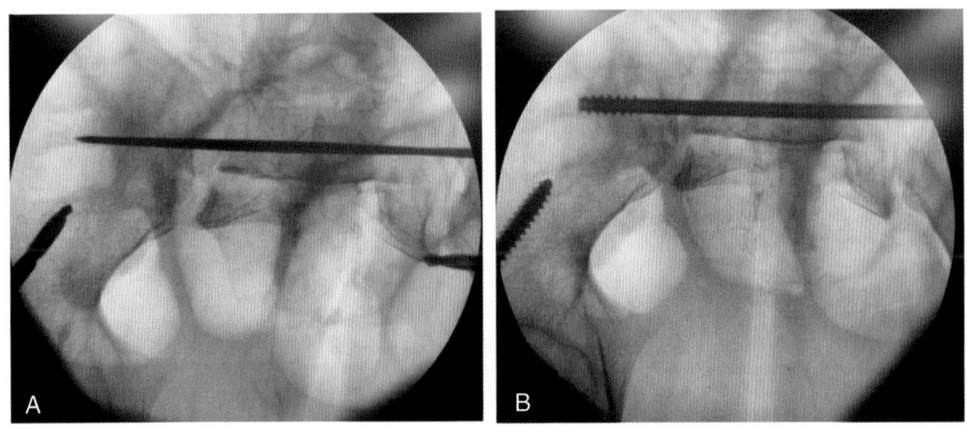

图 9–54　**右侧后环复位**

A. 置入贯穿导针；B. 经导针置入贯穿骶髂螺钉

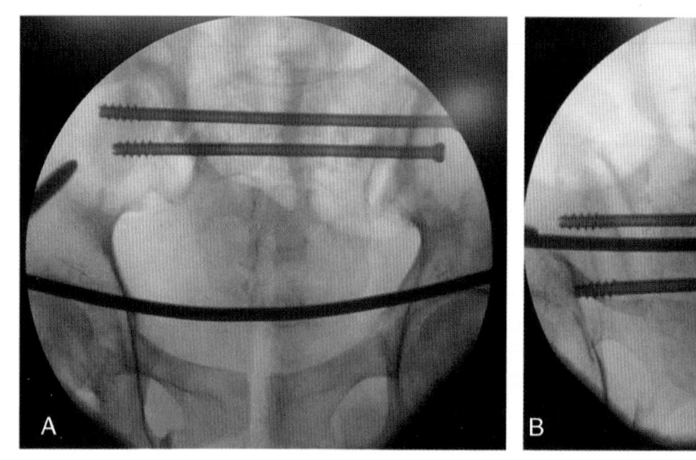
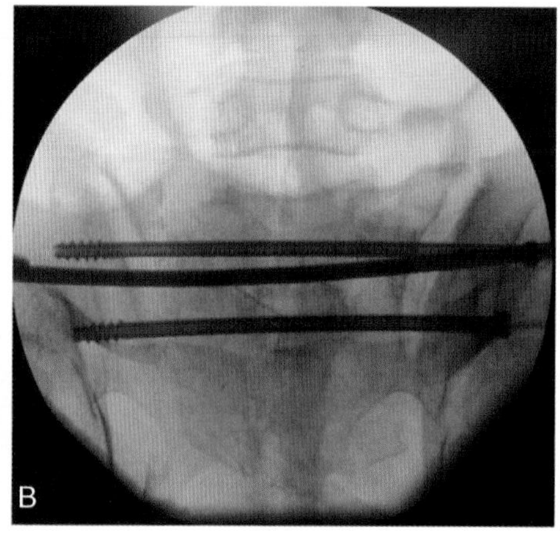

图 9-55 **前环行微创 INFIX 架固定**
A. 骨盆正位；B. 出口位

（四）术后情况及随访

患者术后一般状况好，恢复理想，未出现双下肢神经症状及大、小便功能障碍。术后复查骨盆正位 X 线（图 9-56）及 CT 三维重建（图 9-57）均示双侧骶骨骨折脱位固定满意，骨盆环结构恢复正常，内固定位置良好；伤口愈合出院，无围术期并发症。术后 2 个月扶拐下床行走，4 个月行走正常，复查骨盆正位 X 线（图 9-58）示内固定无松动、断开、失效，骶骨骨折及双侧耻骨支骨折愈合，无骨折再移位。

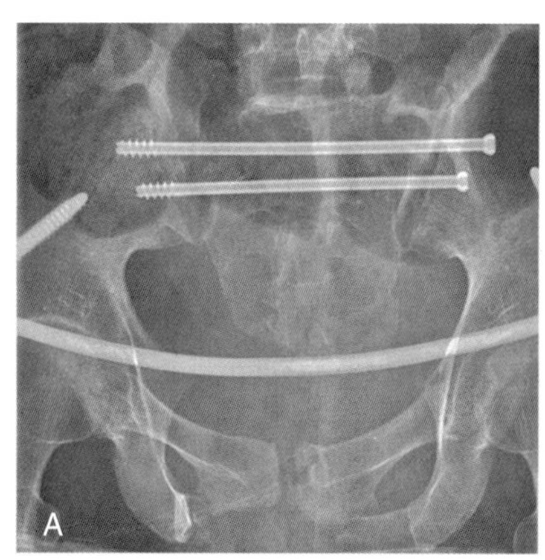
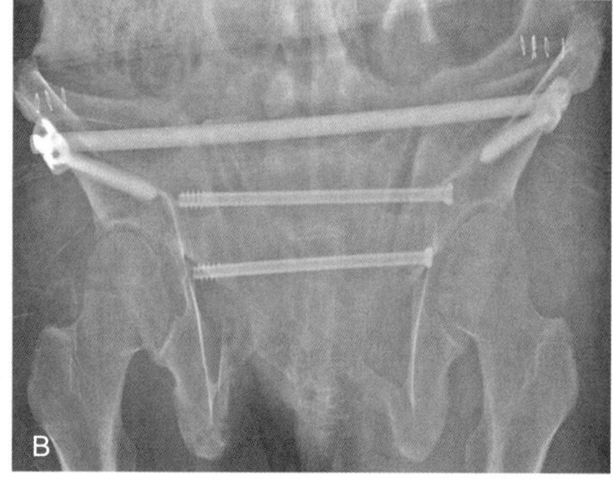

图 9-56 **术后复查骨盆正位 X 线**
A. 骨盆正位；B. 出口位

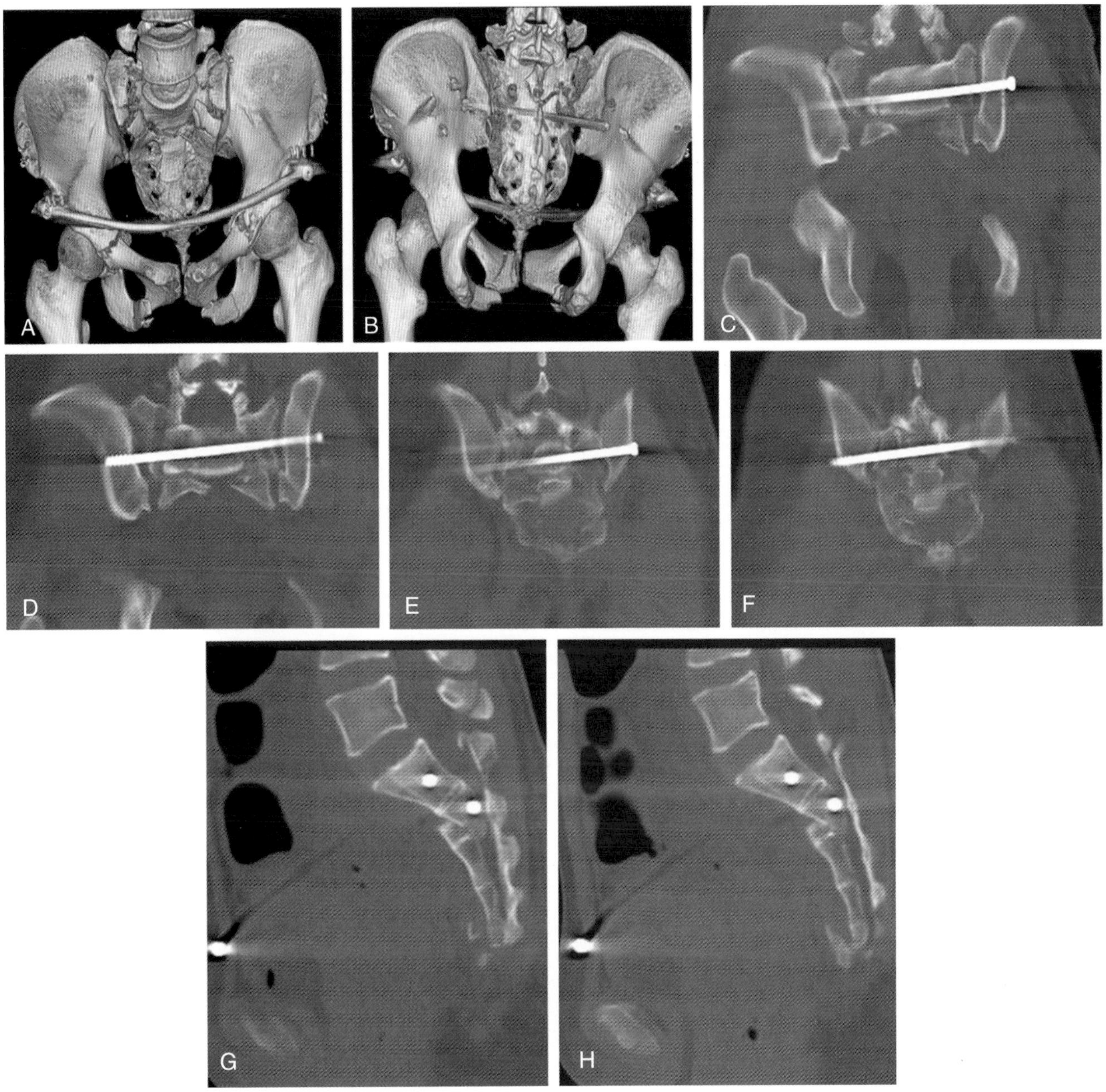

图 9-57　术后复查 CT 三维重建

A. 前面；B. 后面；C ～ F. 冠状位；G、H. 矢状位

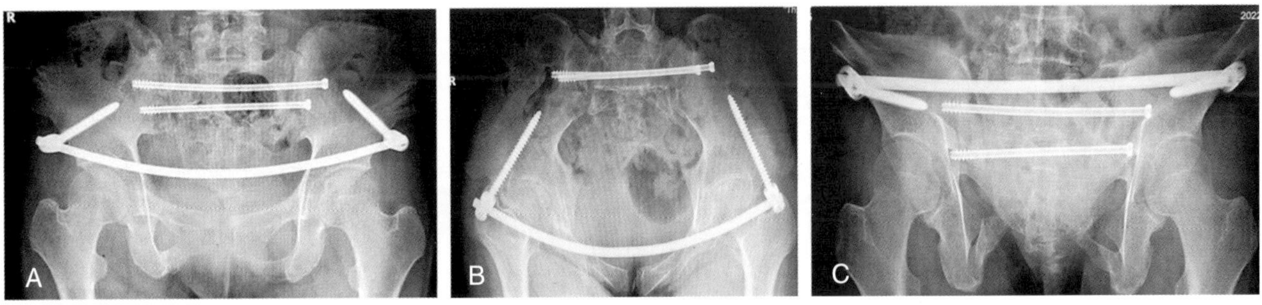

图 9-58　术后 4 个月复查骨盆 X 线

A. 骨盆正位；B. 入口位；C. 出口位

第 10 章　特殊类型骶骨骨折手术病例

骶骨位于腰椎与骨盆的连接部位，参与构建骨盆环的完整性，大多数骨盆骨折后骨盆环完整性被破坏，部分甚至影响腰骶的稳定性，因此骶骨骨折后手术率较高。本章介绍几例特殊类型的骶骨骨折——U 形骶骨骨折，又称“自杀坠楼骨折”，是严重的骶骨骨折。U 形骶骨骨折根据形态学包括 U 形、H 形、T 形和 Y 形等，骨折合并神经损伤的概率高，常需复位固定和神经根减压。受伤机制不同、骨折形态、损伤程度及临床表现均不同，可采用不同的手术方式。

第一节　骶骨 H 形骨折

【病例】

患者女性，48 岁，以“高处坠落致腰骶部疼痛、活动受限 3 小时”急诊入院。骨盆 X 线（图 10-1）及 CT 扫描及三维重建（图 10-2）示骶 2 椎体横断，双侧骶骨翼纵形骨折，右髂骨骨折，涉及坐骨大孔上方，右侧耻骨上下支骨折；矢状面重建示骶 2 椎体骨折，远折端向内成角移位。

术前诊断：①骶骨 H 形骨折；②骨盆骨折（左侧 Day I 型新月形骨折）。

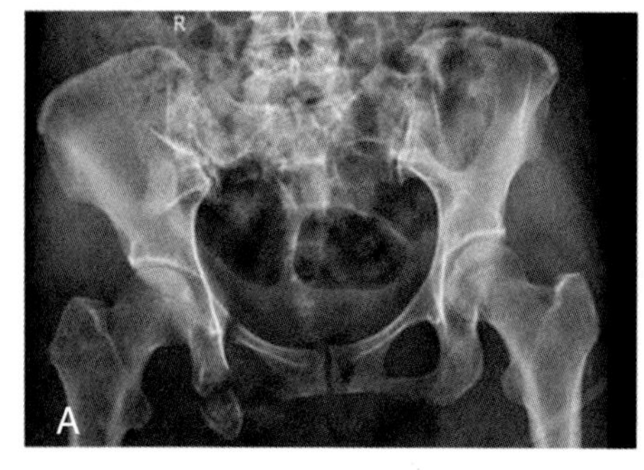

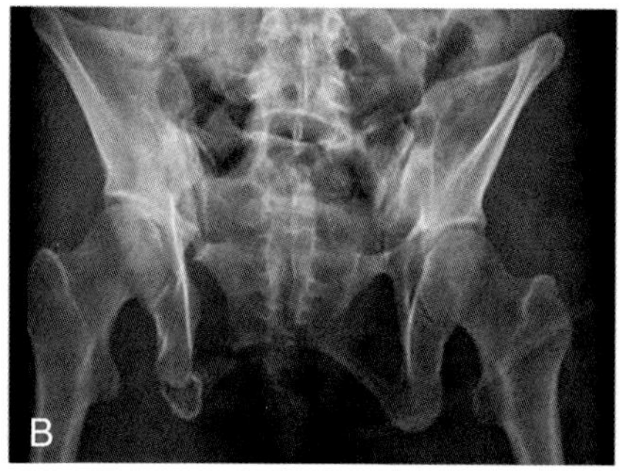

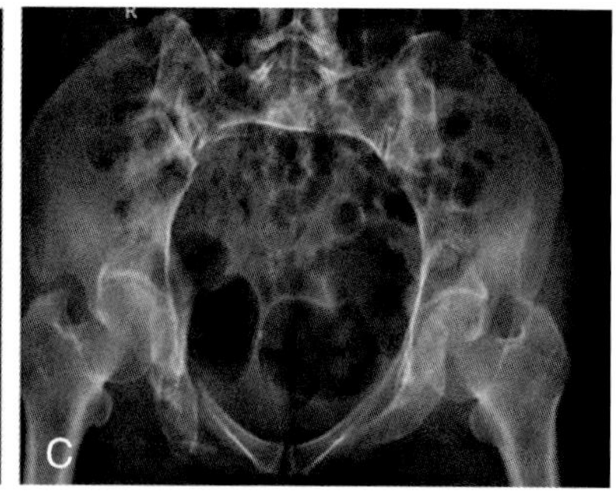

图 10–1　**骨盆 X 线片**

A. 骨盆正位；B. 出口位；C. 入口位

【临床决策分析】

（一）临床决策依据

本病例有以下特点：①骶骨 H 形骨折，骨盆后环稳定性破坏；②右侧耻骨上下支骨折，部分移位，骨盆前环不完整；③右侧髂骨翼经骶髂关节骨折，骨折线延伸至坐骨大孔。患者诊断明确，骨盆环完全失去稳定，骶 2 椎体骨折压迫骶管，没有导致大小便功能障碍，但骨折不稳定，有随时移位可能。手术指征明确。骶骨 H 形骨折常规手术方法是后正中入路显露，通过腰髂撑开进行复位、腰髂固定，必要时进行骶管减压探查，甚至骶孔减压松解神经根压迫。患者除上述典型 H 形骨折外还合并右侧髂骨翼骨折，骨折线通过坐骨大孔上方有臀上血管、神经紧贴骨面走行，手术显露及行钢板固定过程中易被损伤，造成严重后果。通过髂骨外板显露后通过牵拉、撬拨复位，LC-2 螺钉通道置入髂骨钉，通过髂骨钉对骨折进行固定，减少钢板固定带来的臀上血管神经损伤风险和后路异位骨化风险；腰髂撑开复位固定稳定，未行前路手术，减少了手术创伤，术后取得较好疗效。

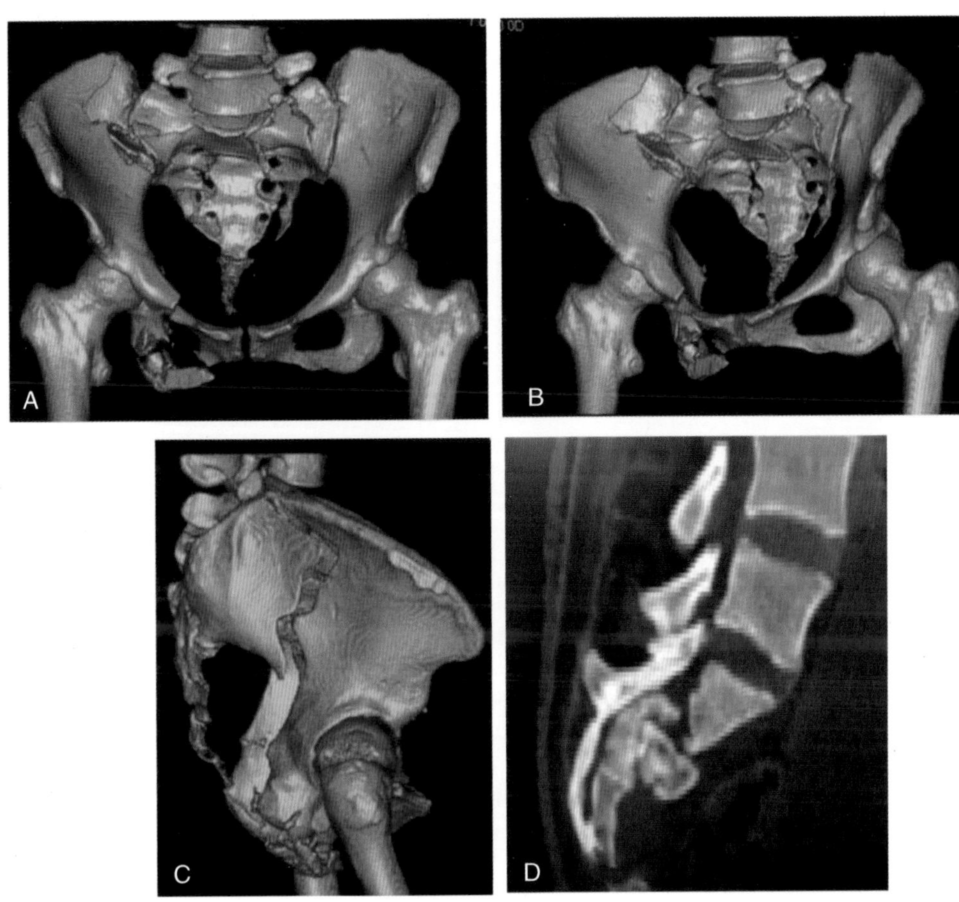

图 10–2 **CT 扫描及三维重建**

A. 前面；B. 内侧面；C. 侧面；D. 矢状位

（二）手术方法

患者诊断明确，伤后 1 周，病情稳定，满足手术条件。

1. 麻醉及体位　全身麻醉气管插管，俯卧位消毒、铺单并用手术膜封闭手术区。

2. 后正中入路显露　取 L_4 至 S_1 处后正中切口，沿正中剥离竖脊肌，显露 L_4、L_5 椎板、关节突和横突；沿两侧髂嵴和骶骨切开骶棘肌附着点向上翻开，显露整个骶骨椎板、髂后上棘和髂骨外板。内置物采用节段腰椎内固定系统，在 L_5、L_4 置入椎弓根螺钉，髂骨螺钉放置在两侧髂后上棘水平，咬除 1.5 cm 深的凹槽便于螺钉尾帽的放置，并平行髂骨外板或骶髂关节，向髋臼方向在内外板间放置 7.0 mm×70 mm 的髂骨螺钉。置入右侧髂骨螺钉前先通过右侧髂骨外板向坐骨大孔处显露右侧髂骨骨折，通过牵拉、撬拨复位后，置入右侧髂骨螺钉，螺钉正好通过骨折线，同时起到行 LC-2 螺钉固定的效果。

3. 骨折固定　腰椎正侧位透视证实椎弓根螺钉的位置，髂骨螺钉位置采用标准骶骨侧位透视（两侧的坐骨大切迹重叠）证实螺钉在坐骨大切迹上方 1 ～ 2 cm，骨盆入口位透视证实螺钉长度和螺钉在坐骨大切迹上方，闭孔斜位、出口位透视证实螺钉在泪滴征中央，对侧在骶孔外侧骶骨翼平行骶髂关节面置入螺钉（图

10-3）。骨折复位直接利用预弯的横棒纵向撑开；安装连接 L_5、L_4 椎体和髂骨螺钉纵向连接棒，锁紧椎弓根螺钉端，必要时可安装连接横连杆，增加内固定系统在水平面的稳定性（图 10-4）。

考虑患者术前无大、小便，骨折复位固定稳固，未行骶管探查，冲洗伤口后彻底止血，放置引流管后关闭缝合伤口。

（三）手术风险评估与防范

1. L_4、L_5 椎弓根螺钉置入有风险。

2. 右侧坐骨大孔骨折移位，显露过程中有伤及臀上血管、神经风险，显露时尽量沿髂骨外板贴骨面剥离，达骨折线后复位过程操作轻柔，避免伤及臀上血管神经束，用髓内固定避免用钢板固定，减小钢板激惹。

3. 后路腰髂撑开可能复位不良，对有旋转移位的骶骨、骨盆骨折要严格要求复位顺序、技巧，术者的操作经验很重要。

4. 后路腰骶肌肉剥离广泛，术后感染风险增大。

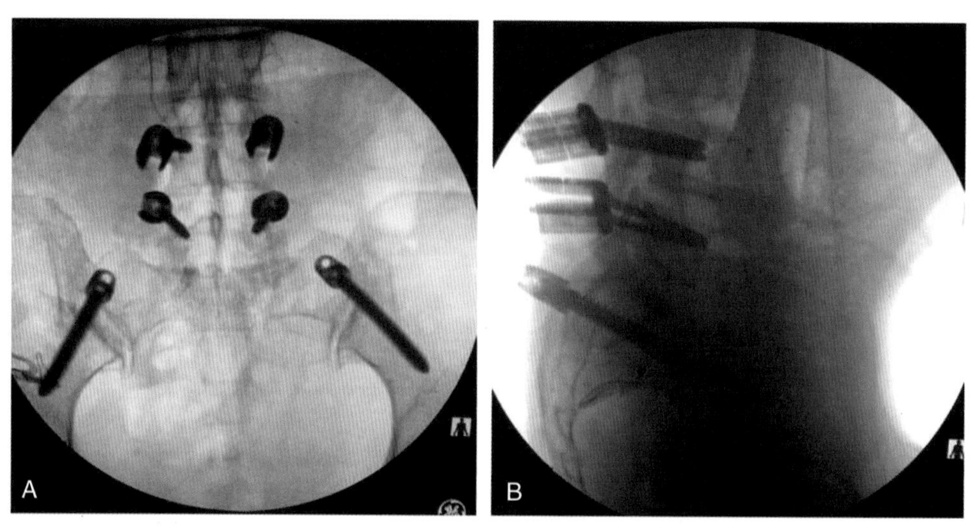

图 10-3　术中透视见椎弓根螺钉及髂骨位置

A. 正位；B. 侧位

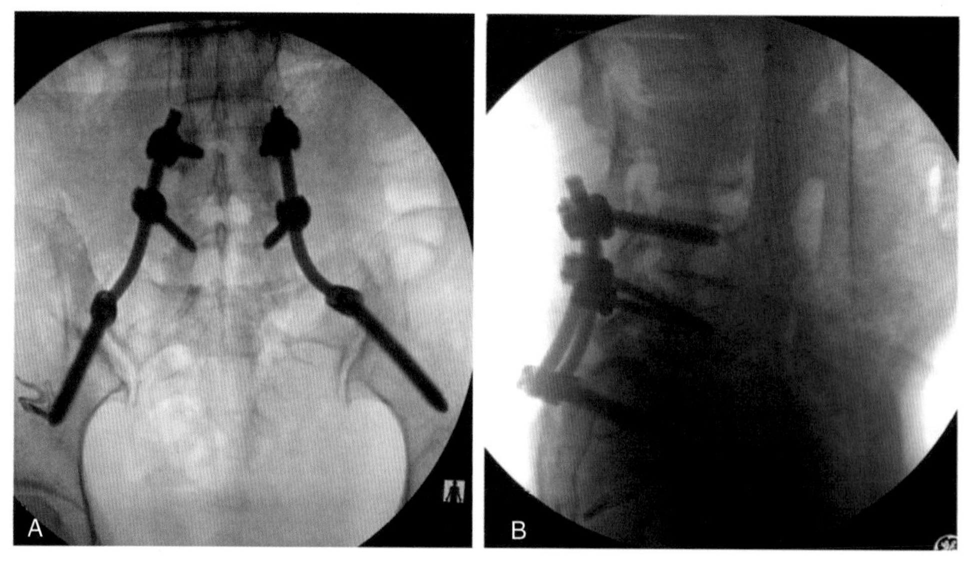

图 10-4　腰髂撑开复位固定

A. 正位；B. 侧位

（四）术后情况

术后病情稳定，双下肢活动正常，大小便功能正常，无发热，第 2 天拔除背部引流管，开始进流质饮食；复查骨盆正位、入口位、出口位 X 线（图 10-5）及 CT 三维重建（图 10-6）均示骨折脱位复位满意，内固定位置良好，无并发症，术后第 10 天伤口拆线出院。

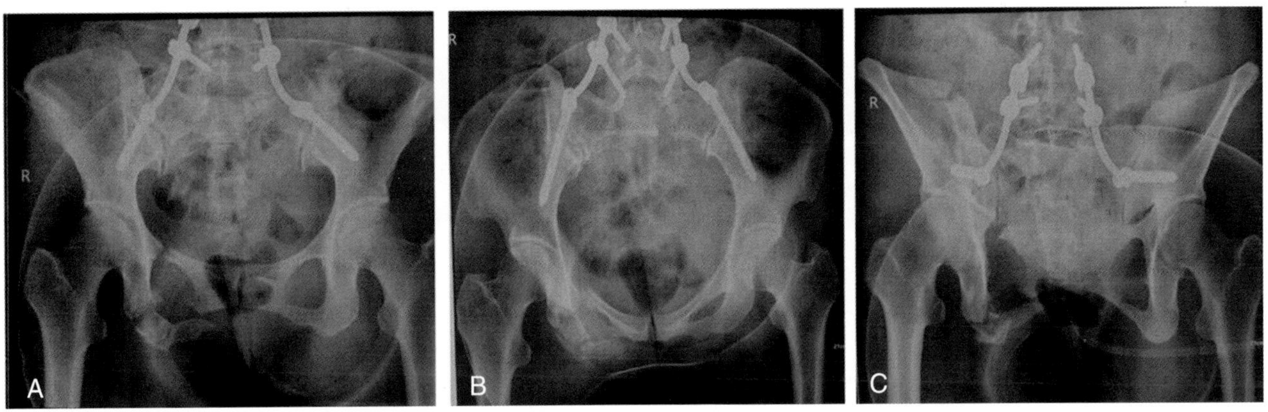

图 10-5　**复查骨盆 X 线**

A. 正位；B. 入口位；C. 出口位

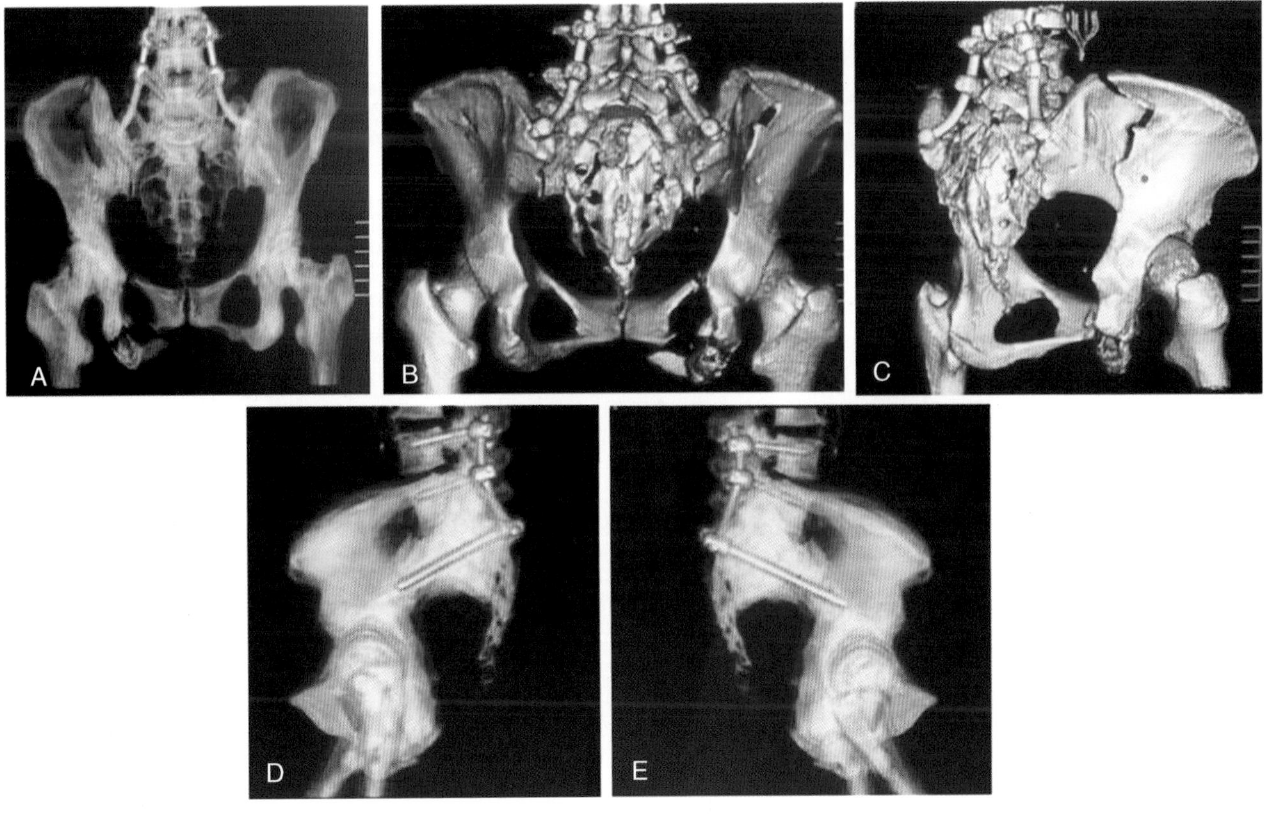

图 10-6　**复查 CT 三维重建**

A. 三维重建正位透明像；B. 后面；C. 侧面；D、E. 侧位透明像

（五）术后随访

术后 5 周复查见骨折复位维持良好，无骨折复位丢失及内固定松动发生，术后第 6 周开始扶拐下床行走。术后 3 个月返院复查（图 10-7）见骨折脱位已经愈合，行走步态正常。术后 1 年复查，行走及体力劳

动正常，X线片示骨折线消失，内固定无松动，行内固定取出术（图 10-8）。

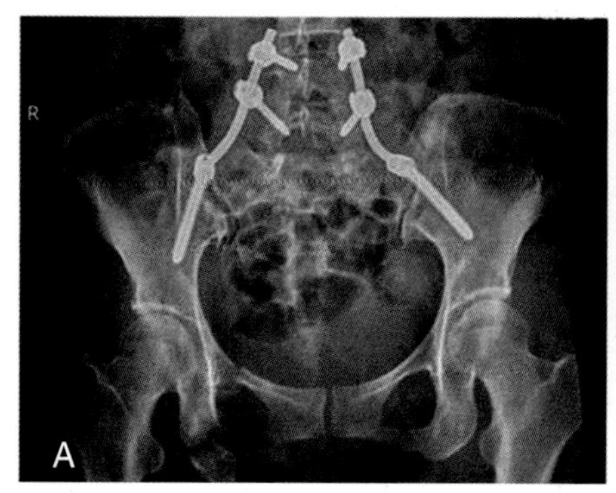

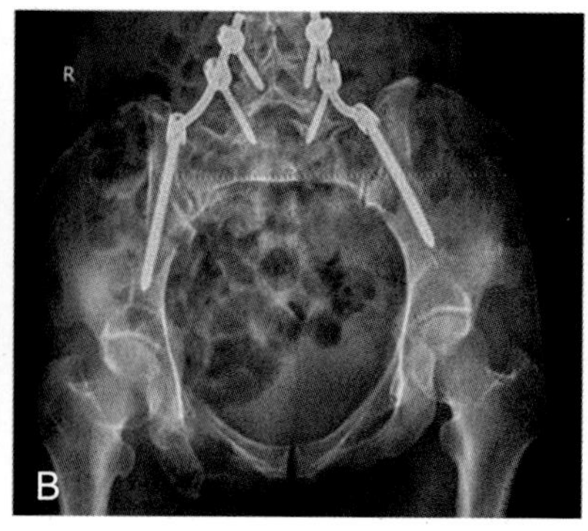

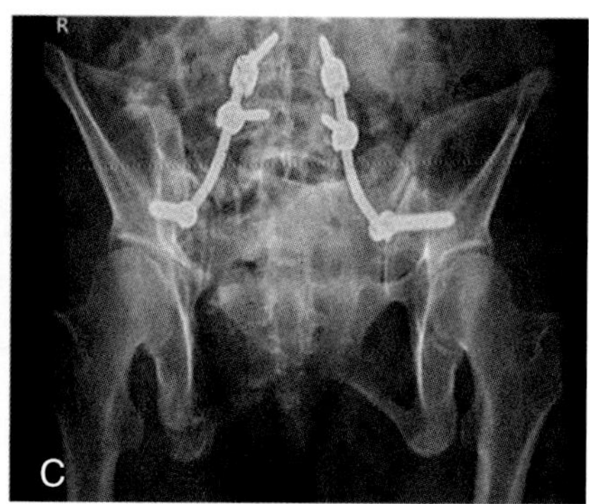

图 10-7　**术后 3 个月复查**

A. 骨盆正位；B. 入口位；C. 出口位

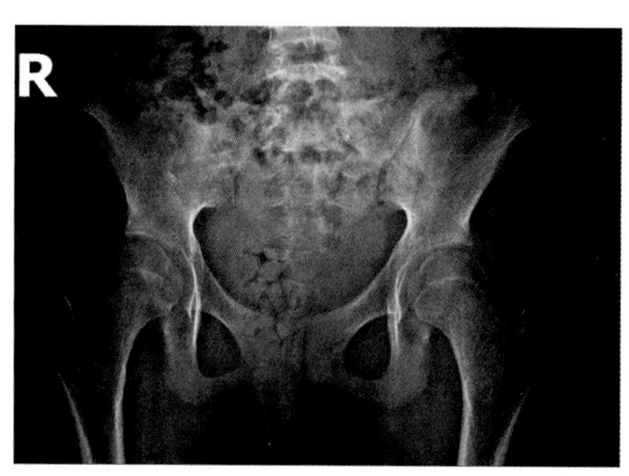

图 10-8　**拆除内固定装置**

第二节　骶骨 U 形骨折

【病例】

患者女性，13 岁，以“高处坠落致腰骶部疼痛、双下肢及大小便功能障碍 20 天”由外院转入。患者 20 天前因从 4 楼坠落致伤盆部、双小腿后在当地医院治疗。入院诊断：①骶骨骨折合并腰骶丛神经损伤；②左胫骨远端 Pilon 骨折；③右胫骨远端开放性 Pilon 骨折。在当地医院行双下肢骨折治疗，伤后 20 天大小便功能及双小腿活动障碍无恢复转入我院。入院查体：骨盆外观正常，骨盆挤压、分离试验（±），留置尿管，肛门括约肌反射未引出；双足背感觉减退，踇背伸不能，跖屈可。行 CT 扫描及三维重建（图 10-9）示骶 2 椎体横断，远折端向内成角移位，双侧骶骨翼纵形骨折，整个骶 1 椎体插入骶管内；骨盆前环完整。

术前诊断：①骶骨 U 形骨折；②腰骶丛神经损伤；③双侧 Pilon 骨折术后。

【临床决策分析】

（一）临床决策依据

本病例有以下特点：①骶 2 椎体横断，骶 1 椎体整个插入骶管内，典型的“自杀式骨折”；②大小便功能及双下肢神经损伤症状伤后 3 周无恢复征象；③骶尾部皮肤完整。综合病史、症状及影像学表现，患者诊断清楚，手术指征明确，无明显手术禁忌证。

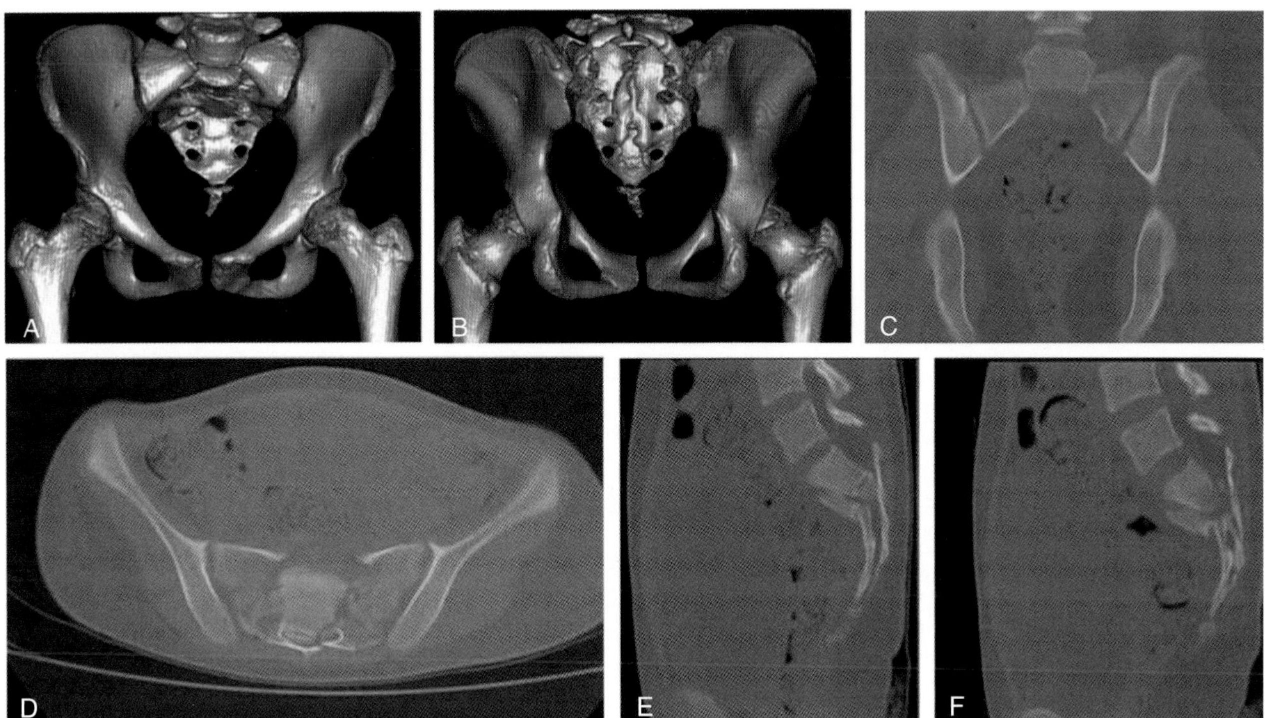

图 10–9　CT 扫描及三维重建

A. 前面；B. 后面；C. 冠状位；D. 横断位；E、F. 矢状位

（二）临床决策分析

患者主要诉求解决下肢神经损伤功能和大小便功能恢复，重建骨盆环的稳定性。患者大小便功能丧失原因为骶 2 椎体骨折骶管内占位压迫，需后路骶管减压才能使神经功能恢复；患者双下肢运动、感觉障碍可能与双侧骶骨翼骨折后骶骨翼整体上移、压迫腰 5 神经根走行通道从而产生神经症状有关，双侧骶骨翼骨折复位后神经压迫自然解除，神经功能恢复；骶骨 U 形骨折，骶椎插入骶管可通过后路腰髂撑开复位骶骨骨折，腰髂固定可重建腰骶稳定性。手术方式可选择后入路、腰髂撑开复位骶骨骨折，骶管探查减压、腰髂固定。

（三）手术方法

1. **麻醉及体位**　全身麻醉气管插管，俯卧位消毒、铺单并用手术膜封闭手术区。

2. **后正中入路显露**　通过裂隙肌间隙显露双侧 L_4、L_5 椎弓根螺钉进钉点，置入定位针透视见位置满意后分别置入 35mm×5.5mm 椎弓根螺钉。髂骨螺钉放置在两侧髂后上棘水平，咬除 1.5 cm 深的凹槽便于螺钉尾帽的放置，并平行髂骨外板或骶髂关节，向髋臼方向在内外板间放置 7.0 mm×70 mm 的髂骨螺钉。

3. **骶管减压、骨折复位固定**　打开骶 1、骶 2 后侧椎板，探查马尾神经并进行松解；安装后路预先弯好的腰椎棒及连接装置，通过撑开器进行腰骶间撑开间接复位骶骨骨折，见骶管内马尾神经松弛无压迫，腰椎正侧位透视证实椎弓根螺钉的位置，骶骨骨折基本复位，骨盆环轮廓正常后锁紧各钉帽完成固定。冲洗伤口后放置引流管，关闭切口，术毕，患者安全返回病房。

（四）手术风险评估与防范

患者伤后第 20 天，手术时已经超过 3 周，为陈旧性骨折，手术存在下述风险：①骶 2 骨折，骶 1 椎体插入骶管，嵌插骨折暴力大，骨折复位困难；②骶椎骨折前后重叠移位，骶骨后凸弧度难恢复；③椎管减压后马尾神经损伤功能恢复难判断；双侧骶骨翼上移压迫腰骶干神经，因没有行直接神经探查减压，骨折能否复位及复位后神经功能能否恢复、恢复程度均是未知数，手术风险、手术难度、术后效果均难以评判；骶管减压过程中可能加重马尾神经损伤。患者较瘦小，腰髂固定术后髂骨钉尾可能顶压皮肤，此手术操作要精细、耐心，在创伤控制最小情况下复位骨折并固定。

（五）术后随访

患者术后恢复正常，复查腰椎及骨盆 X 线（图 10-10）和 CT（图 10-11）均显示骨折复位满意，伤口愈合拆线。患者术后次日左足趾能轻微活动，术后 2 周小便功能恢复，术后 1 个月大便功能恢复，术后 3 个月大小便功能完全正常。

术后双足趾活动缓慢恢复，术后 3 个月双足趾背伸肌力达 3 级，踝背伸肌力 3 级，骶骨骨折已经愈合，开始扶双拐下床行走。术后 3 个月复查骨盆 X 线（图 10-12）示骶骨骨折愈合，无骨折复位丢失和内固定失效。术后患者恢复正常活动，并能进行正常舞蹈表演。

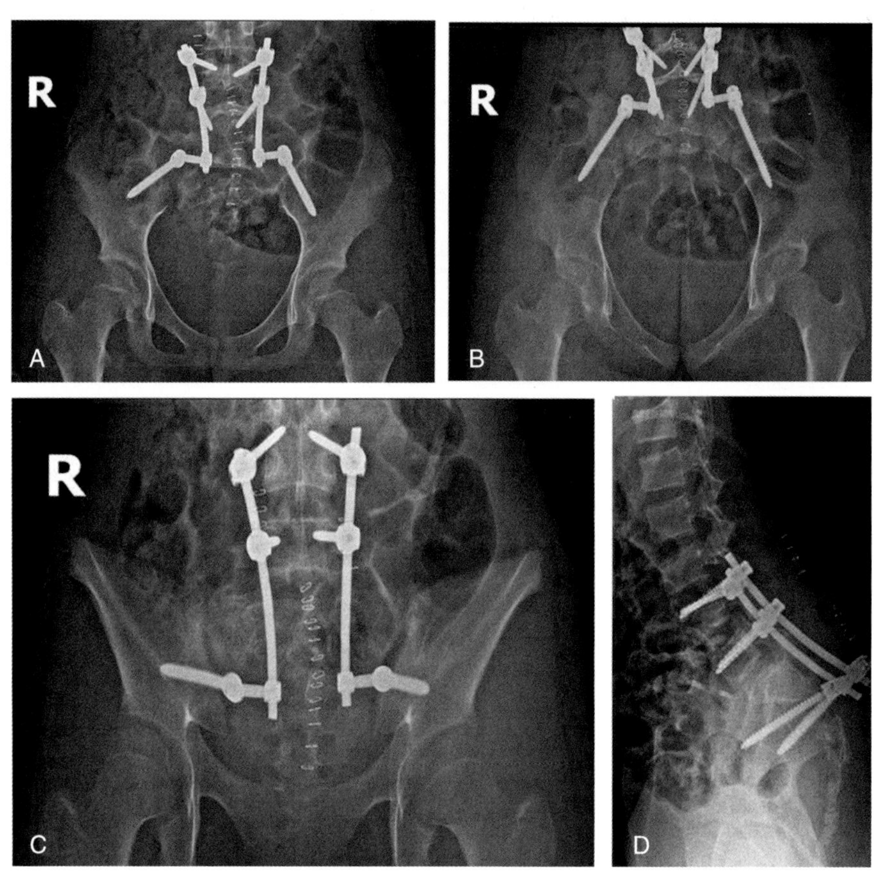

图 10–10　**复查腰椎及骨盆 X 线**

A. 骨盆正位；B. 入口位；C. 出口位；D. 侧位

【经验与体会】

骶骨 U 形骨折与 H 形骨折虽然形态学差异不大，但受伤机制、临床表现不同。H 形骨折往往是骶骨两侧纵向骨折伴骶骨横形骨折（多位于 S_2 以远水平），多合并有骨盆前环的骨折，骨盆环的稳定性被完全破坏，常伴有下肢神经症状和大小便功能障碍，但下肢神经症状多于马尾神经症状。新鲜骶骨 H 形骨折的复位可在平卧位下通过双侧下肢牵引、骶骨下移可达到满意复位，或俯卧位腰髂撑开进行骨折复位，固定方式可选择腰髂固定或贯穿骶髂螺钉固定。U 形骨折为标准的“自杀式骨折”，受伤机制为坠落时骶尾部着地，骶骨横断（多位于 S_2）、双侧 S_1 骶骨翼断裂，整个 S_1 椎体插入骶管或盆腔，骶椎后凸畸形明显，而前环较少涉及，骨盆环稳定性存在。骶骨 U 形骨折多数伴有马尾神经症状，下肢神经损伤相对较少且多为不完全损伤。U 形骨折损伤遭受的暴力更强，骶骨嵌插后复位极为困难，单纯牵拉下肢很难复位，手术方式必须在俯卧位下通过骶管减压后腰骶撑开复位，必要时联合骨折端的撬拨才能复位。固定方式多选择后路腰髂固定。

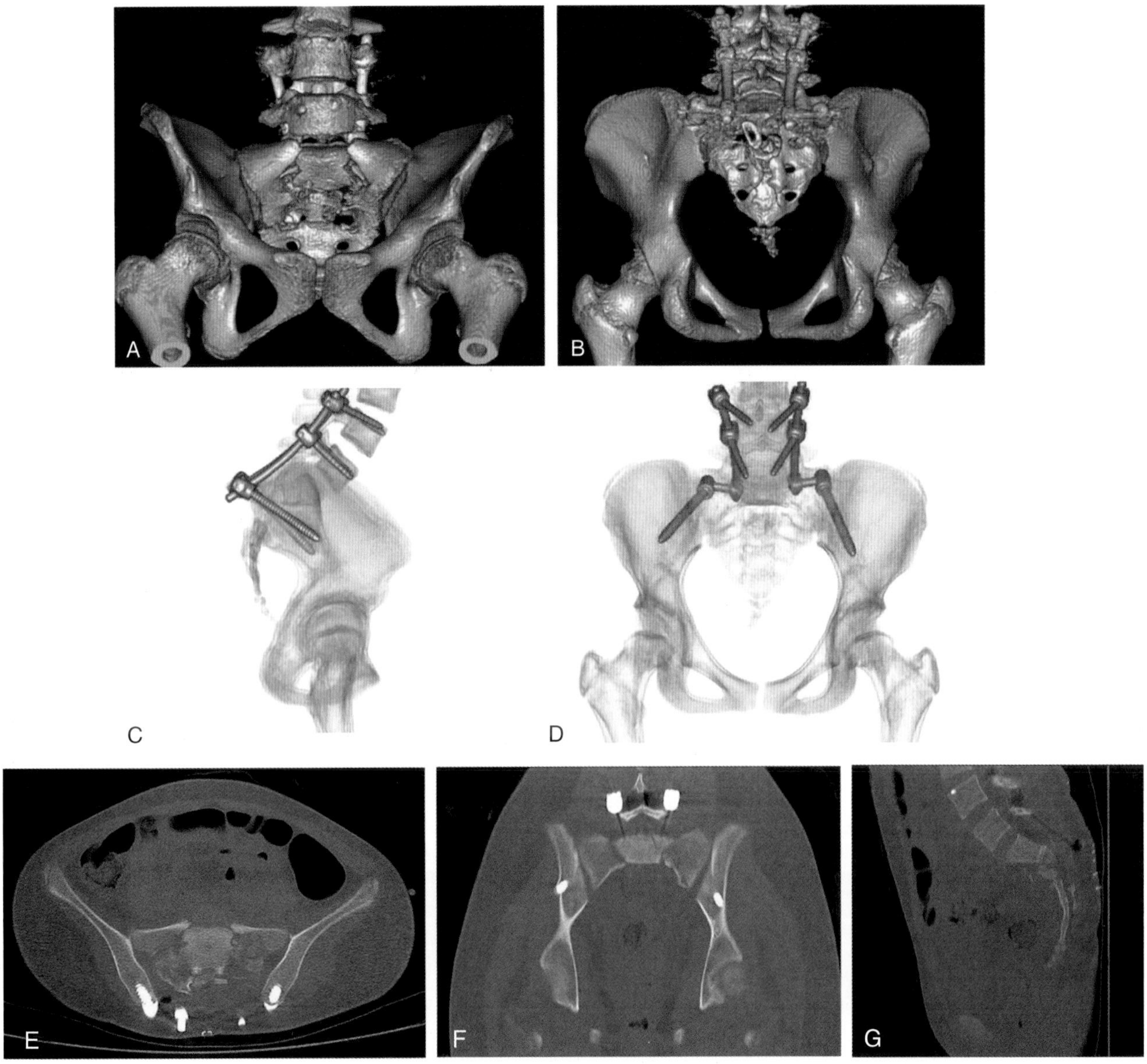

图 10-11　**复查腰椎及骨盆 CT**

A. 前面；B. 后面；C. 侧位透明像；D. 正位透明像；E. 横断面；F. 冠状位；G. 矢状位

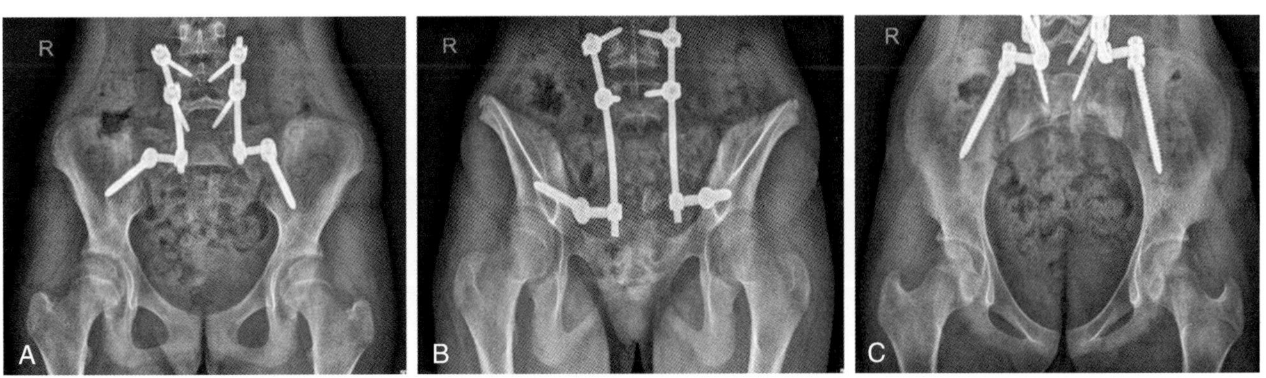

图 10-12　**术后 3 个月复查骨盆 X 线**

A. 骨盆正位；B. 出口位；C. 入口位

第三节 骶骨 λ 形骨折

【病例】

患者女性，28 岁，以“高处坠落致腰骶部疼痛、双下肢及大小便功能障碍 1 小时”急诊入院。患者不慎从 16 楼坠落致伤盆部、双小腿，在当地医院抢救。伤后诊断：①创伤性失血性休克；②骨盆骨折；③左髋臼骨折；④左胫骨远端 Pilon 骨折；⑤左肱骨骨折。经抢救后患者病情稳定，于伤后第 10 天手术。术前盆部查体：左髋部肿胀、压痛，左髋关节活动不能，骨盆挤压、分离试验（+），带尿管，肛门括约肌反射正常引出；双下肢运动、感觉正常。行骨盆 X 线（图 10-13）及 CT 扫描三维重建（图 10-14）示骶骨正中斜形向两侧劈裂，左侧前方骨折线达 S_4，后方涉及 L_5/S_1 关节突关节内侧，右侧 S_1 椎体骶骨翼斜向外达 S_2，无骶骨横形断裂。左髋臼骨折呈中心性脱位，右侧耻骨上下支骨折移位。

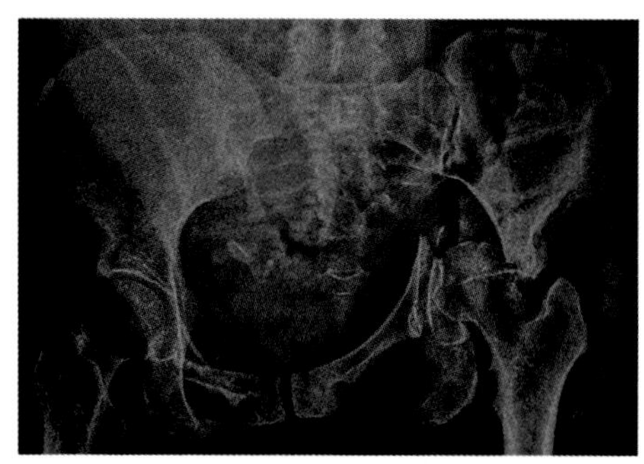

图 10-13 术前骨盆 X 线片

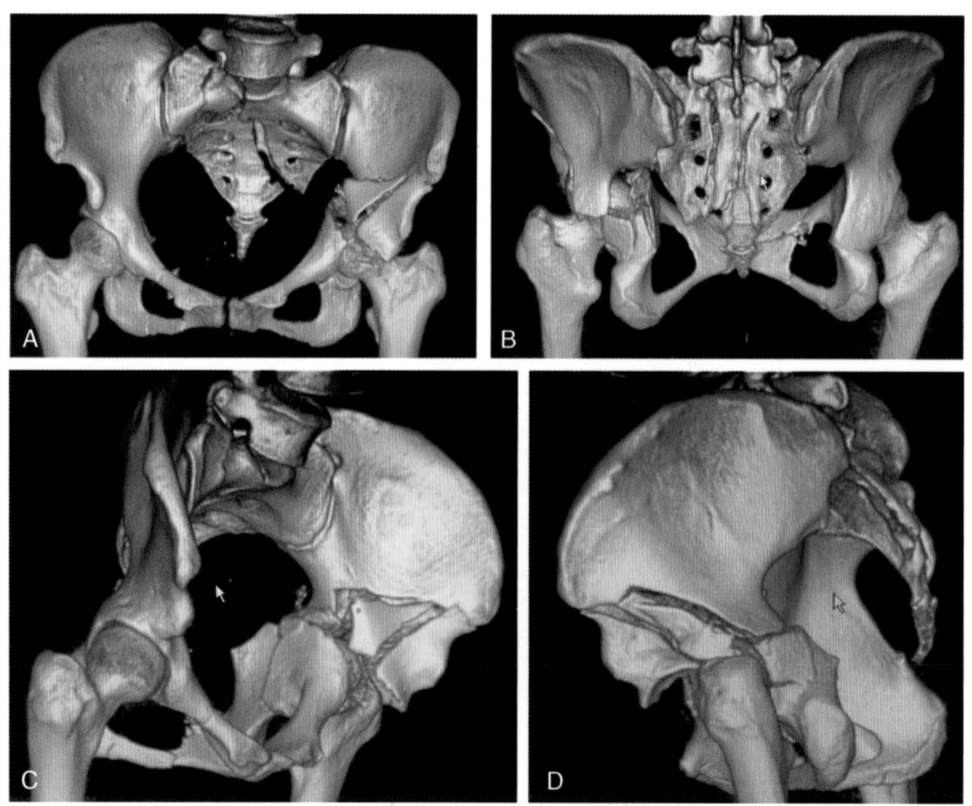

图 10-14 术前骨盆 CT 扫描三维重建

A. 正面；B. 后面；C. 内侧面；D. 后侧面

术前诊断：①骶骨 λ 形骨折；②左侧髋臼骨折（Judet 分型：双柱伴后壁骨折；三柱分型：C3 型）；③左肱骨、左 Pilon 骨折。

【临床决策分析】

（一）临床决策依据

本病例有以下特点：①骶骨向双侧斜形裂开，左侧后方涉及 L_5/S_1 关节突关节，右侧骶骨翼骨折呈粉碎状，腰骶间稳定性破坏，但双侧骶髂关节完整；②左侧髋臼双柱骨折呈中心性脱位，伴有后壁骨折，但无明显移位；③右侧耻骨上下支骨折移位，骨盆环的完整性被完全破坏。综合病史、症状及影像学表现，诊断、手术指征明确，无明显手术禁忌证。

（二）临床决策分析

手术方式可通过后方腰髂复位固定，重建骶骨及腰骶稳定性，也可通过闭合复位骶骨骨折，骶髂螺钉固定后恢复骶骨的解剖对位，从而达定骶骨、腰骶稳定的效果。左侧髋臼双柱合并后壁骨折，受伤机制为股骨头向内侧暴力损伤，后壁骨块为撕脱性骨折，髋臼后部结构稳定性尚好，可采用前入路对骨折进行复位固定。左侧耻骨上下支骨折在骶骨、左髋臼解剖复位后能自行复位，可固定也可不固定。骨盆合并髋臼骨折的复位顺序原则上先复位骨盆后环，恢复髋臼的基座和解剖参照，再复位髋臼，最后是前环。术中视具体情况可联动复位，减少手术操作步骤，提高复位效果。综上分析，患者可选择平卧位，先闭合复位骶骨行双侧骶髂螺钉固定，再通过腹直肌外侧入路完成左侧髋臼的复位固定，最后视情况决定是否固定右侧耻骨支。

（三）手术方法

1. *麻醉及体位*　全身麻醉气管插管，平卧位消毒、铺单，左下肢消毒后包扎备术中牵拉复位用。

2. *骶骨骨折复位固定*　患者骶骨正中纵裂右侧略向外分离，无纵向移位，先闭合置入右侧 S_1 骶髂螺钉导针，透视骨盆入口、出口位见导针位置满意后测量螺钉长度（注意螺纹通过骶骨正中的骨折线，方便对骨折的加压），置入相应长度直径 7.3mm 骶髂螺钉（图 10-15），再闭合置入左侧 S_2 骶髂螺钉导针。透视见导针位置在位后置入 S_2 骶髂螺钉，透视验证骶髂螺钉的位置（图 10-16）。

3. *左髋臼骨折复位固定*　取左侧腹直肌外侧入路显露左侧髋臼，通过内侧窗、中间窗骨膜下显露左侧髋臼后先复位髂前下棘骨折块，空心钉固定。复位前壁、前柱，前柱重建钢板固定，复位后柱及方形区，方形区表面放置钢板维持固定，行后柱螺钉对后柱骨折加压、维持后柱稳定。透视见左侧髋臼轮廓正常后（图 10-17），拧紧螺钉完成固定。再次透视见骨盆环双侧对称，右侧耻骨支骨折已复位，未另行固定。冲洗伤口、彻底止血后放置引流管，关闭切口，术毕。

（四）手术风险评估与防范

骶骨纵形骨折波及骨盆环和腰骶的稳定性，必须手术重建骨盆环及腰骶的稳定。手术存在下述风险：①骶骨骨折累及后方 L_5/S_1 关节突关节，重建一般选择后路腰髂固定，但后路腰骶固定创伤大；患者骶骨纵裂但无粉碎，双侧腰椎横突及关节突关节无骨折移位（如果骶骨骨折解剖复位，恢复骶骨的正常解剖结构后，则后环及腰骶间的稳定性自然恢复，可以行闭合复位骶髂螺钉固定；但骶髂螺钉固定存在稳定性风险及螺钉置入风险）；②患者髋臼骨折为复杂双柱骨折，髂前上棘骨折移位并伴后壁骨折，手术显露、复位、固定均有难度；单一前路可能对骨折的显露有困难，应另选择联合后方入路备用；③骨盆合并髋臼骨折复位顺序很关键，复位顺序错误将直接影响复位质量和效果；骶骨复位不良可影响髋臼的复位固定。手术操作应精细、耐心，在控制创伤的情况下力求骨折的解剖复位、坚强固定。

（五）术后随访

患者术后恢复正常，无双下肢神经功能障碍及大小便功能影响。复查骨盆 X 线（图 10-18）均显示骶骨、髋臼骨折复位满意，伤口愈合拆线。患者术后第 2 个月开始扶双拐下床行走。术后第 4 个月复查骨盆 X 线（图 10-19A）示骶骨骨折愈合，左髋臼骨折及右耻骨上下支骨折均已愈合，无骨折复位丢失和内固定失效，左髋关节活动正常，无创伤性关节炎表现。术后 1 年患者恢复正常活动，复查 X 线示骨折愈合良好（图 10-19B）。

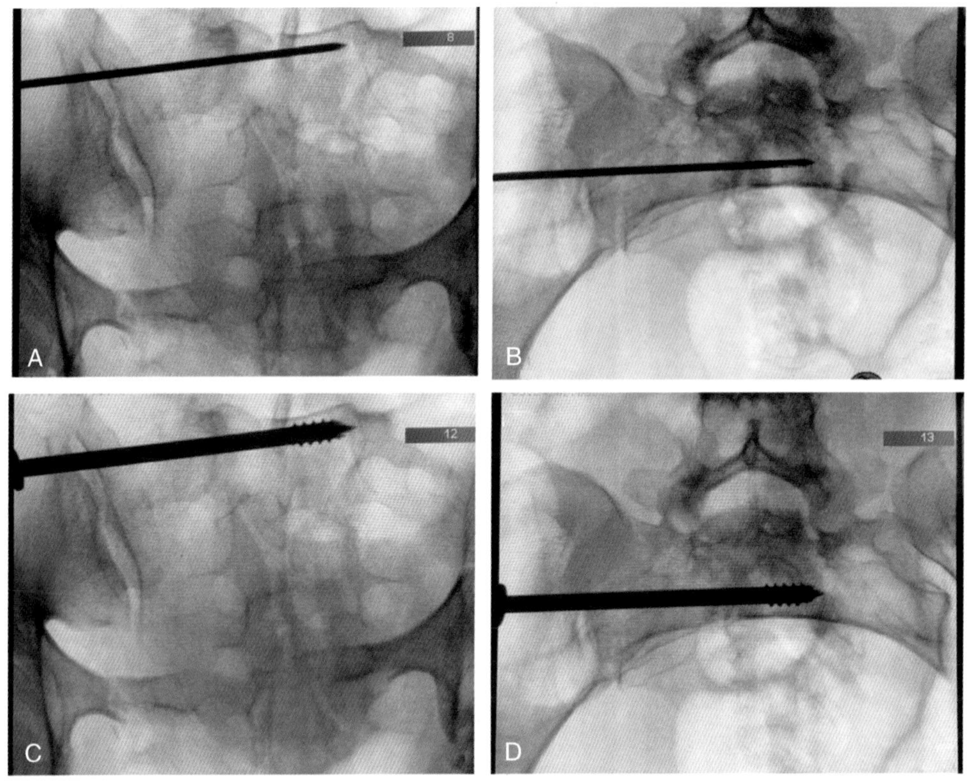

图 10-15　左侧 S_1 骶髂螺钉置入过程

A. 导针出口位；B. 导针入口位；C. 螺钉出口位；D. 螺钉入口位

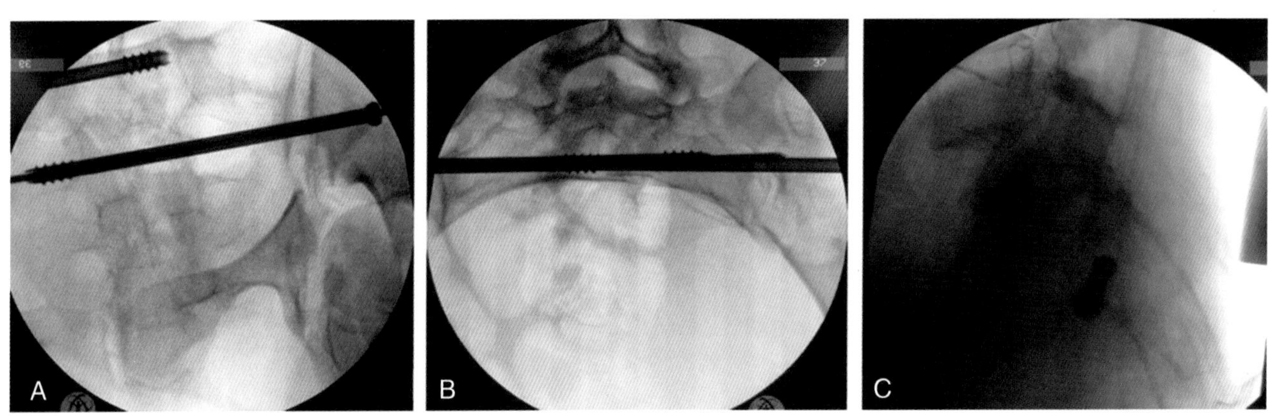

图 10-16　透视验证右侧 S_2 骶髂螺钉的位置

A. 出口位；B. 入口位；C. 侧位

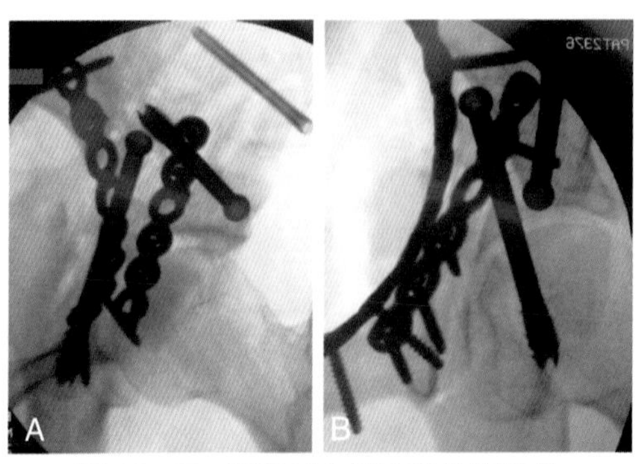

图 10-17　透视见左侧髋臼轮廓正常

A. 髂骨斜位；B. 闭孔斜位

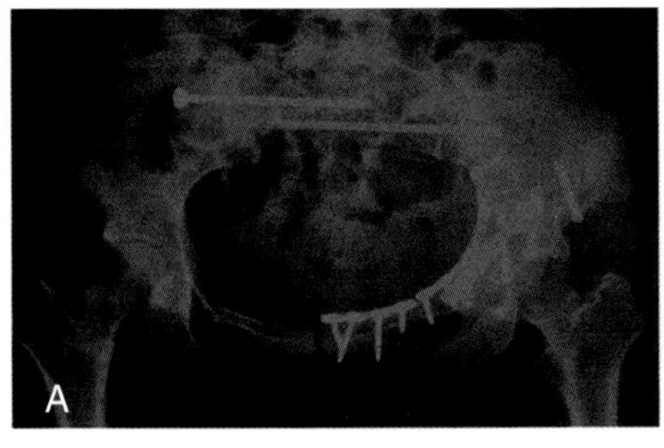
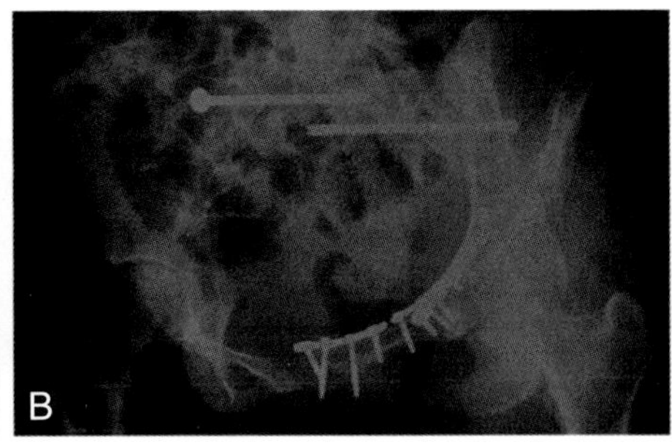
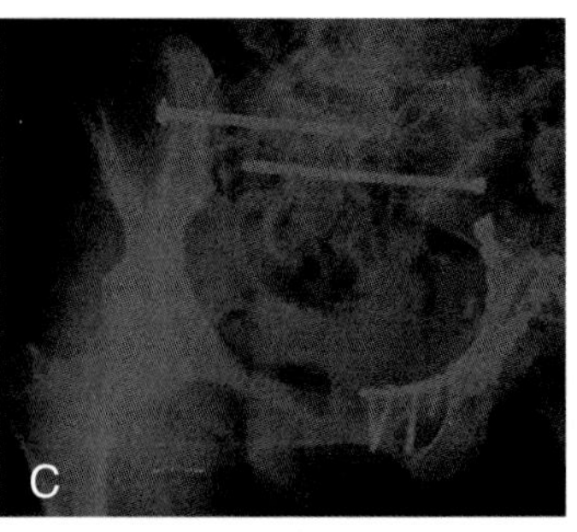

图 10-18　**术后复查骨盆 X 线**
A. 正位片；B. 左侧闭孔斜位片；C. 左侧髂骨斜位片

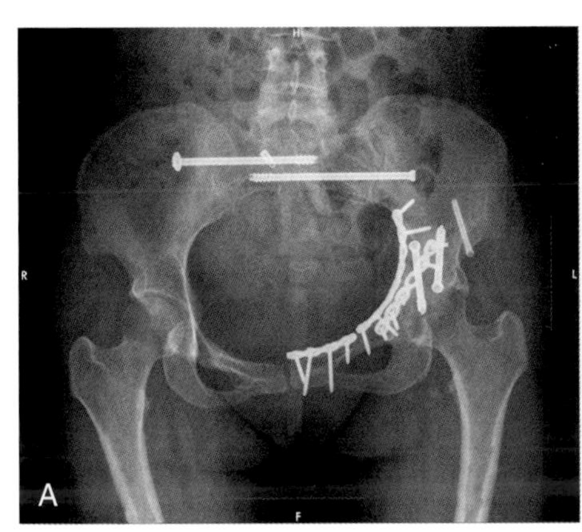
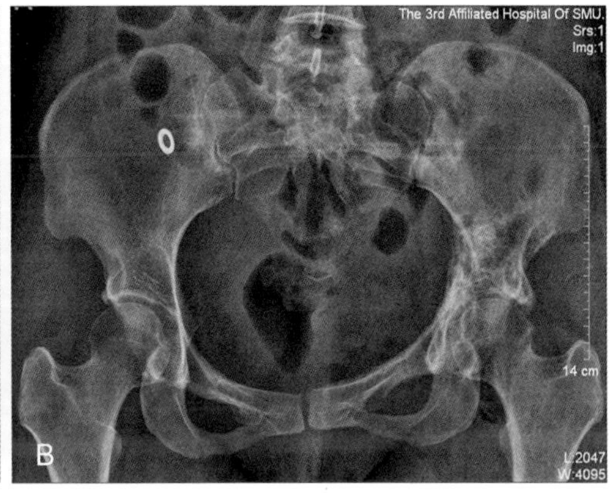

图 10-19　**术后随访**
A. 术后 4 个月复查骨盆 X 线；B. 取出内固定后复查骨盆 X 线

第四节　骶骨 # 形骨折

【病例】

患者女性，25 岁，以“高处坠落致腰骶部疼痛、双下肢及大小便功能障碍 1 小时”急诊入当地医院抢救。患者因流产后抑郁症不慎从 4 楼坠落致伤盆部、左小腿，在当地医院治疗伤后诊断：①创伤失血性休克；②骨盆骨折（骶骨骨折）；③左胫腓骨开放骨折。经抢救后患者病情稳定，行左胫骨骨折手术治疗，骶骨骨折未处理。骶骨骨折合并双下肢神经损伤及大小便功能障碍无改变，于伤后 3 个月来我院，入院后盆部查体：骨盆外观无明显畸形，骨盆挤压、分离试验（+），带尿管，肛门括约肌反射未能引出，双膝以下运动、感觉丧失。行骨盆 X 线及 CT 扫描三维重建（图 10-20）示双侧骶 1 椎体骨骶骨翼完全断裂并上移，腰 5 椎体插入盆腔中，L_5/S_1、S_1/S_2 椎间盘完全离断，骶骨骨折呈 # 形，骶 1 椎体向前游离并掉入盆腔中；3D 打印骶骨模型显示骶 1 椎体呈游离状掉入盆腔中（图 10-21）。骨盆前环及双侧骶髂关节完整。

术前诊断：①骶骨 # 形陈旧性骨折合并双侧腰骶丛神经完全损伤；②左胫骨骨折术后。

【临床决策分析】

（一）临床决策依据

本病例有以下特点：①青年女性，产后抑郁症，情绪不稳定；②双侧骶 1 椎体于椎体边缘完全纵形断裂，整个骨盆上移，腰 5 椎体插入盆腔中，L_5/S_1、S_1/S_2 椎间盘完全离断，骶骨骨折呈 # 形，骶 1 椎体向前游离并掉入盆腔中；③骨盆后环的完整性被完全破坏，而前环及双侧骶髂关节完好；④双侧腰骶丛神经完全损伤无恢复，大小便失禁。综合病史、症状及影像学表现，患者诊断、手术指征明确，无明显手术禁忌证。

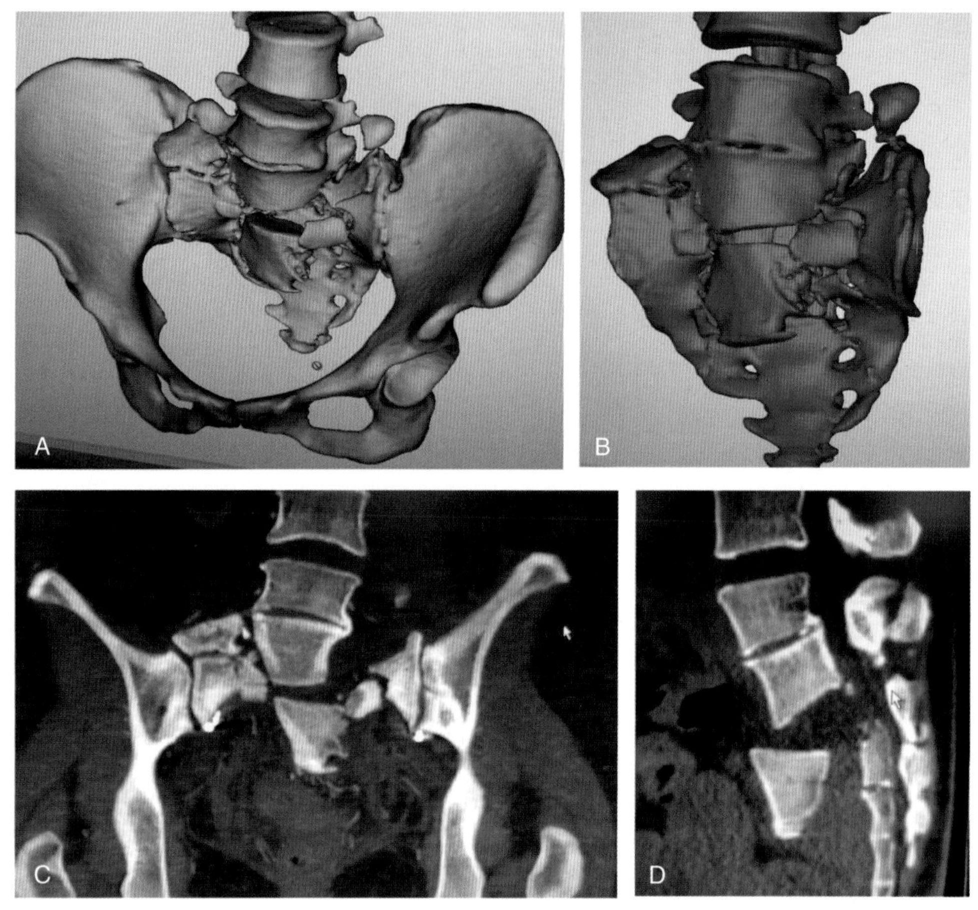

图 10-20 **术前骨盆 CT 扫描三维重建**

A. 全骨盆三维重建前面；B. 骶骨三维重建前面；C. 冠状位；D. 矢状位

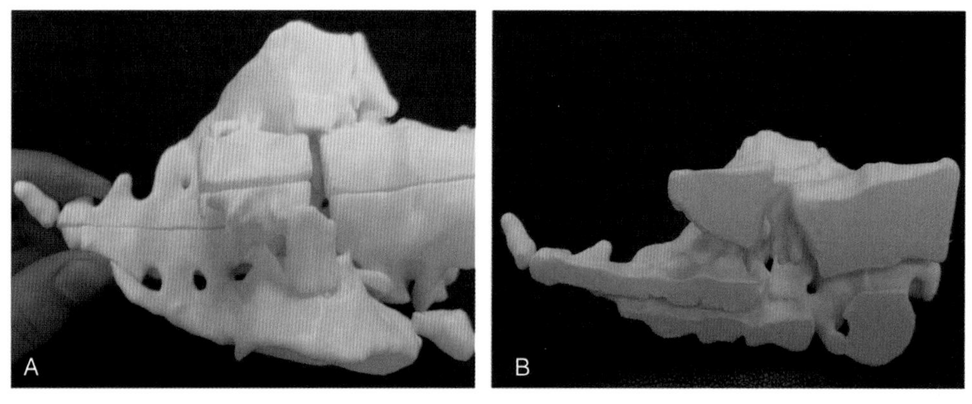

图 10-21 **3D 打印骶骨模型**

A. 正面；B. 矢状位

骶 1 椎体整个掉入盆腔中呈游离状态，如果不进行复位，骶骨的力量传导线中断，患者将无法坐立和行走。双侧骶骨 # 形骨折在牵引下肢无法对骶骨进行复位，如果从后路进行腰骶撑开复位，很难将盆腔中骶 1 椎体进行复位，故只能从前方进行复位。骨折复位的手术方式可通过后方腰髂撑开复位固定，前方腹直肌外侧入路进行骶正中显露复位骶 1 椎体，可选择钢板固定，前后联合重建骶骨及腰骶稳定性。腰骶丛神经损伤可能因为双侧骶骨翼骨折并上移压迫腰骶干神经，以及骶 1 椎体骨折引起 S_1、S_2 神经根撕脱，骶骨翼骨折复位后可能会缓解。患者大小便功能障碍可能由于骶 1 椎体骨折脱位造成马尾神经撕脱，术中可通过后路骨折复位后探查骶管，进行修复。综上分析，可选择先俯卧位进行腰骶撑开复位骶骨骨折并行腰髂固定，同时进行骶管探查马尾神经，平卧位通过腹直肌外侧入路显露骶前复位向盆腔脱出的骶 1 椎体，并用微型钢板固定，视情况进行神经探查松解。

（二）手术方法

患者诊断明确，伤后 3 个月，伤情严重，且手术时间长，风险大，但手术指征明确，未见手术禁忌证。

1. *麻醉及体位*　全身麻醉气管插管，先俯卧位行后路手术，再平卧位前路手术。

2. *后路腰髂撑开复位固定*　取后正中常规切口显露，置入双侧 L_4、L_5 及髂骨钉，打开骶管进行减压和神经探查，置入预弯的双侧腰骶固定棒，最大限度地腰骶撑开并腰髂固定（图 10-22），止血、冲洗，放置引流管后关闭切口。

3. *前路复位固定 S_1 椎体*　取左侧腹直肌外侧入路显露骶前正中，找到游离的 S_1 椎体骨块，清理骶前血肿及软组织，将 S_1 椎体骨块复回原位，用微型塑形好的钢板将 S_1 椎体在骶前固定于 L_5 椎体（图 10-23），透视见骶 1 椎体复位后（图 10-24）拧紧各螺钉完成固定；患者因伤后时间长、双侧骶前瘢痕增生、粘连严重，未进行神经探查。冲洗伤口、彻底止血后放置引流管，关闭切口，术毕。

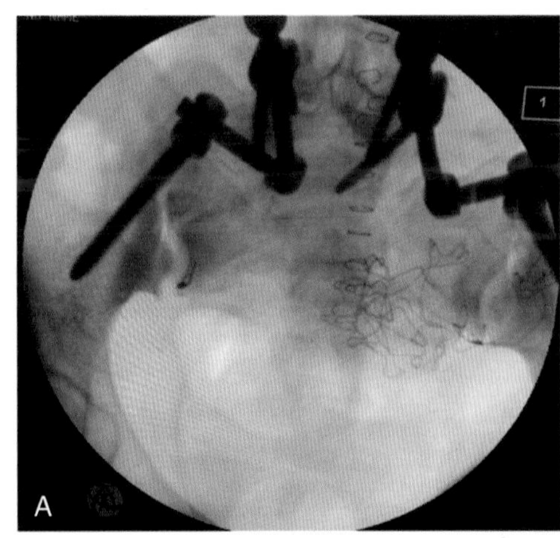

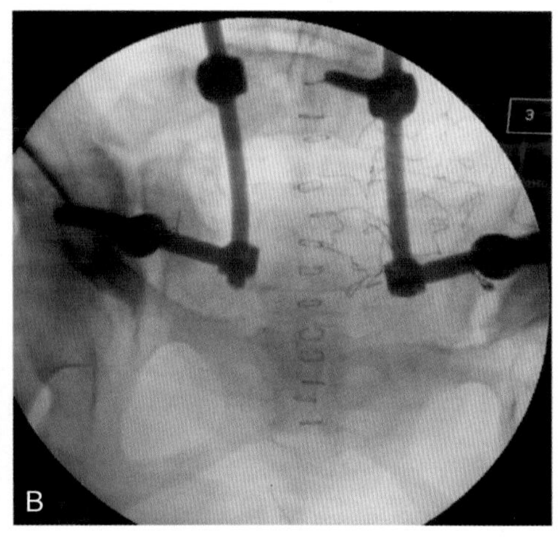

图 10-22　**后路腰髂撑开复位固定**

A. 入口位；B. 出口位

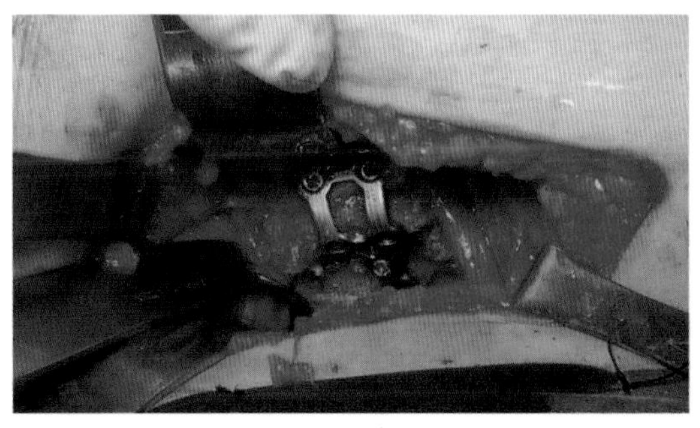

图 10-23　**将 S_1 椎体骨块复回原位后钢板固定**

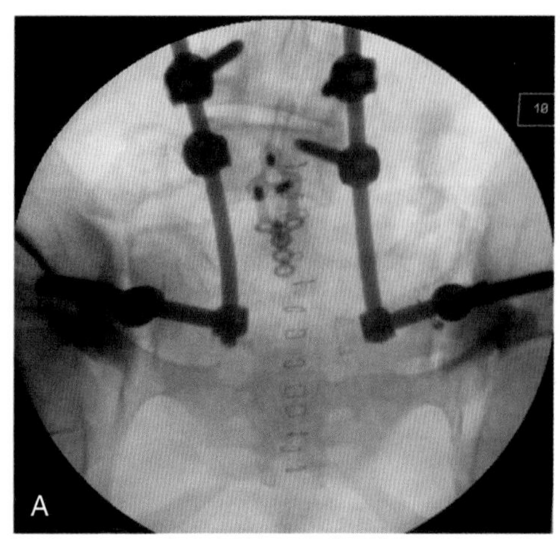
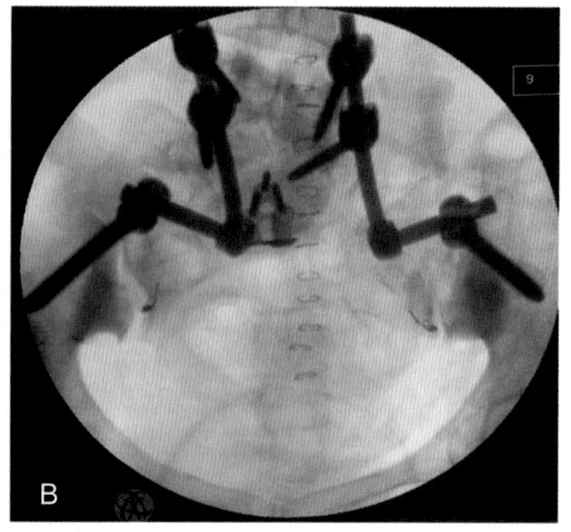

图 10-24 **透视见骶 1 椎体复位**
A. 出口位；B. 入口位

（三）手术风险评估与防范

患者骶骨完全爆裂，骨折波及骨盆后环和腰骶的稳定性，必须手术重建骨盆环及腰骶的稳定。手术存在下述风险：①伤后时间长，后路腰髂撑开复位困难，S_1 椎体移位太大，马尾损伤可能严重，术后大小便功能恢复可能较差；②如果后路撑开不到位，S_1 椎体将复位困难，手术很可能达不到预期目的；后路很难将游离至盆腔的 S_1 椎体进行复位和固定；③前路复位 S_1 脱位需显露骶前正中，该部位位置较深，解剖结构复杂，出血风险大，手术副损伤及出血风险均难控制，不能完成手术的概率较高；④双下肢神经症状可能是 S_1 的严重移位导致双侧 S_1、S_2 神经根撕脱，同时双侧骶骨翼上移对腰骶干神经造成牵拉，伤后时间长，神经探查困难。手术操作要精细、耐心，在创伤控制最小情况下力求 S_1 椎体的复位、骶管及神经根的探查松解。

（四）术后随访

患者术后伤口愈合正常，双下肢神经功能障碍及大小便功能无明显改变。复查骨盆 X 线（图 10-25）均显示骶骨骨折基本复位，双侧髂骨高度恢复到原来位置。患者术后双下肢感觉及大小便功能渐渐恢复，运动功能无恢复；术后 3 个月开始扶双拐下床行走。术后 1 年复查时大、小便功能恢复正常，双下肢感觉正常，膝以下运动功能未恢复；复查骨盆 X 线及 CT 三维重建示骶骨骨折愈合，内固定无松动。

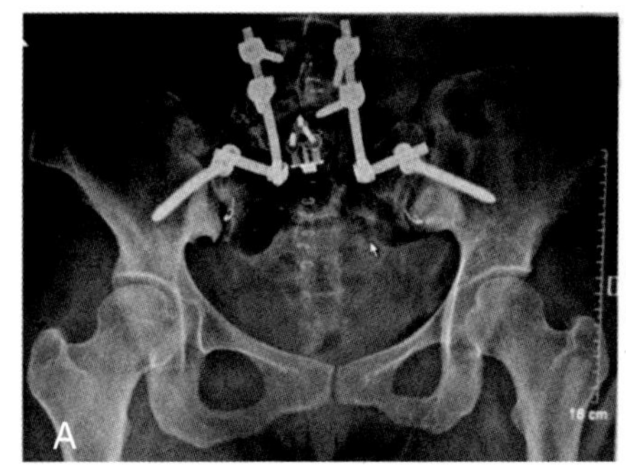
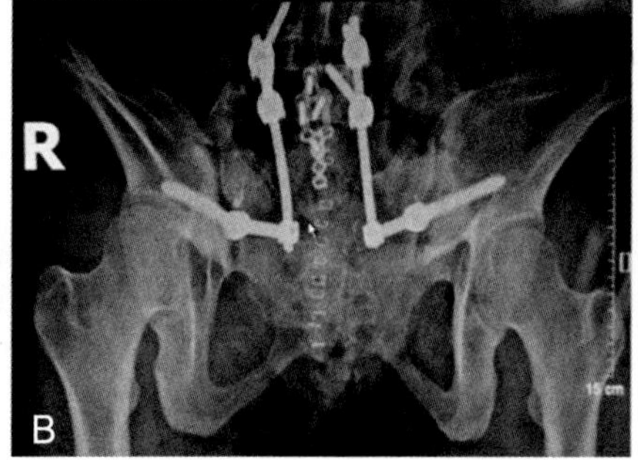
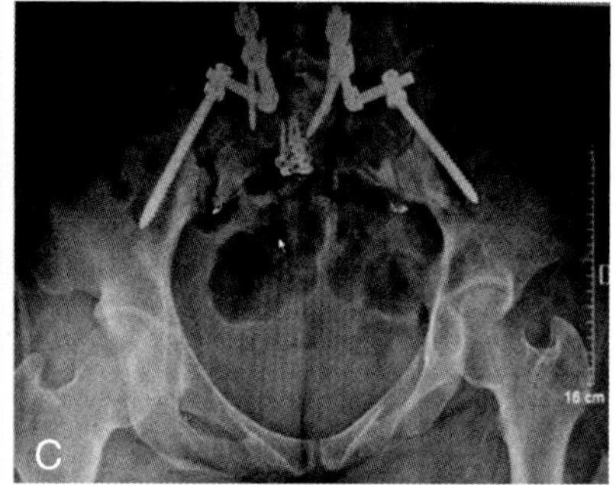

图 10-25 **术后复查骨盆 X 线**
A. 骨盆正位；B. 出口位；C. 入口位

第五节　骶骨 L 形骨折

【病例】

患者女性，48 岁，以“车祸致骶尾部疼痛、左下肢及大小便功能障碍 1 小时”急诊入当地医院抢救。在当地医院急诊行左大腿中段截肢术后于伤后第 6 天转院。入院后盆部查体：骨盆外观无明显畸形，骨盆挤压、分离试验（+），留置尿管，肛门括约肌反射未能引出；左大腿已截肢，右下肢运动、感觉减退。行骨盆 CT 扫描三维重建（图 10-26）示骶 3 椎体呈多段骨折并向盆腔内移位，右侧腰 5 横突骨折，右侧骶骨 Denis II 区骨折，骶骨骨折呈 L 形。骨盆髋臼前柱骨折，无移位，双侧骶髂关节完整。

术前诊断：①骶骨 L 形骨折合并右侧腰骶丛神经不完全损伤；②左大腿截肢术后；③双侧髋臼前柱线性骨折。

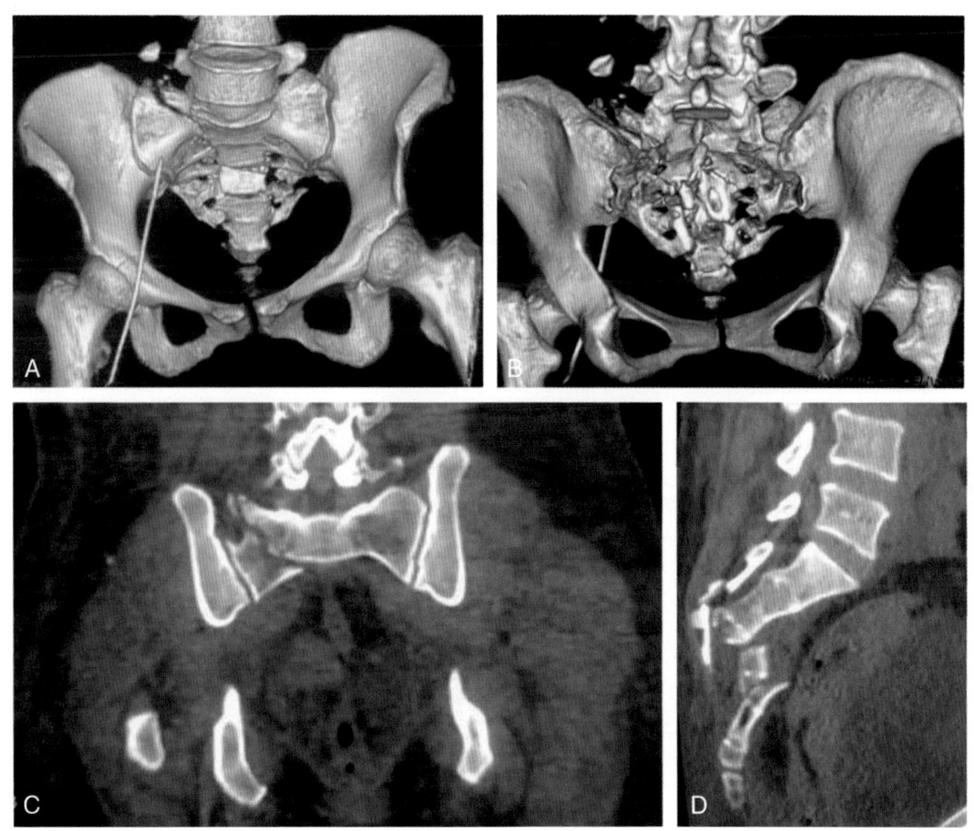

图 10-26　**术前 CT 三维重建**

A. 正面；B. 后面；C. 冠状位；D. 矢状位

【临床决策分析】

（一）临床决策依据

本病例有以下特点：①中年女性，车祸伤致左大腿截肢术后，双侧髋臼前柱骨折无移位；②骶骨骨折呈 L 形，骶 3 椎体横形骨折呈多段向盆腔移位；③左侧腰骶丛神经不完全损伤；④大小便失禁。综合病史、症状及影像学表现，患者诊断、手术指征明确。

手术方式涉及骶管减压、腰髂撑开复位，选择后入路。固定方式有双侧腰髂固定、三角固定、单侧腰髂固定，患者为骶骨 L 形骨折，左侧腰骶相对稳定，单纯右侧腰髂撑开复位固定可达到效果，并减少双侧固定的创伤。骶 3 椎体多段骨折，术中如探查骶管减压与复位固定同时进行则为最佳。

（二）手术方法

患者诊断明确，伤后 1 周，目前满足手术条件。

1. 麻醉及体位　全身麻醉气管插管，俯卧位行后正中入路显露。

2. 右侧腰髂撑开复位固定　置入右侧 L_4、L_5 椎弓根螺钉及髂骨钉，然后打开骶管进行减压和神经探查，置入预弯的腰骶固定棒，最大限度地腰髂撑开固定。

3. 骶 3 椎体复位固定　通过骶管探查扩大减压创口向盆腔内探及骶 3 骨折块用钳子钳夹复位骨折，放置微型重建锁定钢板固定，透视骨盆正侧位 X 线显示骨折复位满意后（图 10-27）拧紧各螺钉完成固定；再次对马尾神经进行探查松解。冲洗伤口、彻底止血后放置引流管，关闭切口，术毕。

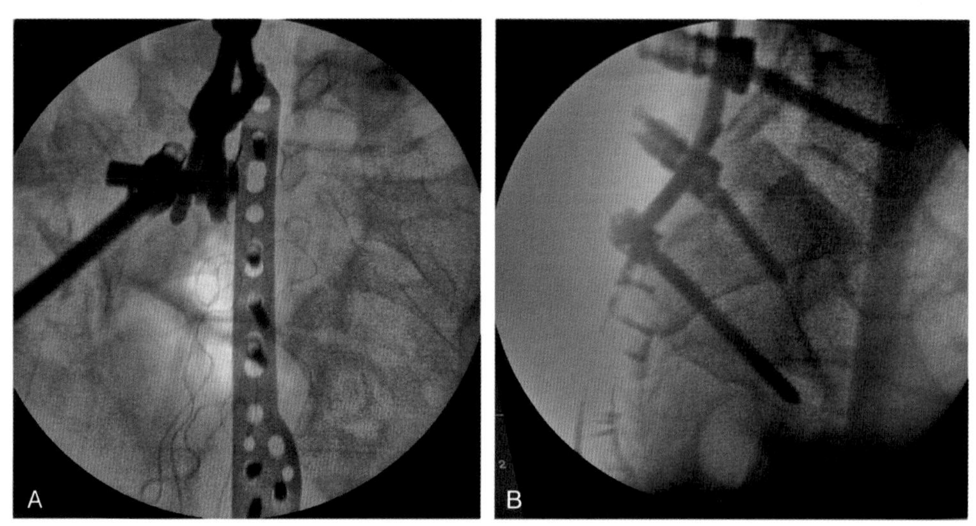

图 10–27　**透视骨盆正侧位 X 线显示骨折复位满意**

A. 骨盆正位；B. 侧位

（三）手术风险评估与防范

患者骶骨 L 形骨折波及骨盆后环和右侧腰骶的稳定性，并压迫骶管内马尾神经导致右下肢和大小便功能障碍，必须手术重建骨盆环及腰骶的稳定，缓解右侧腰骶干神经牵拉的同时骶管减压、骶 3 骨折复位固定。手术存在下述风险：① S_3 椎体骨折呈多段，且移位太大马尾损伤可能严重，术后大小便功能恢复可能较差；②单纯后路撑开能否达到右侧腰骶干神经松解效果，手术很可能达不到预期目的；③ S_3 椎体骨折粉碎并掉入盆腔，盆腔位置较深，解剖结构复杂，后路复位出血风险大，骶前血管、神经损伤风险均难控制，不能完成骶骨骨折复位。

（四）术后随访

患者术后恢复较好，右下肢感觉明显改善，大小便功能无明显改变。术后复查骨盆 X 线（图 10-28）显示骶骨骨折基本复位，腰髂固定及骶尾椎固定良好。患者术后 6 个月右下肢运动功能及大小便功能渐渐恢复，术后第 3 个月开始扶双拐下床行走。术后 1 年复查时大小便功能完全恢复正常，右下肢感觉、运动正常，复查骨盆 X 线（图 10-29）示骶骨骨折愈合，内固定无松动，无骨折复位丢失。

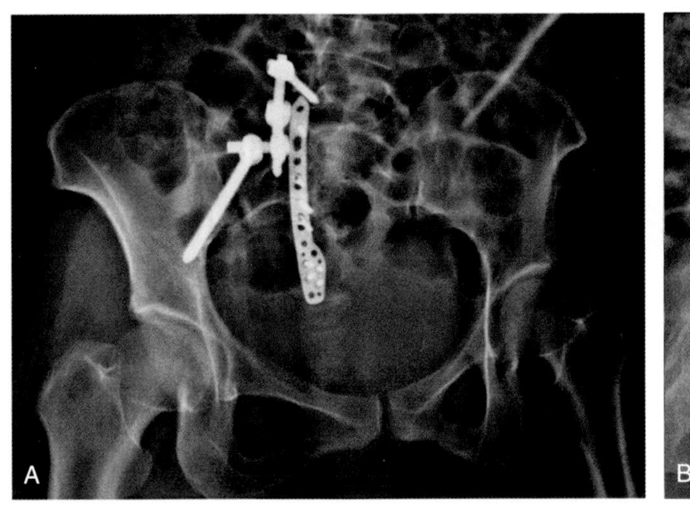

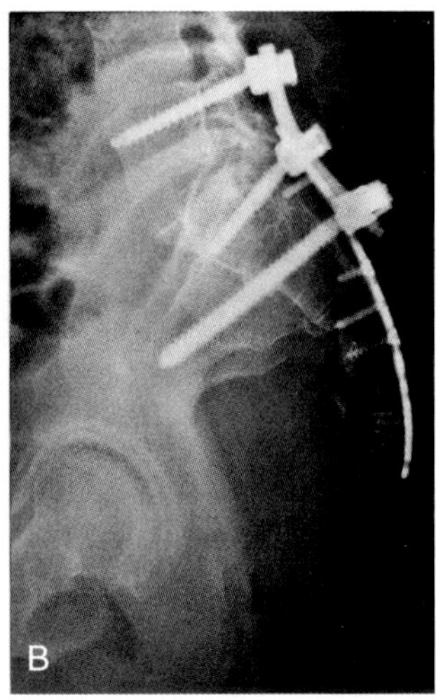

图 10-28　**术后复查骨盆 X 线**

A. 骨盆正位；B. 骨盆侧位

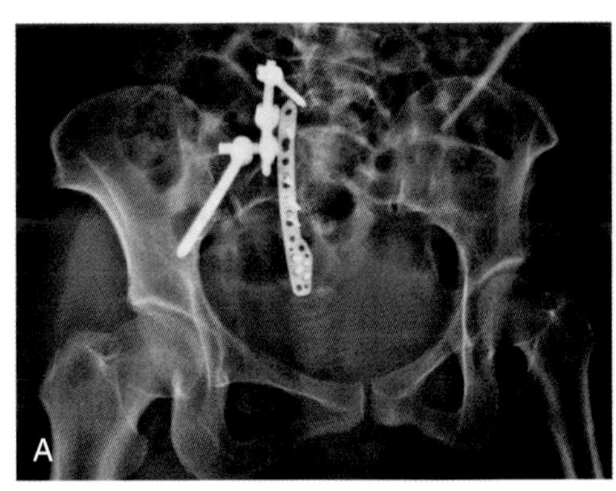

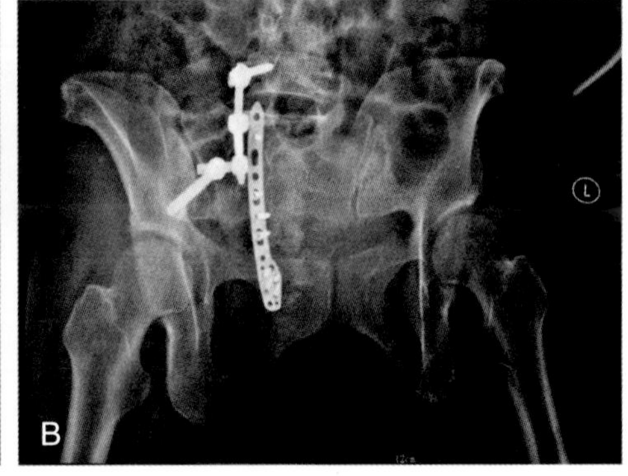

图 10-29　**术后 1 年复查骨盆 X 线**

A. 骨盆正位；B. 骨盆出口位

第 11 章　骨盆骨折合并腰骶丛神经损伤手术病例

骨盆骨折占全身骨折的 2% ～ 6%，骨盆骨折合并腰骶丛神经损伤与骨折类型有关，发生率占骨盆骨折的 12% ～ 26%，而骶骨骨折合并神经损伤达 22% ～ 60%，移位明显的骶髂关节周围骨折并发腰骶丛神经损伤的比率高达 50%。骨盆骨折合并神经损伤的性质有：神经卡压伤（50%）、牵拉伤（35%）及根性撕脱伤（15%）。约 50% 患者在伤后一段时间内能自行恢复神经功能，因此，对骨盆骨折合并腰骶丛神经损伤是否早期行神经探查、前方减压或后方减压一直存在争议。近年来，随着对骨盆创伤救治技术的不断提高，结合骨盆 CT、MRI 等影像学检查，对骨盆骨折合并腰骶丛神经损伤的受伤机制、神经损伤的性质、部位有了更深入的认识，但目前对腰骶丛神经探查的手术入路、手术方式及骨折的内固定方式仍缺乏规范、系统性的方案。本章介绍几例骨盆骨折合并神经损伤病例，通过对受伤机制、临床表现、影像学表现的分析判断神经损伤的部位、损伤性质等，对神经损伤进行定性和定位诊断，采用不同的治疗方案，供临床医师提供参考。

第一节　骶孔压迫、骶孔减压成形术

【病例】

患者男性，32 岁，以“车祸伤致盆骶部疼痛、左下肢功能障碍 9 个月”入院。患者于 9 个月前因车祸致伤盆部，左侧骶尾部疼痛、伴左下肢麻木、疼痛、活动受限入当地医院治疗，诊断为骶骨骨折（Denis Ⅱ型），因左下肢神经症状有所缓解未行手术治疗。患者伤后 3 个月起自觉左足麻木、疼痛加重，左下肢肌力逐渐减弱，行走不能遂于伤后 9 个月来我院就诊，以陈旧性骶骨骨折合并腰骶丛神经损伤收入院。入院查体：双侧骨盆环对称，骨盆挤压、分离试验（–），双下肢等长。左足背伸、跖屈肌力 0 级、痛觉过敏、活动不能。骨盆 CT 检查：左侧骶骨陈旧性骨折，可见 Denis Ⅱ区骨折线影，左侧骶 1 孔明显狭窄变小，左侧骶骨翼压缩向前方突出（图 11-1）。

术前诊断：陈旧性骶骨骨折（Denis Ⅱ型）合并腰骶丛神经损伤。

【临床决策分析】

（一）临床决策依据

本病例有以下特点：①陈旧性经左侧骶孔骶骨骨折；②伤后有左侧腰骶丛神经不完全损伤症状，能自行缓解，但伤后 3 个月左下肢疼痛、麻木、运动障碍复现，且渐渐加重；③伤后 9 个月入院查体左足背伸、跖屈肌力 0 级；④骨盆 CT 检查：左侧骶骨陈旧骨折，左侧骶 1 孔明显狭窄变小，左侧骶骨翼压缩向前方突出。手术神经探查指征明确，手术方法有后路骶管减压、前路骶孔扩大成形神经减压术等，本病例主要表现为前方骶孔被骨痂堵塞、压迫骶 1 神经根、骶骨翼压缩骨折向前方突出，可能压迫腰骶干神经，后路骶管减压可能达不到效果，前路骶孔扩大成形术可能效果较好。

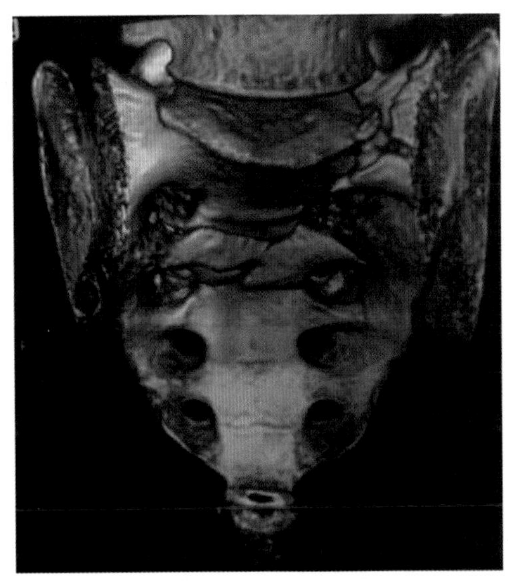

图 11-1 **术前骨盆 CT 检查三维重建**

（二）手术方法

1. 完善术前相关检查，术前行下肢血管超声检查，排除下肢深静脉血栓形成可能；有条件可行下肢血管 CTA 检查，观察血管走向；术前备血 4U，并请麻醉科、血管外科、ICU 等科室专家会诊，确保手术安全。科室讨论手术方案、手术步骤、术中意外情况并制订应急预案。

2. 手术在全身麻醉、平卧位下进行。术前 2 小时行 DSA 下左侧髂内动脉栓塞术，术中操作步骤按术前计划进行；手术行腹直肌外侧入路显露，先松解腰骶干神经，在行 S_1 孔扩大成形术的同时松解 S_1 神经根。手术顺利，行髂内动脉栓塞后，术中出血明显减小，仅仅 200ml，术野清晰；手术时间 55 分钟。

（三）手术风险评估与防范

1. 陈旧性骶骨骨折周围组织瘢痕粘连严重，神经根可能较难分辨，手术可能无法按术前计划进行，或者有伤及神经可能。

2. 软组织粘连可能累及髂内血管，分离组织时有损伤髂内血管风险。

3. 骶孔可能完全闭塞，扩大成形术较难完成。

4. 因伤时间较长，术后神经功能恢复可能较差。

术前要充分解析病情，让家属清楚手术的风险及手术效果的不确定性，配合术后治疗和护理工作，以减少医患纠纷。

（四）术后情况

术后病情稳定，无发热，无血管、神经损伤加重等；复查骨盆 CT 扫描及三维重建显示骨盆环结构正常，左侧骶 1 前孔明显扩大（图 11-2）。

（五）术后随访

术后当日感觉左下肢明显轻松，术后 1 周扶双拐下床行走；术后 4 周感觉恢复正常，肌力逐渐恢复，术后半年背伸肌力由 0 级恢复至 4+ 级，行走正常。术后 6 个月复查 CT 示左侧骶 1 孔原扩大成形无骨痂长入，骶孔边缘圆润（图 11-3）。术后 5 年复查，患者完全恢复正常生活、工作，CT 检查（图 11-4）见双侧骶孔基本对称。

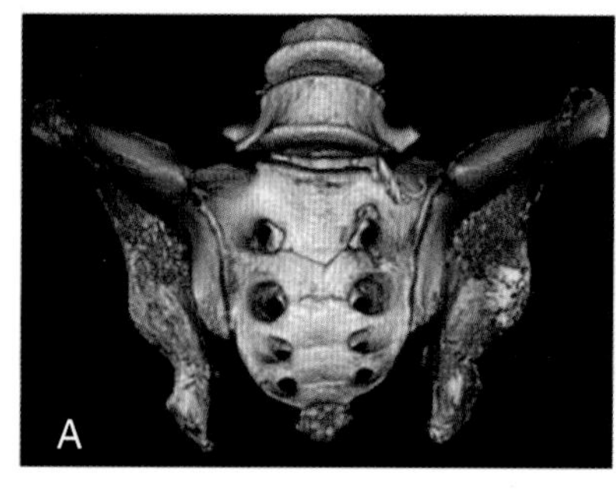
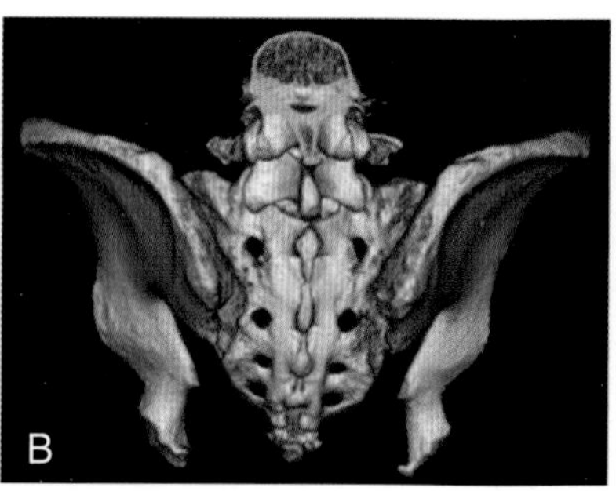
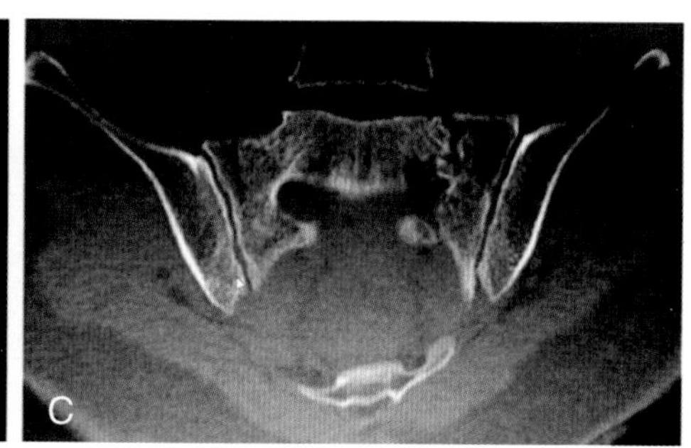

图 11-2　**术后骨盆 CT 扫描及三维重建示左侧 S_1 孔明显增大**

A. 前面；B. 后面；C. 冠状位

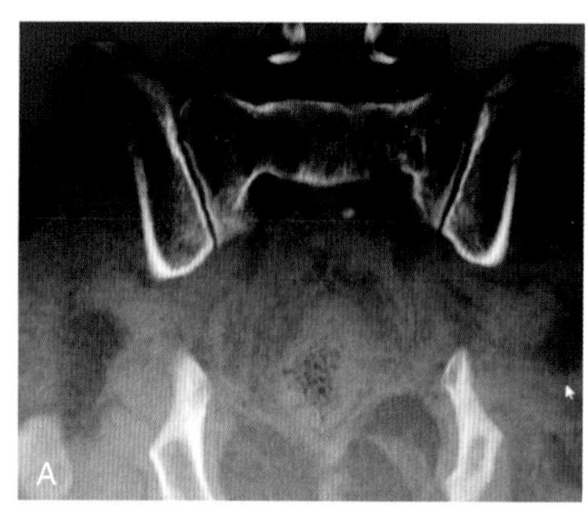
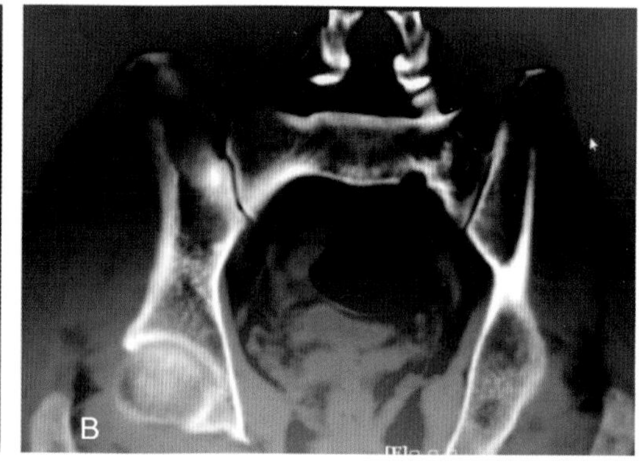

图 11-3　**术后 6 个月复查 CT**

A ～ B. 不同冠状位示 S_1 边缘圆润

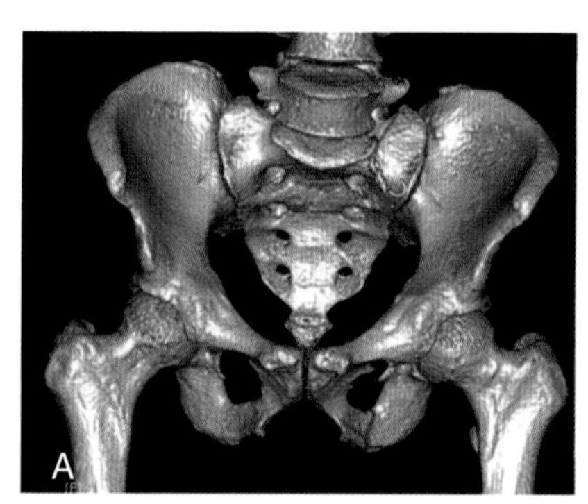
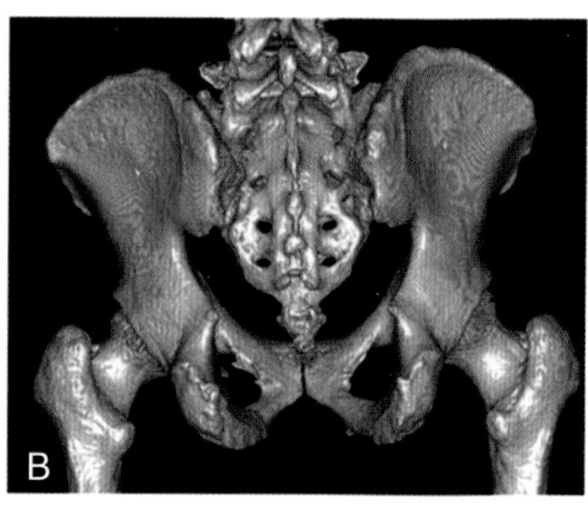
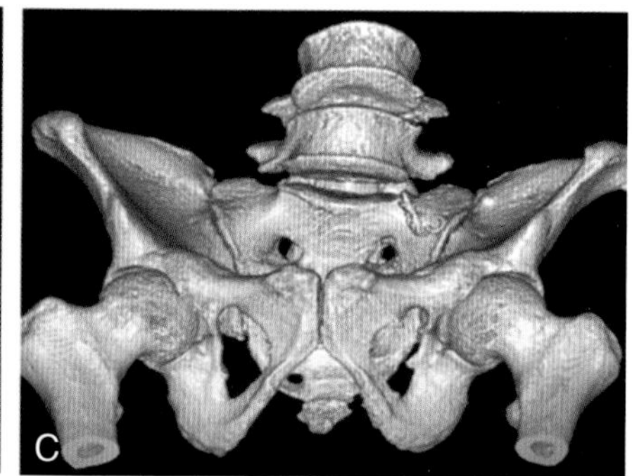

图 11-4　**术后 5 年 CT 复查**

A. 正面；B. 后面；C. 出口位重建

【经验与体会】

有学者认为，骶孔呈前大后小的“喇叭”状，扩大骶后孔的同时也扩大了骶前孔，采用后路进行骶孔松解手术风险较小，但后路减压一方面干扰了正常的骶管，另一方面不能有效地移除前方移位的骨折块，前方移位骨块造成骶前孔狭窄，从而压迫神经引起的神经症状，不能达到有效减压。笔者认为骶丛神经探查松解手术的目的是扩大骶前孔及腰骶干、骶 1 神经根减压，经后路骶神经孔扩大减压虽然能避开骶骨前方的重要结构但无法直视骶前区，减压过程中如损伤骶髂前血管将引起难以控制的出血。

腹直肌外侧入路显露骶前区相对容易，手术损伤小，从腹膜后显露、扩大 S_1 孔、松解腰骶干神经比较方便；结合 DSA 患侧髂内血管栓塞术，术中出血明显减少，而且术野清晰，操作方便，能达到较好的效果。

第二节　骶骨翼骨折骶前骨块压迫、骨痂清除减压

【病例】

患者女性，51 岁，以“车祸伤致盆骶部疼痛、左下肢功能障碍 56 天”于 2015 年 10 月入院。患者于 8 周前因车祸致伤胸部、左侧盆部，当时呼吸困难、左侧盆部疼痛、伴左下肢麻木、疼痛、活动受限入当地医院治疗，诊断为：创伤性湿肺、骨盆骨折（Tile C1.3 型）、膀胱破裂。予以对症治疗，病情稳定后因左下肢神经症状无缓解于伤后第 56 天转入我院。入院专科查体：双侧骨盆环不对称，骨盆挤压、分离试验（±），双下肢不等长。左足背伸、跖屈肌力 0 级、痛觉过敏、活动不能；大便功能正常，小便置有尿管。骨盆正位 X 线片（图 11-5）及 CT 三维重建（图 11-6）检查：左侧骶骨陈旧性骨折，可见 Denis Ⅱ区骨折线影，未见愈合征象；左侧骶 1 椎体耳状面压缩并明显向前方突出，大量骨痂生成，左侧 S_1、S_2 神经孔明显受压；耻骨联合粉碎骨折并移位；3D 打印 1 ∶ 1 骨盆模型（图 11-7）更清楚地显示骨折状态。

术前诊断：①陈旧性骨盆骨折（Tile C1.3 型）合并腰骶丛神经损伤；②膀胱破裂。

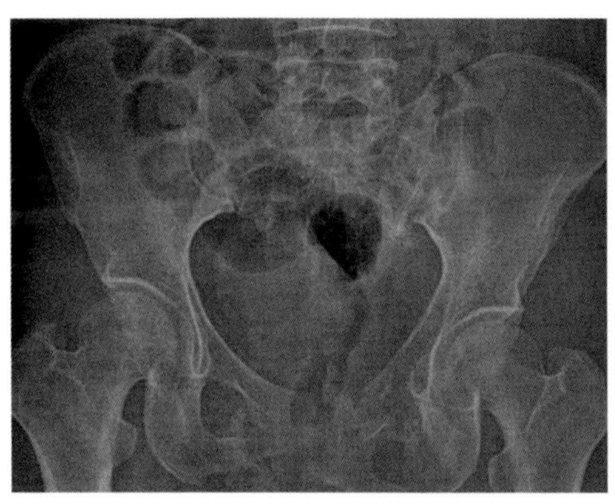

图 11–5　**术前骨盆正位 X 线片**

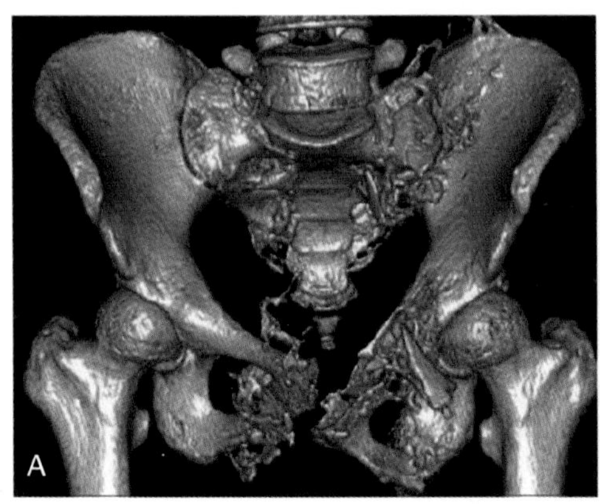

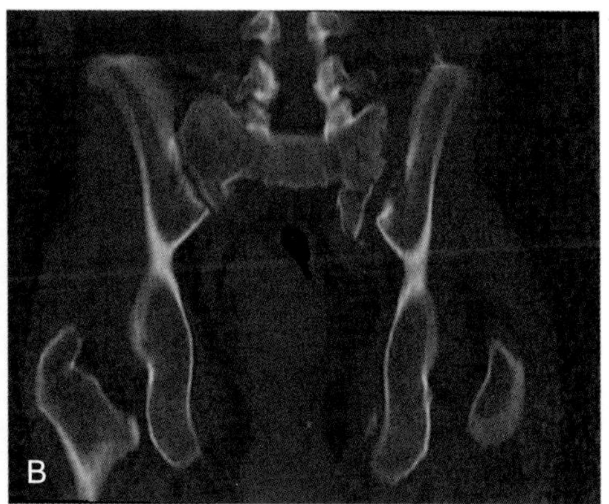

图 11–6　**术前骨盆 CT 三维重建**

A. 正面；B. 冠状位

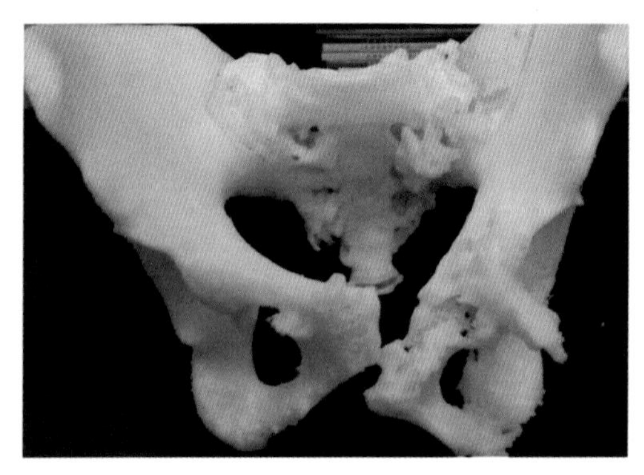

图 11-7　术前 3D 打印 1 ：1 骨盆模型

【临床决策分析】

（一）临床决策依据

本病例有以下特点：①陈旧性骨盆骨折 8 周，左侧 S_1 孔明显受压，骶骨翼压缩骨折并向前突出，大量骨痂生长；②左侧坐骨神经完全损伤，8 周症状无缓解；③耻骨联合骨折粉碎、移位，可能刺入膀胱。骨折复位固定、神经探查指征明确。压迫明显来自前方，手术可选择前路骶孔扩大成形、神经减压术骨折融合内固定。

（二）手术方法

1. 手术前 2 小时行 DSA 左侧髂内动脉栓塞术，以减小手术探查减压时的出血，保证术区术野清晰，方便辨别神经根。

2. 手术在全身麻醉下、平卧位进行，经腹直肌外侧入路的中间窗显露骶髂关节后清除骶前骨痂，并将突出的移位骨折块一同去除，分离松解腰骶干神经。

3. 将髂血管牵拉向外侧，经髂血管内侧间隙显露至骶前（骶前窗），找到骶 1 孔及骶 1 神经根，将骶 1 神经孔周围压迫的骨块去除，并行骶 1 孔扩大成形术，松解骶 1 神经根。

4. 腰骶干、骶 1 神经根完全松弛，活动骨盆环见左侧骶髂关节骨折处异常活动，行左骶髂关节融合固定术。将腰骶干神经根向前提起于骶前跨骶髂关节前真骨盆环缘和上方各放置 1 块重建钢板成 40° 固定，将骨块植回。

5. 行前环固定，通过腹直肌外侧入路内侧窗显露耻骨联合周围骨折区，探查见骨折块刺入膀胱，复位骨折并缝合膀胱，耻骨联合周围骨折用解剖重建钢板固定，耻骨联合后方放置引流管；冲洗伤口后彻底止血，关闭伤口。

（三）手术风险评估与防范

1. 陈旧性骶骨骨折周围组织瘢痕粘连严重，骨痂生长明显，神经根可能较难分辨，手术可能无法按术前计划进行，并有神经副损伤可能。

2. 软组织粘连可能累及髂内血管，分离组织时有损伤髂内血管风险。

3. 骶孔可能完全闭塞，扩大成形术较难完成；清理骶孔旁骨痂时可能加重损伤神经根，术后神经功能恢复可能较差。

4. 前环复位耻骨支粉碎性骨折可能损伤膀胱，导致术后漏尿、感染等；耻骨联合骨折可能愈合困难。

术前要充分分析病情，让家属理解手术的风险及手术效果的不确定性，以配合术后治疗和护理工作，减少医患纠纷。

（四）术后及随访情况

术后病情稳定，无发热，无血管、神经损伤加重等临床并发症；复查骨盆 X 线（图 11-8）及 CT 三维重建显示骨盆环结构正常， 骶前移位骨块及大量骨痂已经消失，骶前跨骶髂关节钢板及耻骨联合钢板固定位置正常。术后当日感觉左下肢明显轻松，术后 1 周左下肢感觉恢复正常，术后 8 周扶双拐下床行走；

左下肢肌力于术后 1 个月逐渐恢复，术后半年背伸肌力恢复至 4 级，跖屈肌力完全恢复，行走基本正常。术后 1 年半在当地医院复查骨盆正位 X 线片示骨盆环骨折愈合，内固定无松动，无骨折复位丢失（图 11-9）。术后 3 年神经功能完全恢复，复查骨盆 X 线（图 11-10）及 CT（图 11-11）均示骨折愈合良好，骶骨前方及骶 1 孔光滑圆润。

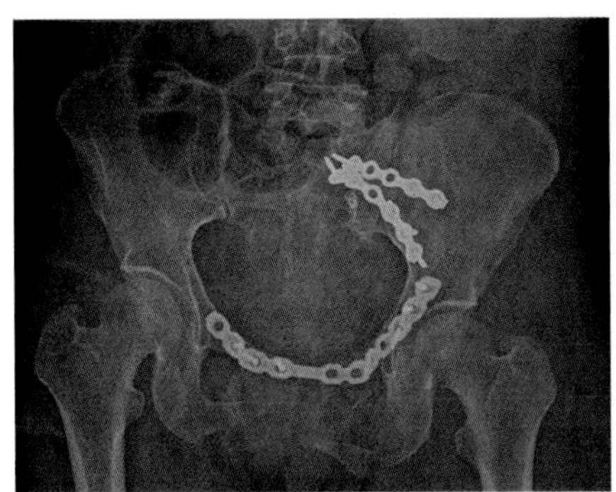

图 11–8　**术后复查骨盆 X 线**

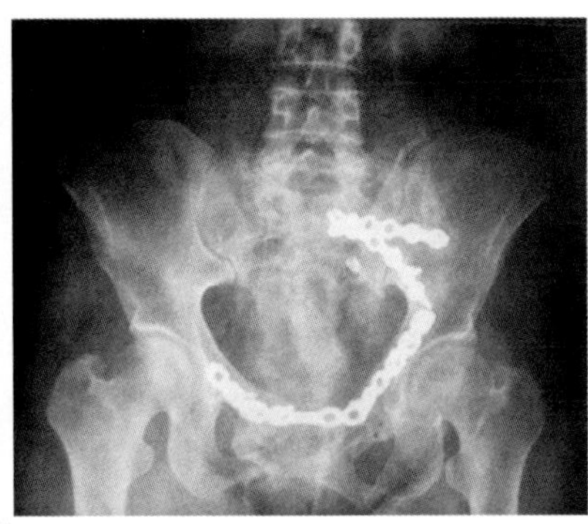

图 11–9　**术后 18 个月复查骨盆 X 线**

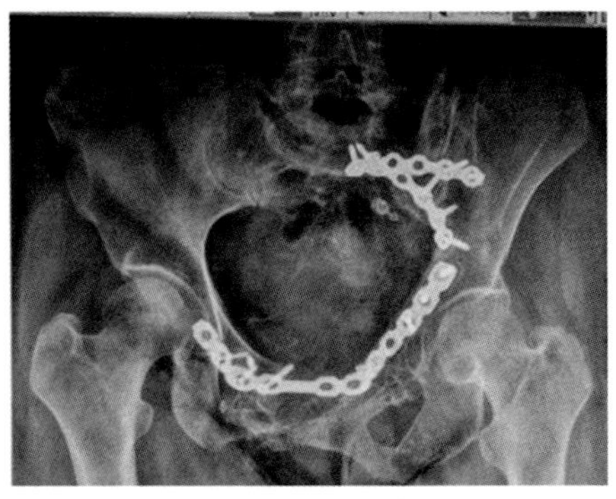

图 11–10　**术后 3 年复查骨盆 X 线**

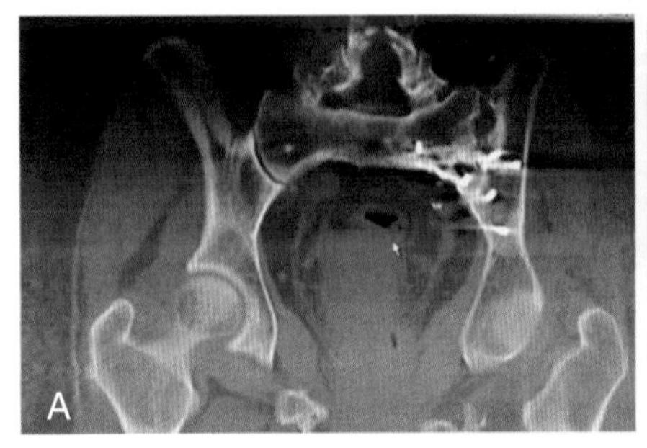

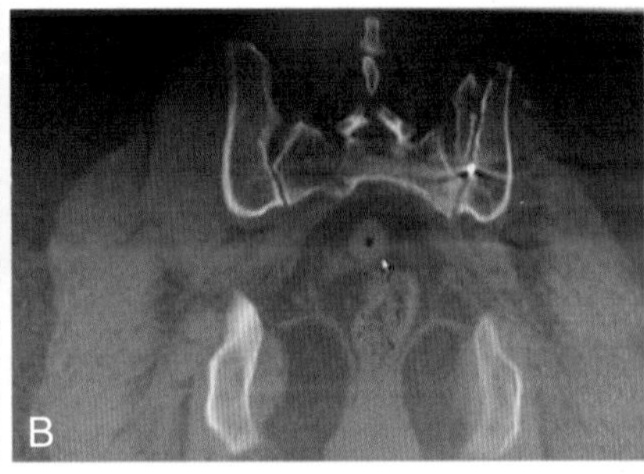

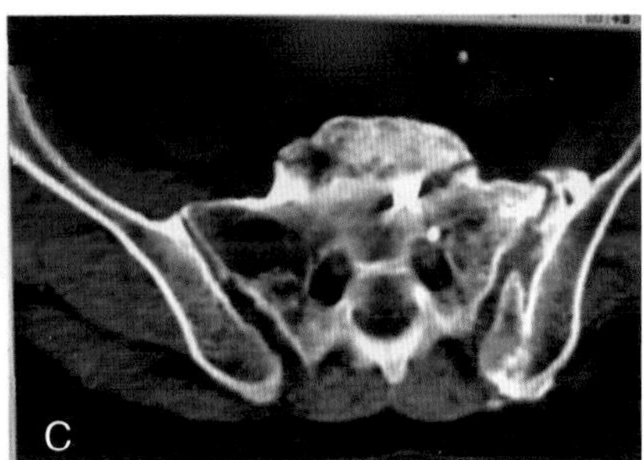

图 11–11　**术后 3 年复查骨盆 CT 扫描**

A. S_1 层面冠状位；B. S_2 层面冠状位；C. S_1 层面横断面

第三节　骶骨骨折端卡压腰骶干、神经松解

【病例】

患者女性，16 岁，以“车祸伤致盆骶部疼痛、右下肢功能障碍 7 天”入院。患者于 1 周前因车祸致伤胸部、右侧盆部，当时右侧腹股沟区出血、右侧臀部疼痛、伴右下肢感觉、运动障碍入当地医院治疗。诊断为：骨盆开放性骨折（Tile C1.3 型）；予以对症治疗，因右下肢神经症状无缓解，于伤后第 7 天转院。入院后查体：右侧腹股沟区一约 15cm 长伤口，伴部分皮肤缺损，与深层耻骨支相通；双侧骨盆环基本对称，骨盆挤压、分离试验（+），双下肢等长。右足背伸肌力 0 级、痛觉过敏，跖屈可；大小便功能正常。骨盆正位 X 线片（图 11-12）及 CT 三维重建（图 11-13）示：右侧骶骨翼骨折，骶骨耳状面中间可见明显骨折线，分离移位不明显；右耻骨支骨折波及髋臼下缘，耻骨联合轻度分离。

术前诊断：①骨盆开放骨折（Tile C1.3 型）合并右腰骶丛神经损伤；②耻骨联合分离；③右髋臼前柱骨折。

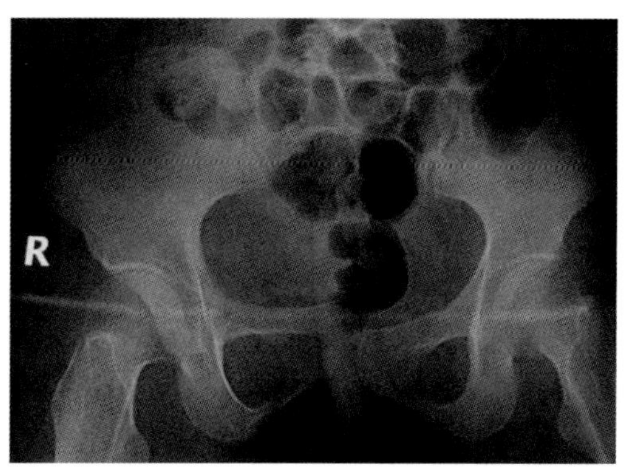

图 11-12　术前骨盆正位 X 线片

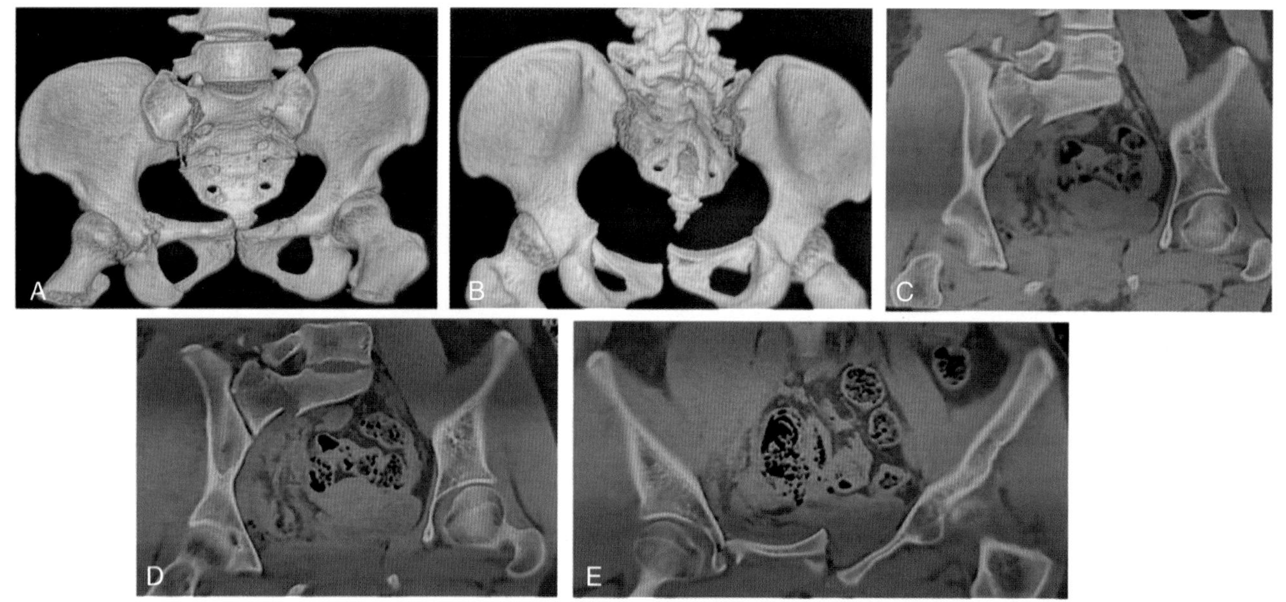

图 11-13　术前骨盆 CT 三维重建

A. 正面；B. 后面；C ～ E. 不同层面冠状位

【临床决策分析】

（一）临床决策依据

本病例有以下特点：①右骶骨翼骨折，移位不大，伴耻骨联合分离、右髋臼前柱骨折；②右侧腓总神经完全损伤症状；③右侧腹股沟区伤口与深层相通，伤口有污染。诊断明确，有手术指征。术前分析：①右侧腓总神经损伤原因：定位诊断为 L_5 神经根损伤表现，患者无骶管压迫，骨折无明显向上移位造成神经牵拉伤，腰骶干走行路径无骨折块突出压迫，损伤原因是骶前骨折处可能对腰骶干造成卡压，可行探查松解手术；②右侧半骨盆环不稳定，骶骨翼骨折固定方法有：腰髂固定（三角固定）、闭合骶髂螺钉固定、前路钢板固定，骨折移位不明显，闭合骶髂螺钉固定相对微创；③前环固定方式：患者右髋腹股沟区伤口污染有感染风险，应选择对软组织干扰最小的固定方式。手术方式可选择右侧腹直肌外侧入路探查松解右侧腰骶干神经、右侧骶髂螺钉固定后环、前环开放损伤在清创的同时复位耻骨联合行螺钉固定、辅助 INFIX 架固定。

（二）手术方法

手术在全身麻醉、平卧位操作，术中保持控制性降压和充分肌肉松弛。

1. 手术前先对腹股沟区创面进行简单清创，消毒后用手术膜封闭创口，再进行消毒铺单。

2. 取右侧腹直肌外侧入路上半部分皮肤切口，切开皮肤约 6cm，通过中间窗显露骶髂关节（图 11-

14），沿骶骨耳状面骨膜下分离，显露骨折端见腰骶干神经完全掉入骶骨骨折的缝隙中，紧紧卡压在骨折断端中（图 11-15），松解周围软组织后将腰骶干神经向远、近端游离，从骨折端提起腰骶干神经后挤压骨盆环复位骶骨骨折，检查见腰骶干神经明显松弛。

3. 右下肢牵引复位右侧骶骨骨折后，机器人定位右侧 S_1、S_2 骶髂螺钉通道（图 11-16），并置入右侧 S_1、S_2 螺钉（图 11-17）。

4. 前环固定：缝合腹直肌外侧入路切口，彻底清创右侧腹股沟创口，复位耻骨联合后置入空心螺钉固定，腹股沟区伤口放置负压敷料，经皮下放置 INFIX 架固定前环。术毕，患者安全返回病房。

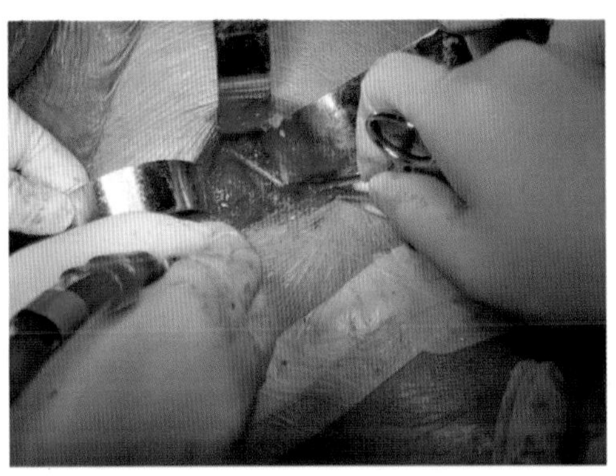

图 11-14　**中间窗显露骶髂关节**

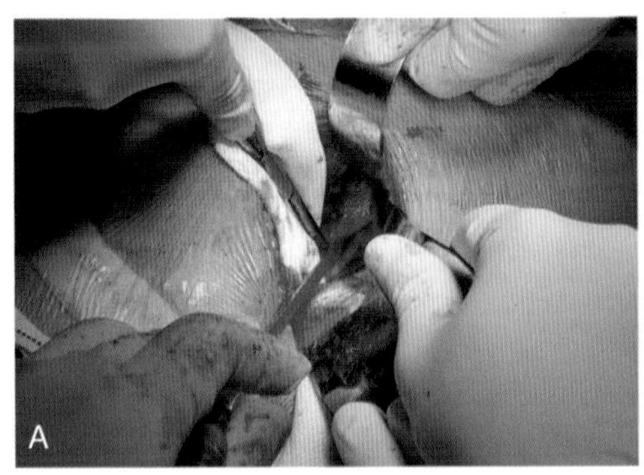

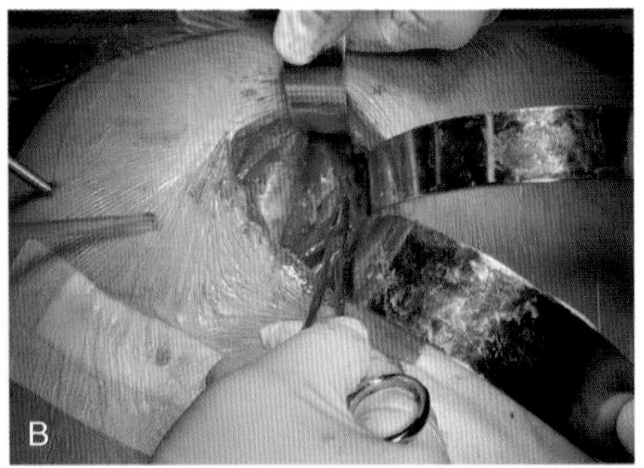

图 11-15　**手术中可见腰骶干神经情况**

A. 腰骶干紧紧卡压在骨折断端；B. 行神经松解后从骨折端游离

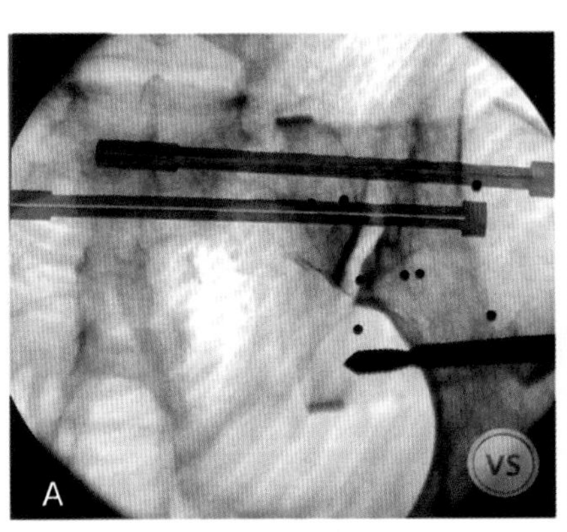

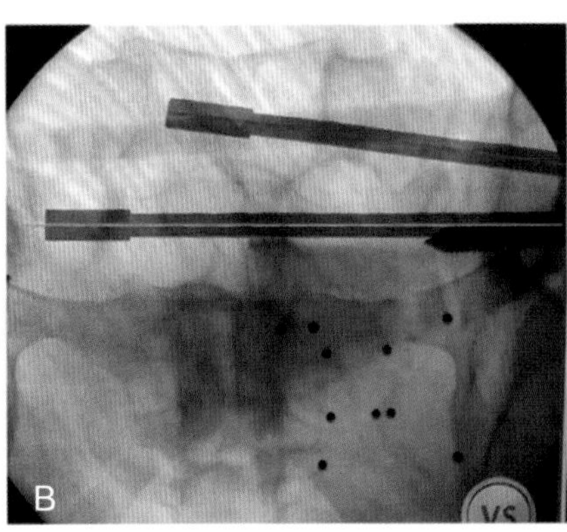

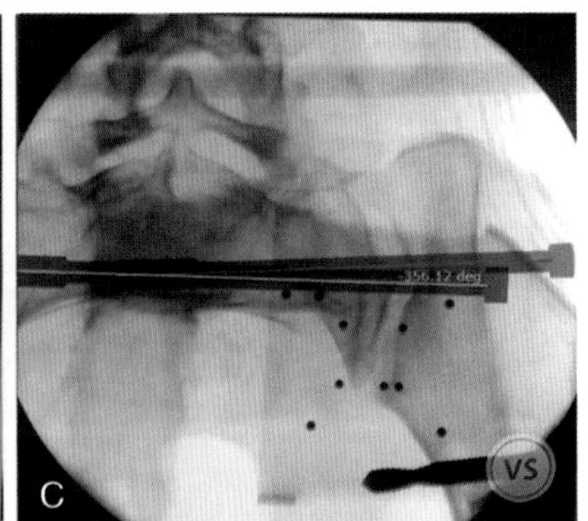

图 11-16　**机器人定位右侧 S_1、S_2 骶髂螺钉通道**

A. 骨盆正位；B. 出口位；C. 入口位

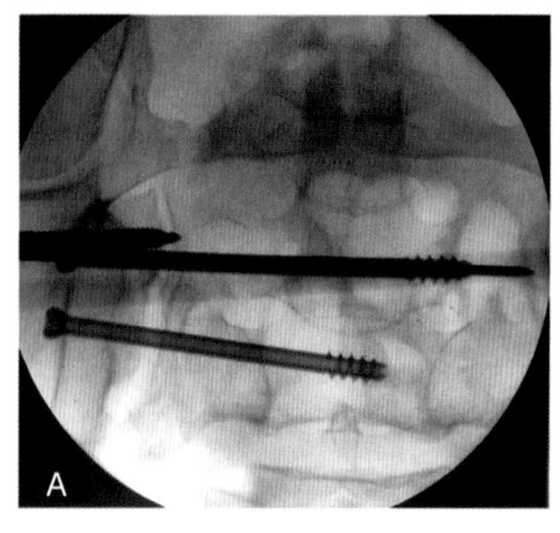
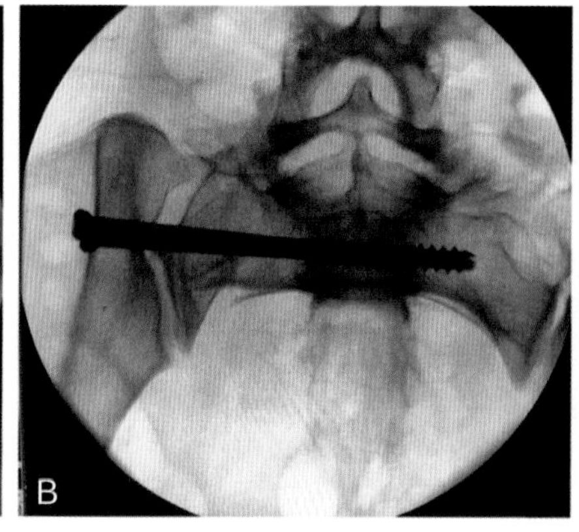
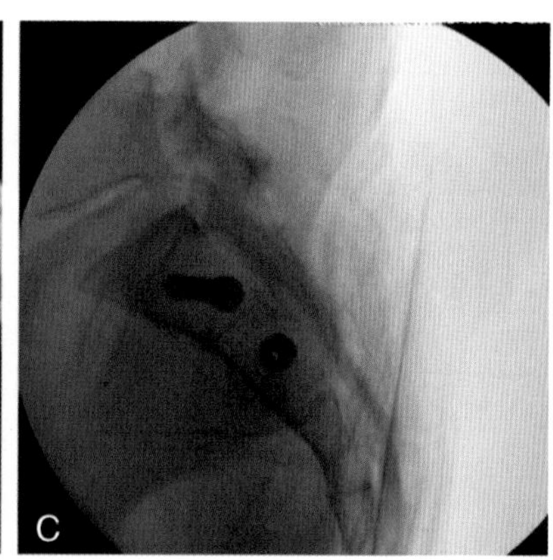

图 11-17　置入右侧 S_1、S_2 螺钉
A. 出口位；B. 入口位；C. 侧位

（三）手术风险评估与防范

1. 骶前探查腰骶干神经有大血管、骶前静脉丛出血的风险。

2. 骶髂螺钉置入有伤及骶前血管、神经及误入骶管伤及马尾神经的风险。

3. 腹股沟区开放伤口并污染，感染风险较高，要彻底清创；处理耻骨联合分离及前柱骨折时尽量避免伤及软组织。

（四）术后复查及随访

术后病情稳定，无发热及其他并发症；腹部切口正常愈合拆线，腹股沟创口经多次换药后愈合。复查骨盆 X 线（图 11-18）显示骨盆环结构正常。患者术后即感右下肢感觉明显好转，术后第 2 周感觉完全恢复，术后第 8 周扶双拐下床行走；右下肢运动功能于术后第 4 个月逐渐恢复，术后第 8 个月复查背伸肌力恢复至 4 级，跖屈肌力正常，行走基本正常。

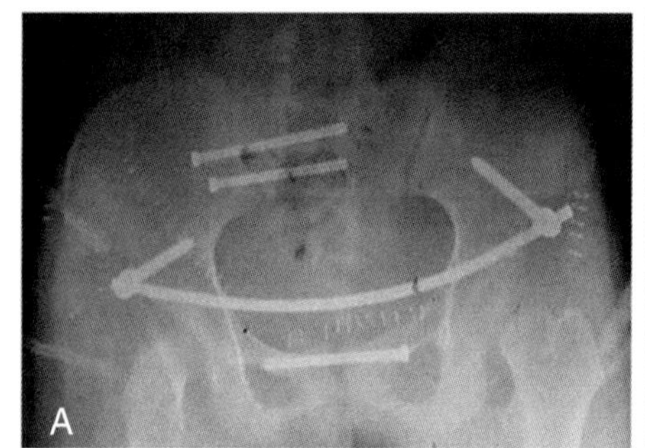
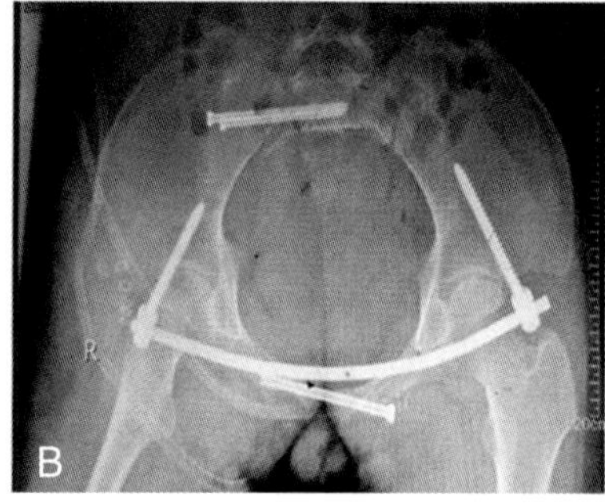
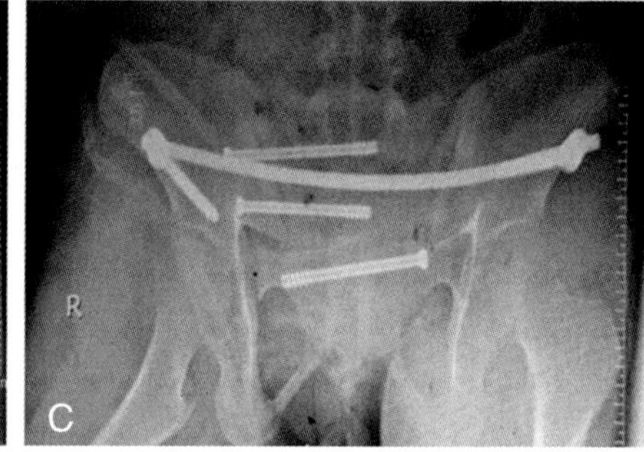

图 11-18　术后复查骨盆 X 线
A. 骨盆正位；B. 入口位；C. 出口位

第四节　骶骨骨折块压迫神经、去除减压

【病例】

患者男性，47 岁，以“外伤致右髋部疼痛、右下肢功能障碍 7 天”入院。伤后行 X 线（图 11-19）及 CT 扫描三维重建（图 11-20）检查示右侧骨盆及股骨近端骨折。诊断为：骨盆骨折（Tile C1.3 型右侧），右侧股骨转子下粉碎性骨折；在当地行股骨转子下骨折切开复位髓内钉固定术，术后第 7 天转院。入院查体示：足部感觉过敏，右足背伸、跖屈不能。

术前诊断：①骨盆骨折（Tile C1.3 型）合并右侧腰骶丛神经损伤；②右股骨转子下骨折术后。

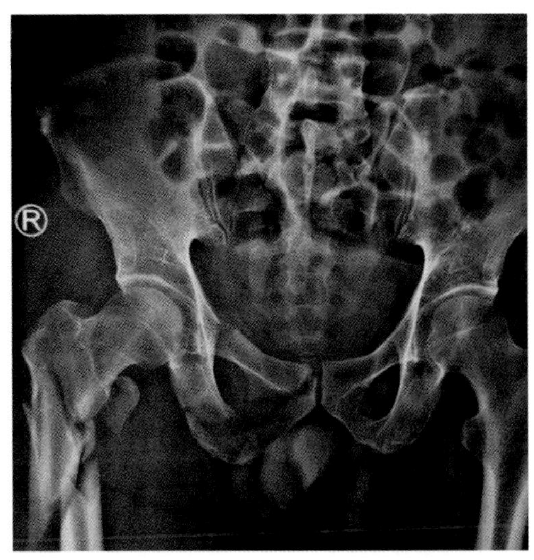

图 11-19　**术前骨盆 X 线片**

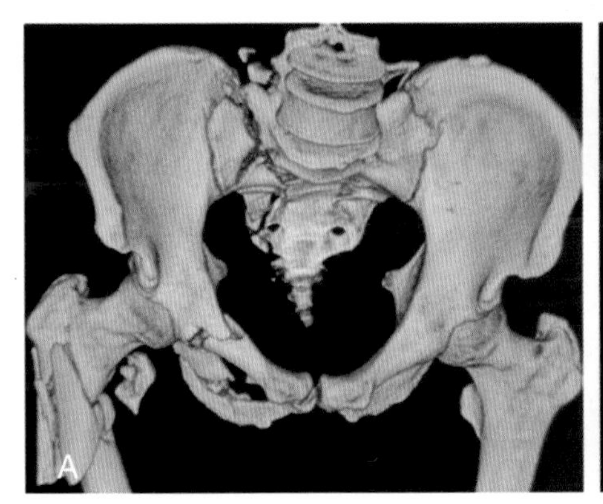

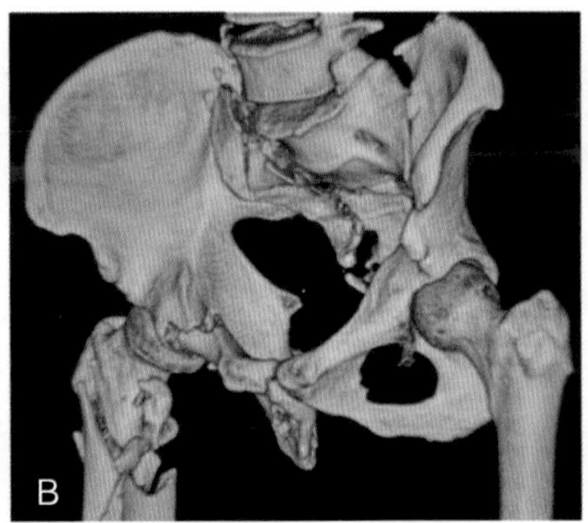

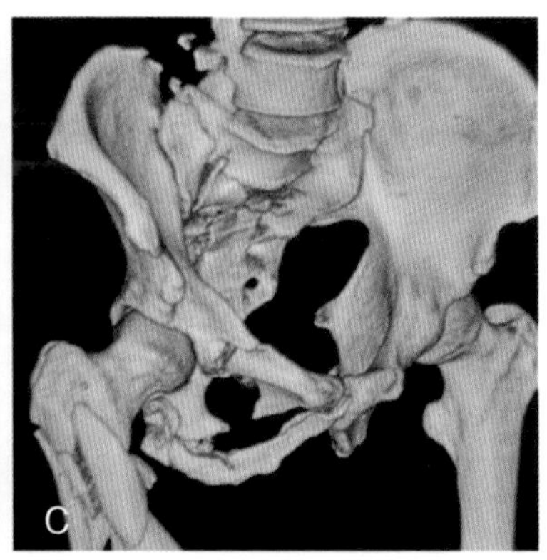

图 11-20　**术前骨盆 CT 扫描三维重建**

A. 正面；B、C. 内侧面

【临床决策分析】

（一）临床决策依据

本病例有以下特点：①右骶骨 Denis Ⅱ区骨折并向上移位，右侧骶骨翼、骶 1 孔内侧骨块突出，波及腰骶干走行区和骶 1 神经根，可能造成神经压迫；右耻骨上下支骨折，骨盆环严重不稳；②右侧腰骶丛神经完全损伤症状；③右股骨转子下骨折术后。患者诊断明确，有手术指征。术前分析：①右侧腰骶丛神经损伤原因：定位诊断为腰骶干神经和 S_1 神经根损伤表现，无骶管压迫，损伤原因可能是骶前骨折块移位对腰骶干及 S_1 神经根造成压迫，需行探查松解手术；②右侧半骨盆环不稳定，骶骨翼骨折固定方法有：腰髂固定（三角固定）、闭合骶髂螺钉固定、前路钢板固定；患者右侧骶骨骨折，骶髂螺钉贯穿有把持力，可视情况选择骶髂螺钉或骶前钢板固定；③前环固定方式：右侧耻骨支骨折粉碎，可选择耻骨支钢板或 INFIX 架固定。综上所述：手术方式可选择右侧腹直肌外侧入路探查松解右侧腰骶干神经、S_1 神经根，右侧骶前钢板固定后环、前环在同一切口下行骨折复位钢板固定。

（二）手术方法

手术在全身麻醉下、平卧位操作，术中保持控制性降压和充分肌肉松弛。

1. *神经探查减压*　取右侧腹直肌外侧入路显露，切开皮肤约 9cm，通过中间窗显露骶髂关节周围，沿骶骨耳状面骨膜下分离，显露骶骨翼骨折块，见骨折块明显向上移位，将腰骶干神经紧紧卡压于表面，神经变得纤细（图 11-21）；通过腹直肌外侧入路的骶前窗（髂血管与骶前正中组织间隙）显露骶前正中，找到 L_5/S_1 椎间盘，沿骶 1 椎体表面向下分离，显露 S_1 神经根见 S_1 孔外侧骨块向前方突起，顶住 S_1 神经根；于骨膜下小心游离骨块并取出（图 11-22），见神经根明显松弛；用明胶海绵压迫取骨块处止血。将骶骨翼突出的骨块下压复位，松解周围软组织后将腰骶干神经向远、近端游离，检查见腰骶干神经明显松弛，松解后很快发现神经明显变粗并呈暗紫色。

2. 骨折复位固定　提起腰骶干神经，通过辅助下肢牵引将骶骨翼骨折复位并压平整，将塑形好的 5 孔重建钢板紧贴骨面放置于骶前，跨骶髂关节进行后环固定；通过腹直肌外侧入路内侧窗显露耻骨支，复位骨折后用重建钢板固定，透视见骨盆环复位满意，内固定钢板螺钉位置好（图 11-23）。

冲洗伤口，检查无活动出血，放置引流管后关闭术口。

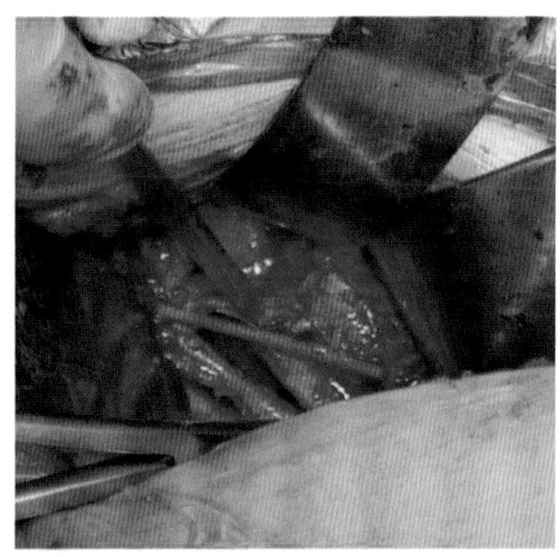

图 11-21　移位骨块卡压腰骶干神经

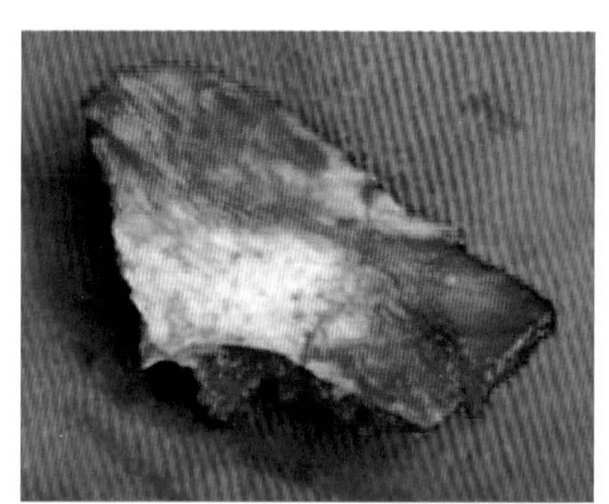

图 11-22　取出 S_1 孔外侧骨块

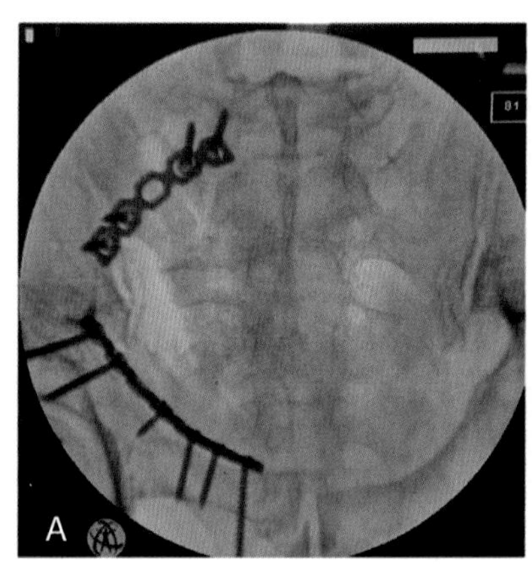

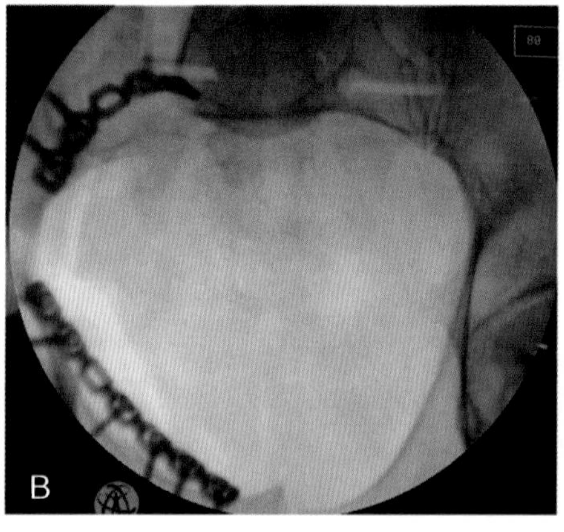

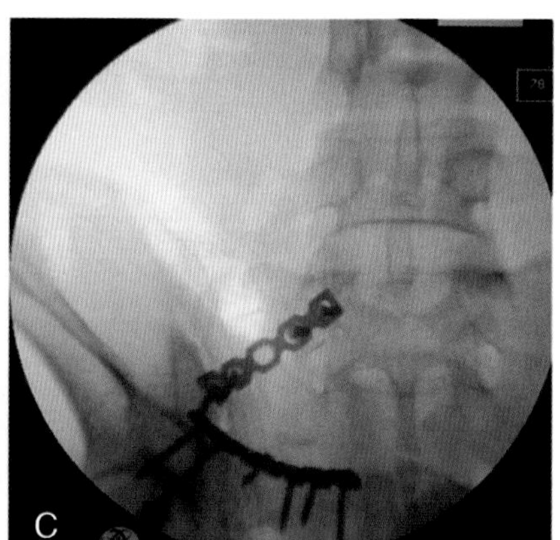

图 11-23　术中透视

A. 骨盆正位；B. 入口位；C. 出口位

（三）手术风险评估与防范

1. 骶前探查腰骶干神经有大血管、骶前静脉丛出血风险，尤其是 S_1 神经孔位置较深，需将血管牵拉向外侧显露骶前正中，出血风险较大。

2. 骶前跨骶髂关节钢板固定，干扰腰骶干神经；骶椎椎体上置入螺钉可能误入骶管伤及马尾神经。

3. 骶前骨折块突出分离移位造成神经压迫，可去除骨块进行神经减压但会造成骨缺损，影响骨折愈合。

（四）术后复查及随访

术后病情稳定，无围术期并发症；手术切口愈合拆线。复查骨盆 CT 三维重建（图 11-24）显示骨盆环结构正常，可明显看到骶 1 孔外侧有骨块取出后的骨缺损。患者术后即感右下肢感觉明显好转，术后第 2 天足趾可见轻微的屈曲和背伸，术后第 2 周感觉完全恢复，术后第 8 周扶双拐下床行走；术后第 8 个月复查时背伸肌力恢复至 4 级，跖屈肌力正常，行走基本正常，X 线片示骨折愈合（图 11-25）。

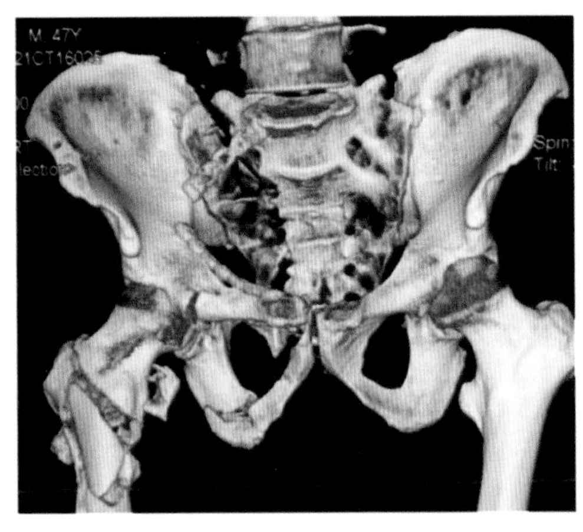

图 11-24　术后复查骨盆 CT 三维重建

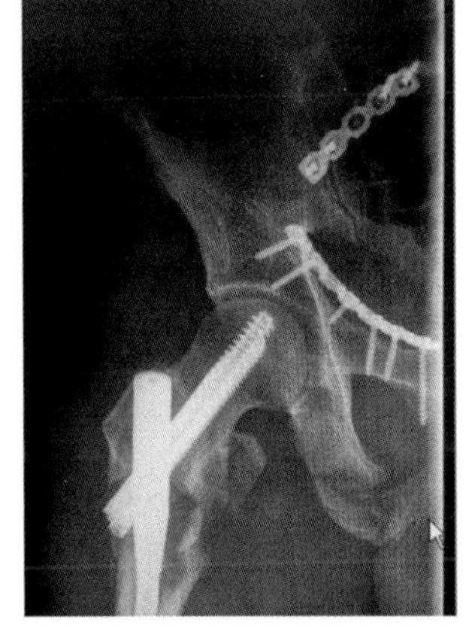

图 11-25　术后 8 个月复查骨盆 X 线

第五节　骶骨骨折块压迫神经、骨块复位固定减压

【病例】

患者男性，58 岁，以“车祸伤致盆骶部疼痛、右下肢功能障碍”急诊入当地医院。入院诊断为：骨盆骨折（Tile C1.3 型）合并右下肢神经损伤、右胫骨开放骨折；予以对症治疗，病情稳定后行右小腿开放骨折复位固定术，术后出现感染；因小腿感染、右侧腰骶疼痛、右下肢神经症状无缓解，于伤后第 14 天转院。入院后查体：骨盆挤压、分离试验（+），右下肢短缩 2cm，右小腿外侧、足背感觉麻木，背伸不能；行骨盆正位 X 线（图 11-26）及 CT 三维重建（图 11-27）示：右骶骨 Denis Ⅱ区骨折，骶骨翼向上、向内翻转，右骶骨骨折向外分离移位，右耻骨上、下支骨折，左骨盆新月形（Day Ⅰ型）骨折，无移位。右小腿开放骨折感染基本控制后于伤后第 18 天手术。

术前诊断：①骨盆骨折（Tile C1.3 型）合并右侧腰骶丛神经损伤；②左骨盆新月形（Day Ⅰ型）骨折；③右胫骨开放骨折术后合并感染。

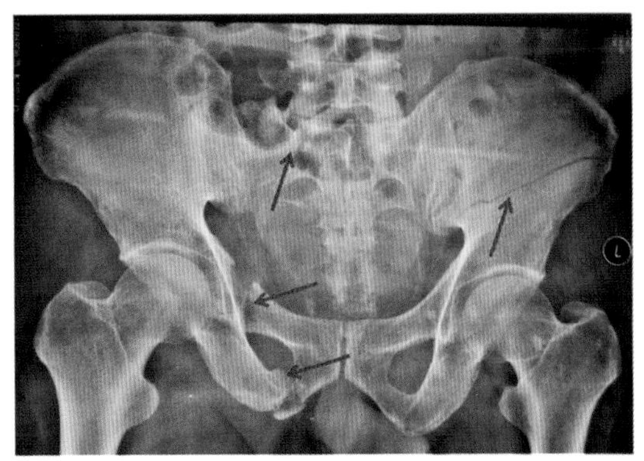

图 11-26　术前骨盆正位 X 线片

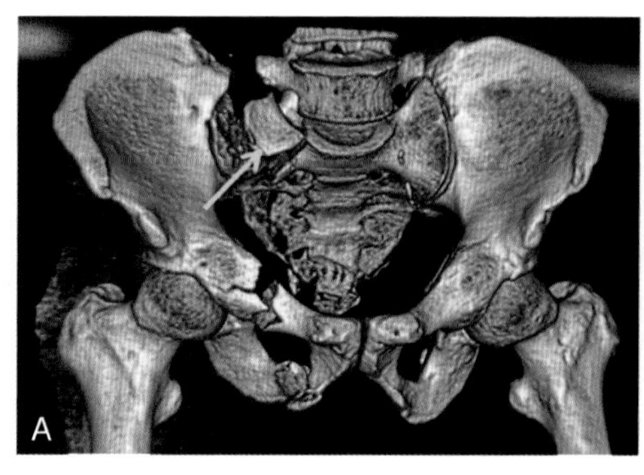

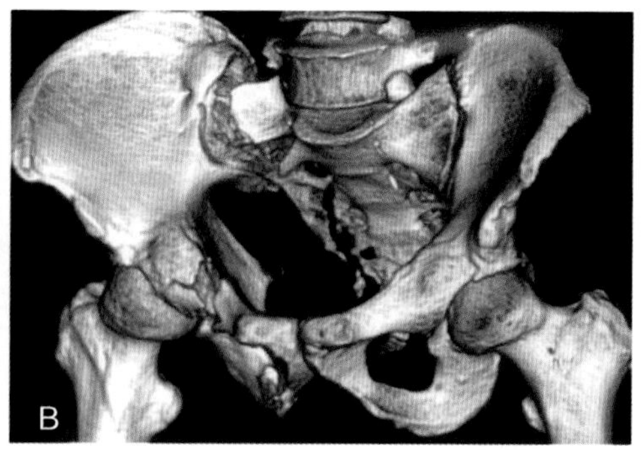

图 11–27　**术前骨盆 CT 三维重建**

A. 正面；B. 内侧面

【临床决策分析】

（一）临床决策依据

本病例有以下特点：①中老年男性，无心脑肺疾病；②右骶骨 Denis Ⅱ区骨折，骶骨翼向上、向内翻转，右骶骨骨折向外分离移位，右耻骨上、下支骨折，左骨盆新月形（Day Ⅰ型）骨折，无移位；③右下肢腓总神经损伤表现2周无恢复迹象；④右胫骨开放骨折术后合并感染已控制。诊断明确，需手术复位固定骨盆，探查减压神经损伤，恢复神经功能。术前分析：①右侧腓总神经损伤原因：其定位诊断为 L_5 神经根损伤表现，患者无骶管压迫，骶骨骨折骨块明显向上移位可造成神经牵拉伤，需要行骨折块复位、神经探查松解手术；②右侧半骨盆环不稳定，骶骨骨折固定方法有：腰髂固定（三角固定）、闭合骶髂螺钉固定、前路钢板固定，闭合骶髂螺钉固定相对为微创；③前环固定方式：切口可同时完成右侧骶前神经探查和耻骨支骨折固定，固定可选择钢板；④左侧骨盆新月骨折无移位，可闭合行 LC-2 螺钉固定。综上所述：手术方式可选择右侧腹直肌外侧入路探查松解右侧腰骶干神经、并复位右侧骶骨翼螺钉固定，后环骶髂螺钉固定、前环同一切口完成复位重建钢板固定，左侧髂骨骨折选择 LC-2 螺钉固定。

（二）手术方法

手术在全身麻醉下、平卧位操作，术中保持控制性降压和充分肌肉松弛。

1. *神经探查减压*　取右侧腹直肌外侧入路显露，通过中间窗显露骶髂关节周围，沿骶骨耳状面骨膜下分离，显露骶骨翼骨折块，见骨折块明显向上移位、向外翻转，将腰骶干神经紧紧卡压在表面；通过腹直肌外侧入路的骶前窗（髂血管与骶前正中组织间隙）显露骶前正中，找到 L_5/S_1 椎间盘，沿骶 1 椎体向外显露骶骨翼骨块（图 11-28），下压骨块复位后用 1 枚小螺钉固定（图 11-29）。

2. *骨盆骨折复位固定*　通过辅助下肢牵引将骶骨、耻骨支骨折复位，将塑形好的 7 孔重建钢板固定耻骨支，置入骶髂螺钉导针（患者腰椎骶化，直视下置入 2 枚骶 1 骶髂螺钉导针），透视见骨盆环复位满意，骶髂螺钉导针位置好后置入骶髂螺钉（图 11-30）。

3. *左侧骨盆新月形骨折固定*　透视下置入左侧 LC-2 螺钉导针，透视见导针位置满意，置入 LC-2 螺钉（图 11-31）。

冲洗伤口，检查无活动出血，放置引流管后关闭术口。手术时间 110 分钟，术中出血 600ml。

（三）手术风险评估与防范

1. 骶前探查腰骶干神经有大血管、骶前静脉丛出血的风险。
2. 腰骶干神经探查可能加重神经损伤。
3. LC-2 螺钉路径较长，术中透视对体位要求高，螺钉置入可能有困难。

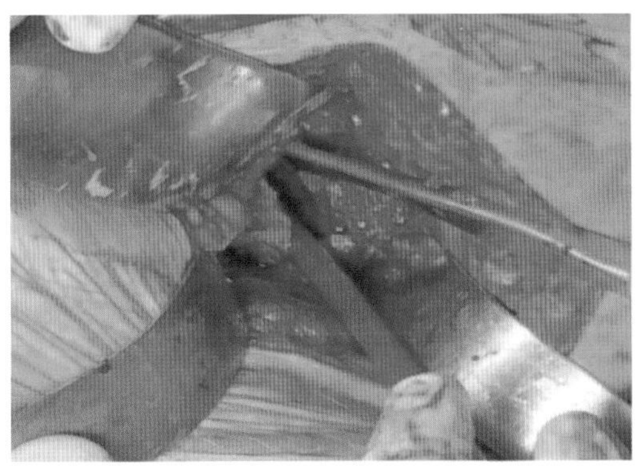

图 11-28　**沿骶 1 椎体向外显露骶骨翼骨块**

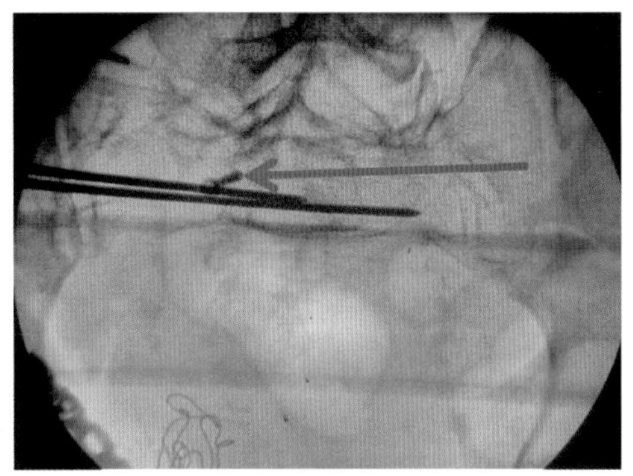

图 11-29　**下压骨块复位后用 1 枚小螺钉固定**

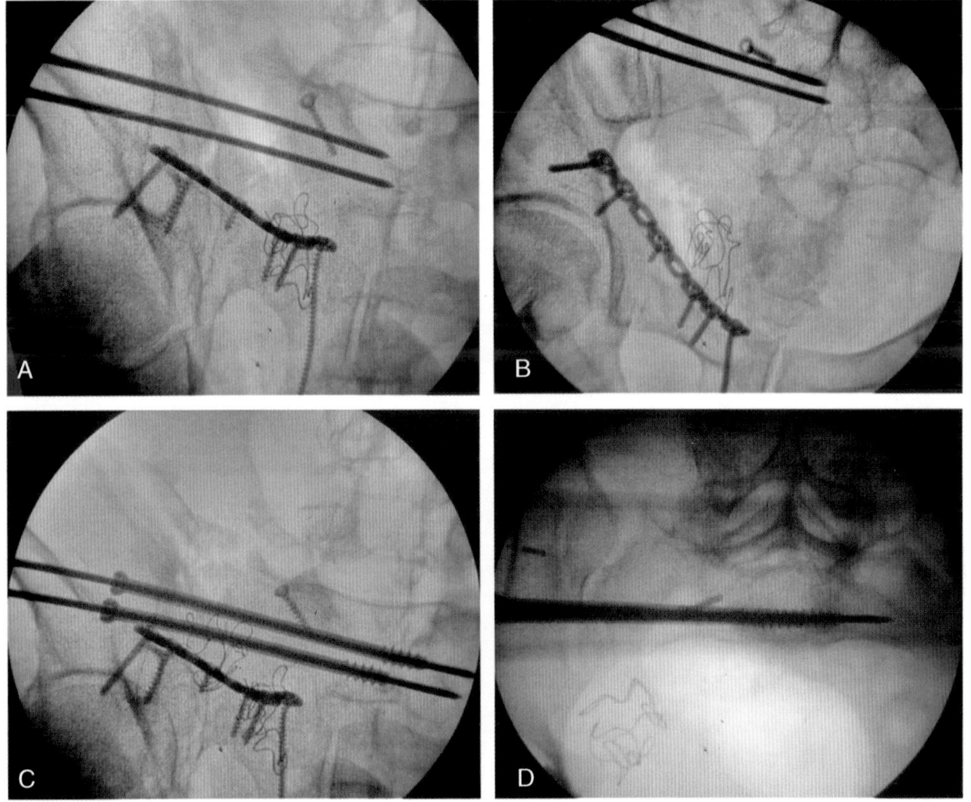

图 11-30　**骶髂螺钉置入过程**

A. 置入导针的出口位像；B. 置入导针的入口位像；C. 经导针置入螺钉的出口位像；D. 经导针置入螺钉的入口位像

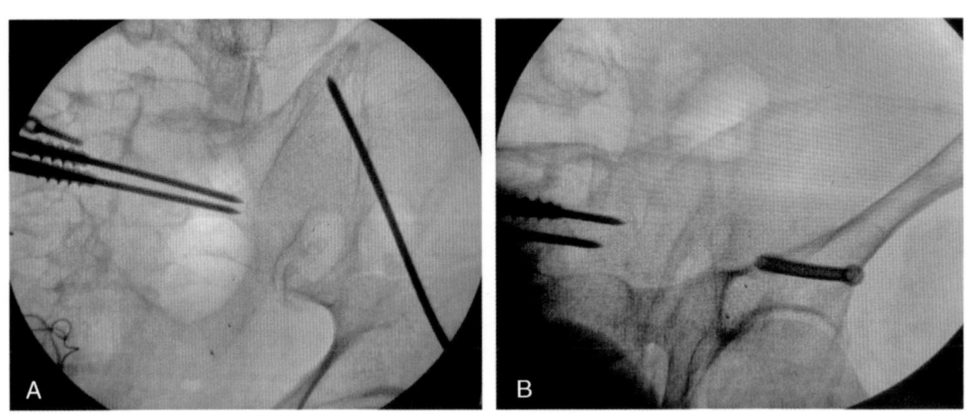

图 11-31　**LC-2 螺钉置入过程**

A. 髂骨斜位示 LC-2 螺钉导针位置满意；B. 入口闭孔斜位示 LC-2 螺钉位置

（四）术后复查及随访

术后病情稳定，无发热及围术期并发症，腹部切口正常愈合拆线。复查骨盆X线（图11-32）显示骨盆环结构恢复正常。术后CT检查示骨盆骨折解剖复位，内固定钢板、通道螺钉位置理想（图11-33）。患者术后即感右下肢明显好转，术后1周感觉完全恢复，术后第8周扶双拐下床行走；右下肢运动功能于术后第2周逐渐恢复，术后第3个月复查骨盆X线示骨折愈合（图11-34），右下肢运动功能完全恢复，行走基本正常。

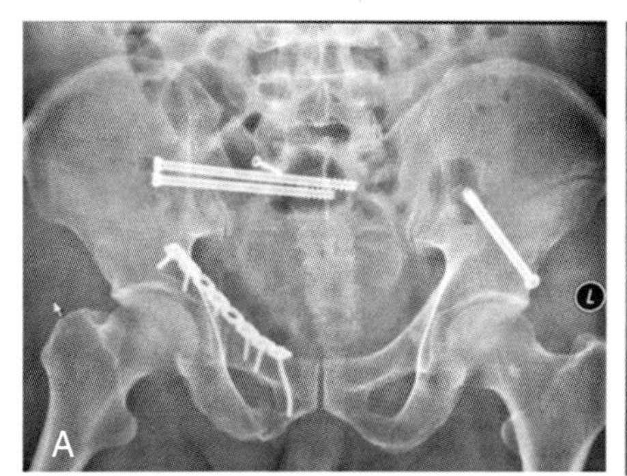
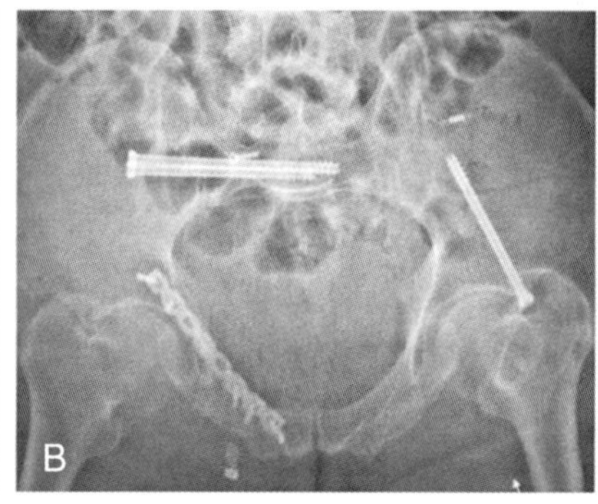
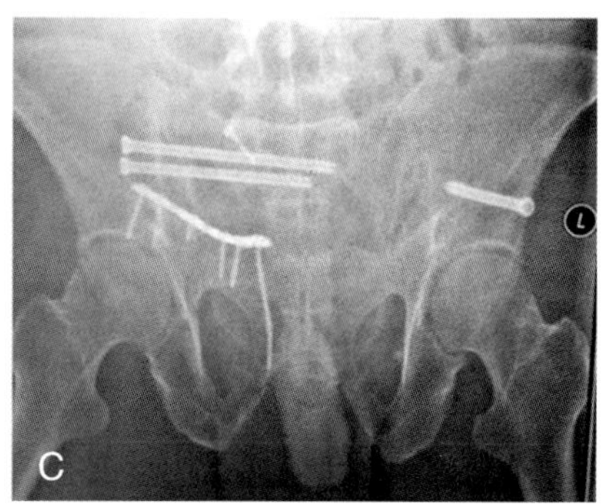

图11-32　术后复查骨盆X线

A.骨盆正位；B.入口位；C.出口位

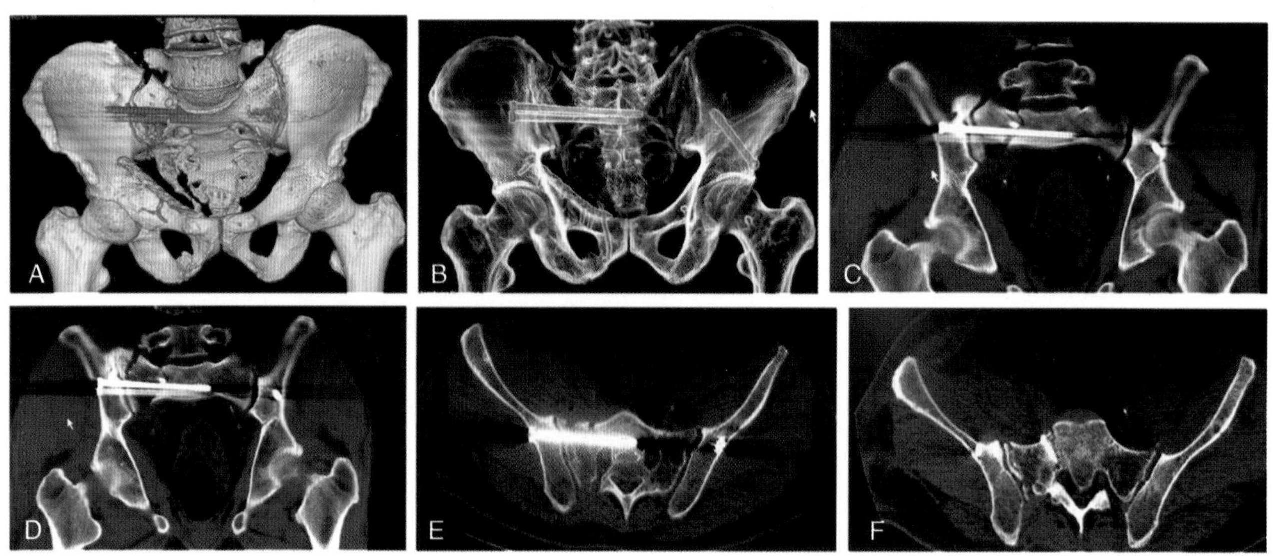

图11-33　术后复查骨盆CT三维重建

A.前面；B.透明像；C、D.冠状位显示2枚骶髂螺钉位置满意；E.横断位显示骶髂螺钉位置满意；F.横断位显示骶前小螺钉位置好

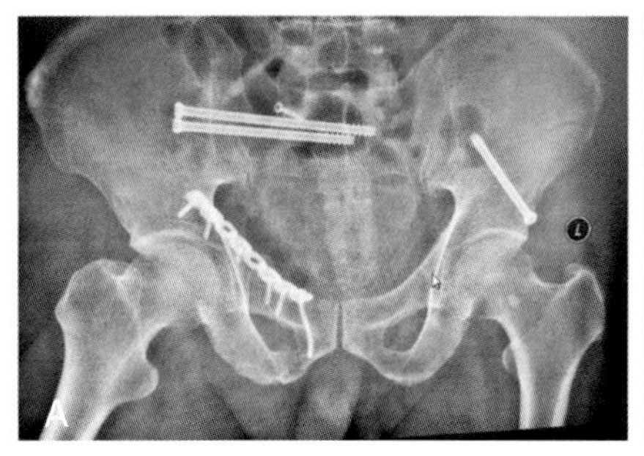
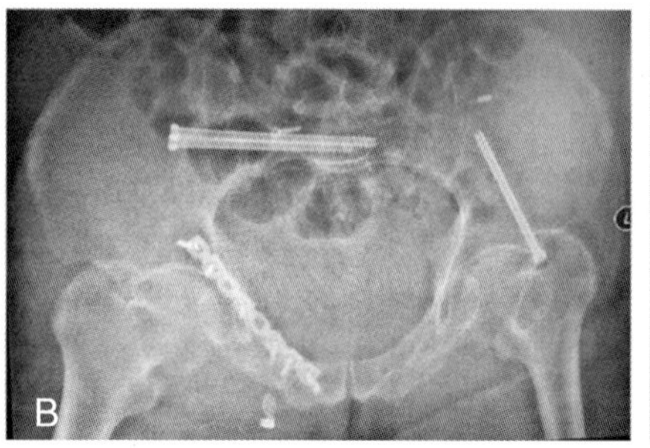
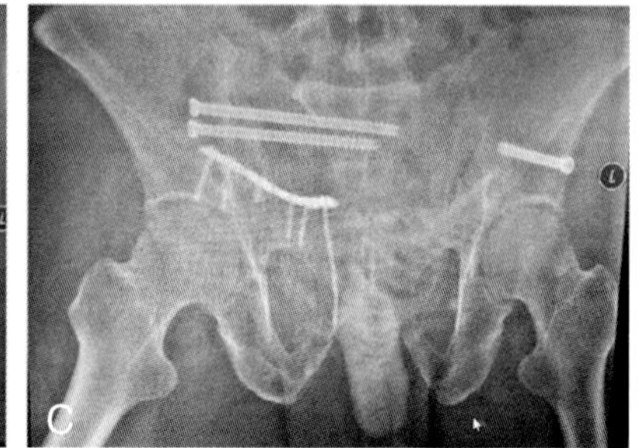

图11-34　术后第3个月复查骨盆X线示骨折愈合

A.骨盆正位；B.入口位；C.出口位

第六节　骶骨翼骨折翻转压迫神经、骶骨截骨复位固定减压

骨盆 C3 型骨折多为高能量损伤，常合并有胸、腹、盆腔脏器等损伤，加之骨盆周围软组织条件差，临床处理较为棘手，待全身条件稳定时已经变成陈旧性骨折，若合并神经损伤则更难处理。陈旧性 C 型骨盆骨折畸形移位，治疗较为困难，需前后联合入路截骨矫形、后路腰髂撑开复位固定，创伤大且手术疗效不确定。合并神经损伤行手术探查松解存在争议，前路探查还是后路探查均较困难，如果有合并尿道损伤时是否同时处理尿道或是按先后顺序等均无统一标准。

本例患者为交通事故致伤，诊断为骨盆 C3 型骨折、合并左侧腰骶干神经损伤、尿道断裂，经抢救病情稳定后行尿道会师术，骨盆骨折行外固定架临时固定，伤后第 40 天转上级医院治疗。治疗采用有限切开与闭合复位相结合，微创固定，取到较好的治疗效果，手术方式可供临床骨科医生借鉴。

【病例】

患者男性，48 岁，以“车祸致盆部后畸形、左足活动障碍 40 天”转入我院。患者 40 天前不慎被汽车撞伤并辗压盆部，当时腹盆部疼痛、活动不能，左足趾痛觉过敏并活动受限，小便不能自行排解，送当地医院抢救。诊断为：①创伤失血性休克；②骨盆多发骨折；③尿道断裂；④左侧下肢神经损伤。急诊行外固定支架固定，于伤后第 7 天由泌尿外科行尿道会师术。骨盆畸形及左下肢神经损伤未处理，求进一步诊治于伤后第 40 天转入我院。入院检查：腹正中有一约 20cm 长手术切口瘢痕，已愈合（图 11-35），置有尿管；骨盆行外固定支架固定，双侧髂嵴不等高，左侧较右侧高 1cm，双下肢无明显内、外旋畸形，左下肢短缩 1cm，左足不能背伸；骨盆挤压、分离试验（+），左足趾血供正常、痛觉过敏、背伸肌力 0 级，右侧下肢肌力、感觉、运动正常。骨盆 X 线检查：双侧耻骨上下支骨折、移位并骨痂形成，右侧骶骨骨折并向后上移位，左骶骨翼骨折并向前下脱位，左骶髂关节向后上脱位、向上移位（图 11-36），可见有尿管影。骨盆 CT 检查：双侧耻骨上下支骨折、移位并骨痂形成，左侧分离明显；右侧骶骨二区粉碎骨折并向后上移位，左骶骨翼骨折并向前下翻转脱位，左骶髂关节向后上脱位，向上移位（图 11-37）。

术前诊断：①陈旧性骨盆骨折（Tile C3.3 型）；②左侧腰骶干神经部分损伤；③双侧髋臼陈旧性骨折（Judet 前柱骨折）；④尿道断裂会师术后。

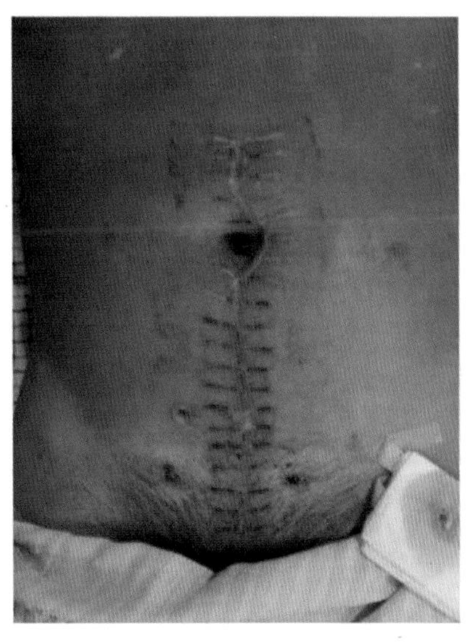

图 11-35　**腹正中手术切口瘢痕**

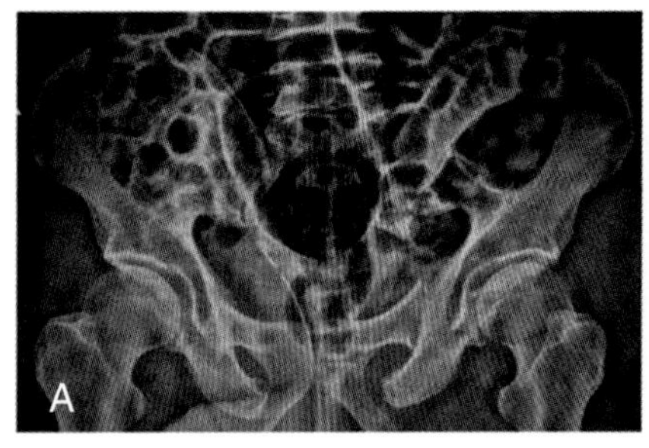

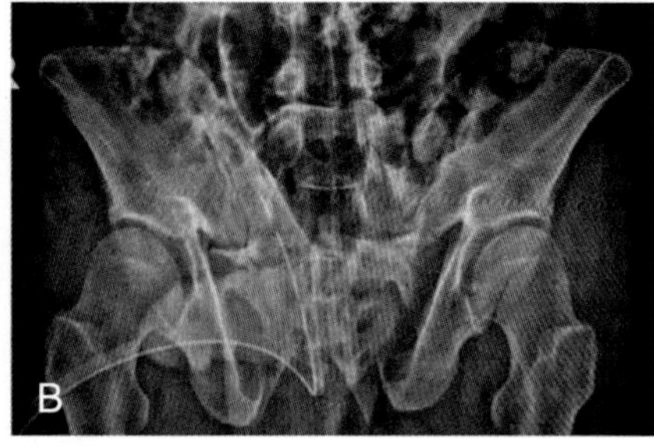

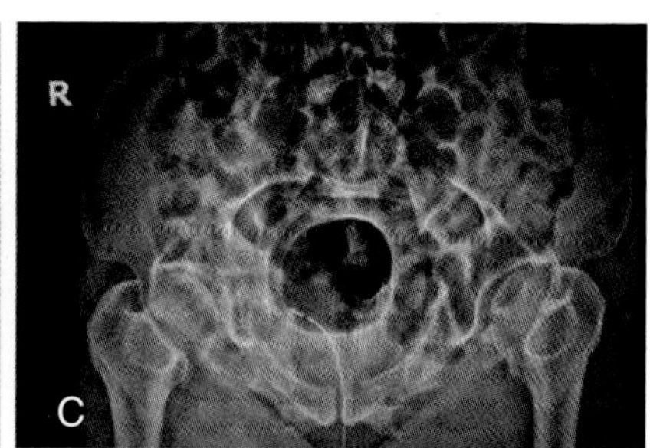

图 11-36 **骨盆 X 线检查**

A. 骨盆正位；B. 出口位；C. 入口位

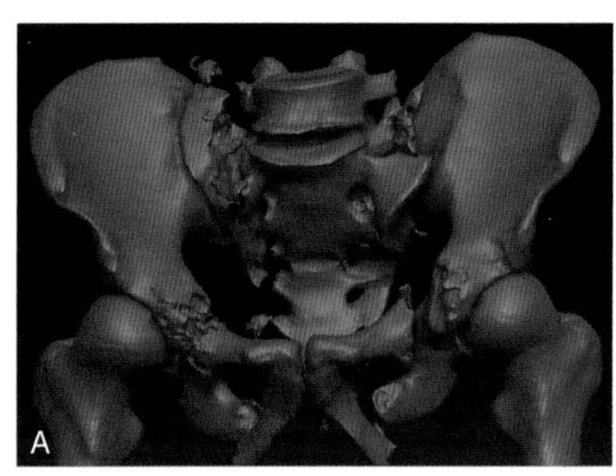

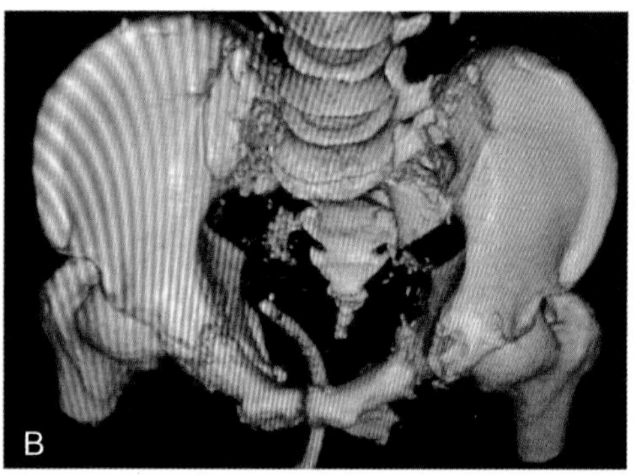

图 11-37 **骨盆 CT 三维重建**

A. 前面；B. 入口位像

【临床决策分析】

（一）临床决策依据

本病例有以下特点：①双侧骶骨骨折移位并左侧骶髂关节脱位；②左骶丛神经部分损伤 40 天未恢复且运动完全消失，痛觉敏感；③合并尿道断裂会师术后，影响手术切口及手术方式的选择。骶髂关节脱位造成骨盆严重畸形、骶髂关节严重不稳定，骨折不愈合率高，不纠正骶髂关节前脱位畸形，患者将终身残疾。骶髂关节陈旧性脱位复位困难，常需要通过截骨进行处理，闭合复位几乎不可能，手术入路可通过前方或后方进行截骨复位固定。

骶骨骨折合并神经损伤是否早期探查、前方探查还是后路探查争议较大。由于骶骨骨折合并神经损伤有 50% 患者神经功能可自行恢复，因此部分学者不主张早期手术探查，尤其是不完全骶丛神经损伤；但大多数学者认为早期探查可恢复神经正常解剖结构，早期减压有利于神经功能早期恢复。手术探查方式取决于神经损伤的部位、性质，临床查体结合 CT 及骶丛神经 MRI 重建。

（二）手术方法

完善术前检查，CT 三维扫描及重建、下肢深静脉彩超等。3D 打印患者骨盆模型，便于更好地了解骨折情况。术前备血 4U，并请麻醉科、ICU 等科室会诊，确保手术安全。科室讨论手术方案、手术步骤、术中意外情况并制订应急预案。

1. 去除外固定支架，清创缝合外固定架针孔伤口。

2. 取左侧腹直肌外侧入路，显露左侧骶髂关节，清理骶髂关节周围软组织瘢痕，先复位骶骨翼骨折，克氏针临时固定（图 11-38）。

3. 安装骨盆随意复位架，将右侧半骨盆固定手术床上，辅助复位架下牵引左侧下肢，复位左侧脱位的骶髂关节，直视 + 透视下见骨折复位满意后，透视下置入骶 1、骶 2 骶髂螺钉导针至骶骨中线（图 11-39），并置入左侧骶髂螺钉（图 11-40）。

4. 同时进行左侧腰骶干神经、闭孔神经的减压、松解。

5. 经同一腹直肌外侧入路切口显露左侧耻骨支（髋臼前柱），清理骨折端后复位，重建钢板固定（图 11-41）。

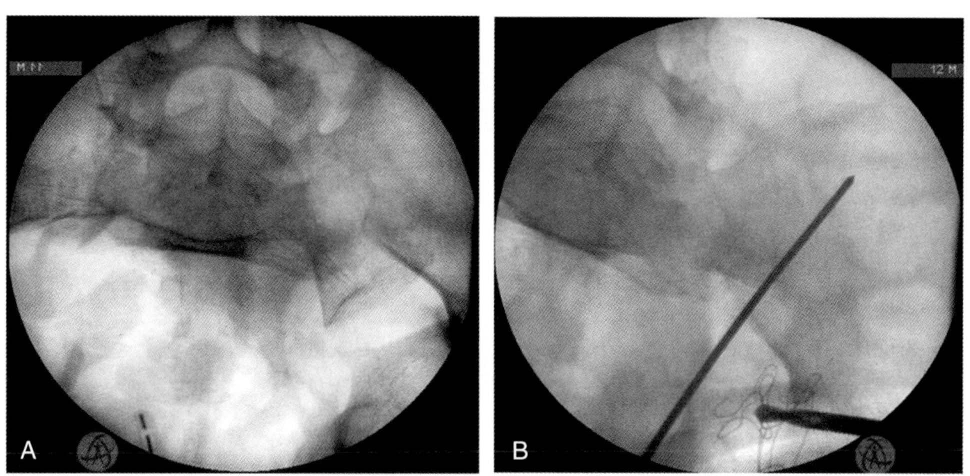

图 11-38　**骶骨翼骨折复位**

A. 入口位显示左侧骶骨翼骨块明显向前翻转；B. 复位后克氏针固定

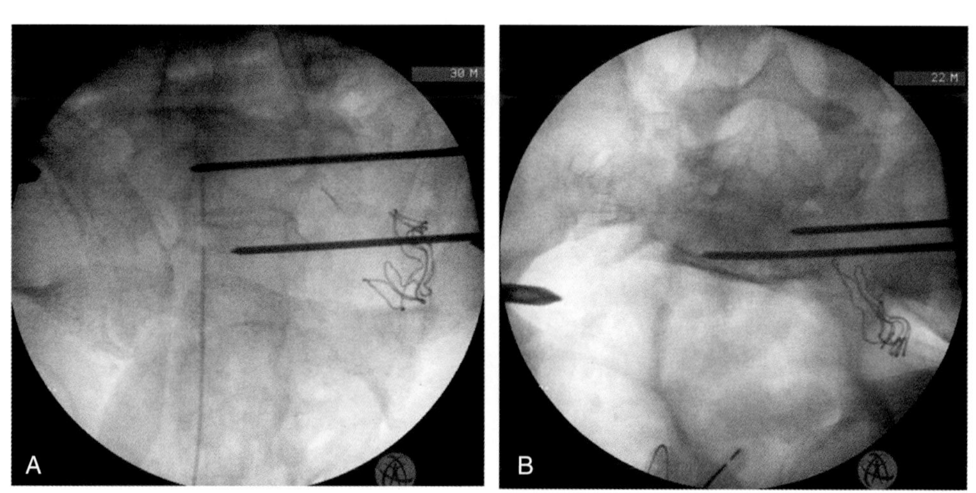

图 11-39　**置入骶 1、骶 2 骶髂螺钉导针**

A. 出口位；B. 入口位

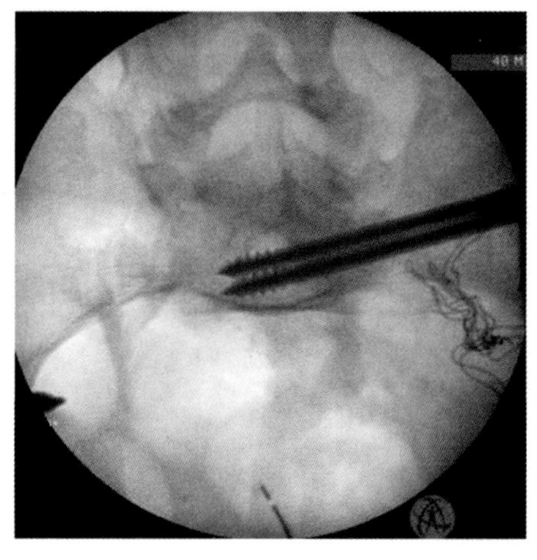

图 11-40　**置入左侧骶髂螺钉**

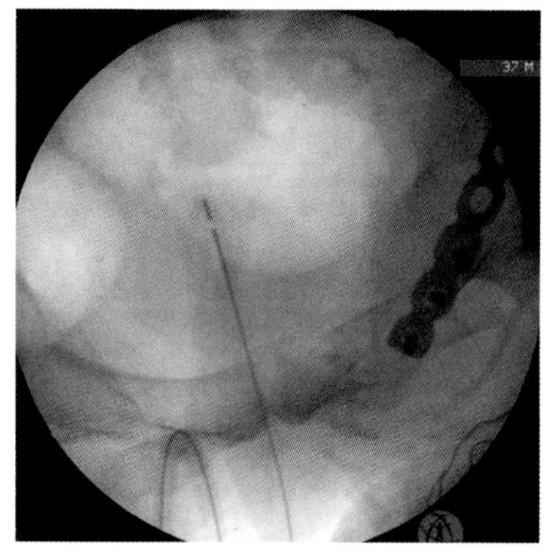

图 11-41　**重建钢板固定左侧耻骨支**

6. 调整骨盆随意复位架，将左侧半骨盆固定于手术床上，牵引右侧下肢，见右侧骶骨骨折脱位复位后将左侧骶 2 骶髂螺钉导针贯穿至右侧骶髂关节，透视下见导针位置理想后（图 11-42）置入合适长度的骶 2 贯穿螺钉（图 11-43）。

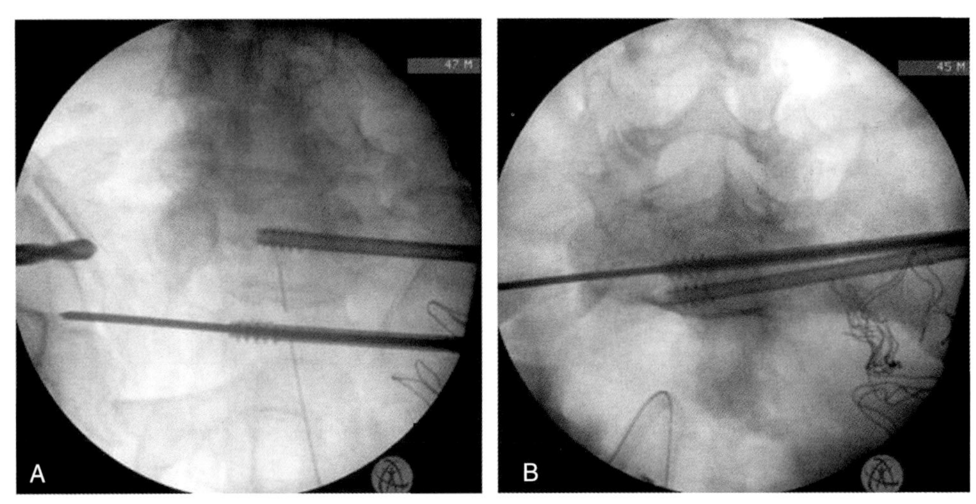

图 11-42 透视下见导针位置理想

A. 出口位；B. 入口位

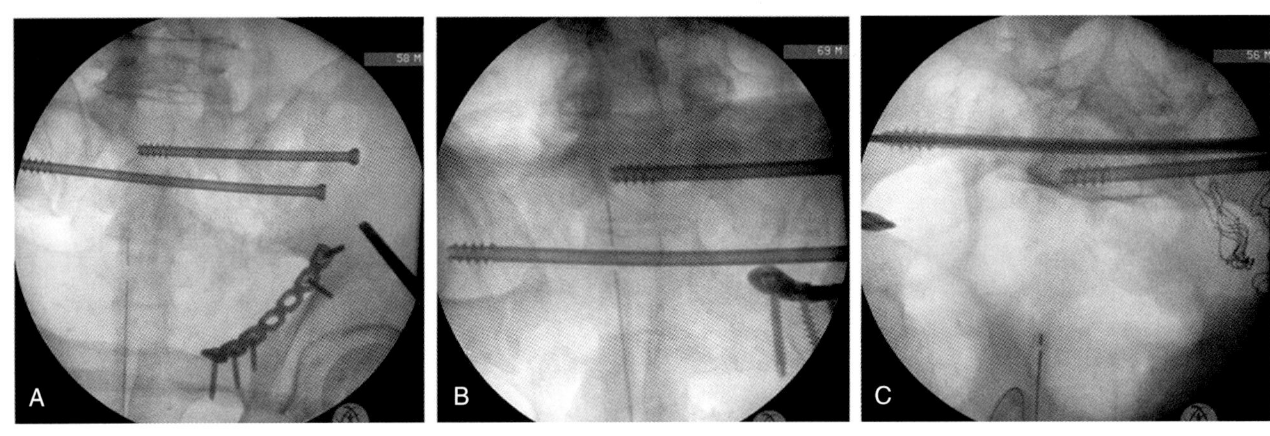

图 11-43 置入全长骶 2 贯穿螺钉

A. 骨盆正位；B. 出口位；C. 入口位

7. 辅助外固定架加强固定。

（三）手术风险评估与防范

1. 患者双侧骶骨骨折脱位，左侧骶髂关节脱位，受伤时间长，术中可能出血多危及生命，手术风险极大。

2. 脱位严重，术中复位可能困难甚至复位不满意。

3. 陈旧性骨折合并神经损伤，瘢痕粘连严重，术中神经损伤加重可能性大。

4. 骨折移位，通道螺钉位置窄小，可能螺钉位置不理想，伤及神经、血管等。

5. 陈旧性骨折脱位时间长，复位后单纯螺钉固定效果不确实，可能维持不了复位，术后有骨折复位丢失、内固定失效的可能。

术前要充分分析病情，完善与患者的术前谈话，争取患者及其家属理解并配合术后治疗和护理工作，以减少并发症。

（四）术后情况

术后病情稳定，无发热，第 2 天拔除腹部引流管，开始进流质饮食；复查骨盆正位、入口位、出口位

X 线（图 11-44）及 CT 扫描三维重建（图 11-45）均示骨折脱位复位满意，内固定螺钉、钢板位置适中，无并发症。术后第 2 周伤口拆线出院。

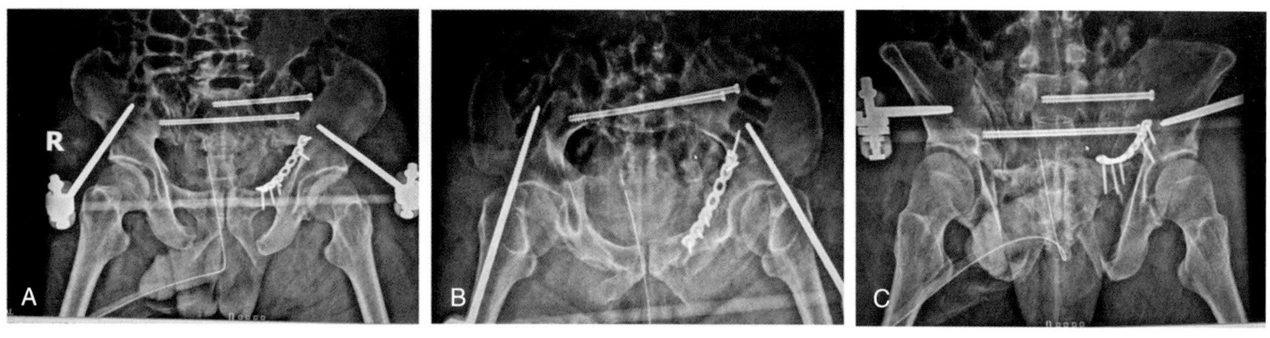

图 11-44　术后复查骨盆 X 线

A. 正位；B. 入口位；C. 出口位

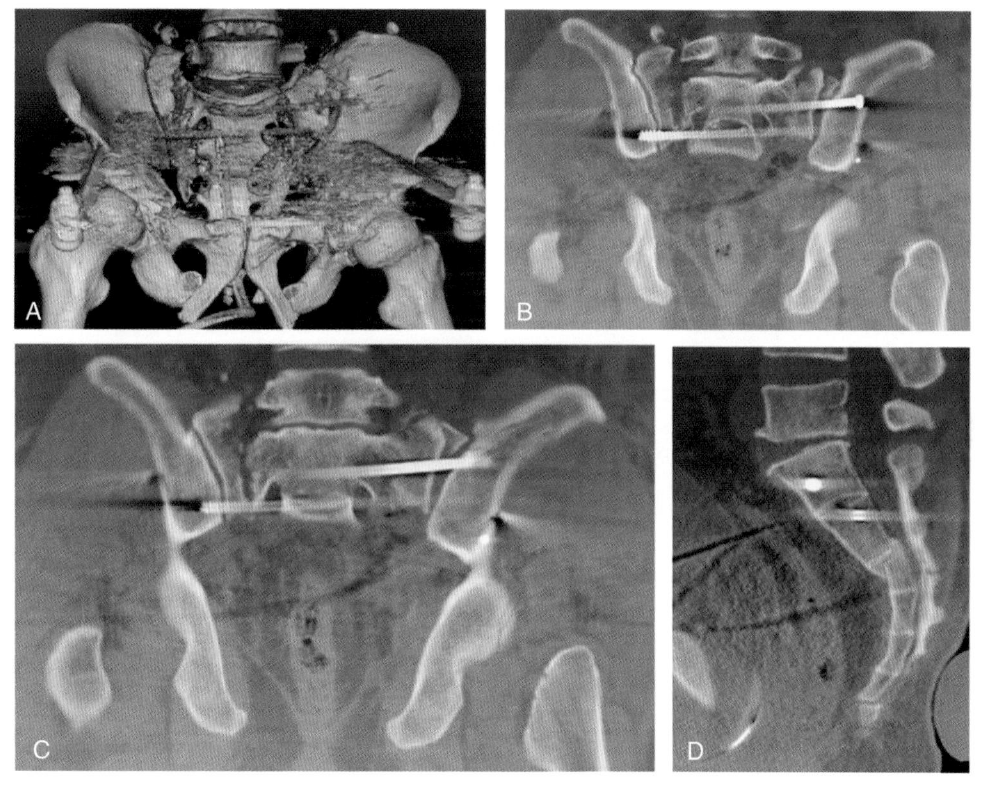

图 11-45　术后复查骨盆 CT 扫描三维重建

A. 正面；B、C. 不同层面冠状位 S_1、S_2 螺钉位置理想；D. 矢状位示 S_1、S_2 螺钉位置满意

（五）术后随访

术后第 5 周复查见骨折复位维持良好，无骨折复位丢失及内、外固定松动发生（图 11-46），手术后第 2 周左下肢感觉基本恢复，术后第 3 周运动功能缓慢恢复，第 3 个月背伸肌力达 4 级，开始下床行走。术后 3 个月返院，复查 X 线及 CT 示骨折愈合（图 11-47），行走步态正常，骨盆环结构正常，无骨折复位丢失，取出外固定支架。术后 1 年复查，双下肢肌力、肌张力均恢复正常水平；患者行走正常，双侧髋、膝关节功能完全恢复，步态分析显示双侧髋、膝关节活动正常；CT 及 X 线均显示骨折骨性愈合，骨盆环结构正常，无骨折复位丢失等。

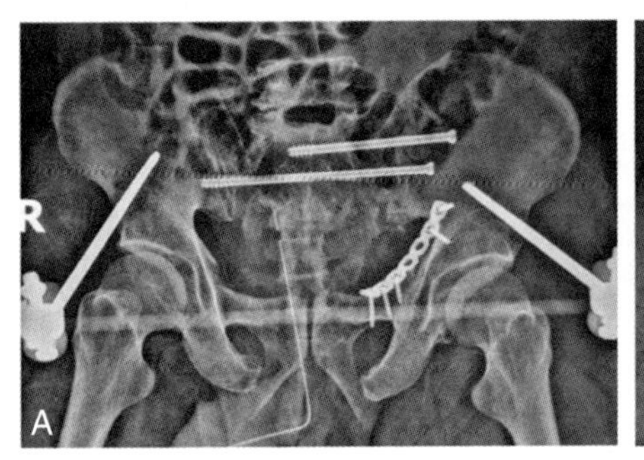

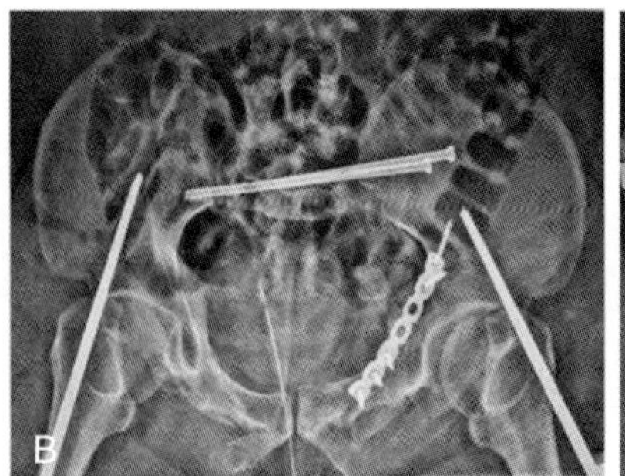

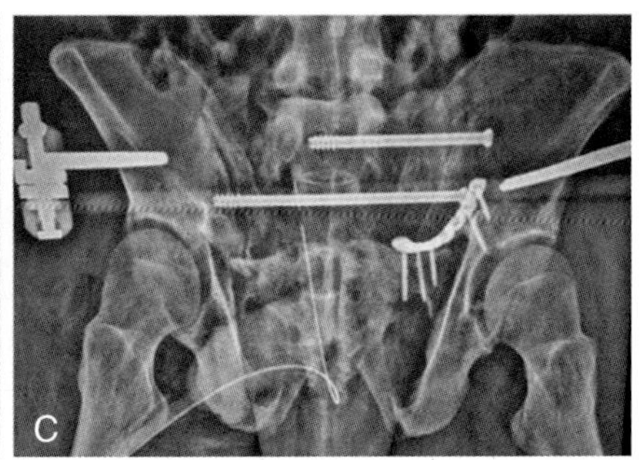

图 11-46　**术后第 5 周复查骨盆 X 线**

A. 骨盆正位；B. 入口位；C. 出口位

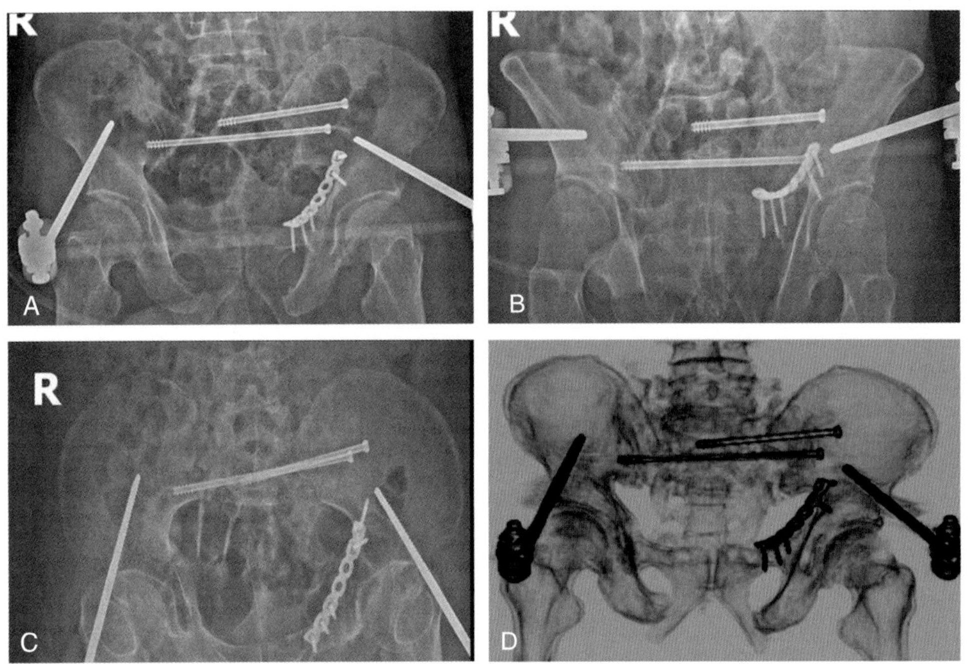

图 11-47　**术后 3 个月复查骨盆 X 线及 CT 示骨折愈合**

A. 骨盆正位；B. 出口位；C. 入口位；D. CT 三维重建透明像

【经验与体会】

（一）陈旧性骨盆骨折复位

本例患者为 Tile C3.3 型陈旧骨盆骨折，骶骨骨折左侧位于 Denis Ⅰ区，向前翻转移位，伴骶髂关节后上脱位；手术时伤后第 6 周，骨痂生长、软组织挛缩均明显，闭合复位几乎没有可能。由于存在骶髂关节脱位，腰髂撑开复位不是适应证，只能选择前方切开复位。患者为骶骨骨折前脱位、骶髂关节上移位明显，复位难度大。腹直肌外侧入路直视下显露骶髂关节后通过骶髂关节截骨，彻底松解周围软组织后借骨盆随意复位架向外牵拉，对骶髂关节脱位的交锁进行解锁，再通过股骨髁上牵引纠正髂骨侧向上移位，可在骶骨侧置入 1 枚复位导针从而达到骨折的复位。

（二）C3 型陈旧性骶骨骨折移位复位后固定

骨盆 C 型骨折最稳定的固定方式为腰髂固定，陈旧性骨折脱位更需要坚强的固定方式。但本例合并骶髂关节脱位，腰髂固定不适用，如果术中复位满意通过骶 1+ 骶 2 骶髂螺钉贯穿螺钉固定，辅助前环固定也能达到理想的固定效果。

（三）陈旧性骶骨骨折合并神经损伤处理

骶骨骨折合并神经损伤的早期处理存在争议，笔者认为早期减压可给神经功能恢复创造有利条件，主张早期探查松解。患者伤后 6 周神经损伤未恢复，且痛觉过敏明显，影像学资料显示腰骶干走行路径有明显卡压，手术探查指征明确。选择腹直肌外侧入路进行骨折复位的同时进行腰骶干神经显露松解。患者术后足部痛觉过敏很快消失，且术后神经功能恢复较快，说明神经减压有效。

第 12 章　陈旧性骨盆骨折截骨矫形手术病例

陈旧性骨盆骨折的发生原因有：骨折延迟治疗、医源性损伤、内固定失败、复位丢失或未经系统治疗的多发伤。患者常因出现骨不连、畸形愈合、顽固性疼痛、下肢不等长、步态丢失、坐姿不平衡、神经功能障碍、胃肠道功能障碍和泌尿生殖系统功能障碍等就诊。陈旧性骨盆骨折的治疗不同于新鲜骨盆骨折和四肢陈旧性骨折的治疗，手术方式无统一规范标准，每位患者都应该制订个性化诊疗方案。陈旧性骨盆骨折的手术难度、手术风险大，患者对手术的期望值较高，如果手术预期效果与患者的期望相差较大，建议慎重实施手术。本章分享不同骨折类型的陈旧性骨盆病例，分别采取不同的个性化治疗方案，供临床骨科医生借鉴。

第一节　骨盆前环截骨矫形

【病例】

患者男性，18 岁，以“车祸致伤盆部后左臀部疼痛、行走困难 6 个月”入院，诊断为骨盆骨折，未行特殊治疗，因左臀部顽固性疼痛、行走困难而就诊。入院查体：双侧骨盆不对称，左髂前上棘明显高于对侧，左盆部内旋，左髋关节内旋畸形，髋关节活动明显受限，左下肢短缩约 1cm，内旋明显；耻骨联合处压痛，骨盆分离试验（+），左足趾血供、感觉正常，活动好。行骨盆 X 线（图 12-1）及 CT 扫描三维重建（图 12-2）示左侧骶髂关节周围陈旧性骨折，耻骨联合呈上下错位，双侧髋臼不对称。

入院诊断：骨盆陈旧性骨折畸形愈合。

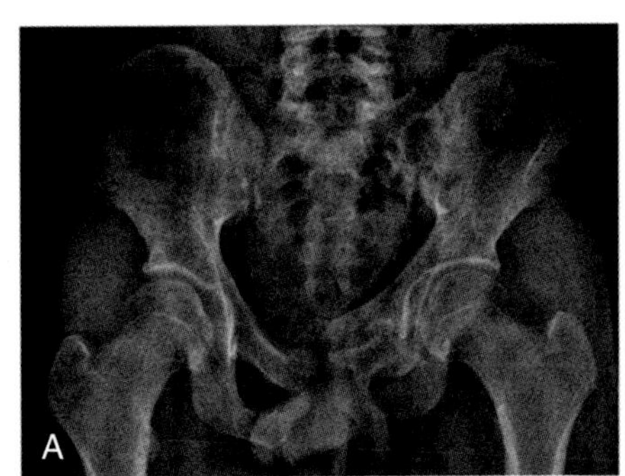

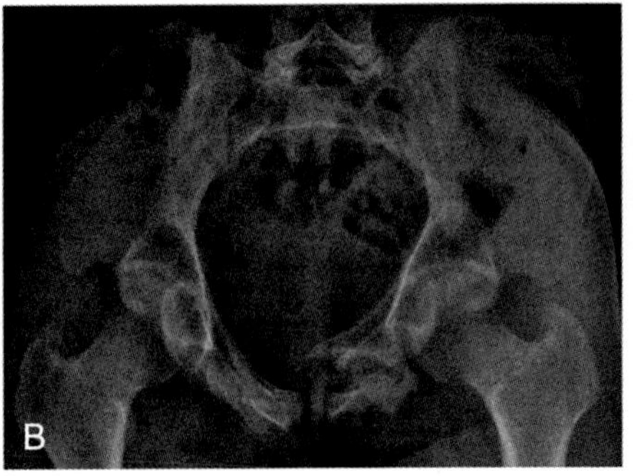

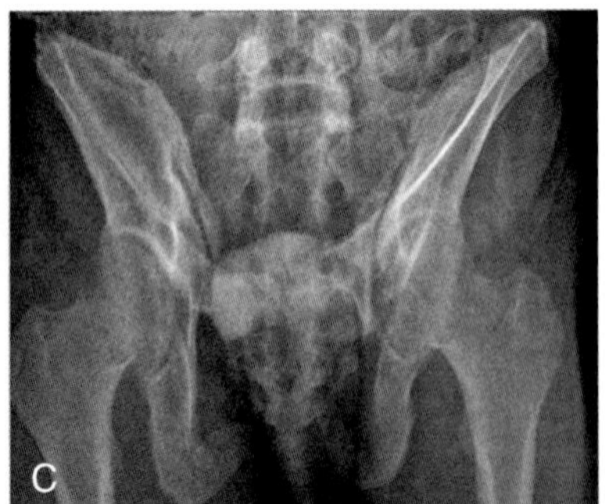

图 12-1　**术前骨盆 X 线片**

A. 骨盆正位；B. 入口位；C. 出口位

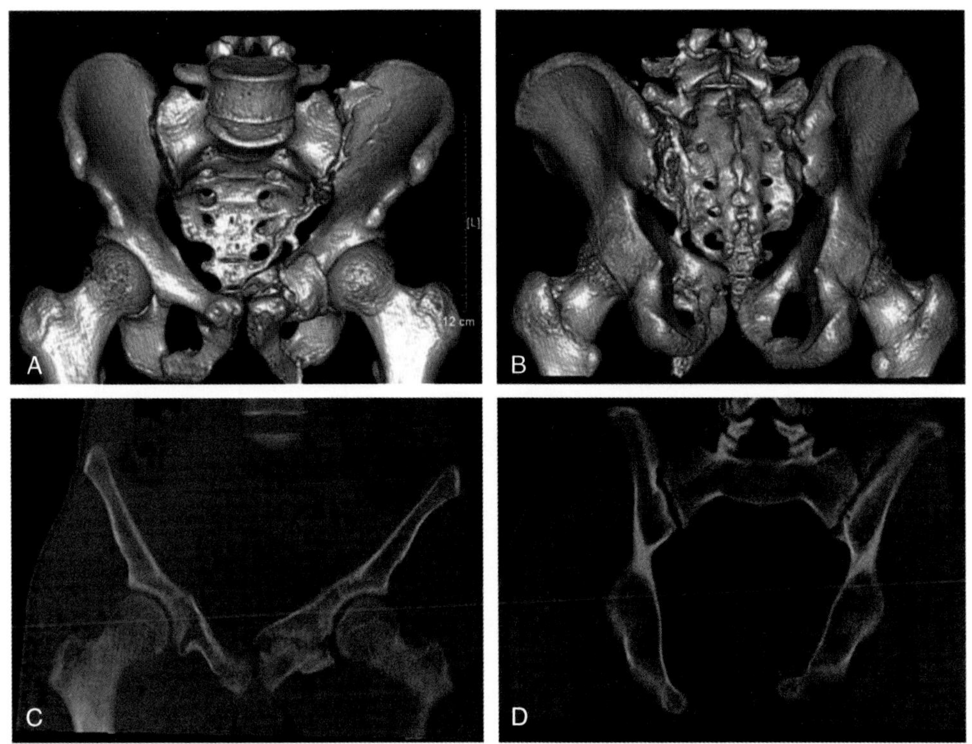

图 12-2　术前骨盆 CT 扫描三维重建

A. 前面；B. 后面；C. 耻骨联合冠状位；D. 骶髂关节冠状位

【临床决策分析】

（一）临床决策依据

1. *本病例有以下特点*　①病程 6 个月，左侧臀部顽固性疼痛，扶拐行走也困难；②左下肢内旋明显，左下肢短缩 1cm；③耻骨联合处压痛明显，骨盆分离试验（+）；④影像学表现为左侧骶髂关节周围陈旧性骨折，耻骨联合上下分离移位。结合病史、查体及影像学表现，患者诊断明确，诉求解决左侧臀部疼痛、行走困难问题，手术指征明确。

陈旧性骨盆骨折左臀部疼痛的主要原因为左侧骶髂关节周围骨折不愈合导致，手术目的是促进骨折愈合；耻骨联合疼痛的原因为骨折移位、不稳定，可通过截骨矫形方法来纠正畸形恢复正常解剖结构；行走困难是由盆部及左下肢的内旋造成，通过截骨纠正旋转可解决行走困难的问题。

2. *骨盆旋转截骨方法*　后环旋转截骨、前后环同时旋转截骨；前环位置较浅表，手术风险、术中出血、手术创伤均较小；后环截骨常规方法是“前—后—前”或“后—前—后”，术中需多次变化体位，手术时间长且后环截骨的手术难度、手术风险、术中出血、术后功能恢复等对患者预后有较大影响。患者左侧半骨盆内旋无向上移位，可单纯通过前环截骨撑开后恢复骨盆环正常结构，解决左侧臀部疼痛、行走困难的问题。

3. *术前方案*　截断左侧耻骨支后安装骨盆外架系统，将骨盆侧方压缩尽可能撑开后固定；回病房后利用股骨撑开器每天间断撑开，直至左侧半骨盆环旋转完全纠正，骨盆环恢复正常结构后更换前环内固定。

（二）手术过程

手术在全身麻醉下、平卧位操作，取耻骨联合上方 Pfannenstiel 切口，显露耻骨联合及左侧耻骨支，于耻骨支中段截骨，并松解周围软组织，于 LC-2 螺钉通道安装股骨撑开器针，在麻醉状态下最大限度撑开骨盆环后安装股骨撑开器。

（三）手术风险评估与防范

1. 单纯前环耻骨支截骨能否撑开后环纠正骨盆旋转需做手术预案，必要时行后环截骨。

2. 骨盆外架固定、撑开骨盆环的力量是否能承受骨盆环内旋的力量，可能存在断钉、弯钉、退钉的可能。外架的针应自髂前下棘置入，在持续撑开过程中要密切观察外架的变化，必要时更换手术方式。

3. 前环截骨及持续撑开过程中可能伤及膀胱、尿道及血管神经，手术操作应规范，并密切观察。

（四）术后情况

术后病情稳定，复查骨盆 X 线（图 12-3）显示左侧耻骨支已截断，左侧半骨盆旋转部分纠正。继续用股骨撑开器间断撑开骨盆，4 天后复查 CT 示骨盆旋转畸形得到纠正（图 12-4），于术后 1 周行第二次手术。手术取原耻骨联合切口进入，在麻醉状态下进一步撑开，透视下见骨盆旋转基本纠正后于前环放置双钢板固定，缝合伤口。术后情况稳定，无围术期并发症；复查骨盆 X 线（图 12-5）和 CT 三维重建（图 12-6）显示左侧半骨盆旋转基本纠正，骨盆前环双钢板固定正常。

（五）术后随访

术后第 1 个月复查见骨折复位维持良好，无复位丢失及内固定松动发生（图 12-7），开始扶双拐下床行走。术后第 3 个月返院，复查 X 线示骨折愈合（图 12-8），行走步态正常，髋臼形态结构正常，无骨折复位丢失。术后 1 年 4 个月（图 12-9）和术后 4 年（图 12-10）复查，行走及体力劳动正常，X 线片示骨折线消失，内固定无松动。

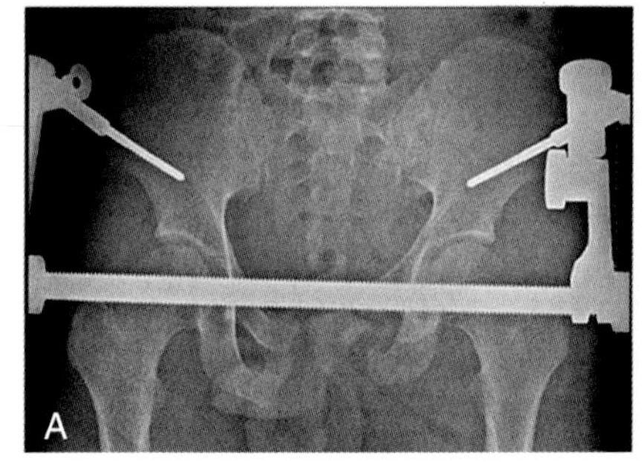
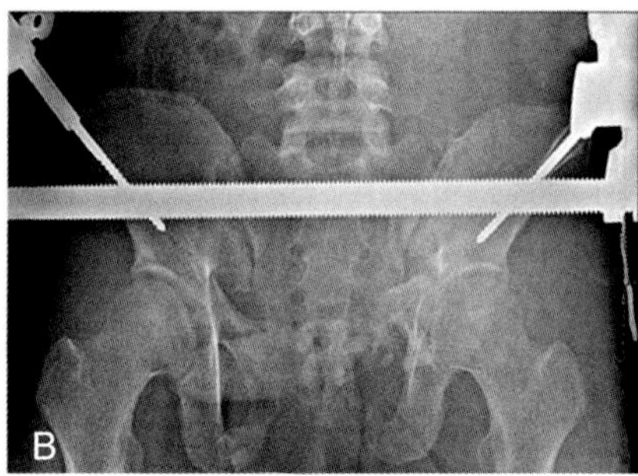
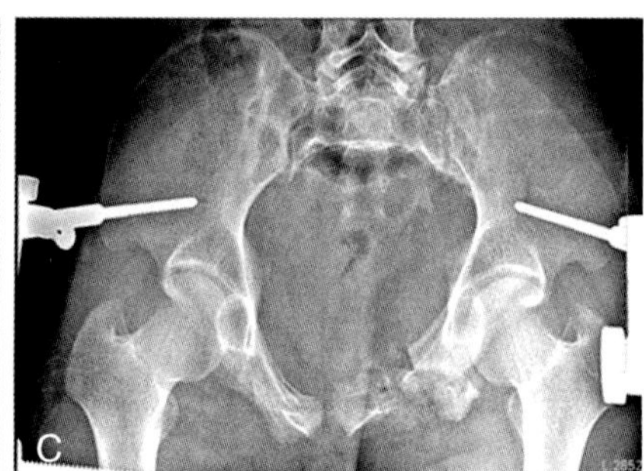

图 12-3　首次术后复查骨盆 X 线

A. 骨盆正位；B. 出口位；C. 入口位

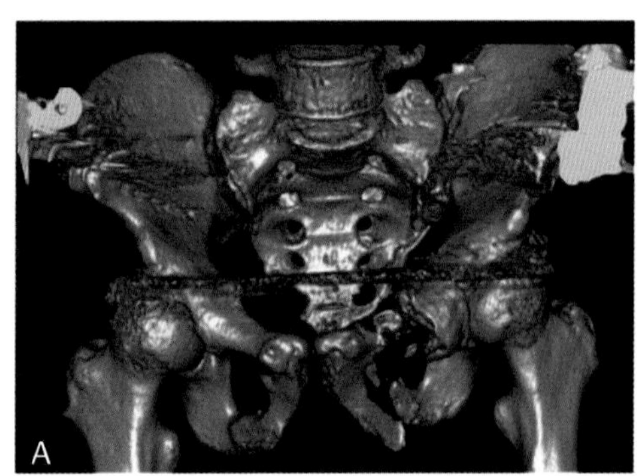
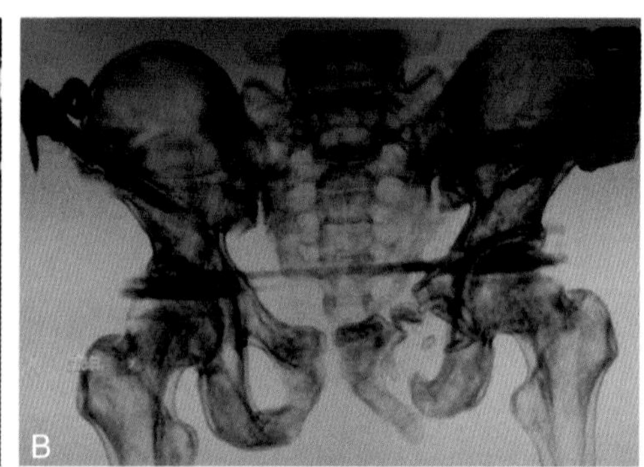

图 12-4　首次术后复查骨盆 CT

A. 前面；B. 透明像

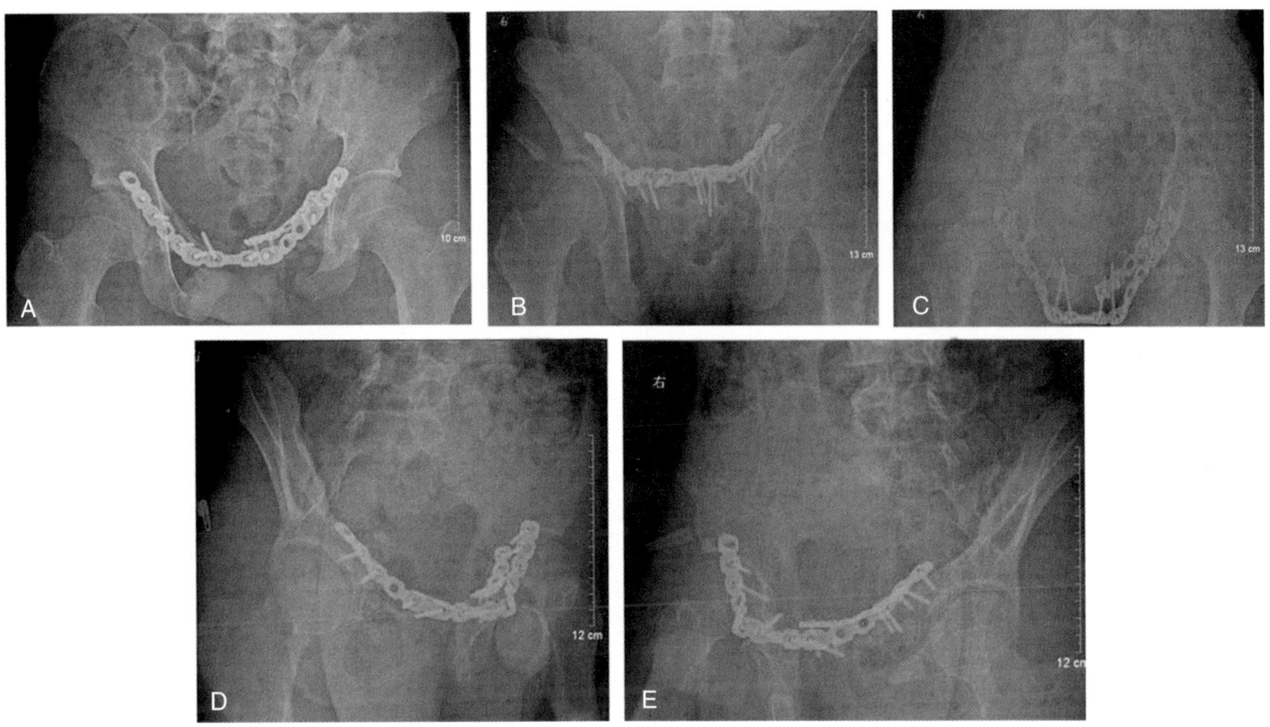

图 12-5　二次术后复查骨盆 X 线

A. 骨盆正位；B. 出口位；C. 入口位；D. 髂骨斜位；E. 闭孔斜位

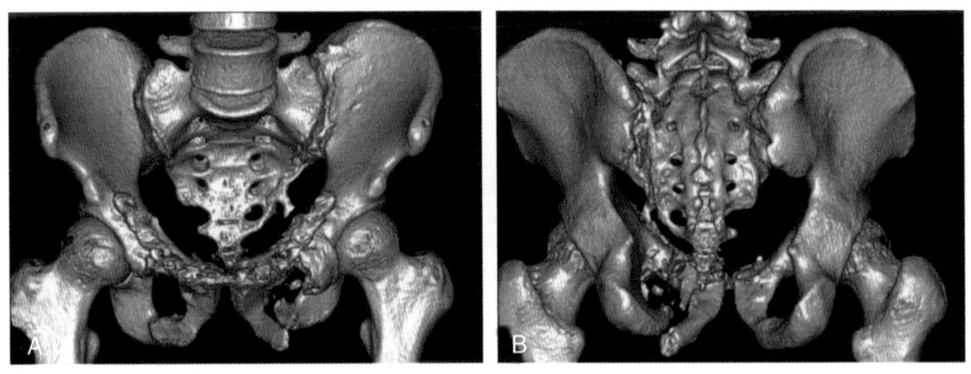

图 12-6　二次术后复查骨盆 CT

A. 前面；B. 后面

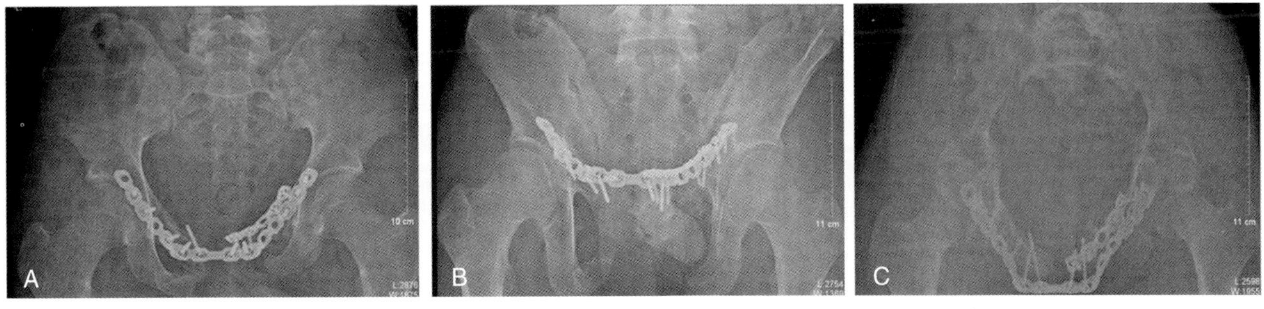

图 12-7　术后 1 个月复查 X 线

A. 骨盆正位；B. 出口位；C. 入口位

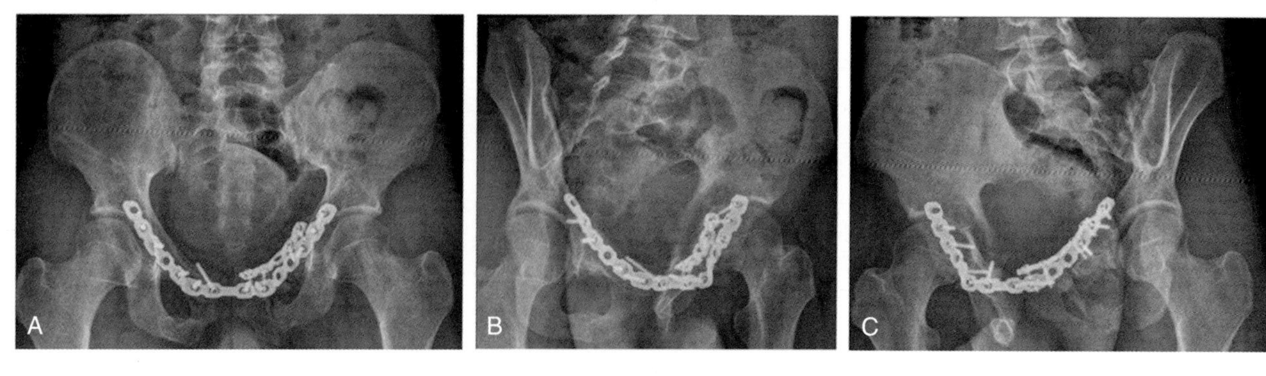

图 12-8　术后 3 个月复查 X 线
A. 骨盆正位；B. 左髂骨斜位；C. 左闭孔斜位

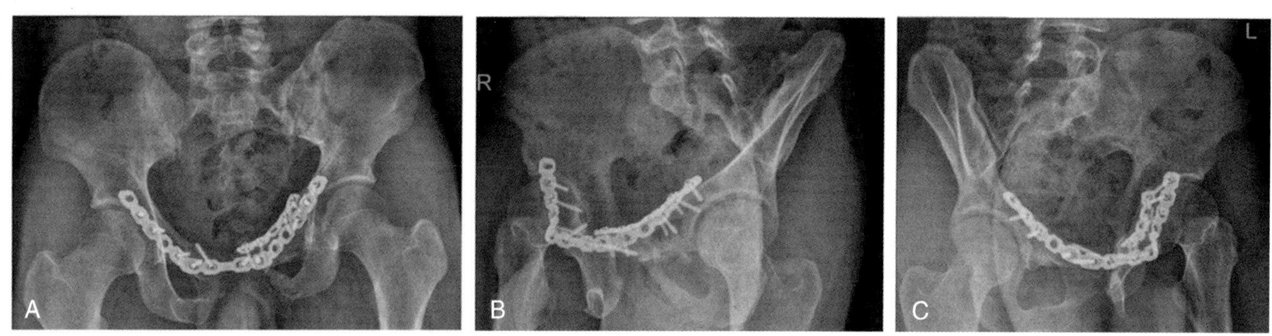

图 12-9　术后 1 年 4 个月复查 X 线
A. 骨盆正位；B. 左闭孔斜位；C. 左髂骨斜位

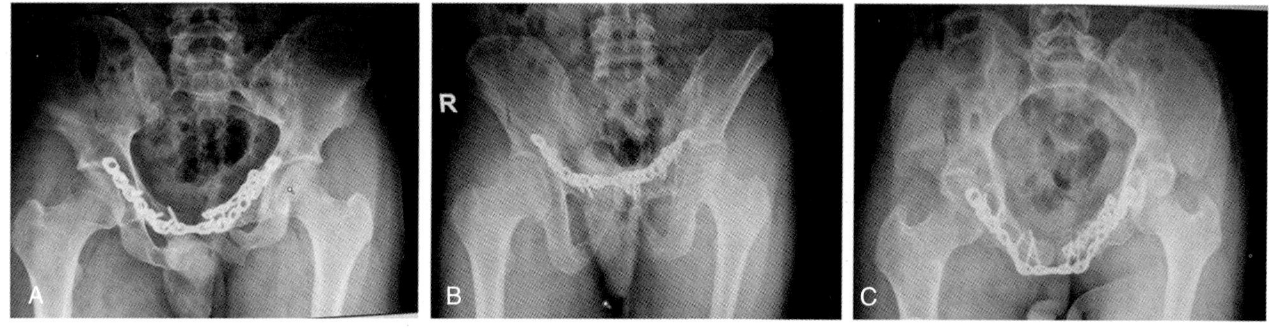

图 12-10　术后 4 年复查 X 线
A. 骨盆正位；B. 出口位；C. 入口位

【经验与体会】

陈旧性骨盆骨折的临床表现均不同，涉及骨折部位、移位程度、患者临床表现等，手术方式选择要权衡多方面因素考虑，手术目的以解决患者诉求为原则，而不是追求影像学的完美。手术实施与否要结合患者的诉求和术者的能力。陈旧性骨盆截骨矫形并无手术定式，要结合骨折部位、畸形程度、截骨部位周围解剖结构等，最关键的还是术者对截骨方式的掌握程度，尽量选择手术操作简单、创伤小、手术风险小的手术方式，达到良好的手术效果。本病例可选择前后环联合截骨术，但创伤相对较大、风险高，而通过简单的前环截骨、持续撑开就能达到满意的手术效果。术前要对截骨部位、固定方式等做预案，运用 3D 打印技术体外模拟截骨手术对手术有较大帮助。

第二节　髋臼周围旋转截骨矫形

【病例】

患者男性，32 岁，以“叉车撞伤腹盆部后行走困难、大小便功能障碍 3 年余”入院。患者 3 年前被叉车撞伤腹盆部，诊断为：①骨盆开放粉碎性骨折合并腰骶丛神经损伤；②肠破裂；③尿道断裂；④会阴部软组织广泛撕裂伤。伤后曾辗转多家医院就诊，因骨盆畸形及左小腿无力、坐立行走困难来我院。入院查体：肛门、会阴周围瘢痕组织增生，肛门括约肌无收缩；左侧腹部有肠造瘘口。双侧骨盆不对称，左髂前上棘明显低于右侧，左髂骨内旋，左髋关节连同坐骨结节外旋明显，左坐骨结节明显向外、向后突出，只能以左坐骨结节支撑坐立；左下肢较右侧延长 2cm，左膝以下运动、感觉消失，伸膝功能正常。行骨盆 X 线（图 12-11）及 CT 扫描三维重建（图 12-12）示左侧骶髂关节周围陈旧性骨折，耻骨联合呈上下错位，左耻骨支连骨左坐骨支明显向后、外分离移位，双侧骨盆环严重不对称；骶丛神经 MRI 检查重建（图 12-13）未发现左侧腰骶干及 S_1、S_2 神经根，骶管内马尾神经完好。

入院诊断：①骨盆陈旧性骨折畸形愈合；②结肠造瘘术后；③尿道断裂修复术后；④左侧坐骨神经完全性损伤；⑤肛门括约肌功能丧失。

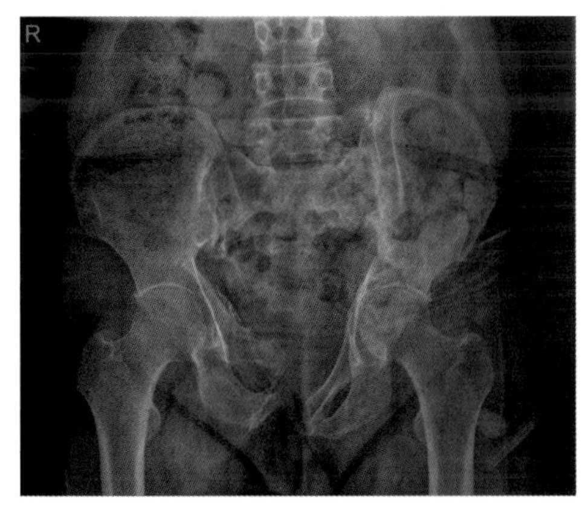

图 12–11　术前骨盆 X 线正位片

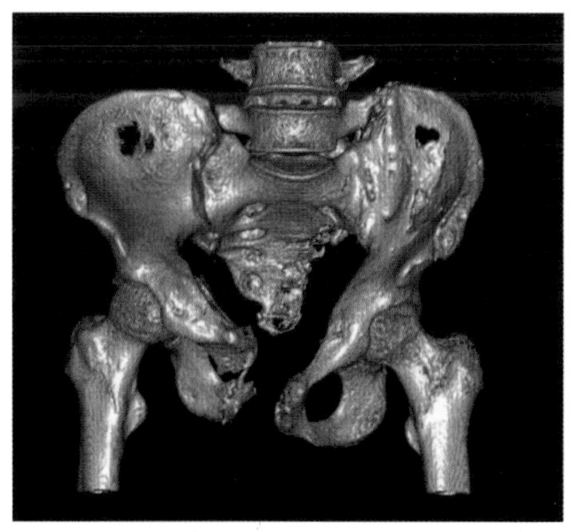

图 12–12　术前骨盆 CT 扫描三维重建

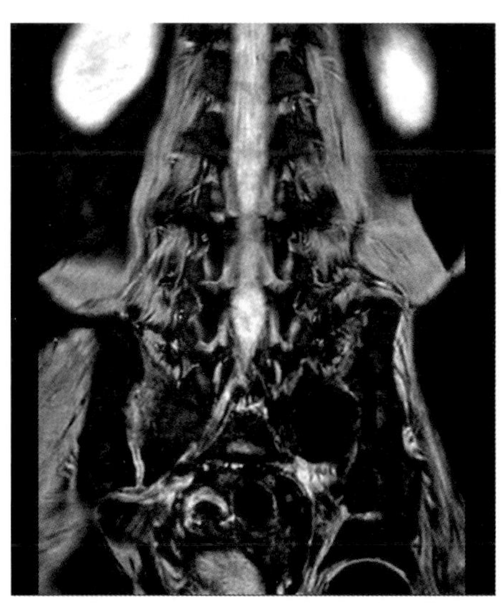

图 12–13　术前骶丛神经 MRI 检查重建

【临床决策分析】

（一）临床决策依据

本病例有以下特点：①病程 3 年余，坐立困难，扶拐行走困难；②左下肢延长 2cm，左膝以远运动、感觉全丧失；③耻骨联合处压痛明显，骨盆分离试验（+），可触及坐骨结节明显向后外突出；④结肠造瘘术后肛门括约肌功能丧失；⑤影像学表现为左侧骨盆严重旋转畸形，左侧骶髂关节周围陈旧性骨折畸形愈合，耻骨联合上下分离移位，左耻骨联合、坐骨结节明显后外旋转，左坐骨结节较右侧高 5cm。结合病史、查体及影像学表现，诊断明确。患者诉求：①解决坐、立的问题；②恢复下肢神经损伤功能、行走功能；③恢复大小便功能。患者诊断明确，手术指征明确。术前设计截骨方案：3D 打印 1 ∶ 1 骨折模型（图 12-14），根据骨折畸形选择截骨平面为经骶臼上方 V 形截骨，前环耻骨联合松解，左侧半髋完全截断后通过旋转、提拉对左侧髂骨、坐骨旋转进行矫正，对耻骨联合、髋臼截骨处分别用钢板、螺钉固定（图 12-15），观察骨盆环外观及影像学表现（图 12-16），方便术中进行透视时对照；判定骨盆环轮廓大致恢复后（完全解剖恢复可能性小）将预置折弯好的钢板、螺钉进行消毒。术前常规备血、术中自体血回输等；手术切口拟行耻骨联合上方 Pfannenstiel 切口联合皮肤髂腹股沟入路外侧部分，深部用腹直肌外侧入路（左侧腹部有肠造瘘口）。

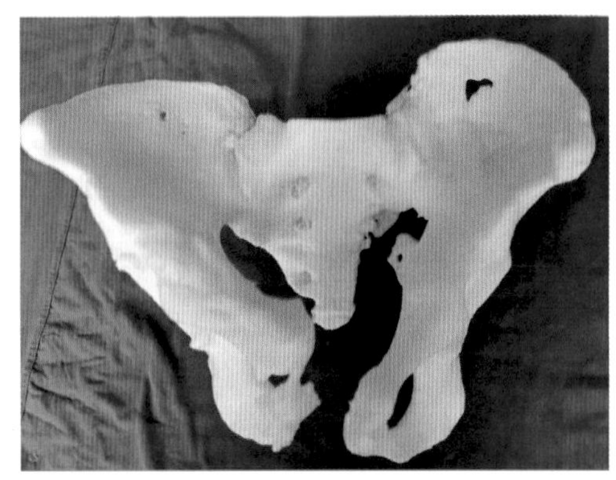

图 12-14　**术前 3D 打印 1 ∶ 1 骨折模型**

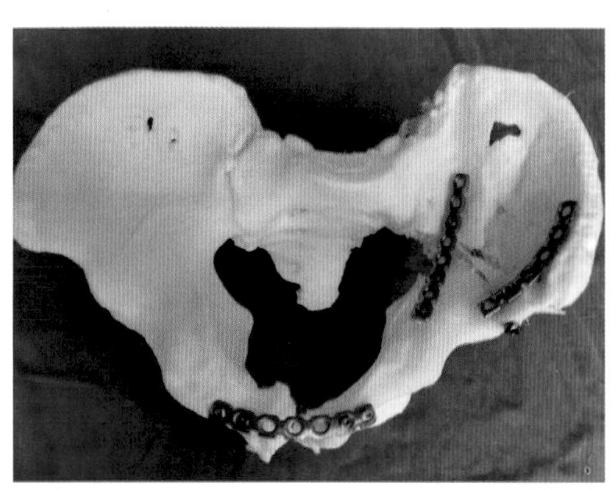

图 12-15　**截骨平面为经骶臼上方 V 形截骨**

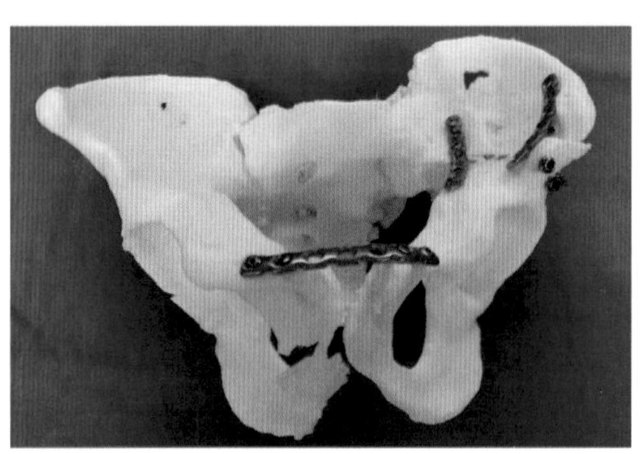

图 12-16　**骨盆环外观**

（二）手术过程

手术在全身麻醉下、平卧位操作，取耻骨联合上方 Pfannenstiel 切口，显露耻骨联合及左侧耻骨支，松解周围软组织；沿髂嵴切开皮肤（髂腹股沟入路外侧部分），深层用腹直肌外侧入路显露，腹膜后显露骶髂关节以远的整个髋臼内侧面，沿模拟手术部位自内向外侧置入一排直径 2.5mm 克氏针，穿透对侧皮质，透视验证截骨平面的准确性和安全性（图 12-17）。经导针用骨刀截断髋臼上方的髂骨，并进行 V 形截骨修整，与耻骨联合一起联动进行复位矫正，透视下观察位置满意后（图 12-18）在耻骨联合处行上方钢板和直径 7.3mm 空心钉固定，髋臼上方用 3 块短钢板和 7.3mm 空心钉固定（图 12-19），透视骨盆正位、入口位、出口位等位置满意后活动左侧髋关节，检查骨折固定稳定性，将截除的髂骨植入耻骨联合及截骨处。冲洗伤口，检查无活动性出血后放置引流管，关闭伤口。

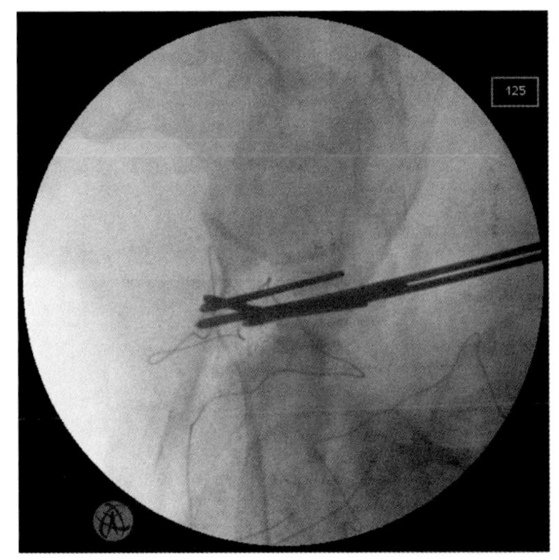

图 12-17　**沿截骨平面置入一排克氏针**

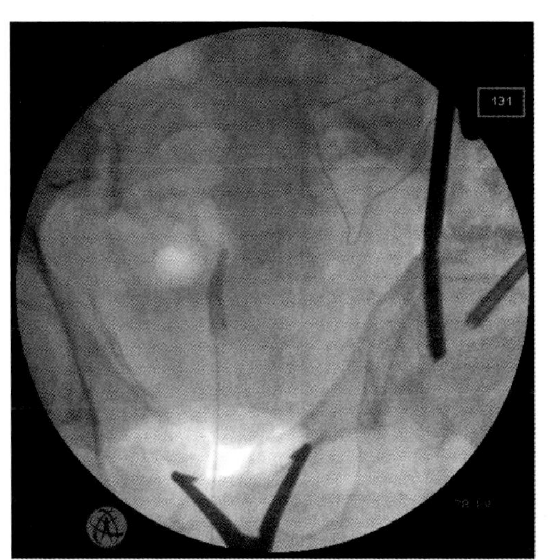

图 12-18　**术中联动复位**

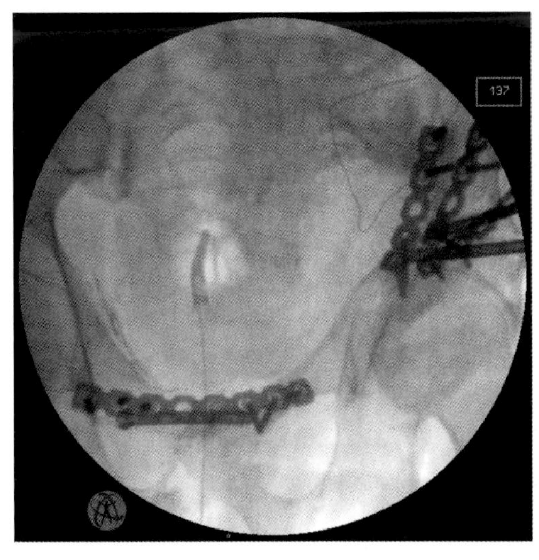

图 12-19　**耻骨联合及髋臼截骨固定**

（三）手术风险评估与防范

1. 会阴部软组织瘢痕增生，术中对前环耻骨支分离移位能否进行松解，松解后能否复位，复位难度较大。

2. 髋臼上方 V 形截骨的位置、范围、角度，术中操作能否与术前模拟手术一致，单一前方入路可否安全截断，如何保障后方坐骨神经的安全性。

3. 患者伤后畸形时间长，软组织挛缩严重，即使骨性结构能按模拟手术完成，但软组织挛缩对复位矫形影响更大，术中可能复位困难。

4. 患者伤后 3 年未正常活动，骨质疏松严重，且长期处于移位状态下，矫形后软组织张力大，一方面内固定能否预期置入，另一方面，内固定松动失效的可能性大。

5. 截骨矫形过程中软组织牵拉对血管、神经及已经损伤的尿道、肠道等有副损伤。

（四）术后情况

术后病情稳定，患者诉会阴部感觉明显轻松。复查骨盆 X 线（图 12-20）和 CT 三维重建（图 12-21）显示左侧半骨盆旋转部分纠正，双侧闭孔环对称，左侧坐骨结节基本与右侧对称。术后 3D 打印骨盆模型，与术前、模拟手术后对比（图 12-22）基本达到手术截骨矫形效果。

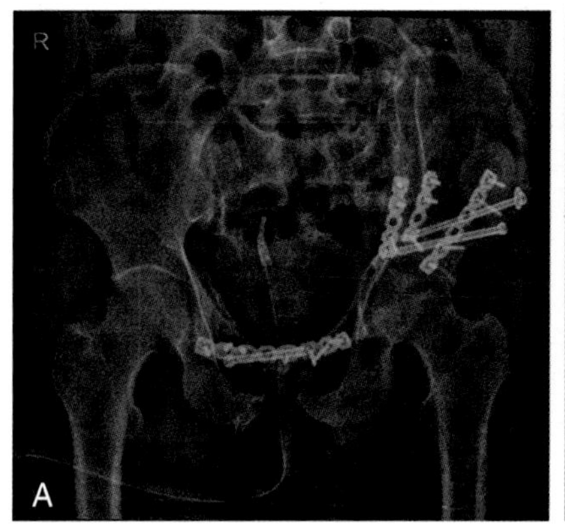

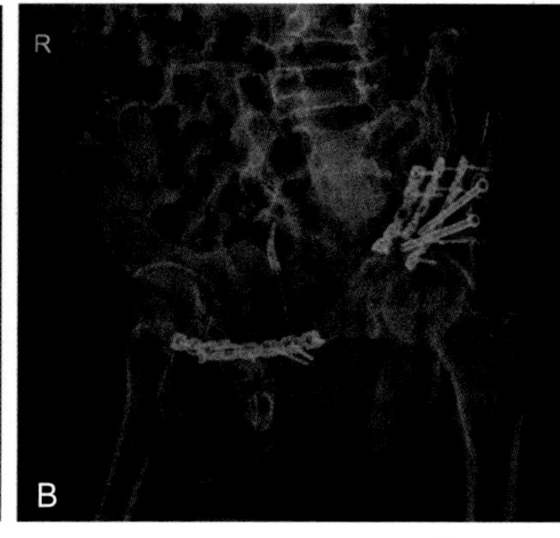

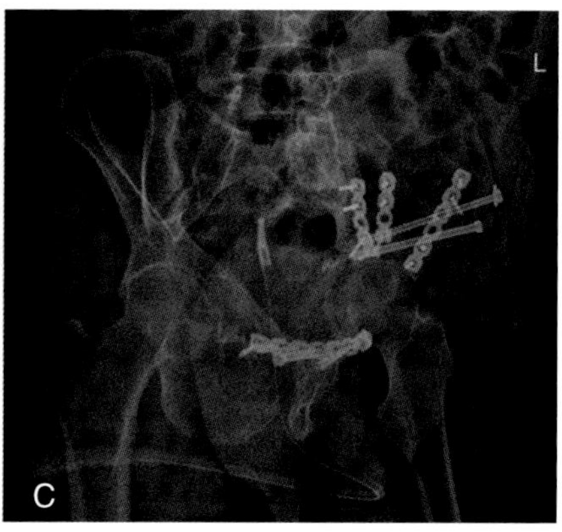

图 12-20　**术后复查骨盆 X 线**

A. 骨盆正位；B. 闭孔斜位；C. 髂骨斜位

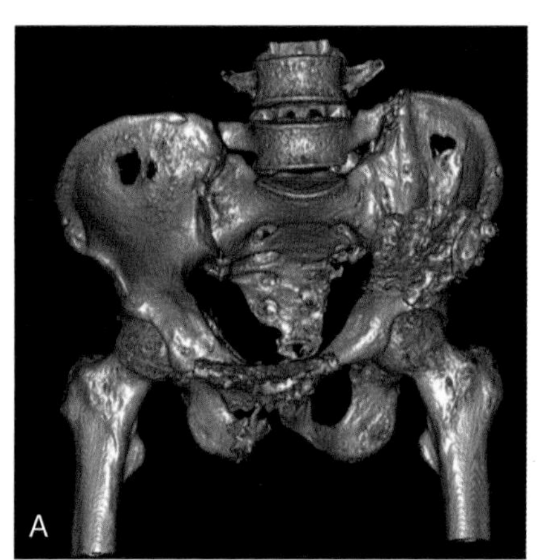

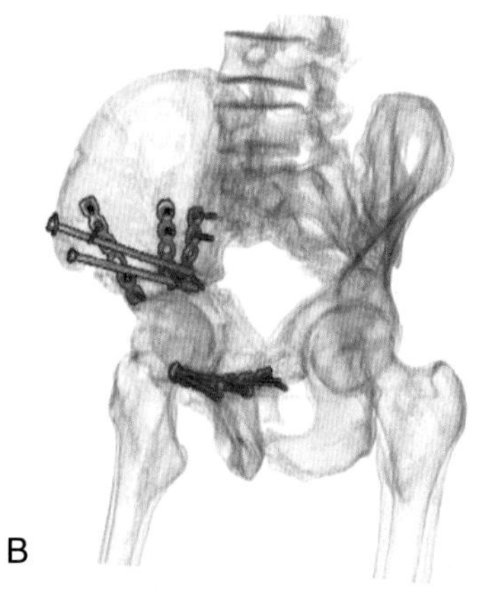

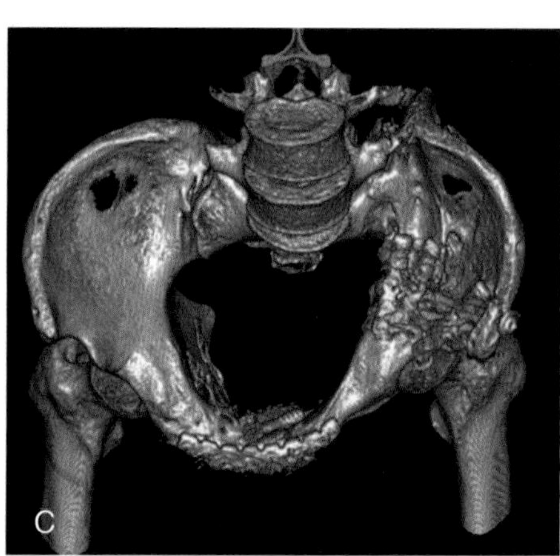

图 12-21　**术后复查骨盆 CT 三维重建**

A. 前面；B. 透明像；C. 入口位观

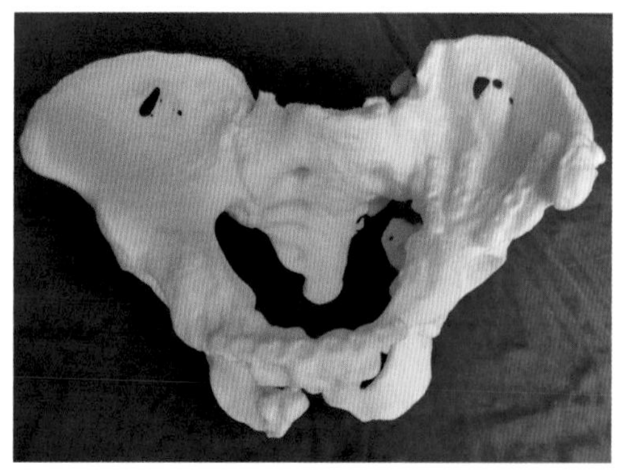

图 12-22　**术后 3D 打印骨盆模型**

（五）术后随访

术后第 1 个月复查见骨折复位维持良好，术后第 3 个月复查 X 线示：骨折愈合，内固定无松动，无骨折复位丢失（图 12-23）。随访中。

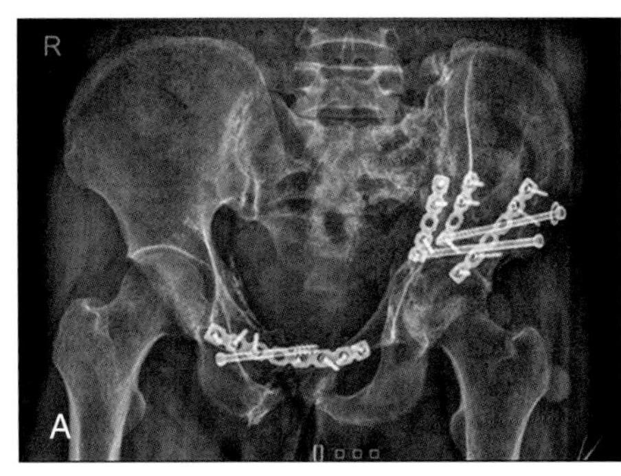

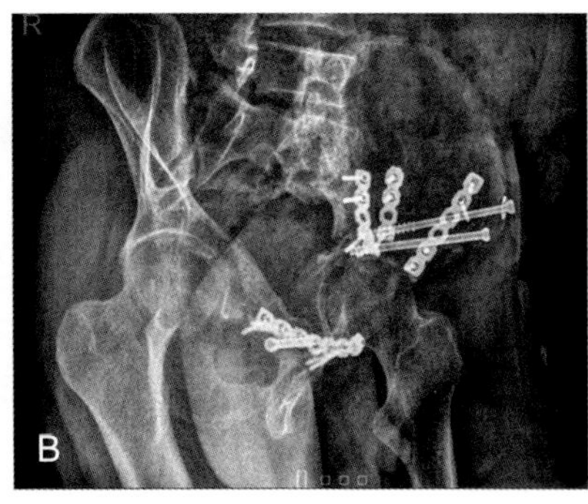

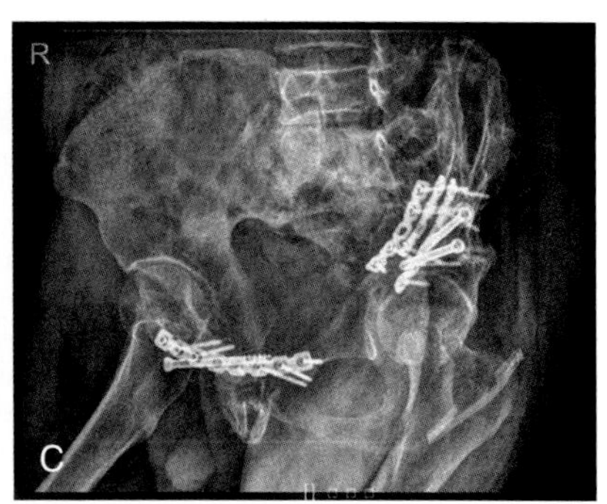

图 12-23　**术后 3 个月复查**

A. 骨盆正位；B. 髂骨斜位；C 闭孔斜位

【经验与体会】

陈旧性骨盆骨折畸形愈合可能导致患者双下肢不等长、跛行、盆部疼痛等。临床上对部分患者可通过截骨矫形来实现患者的诉求，截骨的部位、方法等决定手术疗效。常规骨盆截骨选择前后联合入路显露截骨部位，通过“前—后—前”或“后—前—后”手术入路方式完成手术，手术时间长、创伤大、并发症多。截骨手术选择前后联合入路的原因主要是目前还没有单一入路能较好地显露截骨部位。截骨手术的关键是对截骨部位的清楚显露，手术操作中避免对周围血管、神经的副损伤，手术过程要考虑截骨后的矫形重建。前后联合入路需两个体位来操作，联动复位的效果较差。腹直肌外侧入路能较好地直视下显露内侧半骨盆环，对盆内走行的血管、神经有较好的保护，能较好地达到截骨目的。单一入路下骨折的复位矫形容易操作，是骨盆、髋臼骨折畸形愈合截骨矫形手术入路的可靠选择，但前提是术者必须熟悉此入路的解剖结构、操作技巧等。

第三节　骨盆 C3 型陈旧性骨折分期截骨

【病例】

患者男性，51 岁，以“修车时被汽车砸伤盆部后畸形、坐立行走不能 5 个月”入院。患者 5 个月前修车时汽车支撑坍塌砸伤盆部后休克，在当地医院抢救。行骨盆 CT 扫描三维重建（图 12-24）示骨盆骨折，双侧骶髂关节向上移位明显。诊断为：①骨盆骨折合并腰骶丛神经损伤；②肠破裂；肛门周围软组织广泛撕裂伤。急诊行剖腹探查、直肠造瘘术，术后盆腔感染、肛门闭锁，辗转多家医院就诊，因骨盆畸形、上移明显、双下肢无力、坐、立、行走困难来我院。入院查体：极度消瘦，肛门、会阴周围瘢痕组织增生，肛门闭锁；腹正中可见一约 20cm 长手术切口瘢痕，可从腹壁触及后侧骶骨，左侧腹部可见肠造瘘口。双侧骨盆不对称，双侧髂前上棘明显上移，达脐以上水平，骨盆挤压、分离试验（+），腰椎屈曲活动受限，不能坐立，双髋关节活动受限，双小腿感觉可，伸膝乏力。入院后行骨盆 X 线（图 12-25）及 CT 扫描三维重建（图 12-26）示左侧骨盆陈旧性新月形骨折，向上移位明显；右侧骶髂完全向上脱位，右耻骨上下支骨折畸形愈合，骨盆环容积明显变小；CT 扫描矢状位（图 12-27）显示骶 1 椎体几乎贴近耻骨联合；3D 打印骨盆模型（图 12-28）更清晰显示骨盆骨折的严重程度。

入院诊断：①骨盆陈旧性骨折畸形愈合（Tile C3.2 型）；②结肠造瘘术后；③肛门闭锁；④双侧坐骨神经不完全性损伤；⑤腰椎骶化。

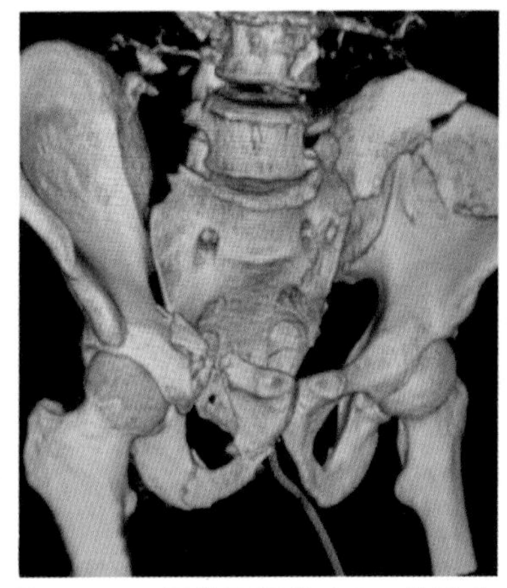

图 12-24　受伤后骨盆 CT 三维重建

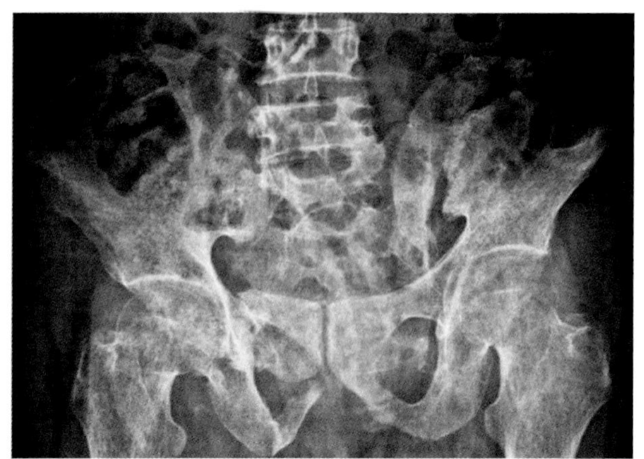

图 12-25　术前骨盆正位 X 线片

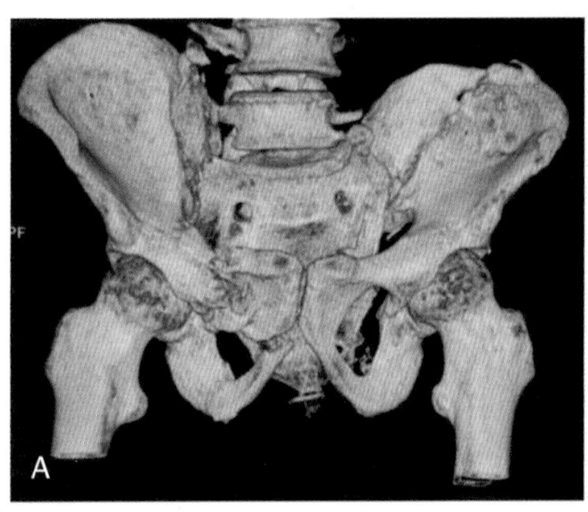

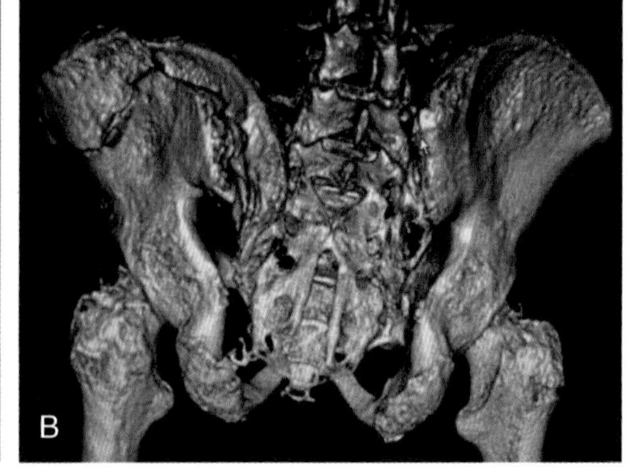

图 12-26　术前骨盆 CT 三维重建

A. CT 平扫重建前面；B. 三维重建后面

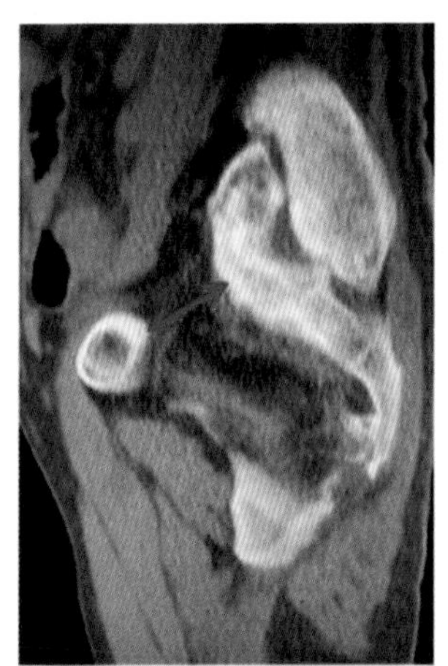

图 12-27　术前骨盆 CT 扫描矢状位

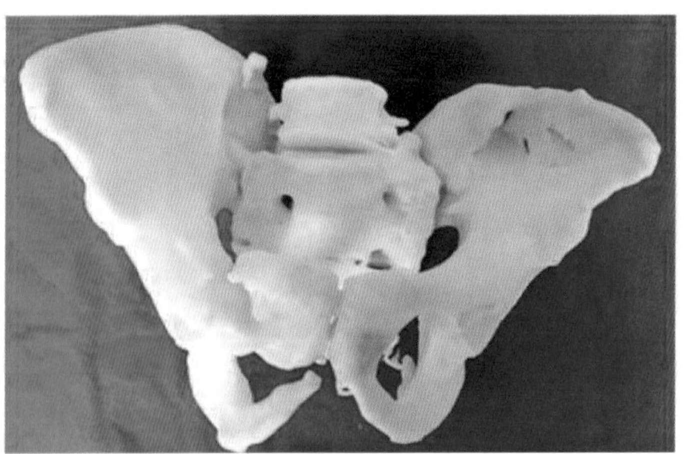

图 12-28　术前 3D 打印骨盆模型

【临床决策分析】

（一）临床决策依据

本病例有以下特点：①病程 5 个月，坐、立困难，伤后 5 个月一直卧床；②腰椎屈曲明显受限，不能坐立，双小腿肌力减弱；③骨盆挤压、分离试验（+），双侧骶髂关节不稳；④结肠造瘘术后，舟状腹，盆腔容积明显减小；⑤影像学表现：双侧骶髂关节完全上移达 5cm。结合病史、查体及影像学表现，患者目前诊断明确，手术指征明确。分析患者不能坐、立、行的原因：①右侧骶髂关节完全脱位并上移，不稳定导致疼痛、不能负重；②左侧新月形骨折畸形愈合，髂骨侧上移较大，影响功能；③患者伤后近 6 个月双小腿运动功能减退，表现为坐骨神经不完全损伤，考虑为骨折移位程度太大，神经有牵拉损伤；④不能坐的原因为双侧髂骨上移达 5cm 导致腰背部活动时疼痛。经仔细分析骨盆 3D 打印模型可以通过截骨矫形的方式来纠正骨盆畸形，解决患者坐、立及行走问题。经与患者及其家属沟通，同意行骨盆截骨矫形手术。

（二）手术过程

手术在全身麻醉下、平卧位操作，经右侧腹直肌外侧入路显露骶髂关节和耻骨支，截断耻骨支，沿骶髂关节面进行骶髂关节周围软组织分离松解，用骨盆随意复位架将左侧固定手术床上，右侧牵拉复位（图 12-29）；右侧最大限度复位后用复位针临时跨骶髂关节固定，再行左侧截骨松解复位术。将右侧半骨盆固定于手术床上，沿左侧原骨折处彻底截断髂骨并广泛松解软组织，借复位架最大限度牵拉复位左侧骨折脱位，置入左侧骶髂螺钉导针并置入骶髂螺钉，再置入左侧 LC-2 螺钉（图 12-30）加强稳定性，第一次手术结束，手术时间 5 小时，出血 800ml，手术顺利，无并发症。术后回病房行双侧股骨髁上大重量牵引，复查床边 X 线片（图 12-31A）示双侧髂骨上移均明显纠正，持续牵引 1 周后复查床边 X 线片（图 12-31B）显示双侧髂骨上移进一步纠正，于是行第二次手术。

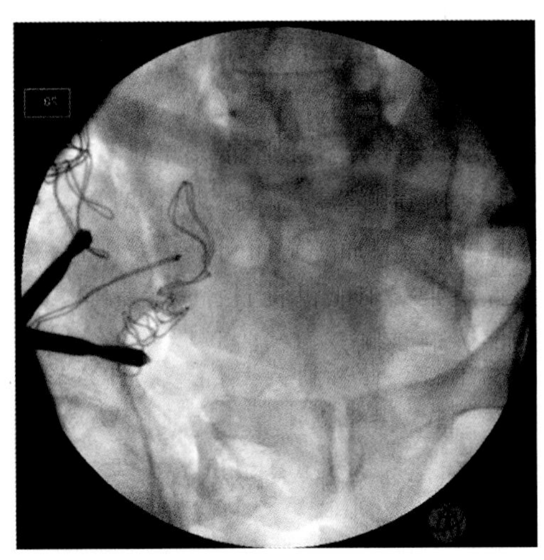

图 12–29　**右侧牵拉复位**

第二次手术取原右侧切口进入，再次清理右侧骶髂关节周围软组织并松解，安装骨盆随意复位架，再次牵拉右侧进行复位，最大力量牵引复位后置入右侧骶 1～2 枚骶髂螺钉固定，行前环 INFIX 架固定前环；冲洗伤口彻底止血后关闭切口，放置引流管。

（三）手术风险评估与防范

1. 腹部肠造瘘口对前方切口影响可能诱发感染风险。

2. 脱位时间长且移位明显，患者伤后畸形时间长，软组织挛缩严重，即使骨性结构能按模拟手术完成，但软组织挛缩对复位矫形影响更大，术中可能复位困难。同时患者卧床时间长，骨质疏松严重，骨质对复位针的把持力减弱，影响术中牵引复位力量，复位效果不佳。

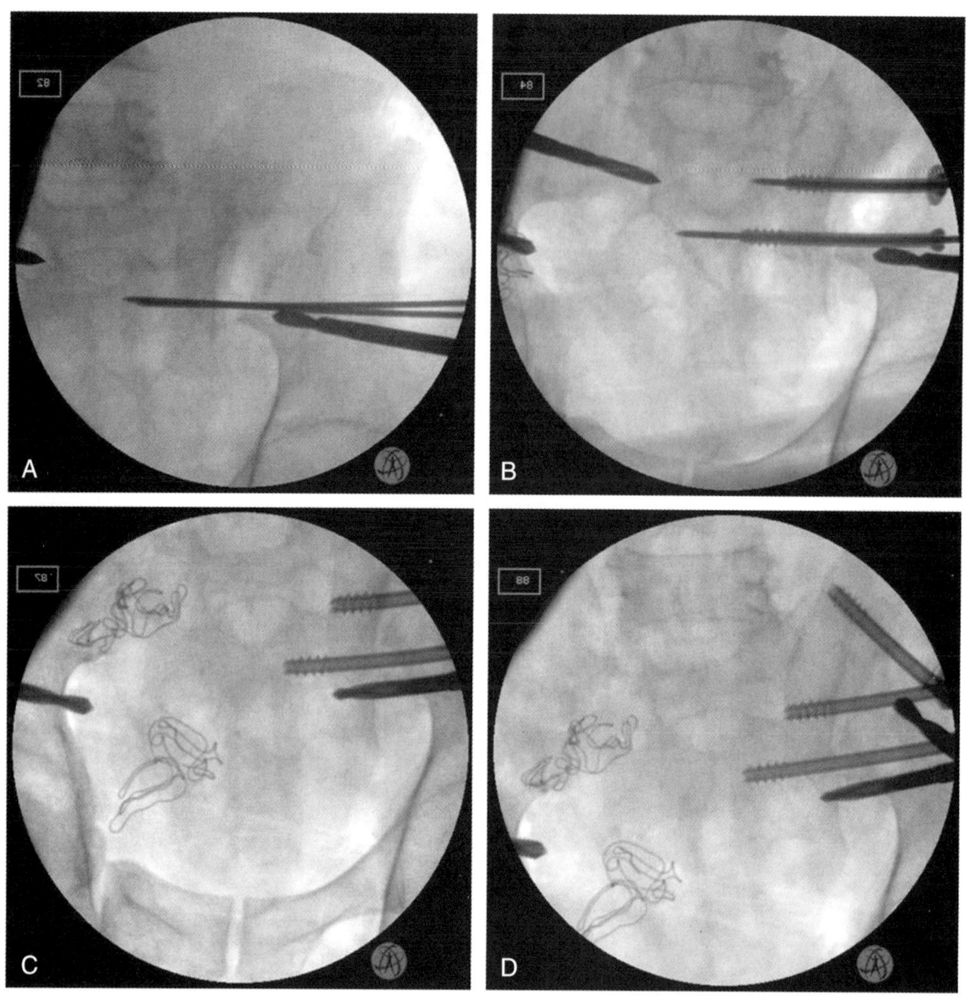

图 12-30　术中透视
A ～ D. 左侧骶髂关节复位、固定过程

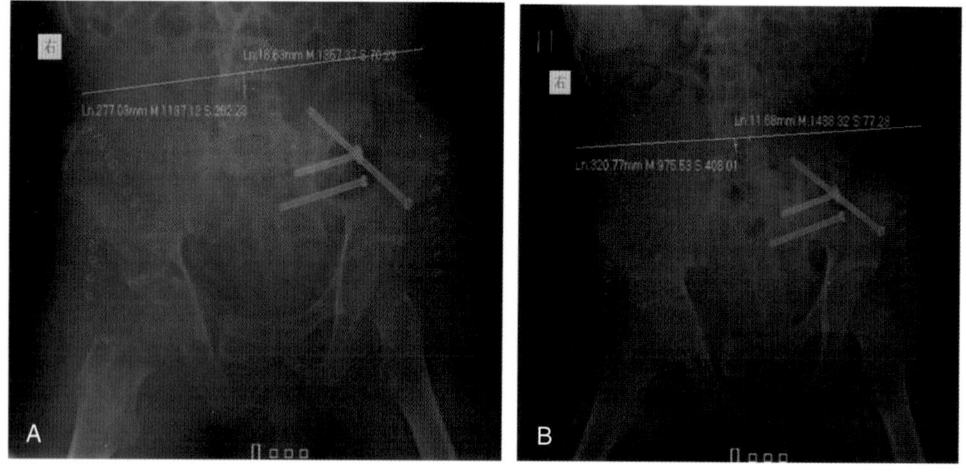

图 12-31　术后复查床边 X 线
A. 术后立即复查；B. 大重量牵引 1 周后复查

3. 骨折脱位严重移位后神经、血管会发生走行解剖改变，加之伤后瘢痕组织粘连等，经前方截骨神经血管损伤风险较大。

4. 患者表现为双侧骶髂关节脱位，后路腰骶固定可能不合适，只能选择前路固定，后环前方固定选择骶前钢板、骶髂螺钉。骶前钢板固定的前提是骨折的解剖复位，且跨关节固定对腰骶干神经损伤风险大，骶髂螺钉对垂直不稳定的固定强度存在质疑，况且患者脱位时间长、软组织挛缩严重、有骨质疏松风险，术后可能内固定失效。

5. 截骨矫形复位过程中软组织牵拉对血管、神经及尿道、肠道等有副损伤。

6. 经双侧骶前截骨出血风险大，可能影响手术正常进行；术前要预备充足的血液，并用自体血回输机回收自体血。

（四）术后情况

患者 2 次手术后均恢复较好，无围术期并发症。术后复查骨盆 X 线（图 12-32）显示原骨盆畸形明显矫正，骨盆环轮廓、容积大致恢复正常，双侧髂骨翼已经从原平 L_3 水平下降到 L_4 水平（图 12-33）。复查骨盆 CT 显示（图 12-34）骨盆环结构基本达到手术截骨矫形效果，骨盆环容积明显恢复（图 12-35）。

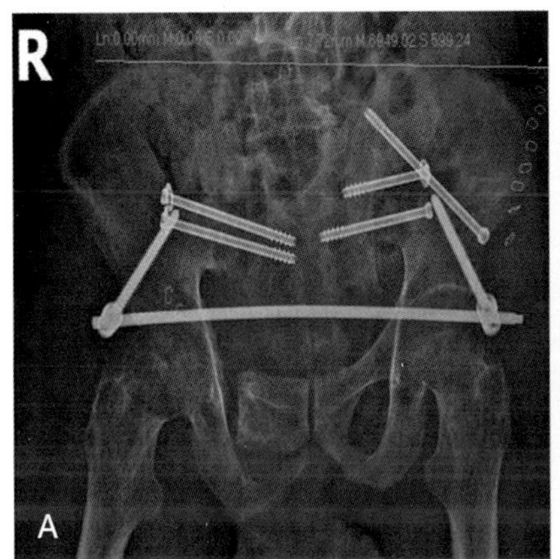

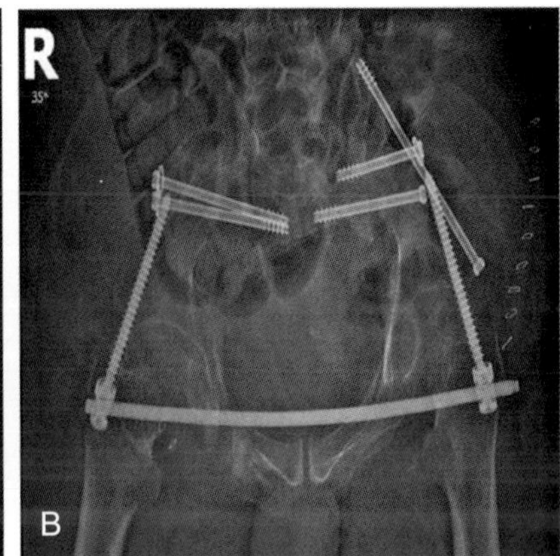

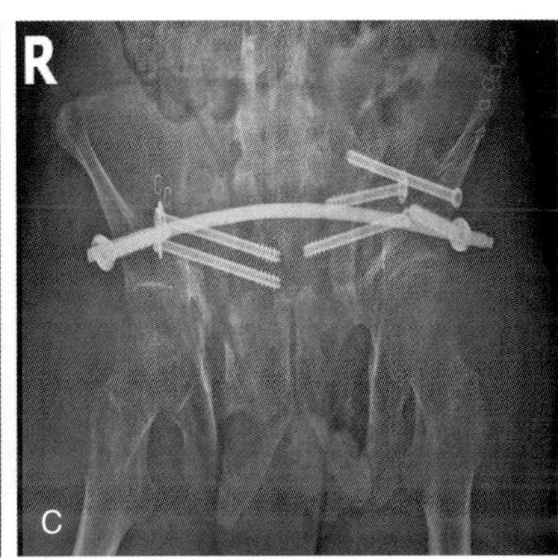

图 12-32　**术后复查骨盆 X 线**

A. 骨盆正位；B. 入口位；C. 出口位

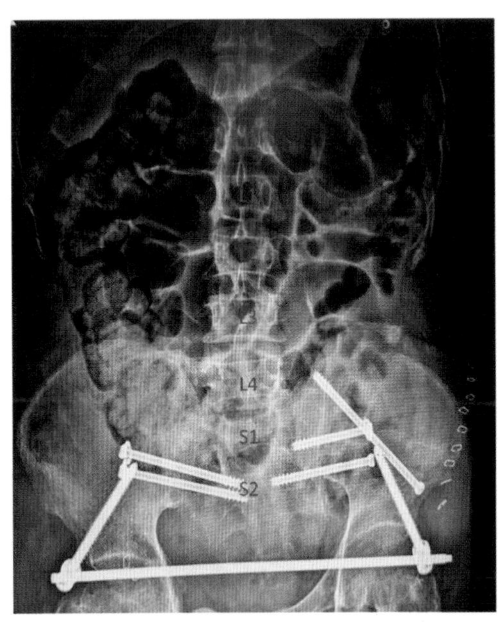

图 12-33　**双侧髂骨翼从原平 L_3 水平下降到 L_4 水平**

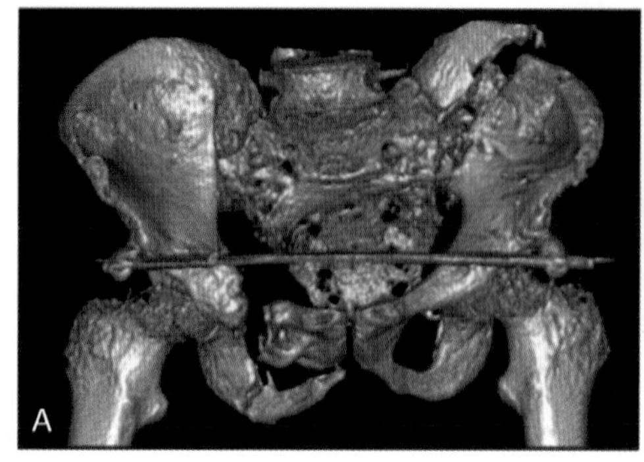

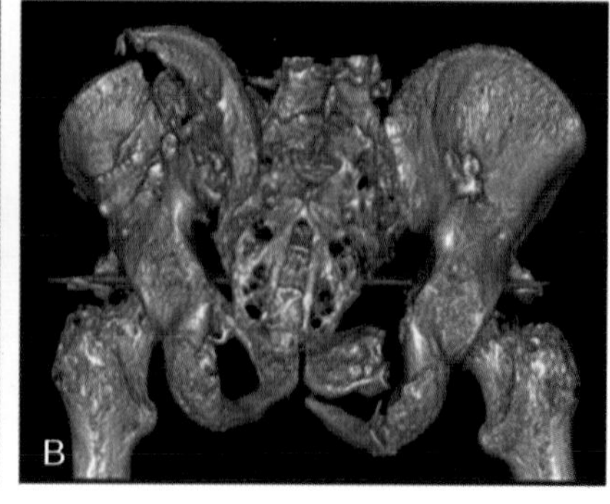

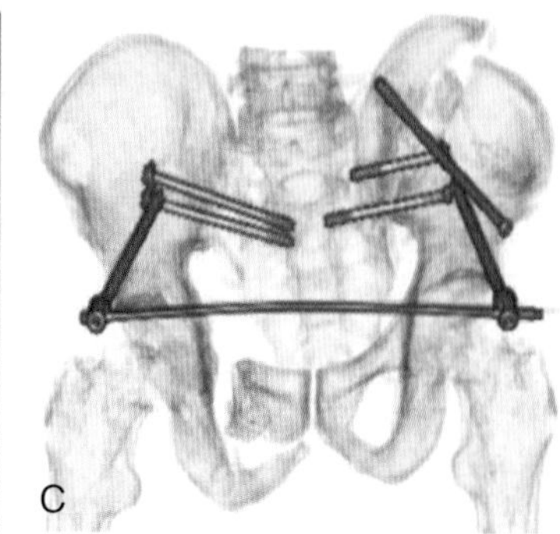

图 12-34　**术后复查骨盆 CT**

A. 前面；B. 后面；C. 透明像

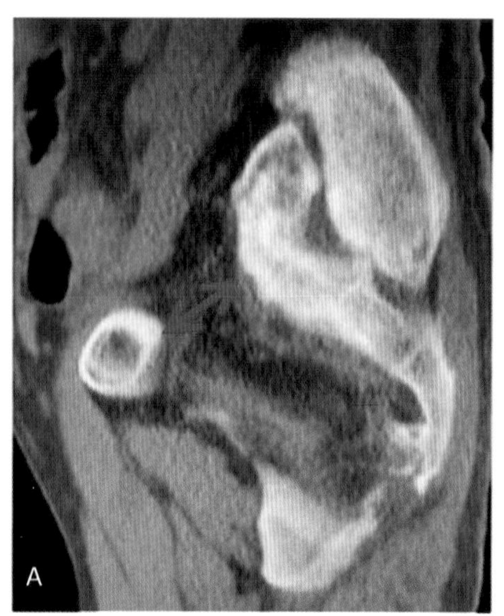

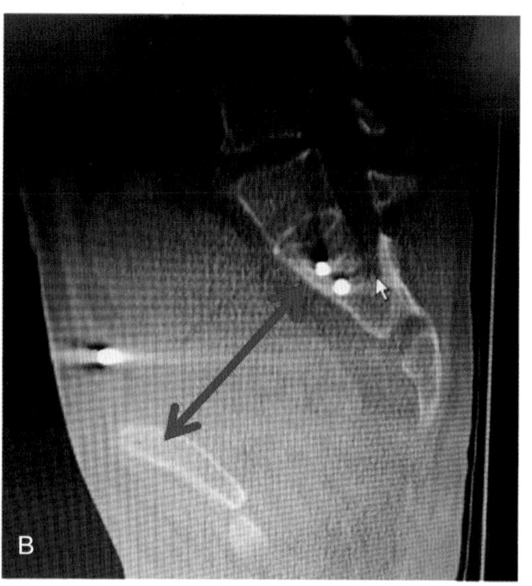

图 12-35　**手术前后骨盆矢状位对比**

A. 手术前骨盆矢状位；B. 手术后骨盆矢状位

（五）术后随访

患者术后恢复尚可，3 个月后能扶拐下床行走，6 个月复查时骨折基本愈合（图 12-36），内固定无松动，无骨折复位丢失；双下肢肌力恢复正常，能正常弯腰、下蹲等，行走基本正常。术后 1 年基本恢复正常生活，能进行轻体力劳动，复查 X 线示骨折愈合（图 12-37）。术后第 2 年复查，患者完全恢复劳动能力，骨盆畸形截骨矫形后骨折愈合，于术后 2 年 6 个月取出内固定物（图 12-38）。

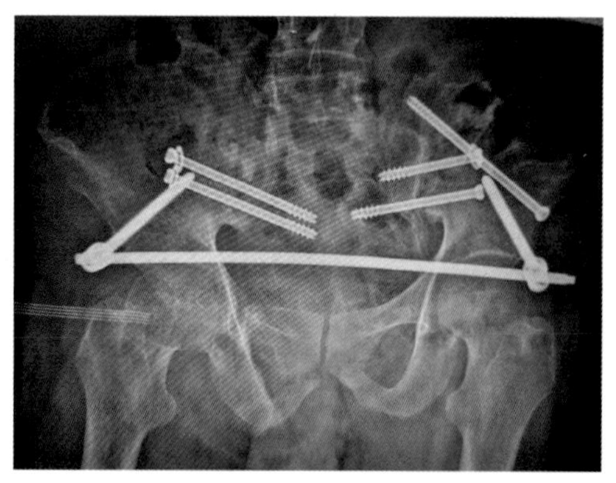

图 12-36　**术后 6 个月复查示骨折基本愈合**

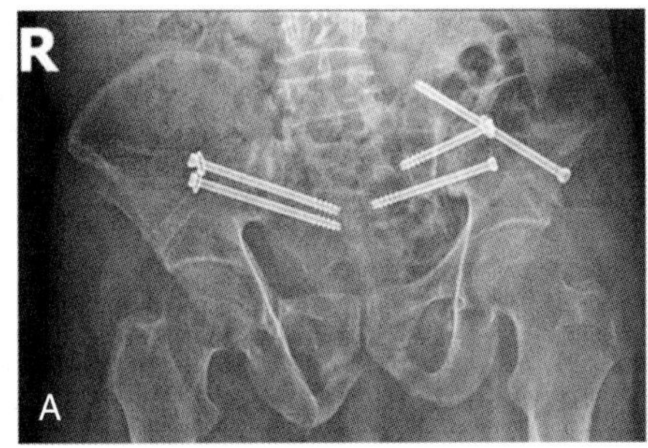

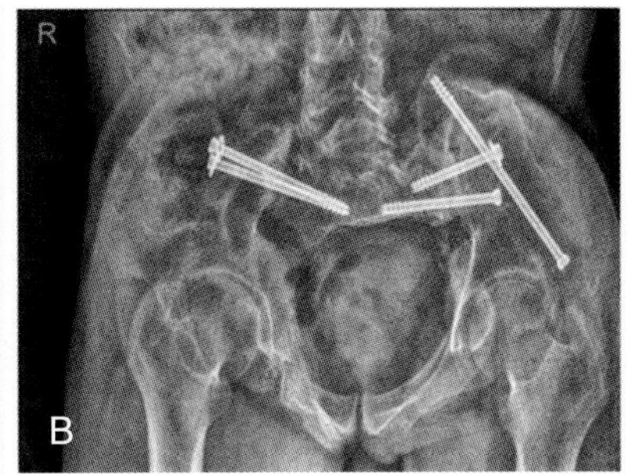

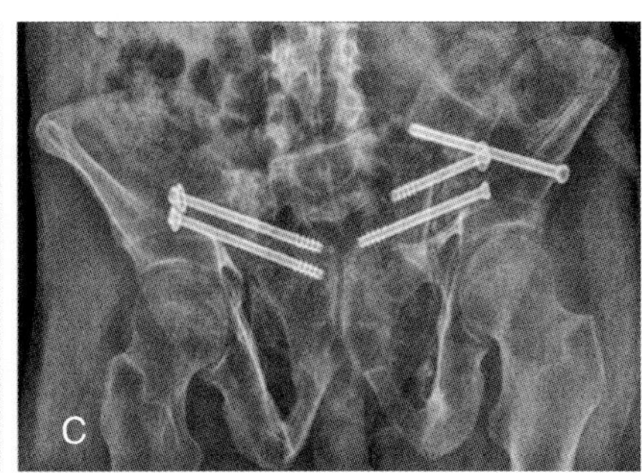

图 12-37　**术后 1 年复查示骨折愈合**

A. 骨盆正位；B. 入口位；C. 出口位

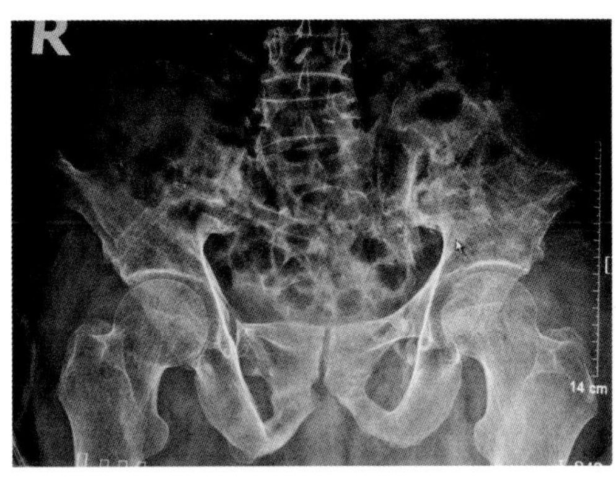

图 12-38　**术后 2 年 6 个月取出内固定物**

【经验与体会】

移位严重的陈旧性骨盆骨折畸形愈合或不愈合，虽然畸形愈合的骨性结构能一期完成截骨，但骨折移位后由于长时间存在脱位状态，软组织挛缩严重给复位带来的影响远大于骨性组织，因此，对于移位严重的陈旧性骨折建议分期进行手术，间隔期间进行肢体大重量牵引持续松解软组织。严重移位后神经组织可能适应移位后的解剖状态，如果强行复位可能对神经造成牵拉伤，建议分期手术。

第 13 章　特殊类型骨盆手术病例

第一节　儿童骨盆骨折

儿童骨盆骨折较为少见，多由严重创伤导致，占闭合性创伤的 2% ～ 7.5%。文献报道儿童骨盆骨折中幼儿、学龄前、学龄期发病率差别不大。但幼儿不稳定型骨盆骨折极为罕见。儿童骨盆环因有良好的弹性，软骨结构能吸收能量，因此儿童骨盆具有良好的延展性，治疗时应充分考虑儿童骨盆环内骨骺的强大塑形能力，慎重选择手术治疗。儿童耻骨联合分离和骶髂关节脱位的塑形较差，必须争取解剖复位，同时术中内置物的选择应避免损伤骨骺。由于儿童骨盆骨质的特殊性，目前在选择手术方式上存在较大差异；手术入路的选择有髂腹股沟入路、Gibson 入路、Simpson 入路等，骶髂关节脱位的复位固定方式有多枚克氏针、骶前钢板、骶髂螺钉固定等。腹直肌外侧入路于近年用于治疗骨盆髋臼骨折取得较好疗效，其体表投影正对应骶髂关节，经腹膜后进入后直接显露骶髂关节，不需切开髂嵴及剥离骨膜。优点是直视下复位骶髂关节，复位方便并能保护腰骶干神经，不切开髂嵴能避免髂嵴骨骺损伤，不剥离骨膜可有效减少出血，可直视下置入骶髂螺钉导针，确保骶髂螺钉安全置入。本节介绍的 2 例复杂儿童骨盆骨折病例均采用腹直肌外侧入路进行骨折复位固定，供临床骨科医生借鉴。

【病例 1】

患儿女性，2 岁，以“汽车辗压致伤左侧腹盆部后疼痛、左髋外旋畸形 1 小时”急诊入当地医院抢救。骨盆 CT 扫描及三维重建（图 13-1）示左骶髂关节完全前脱位，髂后上棘翻转至骶骨前面，整个髂骨翼骨骺完全分离脱位，左耻骨上下支骨折、分离移位。诊断为骨盆骨折，收住 ICU 抢救，2 周后病情稳定转入骨科病房，伤后第 25 天手术。

术前诊断：骨盆骨折（Torode-Zieg 分型：Ⅳ型）。

【临床决策分析】

（一）临床决策依据

本病例有以下特点：①左骶髂关节完全前脱位；②髂骨翼骨骺完全分离；③左耻骨上下支骨折分离；④无下肢血管神经损伤症状。根据 Torode-Zieg 分型为 Ⅳ型，虽然患儿骨折后有强大的塑形能力，但对骶髂关节脱位、耻骨联合分离等类型原则是解剖复位，患儿左侧骶髂关节脱位为罕见的完全前脱位，不进行关节复位将严重影响患儿发育，因此手术指征明确。

患儿目前面临的主要问题：①左侧骶髂关节前脱位：手术方法有髂腹股沟入路进行脱位复位和腹直肌外侧入路显露复位。髂腹股沟入路偏外侧，对显露骶髂关节内侧较困难尤其对前脱位复位更加困难，而腹直肌外侧入路直视下复位骶髂关节脱位，复位相对容易且风险明显降低；复位后固定方式有多枚克氏针、骶髂螺钉、外固定架等方式组合。克氏针容易松动脱出，失败率高；单纯外固定架固定稳定性欠缺，复位丢失率高，骶髂螺钉相对较粗可能影响骨骺发育，结合本病例可选择骶髂螺钉结合外固定架固定。②髂骨翼骨骺完全分离：可进行骨骺分离复位术，但患儿伤后近 1 个月，骨痂生长明显，术中很难找到原始骨骺线，而且移位严重复位可能困难，对以后的髂骨发育可能会带来影响。③耻骨上下支骨折：后环复位后前环基本能复位，可给予手术治疗，如果术中影响后环复位，可对前环耻骨支进行分离松解。

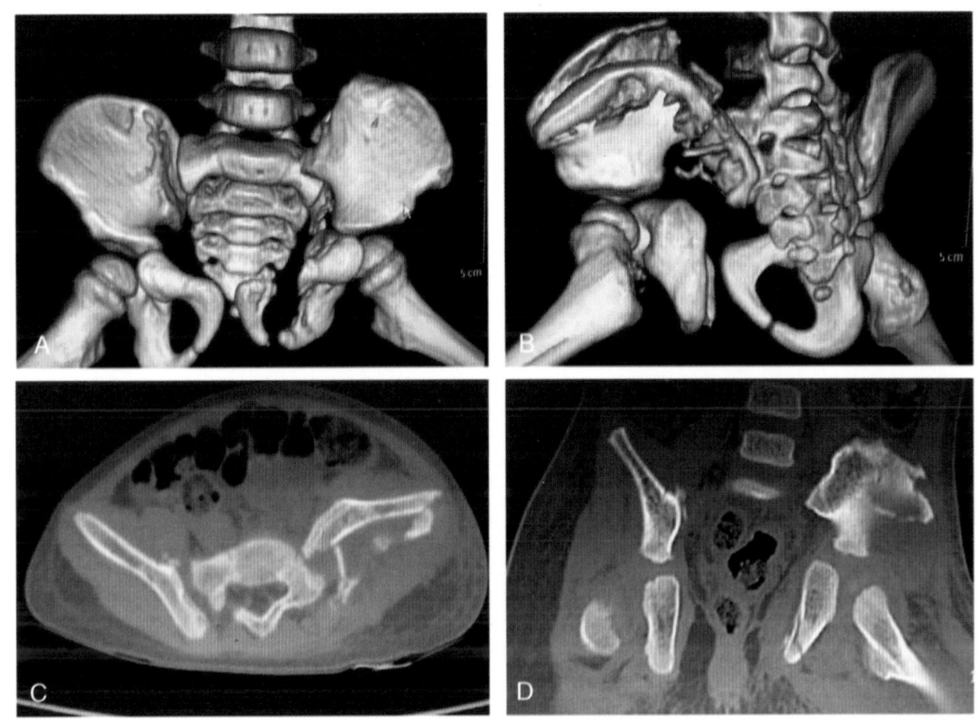

图 13–1　骨盆 CT 扫描及三维重建

A. 前面；B. 后面；C. 横断面；D. 冠状位

综上所述，患儿伤后第 25 天，骨折脱位已陈旧，患儿愈合能力强，骶前骨折脱位后瘢痕组织增生明显，术中可能困难较多。手术方式可选择：腹直肌外侧入路显露骶髂关节周围，在保护骶前神经血管前提下对骶髂关节前脱位进行复位，骶髂螺钉固定，外固定架辅助维持稳定，耻骨支骨折不予以处理。

（二）手术方法

1. *麻醉及体位*　全身麻醉气管插管，平卧位消毒患侧髋及臀部，铺单并用手术膜封闭手术区（备左后方骶髂螺钉进钉区域）。

2. *取左侧腹直肌外侧入路显露*　沿脐与髂前上棘连线外 1/3 点至耻骨结节外侧（腹直肌止点外侧）为皮肤切口（约 5cm），依次切开皮肤、皮下组织，并在腹外斜肌腱膜外做少许潜行分离，全层切开腹壁肌肉达腹膜外（图 13-2）。

3. *骨折显露*　在腹膜外通过腹直肌外侧入路中间窗进行显露完全前脱位的骶髂关节髂骨侧，沿髂骨侧骶髂关节面向内下方分离，找到髂外血管及腰骶干神经后加以标记保护，将神经血管牵拉向内侧，贴腰骶干外侧缘沿骶骨骨膜下向外侧显露至骶骨耳状面边缘骶髂关节处，完成骶髂关节周围显露。

4. *关节脱位复位与固定*　松解周围软组织，借助下肢牵引、骨膜剥离子伸入骶髂关节间隙进行向外撬拨，反复多次直至髂骨的关节面回到原来解剖位置；直视下经皮向骶髂关节内置入骶髂螺钉导针，导针位置理想后再置入骶骨侧，置入直径 4.0mm 空心钉加压固定骶髂关节。活动髋关节见骨折块稳定，缝合伤口。再辅助骨盆外固定架加强稳定。

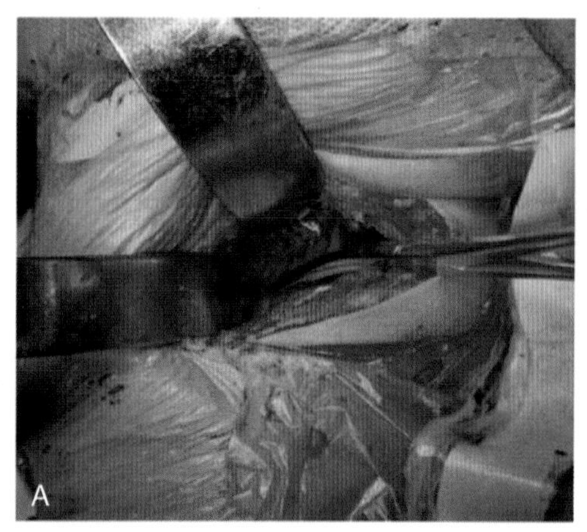

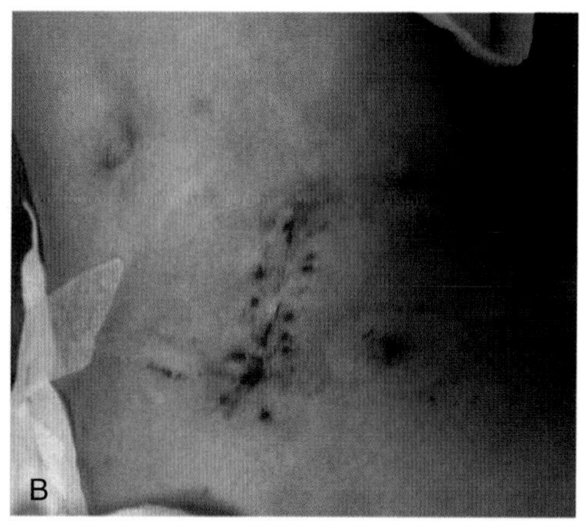

图 13-2 **手术切口**

A. 术中切口显露；B. 术后伤口愈合

（三）手术风险评估与防范

1. 完全骶髂关节前脱位，伤后时间长，骶骨翼前方有髂外髂内血管、腰骶干神经的解剖发生改变，加之瘢痕增生术中可能显露困难，损伤髂外血管、腰骶干神经的风险较高。

2. 完全性骶髂关节前脱位，脱位时间长，周围软组织挛缩严重，复位难度较大；儿童骨质较软，对钳夹、螺钉提拉等均无把持力，只能借肢体牵拉辅助复位，必须对周围组织彻底松解，在保护骶前血管神经的同时局部用骨刀撬拨进行辅助复位。术中万一复位困难可考虑髂骨截骨复位，复位后将截去骨块再植回原处。

3. 患儿骨质发育期钙盐沉积不足，透视条件要求高，可能存在透视不清，骶髂螺钉置入风险较高。

（四）术后恢复及随访

患儿术后病情稳定，无发热，第 2 天肛门排气，腹部引流管无引流量后拔除引流管，开始进流质饮食；复查骨盆正位 X 线（图 13-3）示骨折脱位复位满意，内固定位置良好，无并发症。术后第 4 周复查见骨折复位维持良好，无骨折复位丢失及内、外固定松动发生，去除外固定支架，行骨盆 X 线（图 13-4）显示骨盆环结构基本正常，骶髂螺钉位置好，无松动脱出，开始下床行走。术后第 2 个月返院复查见骨折脱位已经愈合，行走步态正常，取出左侧骶髂螺钉，术后第 4 个月复查示骨折愈合良好，无骨折复位丢失（图 13-5）。术后第 2 年复查患儿身高发育正常，行走步态正常，X 线检查及 CT 扫描三维重建（图 13-6）显示双侧髋关节发育正常，左侧髂骨翼较对侧明显变小（可能与伤时髂骨翼骨骺滑脱有关），骶髂关节发育无明显异常，双侧臀纹对称。术后第 4 年复查患儿步态正常，跑跳活动自如，髋关节发育未见明显异常（图 13-7），继续随访中。

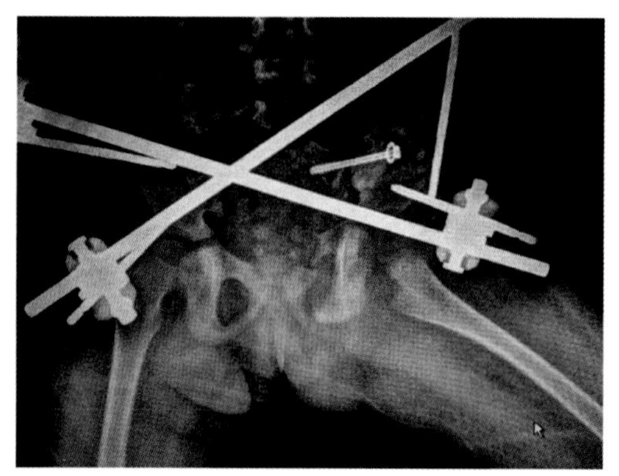

图 13-3 **骨盆正位 X 线片**

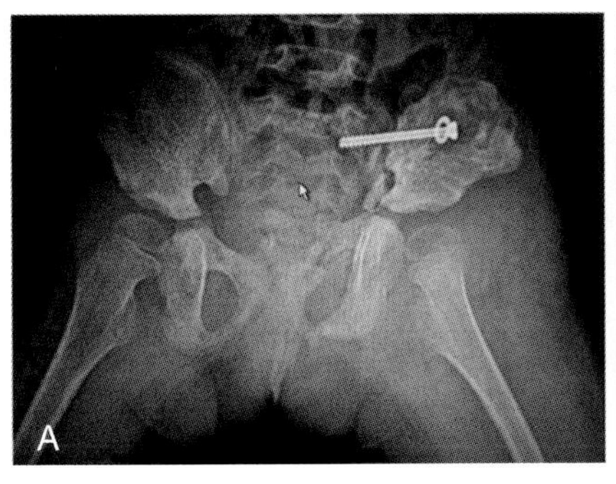
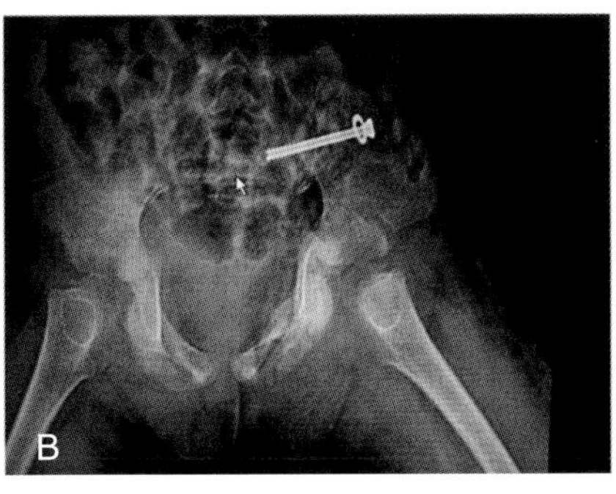
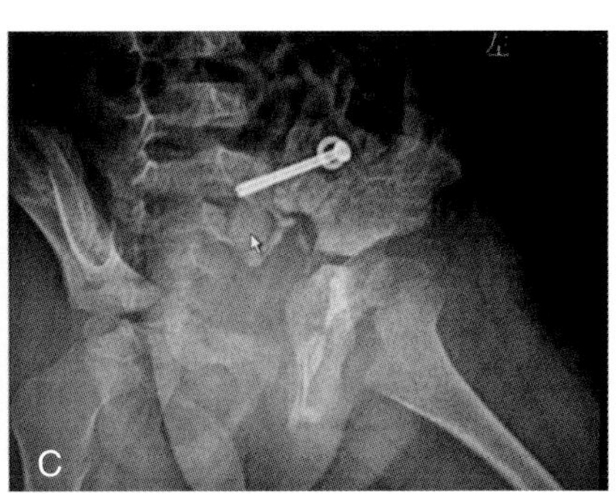

图 13-4　去除外固定支架后骨盆 X 线

A. 骨盆正位；B. 入口位；C. 髂骨斜位

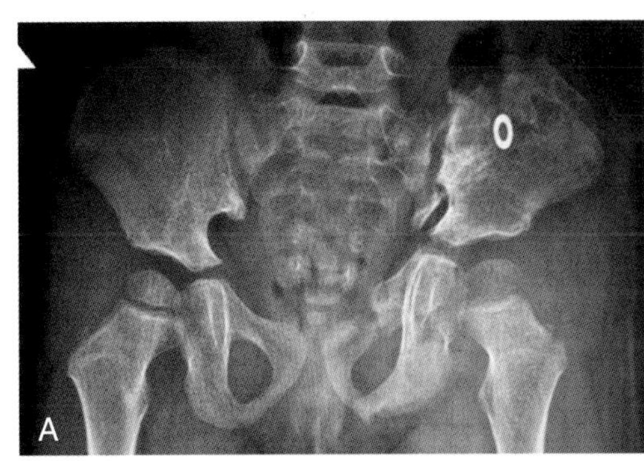
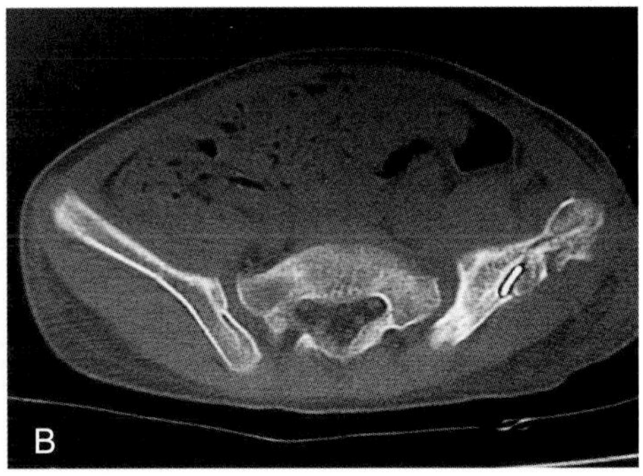

图 13-5　术后第 4 个月复查

A. 骨盆正位 X 线；B. CT 断层扫描

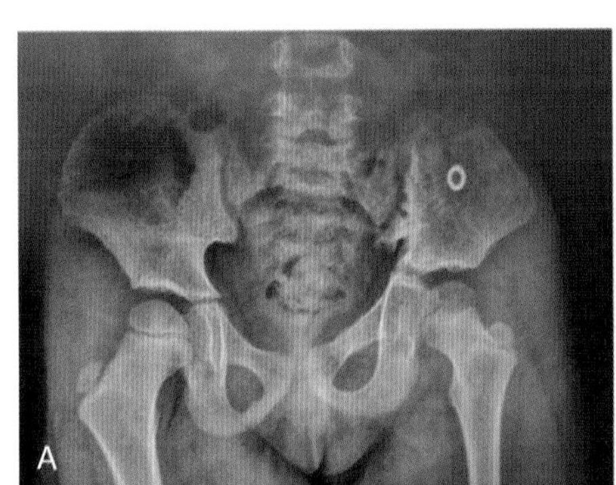
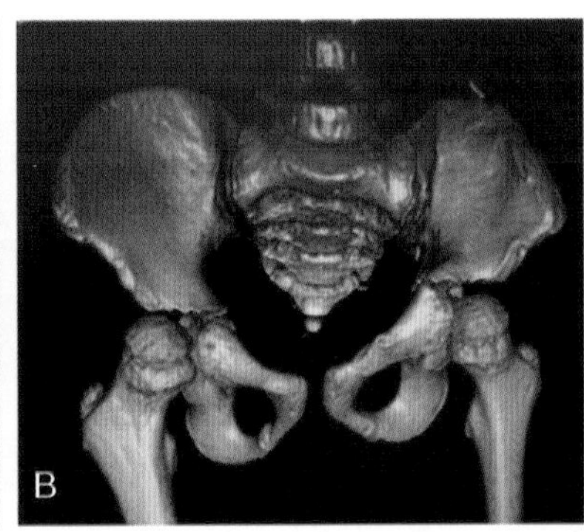
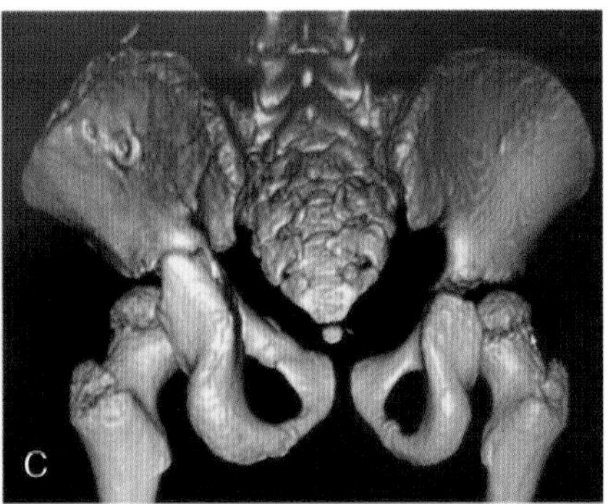

图 13-6　术后第 2 年骨盆 X 线及 CT 三维重建

A. 骨盆正位 X 线；B. CT 三维重建前面；C. CT 三维重建后面

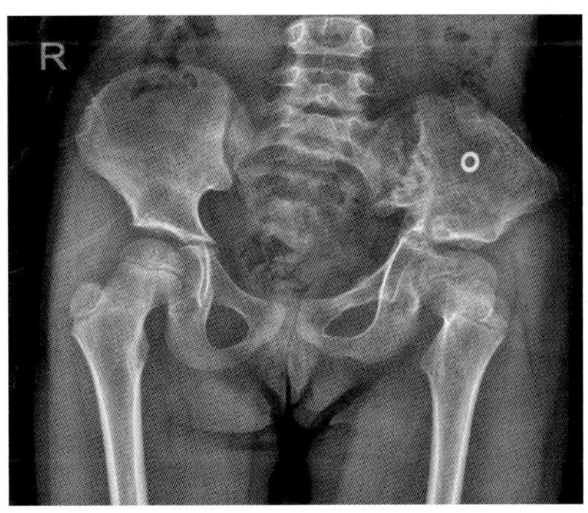

图 13-7　术后第 4 年复查骨盆正位 X 线

【病例 2】

患儿女性，20 个月，以“汽车辗压致伤腹盆部后疼痛流血、左髋外旋畸形 1 小时”急诊入当地医院抢救。入院查体：左侧腹股沟区一约 15cm 长皮肤裂口延伸至会阴部，污染重。双侧骨盆明显不对称，双侧髂骨外翻，左髋部肿胀明显；双侧髋关节屈曲、外旋畸形，髋关节活动明显受限，双下肢不等长，足趾血供、感觉正常，活动好。行骨盆 X 线（图 13-8）及 CT 扫描三维重建（图 13-9）示右侧骶髂关节完全外、上脱位，失去关联；左侧髂骨新月形骨折，骶髂关节也完全向前、上脱位，耻骨联合分离移位较远。诊断为骨盆骨折，经 ICU 抢救并行左腹股沟区创口清创缝合术，伤口愈合良好，1 周后病情稳定转入骨科病房，伤后第 10 天手术。

术前诊断：①骨盆骨折（Torode-Zieg 分型 Ⅳ型）；②左腹股沟皮肤裂伤。

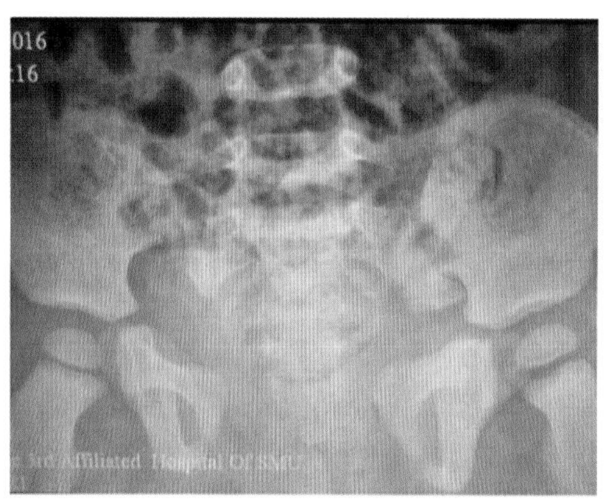

图 13-8　骨盆正位 X 线片

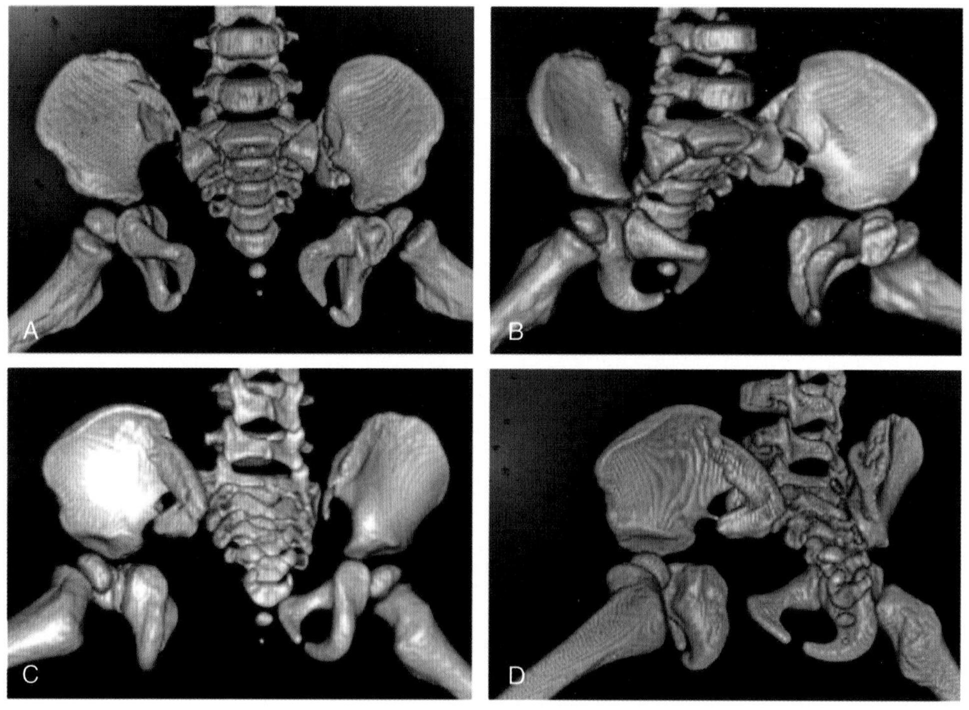

图 13-9　术前骨盆 CT 扫描及三维重建

A. 前面；B. 内侧面；C. 后面；D. 后侧面

【临床决策分析】

（一）临床决策依据

本病例有以下特点：①右骶髂关节完全外、上脱位，骶骨与髂骨失去连接；②左侧新月形骨盆骨折，骶髂关节完全向前、上脱位；③耻骨联合完全分离；④无下肢血管神经损伤症状。根据 Torode-Zieg 分型为Ⅳ型，患儿整个骨盆环完全骨折分离，3D 打印模型清楚显示骨折情况（图 13-10），若不恢复骨盆环的解剖对位将严重影响患儿发育。手术指征明确。

术前分析：①右侧骶髂关节完全脱位，髂骨翼上移明显：手术方法有髂腹股沟入路进行脱位复位或腹直肌外侧入路显露复位；复位后固定方式有多枚克氏针、骶髂螺钉、外固定架、骶髂前钢板等方式组合。克氏针容易松动脱出，失败率高；单纯外固定架固定稳定性欠缺，复位丢失率高，骶髂螺钉相对较粗，可能影响骨骺发育，骶髂前钢板风险高，取出困难；结合本病例可选择骶髂螺钉结合外固定架固定。②左侧骨盆新月形骨折，髂骨侧完全分离，前上移位，手术方法可同右侧处理。③耻骨联合分离必须复位，可选择钢板、螺钉固定。

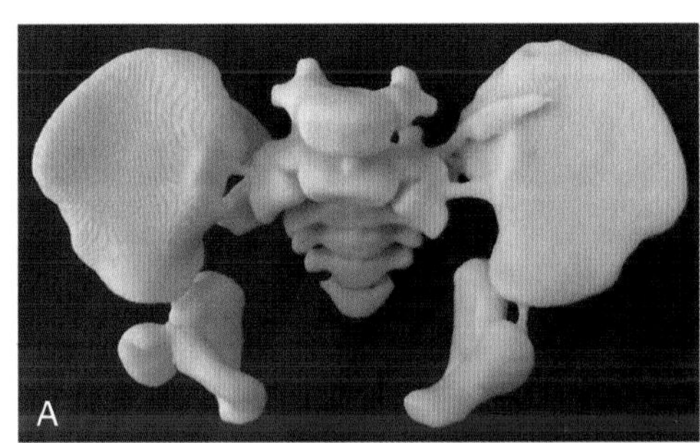

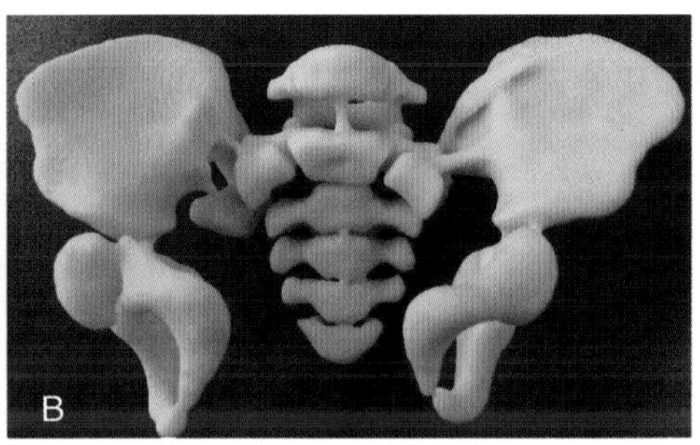

图 13-10　**术前骨盆 3D 打印模型**

A. 骨盆正面；B. 骶骨正面

综上所述，患儿伤后第 10 天，骨折脱位严重，可选择双侧腹直肌外侧入路显露骶髂关节周围，在保护骶前神经、血管的同时对双侧骶髂关节脱位进行复位，骶髂螺钉固定，耻骨联合行螺钉固定，外固定架辅助维持稳定。

（二）手术方法

1. *麻醉及体位*　全身麻醉气管插管，平卧位消毒双侧髋、臀部及双下肢，铺单并用手术膜封闭手术区（备双侧后方骶髂螺钉进钉区域）。

2. *左侧新月形骨折复位*　取左侧腹直肌外侧入路显露，在腹膜外通过中间窗进行显露完全骨折脱位的骶髂关节髂骨侧，沿髂骨侧骶髂关节面向内下方分离，找到髂外血管及腰骶干神经后加以标记保护，将神经、血管牵拉向内侧，贴腰骶干外侧缘沿骶骨骨膜下向外侧显露至骶骨耳状面边缘骶髂关节处，完成骶髂关节周围显露，牵拉下肢并内旋转髂骨翼复位骶髂关节后置入克氏针临时固定。

3. *右侧骶髂关节脱位复位固定*　取右侧腹直肌外侧入路显露骶髂关节，同左侧一样复位骶髂关节脱位后，置入 4.0mm 空心钉导针临时固定，通过双侧腹直肌外侧入路辅助复位耻骨联合分离，点状复位钳钳夹，透视观察骨折脱位复位情况（图 13-11），见骨盆环复位满意后行双侧 S_1 骶髂螺钉（4.0mm 空心钉）固定后环，耻骨联合用 4.0mm 空心钉固定。活动双侧髋关节见骨盆环稳定，缝合伤口；再辅助骨盆外固定架加强稳定。

（三）手术风险评估与防范

同本节病例 1。

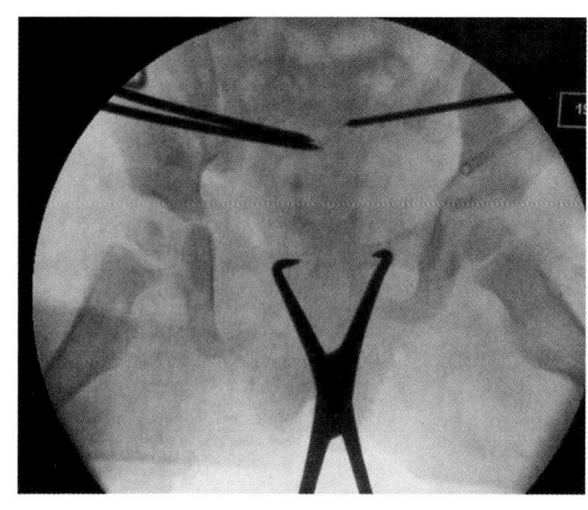

图 13-11 **骨盆骨折脱位复位**

（四）术后恢复及随访

患儿术后病情稳定，无围术期并发症，第 2 天肛门排气后开始进流质饮食；复查骨盆 X 线（图 13-12）及 CT 三维重建（图 13-13）示骨盆环骨折脱位复位满意，内固定位置良好。术后 4 周复查见骨折复位维持良好，无骨折复位丢失及内、外固定松动发生，去除外固定支架，行骨盆 X 线及 CT 三维重建（图 13-14）显示骨盆环结构基本正常，骶髂螺钉位置好，无松动脱出，开始下床行走。术后第 3 个月返院复查见骨折脱位已经愈合，行走步态正常，取出双侧骶髂螺钉及耻骨联合螺钉（图 13-15），术后第 4 个月复查示骨折愈合良好，无骨折复位丢失。手术 1 年后复查，患儿身高发育正常，行走步态正常，X 线示检查（图 13-16）显示双侧髋关节发育正常，随访中。

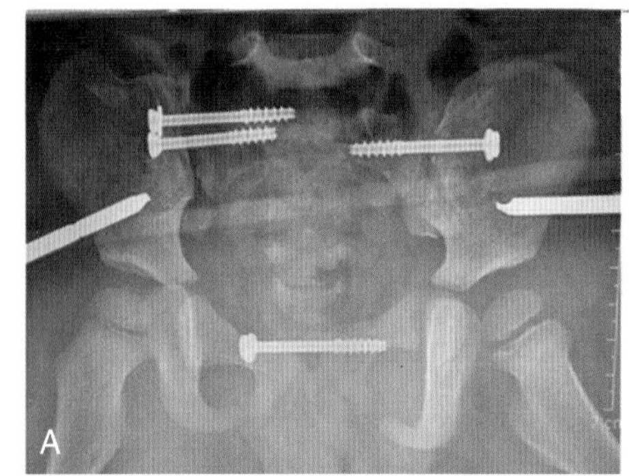

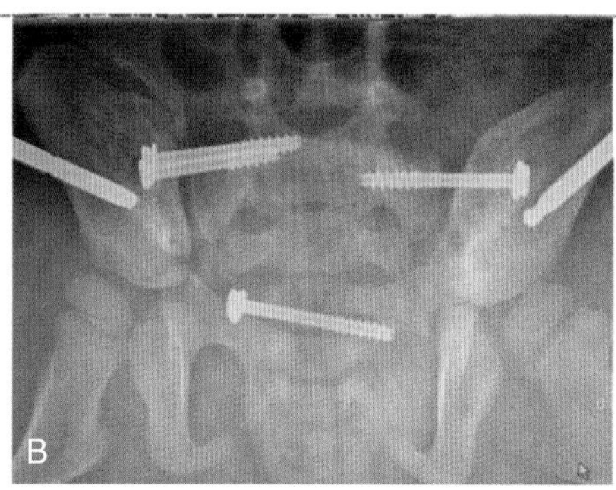

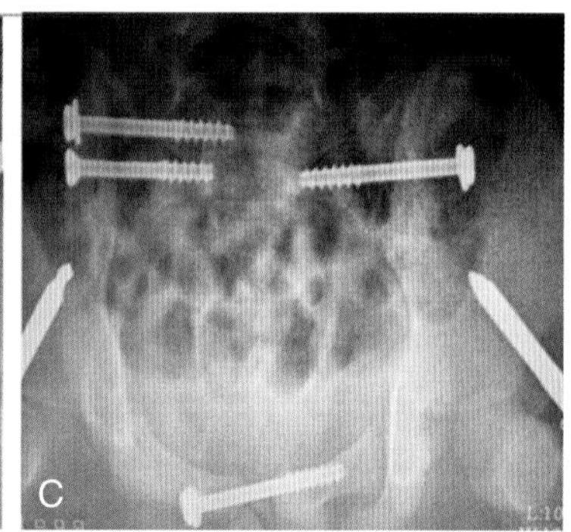

图 13-12 **复查骨盆 X 线**

A. 骨盆正位；B. 出口位；C. 入口位

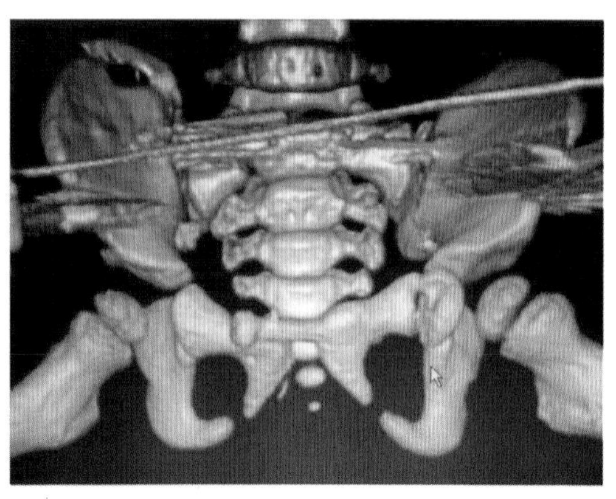

图 13-13 **复查骨盆 CT 三维重建**

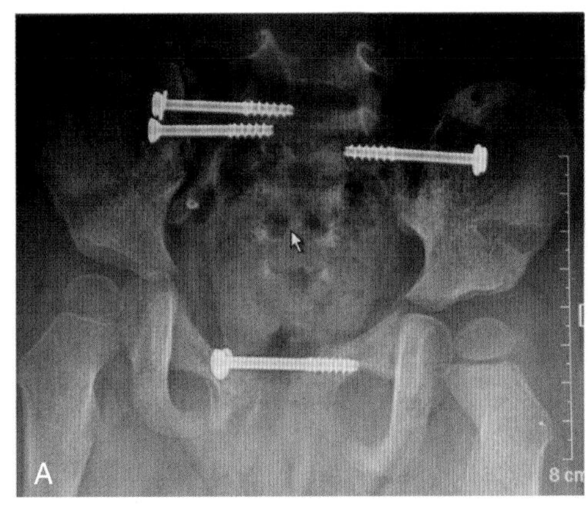
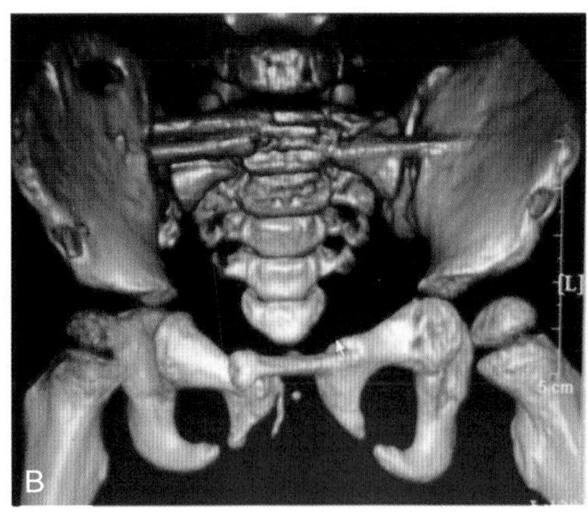

图 13-14　去除外固定支架后骨盆 X 线及 CT 三维重建
A. 骨盆正位 X 线；B.CT 三维重建前面观

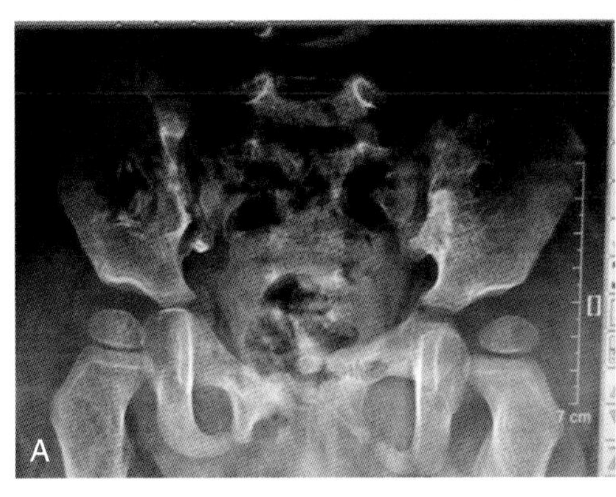
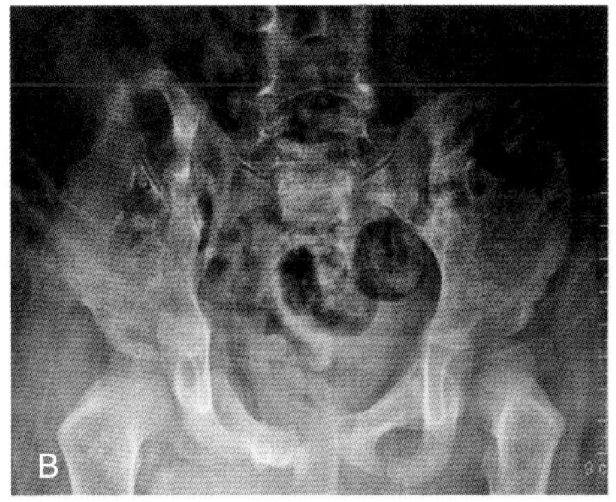

图 13-15　取出双侧骶髂螺钉及耻骨联合螺钉
A. 骨盆正位；B. 骨盆入口位

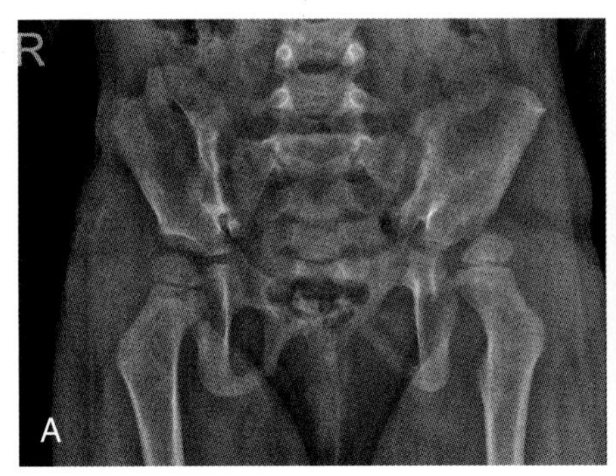
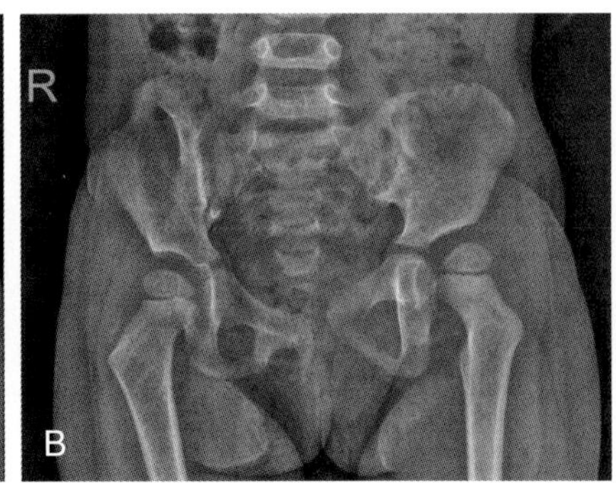
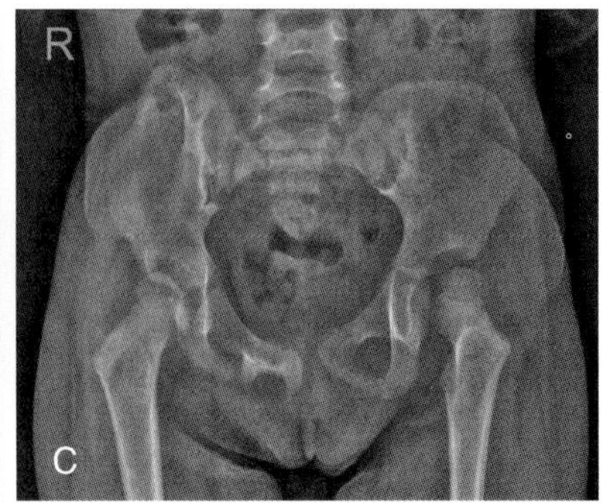

图 13-16　术后 1 年 X 线复查
A. 骨盆出口位；B. 骨盆正位；C. 骨盆入口位

【经验与体会】

儿童骨盆骨折通常由高能量损伤导致；由于儿童骨盆关节松弛，皮质骨多孔且骨膜较厚，骶髂复合体韧带强度大，骨生长中心有一定自身塑形性，使儿童骨盆骨折不同于成人。儿童年龄划分为小于 16 岁，学龄儿童骨骼发育相对成熟，可参照成人骨盆骨折处理，而幼儿骨骺发育不全处理方式明显不同于学龄儿童。儿童骨盆骨折的生物力学特性允许骨折发生更严重的移位，本节 2 例为发生移位明显的骶髂关节前脱位。严重骨盆骨折（Tile C 型、Torode-Zieg Ⅳ型）多为交通伤及高处坠落伤所致，多合并胸腹多脏器损伤、四肢多发骨折、创伤性休克等。由于伤情较重大多数医院没有早期处理骨盆骨折的条件和能力，待患者病情稳定时已经为陈旧性骨盆骨折，进行手术治疗难度成倍增加，因此，患儿发生严重骨盆骨折后应尽早联系有能力处理骨盆骨折的医院进行早期手术。儿童骨盆骨折的发生率低于成人，陈伟等报道儿童骨盆骨折仅占全部骨盆骨折的5.4%，占同期骨关节损伤患儿的1.1%，占包括骨盆和髋臼损伤在内下肢损伤的4.7%，而幼儿骨盆骨折的发生率更低。由于幼儿严重骨盆骨折文献报道不多，手术入路、复位方式、固定方法迥异，因此目前对幼儿骨盆骨折的手术指征、固定方式尚无统一定论，手术难度大、手术风险高，且手术疗效存在较大不确定性。

儿童严重骨盆骨折均伴后环的骨折脱位，因此儿童骨盆骨折手术难点是后环的复位与固定，传统的手术入路有髂腹股沟入路、Gibson入路、Simpson入路等，但对各入路的手术适应证、优缺点等鲜见报道。经典髂腹股沟入路是切开皮肤后沿髂嵴切开骺板，沿髂骨内板骨膜下剥离内板至骶髂关节进行显露；髂腹股沟入路的不足有：①手术创伤大，切开骨骺对髂骨翼的发育有影响；②从外侧显露骶髂关节路径较远，且牵拉髂腰肌困难，不能直视下复位，尤其是骶髂关节前脱位时复位困难；③由于儿童骨膜较厚，骨膜下滋养孔较多，骨膜下剥离时可能出血较多，儿童骨膜较厚，不切开骨膜而从骨膜下牵拉较困难；④由于髂腹股沟入路显露骶髂关节有限，跨骶髂关节微型钢板固定较困难。腹直肌外侧入路的体表投影正对骶髂关节，通过腹膜后间隙显露骶髂关节较直接和方便，不涉及髂骨翼骨骺、不剥离骨膜，通过髂腰肌与髂外血管间隙能清楚地显露骶骨耳状面内侧的腰骶干神经，便于术中保护神经和血管，手术安全性明显提高。因此，腹直肌外侧入路较髂腹股沟入路在显露时间、手术创伤、术中出血等均有较大优势，尤其是骨折复位更为直接，对骶髂关节前脱位也能顺利完成复位，复位时间、复位质量均有明显改观。

儿童骨质较软，任何固定方式的稳定均相对较差，同时骶髂关节周围的骨骺可能对骨骼发育造成影响，因此在内固定选择上较慎重。文献报道对儿童骶髂关节周围骨折脱位固定方式不一，有多枚克氏针、骶髂前微型钢板、骶髂螺钉等，对各种固定方式的优缺点也鲜有文献报道，而对幼儿骨盆骨折的报道更少见。笔者体会克氏针固定相对简单，可能对骨骺损伤小，但稳定性差，内固定易失效，易发生骨折再移位；但取出容易，损伤小；微型钢板固定稳定性较好，但放置时较为困难，且损伤腰骶干神经的风险高，更困难的是骨折愈合后取出时创伤大，由于瘢痕粘连等原因，血管神经损伤概率较高；骶髂螺钉固定稳定性较好，骶髂关节脱位分离时可直视下置入4.0mm空心钉导针，置入方便，取出时创伤小，不会造成副损伤，但幼儿骶1椎体较小，螺钉置入空间有限，同时置入骶髂螺钉时要透视，儿童骨骼钙化不足对透视条件要求高，因此置入骶髂螺钉有一定风险，同时螺纹损伤骶骨骨骺可能影响骨骼发育。非手术治疗的长期结果满意，但对于明显移位的严重骨盆骨折仍应该积极手术治疗。幼儿由于体重轻，血容量小，少量出血会影响血流动力学，术前要准备足够的血液，术中常规使用自体血回输机；术中操作要轻柔，避免大范围剥离软组织，手术时间尽量缩短。腹直肌外侧入路显露骶髂关节周围方便、快捷，创伤小，能直视下复位固定骨折，处理儿童严重骨盆骨折有一定的优势；相对于多枚克氏针、微型钢板固定，骶髂螺钉固定稳定性好、取出方便，是不错的选择方式。

第二节　骨盆开放性骨折

开放性骨折临床处理较为棘手，由于皮肤软组织的保护屏障被破坏，发生开放骨折后骨及软组织感染的概率大大增加。严重的骨盆开放性骨折合并感染后可能导致腹盆腔感染，感染极难控制，甚至可能出现半骨盆离断风险，危及患者生命。对于开放性骨盆骨折的处理要严格针对病情制订个性化治疗方案，在早期清创控制感染的同时尽早进行骨折的复位固定，重建骨盆环的稳定，同时骨盆环的稳定也能促进感染的控制，几乎可避免感染控制后骨盆骨折转为陈旧性骨折而难以处理。本病例为严重开放性骨盆骨折，半骨盆离断，同时合并腰背部Morel-Lavallée（MLL）损伤，经团队的精心救治，患者得到较好的治疗效果。

【病例】

患者女性，34 岁，以“叉车挤压伤致右盆部后畸形、流血、意识障碍 3 天”转入我院。患者于 3 天前不慎被叉车挤压伤致右盆部后畸形、流血，送当地医院抢救，伤后患者一直处于昏迷状态，急诊行右侧骨盆开放伤口清创、纱布堵塞止血，并行双侧髂内动脉栓塞、抗休克等对症治疗，于伤后第 3 天神志清醒后带呼吸机转入我院治疗。

入院检查：右侧髂前上棘以上皮肤裂开，伤口达 30cm，髂骨外露，腰背部皮肤广泛脱套，右侧半骨盆向外翻转，右下肢活动不能，右足趾血供正常，感觉运动丧失。外院伤后 CT 检查（图 13-17）示右侧半骨盆完全分离；入院后复查骨盆部 CT（图 13-18）：右侧髂骨自髂后上棘至坐骨大孔完全离断，骶髂关节分离，坐骨大孔上方有一大的游离骨块；右侧股骨头向闭孔内完全脱位，可见右侧盆腔内大量堵塞纱布影；耻骨联合分离，左侧髋臼前柱骨折无移位。

术前诊断：①骨盆开放骨折（Tile C1.1 or C1.2 耻骨联合分离）；②髋臼骨折（Judet 分型：双侧前柱；三柱分型：右 A1.3，左 B2.1）；③右侧股神经、坐骨神经损伤；④腰骶背部、右臀部 MLL 损伤。

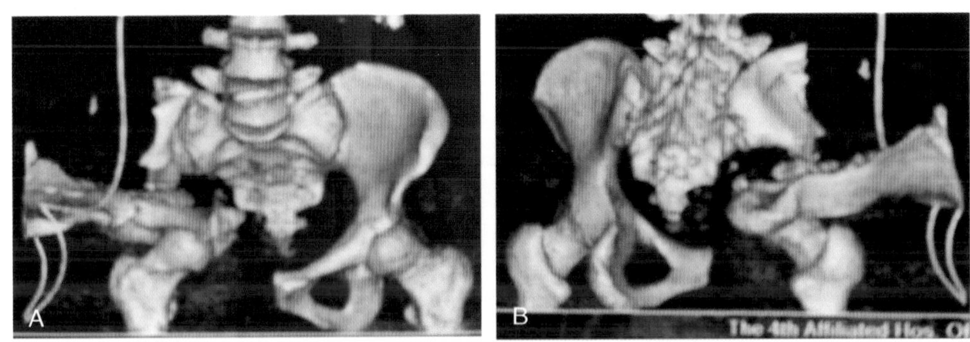

图 13-17　**外院伤后 CT**

A. 前面；B. 后面

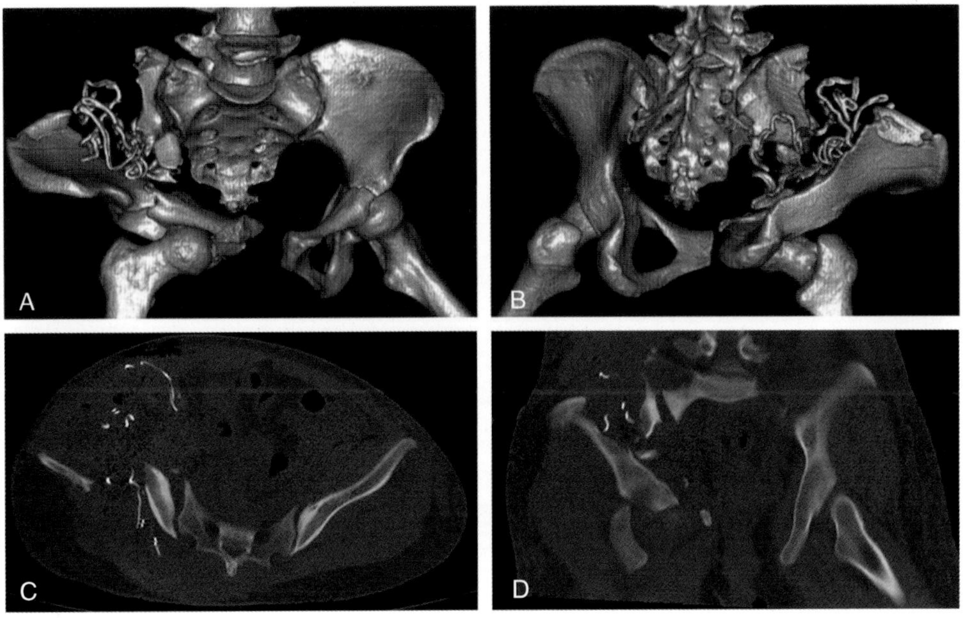

图 13-18　**本院骨盆 CT**

A. 前面；B. 后面；C.CT 断层扫描示右骶髂关节有分离；D.CT 冠状位示耻骨联合分离

【临床决策分析】

（一）临床决策依据

本病例有以下特点：①右侧腹盆部开放伤口，污染严重，内有大量纱布堵塞，腰背臀广泛软组织撕脱伤，患者高热，有感染；②右侧半骨盆离断，骨折分离明显，伴有骶髂关节分离、股骨头脱位、双侧髋臼骨折、耻骨联合分离；③合并多发肋骨骨折、创伤性湿肺，伤后休克没有得到较好纠正，存在多器官功能衰竭危险。患者病情危重需控制感染，分期重建骨盆环稳定，挽救患者生命并尽可能保住患者肢体、恢复功能。诊断及手术指征明确。

患者病情危重，需多学科联合救治；治疗的核心是先控制感染，调整全身状态，按DCS原则分期重建骨盆环，创伤骨科主要做到：①腹盆部开放伤口及腰背臀广泛软组织撕脱伤彻底清创；②配合全身状况，分期重建骨盆环完整。可在一期清创时对骶髂关节分离进行复位微创固定，复位脱位的股骨头将离断的半骨盆环大致复位，克氏针固定并用外固定架维持稳定，方便护理并有助于控制感染；在感染基本控制后行骨盆环的最终重建。

（二）治疗过程

1. 第一次手术　①创面清创，取出堵塞的纱布，彻底清除不健康组织；②复位骶髂关节，用螺钉将髂骨块固定于骶骨上，重建骶髂关节稳定性，便于后期重建骨盆环；③复位脱位的股骨头于髋臼窝内；④将髂骨翼大体复位，用克氏针临时固定于骶骨上；⑤骨盆外固定架维持大体骨盆环结构；⑥开放创面及MLL损伤负压处理。

患者术后病情相对稳定，生命体征平稳，开放伤口及腰背臀部MLL损伤感染基本控制，复查骨盆X线和CT检查显示骨盆环轮廓大致恢复，骶髂关节脱位已经复位固定（图13-19）；调整全身状况后于术后1周行第二次手术。

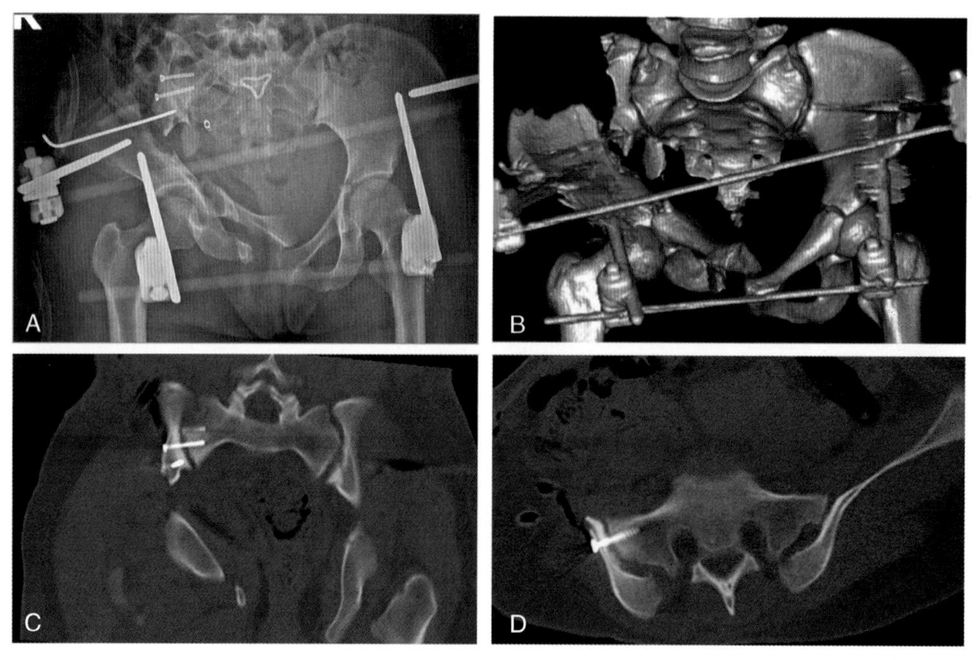

图13-19　**第一次手术后复查**

A.骨盆正位X线片；B.CT三维重建前面；C.冠状位重建示骶髂关节复位固定；D.断层扫描示骶髂关节复位

2. 第二次手术　①创面清创后用手术膜封闭，避免污染手术切口，行骨折复位固定手术；②取右侧腹直肌外侧入路显露，避开原髂嵴及后部创面；③先复位骶髂关节周围骨折，双重建钢板跨骶髂关节固定；④再复位右侧髋臼前方，重建钢板固定；⑤左侧辅助腹直肌外侧入路复位耻骨联合，拉力螺钉固定；⑥通过左侧腹直肌外侧入路完成左侧髋臼固定。

患者二次术后病情恢复正常，开放伤口及腰背臀部 MLL 损伤感染完全控制，复查骨盆 X 线（图 13-20）和 CT 检查（图 13-21）显示骨盆、双侧髋臼骨折、股骨头脱位、耻骨联合分离均恢复解剖对位并有效固定；残留开放创面及后侧 MLL 损伤经多次换药后愈合。

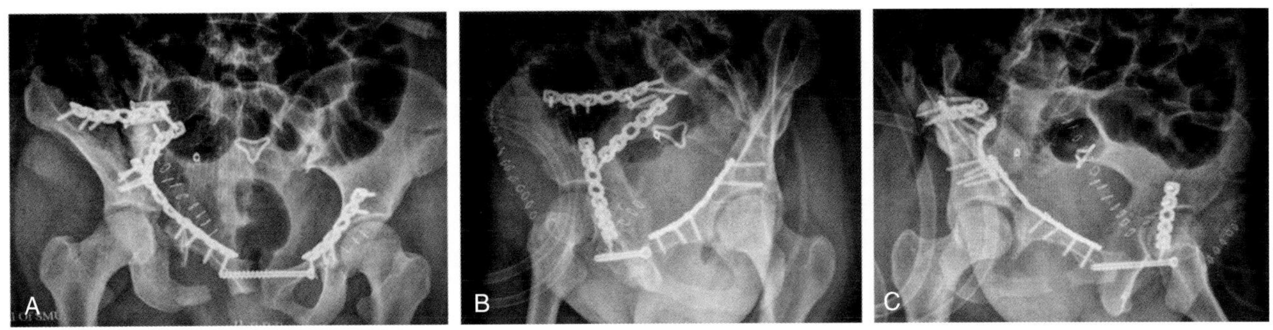

图 13-20　**复查骨盆 X 线**

A. 骨盆正位；B. 右髂骨斜位；C. 右闭孔斜位

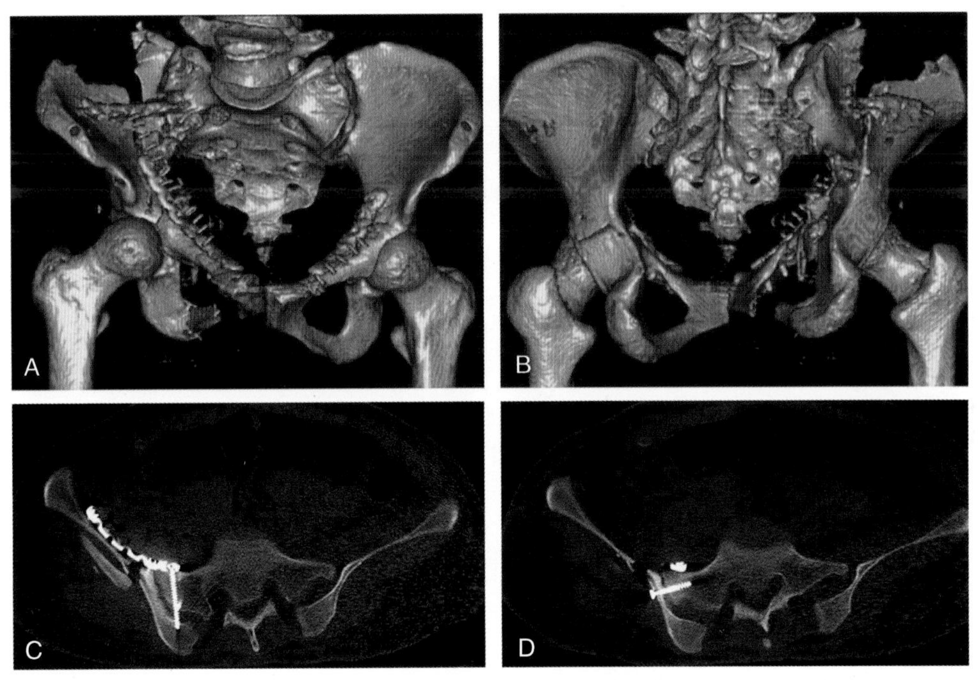

图 13-21　**复查骨盆 CT 三维重建**

A. 前面；B. 后面；C、D. 不同层面 CT 断层扫描

（三）手术风险评估与防范

1. 右侧半骨盆开放性不全离断可能使腹膜破裂导致腹腔感染，若伤及肠道则感染更难控制，术中清创要彻底，术后放置冲洗引流管保持灌洗引流通畅。

2. 右半骨盆完全离断并向外翻转，软组织损伤严重，可能伤及髂腰肌、股神经，影响术后屈髋、伸膝功能，术中清创时尽量保留髂腰肌和股神经。

3. 一期复位时尽量用对软组织干扰少的克氏针临时固定，减少感染机会。

4. 所有治疗必须遵守 DCS、DCO 理念，在保障生命安全情况下分期手术。

（四）术后恢复及随访

患者术后恢复良好，无围术期并发症，伤口愈合出院；术后 1 个月复查骨盆正位 X 线（图 13-22）示骨盆环骨折脱位复位满意，内固定位置良好。术后 2 个月复查见骨折复位维持良好，无骨折复位丢失、固定松动发生，骨盆环结构基本正常，骨折线模糊，开始下床行走；右股四头肌肌力 4 级，足背伸肌力 2 级，跖屈 3 级 ，足背感觉麻木。术后 3 个月返院复查时骨折愈合（图 13-23）。术后 1 年半在当地医院复查，行走步态基本正常，恢复日常劳动和生活，X 线检查显示骨折愈合（图 13-24），无创伤性关节炎及股骨头坏死征象，腰背臀部创面瘢痕愈合（图 13-25）。术后 3 年重返广州务工时复查示骨折愈合良好，基本恢复正常劳动能力。

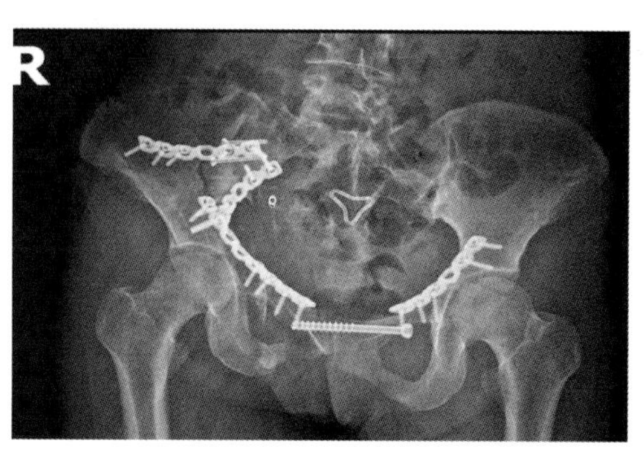

图 13-22　**术后 1 个月复查骨盆 X 线**

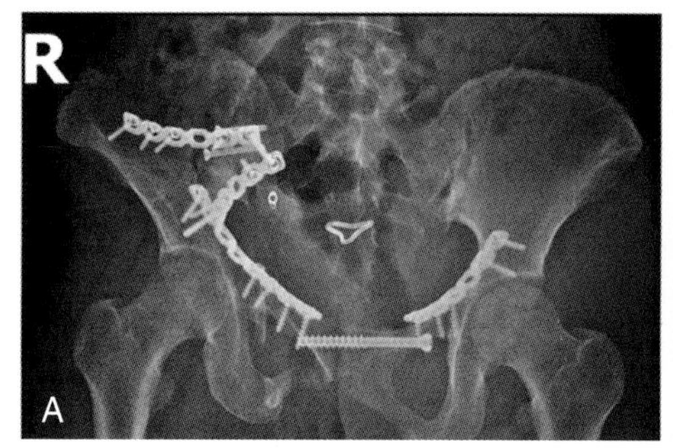

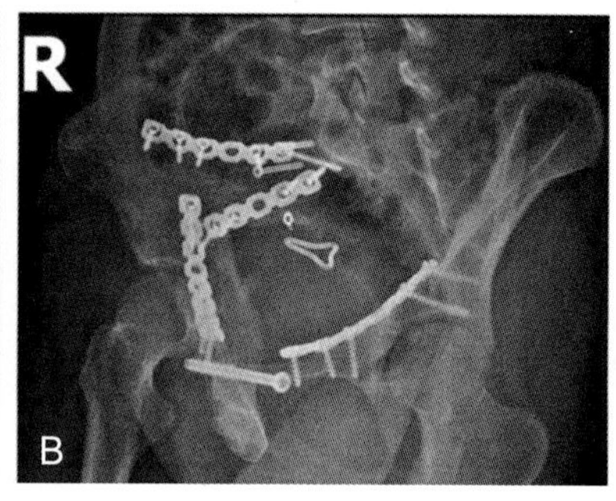

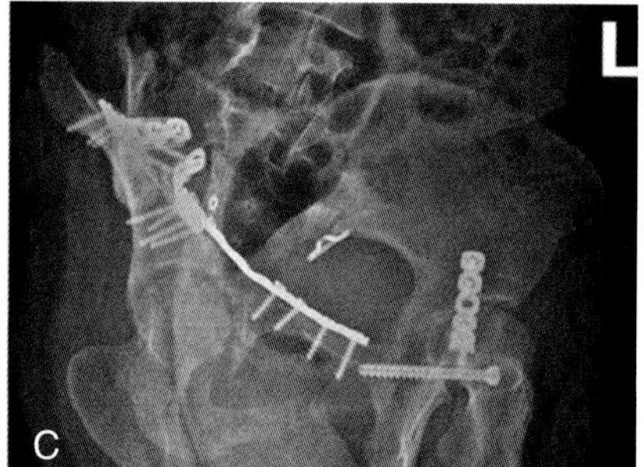

图 13-23　**术后 3 个月复查骨盆 X 线**

A. 骨盆正位；B. 右髂骨斜位；C. 右闭孔斜位

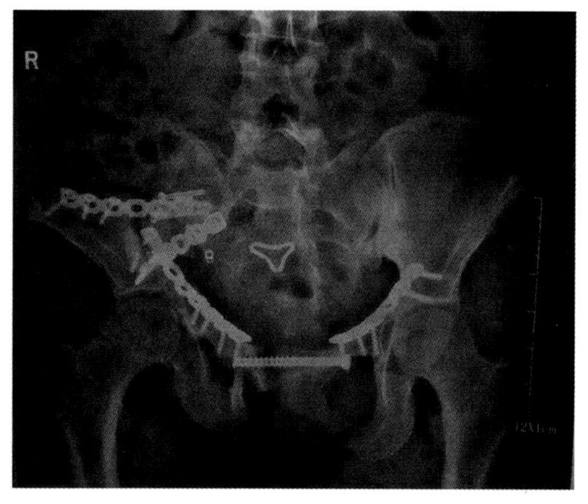

图 13-24　**术后 1 年半复查骨盆 X 线**

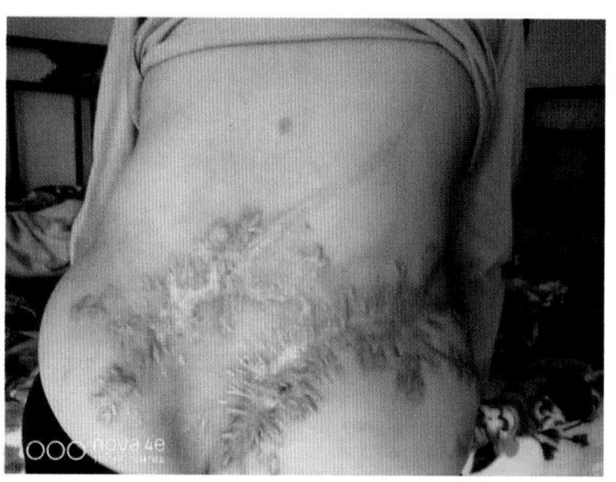

图 13-25　**腰背臀部创面瘢痕愈合**

第三节　骨盆骨折合并 MLL 损伤

骨盆骨折合并MLL损伤较少见，多为坠落伤或辗压伤等高能量损伤，常合并有胸、腹、盆腔脏器等损伤。骨盆周围软组织条件差，临床治疗较为棘手，待身体状况稳定时骨盆骨折已经转为陈旧性骨折，如有合并神经损伤时则更难。

【病例】

患儿女性，15 岁，以“车祸致伤盆部后畸形、创面皮肤缺失、左足痛觉过敏 4 周”转我院。患者 4 周前不慎被汽车撞伤并辗压盆部，当时患儿腹盆部疼痛、左侧肢体短缩约 4cm，左足趾痛觉过敏并活动受限，右侧腹股沟区皮下青紫、波动感，左侧大腿及腹股沟区皮肤广泛撕脱，左腰背部皮下青紫、波动感。送当地医院抢救，行左侧腹股沟、左侧大腿及腰背部伤口清创缝合术，病情稳定后于伤后第 7 天转上级医院治疗，因出现左侧大腿、腰背部广泛皮肤坏死、骨盆畸形未处理，左足痛觉过敏加重，求进一步诊治于伤后 4 周转入我院。

专科检查：双侧髂前上棘高低不对称，左侧髂前上棘明显向前方突出并上移。右髂腹股沟区见一约 25cm 长伤口（图 13-26），部分愈合，皮肤缺损约 15cm×4cm，伤口周围红肿，少许分泌物；左腰背部、髂腹股沟区至大腿大片皮肤坏死，皮肤缺损约 40cm×30cm，伤口周围红肿并伴脓性分泌物（图 13-27）。左下肢外旋畸形，左下肢较右侧短缩 4cm，骨盆挤压可出现异常活动，左足趾血供正常、痛觉过敏、背伸肌力 2 级。

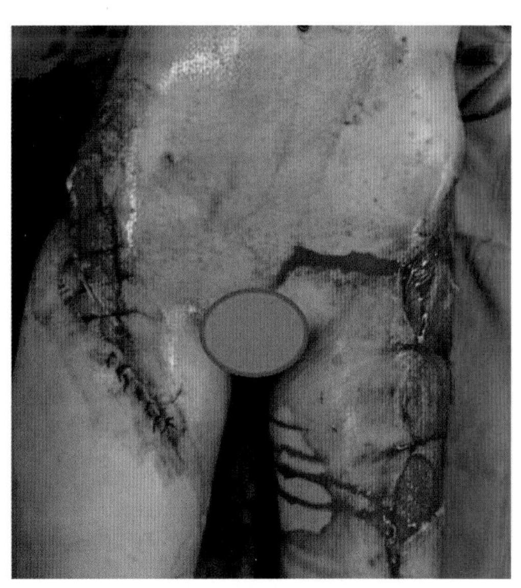

图 13–26　**右髂腹股沟区伤口**

骨盆 X 线（图 13-28）及 CT 检查：左侧骶骨 Denis I 区骨折、骶髂关节向前脱位、向上移位，髂骨翼外旋，双侧耻骨上下支骨折、移位并骨痂形成（图 13-29）。3D 打印骨盆模型（图 13-30）显示骨折情况更直观。

术前诊断：①陈旧性骨盆骨折（Tile C 1.3 型）；②左侧骶丛神经不完全损伤；③双侧 MLL 损伤合并感染。

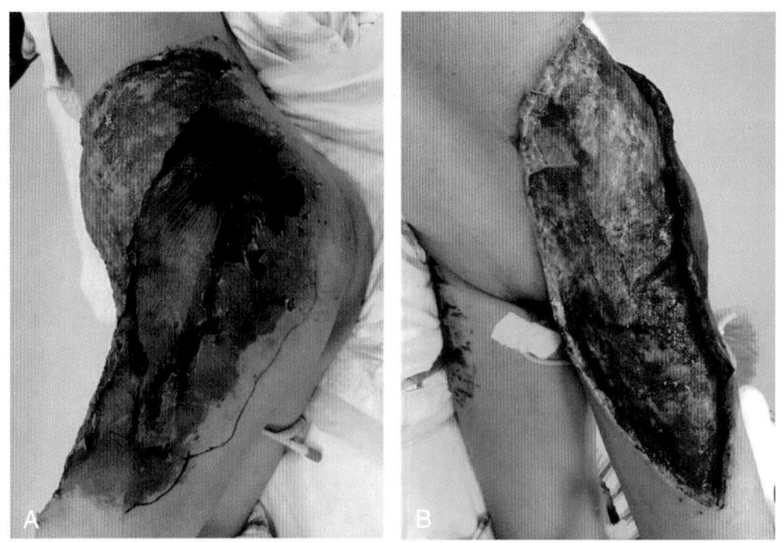

图 13-27　**伤口**

A. 侧面；B. 前外侧面

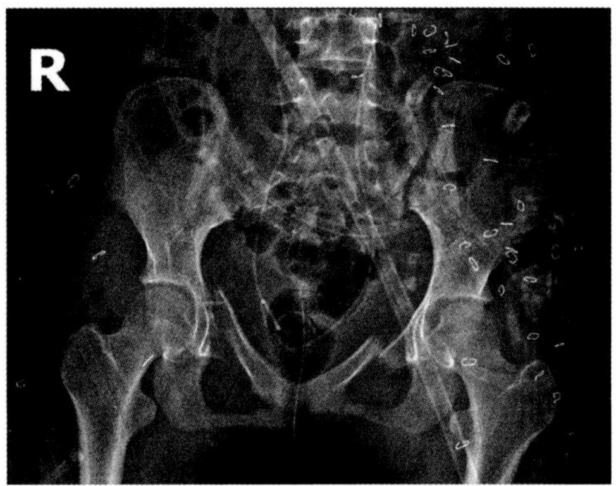

图 13-28　**术前骨盆 X 线片**

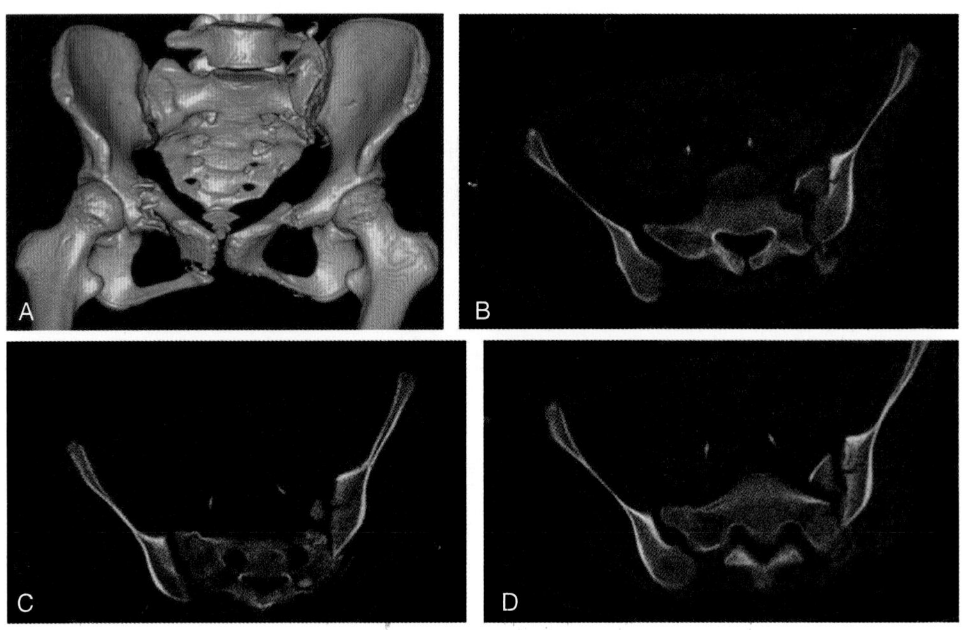

图 13-29　**盆部 CT 检查**

A. 三维重建前面；B ～ D. 不同层面断层扫描

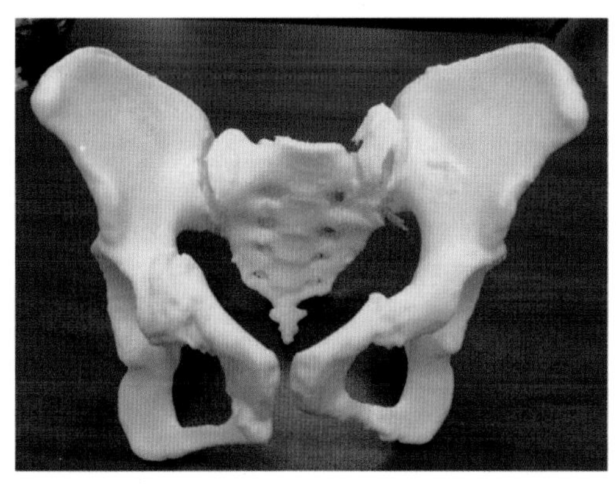

图 13-30　**3D 打印骨盆模型**

【临床决策分析】

（一）临床决策依据

本病例有以下特点：①骶骨骨折并骶髂关节前脱位；②腰骶丛神经不完全损伤 4 周未恢复且加重，痛觉过敏；③合并 MLL 损伤，大面积皮肤坏死并感染，影响手术切口及手术方式的选择。

骶髂关节前脱位较少见，造成骨盆严重畸形、骶髂关节严重不稳定，骨折不愈合率高，如不纠正骶髂关节前脱位畸形患者将终身残疾；骶髂关节前脱位复位困难，陈旧性骨折后更难，常需要通过截骨进行处理，闭合复位几乎不可能，手术入路可通过前方或后方进行截骨复位固定。

骶骨骨折合并神经损伤是否早期探查、前方探查还是后路探查争议较大，由于骶骨骨折合并神经损伤有 50% 患者神经功能可自行恢复，因此有学者不主张早期手术探查，尤其是对于不完全腰骶丛神经损伤患者；但大多数学者认为早期探查可恢复神经正常解剖结构，早期减压有利于神经功能早期恢复，因此主张早期手术探查。手术探查方式取决于神经损伤的部位、性质，临床查体可结合 CT 及骶丛神经 MRN 检查。

手术感染与皮肤的完整性密切相关，骨盆、髋臼骨折手术后一旦感染后果严重。骨盆骨折合并 MLL 损伤患者手术感染率较高，腰髂固定感染率更高；如果术前存在感染或皮肤缺损则感染概率将大大增加，因此手术切口尽量避开皮肤不完整区域，选择微创操作。

加强右腹股沟创面及左侧大腿、腰背部创面处理，使用抗生素控制感染；创面控制 1 周左右行骨折手术。3D 打印骨盆模型便于更好地了解骨折情况。术前备血 4U，并请麻醉科、ICU 等科室会诊，确保手术安全。科室讨论手术方案、手术步骤、术中意外情况并制订应急预案。

（二）治疗过程

手术在全身麻醉下进行，左侧下肢连同腹盆部均消毒、铺无菌单。术中操作步骤按术前计划进行，左侧腹直肌外侧入路显露，探查松解并保护腰骶干神经。因患者骶髂关节骨折前脱位达 5 周，骨折基本畸形愈合，复位相当困难，决定截骨复位，截去骶髂翼向前突出骨块，借助骨盆随意复位架辅助复位提拉骶骨侧、下压髂骨侧进行复位（图 13-31），直视下见骨折复位满意后（图 13-32）行左侧骶 1 骶髂螺钉 + 骶 2 贯穿骶髂螺钉固定，前环 INFIX 架固定（图 13-33）。手术总时长 180 分钟，术中出血 600ml，输 3U 红细胞，术毕，患者安全返回病房，麻醉清醒后左足痛觉过敏消失，足趾背伸好转，血供好。

（三）手术风险评估与防范

1. 患者左侧骶骨 Denis Ⅰ区骨折脱位，受伤时间长，术中出血可能多，危及生命，手术风险极大。
2. 伤后第 35 天，脱位严重，术中复位可能困难，甚至复位不满意。
3. 骶骨 Denis Ⅰ区骨折脱位，坐骨神经不全损伤，术中神经损伤加重的可能性大。
4. 双侧腹股沟区、右侧大腿及腰背部有感染创面，术后感染风险增加。
5. 背部 MLL 损伤不能行腰髂固定，只能选择骶髂螺钉固定，患者骨骼发育不完善，螺钉通道小，风险较大，且稳定性也有影响。

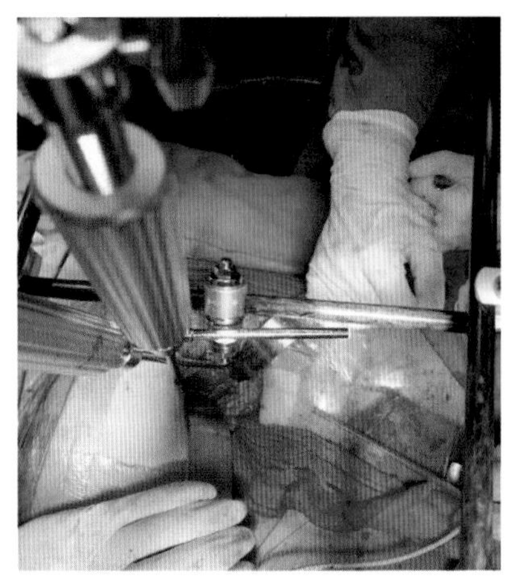

图 13-31 **术中复位方式**

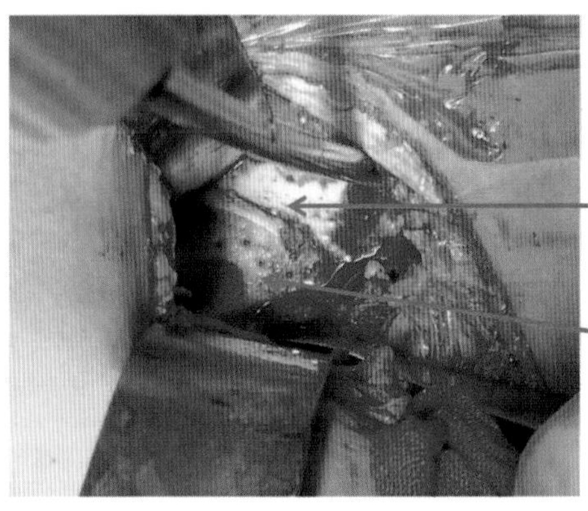

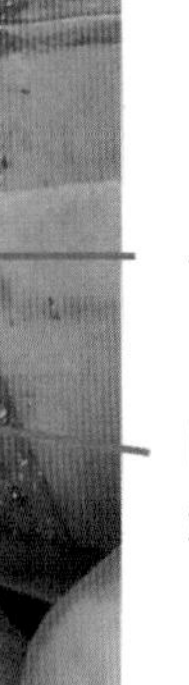

图 13-32 **术中植截去的骶骨耳状面**

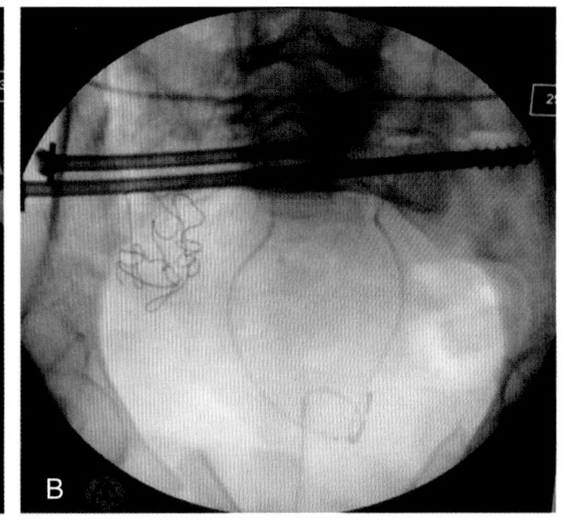

图 13-33 **前环 INFIX 架固定**

A. 骨盆正位；B. 入口位

术前充分解析病情，完善与患者家属的谈话，争取家属理解并配合术后治疗和护理工作，以减少并发症。

（四）术后情况

术后病情稳定，无发热，第 2 天拔除腹部引流管，开始进流质饮食；复查骨盆 X 线（图 13-34）及 CT 三维重建（图 13-35）均示骨折脱位复位满意，双侧 MLL 损伤创面经换药、植皮等处理后愈合，无并发症。术后 1 个月左足趾背伸肌力由术前 2 级恢复至 5 级。

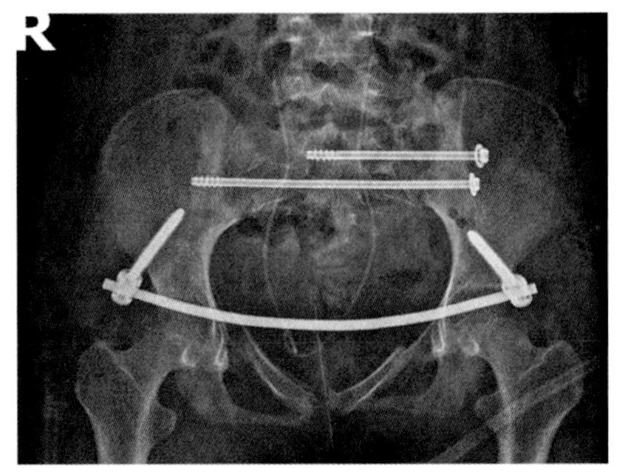

图 13-34 **术后骨盆 X 线片**

（五）术后随访

术后 2 个月复查见骨折复位维持良好，无骨折复位丢失及内固定松动发生（图 13-36），开始下床行走。术后 6 个月返院复查见骨折脱位已经愈合。

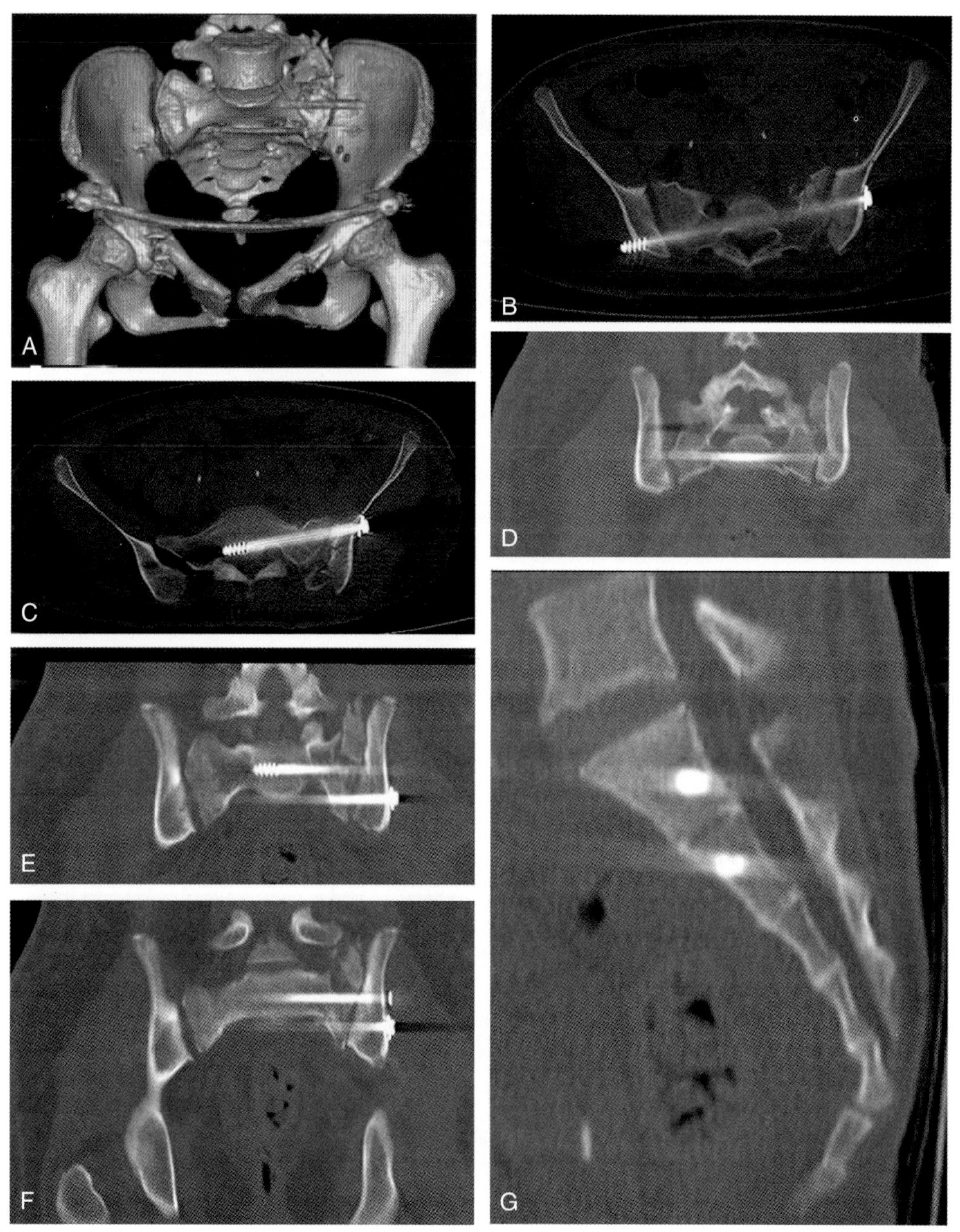

图 13-35　**骨盆 CT 三维重建**

A. 前面；B、C. CT 断层扫描；D ～ F. CT 冠状位重建；G. 矢状位

【经验与体会】

（一）骨盆骨折脱位合并 MLL 损伤手术入路选择

骨盆骨折合并 MLL 损伤后由于手术区域软组织条件差，开放手术对手术切口选择较困难。陈旧性骶骨骨折脱位闭合复位困难，常选择后路腰髂撑开复位固定，但腰背部 MLL 损伤后感染风险极高；髂腹股沟入路复位骶骨骨折困难。本例选择腹直肌外侧入路，相对于传统入路，腹直肌外侧入路有下述优势：①腹直肌外侧入路经腹膜外显露后不进入腹腔，减少腹腔感染风险；②切口正下方是骶髂关节，可直视下

显露骨折端、直接复位固定，降低复位难度；③可显露骶前腰骶干神经和髂血管，加以保护并直视下减压腰骶干神经，避免加重损伤；④可直视下置入骶髂螺钉固定，避免反复透视；⑤创伤小，术后缝合快，手术时间大大缩短，感染风险明显降低。

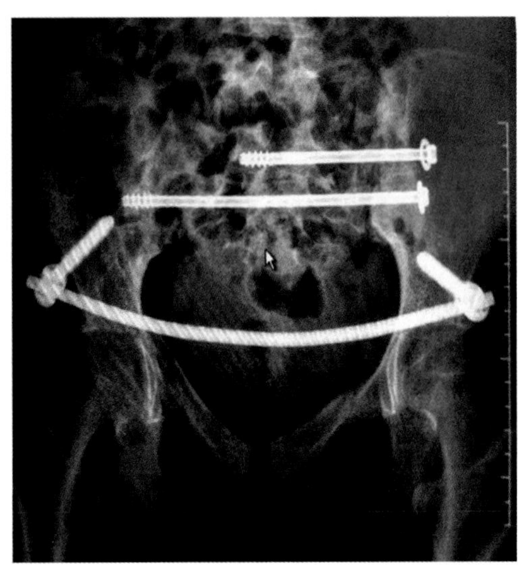

图 13-36　**术后 2 个月复查骨盆 X 线**

（二）陈旧性骶骨骨折移位复位、固定

患者为 Tile C1.3 型骨盆骨折，后环骶骨骨折位于 Denis Ⅰ区，向后、上移位明显. 手术在伤后第 5 周进行，骨痂生长、软组织挛缩均明显，闭合复位几乎没有可能。腰背部 MLL 损伤不合适腰髂撑开复位，故选择前方切开复位。患者骶骨骨折前脱位并上移位明显，复位难度大，腹直肌外侧入路直视下显露骶髂关节后通过骶髂关节截骨，彻底松解周围软组织后借骨盆随意复位架向外牵拉，对骶髂关节脱位的交锁进行解锁，再通过股骨髁上牵引纠正髂骨移位；骶骨骨折前脱位可在骶骨侧置入 1 枚复位导针进行下压、髂骨侧置入 1 枚复位导针进行上提拉（图 13-37），从而达到骨折的复位，透视下置入骶 1、骶 2 骶髂螺钉导针，位置满意后置入相应长度螺钉，完成后环的复位固定。

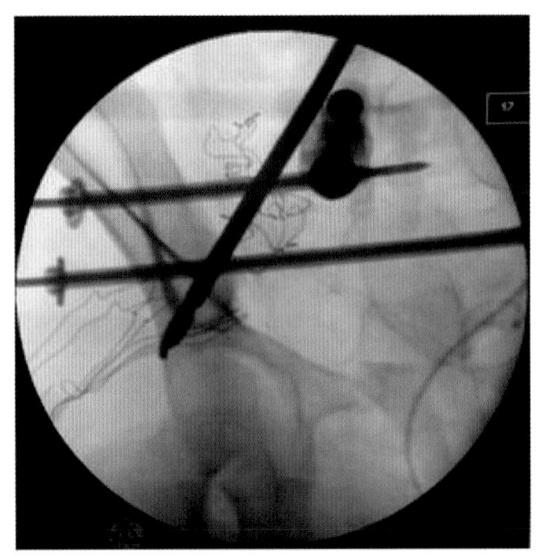

图 13-37　**骨折复位**

（三）骶骨骨折合并神经损伤处理

骶骨骨折合并神经损伤的早期治疗存在争议，笔者认为早期减压可使神经功能恢复创造有利条件，主张早期探查松解。患者伤后 5 周神经损伤未恢复，且痛觉过敏明显，影像学资料显示腰骶干走行路径有明显卡压，手术探查指征明确。选择腹直肌外侧入路进行骨折复位的同时进行腰骶干神经显露松解。患者术后足部痛觉过敏立即消失，且术后神经功能恢复较快，说明早期神经减压有效。

第四节　骨盆骨折合并尿道、阴道损伤

骨盆骨折合并尿道损伤、直肠损伤不多见，合并阴道损伤更罕见。骨盆骨折合并尿道损伤多为直接暴力损伤耻骨联合周围后导致骨折严重移位，骨折块刺破膀胱、尿道，或骨折移位撕裂尿道，临床处理较为复杂，处理不当或不及时可发生尿道狭窄等后遗症。部分观点认为一期处理骨折后伤后 3 个月再行二期尿道修复术，部分术者在患者受伤后先急诊行膀胱造瘘术，待病情稳定后再行骨盆重建，3 个月后再行尿道修补。笔者总结了多例病例，一期行尿道修补、骨折固定相对容易，治疗效果远远强于二期修复手术，而伤后 3 个月因瘢痕组织增生粘连，尿道位置又较深，显露、缝合修复非常困难，远期疗效自然较差。建议在病情稳定后行前环骨折复位的同时，探查尿道行尿道会师并一期吻合尿道，避免二期修复困难。

【病例】

患者女性，28 岁，以“叉车挤压伤致盆部右髋部后畸形、阴道尿道出血 1 小时”入当地医院。诊断为：①骨盆骨折合并尿道、阴道损伤；②右股骨转子下粉碎性骨折。行膀胱造瘘、骨盆外固定支架和右股骨外固定架固定，病情稳定后于伤后 7 天转我院。入院后行骨盆 X 线（图 13-38）及 CT 检查（图 13-39）均示右侧骶骨 Denis Ⅱ区骨折，髂骨侧上移；双侧耻骨上下支骨折，移位明显；左股骨中上段粉碎骨折外固定架固定术后。

术前诊断：①骨盆骨折（Tile C1.3 型）合并尿道、阴道损伤；②右股骨中上段粉碎性骨折。

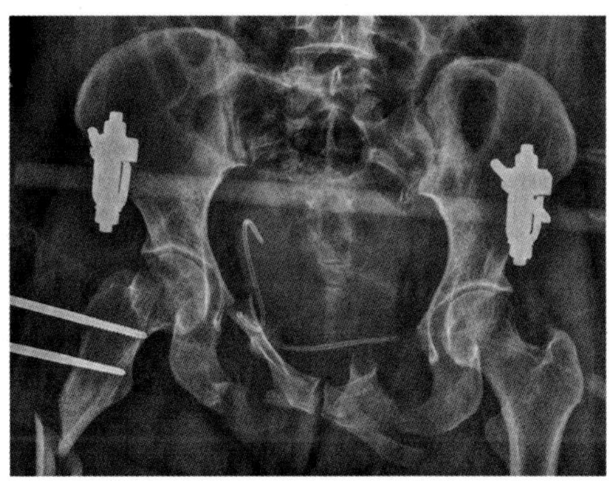

图 13–38　**术前骨盆 X 线片**

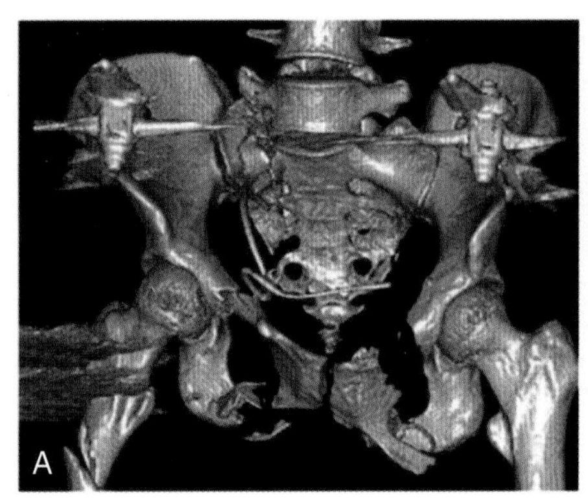

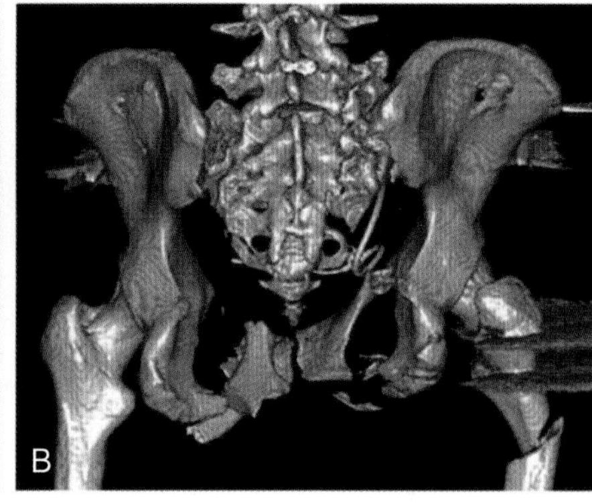

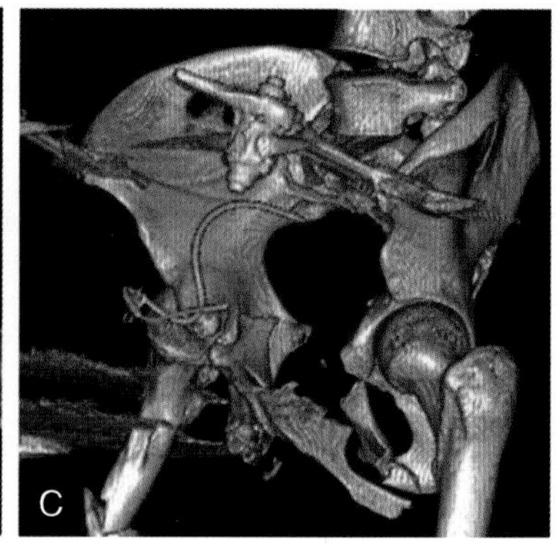

图 13-39 **术前骨盆 CT**
A. 前面；B. 后面；C. 内侧面

【临床决策分析】

（一）临床决策依据

本病例有以下特点：①右侧骨盆骨折（Tile C1.3 型），上移明显，骨盆环垂直不稳定；②双侧耻骨上下支骨折，移位较大，呈漂浮状态，骨折块有刺入膀胱、尿道、阴道可能；③尿道、阴道出血，尿不出，有膀胱造瘘；④右股骨中上段粉碎骨折。诊断及手术指征均明确。

需解决的问题：①骨盆骨折合并阴道损伤，属于内开放骨折，盆腔感染概率较大；②合并尿道、阴道断裂需修复，一期修复效果最好；③ Tile C1.3 型骨盆骨折移位较大，术前无神经损伤症状，新鲜骨折复位以闭合复位微创固定最佳，因骨折线波及骶孔，骨折复位后可能导致神经卡压损伤；④双侧耻骨上下支骨折，需稳定固定后为尿道、阴道修复创造条件。可在一期行股骨骨折闭合复位髓内钉固定、骨盆后环闭合复位骶髂螺钉固定，前环行 Stoppa 入路复位双侧耻骨支钢板或空心钉固定；同时请泌尿外科修复尿道、妇产科修复阴道。

（二）手术过程

手术在全身麻醉下进行，左侧下肢连同腹盆部均消毒、铺无菌单。术中操作步骤按术前计划进行，先闭合复位右股骨骨折髓内钉固定，再取截石位在阴道镜下修复阴道；取改良 Stoppa 入路显露双侧耻骨支，复位并用钢板固定后泌尿外科行尿道探查，尿道会师后吻合尿道，保留原膀胱造瘘管。放平双下肢，牵引复位右侧骶骨骨折后发现骶髂螺钉未消毒，临时行前方 INFIX 架固定。

（三）手术风险评估与防范

1. 骨盆内开放骨折，术后感染风险较高。

2. 闭合复位骶骨骨折、骶髂螺钉固定，骨折复位后可能造成神经卡压，术后引起神经损伤症状。

3. 一期尿道吻合可能困难，需由有经验的医生操作，术中各科室协作配合，尽量缩短手术时间，降低感染风险。

（四）术后恢复及随访

患者术后恢复良好，阴道伤口由妇产科医生换药 3 天后无出血及分泌物，无围术期并发症，伤口愈合出院；术后复查骨盆正位 X 线（图 13-40）及骨盆 CT 扫描三维重建（图 13-41）均示骨盆环骨折脱位复位满意，右侧骶骨骨折复位维持较好。术后 4 个月复查见骨折愈合（图 13-42），无骨折复位丢失及固定松动发生，月经正常，尿管及膀胱造瘘管已拔，自行排尿。术后 6 个月复查，行走步态基本正常，恢复日常劳动和生活，X 线示检查显示骨折愈合、下肢力线正常（图 13-43），无骨折复位丢失，完全恢复正常劳动和日常生活能力。术后第 2 年生育二胎，取出股骨髓内钉（图 13-44）。

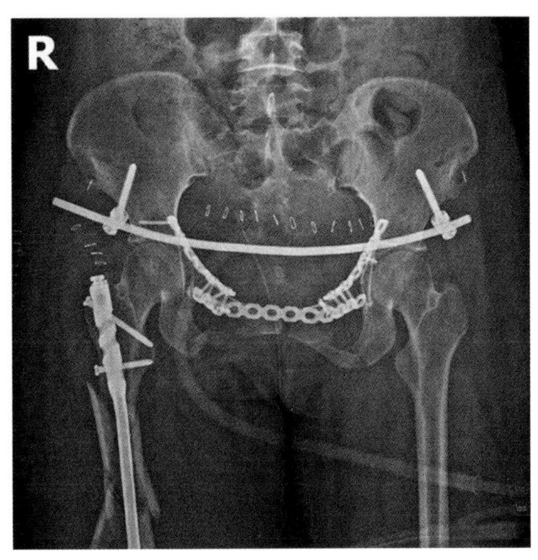

图 13-40　**术后复查骨盆 X 线**

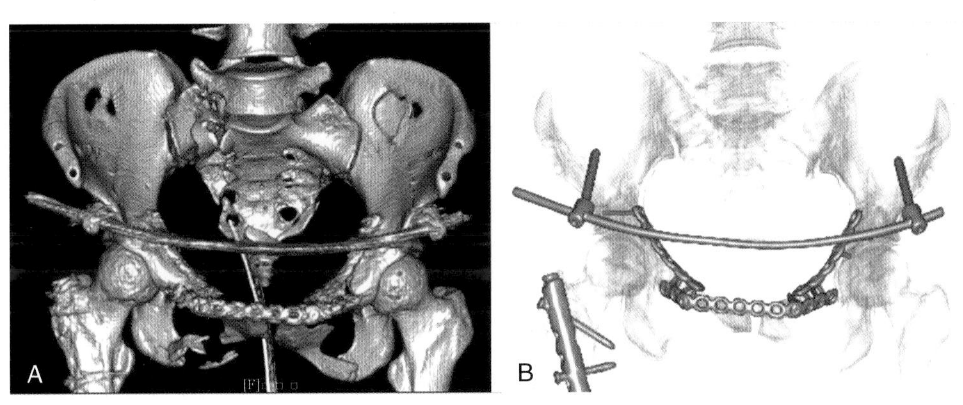

图 13-41　**术后复查骨盆 CT 扫描三维重建**

A. 三维重建前面；B. 透明位像

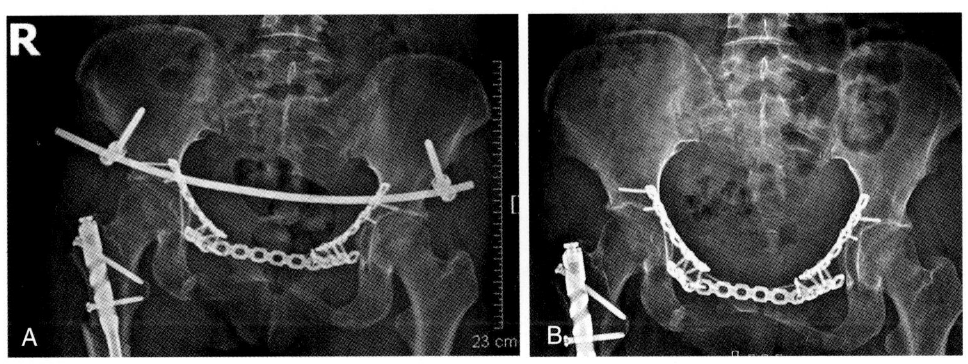

图 13-42　**术后 4 个月骨盆 X 线片**

A. 骨盆正位；B. 取出 INFIX 架

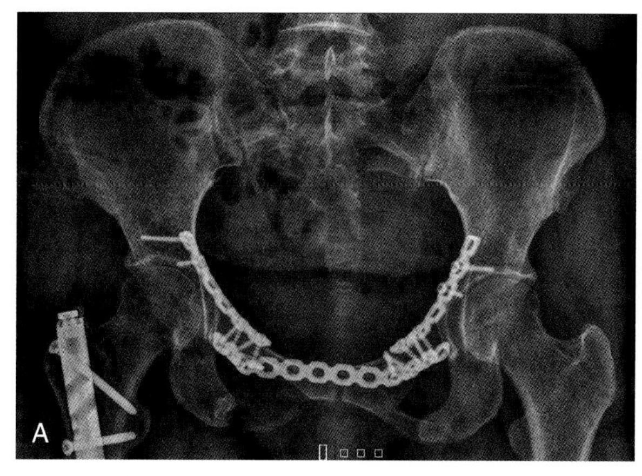
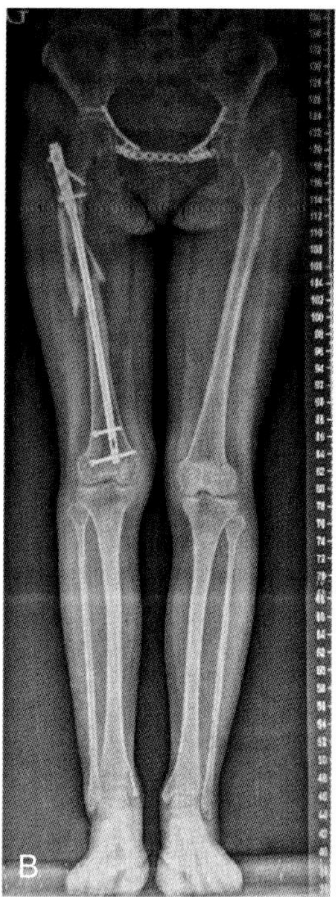

图 13-43　术后 6 个月骨盆 X 线片
A. 骨盆正位；B. 双下肢立位全长片

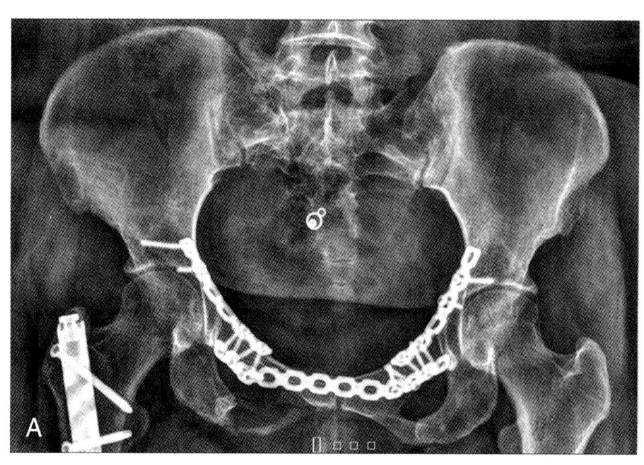
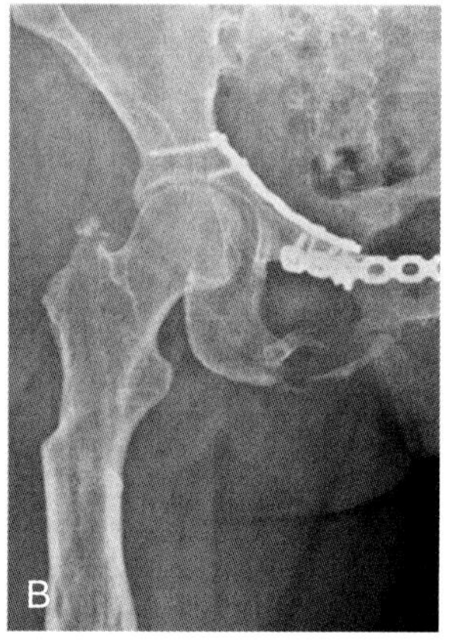

图 13-44　术后第 2 年骨盆 X 线片
A. 骨盆正位；B. 取出股骨髓内钉

第五节　骨盆骨折合并尿道损伤

【病例】

患者男性，33 岁，以“车祸伤致盆部后畸形、尿道出血 1 小时”入当地医院。诊断为：①骨盆骨折合并右侧腰骶丛神经损伤；②尿道断裂；创伤性湿肺。急诊行膀胱造瘘、右股骨髁上牵引术，病情稳定后于伤后第 3 天转我院。入院后完善骨盆 X 线（图 13-45）及 CT 检查（图 13-46）示右侧骶骨 Denis I 区骨折，右髂骨新月形骨折，髂骨侧上移；左侧骶髂关节分离，双侧耻骨上下支骨折，移位明显。

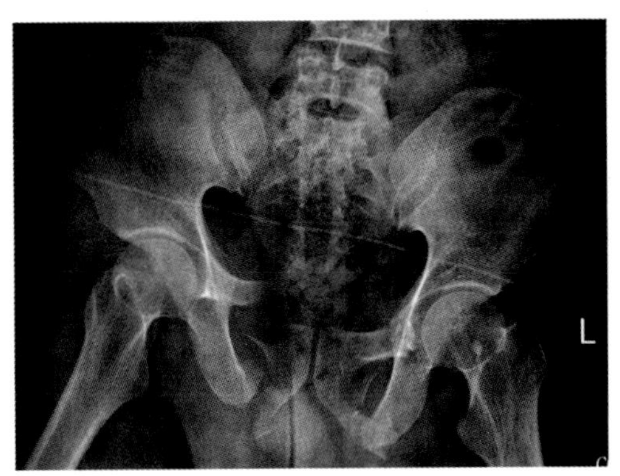

图 13-45　**术前骨盆 X 线片**

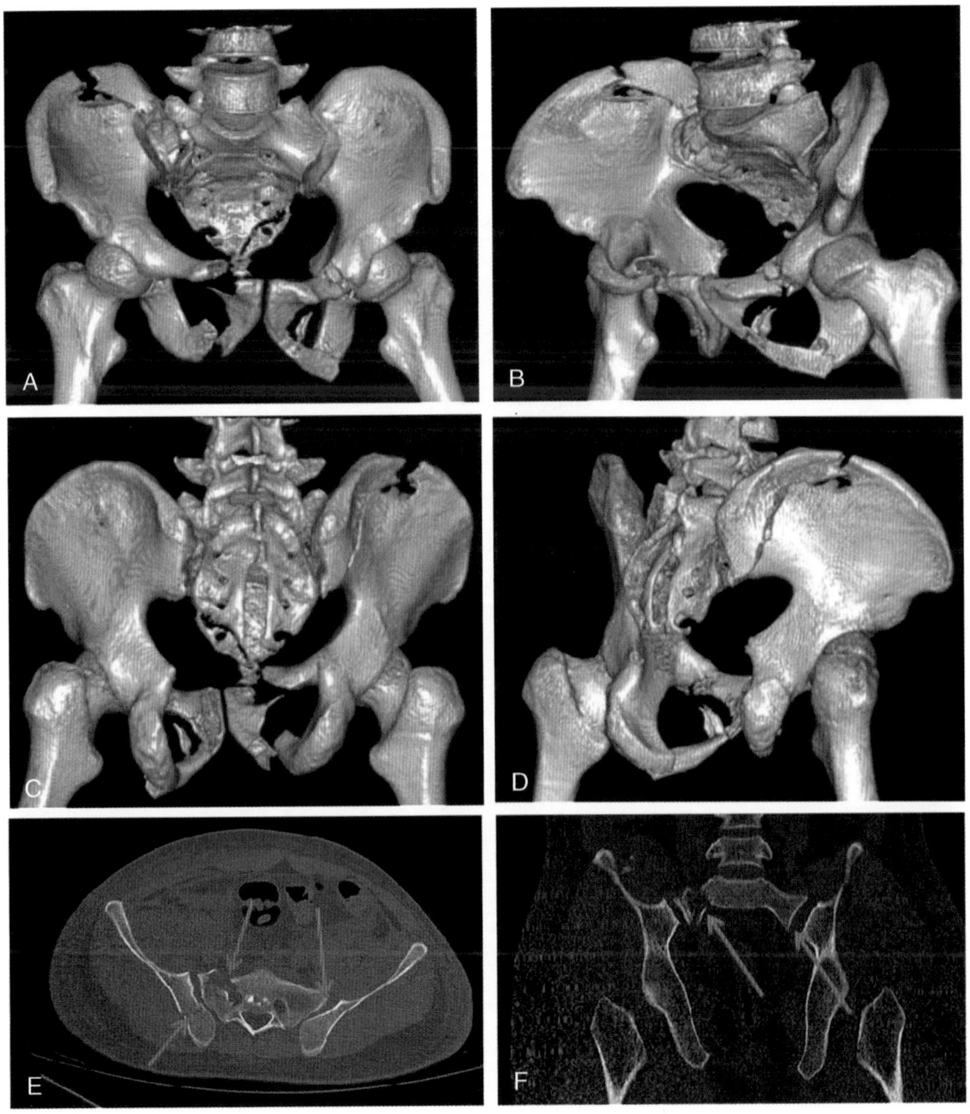

图 13-46　**术前骨盆 CT**

A. 前面；B. 内侧面；C. 后面；D. 后侧面；E. 横断位；F. 冠状位

术前诊断：①骨盆骨折（Tile C3 型）合并右侧腰骶干神经损伤；②尿道断裂膀胱造瘘术后。

【临床决策分析】

（一）临床决策依据

本病例有以下特点：①右侧骨盆骨折，髂骨侧和骶骨侧均有骨折，上移明显，骨盆环垂直不稳定；②双侧耻骨上下支骨折，移位较大，呈漂浮状态；③左侧骶髂关节分离；④后尿道断裂膀胱造瘘。诊断及手术指征均明确。

需解决的问题：①骨盆骨折合并尿道损伤，尿道断裂需修复，一期修复效果最好；② Tile C3 型骨盆骨折移位较大，术前右侧有神经损伤症状，新鲜骨折复位以闭合复位微创固定最佳；③双侧耻骨上下支骨折，需稳定固定后为尿道修复创造条件。可在一期行骨盆骨折闭合复位双侧骶髂螺钉固定、前环行 Stoppa 入路复位双侧耻骨支行前柱空心钉固定；同时请泌尿外科行尿道会师吻合术。

（二）手术过程

手术在全身麻醉下进行，双下肢连同腹盆部均消毒、铺无菌单；手术步骤如下。

1. 安装 Starr 架，挤压左侧骶髂关节复位后打入 S_2 导针至中线，固定左侧半骨盆，Starr 架辅助复位右侧后环，S_2 导针贯穿（图 13-47）。

2. 骨盆入口、出口位透视见骨折复位满意后测量螺钉长度为 155cm，由于没有足够长的螺钉，决定用 80mm+75mm 长 2 枚螺钉固定（图 13-48），分别从左右两侧置入螺钉。

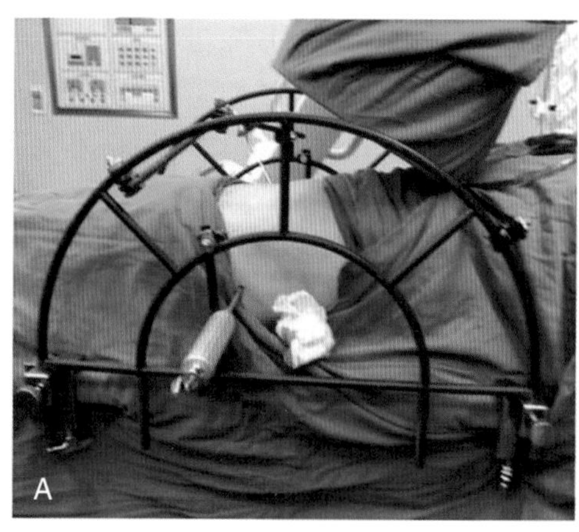
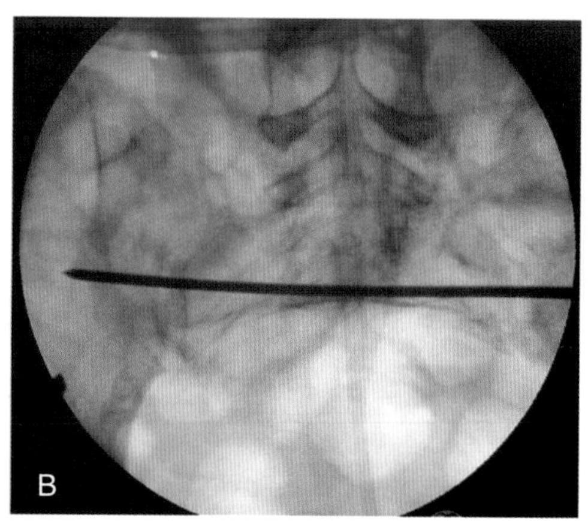

图 13-47　S_2 导针

A. 安装骨盆随意复位外架；B. 置入 S_2 骶髂螺钉贯穿导针

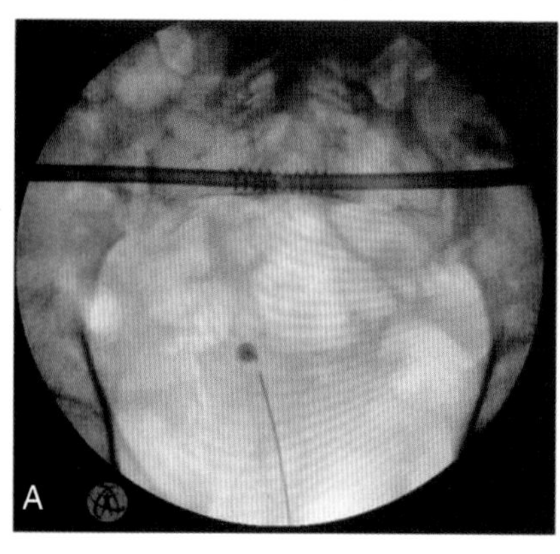
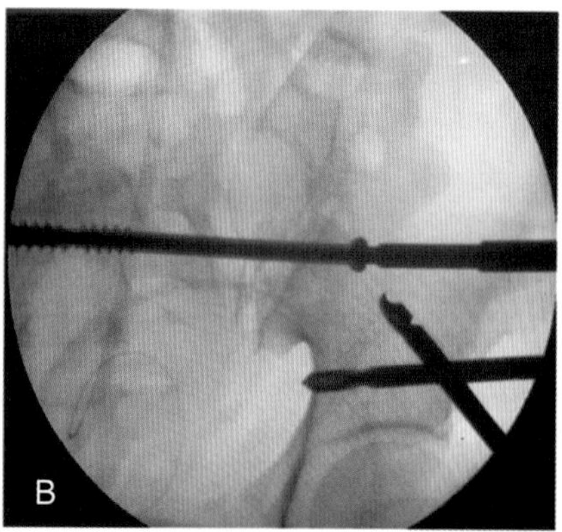
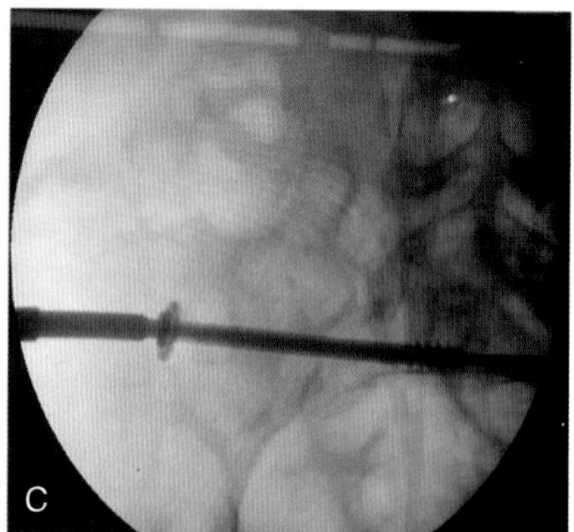

图 13-48　螺钉固定图

A. 入口位（正中）；B. 骨盆正位；C. 入口位（右侧）

3. Stoppa 入路行膀胱、尿道探查（泌外科），见尿道与球部断裂，膀胱颈破裂，行膀胱尿道修复后放置尿管并保留造瘘管。术中从耻骨后间隙引流出 1000ml+ 浑浊尿液，有感染可能，对前环行螺钉固定（图 13-49），左侧前柱螺钉，右侧因骨折于耻骨结节处行跨耻骨联合螺钉固定（图中均为 7.3mm 空心钉）。

4. 再次透视示骨盆环结构恢复正常，前后环固定螺钉位置正常，考虑前后环螺钉固定的稳定性，INFIX 架辅助固定增加稳定（图 13-50）。

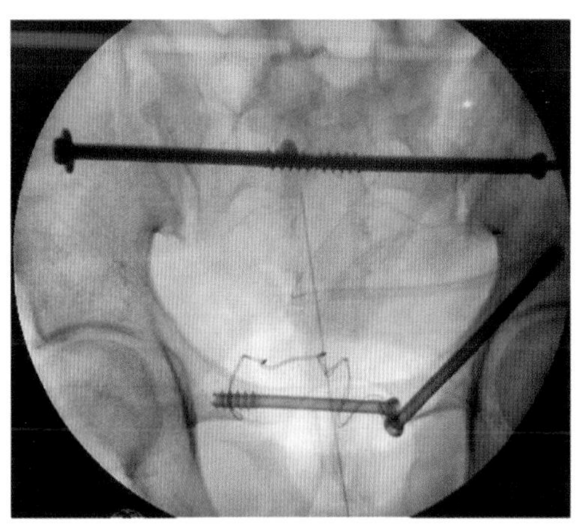

图 13–49 **螺钉固定骨盆前环**

（三）术后恢复及随访

患者术后恢复良好，无围术期并发症，伤口干燥（图 13-51），术后复查骨盆正位 X 线（图 13-52）及骨盆 CT 扫描三维重建（图 13-53）示骨盆环骨折脱位复位满意，术后第 3 天出院转当地医院行康复治疗。术后 1 周出现术口漏尿，经换药无好转再次返院，行创口清创，放置耻骨后引流管，并嘱患者向外拉紧尿管，经近 1 个月的处理漏尿消失。术后 1 个月复查骨盆正位 X 线（图 13-54）示骨盆环骨折脱位复位维持良好，无骨折复位丢失及内固定松动。

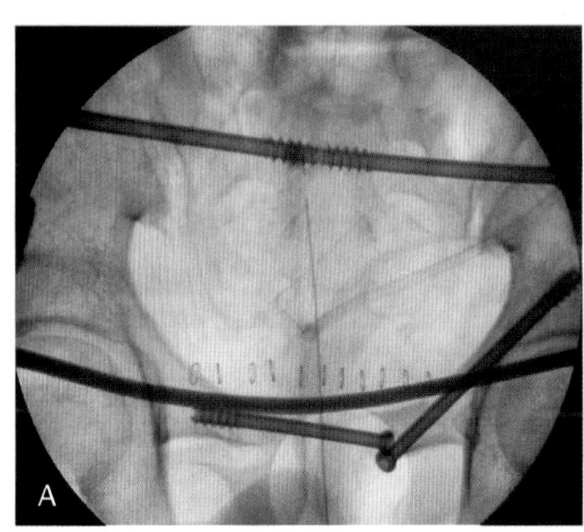

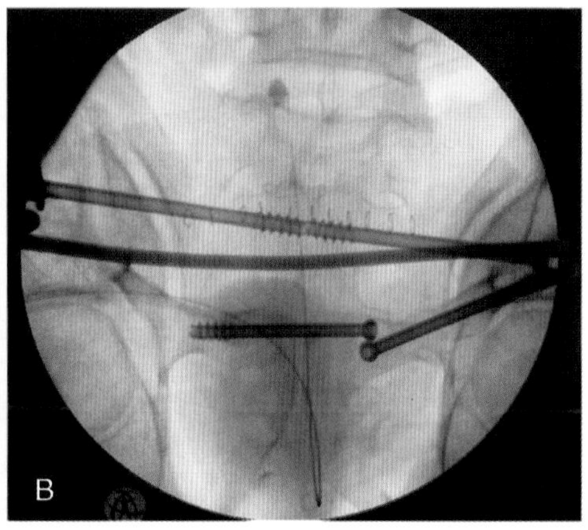

图 13–50 **INFIX 架辅助固定**

A. 骨盆正位；B. 出口位

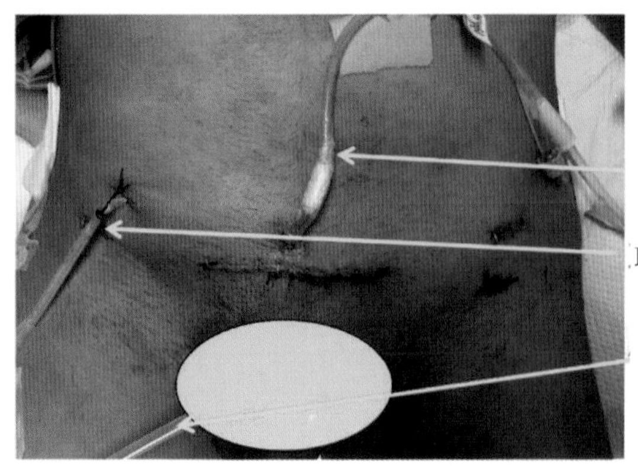

图 13-51 **伤口**

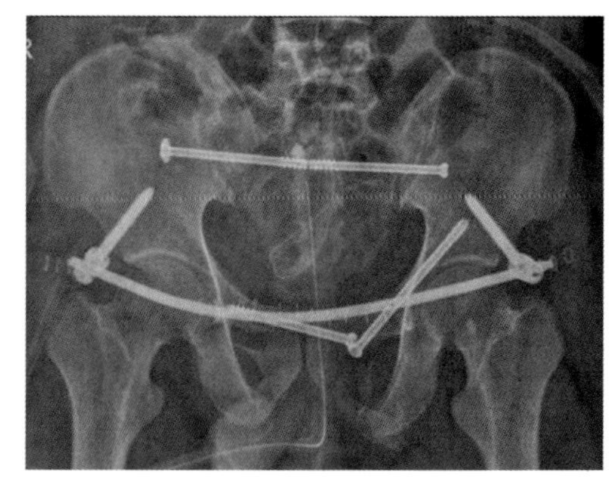

图 13-52 **术后复查骨盆正位 X 线**

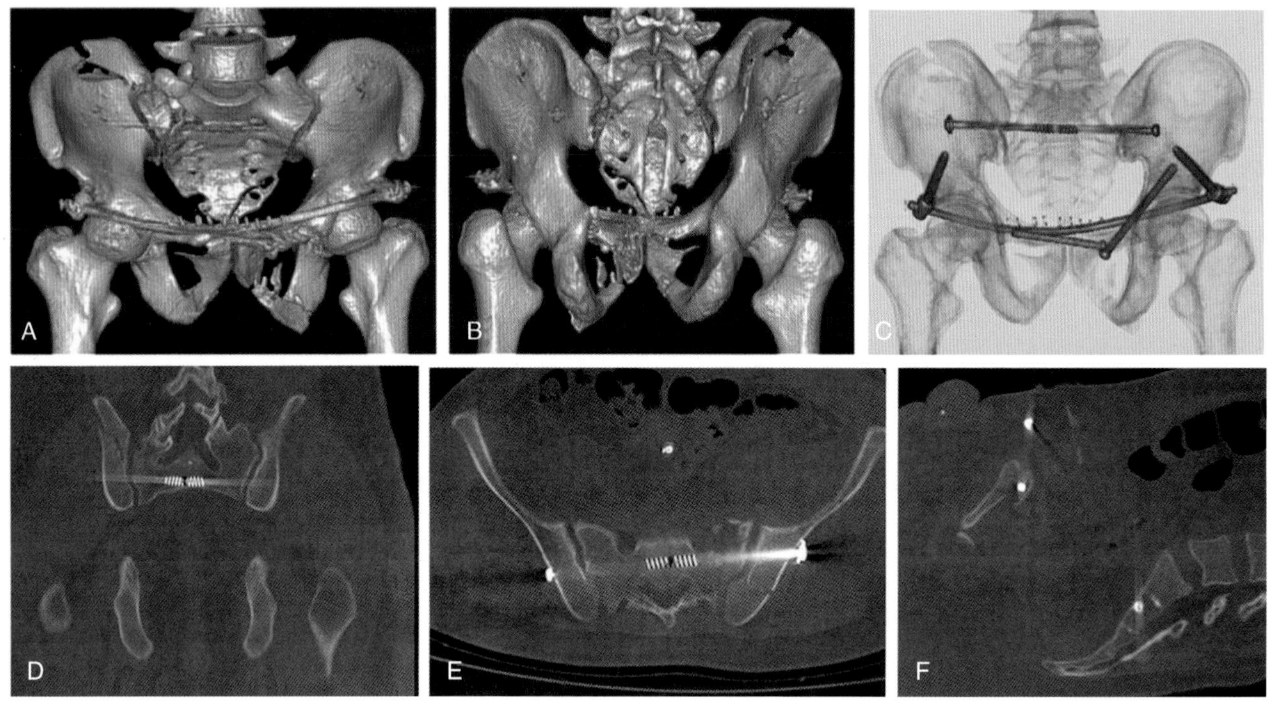

图 13-53 **术后复查骨盆 CT 三维重建**

A. 前面；B. 后面；C. 透明重建像；D. 冠状位；E. 横断位；F. 矢状位

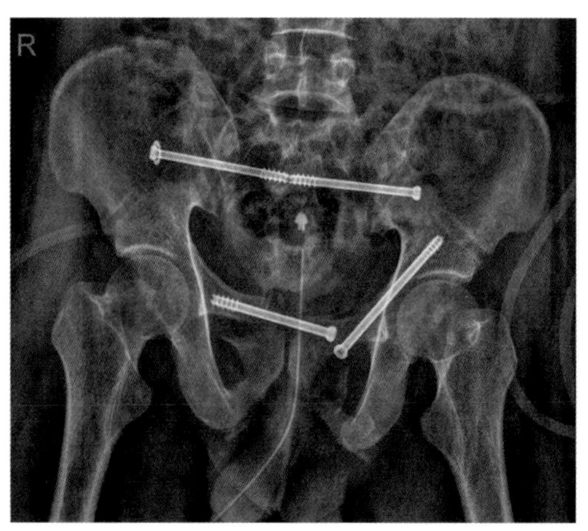

图 13-54 **术后 1 个月复查骨盆正位 X 线**

【经验与体会】

1. 骨盆骨折合并尿道损伤占 9.8%，耻骨支骨折中 4 支均骨折发生尿道损伤率为 22.4%；耻骨联合分离的后尿道损伤发生率为 18.0%。

2. 受伤机制为骨折移位切割或刺破膀胱或尿道，或骨折严重移位撕裂盆底导致尿道断裂。

3. 本例患者受伤机制复杂，撞击、翻滚、挤压等因素导致尿道球部断裂、膀胱颈广泛撕裂。耻骨后大量尿液渗出，可能尿液泄漏进入盆腔，出现因盆腔感染引起的败血症和可能的尿失禁，应尽快进行手术修复。一期骨折固定感染风险高。膀胱颈广泛撕裂修复困难，漏尿常见，保持引流通畅。

4. 骨盆骨折合并尿道断裂有一期或二期会师手术，因全身原因一期风险高，二期效果差，早期骨盆骨折复位固定能为尿道修复创造条件。

5. 骨盆骨折尽量微创复位固定，减少手术出血，为尿道修复创造条件，前环尽量选择对软组织愈合影响小的固定方式。

第 14 章　骨盆骨折合并髋臼骨折手术病例

第一节　双侧骨盆、髋臼骨折合并双侧腰骶丛神经损伤

双侧骨盆、髋臼骨折临床罕见，大多数患者因伤情严重，在没有送达医院时就已经死亡了，部分患者虽经送医院抢救成功，却因全身状况太差而失去早期手术的机会，继而转变为陈旧性骨折畸形愈合，终身残疾。本病例为严重多发伤，严格按照 DCO 的治疗原则成功救治，可供临床骨科医生借鉴。

【病例】

患者女性，47 岁，以“车祸致伤全身多处后意识丧失半小时”急诊入当地医院抢救。患者骑电动车被大货车撞倒后飞出，再被车轮辗压致伤，伤后意识丧失，入院行全身 CT 检查，诊断：①骨盆骨折（Tile C3 型，AO/OTA C3.3 型）合并腰骶丛神经损伤（双侧）；②双侧髋臼骨折；③下颌骨骨折；④多处肋骨骨折（右 1、3 ～ 6、8 ～ 10），创伤性湿肺、双侧液气胸；⑤左肱骨近端骨折；⑥右肩胛骨骨折，右胸锁关节脱位；⑦左中指伸肌腱断裂；⑧膀胱挫伤 (膀胱尿道口挫裂伤)；⑨多发腰椎横突骨折；⑩全身多处皮肤软组织挫裂伤。入院后急诊行骨盆外固定架固定（图 14-1），并在 ICU 抢救，治疗 1 周后患者清醒，病情稳定后于伤后第 11 天转入我院。入院行骨盆 CT 检查（图 14-2）示骨盆环严重粉碎骨折，移位明显，于伤后第 17 天手术。

术前诊断：①骨盆骨折（Tile C3 型，AO/OTA C3.3 型）合并双侧腰骶丛神经完全损伤；②双侧髋臼骨折（左侧前柱，右侧前方伴后半横）；③其他同伤后诊断。

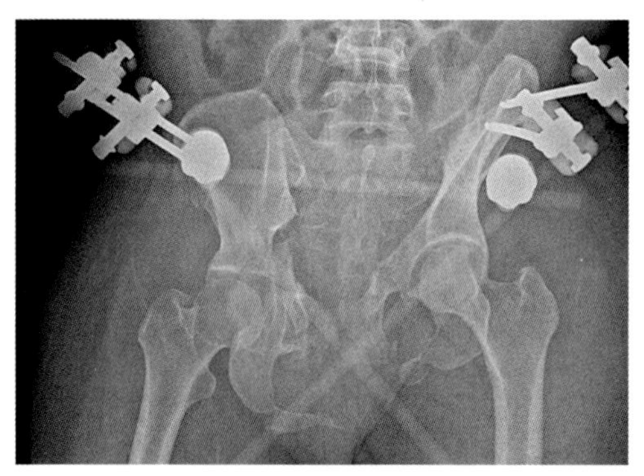

图 14-1　急诊骨盆外固定架固定

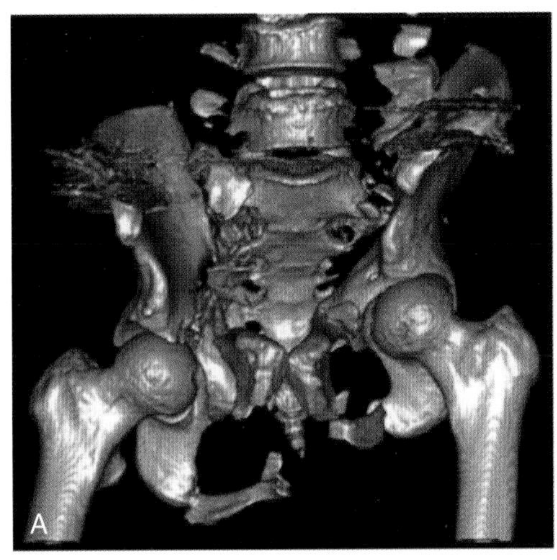

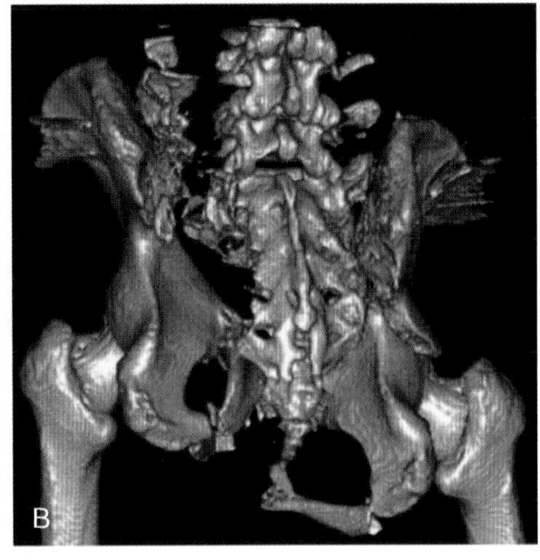

图 14-2　**骨盆 CT**

A. 前面；B. 后面

【临床决策分析】

（一）临床决策依据

1. 本病例有以下特点　①整个骨盆环完全粉碎骨折，骶骨骨折上移位明显，整个骨盆环完全破坏；②双侧髋臼骨折影响髋关节活动；③双侧完全腰骶丛神经损伤表现；④合并全身多发伤。患者全身伤情严重，经抢救后再行手术的风险、难度均较大，非手术治疗后不能行走甚至坐立困难，手术可能再次面临危险。

2. 手术方案分析

（1）后路腰髂固定

1）支持：①伤后第 17 天，上移明显，前方入路牵引复位困难，腰髂撑开力量大，可达到复位、固定效果；②双侧骶髂均上移位脱位，可同时完成双侧复位。

2）不支持：①压迫神经来自前方，后方复位不能解除压迫；②骨盆环严重不稳，俯卧位难以纠正旋转。腰髂固定的缺点：手术入路“前—后—前”，时间长、创伤大、出血多、并发症多，旋转纠正欠佳，牺牲腰椎活动度。

（2）前方复位骶髂螺钉固定

1）支持：①可松解前方压迫的神经，同时进行减压；②可尝试闭合复位、微创固定，创伤小；③平卧位操作，方便术中操作和麻醉管理；④可同时完成髋臼骨折的复位固定。

2）不支持：骶髂螺钉固定强度较弱，稳定性差 。缺点：①前方减压风险大，血管神经损伤有加重可能；②整个骨盆环损伤严重，固定的稳定性差。

3 手术方案　前方神经探查、骨折复位后环骶髂螺钉固定，前环钢板固定，髋臼骨折钢板固定。手术步骤如下：①术前 2 小时行左侧髂内动脉栓塞，控制术中出血；②取左侧腹直肌外侧入路、显露左腰骶干神经松解；③左侧下肢牵引复位，置入左侧 S_1 骶髂螺钉固定；④右侧腹直肌外侧入路复位固定右侧髋臼骨折；⑤利用双侧腹直肌外侧入路内侧窗会师复位固定耻骨联合。

（二）手术方法

患者诊断明确，伤后第 17 天，病情稳定，满足手术条件。

麻醉及体位：全身麻醉气管插管，平卧位消毒患侧髋及臀部，双下肢消毒包扎供术中牵引复位使用。手术方法及操作顺序基本同术前计划。手术顺利。

（三）手术风险评估与防范

1. 左侧骶髂关节周围探查时注意避免损伤髂外血管、腰骶丛神经。

2. 骶髂螺钉置入风险，螺钉强度欠佳，术后螺钉松动骨折有再移位风险。

3. 髋臼骨折复位不良，术后有创伤性关节炎发生。

4. 手术时间长、创伤大、出血多，可能危及生命，术中视情况可随时中止手术。

5. 有术后感染、多器官功能衰竭可能。

（四）术后情况

患者术后病情稳定，无发热，第 2 天拔除腹部引流管，开始进流质饮食；复查骨盆正位 X 线（图 14-3）及 CT 三维重建（图 14-4）均示骨盆环结构基本恢复，内固定位置良好，无并发症。考虑骨盆环固定的稳定性不够，于术后 1 周行其他部位手术同时行后路经皮微创置板，M 形钢板固定后环（图 14-5）。术后 1 个月复查 X 线示骨盆环结构保持正常，无明显螺钉松动及骨折再移位（图 14-6）。

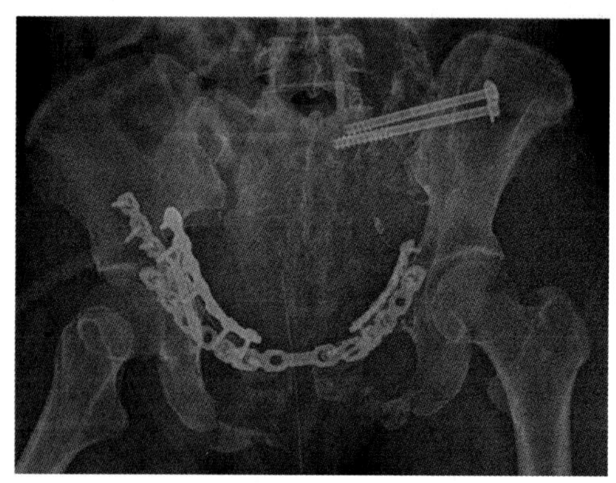

图 14–3 **术后复查骨盆正位 X 线**

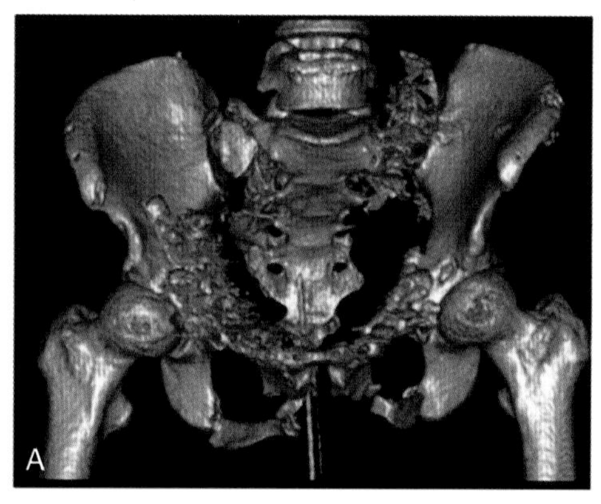

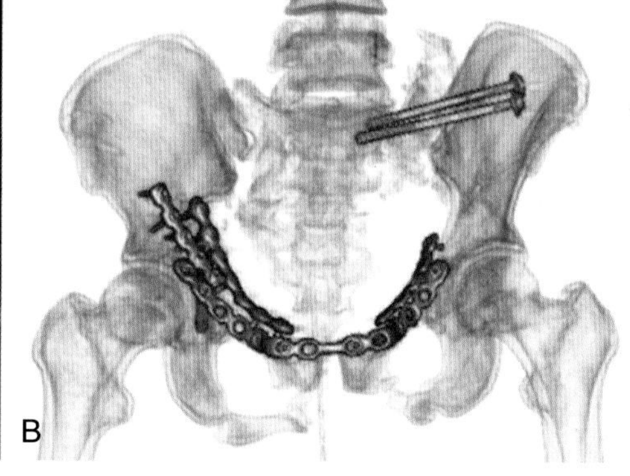

图 14–4 **术后复查 CT 三维重建**

A. 前面；B. 透明像

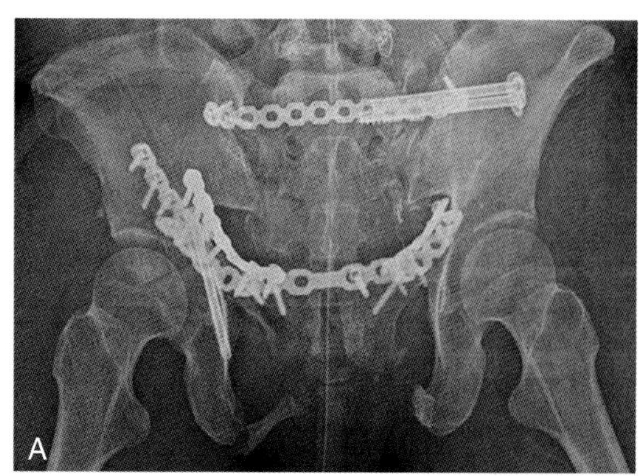

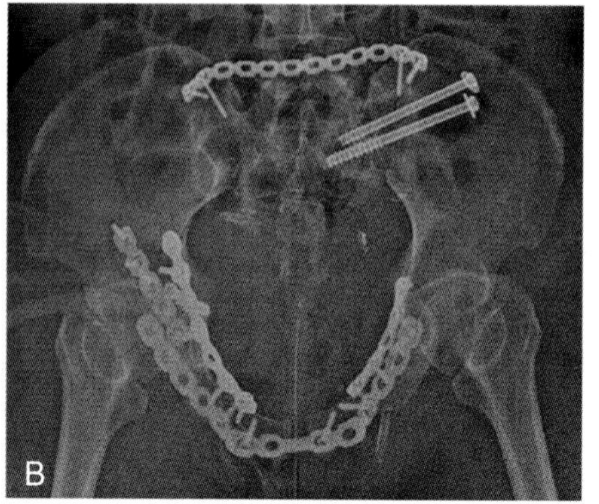

图 14–5 **M 形钢板固定后环**

A. 骨盆出口位；B. 骨盆入口位

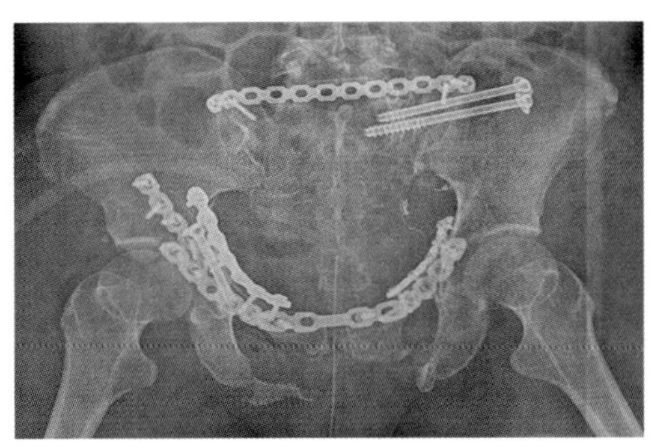

图 14-6　**术后 1 个月复查 X 线**

（五）术后随访

术后 4 个月扶拐下床行走，双下肢神经功能逐渐恢复，左下肢肌力恢复明显好于右下肢，术后 6 个月左下肢肌力、感觉基本正常，右下肢肌力 3 级，感觉恢复。9 个月时感觉左侧骶髂关节在行走时出现酸痛，并逐渐加重，术后 1 年复查 X 线示骶髂螺钉松动，左侧骨折上移（图 14-7）；行后路腰髂复位固定并植骨融合术，术中腰髂撑开复位困难，术后复查 X 线示固定可（图 14-8）。术后出现背部伤口感染，右侧钉棒松动脱出（图 14-9），行清创，骨水泥填充后感染控制，伤口愈合出院。出院后患者继续康复治疗，神经功能进一步恢复，右侧肌力达 4 级，行走好，双侧髋关节活动正常；术后 5 年随访，患者行走基本正常（图 14-10），无腰、骶髂关节部疼痛及不适感。左下肢肌力正常，右侧肌力 4 级。

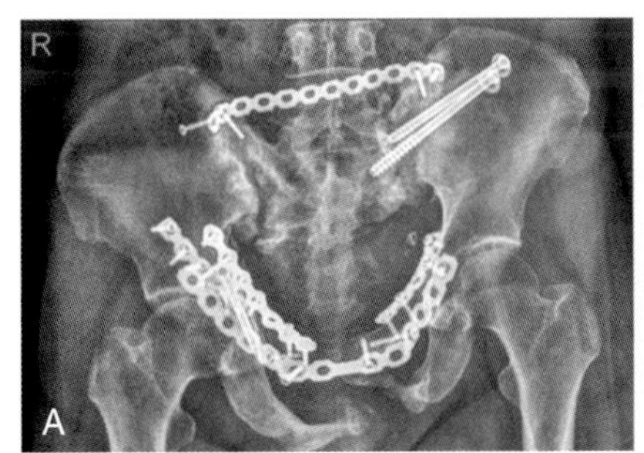

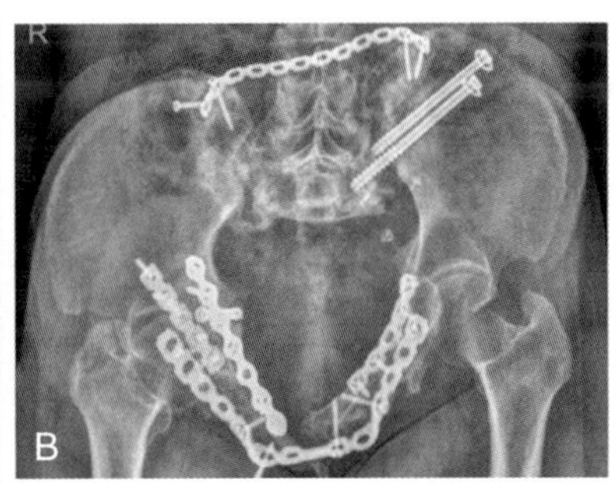

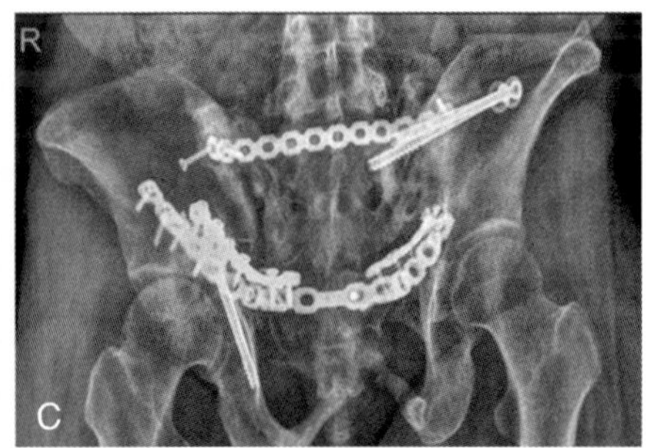

图 14-7　**术后 1 年复查 X 线**

A. 骨位正位；B. 入口位；C. 出口位

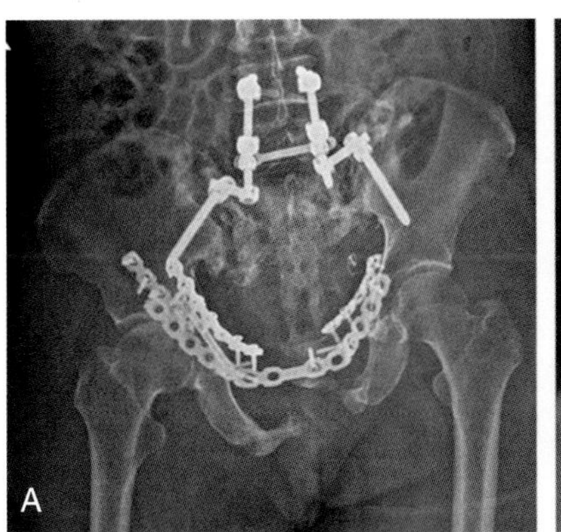

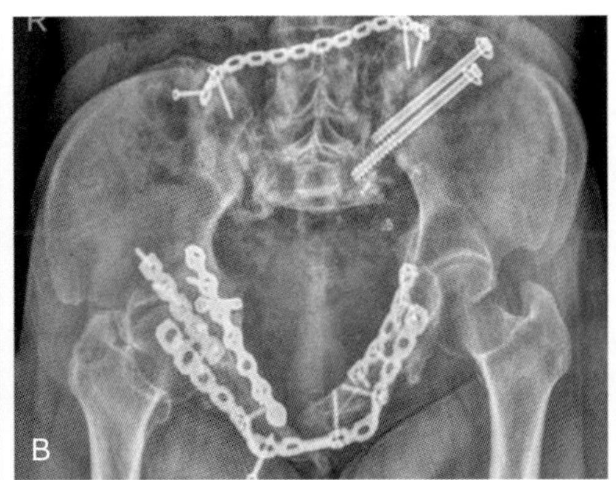

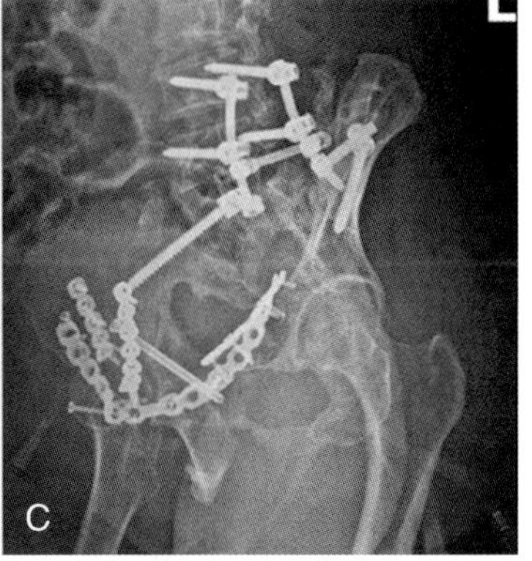

图 14-8　**后路腰髂复位固定并植骨融合术后 X 线片**

A. 骨盆正位；B. 入口位；C. 髂骨斜位

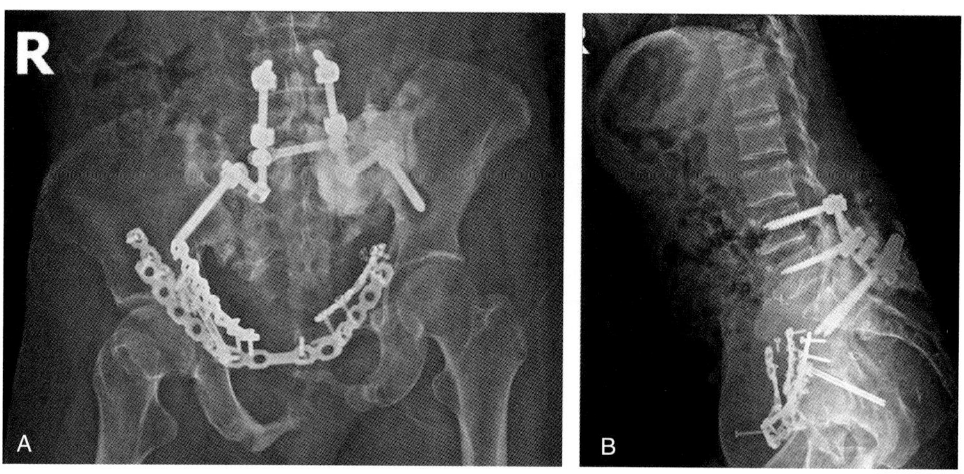

图 14–9　**右侧钉棒松动脱出**

A. 骨盆正位；B. 骨盆侧位

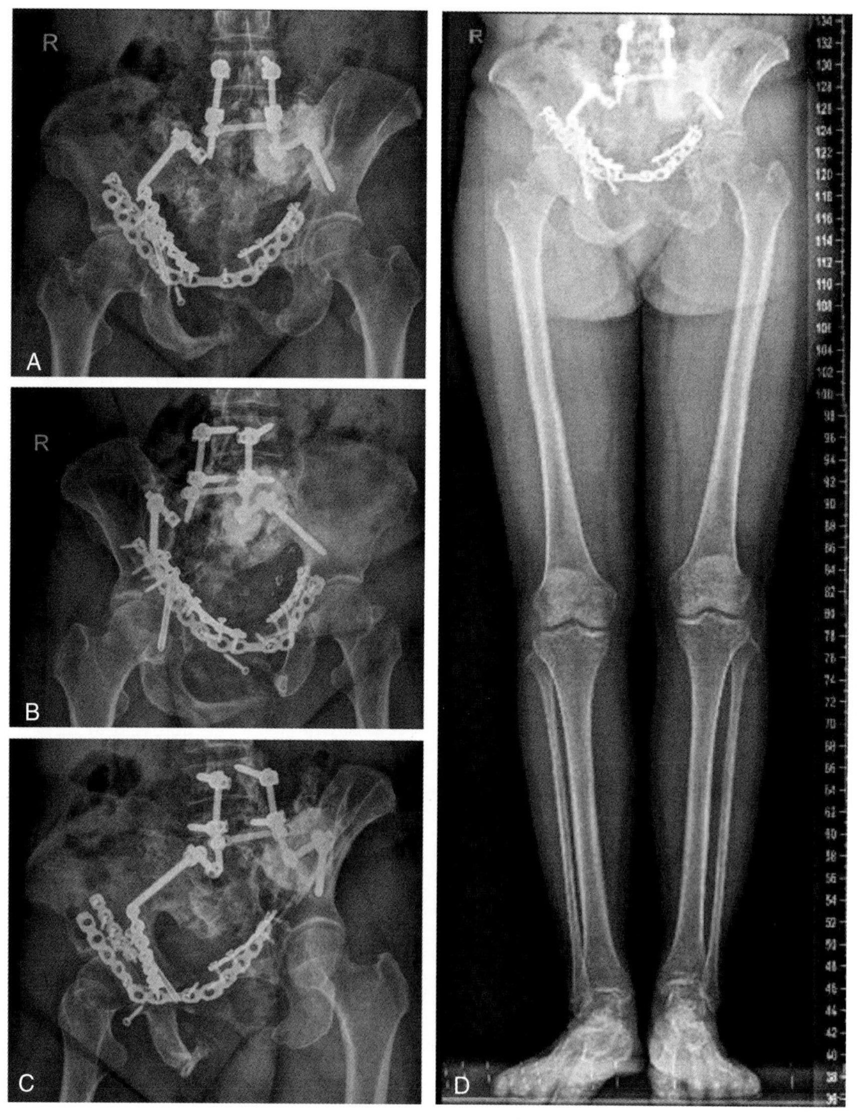

图 14–10　**术后 5 年复查**

A. 骨盆正位；B. 右闭孔斜位；C. 右髂骨斜位；D. 下肢立位全长片

第二节　陈旧性骶髂关节前脱位合并髋臼骨折

骨盆骨折骶髂关节前脱位罕见，张英泽院士 2009 年首次详细描述骶髂关节前脱位的临床征象，至今临床报道病例仍不多见。骶髂关节前脱位后髂骨翻转，髂后上棘可能移位到骶骨前面，损伤暴力较大，可能伤及腰骶干神经和髂血管等，闭合复位难度大，开放复位也较困难。新鲜骨折可选择髂窝入路后进行复位，陈旧性骨折由于大量骨痂生长、软组织挛缩等因素，加之周围有血管神经分布，使复位更加困难，常需要进行截骨复位。本病例为伤后近 2 个月，骶髂关节前脱位合并同侧髋臼 T 形骨折，通过腹直肌外侧入路显露，髂骨截骨复位，并通过同一切口完成同侧陈旧性髋臼骨折的复位固定，取到较好疗效。

【病例】

患者女性，48 岁，以“高处坠落致伤胸、腹、盆部后右髋关节障碍 1 小时”急诊入院。入院诊断：①骨盆骨折（右骶髂关节骨折前脱位）；②右髋臼骨折（Judet T 形骨折）；③左耻骨上下支骨折；④创伤性湿肺（右肺不张）；⑤创伤失血性休克；⑥右肱骨粉碎性骨折。经抢救后发现右肺不张不能改善，行肺 CTA 发现为右侧膈疝，整个肝脏突入到右侧胸腔。由胸外科行膈疝修复术，患者因病情严重于伤后第 8 周才行骨盆、髋臼骨折手术。伤后骨盆 X 线（图 14-11）及 CT（图 14-12）检查：右侧骨盆新月形骨折，髂骨侧关节耳状面完全前脱位，整个髂骨向外翻转，右侧髋臼呈 T 形骨折，股骨头中心性脱位。伤后 5 周复查骨盆 CT（图 14-13）示骨折维持受伤时状态，无复位，骨痂生长明显。

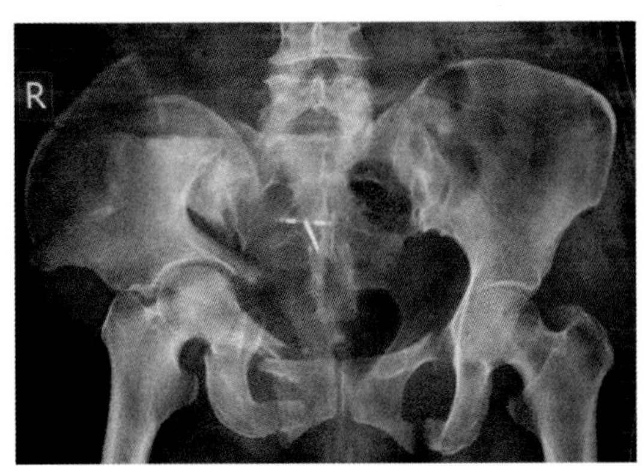

图 14-11　**伤后骨盆 X 线片**

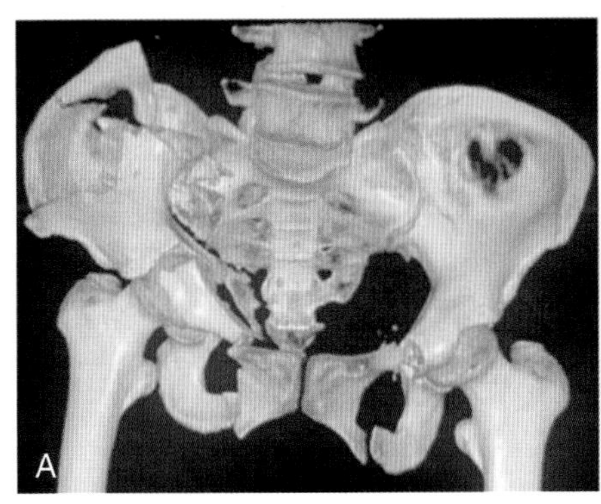

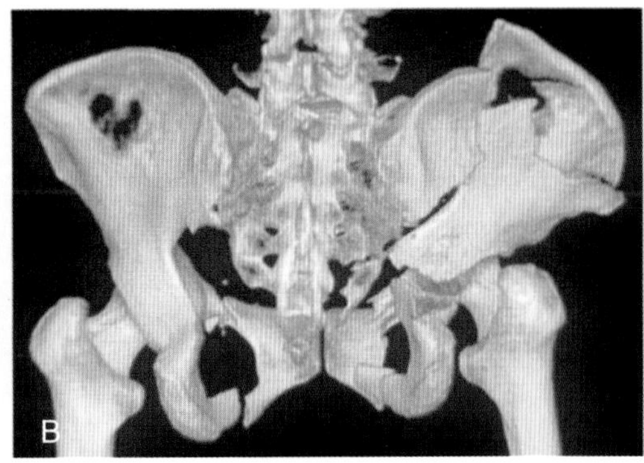

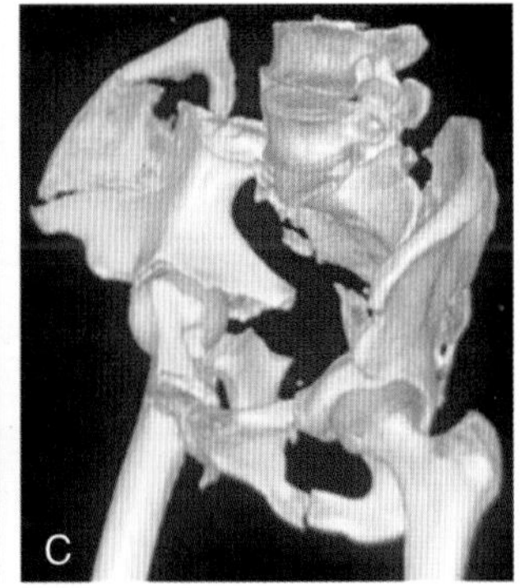

图 14-12　**伤后骨盆 CT**

A. 前面；B. 后面；C. 内侧面

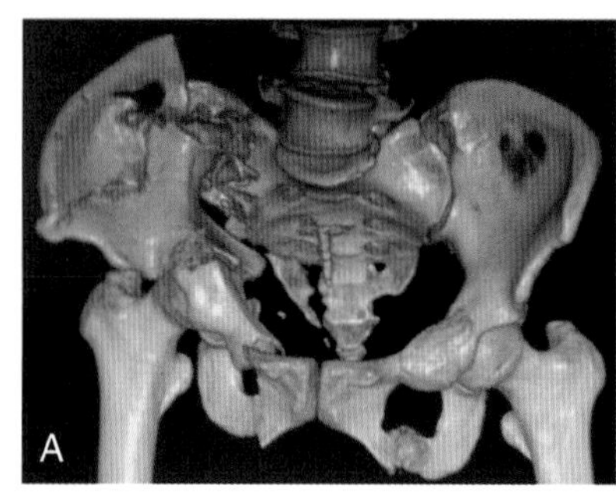
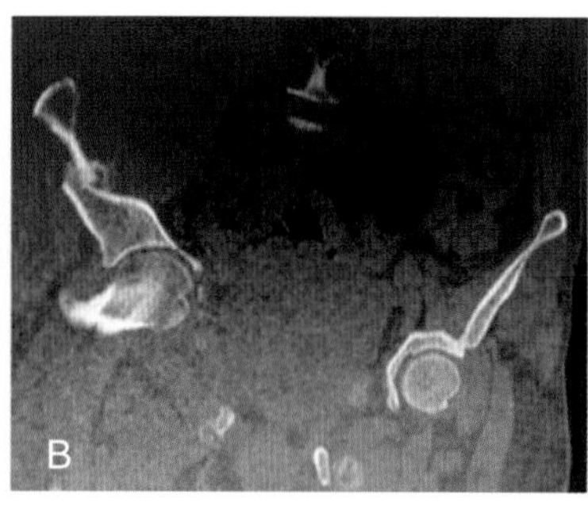
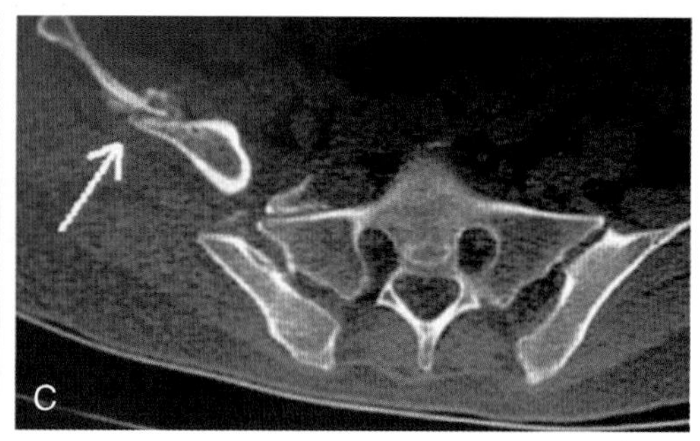

图 14-13　**伤后 5 周复查骨盆 CT**

A. 前面；B. 冠状位；C. 横断位

术前诊断：①陈旧性骨盆新月形骨折（Day II 型），骶髂关节前脱位，双侧耻骨上下支骨折畸形愈合；②右髋臼陈旧性骨折（Judet-Letournel 分型：T 形；三柱分型：B2.2 型）；③创伤性右侧膈疝修复术后；④右肱骨粉碎骨折术后。

【临床决策分析】

（一）临床决策依据

本病例有以下特点：①中年女性，伤后 8 周，多发伤创伤严重，骨盆髋臼骨折呈畸形愈合趋势；②右侧骶髂关节完全前脱位，移位明显，骨折复位困难；③右侧髋臼陈旧性 T 形骨折，分离移位，需手术矫正；④双侧耻骨上下支骨折畸形愈合，需术中截骨复位。诊断及手术指征均明确。手术计划：①右侧腹直肌外侧入路经髂骨翼截骨松解；②同入路手术，右侧耻骨支截骨、松解；③髋臼骨折沿原骨折线清理、周围软组织彻底松解；④骶髂关节前脱位并上移进行脱位周围松解；⑤先复位右骶髂关节脱位，跨骶髂关节钢板固定；⑥复位髋臼前柱、钢板固定；⑦复位髋臼 T 形骨折的后柱，后柱拉力螺钉固定；⑧复位髂骨翼。

（二）手术方法

手术在全身麻醉、平卧位下实施；手术方式基本按术前规划实施。经腹直肌外侧入路（图 14-14）进行骨折显露、复位、固定。术中透视见骨盆、髋臼复位基本满意（图 14-15）。手术顺利，手术时间 4.5 小时，术中出血 1200ml。

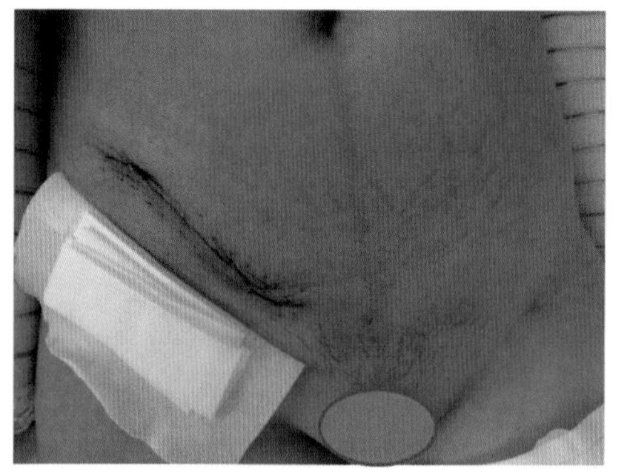

图 14-14　**右侧腹直肌外侧入路手术切口**

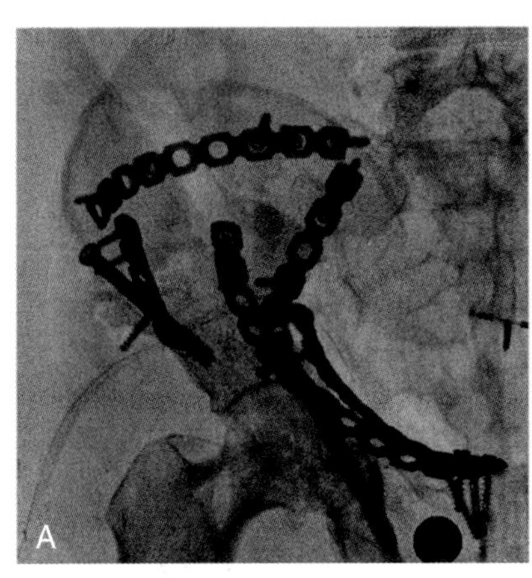

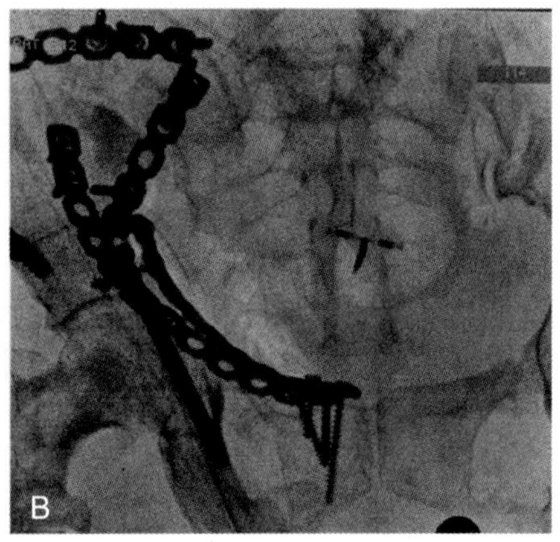

图 14-15　**术中骨盆 X 线片**

A. 右髋关节正位；B. 骨盆正位

（三）手术风险评估与防范

1. 手术显露：骶髂关节前脱位手术入路选择为前入路，后方入路难以显露骶髂关节前方；可选择髂腹股沟、髂窝、腹直肌外侧入路。腹直肌外侧入路相对容易显露骶髂关节前方，显露过程中有损伤腰骶干神经、髂血管的风险。

2. 陈旧性骶髂关节前脱位，复位困难，有不能复位的可能，需进行髂骨截骨处理，术中复位不良的可能性大。

3. 髋臼 T 形骨折手术入路有前入路和后入路，或者前后联合入路；结合患者骨盆骨折选择腹直肌外侧入路的状况，术中可通过同一入路进行髋臼骨折的复位；陈旧性骨折可能单一入路难以复位，术中做好联合后入路的准备。

4. 耻骨支截骨过程可能伤及髂外血管，术中操作要仔细、规范。

5. 骨折脱位时间较长，复位后由于软组织挛缩等原因张力较大，术后有内固定松动失效的风险。

（四）术后情况及随访

患者术后恢复良好，伤口愈合好，无围术期并发症。术后复查骨盆 X 线（图 14-16）及 CT 扫描三维重建（图 14-17）示骨盆环、右侧髋臼基本复位，内固定钢板、螺钉位置好。术后 2 周伤口拆线出院。术后 1 个月复查骨盆 X 线（图 14-18）及 CT 扫描三维重建（图 14-19）见骨折复位维持良好，无骨折复位丢失及内固定松动发生。患者术后 2 个月开始扶拐下床行走，术后 4 个月复查骨盆正位 X 线（图 14-20）示骨盆髋臼骨折均已愈合，无骨折复位丢失，内固定无松动，已经去拐行走。术后 10 个月复查骨盆 CT 示骨折愈合，无创伤性髋关节炎及股骨头坏死征象，行走及下蹲均恢复正常。

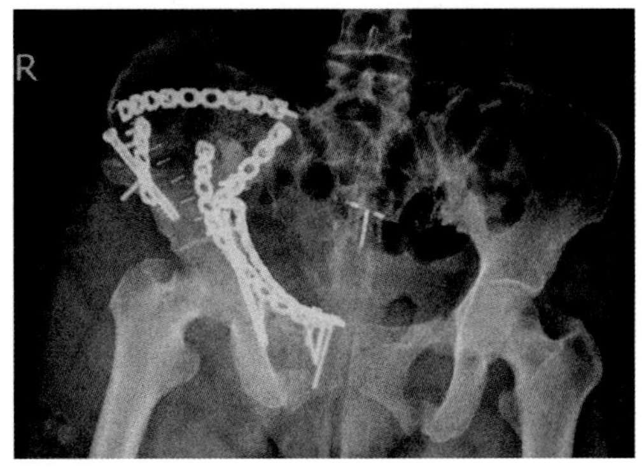

图 14-16　**术后复查骨盆 X 线**

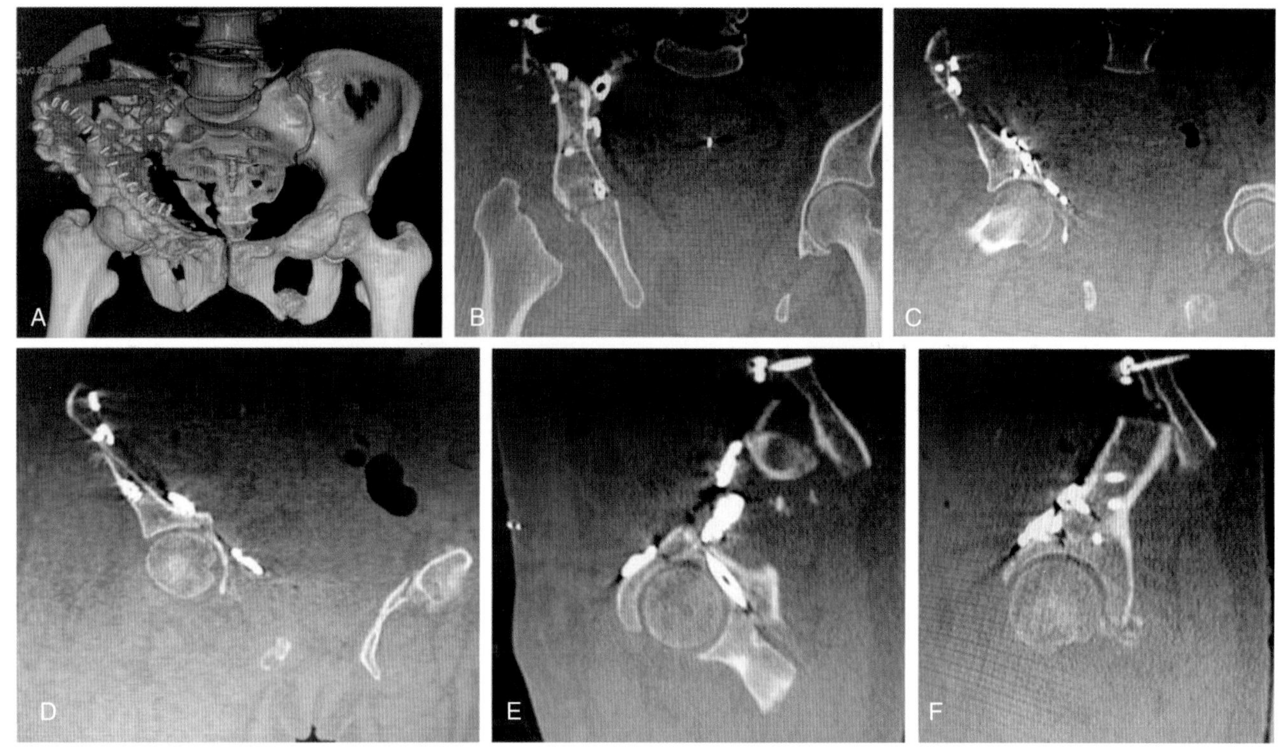

图 14-17　术后骨盆 CT 三维重建
A. 前面；B ～ D. 冠状位；E、F. 矢状位

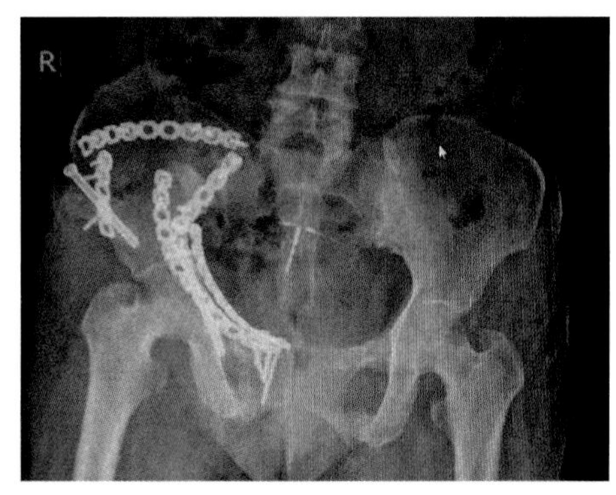

图 14-18　术后 1 个月复查骨盆 X 线

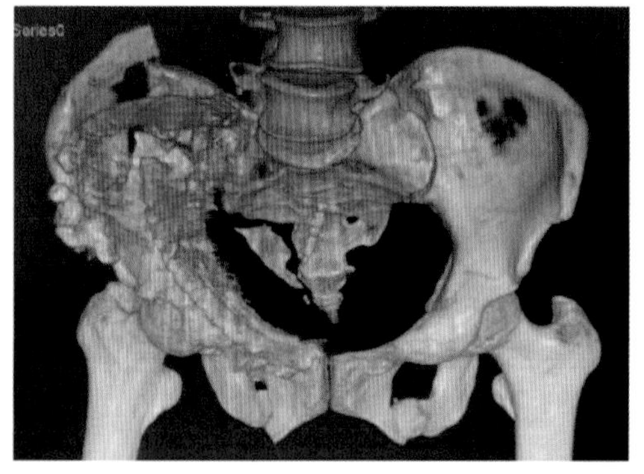

图 14-19　术后 1 个月复查骨盆 CT

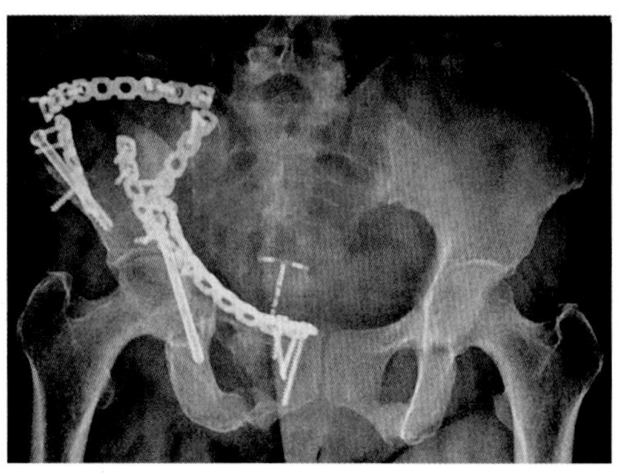

图 14-20　术后 4 个月复查骨盆正位 X 线

【经验与体会】

（一）骨盆、髋臼骨折合并膈疝的临床特点

骨盆、髋臼骨折多由高能量损伤所致，常合并腹部脏器损伤，病情危重且复杂，但合并创伤性膈疝较少见。当遭受交通事故、挤压伤、高处坠落等钝性伤时腹压骤然升高，膈肌薄弱区首先撕裂。这些薄弱区多位于左侧膈肌，且右侧有肝脏的缓冲作用，临床上左侧膈疝更为常见，Kishore GS 等研究者报道 80% 的创伤性膈疝发生在左侧。本例膈疝发生在右侧，患者右侧肢体着地的瞬间，骨盆在垂直剪切暴力的作用下向上移位，右侧盆腹腔脏器随之向上移位，暴力继续向上传递，致右侧膈肌撕裂，同时盆腔容积急剧缩小，腹部压力骤然升高，胸腔的负压吸引作用使整个肝脏疝入胸腔。高能量暴力伤及胸部时肋骨最先受累，故骨盆、髋臼骨折合并创伤性膈疝多伴发肋骨骨折，对膈疝的早期诊断可能有一定提示作用。

（二）右侧创伤性膈疝漏诊原因分析

Sala C 等报道创伤性膈疝漏诊率高达 66%，原因包括：①右侧膈疝症状不典型。当发生左侧膈疝时疝入胸腔的脏器可致肺塌陷，肺通气功能障碍，出现胸痛、呼吸困难，严重时可致循环障碍，血流动力学不稳定，腹腔脏器在膈肌破裂口处发生嵌顿、坏死，可出现恶心、呕吐，腹痛，肠梗阻等胃肠道症状，症状典型容易引起接诊医生的重视。而右侧膈疝发生时上述症状均不明显，早期诊断较为困难。本例病情危重，早期送往 ICU 抗休克治疗，患者无自主主诉，后期由于右侧膈疝症状不明显，未引起注意导致漏诊。②查体不全面。患者就诊时即出现失血性休克，医生致力于抢救休克却忽视了对患者全面的体格检查，由于患者意识不清，不能对医生的体格检查做出及时、准确的反应而导致膈疝漏诊。③影像学资料不完善。左侧膈疝常见 X 线征象包括：膈肌影失去正常轮廓，纵隔偏移，左胸可见胃泡影、脾脏影或胃肠蠕动影，而右侧膈疝的 X 线征象不典型，且容易与胸腔积液相混淆，本例胸部 X 线提示右侧中下肺野高密度影被解释为创伤性湿肺，忽视了右侧膈疝的可能，且未及时完善胸部 CT 检查造成漏诊。

膈疝在骨盆、髋臼骨折患者中容易被漏诊，因此，创伤骨科医生接诊时应高度警惕创伤性膈疝，对于高能量损伤合并右侧骨盆、髋臼骨折脱位患者应仔细排查右侧膈疝，在抢救生命的同时进行全面体格检查，尤其注意对胸部的检查和肝界的叩诊。胸部 X 线发现膈疝的灵敏度低，左侧膈疝检出灵敏度为 46%，而右侧膈疝仅为 17%，此外，右侧膈疝的 X 线表现为高密度影易与胸腔积液相混淆，不能简单诊断为创伤性湿肺，螺旋 CT 的灵敏度和准确度分别为 71% 和 100%。因此，在病情允许的情况下尽早完善胸腹 CT 检查，以避免膈疝漏诊。此外，对于严重多发伤患者应以损伤控制为治疗原则，本例 ISS 评分为 26 分，早期以抢救生命为主，膈疝在伤后 2 周得到延迟诊断，急诊下施行手术治疗，伤后 4 周行右侧肱骨骨折手术治疗，待患者全身状况改善后于伤后第 8 周行骨盆、髋臼骨折手术治疗，整个治疗过程遵循损伤控制原则，获得良好临床疗效。

（三）腹直肌外侧入路治疗陈旧性骨盆、髋臼骨折的优势

陈旧性骨盆、髋臼骨折的治疗目标是纠正骨盆的旋转及垂直移位，恢复骨盆环稳定性及髋臼与股骨头同心圆匹配关系，手术难点在于彻底清理骨折端的骨痂与瘢痕组织，因此，对手术入路的要求是达到良好的显露。陈旧性骶髂关节前脱位复位较困难，后方入路复位更难，一般选择前方入路，常用前方入路包括：髂股入路、髂腹股沟入路、改良 Stoppa 入路，但这些入路存在手术创伤大或显露局限等诸多缺点。对于累及两个柱的陈旧性髋臼骨折单一入路复位困难，一般选择前后联合入路进行复位、固定。前后联合入路虽然能满足显露要求，能较好地清除骨痂、松解周围软组织，但同时存在手术时间长、创伤大、出血量大、并发症多等缺点。本例采用单一腹直肌外侧入路达到良好的复位与固定，与传统手术入路相比，腹直肌外侧入路有以下优势：①腹直肌外侧入路切口较小，仅 6 ～ 10cm；②切口与髂血管神经束平行，不易损伤股外侧皮神经等解剖结构；③显露范围广泛，不需联合髂窝入路即可显露半侧骨盆；④切口下方即为髋臼，显露方便，直视下完成髋臼周围截骨松解，钢板可直接放置于方形区内面，固定效果确切；⑤经腹膜后分离可直达骶髂关节周围，直视下行骶髂关节周围截骨、复位骨折、松解腰骶丛，对复位骶髂关节前脱位更有优势；⑥相对于改良 Stoppa 入路腹直肌外侧入路经腹部肌肉进入，伤口牵拉时弹性更大，肌性愈合较

腱性愈合更可靠，术后腹壁疝发生率更低；⑦可在平卧位下完成复杂髋臼的手术，无须变换体位。

第三节　陈旧性骨盆骨折合并髋臼骨折、神经损伤

【病例】

患者女性，19 岁，以“高处坠落致伤盆部、右下肢后疼痛、功能障碍 50 天”转入我院。诊断：①骨盆骨折（Tile　C3.3 型）合并右侧骶丛神经损伤；②右髋臼骨折（Judet 横形伴后壁骨折）；③尾椎开放骨折脱位；④大小便失禁；⑤右股骨转子下粉碎骨折；⑥双跟骨开放粉碎骨折。急诊入院后因血压不稳，急诊行剖腹探查术，术中未发现腹腔脏器破裂而关腹。经抢救病情稳定后行右股骨转子下骨折切开复位内固定术。患者因病情严重，骨盆、髋臼骨折及神经损伤、大小便失禁等问题未予以处理，于伤后第 50 天转入我院。入科查体：腹部正中剖腹探查切口愈合不良（图 14-21）；骨盆环双侧不对称，骨盆挤压、分离试验（+）；肛门括约肌松弛，垫尿不湿；双侧髋关节活动受限；右足趾背伸肌力 0 级，跖屈肌力 1 级，感觉为痛觉过敏；复查骨盆 X 线（图 14-22）及 CT 扫描三维重建（图 14-23）检查：左侧骶髂关节脱位伴骶骨侧关节耳状面撕脱骨折；右骶骨自 S_1 椎体边缘向下纵形骨折并明显后、上移位，整个髂骨上移；右侧髋臼前后柱断裂并伴后壁骨折，左髋臼前柱断裂；骶 5 椎体骨折并向盆腔移位，双侧髋臼骨折见有明显骨痂生长。

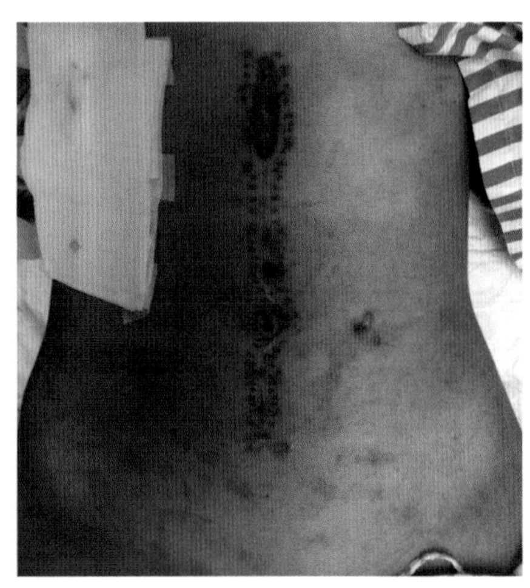

图 14-21　**腹部正中剖腹探查切口**

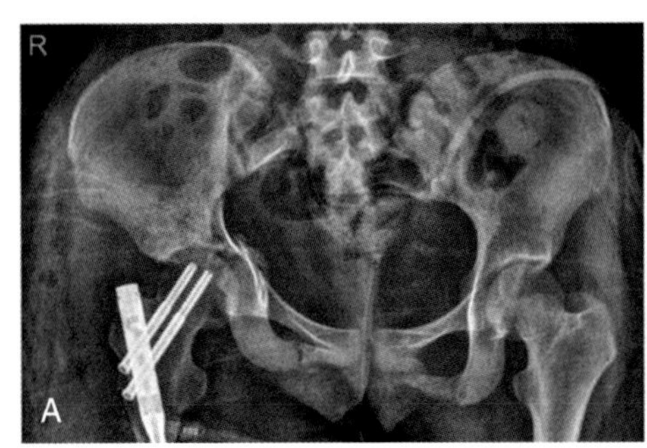

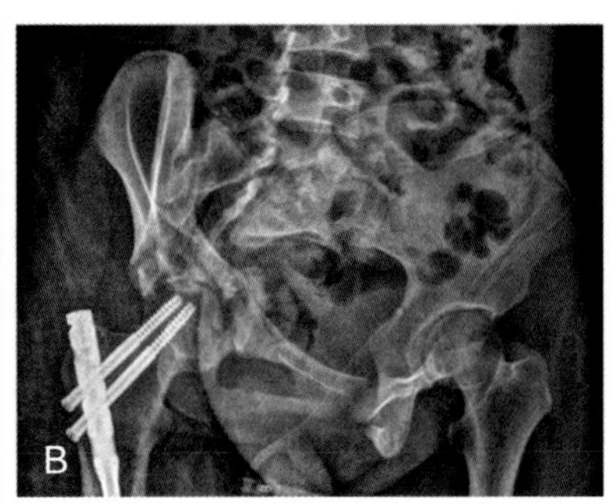

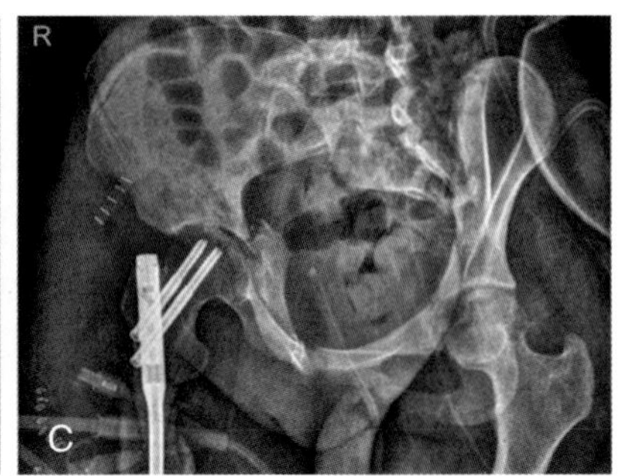

图 14-22　**复查骨盆 X 线**

A. 骨盆正位；B. 右闭孔斜位；C. 右髂骨斜位

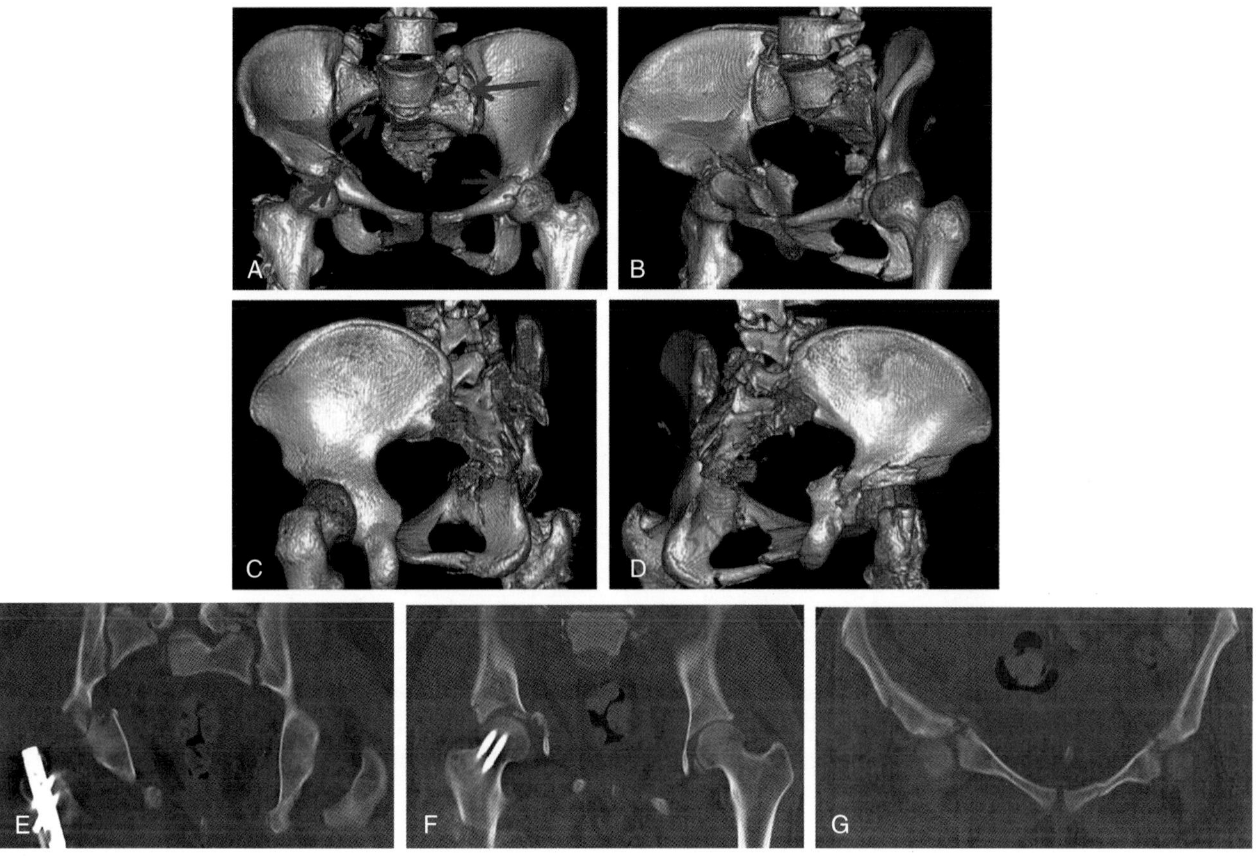

图 14-23 复查骨盆 CT

A. 前面；B. 右内侧面；C. 左后侧面；D. 右后侧面；E ～ G. 冠状位

术前诊断：①陈旧性骨盆骨折（Tile C3.3 型）合并右侧骶丛神经损伤；②双髋臼陈旧性骨折（Judet-Letournel 分型：左前柱骨折；右横形伴后壁骨折）；③尾椎开放骨折脱位；④双跟骨粉碎骨折；⑤右股骨转子下粉碎骨折术后。

【临床决策分析】

（一）临床决策依据

本病例有以下特点：①青年女性，伤后 50 天，多发伤创伤严重，骨盆、髋臼骨折呈现畸形愈合趋势；②右侧骶骨翼完全骨折后上脱位，移位明显，骨折复位困难，右侧骶丛神经损伤无恢复迹象；③右侧髋臼陈旧横形伴后壁骨折，骨痂生长明显，明显移位，需手术矫正；④骶尾椎骨折脱位合并感染，大小便失禁。分析病情认为：右侧下肢神经损伤症状与骶骨骨折移位有关，需手术探查松解；大小便失禁可能与骶尾椎骨折合并感染有关，患者骶管并无占位性损伤，从骨折类型及影像学表现看马尾神经损伤可能性不大，通过清创控制感染应该可以改善。手术计划：①取右侧腹直肌外侧入路、显露右侧半骨盆环；②行探查右侧腰骶干 、骶 1 神经根，减压松解；③后骶骨骨折松解、骶前钢板或 IS 螺钉固定；④行右髋臼陈旧性骨折髋臼周围松解，截骨；⑤髋臼骨折复位钢板固定；⑥备 Starr 架，复位困难时辅助牵引复位；⑦骶尾部清创、必要时行局部皮瓣转移，观察控制感染后大小便功能是否有改善。

（二）手术方法

手术在全身麻醉、平卧位下实施；手术方式基本按术前规划实施。经右侧腹直肌外侧入路（图 14-24）进行骨折显露、复位、固定。术中探查见右侧腰骶干近端严重挤压牵拉变细呈扁平，远端肿胀变粗（图 14-25），予以松解减压；行右侧骶前骨及软组织松解后，结合下肢牵引，试图靠骶前方钢板及下肢牵引达到复位效果，结果复位不理想（图 14-26）；于是拆除钢板，安装 Starr 架辅助复位，但骶骨翼的前后移位仍不能复位（图 14-27）；将一根 Schatzker 钉置入骶骨翼，通过复位架上提骶骨翼骨块，下压骶骨体，复位基本满意（图 14-28），直视下置入 S_1 骶髂螺钉导针；透视导针位置在位后置入相应长度直径 7.3mm 空心钉，考虑陈旧性骨折再移位张力大，同时行骶前钢板固定（图 14-29）。再通过同一入路对髋臼周围骨痂进行清理，愈合的耻骨支沿原骨折部位进行截断，复位后放置髋臼一体化翼形解剖接骨板固定，透视见骨盆、髋臼均复位满意，内固定钢板螺钉位置好（图 14-30）。冲洗伤口后彻底止血，放置引流管后闭合伤口。手术顺利，手术时间 220 分钟，术中出血 1400ml。

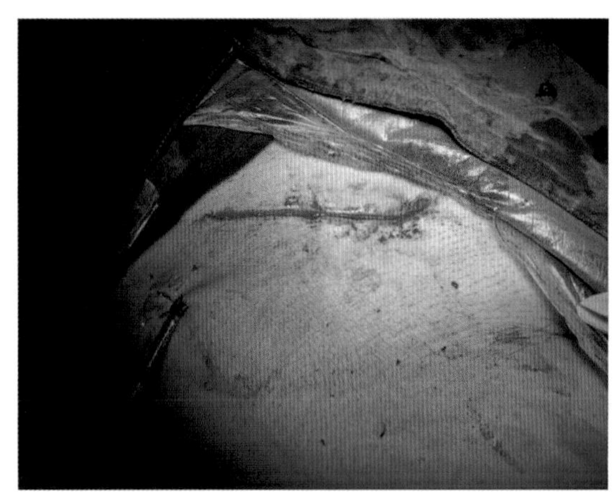

图 14-24　**右侧腹直肌外侧入路切口情况**

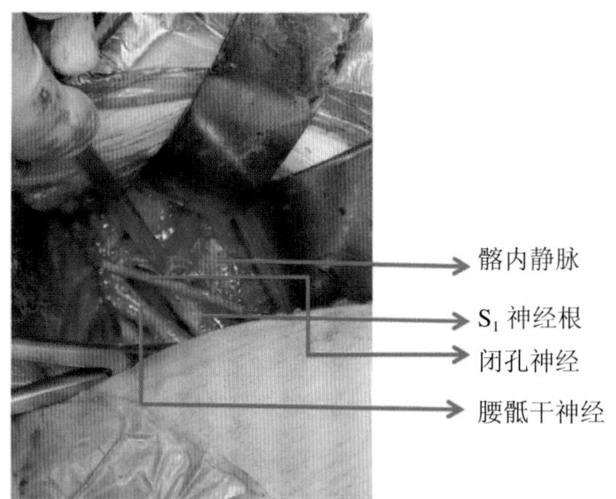

图 14-25　**术中探查腰骶干神经**

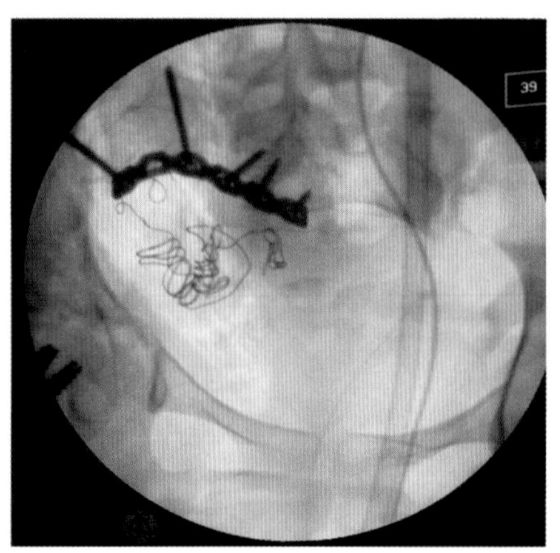

图 14-26　**骶前方钢板结合下肢牵引复位不佳**

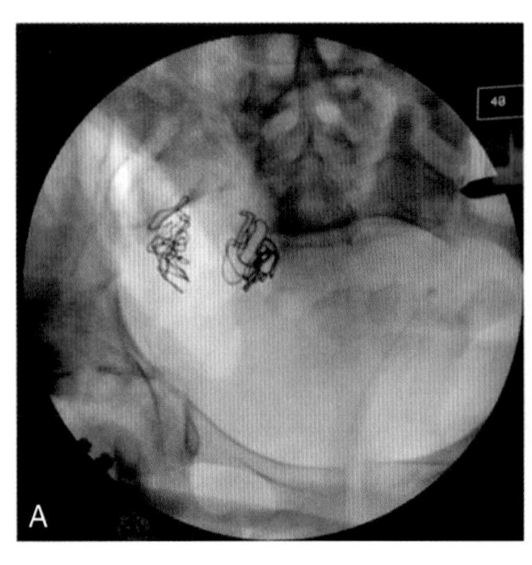

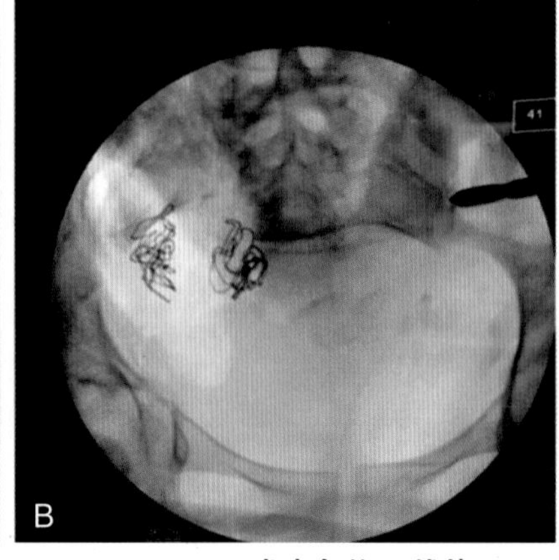

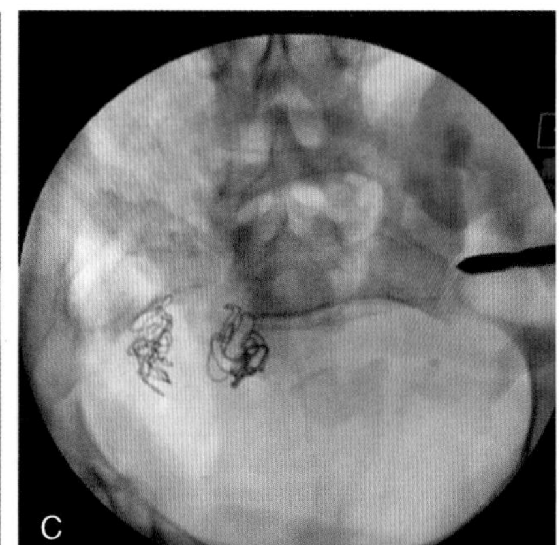

图 14-27　**术中复位 X 线片**

A ～ C 为骶骨骨折复位过程

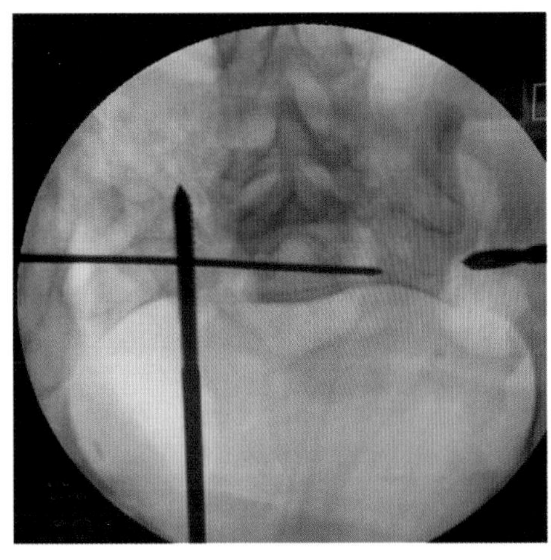

图 14–28　Schatzker 钉置入骶骨翼

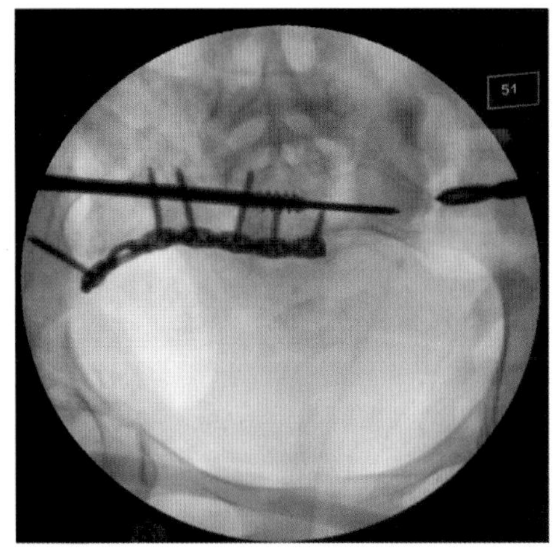

图 14–29　骶前钢板 + 骶髂螺钉固定

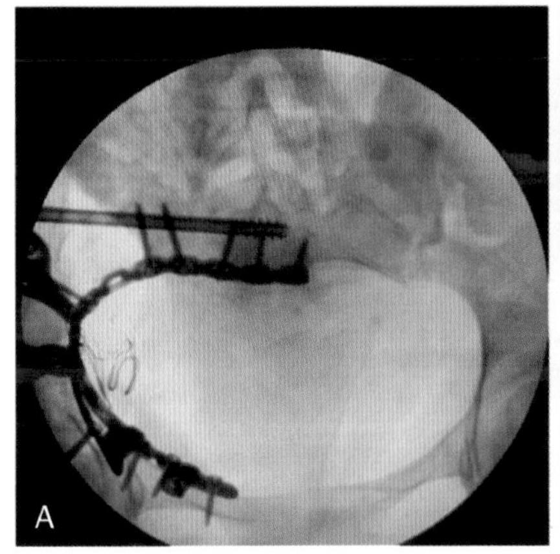

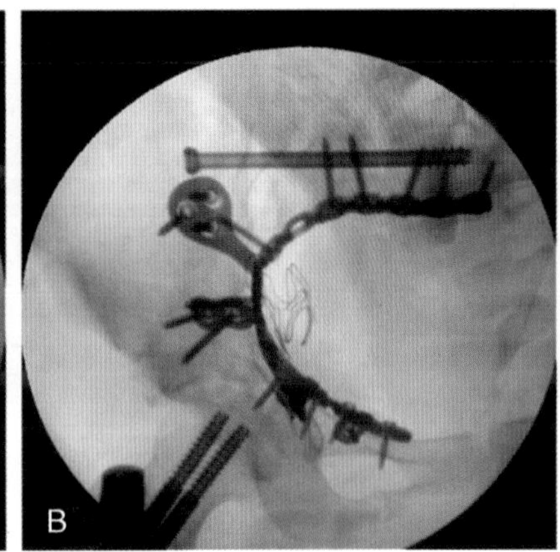

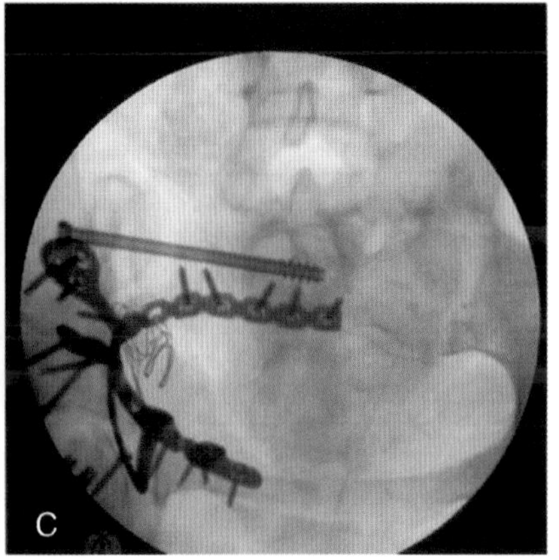

图 14–30　髋臼一体化翼形接骨板复位固定

A. 入口位；B. 正位；C. 出口位

（三）手术风险评估与防范

1. 骶前探查松解神经显露过程中有大出血、损伤腰骶干神经、髂血管风险。

2. 陈旧性骶骨骨折后脱位复位困难，术中可能需要进行截骨处理，术中解剖复位的可能性小；骶骨骨折固定方式的选择，无论钢板、骶髂螺钉、腰髂固定都有一定的风险；伤后 50 天，左侧骶髂关节损伤移位不明显，已经相对稳定无须固定。

3. 陈旧性髋臼横形伴后壁骨折选择前入路可能复位困难，后壁骨块可能影响复位，术中做联合后入路的准备，陈旧性骨折达到良好复位固定难度较大。

4. 骶尾椎开放骨折脱位感染可能扩散，甚至盆腔感染。

5. 大小便功能丧失原因不明。

（四）术后情况及随访

患者术后恢复良好，伤口愈合好，无围术期并发症。术后复查骨盆 X 线（图 14-31）及 CT 扫描三维重建（图 14-32）示骨盆环、右侧髋臼基本复位，内固定钢板、螺钉位置好。术后 2 周伤口拆线，骶尾部创面经多次清创愈合后出院。术后次日感觉右下肢较术前轻松，感觉部分恢复，术后 2 周大小便功能部分恢复，足趾活动未改善。患者术后 3 个月开始扶拐下床行走，术后半年返院复查时大小便功能恢复正常，右足趾活动明显改善，背伸肌力 4 级，因患者双足多发骨折，行走有跛行；行骨盆 X 线（图 14-33）及 CT 扫描三维重建见骨折复位维持良好，骨盆髋臼骨折均愈合，无骨折复位丢失及内固定松动发生。术后 1 年复查骨盆X线（图14-34）示骨盆髋臼骨折均已愈合，无创伤性髋关节炎及股骨头坏死征象，行走及下蹲均恢复正常。

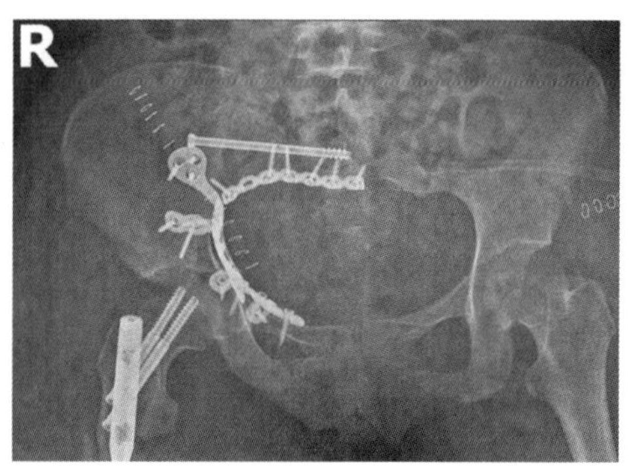

图14-31　术后复查骨盆X线

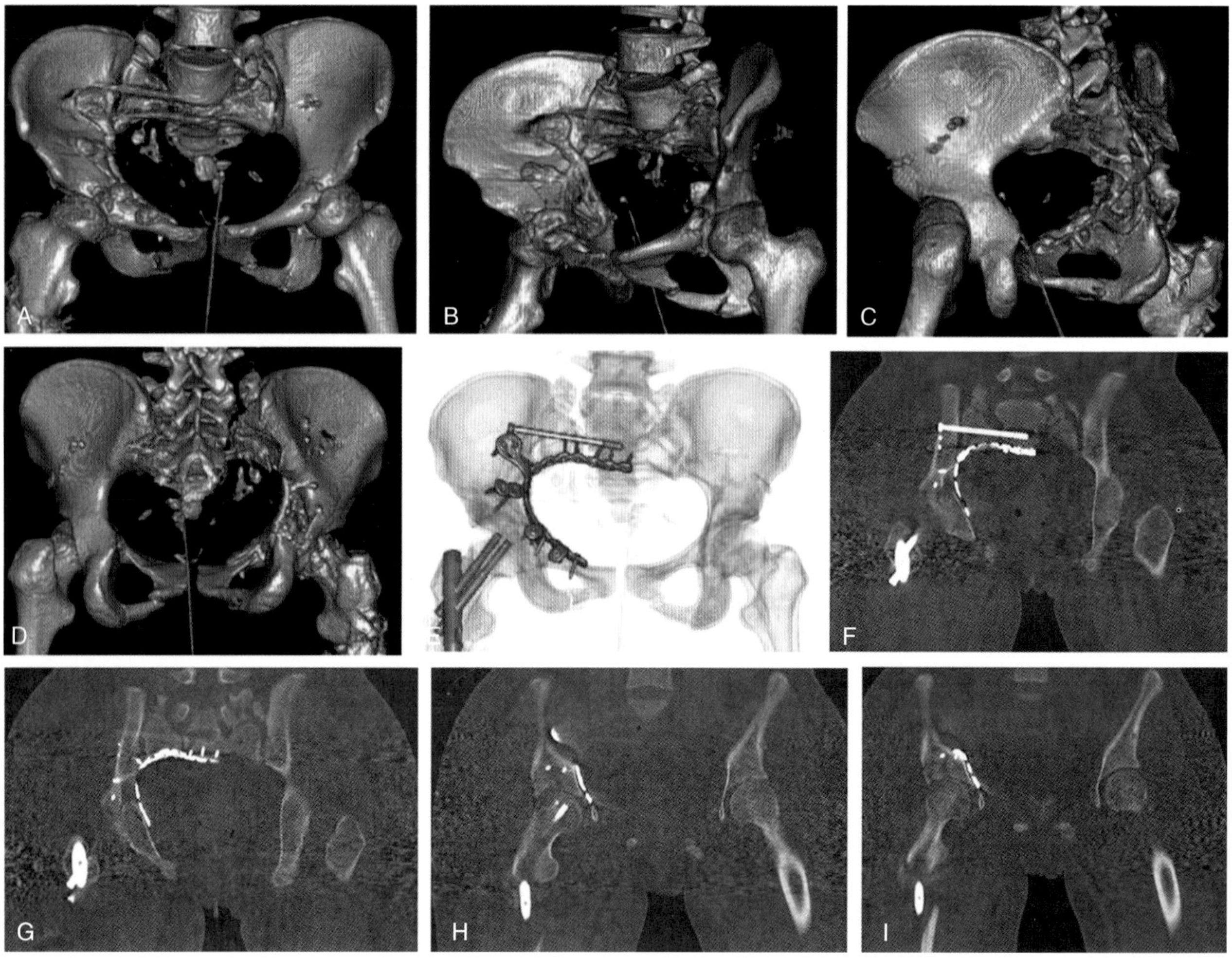

图14-32　术后复查骨盆CT

A. 前面；B. 右内侧面；C. 左侧后面；D. 后面；E. 透明像；F～I. 冠状位

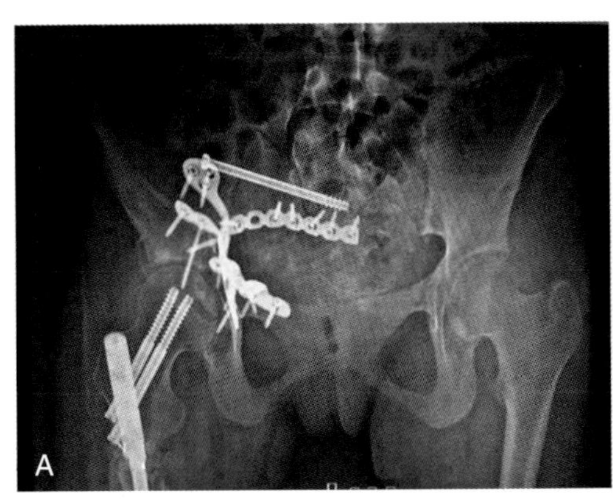
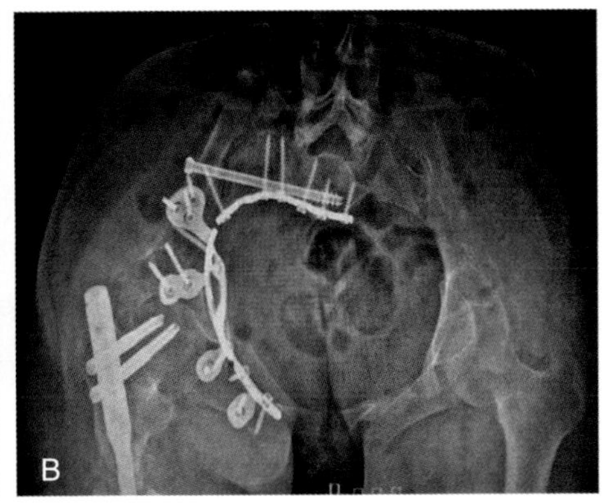

图 14-33　**术后 6 个月复查骨盆 X 线**

A. 出口位；B. 入口位

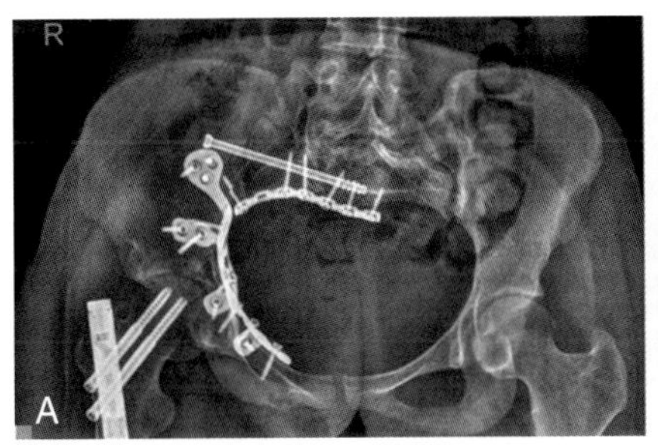
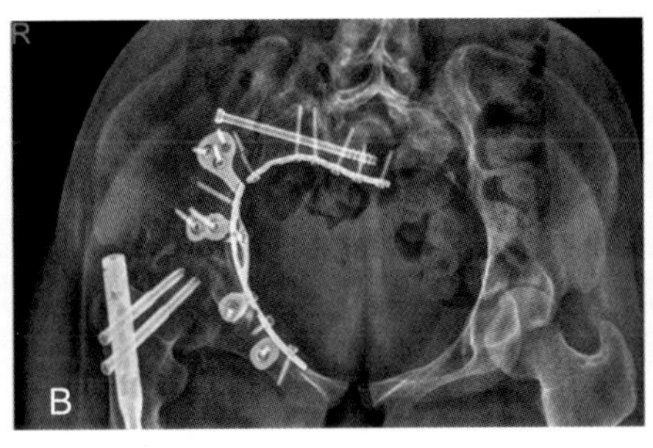
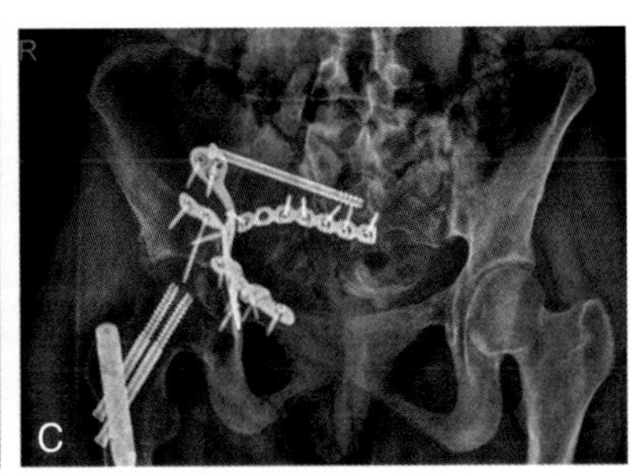

图 14-34　**术后 1 年复查骨盆 X 线**

A. 骨盆正位；B. 入口位；C. 出口位

第四节　骨盆骨折合并髋臼骨折全微创固定

【病例】

患者男性，56 岁，以“叉车挤压致伤左侧盆部后畸形、右下肢功能障碍 7 天”入院。受伤后查体：右足背感觉减退，足背伸肌力 1 级，跖屈 2 级；行骨盆 CT 扫描三维重建（图 14-35）检查：左骶骨翼骨折，骶髂关节前上脱位，左髋臼前柱骨折，耻骨联合重叠移位，右耻骨上、下支骨折。伤后诊断：①骨盆骨折（Tile C1 型）合并左侧腰骶丛神经损伤；②双侧髋臼骨折（左侧横形、右侧前柱）；③耻骨联合分离。入院后行左下肢股骨髁上牵引，对症支持治疗，左下肢运动、感觉功能无改善，复查骨盆 X 线（图 14-36）及 CT 扫描三维重建（图 14-37）示嵌插有改善。于伤后第 14 天手术。

术前诊断：①骨盆骨折（Tile C1 型）合并左侧腰骶丛神经不完全损伤；②双侧髋臼骨折（左侧横形骨折、右侧前柱骨折）；③耻骨联合分离。

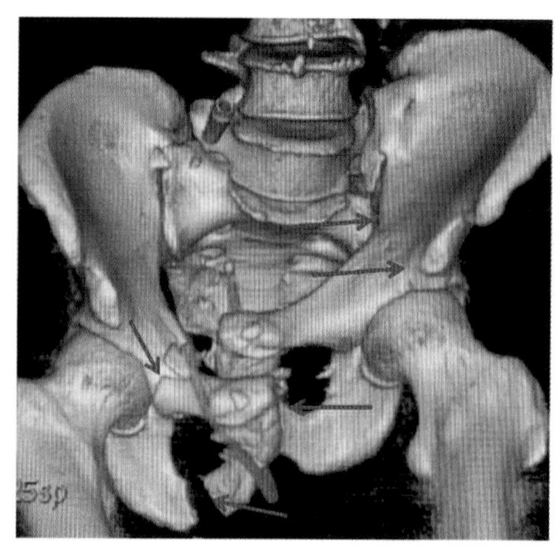

图 14-35　伤后骨盆 CT 三维重建

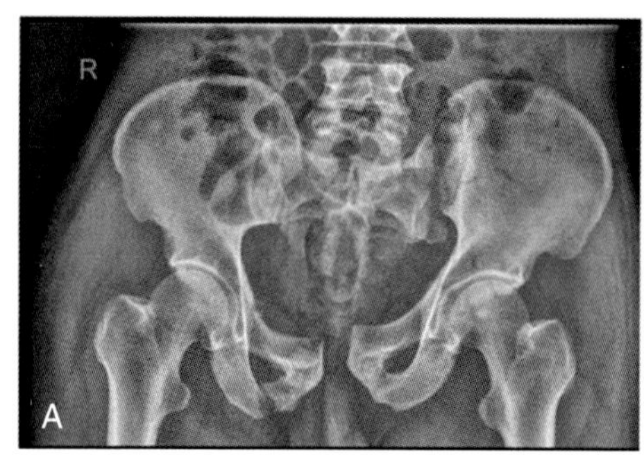

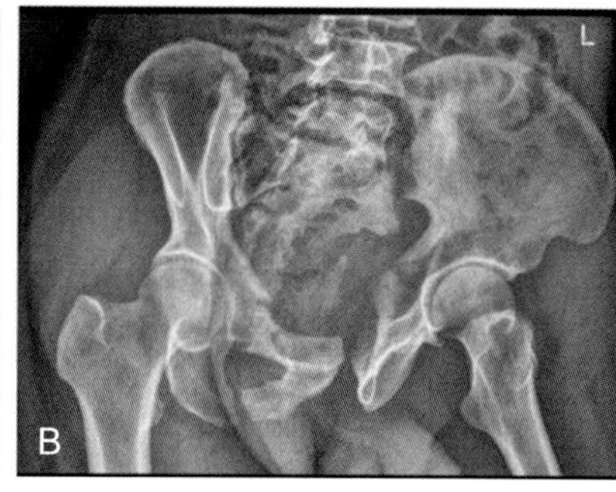

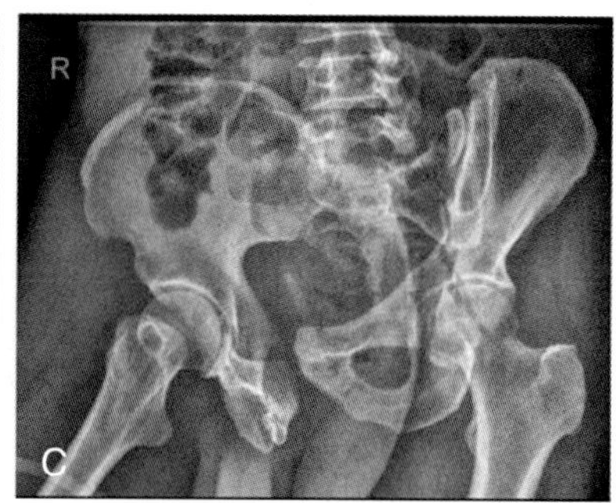

图 14-36　入院骨牵引后术前骨盆 X 线
A. 骨盆正位；B. 髂骨斜位；C. 闭孔斜位

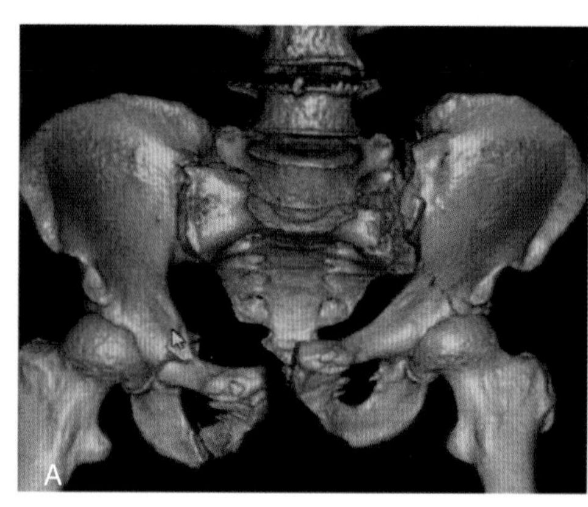

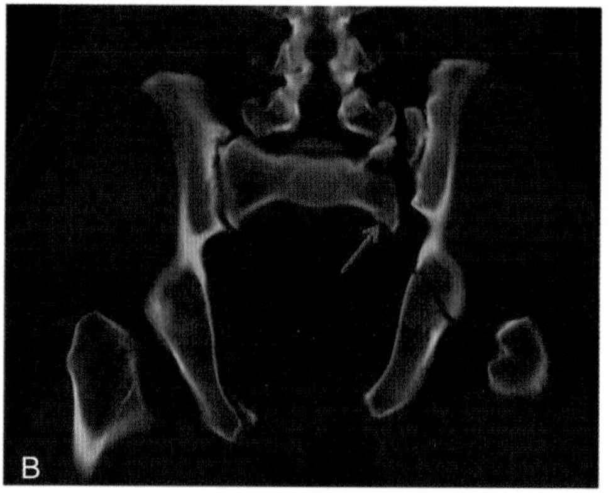

图 14-37　入院骨牵引后术前骨盆 CT 三维重建
A. 正面；B. 冠状面

【临床决策分析】

（一）临床决策依据

本病例有以下特点：①中年男性，侧方挤压伤，伤后 2 周，合并腰骶丛神经损伤；②左侧半骨盆骨折上移，骶髂关节前上脱位；③双侧髋臼骨折、耻骨联合分离。分析病情认为：患者骨盆环的完整性完全破坏，必须进行重建；左下肢神经症状可能与骨盆挤压后压迫腰骶丛有关，骨折复位后一般能恢复；后环复位首选闭合复位、骶髂螺钉固定，因侧方挤压嵌插移位严重，可能闭合复位困难，术中备切开复位的工具和固定器械；由于髋臼骨折移位不明显可行微创固定；耻骨联合复位相对简单，可选择钢板或螺钉固定均可。手术计划：①安装 Starr 架闭合复位左侧后环骨折、骶髂螺钉固定，如果复位困难改行开放复位，同时探查松解腰骶干；②耻骨联合分离及双侧髋臼前柱骨折取 Pfannenstiel 入路，复位耻骨联合，螺钉固定；③双侧耻骨支（髋臼前柱）骨折行前柱通道螺钉固定，左侧髋臼后柱骨折行顺行后柱通道螺钉固定。

（二）手术方法

手术在全身麻醉、平卧位下实施；手术方式基本按术前规划实施。

患者平卧于全透视手术床上，安装 Starr 架将右侧半骨盆固定于手术床上，左侧半骨盆进行解锁、股骨髁牵引下拉复位；术中透视发现骶髂关节后脱位，改行切开复位术；取左侧腹直肌外侧入路显露，通过中间窗显露骶髂关节周围，Pfannenstiel 入路显露松解耻骨联合及双侧耻骨支；探查见左侧腰骶干紧贴骶骨翼耳状面，严重挤压牵拉变细呈扁平状，表面被增生结缔组织瘢痕紧紧束缚，予以松解减压；行左侧骶前骨及软组织松解后结合下肢牵引，试图通过下肢牵引、结合骨膜剥离子在骶髂关节间撬拨达到复位效果，结果复位不理想；于是借助 Starr 架辅助复位，分别于髂前下棘、骶髂关节的骶骨侧、髂骨侧各置入 1 枚 Schatzker 钉（图 14-38）；通过复位架下压骶骨侧、提拉髂骨侧，髂前下棘钉向外向下翻髂骨翼，复位基本满意后，直视下置入 S_1 骶髂螺钉导针，透视导针位置在位后，置入相应长度直径 7.3mm 空心钉（图 14-39）。通过 Pfannenstiel 入路复位耻骨联合分离置入耻骨联合、双侧髋臼前柱、左侧髋臼后柱通道螺钉导针，置入相应长度的 7.3mm 空心钉固定，再辅助前环 INFIX 架固定。冲洗伤口后彻底止血，放置引流管后闭合伤口。手术顺利，手术时间 240 分钟，术中出血 600ml。

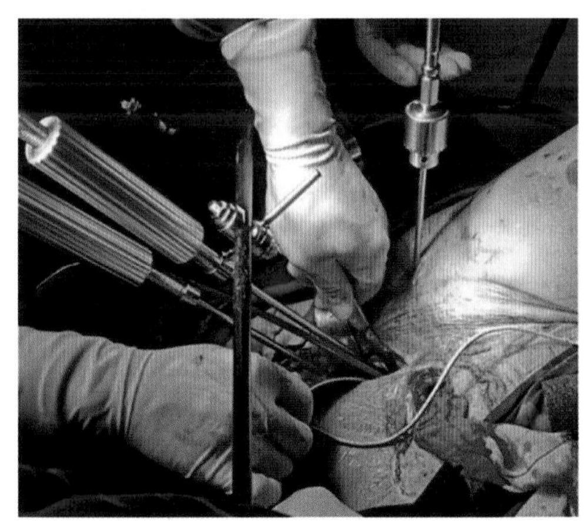

图 14-38　**术中 Schatzker 钉辅助复位**

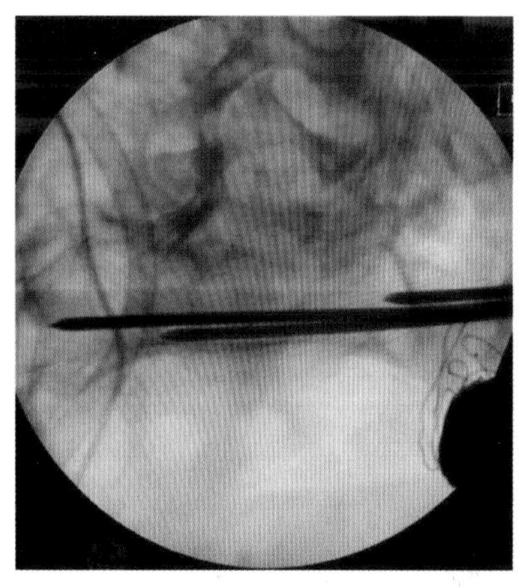

图 14-39　**置入空心钉导针**

（三）手术风险评估与防范

1. 左侧骶髂关节周围骨折较复杂，左骶骨翼有骨折并向前突出，髂骨侧后脱位明显，伤后 2 周可能闭合复位困难；如果行骶前探查松解神经，显露过程中有大出血、损伤腰骶干神经、髂血管风险。

2. 髋臼前、后柱螺钉闭合置入可能有穿出或进入髋臼风险。

3. 患者伤后骨盆变形明显，伤后 2 周软组织挛缩可能严重，复位后如果固定不稳定可能有骨折复位丢失风险。

4. 腰骶丛神经损伤严重可能术后恢复较差。

（四）术后情况及随访

患者术后恢复良好，伤口愈合好，无围术期并发症。术后复查骨盆 X 线（图 14-40）及 CT 扫描三维重建（图 14-41）示骨盆环、左侧髋臼基本复位，内固定通道螺钉位置好。术后次日感觉左下肢较术前轻松，感觉部分恢复，术后 2 周足趾活动恢复正常。患者术后 2 个月开始扶拐下床行走，术后 6 个月返院复查时行走正常，左下肢肌力正常，感觉良好；行骨盆 X 线检查（图 14-42）见骨折复位维持良好，骨盆髋臼骨折均愈合，无骨折复位丢失及内固定松动发生，无创伤性髋关节炎及股骨头坏死征象，行走及下蹲均恢复正常。

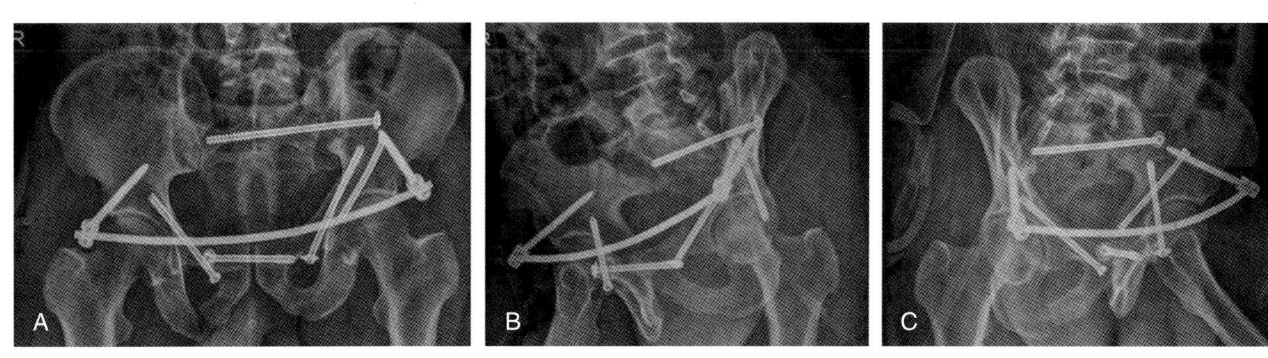

图 14-40 **术后复查骨盆 X 线**
A. 骨盆正位；B. 左闭孔斜位；C. 左髂骨斜位

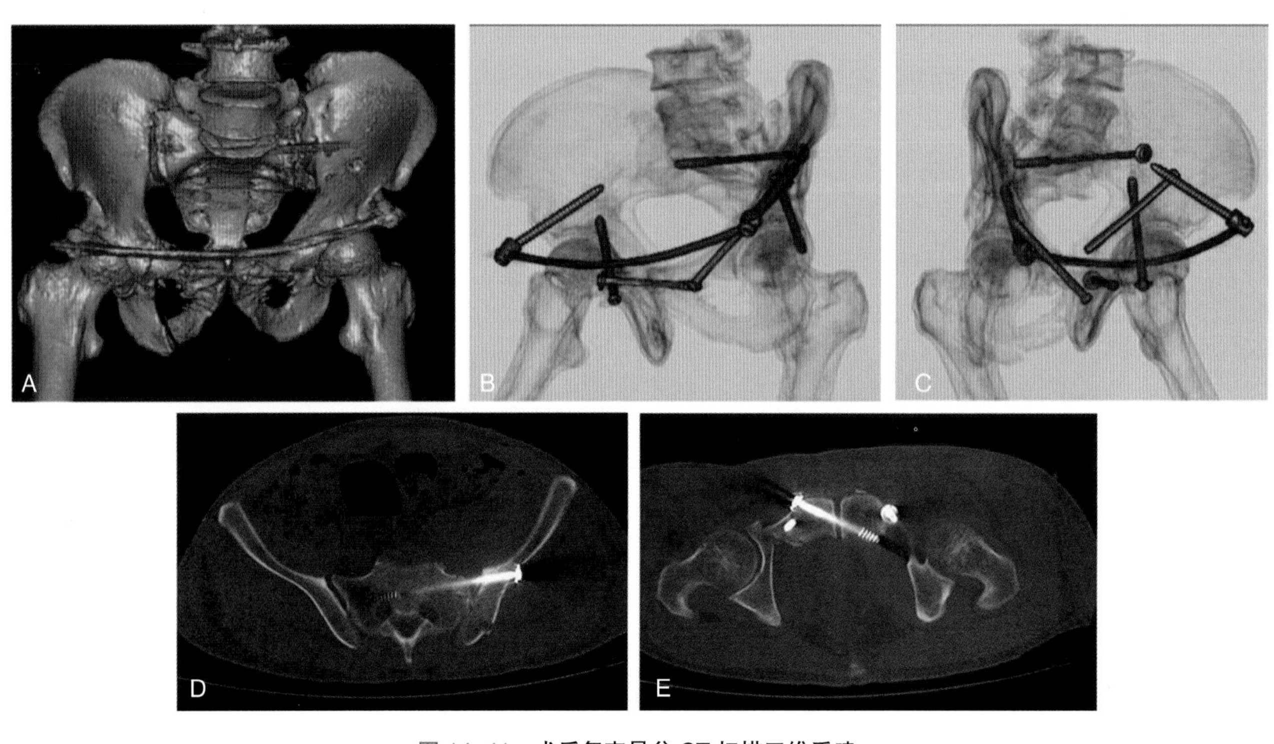

图 14-41 **术后复查骨盆 CT 扫描三维重建**
A. 前面；B、C. 透明像；D. 骶髂关节断层扫描；E. 耻骨联合断层扫描

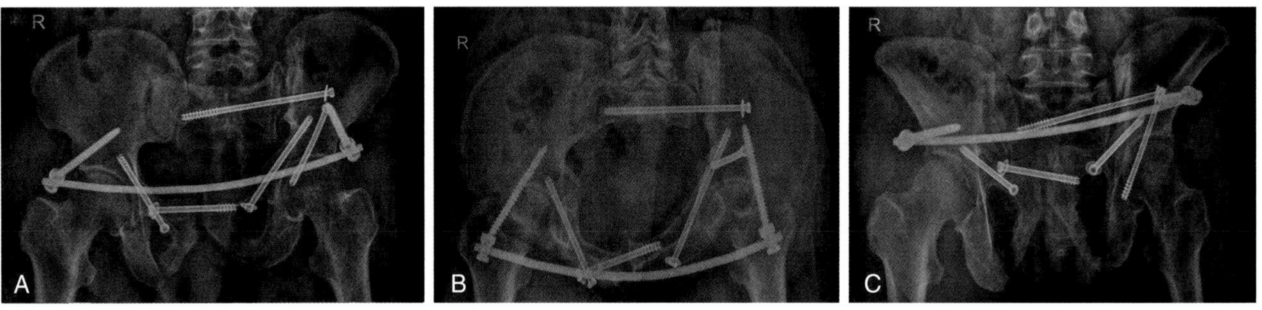

图 14-42 **术后 6 个月骨盆 X 线片**
A. 骨盆正位；B. 入口位；C. 出口位

【经验与体会】

本病例为严重侧方挤压伤导致骨盆环严重变形、合并下肢神经损伤症状，侧方挤压伤后耻骨联合重叠并上下移位，骶骨翼骨折并挤压向前突出，髂骨侧前方压缩、后方张开并向后上移位，骶髂复合体完全损伤。这种强大暴力损伤侧方挤压嵌插脱位的骨折闭合复位较困难，甚至切开复位也有难度，因此要充分考虑术中的各种不利因素。

骨盆骨折的固定方式有较多选择，本病例在骨折解剖复位后选择通道螺钉固定，骶髂螺钉、髋臼前柱螺钉、后柱螺钉及 INFIX 架等微创固定方式。微创固定具有创伤小、出血少、对肌肉软组织干扰少、术后恢复快等优势，通道螺钉固定相当于四肢长骨骨折的髓内固定，呈中心性固定，稳定性强。缺点是透视次数多，对医生的经验技术要求高，同时闭合置钉的风险较大，选择要量力而行。

第五节　骨盆骨折合并髋臼骨折、股骨颈骨折

【病例】

患者男性，26 岁，以“四楼坠落致伤右侧盆部、髋臼后疼痛，活动受限 2 小时”急诊入院。骨盆 X 线（图 14-43）及 CT 扫描三维重建（图 14-44）检查诊断为骨盆骨折、右髋臼骨折、右股骨颈骨折。入院后因血压不稳，腹腔穿刺抽出不凝血，考虑腹腔大出血而急诊行剖腹探查术，术中未发现腹腔脏器损伤而关腹（图 14-45）。同时行右股骨髁上牵引术。病情稳定后于伤后第 7 天手术。

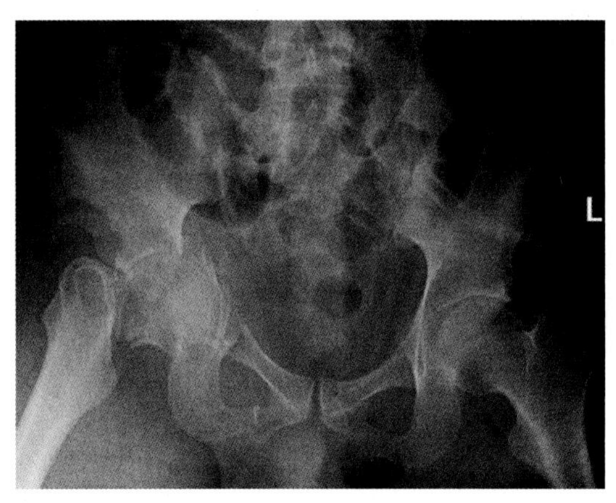

图 14–43　伤后骨盆 X 线正位片

术前诊断：①骨盆骨折（左侧 Tile C1.2 型）；②右髋臼骨折（Judet 分型：双柱伴后壁；三柱分型：C3 型）；③右股骨颈骨折（头下型）；④上下颌骨粉碎性骨折；⑤剖腹探查术后。

【临床决策分析】

（一）临床决策依据

本病例有以下特点：①青年男性，高处坠落致全身多发伤，剖腹探查术后 6 天，病情稳定；②右侧骶髂关节后、上脱位；③右侧髋臼双柱伴后壁骨折，髂前下棘及髋臼顶后壁有骨折并移位；右股骨头头下型骨折并移位明显。分析病情认为：患者右侧自股骨颈、髋臼、骶髂关节均骨折脱位，受伤暴力大，诊断及手术指征均明确。手术入路选择、骨折固定分析如下：①右髋臼双柱伴后壁骨折，后上壁及髂前下棘骨折移位明显，手术入路选择中必须考虑能显露髋臼顶后壁位置，腹直肌外侧入路、髂腹股沟入路、Stoppa 入

路均不可能，后方 K-L 入路也不能显露，而直接前方入路、S-P（Smith-Petersen）及扩大髂股入路可以，但双柱骨折需通过前方入路进行复位固定；②骶髂关节脱位可以闭合复位，脱位明显者可能需要 Starr 架辅助复位；也可切开复位，手术入路有髂窝入路、腹直肌外侧入路等；③右股骨颈骨折可选择闭合复位空心钉固定，但头下型骨折移位大，可能骨折端嵌插有软组织影响复位，此类骨折移位大，股骨头坏死可能性极高，必须解剖复位坚强固定。综上分析，拟订手术计划：平卧位、前方选择以右侧髂前下棘为中心的直切口（图 14-46），向上深层为腹直肌外侧入路显露，向下深层经直接前方入路显露，复位固定右侧骶髂关节脱位、髋臼双柱、右侧股骨颈骨折。

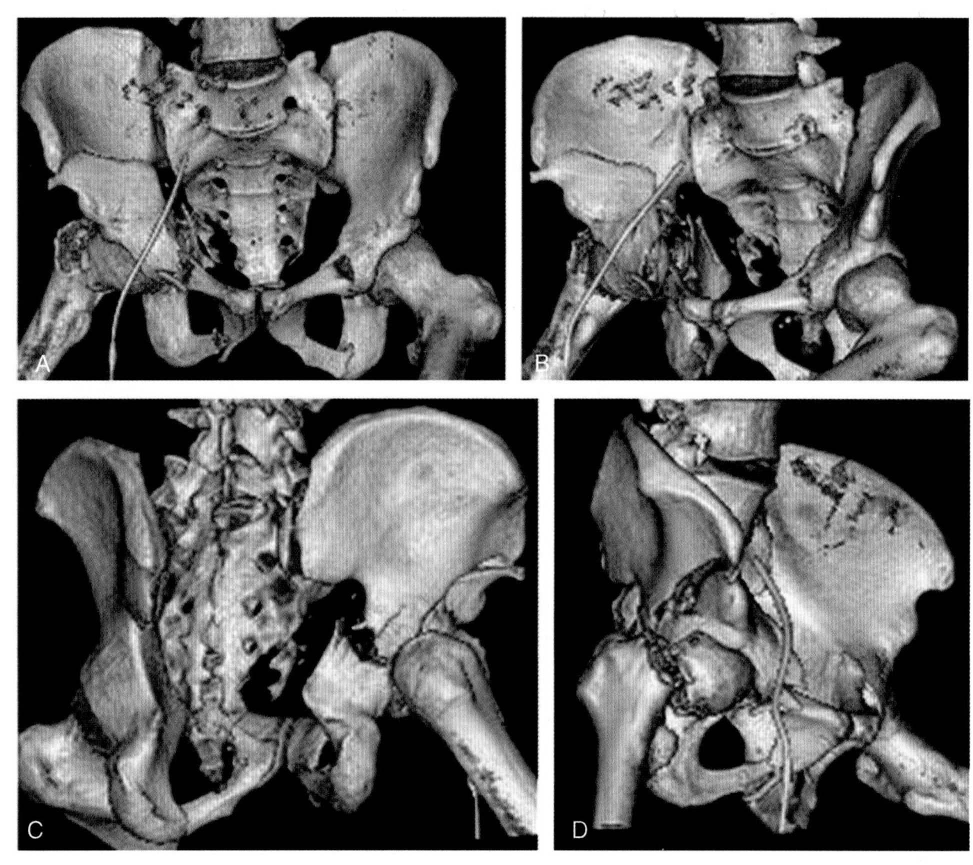

图 14-44 **伤后骨盆 CT 扫描三维重建**

A. 前面；B. 右内侧面；C. 右后侧面；D. 侧面

（二）手术方法

手术在全身麻醉、平卧位下实施；手术方式基本按术前规划实施。

手术显露：患者平卧于手术床上，按术前设计皮肤切口切开皮肤、皮下组织达深筋膜层，于深筋膜浅层游离皮肤便于术中牵拉；将皮肤组织向内侧牵拉，按右侧腹直肌外侧入路的 4 个窗显露耻骨联合至骶髂关节间整个半骨盆环，骨膜下剥离后纱布压迫止血；切口下方按直接前方入路进行显露，于腹直肌外侧间隙向深层分离，显露髋臼前方关节囊，并显露部分前壁，“Z”形切开前方关节囊，显露骨折的股骨头；再沿髂前下棘外侧沿髂骨外板剥离，显露髋臼顶柱和顶壁。

骨折复位固定：先复位股骨颈骨折，直视下解剖复位股骨颈后，用 2 枚空心钉加压固定，内侧支撑钢板辅助内侧支撑；透视见内固定螺钉和内侧支撑钢板位置满意后（图 14-47）再复位右侧髋臼双柱骨折。通过腹直肌外侧入路中间窗与直接前方入路已显露后髂骨外板联合的 2 个切口连动复位髂前下棘骨块时，使用 2 枚 7.3mm 空心钉固定，探查见顶柱解剖复位，顶壁骨折块也完全复位，且相对稳定；再从内侧复位髋臼前壁、前柱、后柱及方形区，放置髋臼一体化翼形解剖钢板固定髋臼；最后借下肢牵引和骶髂关节间隙撬拨复位骶髂关节脱位，直视下置入 2 枚 S_1 空心钉导针，2 枚 S_1 骶髂螺钉固定骶髂关节；透视见骶髂螺钉、髋臼解剖钢板位置满意，双侧闭孔环基本对称（图 14-48）。冲洗伤口后彻底止血，放置引流管后缝合伤口。手术顺利，手术时间 240 分钟，术中出血 1600ml。

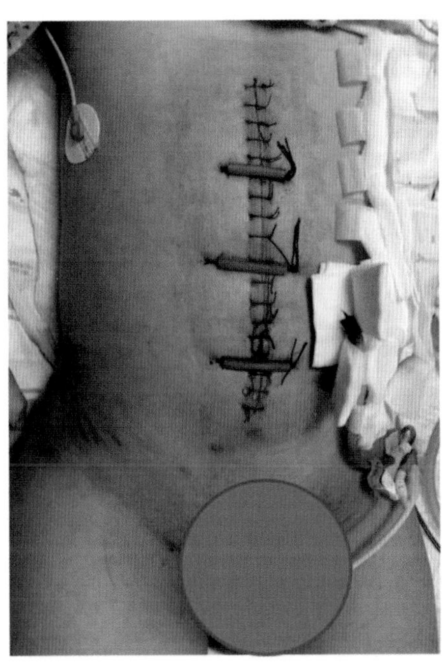

图 14-45　**伤后剖腹探查切口**

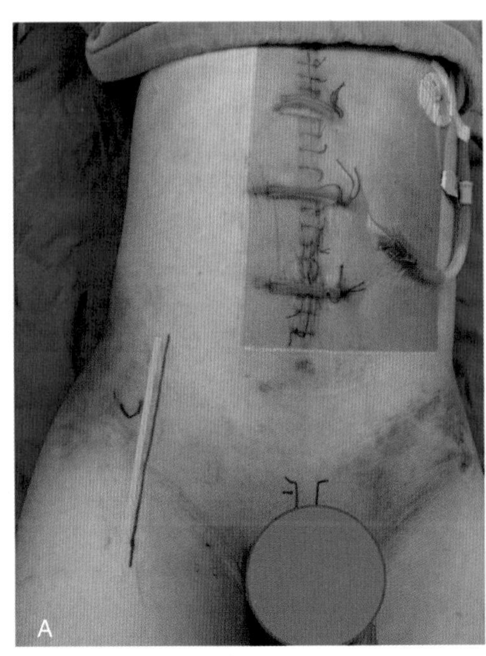

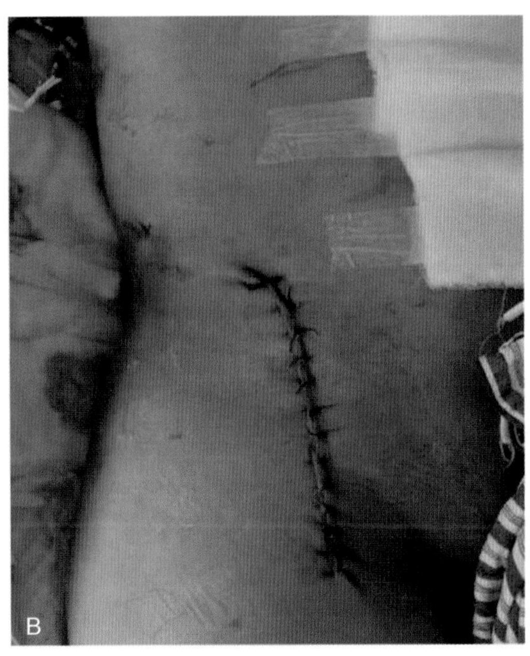

图 14-46　**手术切口**

A. 手术切口示意图；B. 术后伤口

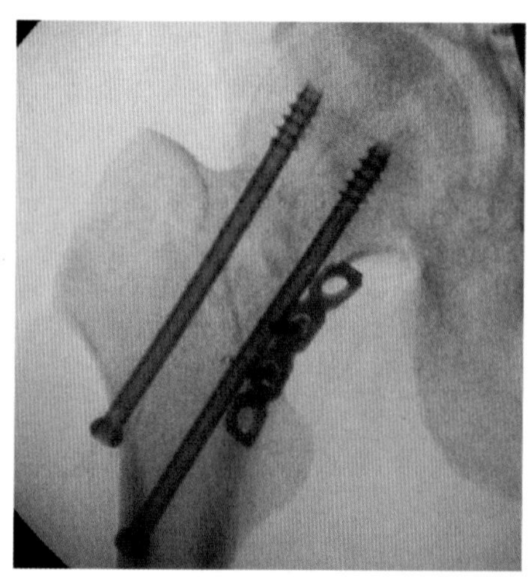

图 14-47　**股骨颈骨折切开复位固定**

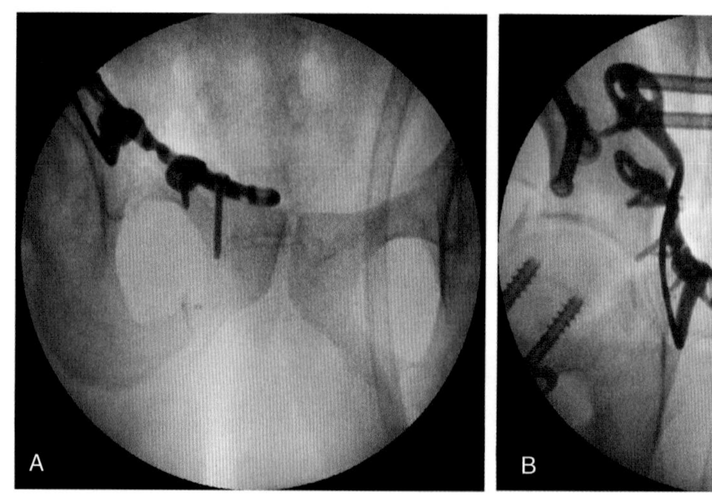

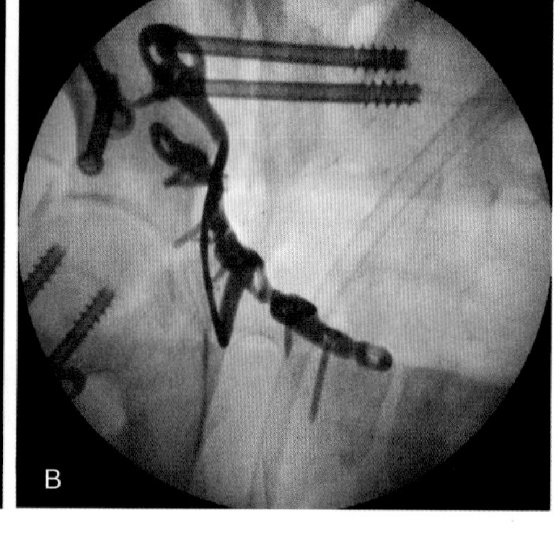

图 14-48　**术中骶髂螺钉、髋臼解剖钢板固定**

A. 双侧闭孔环对称；B. 髋臼翼形钢板及骶髂螺钉位置好

（三）手术风险评估与防范

1. 患者腹部探查术后 6 天，腹部皮肤张力大，切口未完全愈合，选择前方入路有感染风险。

2. 股骨颈头下型骨折，移位明显，开放复位术解剖复位率高，股骨头坏死率高。

3. 此类型髋臼骨折较复杂，主要是髂前下棘骨折移位（三柱理念中的顶柱），以及髋臼顶上壁的粉碎骨折较难显露，从髂骨外板分离才能显露此处，股外侧皮神经损伤率高，骨折复位、固定均较困难。

4. 骶髂关节脱位明显，因股骨颈骨折术前牵引可能没效果；患者年轻，肌肉发达，术中可能存在复位困难。

5. 手术时间长、术中出血多，患者伤后 1 周，创伤大且刚行剖腹探查手术，一次完成股骨颈、髋臼、骨盆手术可能创伤大，对患者造成二次打击，术后并发症多。

（四）术后情况及随访

患者术后恢复良好，伤口干燥，无围术期并发症，复查骨盆 X 线（图 14-49）及 CT 扫描三维重建（图 14-50）示骨盆环、左侧髋臼基本复位，内固定通道螺钉位置好。术后 6 个月复查，患者行走可，X 线示右骨盆、髋臼、股骨颈骨折基本愈合，无骨折复位消失、无股骨头坏死征象（图 14-51）。

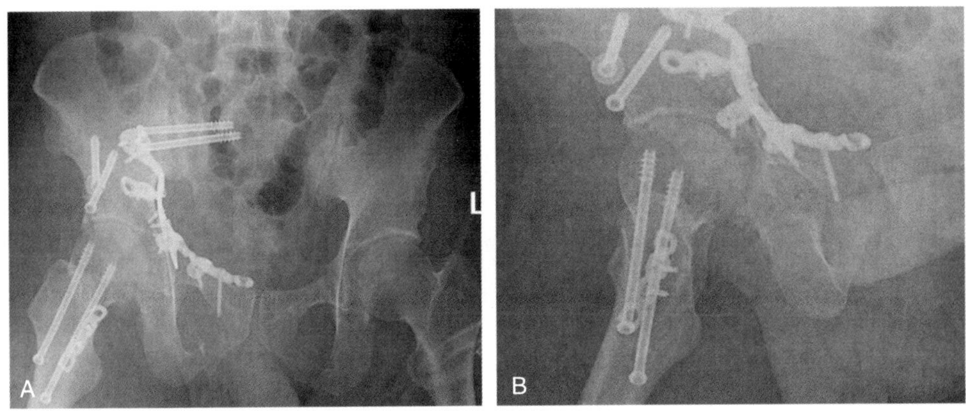

图 14-49　**复查骨盆 X 线**

A. 骨盆正位；B. 右髋关节侧位

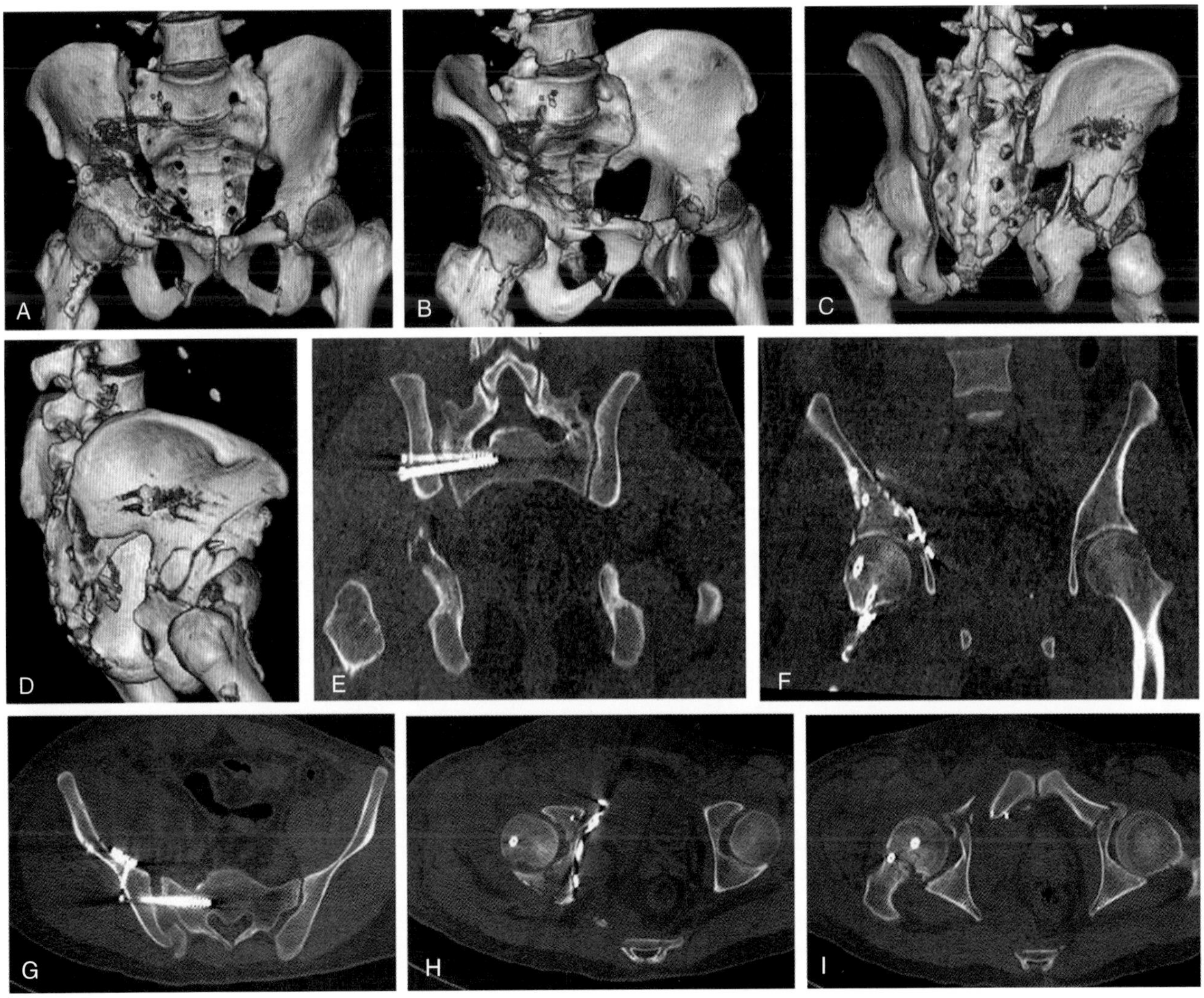

图 14-50　**复查骨盆 CT 扫描三维重建**

A ～ D. 三维重建不同方位；E. 骶髂关节冠状位；F. 右髋臼冠状位；G. 骶髂关节断层；H. 右髋臼断层；I. 右股骨颈断层

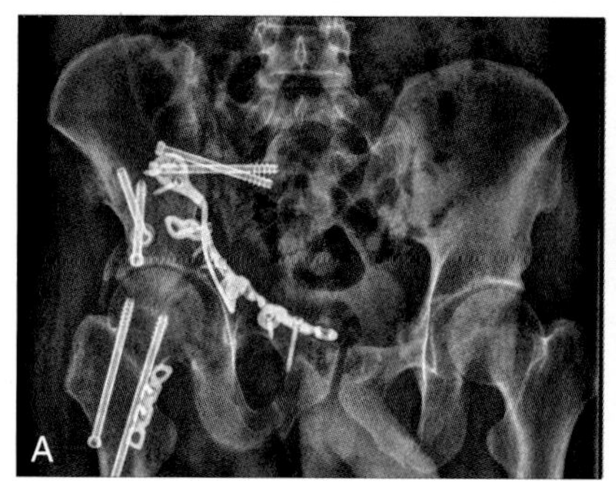

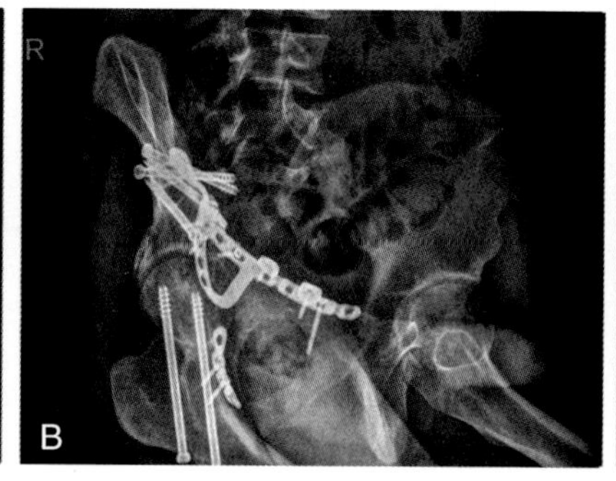

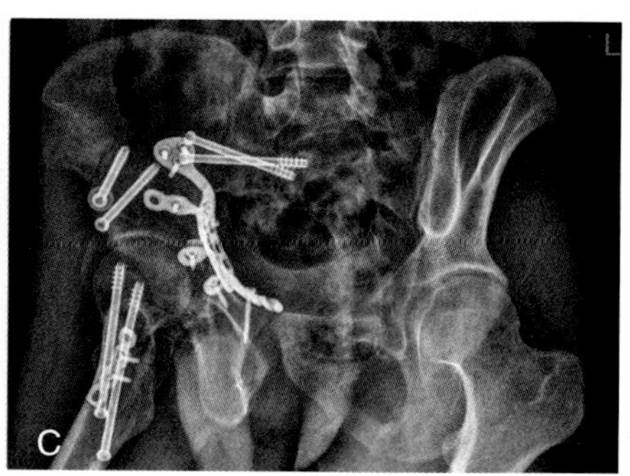

图 14-51　**术后 6 个月骨盆 X 线片**

A. 骨盆正位；B. 闭孔斜位；C. 髂骨斜位

【经验与体会】

同侧复杂骨盆、髋臼合并股骨头、股骨颈骨折不多见，为强大暴力导致的高能量损伤，骨质结构和软组织损伤严重，多伴有胸、腹、盆腔脏器损伤。手术入路选择较为困难，扩大的髂股入路能完成整个半骨盆及股骨头颈显露，但创伤太大。本病例采用改良皮肤切口，相当于 S-P 入路的皮肤切口，深层通过腹直肌外侧入路和直接前方入路进行显露，创伤相对较小能完成骨盆后环、髋臼及股骨头骨折的切开复位固定术，术中通过 2 个入路的联合显露能轻松显露髋臼顶柱、顶壁及前壁进行复位、固定。

第 15 章　疑难病例及教训

第一节　骨盆骨折多次手术后大小便失禁

骨盆骨折合并神经损伤的发生率为 0.75% ～ 15%，而严重骶髂关节周围骨折并发腰骶丛损伤高达 25% ～ 66%，且骨盆骨折合并神经损伤发病率呈逐年上升趋势。骨盆骨折合并神经损伤的机制较为复杂，有骨折移位引起的牵拉伤、骨折块的卡压伤、根性撕脱伤；诊断要结合临床症状、体格检查和影像学资料进行综合评估，从而对神经损伤进行定位和定性诊断，本病例为一腰椎合并骶骨骨折，因临床医生诊断失误导致多次手术失误，最终导致患者大小便失禁，其教训值得汲取。

【病例】

患者女性，18 岁，以“高处坠落致伤腰骶部后疼痛、右足背伸活动不能 6 小时”于 2016 年入当地医院治疗。入院查体：骶尾部压痛，右足背伸不能（足下垂表现），右足趾血供、感觉正常，大小便正常。行骨盆 X 线、CT 扫描及三维重建及腰椎 MRI（图 15-1）示第 2 腰椎骨折、骶 2 椎体骨折（H 形骨折）。病情稳定后行第一次手术，术后患者右下肢症状无变化，复查 X 线如图 15-2；伤口拆线后出院。6 个月后出现腰骶部疼痛加重，右下肢足下垂无变化，复查脊柱 X 线示脊柱内固定棒断裂（图 15-3），未做处理。因腰痛症状渐渐加重于术后 1 年（2017 年）再次入该院，查腰椎 X 线示内固定断裂并移位（图 15-4），行腰椎内固定装置取出术，并行腰骶椎固定、骶管探查术，术后患者出现大小便失禁，而右下肢仍然足下垂；复查腰骶椎 X 线如图 15-5。患者术后继续在院康复治疗 6 个月，大小便功能无恢复迹象，右足趾活动恢复，第二次手术后 1 年（2018 年）行第三次手术，取出内固定钉棒系统后出院。患者出院后四处求医，于伤后 3 年来我院，查体：跛行，右足背伸肌力 1 级，足背感觉减退，跖屈肌力 4 级，右侧弯腰时右足背疼痛明显加重。行骨盆 X 线检查示骨盆骨折畸形愈合（图 15-6），行 CT 三维重建后 3D 打印模型清楚显示右侧骶骨整体上移，右侧骶骨翼与腰 5 横突贴近，右侧 S_1 孔闭塞（图 15-7）。未行特殊治疗。

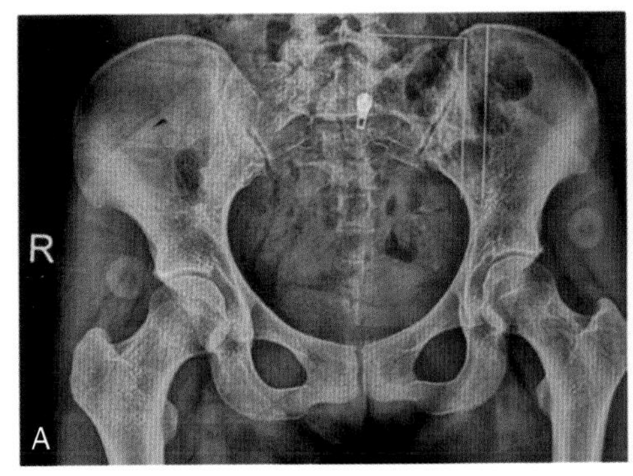

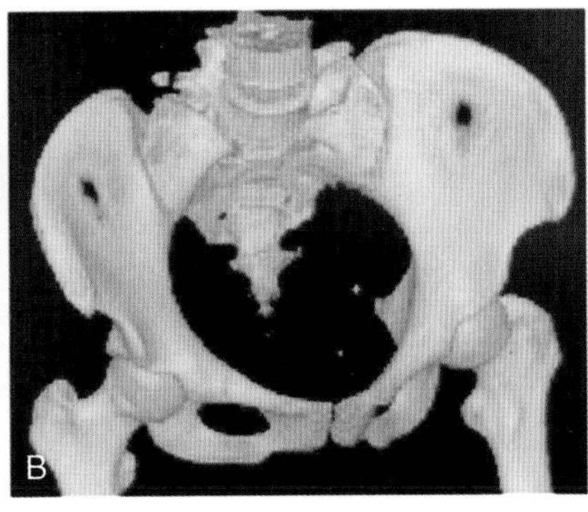

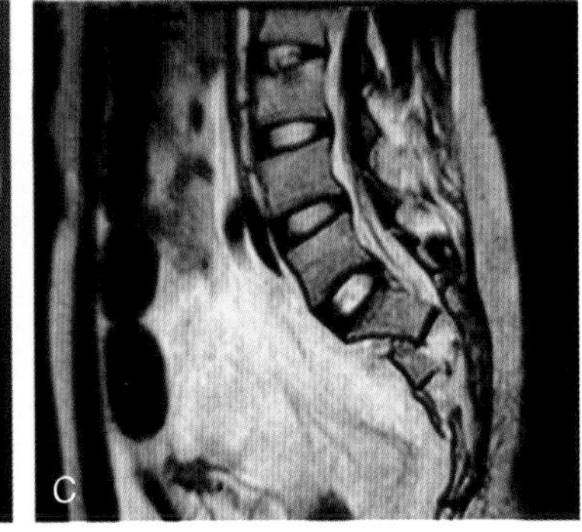

图 15-1　入院时检查

A. 骨盆 X 线片；B.CT 三维重建；C. 腰椎 MRI

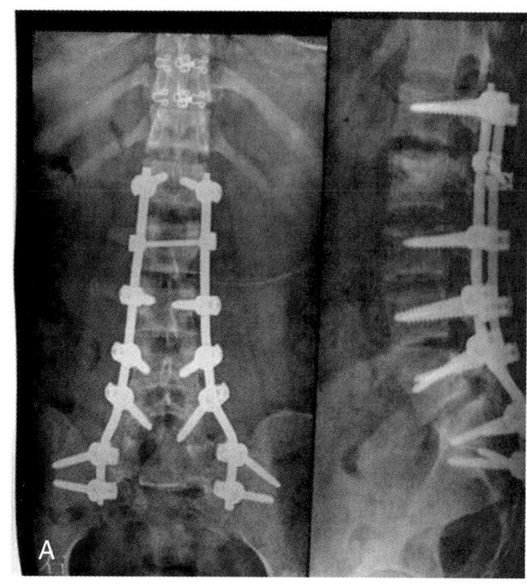

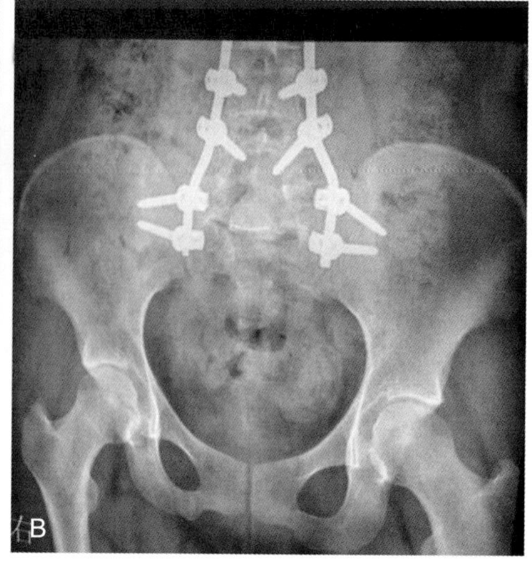

图 15-2　第一次术后复查 X 线

A. 腰椎正侧位；B. 骨盆正位

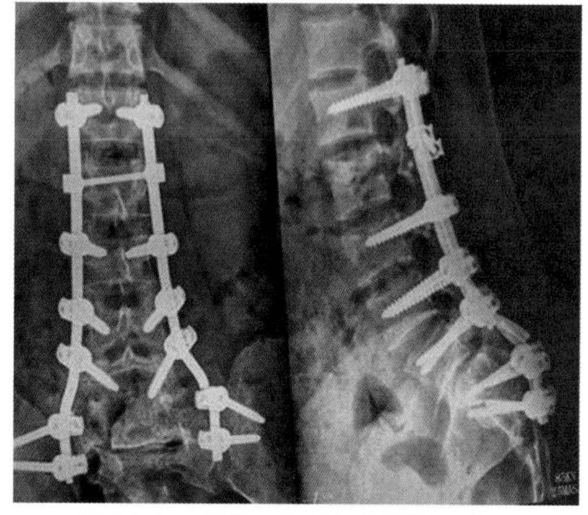

图 15-3　术后 6 个月复查腰椎 X 线

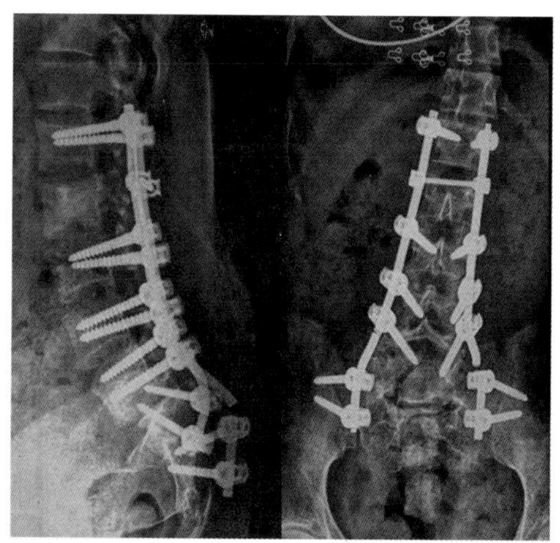

图 15-4　术后 1 年复查腰椎 X 线

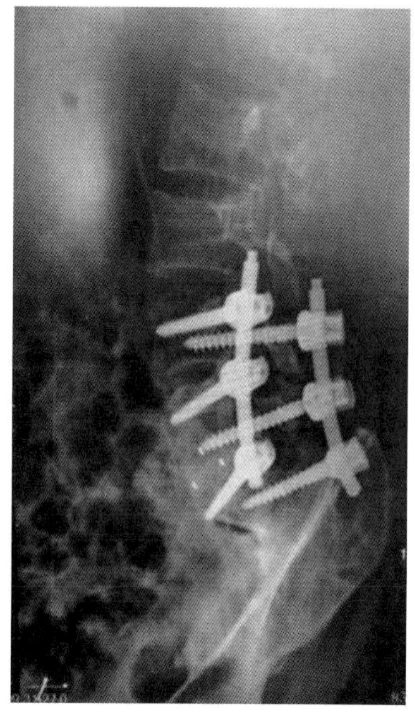

图 15-5　第二次手术后腰骶椎 X 线片

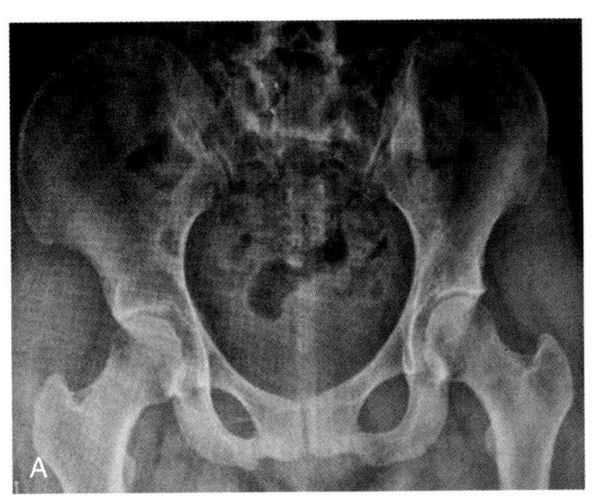

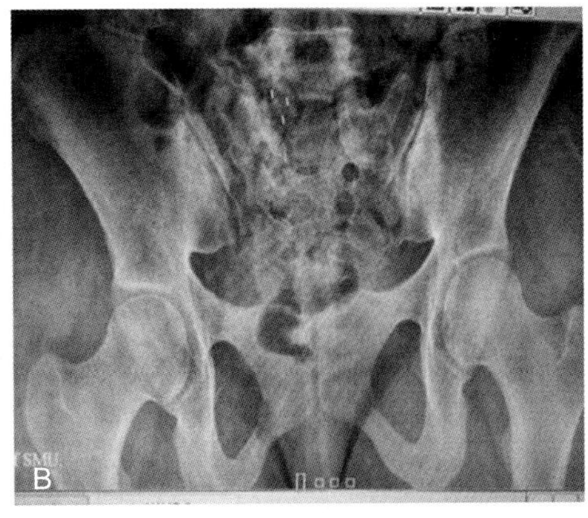

图 15-6　**伤后 3 年骨盆 X 线片**

A. 骨盆正位；B. 出口位

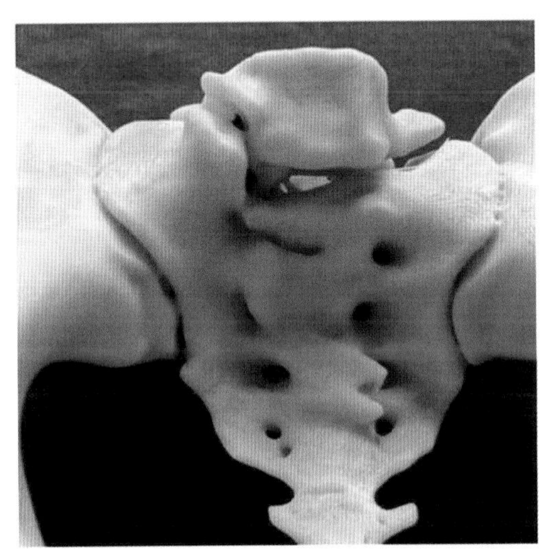

图 15-7　**3D 打印骨盆模型示右侧骶骨明显上移**

1. 受伤时诊断　结合病史、临床表现、查体、影像学表现，患者第 2 腰椎压缩骨折，伤及前柱。骶骨骨折为骶骨 H 形骨折，骶 2 椎体横断并前后重叠移位，压迫骶管，患者表现为右侧腓总神经损伤症状，无大小便功能影响，分析原因为骶管压迫不严重，而右侧腓总神经症状来源于右侧骶骨翼骨折上移导致腰骶干神经损伤，神经压迫来自骶前，而非骶管，因骶 2 椎体骨折影响 S_2 及以远神经根，表现为大小便功能改变，患者伤后未出现大小便功能改变，说明骶管内马尾神经压迫不严重。患者伤后诊断为：①骶骨 H 形骨折；②第 2 腰椎压缩骨折（I 度）；③腰骶干神经牵拉损伤。

2. 第一次手术失误　从术后 X 线片分析，患者伤后行以下手术：腰 2 椎体骨折、骶骨骨折行后路切开复位脊柱骨盆固定术，术中将 L_1、L_3 ～ L_5、髂骨一起固定，骨折应该是原位固定，因为术后骨折移位与术前一样，未行骶管减压。该术式的后果：①整个腰骶椎完全固定，影响严重患者腰椎活动，内固定断裂是必然的；② L_2 椎体骨折仅伤及前柱，无明确手术指征，增加患者创伤及经济负担；③骶骨翼上移未复位，未给神经损伤的恢复创造条件；④骶管未减压可能会引起大小便功能障碍。规范手术方式：后路腰髂撑开复位固定（L_4、L_5 及髂骨）、骶管探查（或不探查）。

3. 第二次手术失误　患者术后右下肢症状并无改善，出现内固定断裂，行第二次手术。从术后 X 线片分析：取出脊柱内固定钉棒系统，更换成 L_4、L_5、S_1 固定，并行骶管减压。该术式的后果：①错误认为右下肢神经功能未恢复为骶管压迫所致，探查骶管导致术后患者大小便失禁；②行腰骶椎融合固定无明确手术指征，增加患者创伤及经济负担；③未解决右侧骶骨骨折移位，导致术后神经功能未恢复。规范手术方式：后路取出断裂失效的内固定装置，前路进行腰骶干神经探查松解，必要时行截骨松解。

【思考与讨论】

骨盆骨折伴有下肢神经症状，尤其是骶骨骨折、骶管有损伤者术前一定要明确诊断，了解神经损伤的原因，明确神经损伤的定位、定性诊断。明确神经损伤的部位，做到临床表现、症状、体征与影像学表现一致；合并下肢神经损伤症状者其损伤一般在 S_1 神经根以上，压迫可能来自骶前或骶管；S_2 椎体骨折一般影响 S_2 以远神经根，致使大小便功能障碍。患者既有骶骨翼骨折移位又有 S_2 横形骨折骶管占位，因此术前应判断神经损伤的部位；S_2 骨折骶管占位一般不引起下肢神经症状，患者右下肢神经损伤症状可以肯定来自于右侧骶骨翼骨折移位；结合骨盆 X 线、CT 及 MRI 表现，可诊断右下肢神经损伤症状是由于右侧骶骨翼骨折向上移位压迫腰骶干神经引起，手术方式以复位右侧骶骨翼骨折移位为主，必要时进行骶管探查。出现多次手术失误是因为术前没有明确神经损伤的机制、损伤部位、性质等而导致的。

第二节　骨盆骨折微创复位术后迟发神经症状

骨盆骨折开放手术因创伤大、术中出血多、并发症多等风险极高。随着骨盆微创复位技术的逐渐开展，骨盆骨折闭合复位、微创固定越来越多地被临床医生和患者接受。骨盆骨折闭合复位优点为创伤小、术中出血少、对全身血液动力系统影响小、术后恢复快、对软组织条件要求低、切口美观等，可使多数严重骨盆骨折患者早期实施手术，避免变成陈旧性骨折而难以处理。闭合复位、微创固定要求手术人员技术高、手术室条件要求高，存在的缺点是如陈旧性骨折难以闭合复位成功、合并神经损伤不能一期减压、螺钉置入通道风险等。下面是一例骨盆 C1.3 型骨折合并 MLL 损伤患者闭合复位手术，术后出现迟发性下肢神经症状，经再次复位术后 1 年下肢神经症状仍未完全恢复，神经损伤原因及恢复不理想，原因值得深思。

【病例】

患者女性，48 岁，以“车祸致伤胸部、盆部后疼痛、呼吸困难 1 小时”入当地医院治疗。患者过马路时被大货柜车撞倒并挂在前轮上拖行数十米，经抢救后送入医院。当地医院诊断：①肺爆震伤、创伤性湿肺；②创伤性休克；③骨盆骨折（左侧 Tile C1.3 型）合并 MLL 损伤（右侧髋、骶部）；④右踝关节开放骨折并软组织缺损。在当地医院抢救治疗，于伤后第二天病情略稳定后转我院。查体：神志清楚，生命体征稳定，颈、前胸可见皮下淤青，多个出血点；右侧髋部及周围大片皮肤挫伤，并有创口渗血（图 15-8），左下肢短缩约 4cm，足趾感觉、运动正常；（右踝关节查体及处理以下均省略）。行骨盆 CT 三维重建（图 15-9）示左侧骶骨骨折并明显上移。

1. 入院诊断　①骨盆骨折合并 MLL 损伤（左侧 Tile C1.3 型）；②肺爆震伤、创伤性湿肺；③右踝关节开放骨折并软组织缺损。入院后行左下肢股骨髁上牵引，病情稳定后于伤后第 10 天行第一次手术。

2. 第一次手术　手术方式为闭合复位、微创固定术。手术过程：①安装骨盆随意复位架：将右侧半骨盆固定于全透视手术床上，牵引左侧下肢，牵引过程中通过出口位（图 15-10）、入口位（图 15-11）观察骨盆骨折基本解剖复位；②导针置入：透视下置入 S_1、S_2 骶髂螺钉导针，S_1 导针置入中线，S_2 导针贯穿，双导针均位置满意（图 15-12）；③置入螺钉：测量螺钉长度，置入相应长度的直径 7.3mm 空心钉，可见螺钉加压过程中左侧骶骨骨折分离移位间隙明显变小（图 15-13）；④前环辅助 3 钉 INFIX 架固定。手术顺利，术后麻醉清醒后查体示双下肢感觉、活动均正常，术后第二天复查骨盆 X 线（图 15-14）和 CT（图 15-15）示骨折复位较术中透视有轻度上移，内固定骶髂螺钉位置可，未进入骶管、骶孔。术后 24 小时后出现左足背、趾背伸不能，足背足底麻木，渐渐出现跖屈不能；术后 1 周复查骨盆 X 线发现复位进一步丢失（图 15-16），左足运动功能未恢复，再行左股骨髁上牵引术，牵引后患者自觉左下肢麻木减轻；牵引 1 周后观察患者左下肢运动、感觉并无改善，且左下肢短缩 2cm，右侧 MLL 损伤渐渐好转（图 15-17）。

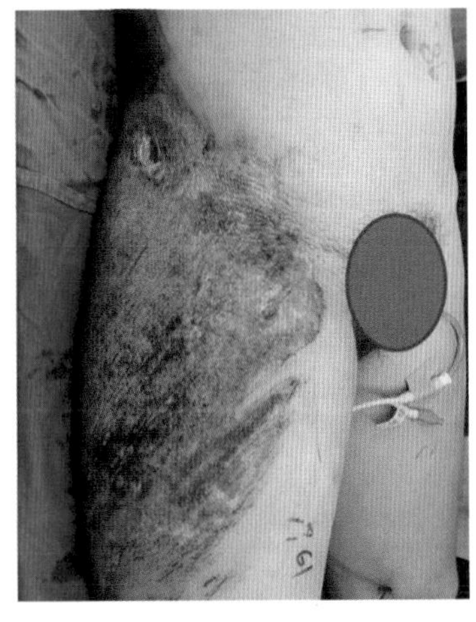

图 15-8　**右侧 MLL 损伤**

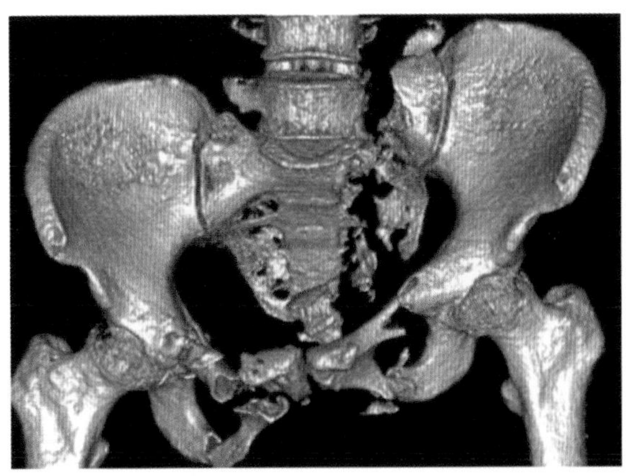

图 15-9　**骨盆 CT 三维重建**

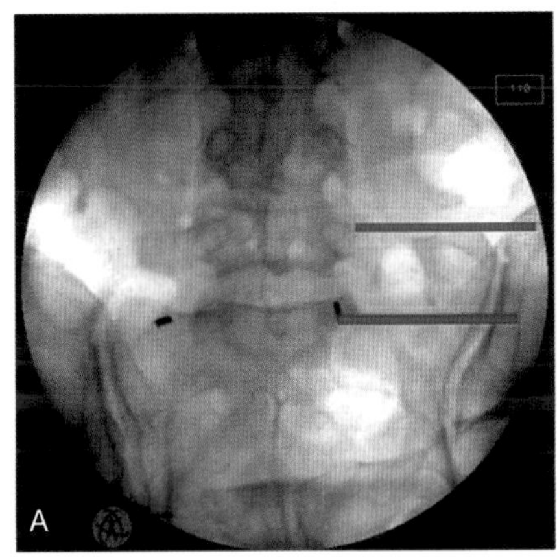
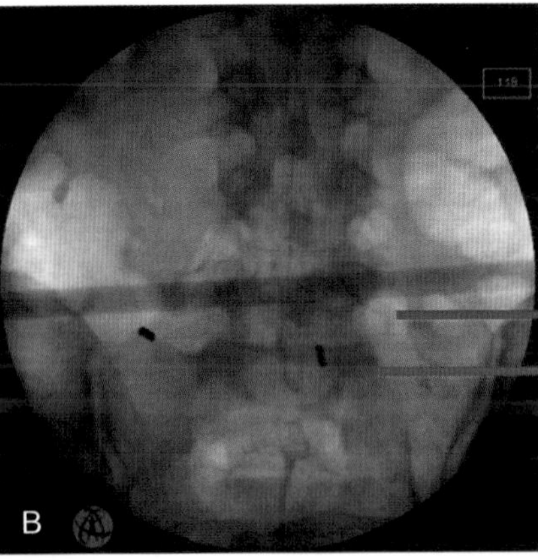
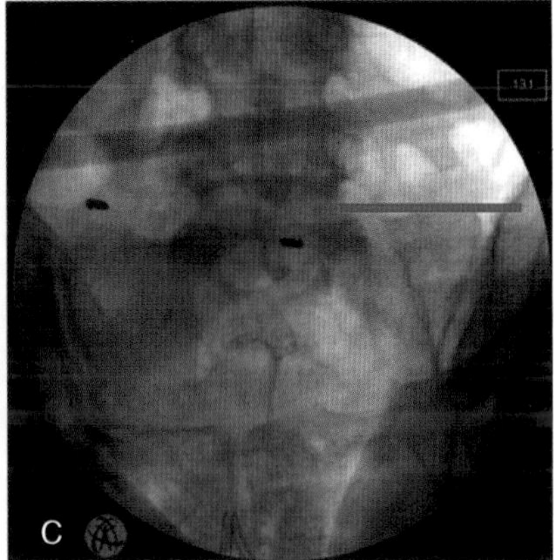

图 15-10　**牵引过程中出口位透视**

A. 复位前右侧髂骨正移明显；B. 复位中髂骨逐渐下移；C. 复位后右侧髂骨基本复位

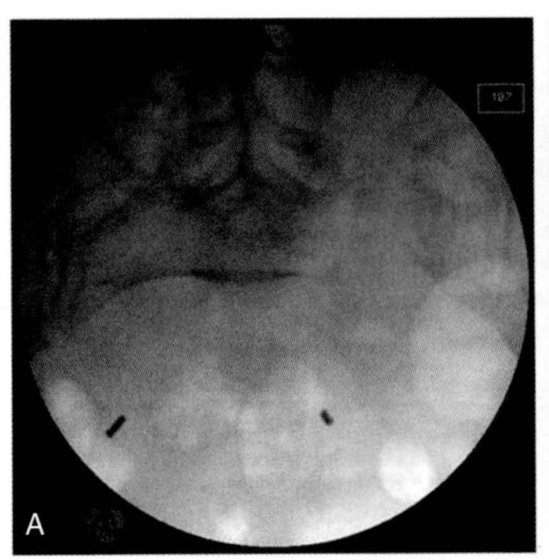
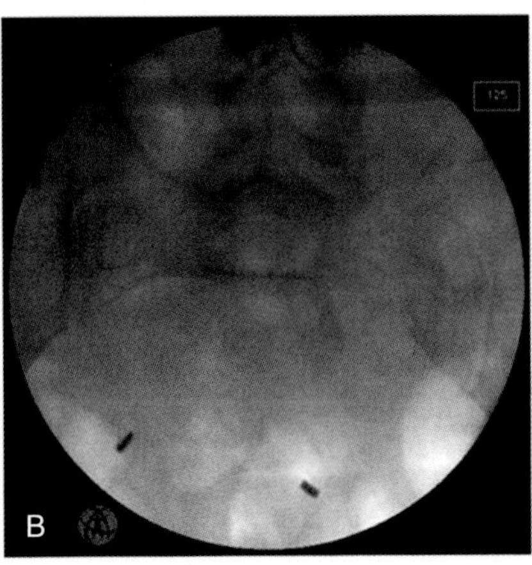
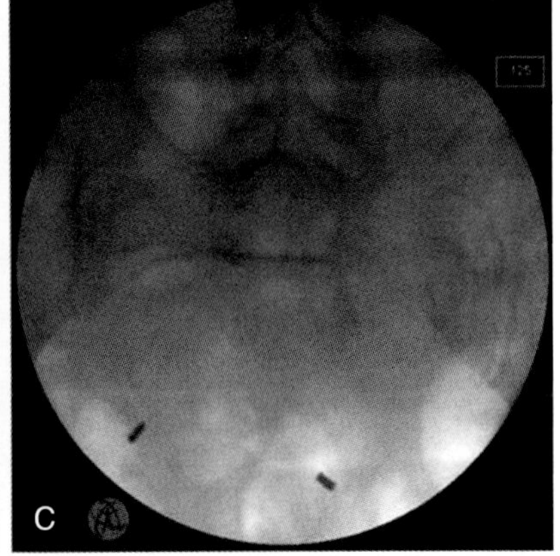

图 15-11　**牵引过程中入口位透视**

A ～ C. 牵引复位中，左侧髂骨逐渐复位

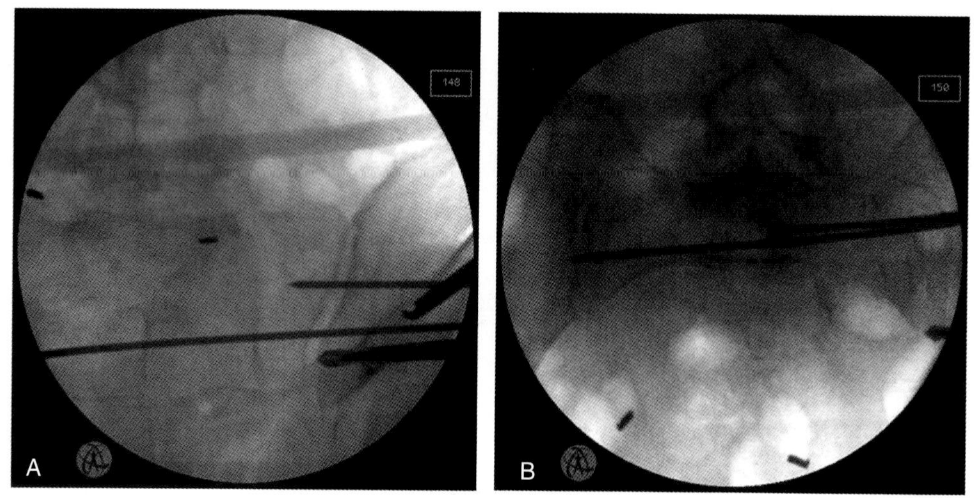

图 15-12　导针置入过程

A. 骨盆出口位；B. 骨盆入口位

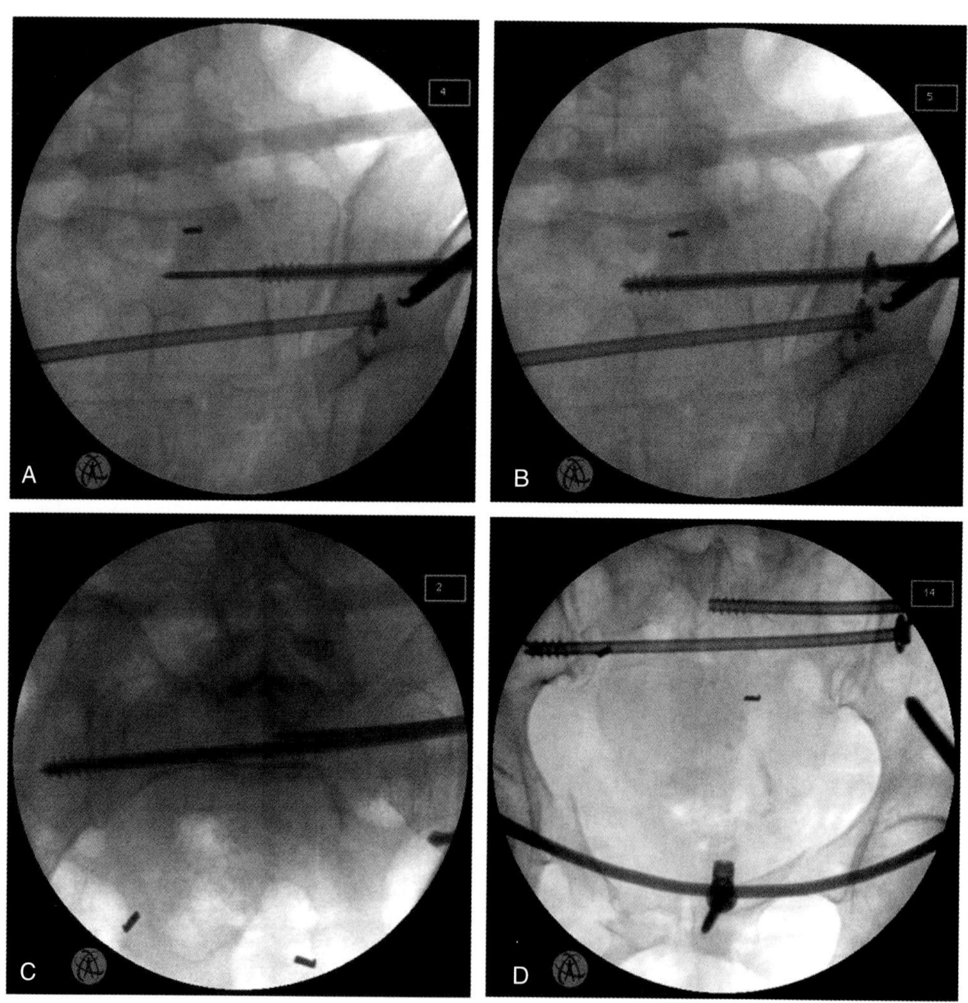

图 15-13　螺钉置入过程

A ～ C. 骶髂螺钉置入；D. 前环 INFIX 架固定

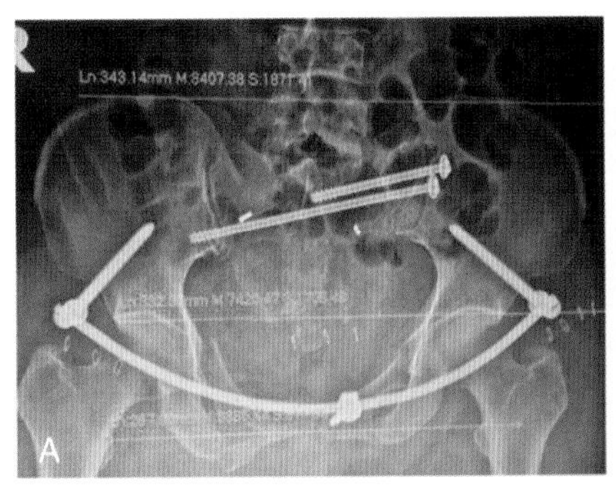

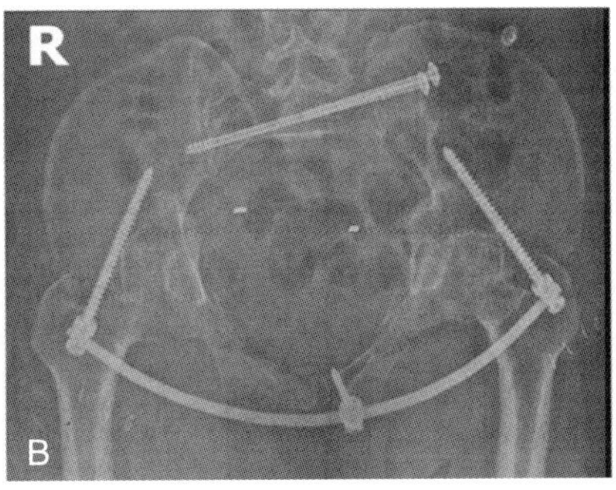

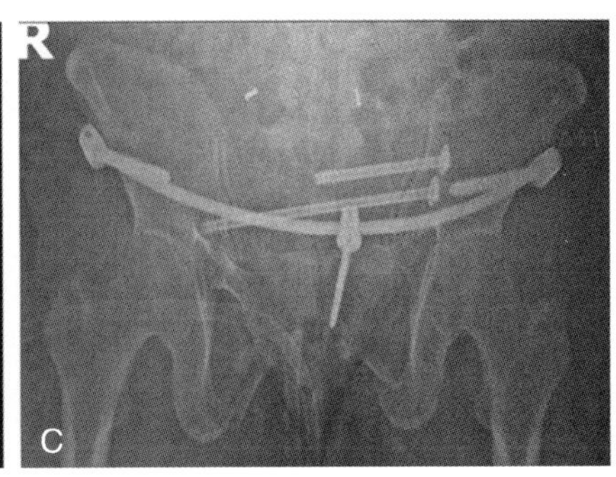

图 15-14　术后第二天复查骨盆 X 线

A. 骨盆正位；B. 入口位；C. 出口位

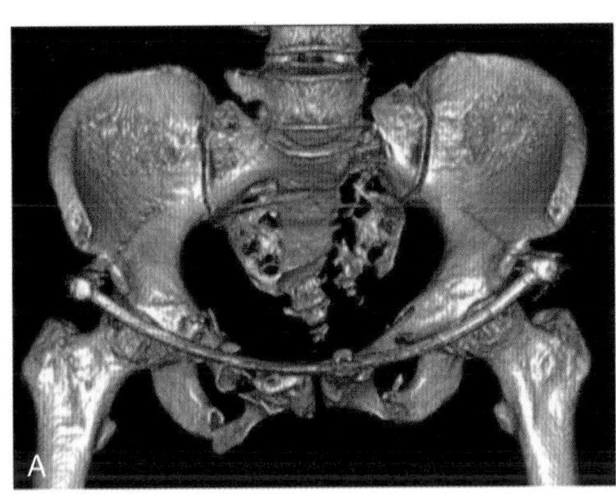

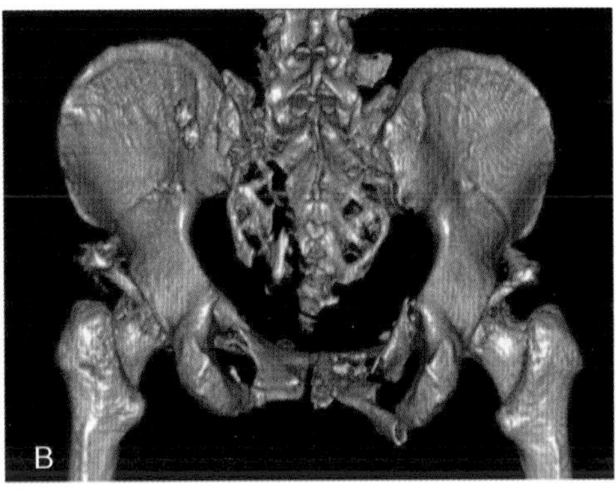

图 15-15　术后第二天复查骨盆 CT

A. 前面；B. 后面

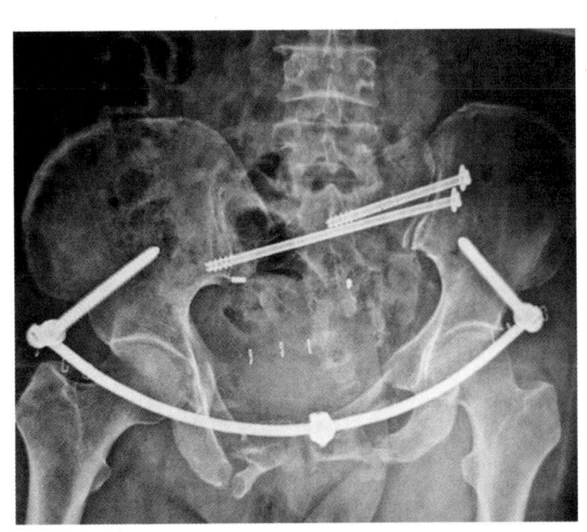

图 15-16　术后 1 周复查骨盆正位 X 线

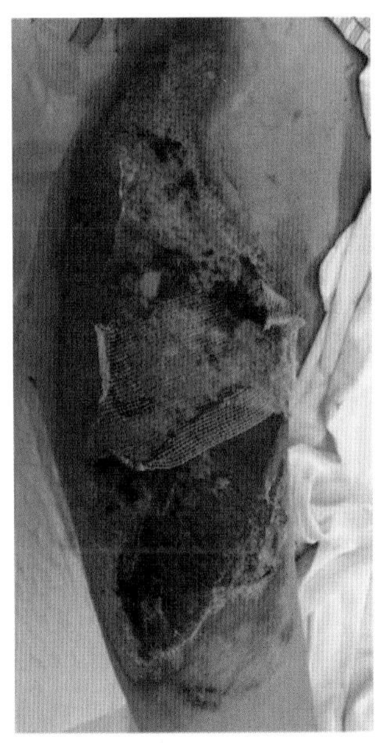

图 15-17　术后 1 周伤口

3. 第二次手术　于第一次手术后 2 周行后路左侧腰髂撑开复位固定术。术中复位前透视见左侧半骨盆明显上移，S_2 螺钉似乎通过左侧 S_2 神经孔（图 15-18），行左侧腰髂撑开复位后骨折移位明显纠正，骨盆环轮廓基本恢复正常（图 15-19）。对照复位前后骨盆出口、入口位 X 线透视片可看出骨折移位明显纠正（图 15-20）；术后复查骨盆 X 线显示骨盆环基本恢复正常（图 15-21），后环固定形成三角固定；复查 CT 未发现骶髂螺钉进入骶管和骶孔（图 15-22）。术后患者双下肢恢复等长，诉左下肢麻木消失，但足趾运动一直未恢复，术后 1 年复查骨折已愈合，并下床行走，但左足背伸肌力 1 级，跖屈 3 级。

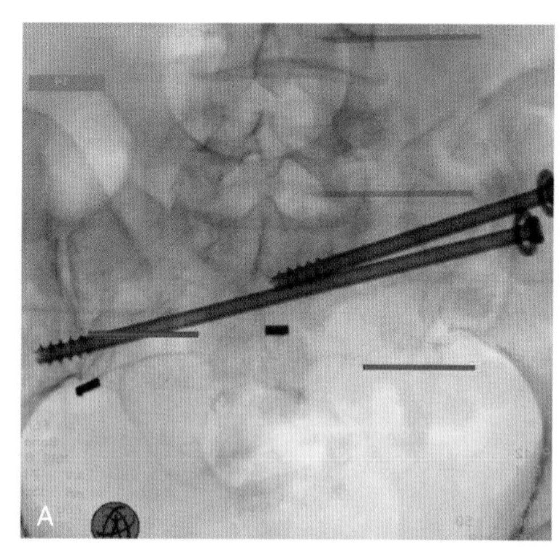

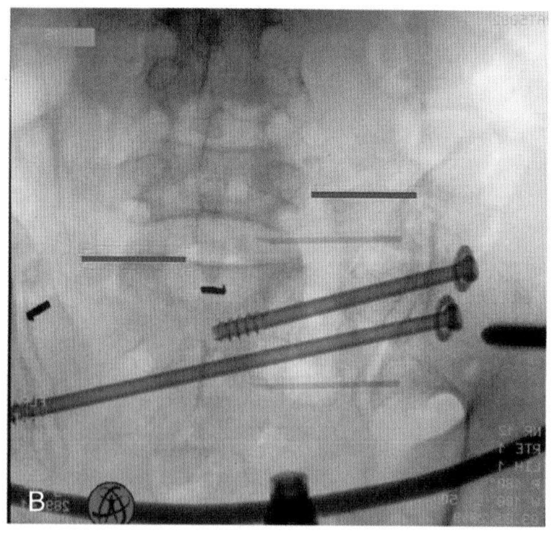

图 15-18　**二次手术前透视骨盆**

A. 入口位；B. 出口位

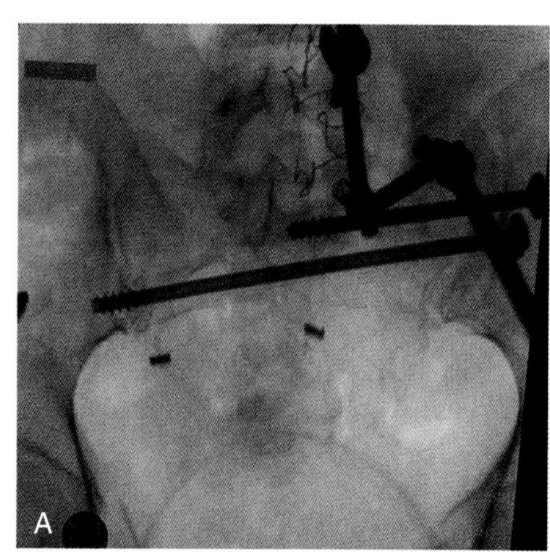

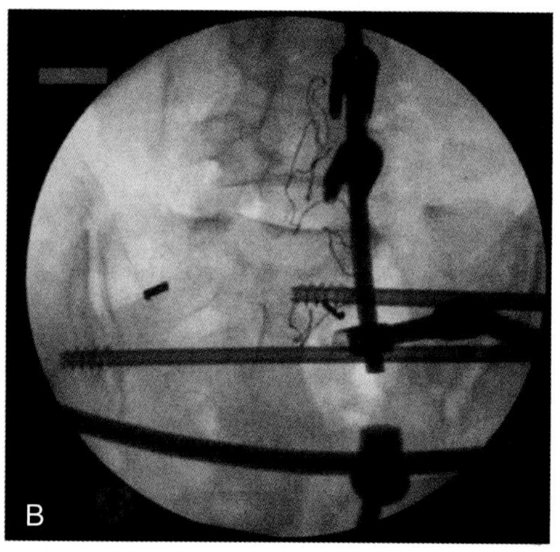

图 15-19　**二次手术复位后骨盆 X 线片**

A. 入口位；B. 出口位

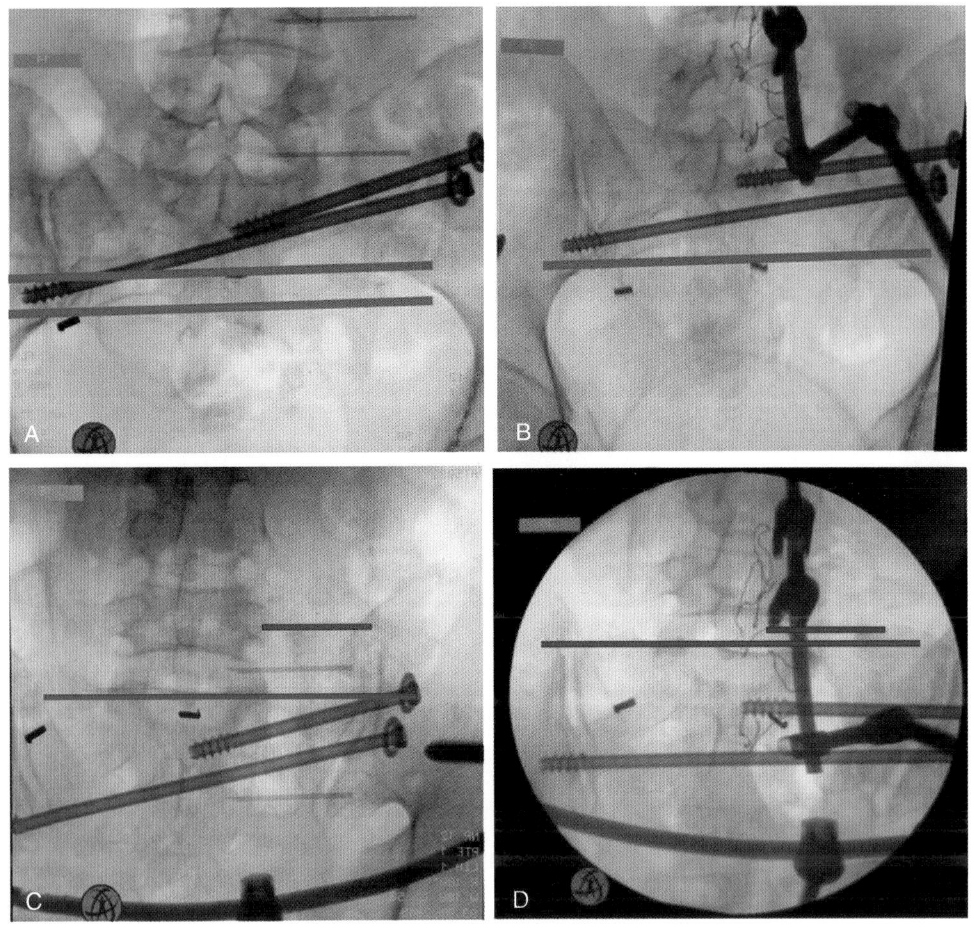

图 15-20　二次术后 X 线片

A、B. 复位前后入口位像对比；C、D. 复位前后出口位像对比

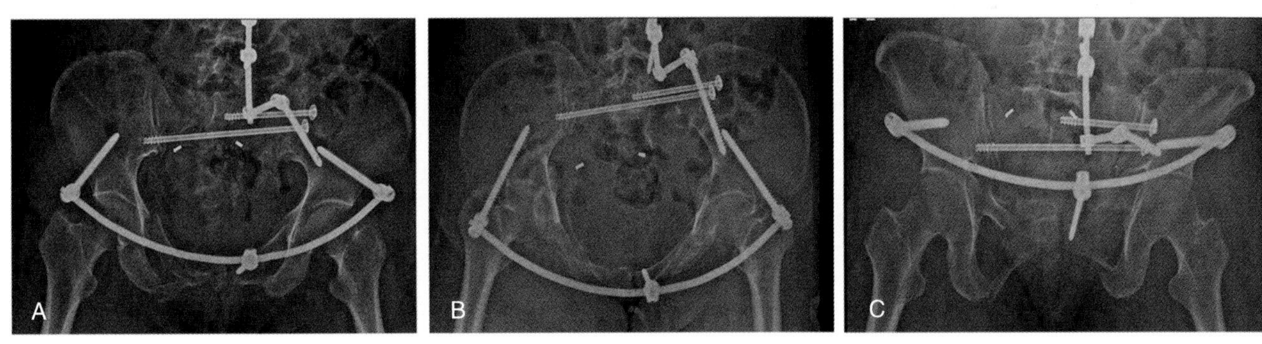

图 15-21　二次术后复查骨盆 X 线

A. 骨盆正位；B. 入口位；C. 出口位

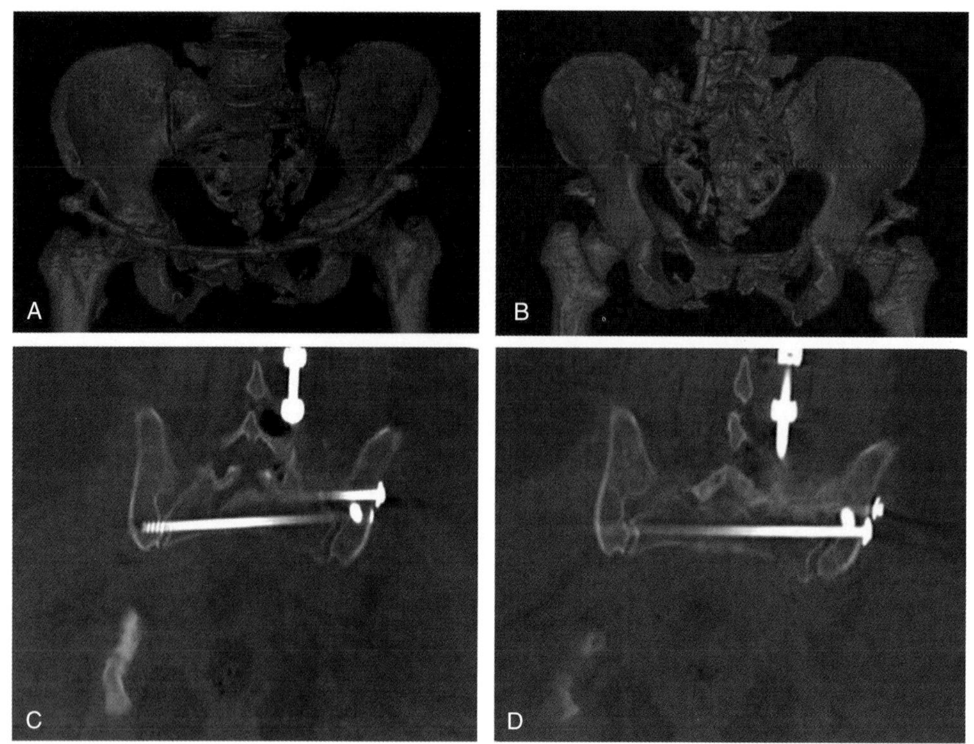

图 15-22 二次手术后复查 CT

A. 前面；B. 后面；C、D. 冠状位示 S_1、S_2 螺钉位置好

【讨论与思考】

1. 患者术后 24 小时后出现左下肢迟发神经症状的原因是什么？

2. 患者术后先出现腰骶干神经症状，紧接着出现 S_1 神经症状的原因是什么？

3. 骨盆骨折复位固定术后复位持续丢失的原因是什么？

4. 第二次腰髂固定是否必要？

5. 骨盆 Tile C1.3 型骨折术前有腰骶丛神经症状是否可以闭合复位？如果术前无神经症状，闭合复位后是否会出现神经压迫症状？本例术中复位满意后行后环 S_1、S_2 双骶髂螺钉固定，但术后持续复位丢失，移位严重的骨折是否后环双骶髂螺钉 + 前环 INFIX 架固定不够稳定？本例患者出现神经症状后未行神经探查减压，神经功能恢复差，是否应该早期进行神经探查减压？

第三节 骨盆骨折合并骶管血肿、神经损伤

骨盆骨折合并神经损伤较为复杂，首先要熟悉腰骶神经根的支配区域、神经走行的解剖路径，结合患者的临床表现、体格检查判断神经损伤可能的位置，结合影像学表现进一步明确神经损伤的定位、定性诊断。但要做到这一点非常困难，对一些不典型的患者临床医生必须要有丰富的临床经验、扎实的理论功底才能做出正确的判断。本病例是外伤后骨盆骨折迟发下肢神经症状，影像学表现出骶管有占位性病变，临床诊断困难，多学科专家会诊意见不一，因此临床决策非常关键，供大家讨论。

【病例】

患者女性，62 岁，1 个月前骑电动车跌倒，右臀部着地，诉右侧臀部疼痛，当时能行走，半个月前又从床上摔下，右臀部先着地，仍能坚持行走，无足趾麻木、疼痛，诉 1 周前搬重物后突然出现右下肢麻木、

疼痛，站立、行走不能，到当地就诊，行 CT 检查示右侧骶骨骨折、左侧耻骨支骨折，腰椎间盘突出，因右下肢麻木、疼痛不能缓解，于 3 天前（2019 年 9 月）来我院。入院查体：骨盆挤压、分离试验（+），双下肢等长，右胫前、足背、足底麻木，足背伸肌力 3 级，跖屈肌力 2 级，不能翻身，双下肢直腿抬高试验（–）。骨盆 X 线（图 15-23）及 CT（图 15-24）检查示右侧骶骨 Denis II 区压缩骨折，骶骨翼明显压缩变窄，骶前有骨块突出，无明显向上移位，左侧耻骨支骨折波及左髋臼下缘，骶管内有占位病变，性质待查。入院后症状加重，渐渐出现右小腿内侧、膝周感觉减退，足底感觉消失，背伸肌力 3 级，胫前肌力 3 级，腓骨长短肌力 0 级，腓肠肌肌力 1 级，股四头肌骨力 4 级。查骨盆腰骶丛 MRI（图 15-25）示右侧腰骶干、S_1 神经根连续性中断，骶管内有高信号影，考虑为血肿。

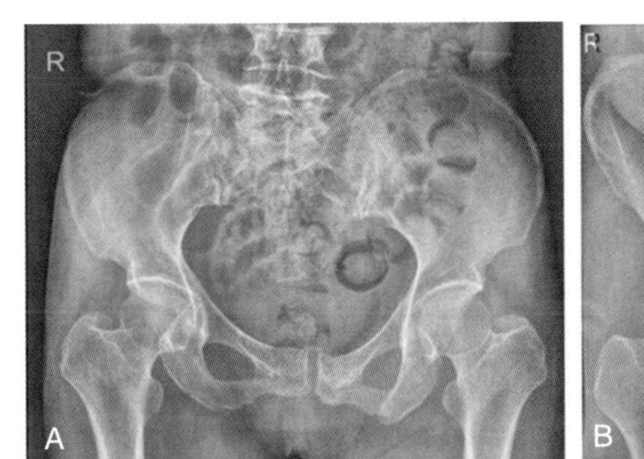

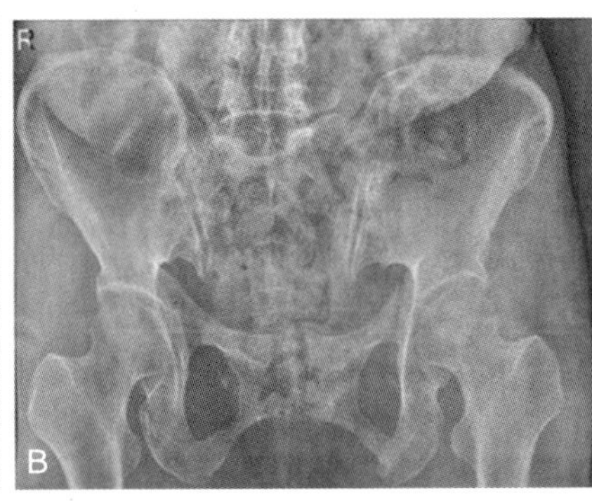

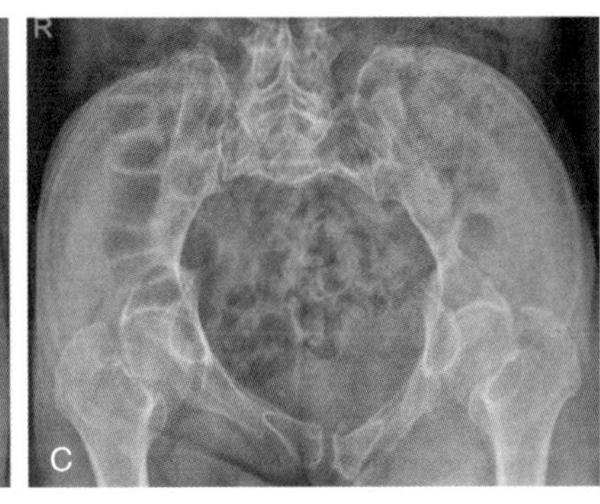

图 15-23　**骨盆 X 线片**

A. 骨盆正位；B. 出口位；C. 入口位

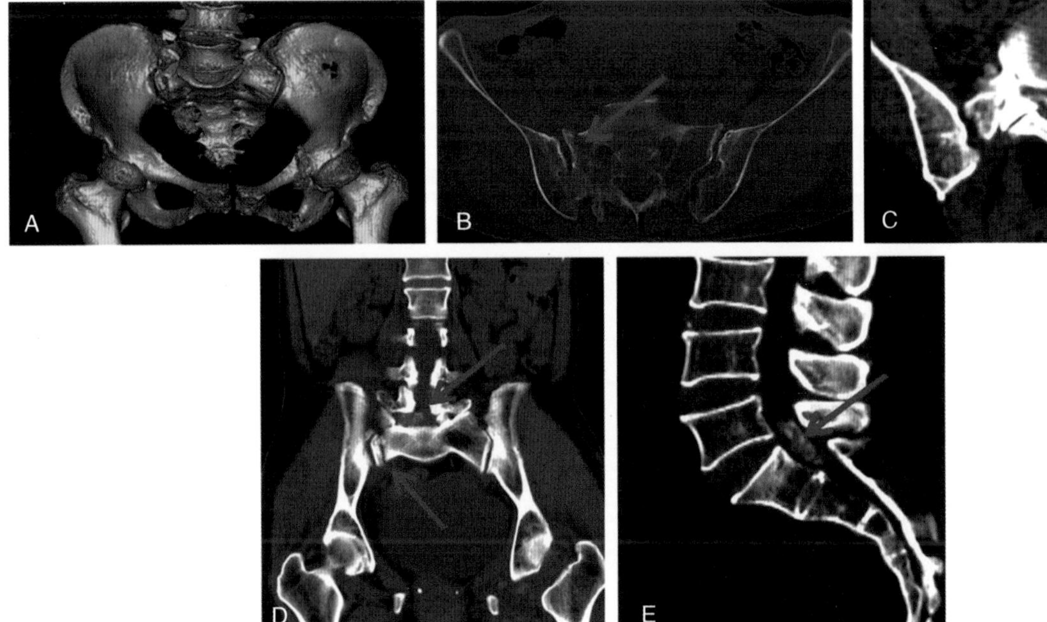

图 15-24　**骨盆 CT**

A. 前面；B. 横断位；C. 骶管占位；D. 冠状位；E. 矢状位

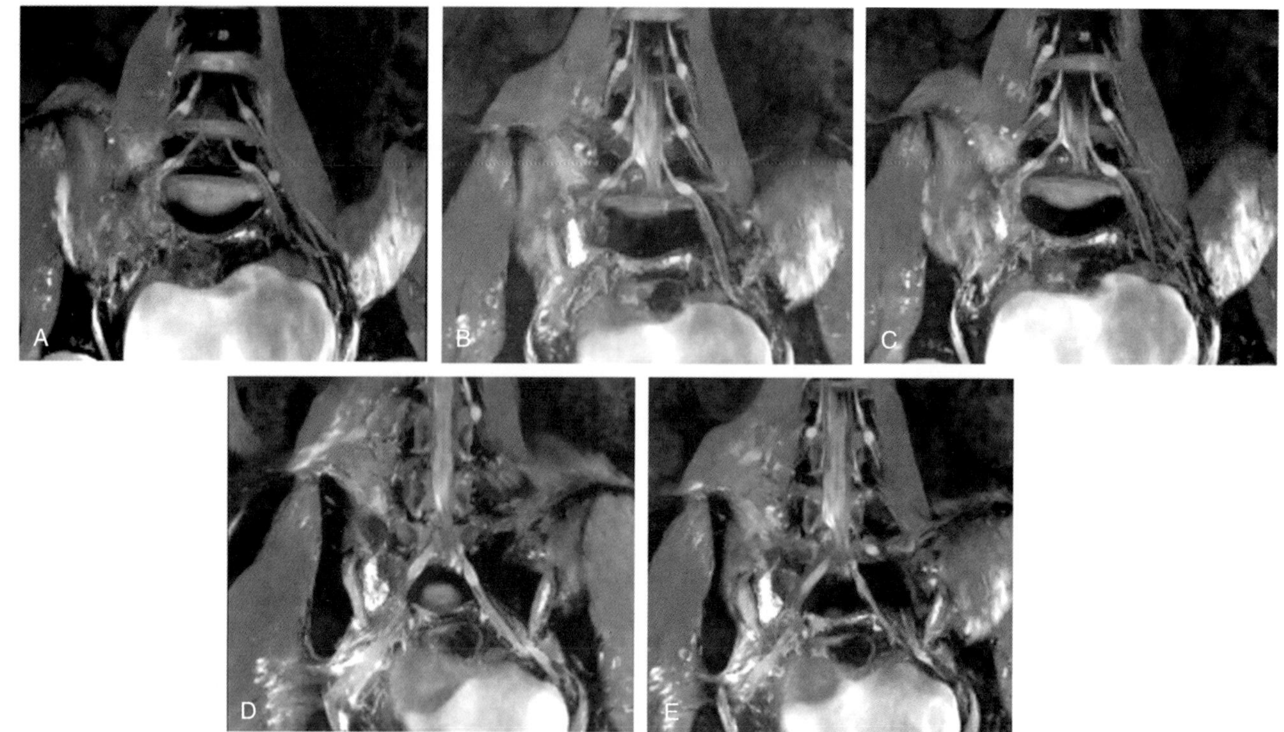

图 15-25　**骨盆腰骶丛 MRI**

A ～ E. 不同层面的腰骶丛神经成像

1. *术前诊断*　①骨盆骨折（Young-Burgess 侧方挤压型 -LC 型？）；②骶管内占位（血肿？肿瘤待排？）；③左下肢神经损伤（定位、定性？）。

2. *诊断讨论*

（1）骨折分型：老年患者，有骨质疏松的可能，骨盆骨折损伤机制为侧方压迫导致的低能量损伤，但损伤部位不在髂骨而在骶骨侧，因此不在 LC 分型的三型中。患者前后环均存在骨折，右侧后环为骶骨 DenisII 区压缩骨折，存在垂直和旋转不稳定，可分型归类为 Tile C1.3 型。

（2）左下肢神经损伤原因：左侧骶骨骨折导致患者左下肢迟发神经损伤表现，涉及 L_4、L_5、S_1 神经根，患者 2 次受伤均为右侧臀部着地，搬重物时诱发神经症状并渐渐加重，可能是骨折移位压迫腰骶干及 S_1 神经根；MRI 检查腰骶丛神经重建示右侧腰骶干走行区域神经连续性中断。虽然骨盆 X 线及 CT 均显示右侧腰骶干无明显骨折突出移位压迫神经，患者存在骶管（S_1 ～ S_3）内占位性病变，性质不定，是否引起下肢神经症状。

（3）骶管内占位的性质：血肿（来源？病因？）、肿瘤（性质？）。

3. *治疗方案讨论*

（1）有手术指征：患者伤后有盆部疼痛，且 2 次摔倒，2 周后搬重物后突然出现右下肢神经症状，且进行性加重明显，不积极处理可能造成神经功能恢复不能，并导致右侧小腿完全失神经支配，因此有明确手术指征。

（2）手术方式：患者神经症状来源可能有骶管占位压迫、骶骨骨折压迫两个方面，按疾病单一来源理论考虑，两个因素同时致病的可能性不大。邀请影像科、脊柱外科、神经外科、神经内科专家会诊。意见：继续观察治疗、后路骶管探查、前路骶骨骨折复位骶前神经探查、前后路都探查。因意见不统一决定暂行骶前神经探查减压、骨折固定术，术后视病情变化再进一步治疗。

4. *手术方法*　前方入路骶前腰骶干神经探查松解术。全身麻醉下、平卧位操作，取右侧腹直肌外侧入路上半部分皮肤切口，经中间窗显露骶髂关节，探查见因骶骨翼压缩明显，骶髂关节紧贴骶 1 椎体，骶骨耳状面基本消失，骶前瘢痕增生，仔细分离找到腰骶干神经，见腰骶干神经被卡在骨折断端，神经显露受压变细，被周围瘢痕组织束带束缚，行周围瘢痕粘连松解，并向远、近端松解后，去除周围瘢痕组织，神经明显松弛，考虑患者骨质疏松明显，后环骶髂螺钉固定意义不大，而且后环是压缩骨折嵌插，相对稳定，于是决定前环安放 INFIX 架辅助固定。前环固定完成后，再次观察腰骶干情况，见腰骶干神经明显肿胀增粗，考虑为神经减压后水肿导致，冲洗伤口后彻底止血，放置引流管后关闭伤口。

5. *术后情况*　患者手术后即感觉右小腿麻木明显减轻，运动功能也较快恢复，术后 1 周股四头肌力恢复至 5 级，其余肌肉骨力也不同程度恢复，复查骨盆 X 线（图 15-26）示骨盆骨折同术前，前环有 INFIX 架固定。术后 1 周出院。术后 1 个月复查骨盆 X 线及 CT（图 15-27）未见骨折再移位，骶管内原来占位病变消失（图 15-28）；小腿肌力除背伸肌外其他肌力进一步恢复。术后 6 个月步行来复查，患者未诉不适，行走轻度跛行，右足感觉正常，小腿肌力除踇背伸肌力 4 级，其他肌力均 4+ 级，取出 INFIX 内固定支架后（图 15-29），腰椎 MRI 发现原骶管占位性病变完全消失。

【讨论与思考】

本病例虽然取得较好的治疗效果，但仍值得探究：患者右下肢神经损伤症状究竟来自哪里？骶管内占位是什么性质？肿瘤不可能自然消失，考虑为血肿，因何导致？术中探查是否神经有压迫，但这种骨折很少能引起神经压迫症状。患者神经功能恢复到底是神经减压松解的结果还是骶管血肿自然吸收后自行恢复？这些问题都是值得我们思考的。

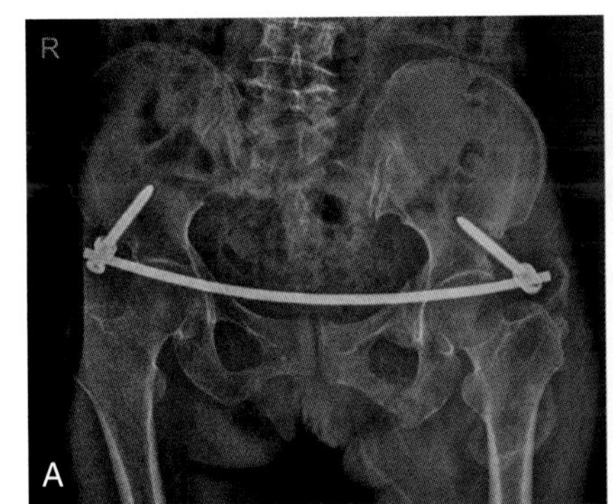

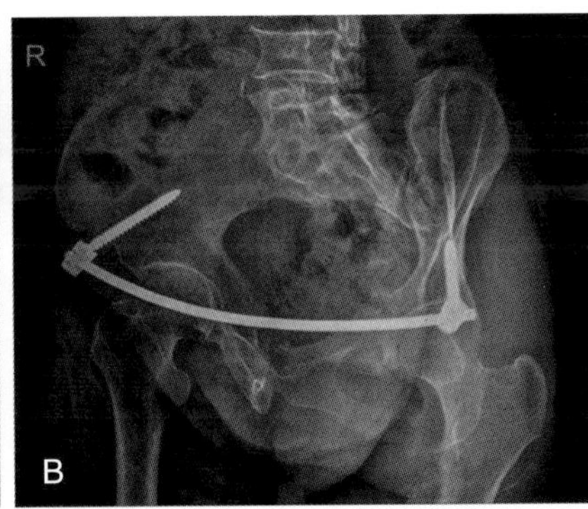

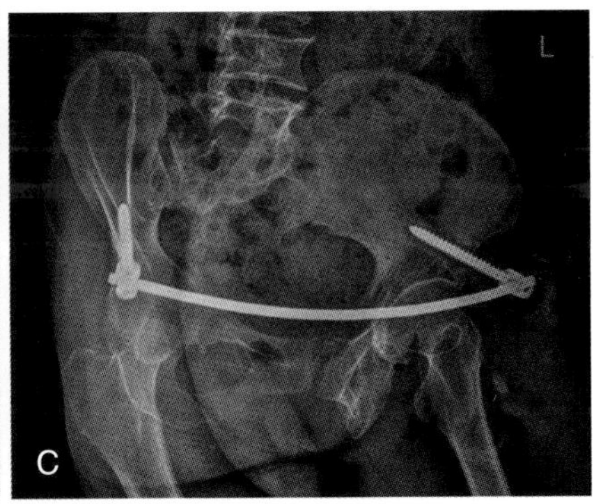

图 15-26　**术后复查骨盆 X 线**

A. 骨盆正位；B. 左闭孔斜位；C. 左髂骨斜位

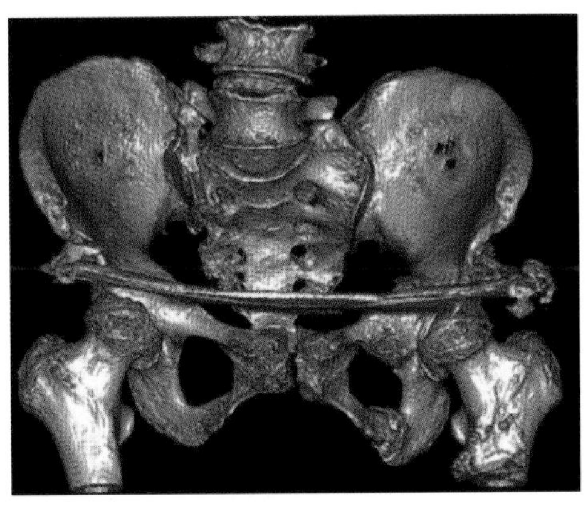

图 15-27　**术后 1 个月复查骨盆 CT**

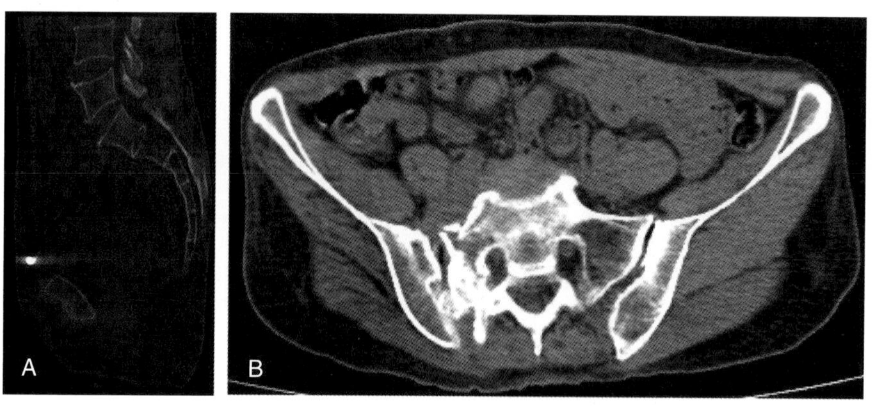

图 15-28　骶管内原来占位性病变消失

A.CT 矢状位；B.CT 横断位

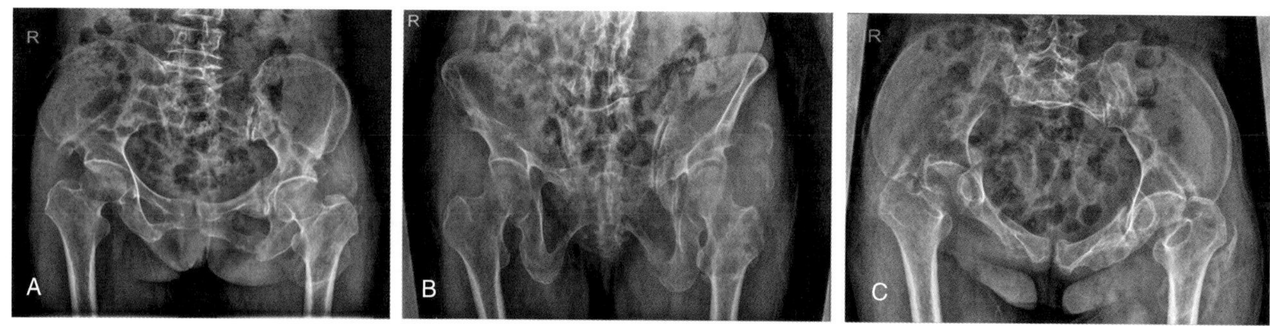

图 15-29　术后 6 个月去除 INFIX 内固定支架

A. 骨盆正位；B. 出口位；C. 入口位

参考文献

冯华明，叶书熙，杨成亮，等．骨盆骨折后环不稳的治疗策略 创伤外科杂志，2013，15(1)：28-31.

谷诚，杨晓东，夏广，等．经腹直肌外侧切口治疗骨盆、骶骨骨折合并腰骶丛损伤的临床疗效．中华骨科杂志，2016，36(9)： 521-527.

黄复铭，樊仕才．3D 打印技术辅助治疗骨盆髋臼骨折的研究进展．中国临床解剖学杂志，2019（3）：347-350.

李涛，汪灿彬，麦奇光，等．腹直肌外侧入路结合术前 3D 打印技术治疗老年髋臼骨折．中华创伤骨科杂志，2019，21(6)：516-523.

刘涵，汪灿彬，陈家辉，等．经腹直肌外侧入路髋臼翼形全万向锁定钢板固定治疗老年髋臼骨折．中华骨科杂志，2019，39(10)：596-603.

麦奇光，谷诚，林学智，等．个性化金属三维打印髋臼翼形接骨板结合腹直肌外侧切口入路治疗复杂髋臼骨折．中华外科杂志，2017，55(3)： 172-178.

孟建峰，尹英超，张瑞鹏，等．以“钟表”模型认识髋臼骨折 Letournel-Judet 分型．中华骨科杂志，2017，37(13)：827-832.

邵晏清，熊然，张潇，等．改良 stoppa 切口入路与腹直肌外侧入路治疗合并骨盆骨折的髋臼骨折的疗效比较．医学综述，2016，22(2)：380-382.

夏广，杨晓东，樊仕才，等．经腹直肌外侧小切口入路辅助经皮后柱顺行拉力螺钉固定技术治疗髋臼前后柱骨折．中华创伤骨科杂志，2015，17(8)：656-662.

夏广，杨晓东，熊然，等．腹直肌外侧切口入路复位固定髋臼双柱骨折并四方体移位的临床体会．中华外科杂志，2015，53(9)：700-703.

熊然，张潇，李涛，等．经腹直肌外侧切口入路治疗髋臼骨折合并同侧骨盆骨折．中华创伤骨科杂志，2014，16(5)：385-390.

杨晓东，刘涵，周忠信，等．髂内动脉栓塞及预置腹主动脉球囊在复杂骨盆骨折手术中的应用．中华骨科杂志，2017，37(1)：11-16.

杨晓东，夏广，熊然，等．经腹直肌外侧入路与改良 Stoppa 入路治疗髋臼骨折的疗效比较．中华创伤杂志，2015，31(6)：526-530.

杨晓东，黄伟奇，谷城，等．1 例陈旧性骶骨骨折并腰骶丛神经损伤经前路探查松解术后随访 15 个月报告．创伤外科杂志，2017，19(3)：235-236.

杨晓东，夏广，樊仕才，等．单一腹直肌外侧切口治疗髋臼前后柱骨折．中华骨科杂志，2015，35(4)： 335-340.

张彬，李涛，麦奇光，等．经腹直肌外侧入路钢板结合后柱拉力螺钉内固定治疗髋臼前后柱骨折．中国骨与关节损伤杂志，2017，32(4)：337-340.

张潇，熊然，李涛，等．经腹直肌外侧切口入路治疗髋臼骨折的解剖学研究．中国临床解剖学杂志，2015，33(1)：17-20.

张潇，杨晓东，夏广，等．经腹直肌外侧切口入路重建钢板辅助后柱顺行拉力螺钉治疗复杂髋臼骨折．创伤外科杂志，2015(2)：123-126.

张潇，杨晓东，夏广，等．经皮逆行拉力螺钉固定髋臼后柱骨折的有限元对比研究．创伤外科杂志，2015(4)：311-314.

朱仕文，王满宜，吴新宝，等，髋臼骨折手术并发症的预防．中华外科杂志，2003，41（5）：342-345.

Canbin Wang, et al. A single lateral rectus abdominis approach for the surgical treatment of complicated acetabular fractures a clinical evaluation study of 59 patients.Medical Science Monitor, 2018, 24: 7285-7294.

Huang FM, Chen YH, et al. A novel approach for posterior acetabular fractures: Surgical technique. Mathematical Biosciences and Engineering, 2019, 16(6): 7950-7962.

Han W, Fan S, Bai X, et al. C, Strontium ranelate, a promising disease modifying osteoarthritis drug. Expert Opin Investig Drugs, 2017, 26(3): 375-380.

Huang W, Zheng X, Yang X, Fan S, et al. Stimulation of osteogenic differentiation by saikosaponin-A in bone marrow stromal cells via WNT/β -Catenin pathway. Calcified Tissue International, 2017, 100（4）:392-401.

Keel MJ, Ecker TM, Cullmann JL. The pararectus approach for anterior intrapelvic management of acetabular fractures: an anatomical study and clinical evaluation. J Bone Joint Surg Br, 2012, 94(3): 405-411.

Letournel E. Acetabulum fractures: classification and management. Clincal Orthopaedics & Related Research, 2007, 5(151): 27-33.

Letournel E. The treatment of acetabular fractures through the ilioinguinal approach. Clin OrthopRelat Res, 1993, 292(292):62-76.

Liu L, Fan S, Chen Y, et al. Biomechanics of anterior ring internal fixation combined with sacroiliac screw fixation for tile C3 pelvic fractures. medical science monitor: international medical journal of experimental and clinical research, 2020, 26.

Shazar N, Eshed I, Ackshota N, et al. Comparison of acetabular fracture reduction quality by the ilioinguinal or the anterior intrapelvic (modified Rives-Stoppa) surgical approaches. J Orthop Trauma, 2014, 28(6):313-319.

Tripathy S K , Goyal T, Sen R K . Nonunions and malunions of the pelvis. European Journal of Trauma and Emergency Surgery, 2015, 41(4): 335.

Wang H, Utku K, Zhuang Y, et al. Post wall fixation by lag screw only in associated both column fractures with posterior wall involvement. Injury, 2017, 48(7): 1510-1517.

Wen X, Huang H, Wang C, et al. Comparative biomechanical testing of customized three-dimensional printing acetabular-wing plates for complex acetabular fractures. Advances in Clinical and Experimental Medicine, 2020, 29(4): 459-468.

Xiao Xingling, Chen Jiahui, Wang Canbin, et al. Central dislocation of femoral head without involvement of acetabular anterior and posterior columns.Journal of International Medical Research, 2018:030006051876178-.

Xuezhi L, Xingling X, Yimeng W, et al. Biocompatibility of bespoke 3D-printed titanium alloy plates for treating acetabular fractures. BioMed Research International, 2018, 2018:1-12.

Yi C, Burns S, Hak D J. Intraoperative fluoroscopic evaluation of screw placement during pelvic and acetabular surgery. Journal of Orthopaedic Trauma, 2014, 28(1):48-56.

Zhang R, Yin Y, Li A, et al. Three-column classification for acetabular fractures: introduction and reproducibility assessment. The Journal of Bone and Joint Surgery, 2019: 1.